Tratado de
Espiritualidade e Saúde

TEORIA E PRÁTICA DO CUIDADO EM
ESPIRITUALIDADE NA ÁREA DA SAÚDE

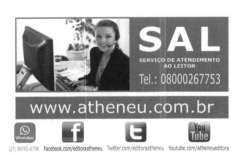

Tratado de Espiritualidade e Saúde

TEORIA E PRÁTICA DO CUIDADO EM ESPIRITUALIDADE NA ÁREA DA SAÚDE

Felipe Moraes Toledo Pereira
Camilla Casaletti Braghetta
Paulo Antonio da S. Andrade
Tiago Pugliese Branco

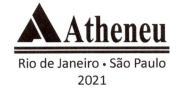

Rio de Janeiro • São Paulo
2021

EDITORA ATHENEU

São Paulo — Tel.: (11)2858-8750
E-mail: atheneu@atheneu.com.br

Rio de Janeiro — Rua Bambina, 74
Tel.: (21)3094-1295
E-mail: atheneu@atheneu.com.br

PRODUÇÃO EDITORIAL/CAPA: Equipe Atheneu
DIAGRAMAÇÃO: Know-How Desenvolvimento Editorial
ASSESSORIA EM LINGUAGEM E REVISÃO SEMÂNTICA: Iraci Nogueira
REVISÃO DE TEXTOS: Lígia Alves

CIP-BRASIL. CATALOGAÇÃO NA PUBLICAÇÃO
SINDICATO NACIONAL DOS EDITORES DE LIVROS, RJ

T698

Tratado de espiritualidade e saúde : teoria e prática do cuidado em espiritualidade na área da saúde / editores Felipe Moraes Toledo Pereira ... [et al.] ; [colaboração Adiair Lopes da Silva ... [et al.]] - 1. ed. - Rio de Janeiro : Atheneu, 2021.

552 p. : il. ; 28 cm.

Inclui bibliografia e índice
ISBN 978-65-5586-217-1

1. Saúde - Aspectos religiosos. 2. Espiritualidade. I. Pereira, Felipe Moraes Toledo. II. Silva, Adiair Lopes da.

21-71122

CDD: 204.4
CDU: 27-584:61

Leandra Felix da Cruz Candido – Bibliotecária – CRB-7/6135
20/05/2021   21/05/2021

PEREIRA, F. M.T.; BRAGHETTA, C. C.; ANDRADE, P. A. S.; BRANCO, T. P.
Tratado de Espiritualidade e Saúde: Teoria e prática do cuidado em espiritualidade na área da saúde

© *Direitos reservados à EDITORA ATHENEU – Rio de Janeiro, São Paulo, 2021.*

Editores

Felipe Moraes Toledo Pereira
Graduação em Medicina pela Escola Paulista de Medicina – Universidade Federal de São Paulo (EPM/UNIFESP). Residência em Clínica Médica pela EPM/UNIFESP. Residência em Oncologia Clínica pelo Instituto do Câncer do Estado de São Paulo (Faculdade de Medicina da Universidade de São Paulo). Graduação em Teologia pelo Centro Universitário Claretiano.

Camilla Casaletti Braghetta
Mestre em Ciências pela Faculdade de Medicina da Universidade de São Paulo (FMUSP). Especialização em Saúde Mental pela Universidade Federal de São Paulo (UNIFESP). Graduação em Terapia Ocupacional pela Universidade de São Paulo (USP). Terapeuta Ocupacional do Departamento de Psiquiatria da Escola Paulista de Medicina (UNIFESP). Pesquisadora no Instituto Homero Pinto Vallada (IHPV).

Paulo Antonio da S. Andrade
Psicólogo Hospitalar do Instituto do Câncer do Estado de São Paulo (ICESP). Mestre em Psicologia Clínica pela Pontifícia Universidade Católica de São Paulo (PUC-SP). Especialista em Psicologia Hospitalar pelo Hospital das Clínicas da Faculdade de Medicina da Universidade de São Paulo (HCFMUSP). Psicólogo Associado do Instituto Espiritualidade e Saúde (IES). Editor e palestrante nos temas de religiosidade, espiritualidade e saúde mental.

Tiago Pugliese Branco
Formado em Medicina pela Pontifícia Universidade Católica de Campinas (PUC-Campinas), onde fez residência em Clínica Médica. Cursou Geriatria no Hospital das Clínicas da Faculdade de Medicina da Universidade de São Paulo (HCFMUSP), atuando em Geriatria e em Cuidados Paliativos desde então. Interessou-se pelo tema da Espiritualidade em sua atuação na Equipe de Cuidados Paliativos do Instituto do Câncer do Estado de São Paulo. Participou da Comissão Executiva dos Congressos Paulistas de Cuidados Paliativos em 2017 e 2019. Presidente da Academia Nacional de Cuidados Paliativos (ANCP).

Colaboradores

Adiair Lopes da Silva – Padre Romano
Padre Capelão da Beneficência Portuguesa de São Paulo. Filósofo e Teólogo pela Pontifícia Universidade Católica de São Paulo (PUC-SP). Mestrado em Teologia no Pontifício Instituto Santo Anselmo, de Roma. Exerce a função de pároco na Arquidiocese de São Paulo desde 1987 em igrejas como Consolação, Santa Cecília, Santo Antônio-Barra Funda, Santa Rosa de Lima-Perdizes e Santa Maria Madalena/São Miguel Arcanjo-Vila Madalena. Também esteve no Instituto Sant'Anselmo, em Roma (Itália), responsável pela hospedaria do local e assessorando paróquias da região.

Alejandro Victor Daniel Vera
Médico graduado pela Universidade Federal de São Paulo (UNIFESP). Residência em Psiquiatria pela UNIFESP. Pós-Graduando em análise existencial e logoterapia pela Associação Brasileira de Logoterapia e Análise Existencial Frankliana (SOBRAL). Vice-Presidente do Grupo Assistencial Espírita Ismael (Osasco). Presidente da Associação Médico-Espírita de Osasco. Coordenador do Departamento de Saúde Mental da Associação Médico-Espírita do Brasil.

Alessandra Lamas Granero Lucchetti
Mestre em Psiquiatria pela Universidade de São Paulo (USP). Doutora em Saúde pela Universidade Federal de Juiz de Fora (UFJF). Professora Adjunta do Departamento de Clínica Médica da Faculdade de Medicina da Universidade Federal de Juiz de Fora (UFJF).

Alexander Moreira-Almeida
Professor-Associado de Psiquiatria da Faculdade de Medicina da Universidade Federal de Juiz de Fora (UFJF). Fundador e Diretor do Núcleo de Pesquisa em Espiritualidade e Saúde da UFJF (NUPES). Coordenador da Seção de Espiritualidade na Associação Psiquiátrica da América Latina (APAL). Ex-Coordenador das Seções de Espiritualidade e Psiquiatria das Associações Mundial (WPA 2114-20) e Brasileira (ABP 2014-2021) de Psiquiatria. Coordenador da elaboração do *Position Statement on Spirituality and Religion in Psychiatry da World Psychiatric Association (WPA)*. Coordenador da TV NUPES.

Alini Maria Orathes Ponte Silva
Médica Geriatra e especialista em Medicina Paliativa pela Sociedade Brasileira de Geriatria e Gerontologia/Associação Médica Brasileira (SBGG/AMB). Membro da Câmara Técnica de Cuidados Paliativos do Conselho Regional de Medicina do Estado da Bahia (CREMEB). Presidente da Comissão de Cuidados Paliativos do Hospital Universitário Professor Edgard Santos/Universidade Federal da Bahia (HUPES/UFBA).

Ammar Al Husin
Estudante de Medicina na Faculdade Santa Marcelina (2017-2022). Formado em Teologia Islâmica pela escola Dar Al-Hadith Al-Ashrafiya em Damasco, Síria (2010).

Andréa Malta Ferrian
Médica formada pela Faculdade de Medicina de Jundiaí. Oncologista Clínica pelo Instituto Brasileiro de Controle do Câncer (IBCC). Pós-Graduação em Cuidados Paliativos pelo Instituto Paliar. Médica coordenadora da Homecare Ganep Lar.

Angela Maria Sousa
Médica. Mestrado em Farmacologia da Dor pela Faculdade de Medicina de Ribeirão Preto (FMRP-USP). Doutorado em Anestesiologia pela Faculdade de Medicina da Universidade de São Paulo (FMUSP). Pós-Doutorado em Anestesiologia pela FMUSP. Professora Colaboradora do Departamento de Cirurgia da FMUSP, disciplina de Anestesiologia. Coordenadora do Centro de Tratamento de Dor do Instituto de Câncer do Estado de São Paulo.

Antonio Cesar Ribeiro Devesa da Silva
Formado em Medicina pela Pontifícia Universidade Católica de São Paulo (PUC-SP). Colaborador do ProSER-Programa de Saúde Espiritualidade e Religiosidade do Instituto de Psiquiatria da Universidade de São Paulo (IPq-USP). Colaborador e Pesquisador do Projepsi – Programa de Epilepsia e Psiquiatria do IPq-USP. Gestor do Projeto YAM – Yoga para adolescentes da Fundação CASA. Mestrado em linguística, filosofia e literatura sânscrita – USP.

Bruna Del Guerra de Carvalho Moraes
Nutricionista. Mestranda da disciplina de Infectologia e Doenças Parasitárias da Faculdade de Medicina da Universidade de São Paulo (FMUSP). Gerente de Dados da Unidade Clínica de Terapia Celular (UCTC) do Hospital das Clínicas da FMUSP. Coordenadora de pesquisas clínicas de iniciativa do investigador da disciplina de Hematologia e Hemoterapia do HCFMUSP.

Bruna Mezan Algranti
Médica Assistente da Unidade de Internação do Núcleo de Cuidados Paliativos do Hospital das Clínicas da Faculdade de Medicina da Universidade de São Paulo (HC-FMUSP). Título de Especialista em Geriatria pela Sociedade Brasileira de Geriatria e Gerontologia (SBGG).

Bruno Belo Lima
Médico formado pela Universidade Federal do Rio de Janeiro (UFRJ). Residência em Clínica Médica pela Universidade Estadual de Campinas (Unicamp). Residência em Medicina Paliativa pela Universidade de São Paulo (USP). Médico Assistente da Equipe de Cuidados de Suporte do Hospital Municipal Vila Santa Catarina – Hospital Israelita Albert Einstein (HIAE).

Caio Henrique Vianna Baptista
Psicólogo. Mestre em Ciências pela Faculdade de Medicina da Universidade de São Paulo (FMUSP). Especialista em Psicologia Hospitalar pelo Hospital das Clínicas da FMUSP. Especialista em Saúde do Idoso pela UNIFESP. Psicólogo do Hospital São Luiz da Rede D'Or – Unidade Jabaquara (Núcleo Pró Creare). Presidente da Estadual São Paulo da Sociedade Brasileira de Psico-Oncologia (SBPO). Membro do Comitê de Psicologia da Associação Brasileira de Leucemia e Linfoma (ABRALE). Psicólogo Clínico em consultório particular.

Denise Tiemi Noguchi Maki
Médica da Saúde Populacional do Hospital Israelita Albert Einstein (HIAE), responsável pela Medicina e Saúde Integrativa no Núcleo de Saúde e Bem-Estar. Coordenadora da Pós-Graduação em Bases de Saúde Integrativa e Bem-Estar do HIAE. Título de Especialista em Cancerologia Pediátrica. Especialização em Psico-Oncologia e Medicina Paliativa. Formação em Comunicação Não Violenta, Cultura da Paz e Tecnologias da Convivência pela Palas Athena. Organizadora da Série *Terapias de Suporte em Oncologia – Um Cuidado Centrado no Paciente* – Editora Atheneu.

Eduardo de Figueiredo Vissotto
Oncologista Clínico formado pelo A.C. Camargo Cancer Center. Atua na Oncologia D'Or – Brasília. Gestor em Saúde pela Fundação Getulio Vargas (FGV).

Eleny Vassão de Paula Aitken
Mestre em Aconselhamento. Teóloga e Artista Plástica. Fundadora e Diretora-Geral da Associação de Capelania na Saúde (ACS). Fundadora da Casa do Aconchego. Escritora de mais de 40 títulos. Conferencista, capelã hospitalar do Instituto Presbiteriano Mackenzie. Fez parte da equipe de professores do Prof. Dr. Marco Túllio de Assis Figueiredo na implantação de Cuidados Paliativos no Brasil. Presidente do Conselho Presbiteriano de Capelania (CPC).

Elizabete Silva dos Santos
Residência Médica em Cardiologia no Instituto Dante Pazzanese de Cardiologia (IDPC). Doutorado em Cardiologia pela Universidade de São Paulo (USP). Chefe do Pronto-Socorro do IDPC (1992-2018). Cardiologista da Irmandade Santa Casa de Misericórdia de São Paulo. Coordenadora do Centro de Treinamento da American Heart Association da Faculdade de Ciências Médicas da Santa Casa de São Paulo. Docente da Faculdade de Ciências Médicas da Santa Casa de São Paulo.

Eunice Lamounier Lasmar Grotti
Psicóloga Clínica Pós-Graduada em Psicologia Transpessoal. Membro do Programa de Saúde, Espiritualidade e Religiosidade" (ProSER-IPQ/HC/FMUSP).

Everton de Oliveira Maraldi
Psicólogo e Professor do Programa de Estudos Pós-Graduados em Ciência da Religião da Pontifícia Universidade de São Paulo (PUC-SP). Mestrado, Doutorado e Pós-Doutorado em Psicologia Social pelo Instituto de Psicologia da Universidade de São Paulo (Ipq-USP). Realizou estágio de Pós-Doutorado nas Universidades de *Oxford* e *Coventry* (Reino Unido). Membro do Grupo de Trabalho "Psicologia e Religião" da Associação Nacional de Pesquisa e Pós-Graduação em Psicologia (ANPEPP). Integra o corpo de diretores da *Parapsychological Association* (Estados Unidos). Coordenador do NUMINA e do Grupo de Pesquisa em Experiência Religiosa e Estados Alterados de Consciência, ambos da PUC-SP.

Fabíola Furlan
Graduada em Psicologia, com ênfase em Clínica. Especialista em Psicologia Hospitalar pelo Hospital das Clínicas da Faculdade de Medicina da Universidade de São Paulo (HCFMUSP). Especialista em Psico-Oncologia pelo Hospital A.C. Camargo Cancer Center. Psicóloga Clínica em ambulatório, hospitais e consultório. Docente para os cursos de especialização em Psico-Oncologia e Psicologia Hospitalar. Atuou na equipe do Núcleo de Câncer de Pulmão e Mama e na equipe de Cuidados Paliativos do Complexo Hospitalar BP e Hospital BP Mirante (A Beneficência Portuguesa de São Paulo). Palestrante nas áreas de promoção de saúde e qualidade de vida.

Fabrício Henrique Alves de Oliveira e Oliveira
Graduado em Medicina pela Universidade Federal de Minas Gerais (UFMG). Residência em Psiquiatria pela Fundação Hospitalar do Estado de Minas Gerais (FHEMIG). Título de Especialista em Homeopatia pela Associação Médica Brasileira (AMB). Pós-Graduação em Dependência Química pela Universidade Federal de São Paulo (UNIFESP). Mestre em Saúde pelo Núcleo de Pesquisas em Espiritualidade e Saúde da Universidade Federal de Juiz de Fora (NUPES-UFJF). Doutorando em Saúde (NUPES-UFJF).

Frederico Camelo Leão
Graduado em Medicina pela Universidade Federal de Goiás (UFG). Mestre em Psiquiatria pela Universidade de São Paulo (USP). Doutor em Comunicação e Semiótica pela Pontifícia Universidade Católica de São Paulo (PUC-SP). Médico do Instituto de Psiquiatria da Faculdade de Medicina da Universidade de São Paulo (IPq-HCFMUSP). Coordenador do Programa de Saúde, Espiritualidade e Religiosidade (ProSer) do IPq-HCFMUSP.

Geraldo José de Paiva
Professor Titular Sênior do Instituto de Psicologia (IP) da Universidade de São Paulo (USP). Membro da *International Society for Science and Religion* e da *International Association for the Psychology of Religion*. Membro Honorário da *Società Italiana di Psicologia della Religione* e do Grupo de Trabalho Psicologia & Religião, da Associação Nacional de Pós-Graduação e Pesquisa em Psicologia. Autor de *Introdução* à *Psicologia Intercultural* e de *A Religião dos Cientistas: uma leitura psicológica*.

Giancarlo Lucchetti
Médico Geriatra pela Santa Casa de São Paulo e Doutor em Neurologia/Neurociências pela Escola Paulista de Medicina da Universidade Federal de São Paulo (EPM/UNIFESP). Professor-Associado do Departamento de Clínica Médica da Faculdade de Medicina da Universidade Federal de Juiz de Fora (UFJF). Bolsista Produtividade em Pesquisa Nível 1D pelo CNPq.

Gilberto Safra
Doutor e Livre-Docente pelo Instituto de Psicologia (IP) da Universidade de São Paulo (USP). Cocoordenador do Laboratório Prosopon. Acadêmico da Academia Paulista de Psicologia. Professor Titular do Instituto de Psicologia (IP) da Universidade de São Paulo (USP).

Guilherme Avanço
Médico Oncologista Clínico do Hospital BP (A Beneficência Portuguesa de São Paulo). Residência em Oncologia pelo Instituto do Câncer do Estado de São Paulo (ICESP/USP).

Homero P. Vallada Filho
Professor Livre-Docente do Departamento de Psiquiatria da Faculdade de Medicina da Universidade de São Paulo. Ph.D. pelo *King's College London*. Professor Visitante do *Karolinska Institutet* da Suécia.

Iraci Nogueira
Professora de Literatura. Diretora da empresa *Sine Qua Non – Linguagem e Criação*. Presta assessoria em linguagem para profissionais de diferentes áreas que publicam artigos e livros. Realiza atividades ligadas ao cinema e ao teatro. Escreveu o livro *Grafei sobre a Pele Delicada da Vida* (poesia). Assinou produção, roteiro e direção do documentário *Fernando Pessoa, o Poeta de Junho*.

Janaina Lopes Evangelista
Médica graduada pela Faculdade de Medicina de Marília (FAMEMA). Biomédica graduada pela Universidade Estadual Paulista "Júlio de Mesquita Filho" (UNESP). Especialista em Medicina de Família e Comunidade pela Universidade Federal de São Paulo (UNIFESP). Pós-Graduação em Cuidados Paliativos pelo Instituto Paliar. Médica Assistente do Serviço de Cuidados Paliativos do Hospital das Clínicas da Faculdade de Medicina de Botucatu (HCFMB).

Juliane P. B. Gonçalves
Mestre e Doutora em Ciências da Saúde pela Faculdade de Medicina da Universidade de São Paulo (FMUSP). Coordenadora Executiva de Pesquisas do Instituto Homero Pinto Vallada (IHPV).

Julianni Bernardelli Lacombe
Pneumologia Pediátrica pela Universidade Estadual de Campinas (Unicamp). Mestre em Ciências da Saúde pela Universidade Federal de Uberlândia (UFU). Especialista em Apoio em Saúde pelo Departamento de Saúde Coletiva (Unicamp).

Katya S. Stübing
Mestre em Psiquiatria pelo Instituto de Psiquiatria (IP) da Faculdade de Medicina da Universidade de São Paulo (FMUSP). Terapeuta e Professora de *Mindfulness*. Especialização em Psicologia Transpessoal pela Associação Luso-Brasileira de Transpessoal (Alubrat). Doutora em Acupuntura pela *World Federation of Chinese Medicine Societies* (WFCMS).

Larissa Vilares Sevilhano
Farmacêutica no Hospital BP Mirante (A Beneficência Portuguesa de São Paulo). Farmacêutica-Bioquímica graduada pela Faculdade de Medicina do ABC (FMABC). Especialista em Farmácia Clínica pelo Instituto Israelita de Ensino e Pesquisa do Hospital Albert Einstein (IIEP-HIAE). Especialista em Oncologia Multiprofissional pelo IIEP-HIAE.

Luana Prado Figueredo
Enfermeira. Doutora em Ciências da Saúde pelo Programa de Pós-Graduação em Gerenciamento em Enfermagem (PPGEn) e Mestre em Ciências da Saúde pelo Programa de Pós-Graduação em Saúde do Adulto (PROESA) da Escola de Enfermagem da Universidade de São Paulo (EEUSP). Docente do Curso de Enfermagem da Universidade de Santo Amaro (UNISA) e da Residência Multiprofissional e do Programa de Saúde, Espiritualidade e Religiosidade (ProSER) no Instituto de Psiquiatria do Hospital das Clínicas da Faculdade de Medicina da Universidade de São Paulo (IPq-FMUSP).

Luis Alberto Saporetti
Médico Geriatra, formado pelo Hospital das Clínicas da Faculdade de Medicina da Universidade de São Paulo. Atuação em Medicina Paliativa pela Associação Médica Brasileira (AMB). Especialista em Psicologia Junguiana e Abordagem Corporal pelo Instituto Sedes Sapientiae. Sócio-Proprietário da *InSpiritus* Saúde e Espiritualidade.

Luís Gustavo Langoni Mariotti
Médico formado pela Faculdade de Medicina de Botucatu da Universidade Estadual Paulista "Júlio de Mesquita Filho" (FMB/UNESP). Especialista em Geriatria pela Escola Paulista de Medicina da Universidade Federal de São Paulo (EPM/UNIFESP). Título em Geriatria pela Associação Médica Brasileira (AMB). Médico com área de atuação em Medicina Paliativa (AMB). Médico Assistente do Serviço de Cuidados Paliativos do Hospital das Clínicas da Faculdade de Medicina de Botucatu (HCFMB). Professor Colaborador do Instituto Paliar. Coordenador do Departamento de Cuidados Paliativos da Associação Médico-Espírita do Brasil.

Luiz Eduardo Valiengo Berni
Psicólogo, atuou nas ações de aproximação da Psicologia Brasileira com os Povos Indígenas como conselheiro do Conselho Regional de Psicologia de São Paulo (CRP-SP), coordenando o Grupo de Trabalho Psicologia e Povos Indígenas (PSIND) e o Projeto Diversidade Epistemológica Não Hegemônica, Laicidade e as Relações com a Religião e a Espiritualidade (DIVERPSI). Ex-Consultor do Ministério da Saúde (MS) na temática Psicologia e Saúde Mental Indígena. Mestre em Ciências da Religião pela Pontifícia Universidade Católica (PUC). Doutor em Psicologia pelo Instituto de Psicologia (IP) da Universidade de São Paulo (USP). Membro Fundador e Pesquisador do Centro de Educação Transdisciplinar (CETRANS) e do Ateliê de Pesquisa Transdisciplinar (APTD).

Magali Hiromi Takashi
Enfermeira. Pós-Doutora, Doutora e Mestre pelo Programa de Pós-Graduação em Gerenciamento em Enfermagem (PPGEn) da Escola de Enfermagem da Universidade de São Paulo (EEUSP). Membro do Grupo de Pesquisa História, Bioética e Legislação da Enfermagem (ENO/EEUSP/CNPq), Academia Brasileira de História da Enfermagem (ABRADHENF) e *Academy of Forensic Nursing* (AFN). Docente da Universidade Anhembi Morumbi (UAM).

Magaly Sola Santos
Psicóloga. Mestranda pelo Instituto de Psiquiatria do Hospital das Clínicas da Faculdade de Medicina da Universidade de São Paulo (IPq-HCFMUSP). Pós-Graduada em Psico-Oncologia. Especialista em Depressão e Psicologia Transpessoal pela Associação Luso-Brasileira de Transpessoal (Alubrat), onde atua como focalizadora. Membro do NUPE Joanna de Ângelis – Núcleo de Psicologia da Associação Médica de Nova Friburgo e do Programa de Saúde, Espiritualidade e Religiosidade (ProSER) do IPq-HC-FMUSP. Autora do livro *Descobrindo o Ser Integral – a Transpessoalidade nas Obras do Espírito Joanna de* Ângelis.

Marcelo Borges
Psicólogo, com formação em Gestalt-Terapia pelo Instituto Gestalt de São Paulo (IGSP). Mestrando em Ciências pela Faculdade de Medicina da Universidade de São Paulo (FMUSP). Membro do Programa de Saúde, Espiritualidade e Religiosidade (ProSER) do Instituto de Psiquiatria do Hospital das Clínicas da Faculdade de Medicina da Universidade de São Paulo (IPq-HCFMUSP).

Marcelo Saad
Médico Fisiatra e Acupunturista. Doutor em Ciências da Reabilitação pela Universidade Federal de São Paulo (UNIFESP). Membro Diretor da Associação Médico-Espírita de São Paulo. Colaborador das Associações Médico-Espírita Brasileira e Internacional. Membro Cofundador da Coalizão Inter-Fé em Saúde e Espiritualidade (um movimento pelo apoio religioso-espiritual em hospitais).

Maria Cristina Monteiro de Barros
Mestre em Psicologia do Desenvolvimento pelo Instituto de Psicologia (IP) da Universidade de São Paulo (USP). Doutoranda, Pesquisadora e Professora no Programa de Saúde, Espiritualidade e Religiosidade (ProSER) do Instituto de Psiquiatria do Hospital das Clínicas da Faculdade de Medicina da Universidade de São Paulo (IPq-HCFMUSP). Psicóloga Clínica e Supervisora na Humana Mundi Espaço Clínica (SP), Vice-Presidente da Associação Luso-Brasileira de Transpessoal (Alubrat) e Membro da Diretoria da *International Transpersonal Association* (ITA).

Maria de Fátima Prado Fernandes
Enfermeira. Professora Livre-Docente (aposentada) do Departamento de Enfermagem em Orientação Profissional (ENO) e Programa de Pós-Graduação em Gerenciamento em Enfermagem (PPGEn) da Escola de Enfermagem da Universidade de São Paulo (EEUSP). Doutora em Enfermagem pela EEUSP. Mestre em Enfermagem Pediátrica e Social pelo Departamento de Enfermagem da Universidade Federal de São Paulo (UNIFESP).

Maria Ester Massola
Mestranda em Ciências da Saúde pelo Instituto Israelita de Ensino e Pesquisa do Hospital Israelita Albert Einstein (IIEP-HIAE). Especialista em Yoga e Medicina Integrativa. Coordenadora da Equipe de Medicina Integrativa Einstein. Autora do livro: *Vamos praticar Yoga? Yoga para crianças, pais e professores*.

Maria Fernanda Silva
Graduação em Psicologia pela Escola Bahiana de Medicina e Saúde Pública. Formação em *Coach Profissional* e *Life Coach* pela Sociedade Brasileira de Coaching (SBCOACHING). Instrutora de *Mindfulness* Certificada pelo Centro Brasileiro de *Mindfulness* e Promoção da Saúde – Mente Aberta da Universidade Federal de São Paulo (UNIFESP). Curso de capacitação em Cuidados Paliativos pela Onco Ensino com apoio educacional do Instituto Israelita de Ensino e Pesquisa Albert Einstein do Hospital Israelita Albert Einstein (IIEP/HIAE). Curso de Psicologia Hospitalar pelo Hospital Pequeno Príncipe. Supervisora de Campo Pesquisa Multicêntrica Projeto GraveSUS-NE. Instituto de Saúde Coletiva BA.

Maria Isabel Amando de Barros
Engenheira Florestal, Mestre em Recursos Florestais pela Escola Superior da Agricultura "Luiz de Queiroz" da Universidade de São Paulo (USP). Pesquisadora e Membro da Equipe do Programa Criança e Natureza do Instituto Alana.

Maria Julia Kovács
Professora Livre-Docente Sênior do Instituto de Psicologia (IP) da Universidade de São Paulo (USP). Membro Fundador do Laboratório de Estudos sobre a Morte. Coordenadora do Projeto Falando de Morte. Filmes Didáticos sobre a Morte. Autora do livro *Educação para a morte. Quebrando paradigmas*.

Mariana Ferrão

Jornalista formada pela Pontifícia Universidade de São Paulo (PUC-SP). Pós-Graduanda na Pontifícia Universidade Católica do Rio Grande do Sul (PUC-RS) em Sociologia, História e Filosofia. Trabalhou durante 20 anos na televisão, onze deles na Rede Globo, onde apresentou o programa *Bem Estar*. Especializou-se em saúde e fundou a Soul.Me, uma empresa baseada em quatro pilares: ciência, consciência, conexão e cuidado.

Mariana Ferrari Fernandes dos Santos

Nutricionista do Ambulatório de Oncologia do Hospital BP Mirante (A Beneficência Portuguesa de São Paulo). Especialista em Nutrição Enteral e Parenteral pela Sociedade Brasileira de Nutrição Parenteral e Enteral (BRASPEN/SBNPE). Especialista em Nutrição Oncológica pela Sociedade Brasileira de Nutrição Oncológica (SBNO).

Marina Aline de Brito Sena

Mestranda no Programa de Pós-Graduação em Psiquiatria pelo Instituto de Psiquiatria do Hospital das Clínicas da Faculdade de Medicina da Universidade de São Paulo (IPq-HC-FMUSP). Especialista em Psicomotricidade (Complexo Educacional FMU). Bacharel em Quiropraxia (Universidade Anhembi Morumbi). Professora de Yoga certificada pela Humaniversidade Holística. Membro do "Programa de Saúde, Espiritualidade e Religiosidade" (ProSER – IPq/HC/FMUSP) e do "Núcleo de Estudos em Espiritualidade e Saúde" (NUES – LAR/UNICAMP).

Mario Fernando Prieto Peres

Professor do curso de Pós-Graduação do Instituto de Psiquiatria do Hospital das Clínicas da Faculdade de Medicina da Universidade de São Paulo (IPq-HC-FMUSP). Membro do *Board of Trustees* da Sociedade Internacional de Cefaleias. Presidente da Associação Brasileira de Cefaleia em Salva e Enxaquecas (ABRACES). Secretário da Sociedade Brasileira de Cefaleia, pós-doutorado na *Thomas Jefferson University*.

Marysia Mara Rodrigues do Prado De Carlo

Professora-Associada, Livre-Docente do Departamento de Ciências da Saúde da Faculdade de Medicina de Ribeirão Preto da Universidade de São Paulo (FMRP-USP). Doutora em Educação pela Universidade Estadual de Campinas (Unicamp) e Pós-Doutorado pela USP. Coordenadora do Curso de Terapia Ocupacional da FMRP-USP e Orientadora do Programa de Pós-Graduação de Enfermagem em Saúde Pública da Escola de Enfermagem da FMRP-USP. Docente Tutora do Programa de Residência Multiprofissional de Atenção ao Câncer do Hospital das Clínicas da FMRP-USP e da Liga de Espiritualidade em Saúde e Cuidados Paliativos da USP. Líder do Grupo de Pesquisa "Laboratório de Investigação sobre a Atividade Humana e Cuidados Paliativos". Membro da Força-Tarefa de Terapia Ocupacional (OT *Task Force*) da *European Association of Palliative Care* (EAPC) e do Comitê das Ligas Acadêmicas da Academia Nacional de Cuidados Paliativos (ANCP).

Mateus Donia Martinez

Doutorando e Mestre em Psicologia Social pelo Instituto de Psicologia da Universidade de São Paulo (IP-USP). Membro dos grupos: InterPsi – Laboratório de Estudos Psicossociais: crença, subjetividade, cultura & saúde, do IP-USP; Ci.CRESS – Ciência, crença, sentido e saúde, do Instituto de Estudos Avançados da USP, do Grupo de Pesquisa em Experiência Religiosa e Estados Alterados de Consciência, do Programa de Estudos Pós-Graduados em Ciência da Religião da PUC; GT Epistemologia e Interfaces da Psicologia Analítica, da Associação Nacional de Pesquisa e Pós-Graduação em Psicologia; e da *Parapsychological Association* – Estados Unidos. Coordena o UNUS: Grupo de Estudos de Psicologia da Crença-Psicologia Analítica, Experiências Religiosas e Anômalas, vinculado ao InterPsi.

Moira Helena Maxwell Penna
Graduada em enfermagem pela Faculdade de Ciências Médicas da Santa Casa de São Paulo (FCMSCSP). Mestre em Ciências pela Faculdade de Medicina da Universidade de São Paulo (FMUSP). Especialista em Bioética pela FMUSP.

Milton Eiki F. Yamada
Doutor em Budologia pela Universidade *Bukyou daigaku* – Quioto – Japão. Morou na Índia para a plena imersão na religião Budista como também estagiou com vários grandes mestres budistas.

Paulo Celso Nogueira Fontão
Médico de Família e Comunidade, Médico Sanitarista. Mestre em Teologia pela Pontifícia Universidade Católica do Paraná (PUC-PR), em Saúde e Espiritualidade. Supervisor do Programa de Residência de Medicina de Família e Comunidade do Hospital Santa Marcelina. Médico Assessor na Gestão Médica da APS Santa Marcelina. Membro da Câmara Técnica de Medicina de Família e Comunidade do Conselho Federal de Medicina (CFM). Membro da Associação Internacional *Health Dialogue Culture* e do COALIZÃO Inter-Fé em Saúde e Espiritualidade. Membro do GT de Espiritualidade da Sociedade Brasileira de Medicina de Família e Comunidade (SBMFC).

Paulo Júnio de Oliveira
Doutor em Filosofia pela Universidade Federal de Goiás (UFG), com especialização em Lógica e Fundamentos da Matemática. Além do interesse por lógica e ciências formais em geral, também possui interesse por Epistemologia e Nominalismo Budista.

Pedrita Reis Vargas Paulino
Doutora e Mestre em Psicologia pelo Programa de Pós-Graduação em Psicologia pela Universidade Federal de Juiz de Fora (UFJF). Graduação em Psicologia pelo Centro de Ensino Superior de Juiz de Fora. Pesquisadora do Núcleo de Pesquisa em Espiritualidade e Saúde (NUPES-UFJF). Membro do GT Psicologia e Religião da Associação Nacional de Pesquisa e Pós-Graduação em Psicologia (ANPEPP). Professora de Psicologia no Centro Universitário Governador Ozanam Coelho – Ubá, no Centro Universitário UniAcademia – Juiz de Fora e na Faculdade Machado Sobrinho – Juiz de Fora. Psicóloga Clínica na Entre Laços – Psicologia e Formação Continuada.

Regina Paschoalucci Liberato
Mestre em Psicologia Clínica pela Pontifícia Universidade Católica de São Paulo (PUC-SP). Coordenadora do Comitê de Espiritualidade da Sociedade Brasileira de Psico-Oncologia (SBPO). Coordenadora do Comitê de Saúde Emocional do Instituto Oncoguia. Diretora da Associação Brasileira Multiprofissional sobre o Luto (ABMLuto). Professora dos cursos de pós-graduação em Psico-Oncologia e de Cuidados Paliativos da Faculdade de Ciências Médicas de Minas Gerais (FCM-MG).

Ricardo Ghelman
Doutorado e Pós-Doutorado pela Escola Paulista de Medicina da Universidade Federal de São Paulo (EPM/UNIFESP). Idealizador da Unidade de Pediatria Integrativa do Instituto da Criança do Hospital das Clínicas da Faculdade de Medicina da Universidade de São Paulo (ICr-HC-FMUSP). Coordenador do Núcleo de Medicina Integrativa para Crianças e Adolescentes da Sociedade de Pediatria de São Paulo (SPSP). Professor Coordenador do Curso de Pós-Graduação em Pediatria Integrativa (IBCMED). Presidente do Consórcio Acadêmico Brasileiro de Saúde Integrativa (CABSIN) e Membro da Secretaria Executiva da Rede de Medicinas Tradicionais, Complementares e Integrativas das Américas da Organização Pan-Americana de Saúde (OPAS).

Roberta de Medeiros
Bióloga. Doutorada pela Universidade Estadual Paulista. Professora de Fisiologia Humana do Centro Universitário Lusíada (São Paulo). Atua há décadas no ensino e na pesquisa em Neurofisiologia tanto na graduação (Medicina, Biomedicina, Nutrição, Fisioterapia e Terapia Ocupacional) quanto em cursos de pós-graduação.

Colaboradores

Robson Mendes Pedroso
Coordenador do Atendimento Religioso Ecumênico, colaborador do Centro de Humanização e membro da Comissão de Cuidados Paliativos da Santa Casa de Santos. Professor convidado nos Cursos de Pós-Graduação em Cuidados Paliativos do Hospital Israelita Albert Einstein (HIAE) e do Instituto Paliar. Psicanalista Clínico. Teólogo pela Faculdade Internacional de Teologia (FAITE). Especialista em Cuidados Paliativos e Terapia da Dor pela Pontifícia Universidade Católica (PUC).

Rodolfo Furlan Damiano
Médico Preceptor da Psiquiatria do Hospital das Clínicas da Faculdade de Medicina da Universidade de São Paulo (HC-FMUSP). Membro do Programa de Saúde, Espiritualidade e Religiosidade (ProSER) do HC-FMUSP, do Grupo de Pesquisa em Educação Médica da Universidade Federal de Juiz de Fora (UFJF). Tutor da disciplina de Psiquiatria da FMUSP. Coorganizador dos livros: *Uma Nova Medicina para um Novo Milênio: a Humanização do Ensino Médico*; *Cartas ao Dr. Bezerra de Menezes* e *Spirituality, Religiousness and Health*. Revisor técnico da terceira edição do livro *Espiritualidade no Cuidado com o Paciente*, do professor Harold Koenig, e da segunda edição do *Tratado de Clínica Psiquiátrica* do IPQ-HCFMUSP.

Rodrigo Modena Bassi
Médico formado pela Escola Paulista de Medicina da Universidade Federal de São Paulo (EPM-UNIFESP). Residência em Clínica Médica e em Geriatria e Gerontologia pela Escola Paulista de Medicina da Universidade Federal de São Paulo (EPM-UNIFESP). Especialização em Cuidados Paliativos pelo Instituto Pallium Latinoamerica-Universidade Oxford. Especialização em Homeopatia pela Associação Brasileira de Reciclagem e Assistência em Homeopatia (ABRAH). Membro-Fundador do Núcleo Universitário de Saúde e Espiritualidade (UNIFESP). Presidente da Associação Médico-Espírita de Sorocaba. Ex-Presidente AME São Paulo (2006-2011). Colaborador nos livros: *Cartilha do Envelhecimento Sadio*; *Cartas ao Dr. Bezerra de Menezes* e *Gestação: Encontro entre Almas*.

Rodrigo Ribeiro Frias
Mestre em Teoria Literária, Doutor e Pós-Doutorando em Psicologia Social pela Universidade de São Paulo (USP). Pesquisador do Laboratório de Estudos Psicossociais e do Grupo de Estudos de Ciência Cognitiva da Religião – InterPsi-USP. Pesquisador do Grupo Thot-CRIARCOM de Estudos sobre o Framework Cidades MIL da UNESCO (ECA-USP).

Ronilda Iyakemi Ribeiro
Etnopsicóloga. Doutora em Psicologia e em Antropologia da África Negra pela Universidade de São Paulo (USP). Professora Sênior do Instituto de Psicologia da Universidade de São Paulo (IP-USP). Pesquisadora da Universidade Paulista (UNIP). Membro da *Coalizão Inter-Fé em Saúde e Espiritualidade*, do Grupo de Trabalho *Psicologia e Religião* (ANPEPP) e do Grupo Thot-CRIARCOM de Estudos sobre o Framework Cidades MIL da UNESCO (ECA-USP). Ialorixá (Religião Tradicional Iorubá).

Roque Marcos Savioli
Doutor em Cardiologia pela Faculdade de Medicina da Universidade de São Paulo (FMUSP). Médico Assistente da Unidade de Cardiogeriatria do Instituto do Coração do Hospital das Clínicas da FMUSP. Membro da Academia Cristã de Letras. Escritor com vários *best-sellers* no Brasil, Espanha, França e Itália.

Sílvia Maria Machado Tahamtani
Médica Assistente do Centro Multidisciplinar do Tratamento da Dor do Instituto do Câncer do Estado de São Paulo (ICESP). Título de Especialista em Anestesiologia pela Sociedade Brasileira de Anestesiologia (SBA). Título de Especialista na Área de Atuação em Dor pela Associação Médica Brasileira (AMB) e SBA. Pós-Graduação *Lato Sensu* em Cuidados Paliativos pelo Instituto Pallium Latinoamérica.

Valdir Reginato
Formado pela Faculdade de Medicina da Universidade de São Paulo (FMUSP). Doutor em Ciências pela USP. Especialização em Bioética pela FMUSP. Iniciou a disciplina de Espiritualidade e Medicina pelo Centro de História e Filosofia das Ciências da Saúde na Escola Paulista de Medicina da Universidade Federal de São Paulo (EPM-UNIFESP).

Agradecimentos

Agradecer às pessoas envolvidas em uma obra dessa proporção não é uma tarefa simples.

Trata-se de um exercício hercúleo de memória e humildade para identificar todos os colaboradores diretos e indiretos desse projeto.

Na tentativa de evitar qualquer injustiça, deixamos nosso agradecimento sincero a todos aqueles cujo "sim" permitiu que esse livro nascesse.

Foram meses de esforço recompensados pela sensação de dever cumprido e de se ter deixado um legado sobre o tema da espiritualidade no âmbito da saúde.

Essa obra transcende aos seus autores, amplia-se para além da tinta deixada sobre o papel e se faz um facho de luz que busca iluminar as almas dos leitores.

Nessa perspectiva, não podemos deixar de crer que esse livro carregue em si algo de espiritual, fruto de alguma condescendência do divino.

Por fim, nossa gratidão aos pacientes que fizeram esse caminho ser necessário e a Deus por nos ter permitido trilhá-lo.

Os editores

Prefácio

A relação entre espiritualidade e saúde é bastante antiga, com registros em diferentes culturas e ao longo de milênios. Entretanto, apesar de ter sido negligenciada em boa parte do século XX, vem ressurgindo como um campo relevante na pesquisa em saúde, com repercussões tanto nas políticas de saúde pública como no manejo e treinamento para a prática clínica.

É interessante notar que os estudos envolvendo espiritualidade e saúde têm crescido em volume e sofisticação, especialmente na última década. Além do aumento exponencial do número de publicações científicas, vários desses estudos têm utilizado metodologia cada vez mais refinada e elaborada. Os resultados dessas investigações vêm, por sua vez, auxiliando na melhor compreensão do efeito e peculiaridades da dimensão espiritual sobre a saúde e seus mecanismos subjacentes. Vale salientar que os pesquisadores brasileiros se destacam na literatura especializada, contribuindo de forma relevante para a produção científica internacional.

Diante do rápido progresso e da complexidade cada vez maior desses novos conhecimentos, não é fácil integrá-los à prática clínica. Há, ainda, lacunas que necessitam de atenção, especialmente quando se trata de incluir esses aspectos no cuidado em saúde. Reconhecida a importância dessa prática, diversas organizações, nacionais e internacionais, entre elas a Organização Mundial da Saúde e a Associação Brasileira de Psiquiatria, têm apoiado e recomendado a integração da dimensão espiritual à atividade clínica.

Para atender a essa necessidade, o *Tratado de Espiritualidade e Saúde* é muito bem-vindo. Trata-se de uma obra imponente, que conta com a participação de clínicos e pesquisadores experientes. São dezenas de autores, incluindo importantes lideranças nacionais e internacionais.

O livro é composto por 51 capítulos, divididos em cinco partes. A primeira parte apresenta e discute conceitos fundamentais, como a definição de espiritualidade, as diferenças entre esta e a religião, a conceituação de saúde e de doença e a interface entre ambas, a questão do sofrimento e da resiliência, as experiências anômalas, entre outros temas. A segunda parte analisa as principais tradições religiosas e filosóficas e suas relações com a saúde, incluindo capítulos específicos sobre as tradições africanas e indígenas. A terceira parte tem como foco a prática terapêutica. Seus 19 capítulos apresentam as principais técnicas e habilidades em torno da abordagem e integração da espiritualidade com a atividade clínica. A quarta parte, com oito capítulos, envolve aspectos específicos e relevantes da atuação dos diferentes profissionais da área da saúde, incluindo virtudes e crenças do terapeuta. A quinta e última parte apresenta aspectos de ensino e pesquisa, tratando de questões ligadas à importância da continuidade das investigações científicas e à relevância do treinamento e aprimoramento constantes dessa prática integrativa.

Por fim, parabenizo o trabalho hercúleo dos editores Felipe Moraes Toledo Pereira, Camilla Casaletti Braghetta, Paulo Antonio da S. Andrade e Tiago Pugliese Branco, pela concepção e finalização desta refinada obra. Será sem dúvida uma importante referência na área.

Homero P. Vallada Filho
Professor-Associado do Instituto de Psiquiatria
Faculdade de Medicina da Universidade de São Paulo (FMUSP)

Apresentação

Na perspectiva de que a espiritualidade é uma propensão humana a buscar significado para a vida por meio de conceitos que transcendem o tangível: um sentido de conexão com algo maior que si próprio, que pode ou não incluir uma participação religiosa formal (Saad et al., 2001; Volcan, 2003), não é ela um elemento a compor o conjunto das preocupações dos cuidados em saúde?

Este é um livro sobre saúde, mas vista em seu sentido mais amplo, entendida como bem-estar físico, mental e espiritual. E, particularmente nessa obra, esse último componente do conceito de saúde, a espiritualidade, é abordado de uma forma sistemática e multiprofissional.

Saúde e espiritualidade são conceitos complexos que por muito tempo mantiveram relações de profunda interdependência. Mas por que andaram tão dissociados até um passado recente? E, finalmente, como se dá essa busca atual na qual esses elementos encontram em ciência continuidade e consolidação?

A espiritualidade e sua relação com a saúde têm se apresentado como novo paradigma na prática médica diária. Estamos superando o modelo terapêutico centrado apenas na doença em sua concepção biomédica para adotar modelos que lançam um olhar sobre a promoção de saúde e atenção à demanda oriunda de esferas sociais, econômicas, psíquicas, existenciais e, claro, espirituais. É fundamental reconhecer que essa diversidade está correlacionada em interações múltiplas.

A espiritualidade está afeita a questões sobre o significado e o propósito da vida, com a crença em aspectos espiritualistas para justificar sua existência e significados (Saad et al., 2001; Powell et al., 2003). Nesse sentido, espiritualidade, associada ou não à prática da religião, propicia satisfação, consolo e conforto para momentos diversos da vida, criando um espaço interior de liberdade que permite a relativização das circunstâncias do adoecer, promovendo saúde.

A comprovação da utilização de aspectos distintos da espiritualidade e da religiosidade como suporte, terapêutica e determinação de desfechos positivos em diversas doenças tem constituído emblemático tema desafiador para a ciência médica. Consideradas as limitações éticas e de método para se mensurar e quantificar o impacto das experiências religiosas e espirituais, cresce, diariamente, o número de publicações e artigos científicos na área.

Isso posto, discernir os melhores desenhos de estudo e encontrar as melhores evidências que sustentem a associação entre espiritualidade e saúde constitui nova, intrigante e desafiadora necessidade para a medicina moderna. Este livro, publicado para se definir como uma referência nacional, aborda, em seus 51 capítulos, temas centrais dessa relação, direcionados tanto aos profissionais já iniciados no cenário de suas práticas diárias beira-leito, como àqueles que querem iniciar seus conhecimentos sobre essa área fundamental à boa prática assistencial. Que este Tratado incorra na contínua melhora dos cuidados assistenciais de nossos pacientes. A medicina agradece!

Hélio Penna Guimarães
Médico Emergencista e Intensivista
Doutor em Ciências pela Universidade de São Paulo (USP)
Presidente da Associação Brasileira de Medicina de Emergência (ABRAMEDE) 2020-2021

Sumário

PARTE I CONCEITOS FUNDAMENTAIS

1 Espiritualidade e Saúde – do Conceito à Prática 3
   Marina Aline de Brito Sena – Mário Fernando Prieto Peres

2 Diferenças e Semelhanças entre Espiritualidade e Religião 11
   Valdir Reginato

3 Diferentes Visões sobre Saúde-Doença 29
   Bruno Belo Lima – Eduardo de Figueiredo Vissotto

4 O Sofrimento como Consequência do Adoecer 35
   Andréa Malta Ferrian

5 *Coping* e Resiliência no Enfrentamento das Enfermidades 45
   Eunice Lamounier Lasmar Grotti – Magaly Sola Santos

6 Princípios de Psicologia da Religião 57
   Geraldo José de Paiva

7 Experiências Anômalas e Sua Relação com a Espiritualidade 73
   Everton de Oliveira Maraldi – Maria Cristina Monteiro de Barros – Mateus Donia Martinez

8 Morte, Luto e Espiritualidade 83
   Maria Julia Kovács

PARTE II TRADIÇÕES RELIGIOSAS, FILOSÓFICAS E SUAS RELAÇÕES COM A SAÚDE

9 Catolicismo 93
   Adiair Lopes da Silva

10 Protestantismo *109*
Moira Helena Maxwell Penna – Eleny Vassão de Paula Aitken

11 Islamismo *129*
Felipe Moraes Toledo Pereira – Ammar Al Husin

12 Judaísmo *135*
Bruna Mezan Algranti

13 Budismo e Saúde – uma Perspectiva Preventiva e Soteriológica para uma Filosofia Budista da Saúde *143*
Milton Eiki F. Yamada – Paulo Júnio de Oliveira

14 Espiritismo *153*
Alejandro Victor Daniel Vera – Marcelo Saad – Roberta de Medeiros

15 Religiões Africanas e Afrodiaspóricas e Sua Relação com a Saúde *159*
Rodrigo Ribeiro Frias – Ronilda Iyakemi Ribeiro

16 Tradições Religiosas Indígenas *179*
Luiz Eduardo Valiengo Berni

17 O Hinduísmo *197*
Antonio Cesar Ribeiro Devesa da Silva

18 Nova Era *211*
Everton de Oliveira Maraldi – Mateus Donia Martinez

PARTE III PRÁTICAS DE CUIDADO EM ESPIRITUALIDADE

19 Anamnese Espiritual – Ferramentas e Aplicação *225*
Camilla Casaletti Braghetta – Frederico Camelo Leão

20 Diagnósticos em Espiritualidade *231*
Tiago Pugliese Branco

21 Abordagem Inicial da Espiritualidade *241*
Felipe Moraes Toledo Pereira

22 Encaminhamentos Pós-Anamnese *247*
Maria Cristina Monteiro de Barros – Katya S. Stübing

23 Meditação e *Mindfulness* como Recursos em Espiritualidade *257*
Maria Fernanda Silva

24 Cuidados em Espiritualidade Não Religiosa *269*
Fabíola Furlan

25 **Barreiras à Abordagem da Espiritualidade** **275**
Caio Henrique Vianna Baptista

26 **Apoio Espiritual nos Sistemas de Saúde** **283**
Paulo Celso Nogueira Fontão

27 **Impacto Negativo da Abordagem em Religiosidade/Espiritualidade e Fundamentalismo** **295**
Marcelo Borges

28 **Princípios Éticos do Cuidado em Espiritualidade** **305**
Guilherme Avanço

29 **Questões de Bioética em Espiritualidade e Religiosidade** **311**
Valdir Reginato

30 **Cuidando da Espiritualidade de Crianças e Adolescentes** **331**
Ricardo Ghelman – Juliani Lacombi – Maria Isabel Amando de Barros

31 **Particularidades da Espiritualidade no Envelhecimento** **337**
Caio Henrique Vianna Baptista

32 **Espiritualidade e Cuidados Paliativos – uma Relação Simbiótica** **347**
Luís Gustavo Langoni Mariotti – Janaina Lopes Evangelista – Rodrigo Modena Bassi

33 **Medicina Integrativa e Sua Interface com a Espiritualidade** **357**
Maria Ester Massola – Denise Tiemi Noguchi Maki

34 **Coração e Espiritualidade, Perspectivas da Cardiologia** **365**
Elizabete Silva dos Santos

35 **Dor e Espiritualidade** **371**
Silvia Maria Machado Tahamani – Angela Maria Sousa

36 **Literatura e Outras Artes como Fontes Revigorantes** **377**
Iraci Nogueira

37 **Como Lidar com Milagres?** **385**
Roque Marcos Savioli

PARTE IV EQUIPE MULTIPROFISSIONAL

38 **Virtudes Necessárias ao Cuidado em Espiritualidade** **393**
Regina Paschoalucci Liberato

39 **Panorama Histórico e Papel Atual da Enfermagem no Cuidado** **403**
Luana Prado Figueredo – Magali Hiromi Takashi – Maria de Fátima Prado Fernandes

40 **A Nutrição e as Relações entre Dieta, Religião e Espiritualidade** **407**
Bruna Del Guerra de Carvalho Moraes – Mariana Ferrari Fernandes dos Santos

41 **Psicoterapia e Espiritualidade** **425**
Gilberto Safra

42 **O Capelão como Membro da Equipe de Saúde** **437**
Robson Mendes Pedroso

43 **Intervenções em Terapia Ocupacional e Espiritualidade** **443**
Marysia Mara Rodrigues do Prado de Carlo

44 **O Autocuidado Espiritual** **453**
Mariana Ferrão

45 **A Espiritualidade do Profissional de Saúde** **457**
Luis Alberto Saporetti – Alini Maria Orathes Ponte Silva

PARTE V PESQUISA E ENSINO

46 **Evidências Científicas das Intervenções em Espiritualidade** **465**
Juliane P. B. Gonçalves – Homero P. Vallada Filho

47 **Estratégias e Desenhos de Estudos em Espiritualidade e Religiosidade** **471**
Giancarlo Lucchetti – Alessandra Lamas Granero Lucchetti

48 **Pesquisas em Saúde Mental e Espiritualidade** **479**
Pedrita Reis Vargas Paulino – Alexander Moreira-Almeida

49 **Instrumentos de Mensuração em Espiritualidade e Religiosidade no Contexto Brasileiro** **495**
Rodolfo Furlan Damiano

50 **Grupos de Estudo e Pesquisa em Espiritualidade** **505**
Larissa Vilares Sevilhano

51 **Ensino da Religiosidade e da Espiritualidade na Medicina – Panorama na Graduação e na Residência Médica em Psiquiatria** **511**
Fabrício Henrique Alves de Oliveira e Oliveira – Giancarlo Lucchetti

Índice Remissivo **521**

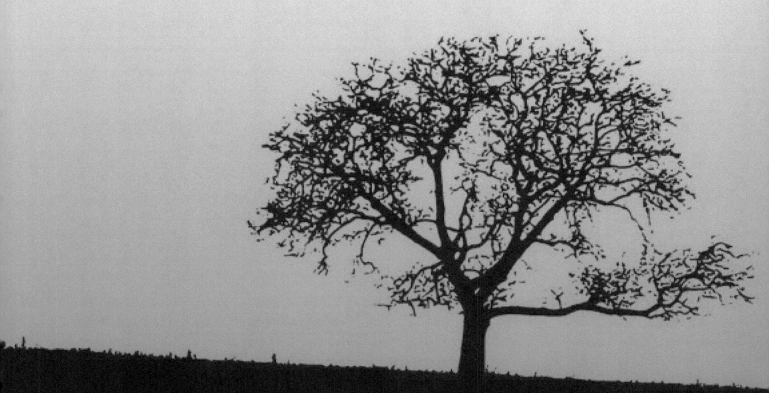

PARTE I
Conceitos Fundamentais

Espiritualidade e Saúde – do Conceito à Prática

Marina Aline de Brito Sena
Mário Fernando Prieto Peres

Introdução

Este capítulo visa a discutir a espiritualidade quanto a sua definição teórica e a sua prática voltada ao cuidado em saúde.

O cuidado, segundo Leonardo Boff, é uma atitude de ocupação, de preocupação, de responsabilização pelo outro. De acordo com a filologia, "cuidado" vem do latim *cura,* na escrita antiga, *coera,* expressando uma atitude de preocupação em relação a algo ou alguém amado. O cuidado somente surge quando a existência de alguém tem importância, uma atitude por meio da qual a pessoa sai de si e centra-se no outro com solicitude.[1]

O cuidador e aquele que é cuidado são símbolos de uma interação que se consolida no querer bem ao outro, sendo possível apenas quando se entende o que é esse bem. Há, portanto, a necessidade de que o cuidador exercite o olhar para o outro como um indivíduo que, além da condição de sofrimento que apresenta, também traz consigo paradigmas do meio cultural em que está inserido, podendo haver interferência no processo de cuidado na perspectiva de uma assistência mais integral.[2]

Considera-se aqui que cultura se refere à dimensão irredutível da vida social em que são gerados, conservados ou transformados os sentidos atribuídos coletivamente pelos seres humanos aos seus modos fundamentais de agir, de pensar, de sentir e de relacionar-se em seu mundo, bem como às relações que estabelecem com outros seres, animados ou inanimados, aos quais atribuem significados (sagrados, profanos, mágicos ou utilitários), distribuindo funções e organizando relações entre eles.[3] Permeando a cultura, a espiritualidade se desenvolve e tem como mote a busca por causalidade e significação no mundo, nas ações e na própria existência, refletindo, assim, até mesmo no sentido atribuído aos processos de saúde-doença.

Espiritualidade e medicina

Historicamente, nota-se uma proximidade entre a espiritualidade e a medicina sob diversas perspectivas, como por exemplo no entendimento da causa da doença (presença de maus espíritos, doença como um castigo divino ou como um desequilíbrio da energia vital), com o consequente pensamento espiritual-religioso para promover a cura.

Não obstante, as enfermidades e as intervenções de cura e promoção de saúde têm ganhado modelos interpretativos diversos ao longo da história, passando por questões mágicas, religiosas e espirituais, chegando às material-científicas, mais usuais atualmente. Partindo, porém, da ideia de que os conceitos de saúde e doença refletem a conjuntura social, econômica, política e cultural, seu entendimento dependerá da época, do lugar, da classe social e de valores individuais.[4]

No Oriente antigo, práticas de saúde como as da Medicina Tradicional Chinesa e as da Medicina Ayurvédica Indiana já traziam em suas bases de cuidado o olhar voltado para um aspecto imaterial da natureza humana, em que a saúde está diretamente ligada a um substrato material-energético (chamado de energia vital, de *chi*, na China, e de *prana*, na Índia), mesmo não havendo em sânscrito ou em mandarim um conceito equivalente ao de espiritualidade.[5]

Considerar o aspecto imaterial do indivíduo como influenciador do processo de adoecimento é um dos pontos principais para entender como a espiritualidade se articula com a medicina. É o que chamamos de medicina vitalista ou holística.

A concepção vitalista considera a existência de um princípio imaterial e vital que se une ao corpo físico e é responsável pela manutenção da saúde. Essa concepção se conecta com um dos significados da palavra "espírito" como energia vital, conforme veremos posteriormente. O entendimento da causa e da evolução das doenças também é influenciado pelos pensamentos, sentimentos e emoções do indivíduo, assim como pelas relações estabelecidas com os recursos materiais (dieta, sono, atividade física), trazendo uma abordagem holística (do grego *holos*, "todo, inteiro" – englobar todos os aspectos, todas as facetas).[6]

O vitalismo foi incorporado à medicina ocidental europeia a partir do século XVIII, na medicina homeopática e na medicina antroposófica.[7-8]

Apesar disso, no contexto do Ocidente, o entendimento para os processos saúde-doença em voga desde o século XVII é predominantemente baseado no pensamento cartesiano, que trouxe uma intensificação da oposição entre o material e o espiritual, entre o corpo e a mente, estabelecendo o paradigma do fenômeno biológico mecanicista.[9]

Porém, acompanhamos uma mudança ao observar, por exemplo, o conceito proposto pela Organização Mundial da Saúde (OMS) em 1946, segundo o qual "Saúde é o estado do mais completo bem-estar físico, mental e social e não apenas a ausência de enfermidade".[10] Essa mudança fica ainda mais evidente em uma resolução da 101ª sessão da Assembleia Mundial da Saúde, que sugeriu uma modificação do conceito de saúde estabelecido pela OMS com a inclusão de uma dimensão não material ou espiritual pela qual o conceito de saúde passaria a ser "um estado dinâmico de completo bem-estar físico, mental, espiritual e social".[11]

Portanto, vemos uma tendência atual à abordagem de medicina que se volta para as dimensões do processo de cura, para o cuidado da pessoa, não apenas da doença.[12] Nela, são considerados os aspectos biológicos, mas também aqueles que são singulares e subjetivos ao indivíduo, em uma percepção de que a pessoa sofre como um todo e não como partes isoladas.[13]

Espiritualidade e prática em saúde

Nas últimas décadas, estudos no campo da religiosidade/espiritualidade e da saúde estão crescendo substancialmente.[14] Em um levantamento bibliométrico realizado entre 2002 e 2017 foram levantados mais de 40 mil artigos publicados.[15] Calcula-se que pelo menos sete artigos novos sobre a temática são publicados por dia.[16] Diversas pesquisas têm abordado a importância da inclusão da espiritualidade tanto nos cuidados em saúde de pacientes como na educação dos profissionais de saúde.[17]

Há evidências consistentes de que a religiosidade e a espiritualidade (R/S) exercem impacto positivo em vários aspectos da saúde física, mental e social,[18-19] por exemplo, melhor qualidade de vida e bem-estar, perspectiva mais positiva diante de situações estressantes, maior senso de propósito e significado na vida, menores taxas de uso de drogas, menor prevalência de depressão e tentativas suicidas, menos hospitalização. Principalmente com relação a doenças cardíacas, infecciosas e câncer observa-se maior aderência ao tratamento, maior aceitação de medidas terapêuticas, aumento na recuperação de cirurgias e doenças e diminuição nas taxas de mortalidade.[14,20-22] Religiosidade, espiritualidade e suas relações com a saúde têm se tornado um claro paradigma a ser estabelecido na prática médica diária,[23] tornando-se um campo de estudo promissor.[24]

A inclusão de disciplinas sobre espiritualidade nas escolas médicas dos Estados Unidos tem crescido substancialmente depois que o tema ganhou relevância para entidades como *The Association of American Medical Colleges* e *The Joint Commission on Accreditation of Healthcare Organizations*. Considera-se também que um dos principais objetivos de adicionar a espiritualidade no currículo médico é a promoção do cuidado com competência cultural por meio do esclarecimento de dados sobre as crenças, valores e práticas de seus pacientes.[25-26]

Além disso, pesquisas mostram que muitos pacientes gostariam que seus médicos comentassem sobre suas necessidades espirituais, relatando que sentiriam mais empatia pelo médico que abordasse esses temas.[27-28]

Porém, os conceitos "espiritual" e "espiritualidade" são amplos e polissêmicos, a começar pelo uso intercambiável dos termos "religiosidade" e "espiritualidade". Daí a necessidade de propor uma discussão para compreender melhor essa prática nos cuidados da saúde.

Descortinando conceitos

Diversos autores, ao descreverem os benefícios da espiritualidade para a saúde ou ao propor formas para mensurá-la, comumente utilizam a expressão "R/E – religiosidade/espiritualidade", demonstrando que ainda não há clareza sobre qual ponto determina os limites de sobreposição conceitual entre os termos "espiritualidade" e "religiosidade".

Para que se entenda quão permeável é o limite conceitual entre essas palavras, deve-se observar o próprio termo "espiritualidade". Utilizado pela primeira vez com sentido negativo dentro do contexto religioso, no século XVII, para descrever formas subjetivas de prática religiosa,[29] desde então tem ganhado uma variedade de significados, sendo até mesmo aplicado a épocas anteriores a sua existência no repertório linguístico.

Observa-se que o obscuro lugar da definição do que é a espiritualidade vem, desde o início, se confundindo com a religiosidade.

A religiosidade pode ser definida como a maneira de um indivíduo acreditar, seguir e praticar, privada ou publicamente, uma religião, sendo religião o sistema organizado de crenças, práticas, rituais e símbolos relacionados a uma divindade ou poder superior (em tradições ocidentais) ou a realidade/verdade última (mais comum em tradições orientais).[30]

Koenig descreve uma mudança no entendimento desses conceitos com o passar do tempo. Histórica e tradicionalmente, a religiosidade era algo maior que a espiritualidade, embora se mantivesse resumida estritamente ao contexto religioso. Posteriormente, naquilo que o autor chama de versão moderna, a espiritualidade se tornou maior, mais pluralista, contendo a religiosidade ao invés de ficar a ela circunscrita. Koenig menciona a possibilidade de o indivíduo ter espiritualidade sem estar atrelado a uma prática religiosa.[31]

Assim, a religiosidade pode ser entendida como um meio para a espiritualidade, mas não o único.

De acordo com Allport, classifica-se a religiosidade em extrínseca ou intrínseca. A religiosidade extrínseca estaria associada a comportamentos religiosos que visam a benefícios exteriores, de *status* e segurança; já a religiosidade intrínseca estaria associada a mudanças no comportamento, com o indivíduo se esforçando para harmonizar necessidades e interesses às suas crenças, e para internalizá-las de acordo com a vivência religiosa, buscando refletir sobre o significado da vida.[32-33]

Com base nessa classificação, é possível sugerir que a espiritualidade se relaciona à religiosidade quando esta é intrínseca, e que há uma divergência quando a religiosidade é vivida apenas extrinsecamente. Nota-se na Figura 1.1 uma área de intersecção entre os termos "espiritualidade" e "religiosidade", mas também é possível notar a presença da espiritualidade sem a religiosidade e vice-versa.

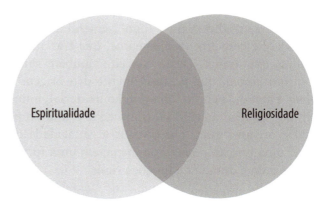

Figura 1.1 Área de intersecção entre espiritualidade e religiosidade.
Fonte: Adaptada pela autoria do capítulo.

Apesar dessa ampliação conceitual e da desvinculação obrigatória da espiritualidade em relação à religião, é importante citar um movimento iniciado na modernidade, chamado secularismo, que descreve o retorno ao *saeculum*, ao mundo profano, ou seja, que não considera o aspecto transcendente e volta seu pensamento ao materialismo.[34]

Ainda não há consenso quanto ao fato de os indivíduos secularizados terem ou não espiritualidade, já que esta, ao contrário de religiosidade, apresenta muito mais controvérsias em suas definições. Um caminho que pode ser percorrido para tentar esclarecer o que vem a ser a espiritualidade é o da origem da palavra, sua etimologia.

Etimologia da palavra espiritualidade

A palavra "espiritualidade" é uma derivação de "espírito", cuja origem vem do latim *spiritus*. De acordo com o *Dicionário etimológico latino-português*, *spiritus* significa *sopro, vento, emanação, hálito, respiração, sopro de vida*. Em grego o equivalente é *pneuma*, com significado semelhante.[35]

Spiritus mantém ligação com o verbo *spirare* (do latim, *soprar, exalar um odor*). No *Dicionário Houaiss*, do sentido inicial de *spirare* derivam os sentidos figurados de "estar vivo", "estar inspirado". A título de ilustração, na alquimia, "espírito" foi o nome que os antigos químicos davam aos produtos da destilação, por sua primitiva volatilidade e pela capacidade de ser combustível; é comum até hoje, em inglês, o emprego do termo *"spirits"* para se referir a bebidas alcoólicas destiladas.[36] É bom lembrar que volátil é aquilo que voa ou pode voar.

Outra correlação com *spiritus* é a raiz grega *piri*, que se traduz como "fogo", entendido como aquilo que converte os elementos, que traz movimento, que anima. Desse conceito também surge o termo *anima*, que posteriormente deu origem à *alma*, entendida como uma porção imaterial, imortal, que contém a essência, transcende o mundo físico e o transforma, por possuir a capacidade de levar uma porção de matéria inicial em uma forma organizada e dotada de funções vitais.[37]

"Você entendeu a alma do problema?" – Corriqueiramente são utilizadas expressões como essas dando à palavra *alma* um significado *daquilo que é fundamental, que proporciona um sentido*, mesmo que não se tenha refletido sobre o que *alma* pode representar de fato para os indivíduos. São significados como esses que sinalizam o quanto os termos associados à espiritualidade permeiam a cultura e dependem dela.

Outro ponto associado tanto ao termo *alma* quanto ao termo *espírito* é a ideia de um ente sobrenatural, imaterial, que sobrevive à morte do corpo. E aqui se depara com mais uma dimensão que dialoga com crenças de vida após a morte, de existência de um plano espiritual (lugar onde vivem esses seres imateriais) e com a possibilidade de estabelecer comunicações com esses seres (conhecidas em diversas religiões como experiências mediúnicas e experiências de possessão).

Com base nesse panorama, é possível entender que a espiritualidade:

- não se resume a espíritos;
- considera um aspecto imaterial, transcendente;
- proporciona conexão com a essência e com algo que dialoga com o sentido da vida e das experiências do indivíduo;
- proporciona conexão com aquilo que se traduz em vitalidade, ânimo.

Mas, afinal, o que é espiritualidade?

Essa é uma pergunta muito difícil de ser respondida, uma vez que não há um consenso sobre o significado pleno de espiritualidade. Até mesmo aqueles indivíduos que compartilham de uma experiência cultural comum podem apresentar maneiras diferentes de compreender e expressar sua espiritualidade.[38]

Poder-se-ia delimitar a pergunta a "o que é a espiritualidade no contexto das ciências da saúde?", mas, do mesmo modo, na área acadêmica da saúde os pesquisadores adotam definições diversas em seus estudos. Portanto, serão apresentadas aqui algumas definições desenvolvidas por grandes pesquisadores da área.

Harold Koenig defende a noção de que espiritualidade é uma busca pessoal para entender questões relacionadas ao fim da vida, a seu sentido e sua conexão (apenas) com o que se relaciona com o sagrado, com o divino, com o transcendente, podendo levar ao desenvolvimento de práticas religiosas ou à formação de comunidades religiosas, mas não necessariamente.[39] Observe-se que essa é uma definição mais restritiva, colocando a espiritualidade como algo muito semelhante à religiosidade.

De acordo com Pargament, a espiritualidade pode ser entendida como uma busca pelo sagrado, um processo pelo qual as pessoas procuram descobrir, manter e, quando necessário, transformar o que consideram sagrado em suas vidas.[40]

Nessa definição, a palavra "sagrado" é colocada em destaque, o que a torna interessante, pois, segundo o filósofo Mircea Eliade, o sagrado se revela ao indivíduo em uma experiência de manifestação de ordem diferente da natural; seguindo essas referências, a espiritualidade ganha um caráter particular, individual, de acordo com a vivência do sagrado de cada um.

Outra definição, mais abrangente, postulada por Puchalski,[41] considera a espiritualidade um aspecto dinâmico e intrínseco da humanidade por meio do qual as pessoas buscam significado, propósito, transcendência e experiência de relacionamento com o eu, a família, terceiros, a comunidade, a sociedade, a natureza e o significativo ou sagrado. A espiritualidade é expressa por meio de crenças, valores, tradições e práticas. Percebe-se que essa definição é ampla, podendo englobar diferentes contextos culturais, porém se mostra de difícil mensuração.

Para Anandaraj, em uma descrição mais intrincada:

> "Espiritualidade é uma parte complexa e multidimensional da experiência humana. Tem aspectos cognitivos, experienciais e comportamentais. Os aspectos cognitivos ou filosóficos incluem a busca de significado, propósito e verdade na vida e as crenças e valores pelos quais um indivíduo vive. Os aspectos experienciais e emocionais envolvem sentimentos de esperança, amor, conexão, paz interior, conforto e apoio. Elas refletem na qualidade dos recursos internos de um indivíduo a capacidade de dar e receber amor espiritual e os tipos de relacionamentos e conexões que existem com o eu, a comunidade, o ambiente e a natureza e o transcendente (por exemplo, poder maior que o eu, um sistema de valores, Deus, consciência cósmica). Os aspectos comportamentais da espiritualidade envolvem a forma como uma pessoa manifesta externamente crenças espirituais individuais e estado espiritual interno".[42]

Conforme pode ser observado entre as conceituações de espiritualidade oferecidas pelos autores abordados, alguns elementos são comuns, como a busca individual por sentido, pelo sagrado e pelo transcendente, e a experiência de conexão (intrapessoal, interpessoal e transpessoal), que pode ou não sofrer a interferência de doutrinas religiosas.

Ter maior clareza acerca do que seja a espiritualidade pode auxiliar o profissional a identificar quais elementos da espiritualidade do paciente estão presentes e como ganham potência, principalmente para enfrentar o possível sofrimento causado por um quadro patológico.

A resiliência, considerada como a capacidade de recuperar-se de adversidades, pode ser uma resultante da relação do indivíduo com sua espiritualidade.[43-44] Diante de um processo de adoecimento, ter a oportunidade de sentir-se conectado com aquilo que dá ânimo, que propaga significado e traz senso de propósito pode ser um fator decisivo na evolução do quadro clínico e pode ser estimulado pelo profissional de cuidado.

Considerações finais

Embora a espiritualidade seja uma dimensão de todo ser humano, ela pode ser cultivada ou não.[45] Ao ser entendida como uma influência positiva na saúde, torna-se uma recomendação ao profissional de cuidado adotar abordagens relativas à valorização de aspectos relacionados à espiritualidade, no momento e de forma adequados, com base na competência cultural, respeitando a individualidade e a integralidade do paciente.

Referências

1. Boff L. Saber cuidar. Petrópolis: 46, 1999. Disponível na Internet: http://www.smeduquedecaxias.rj.gov.br/nead/Biblioteca/FormaçãoContinuada/Educação Ambiental/sabercuidaboff.pdf.
2. Bub MBC, Medrano C, Silva CD Da, Wink S, Liss P-E, Santos EKA Dos. A noção de cuidado de si mesmo e o conceito de autocuidado na enfermagem. Texto Context Enferm. 2006;15(spe):152-7.
3. Luz M, Sabino C, Matttos RS. A ciência como cultura do mundo contemporâneo: a utopia dos saberes das (bio)ciências e a construção midiática do imaginário social. Sociologias. 2013;32(15):236-54. Disponível na Internet: http://www.scielo.br/pdf/soc/v15n32/10.pdf.
4. Scliar M. História do conceito de saúde. Physis Rev Saúde Coletiva. 2007;17(1):29-41.
5. Toniol R. O que faz a espiritualidade? Reli Soc. 2018.
6. Teixeira MZ. Antropologia médica vitalista: uma ampliação ao entendimento do processo de adoecimento humano. Rev Med. 2017.

7. Araújo EC de. Homeopatia: uma abordagem do sujeito no processo de adoecimento. Cien Saude Colet. 2008.
8. Follador ECR. Medicina antroposófica: um novo paradigma para as questões da medicina moderna. Rev Med. 2014.
9. Anderson MIP, Rodrigues RD. O paradigma da complexidade e os conceitos da medicina integral: saúde, adoecimento e integralidade. Rev Hosp Univ Pedro Ernesto. 2017.
10. Grad FP. The preamble of the constitution of the World Health Organization. Bull World Health Organ. 2002;80(12):981-2.
11. Fleck MP de A. O instrumento de avaliação de qualidade de vida da Organização Mundial da Saúde (WHOQOL-100): características e perspectivas. Cien Saude Colet. 2000;5(1):33-8.
12. Otani MAP, Barros NF de. A medicina integrativa e a construção de um novo modelo na saúde. Cien Saude Colet. 2011;16(3):1801-11. Disponível na Internet: http://www.scielo.br/scielo.php?script=sci_arttext&pid=S1413-81232011000300016&lng=pt&tlng=pt.
13. Sousa IMC de, Hortale VA, Bodstein RC de A. Medicina tradicional complementar e integrativa: desafios para construir um modelo de avaliação do cuidado. Cien Saude Colet. 2018.
14. Damiano RF, Costa LA, Viana MTSA, Moreira-Almeida A, Lucchetti ALG, Lucchetti G. Brazilian scientific articles on spirituality, religion and health. Arch Clin Psychiatry (São Paulo). 2016;43(1):11-6. Disponível na Internet: http://www.scielo.br/scielo.php?script=sci_arttext&pid=S0101-60832016000100011&lng=en&nrm=iso&tlng=en.
15. Braghetta CC. Desenvolvimento e validação de um instrumento para avaliar espiritualidade: escala de atitudes relacionadas à espiritualidade (ARES). Desenvolvimento e validação de um instrumento para avaliar espiritualidade: escala de atitudes relacionadas à espiritu. 2017.
16. Lucchetti G, Lucchetti A. Spirituality, religion and health: over the last 15 years of field research (1999-2013). Int J Psychiatry Med. 2014;48(3):199-215.
17. Dezorzi LW. Espiritualidade na atenção a pacientes/famílias em cuidados paliativos e os processos de educação dos profissionais de saúde. Universidade Federal do Rio Grande do Sul; 2016.
18. Moreira-Almeida A, Lotufo-Neto F, Koenig HG, Lotufo Neto F, Koenig HG. Religiousness and mental health: a review. Rev Bras Psiquiatr. 2006;28(3):242-50.
19. Moreira-Almeida A, Koenig HG, Lucchetti G. Clinical implications of spirituality to mental health: review of evidence and practical guidelines. Revista Brasileira de Psiquiatria. 2014;36:176-82.
20. Puchalski CM. The role of spirituality in health care. Proc (Bayl Univ Med Cent). 2001;14(4):352-7. Disponível na Internet: http://www.pubmedcentral.nih.gov/articlerender.fcgi?artid=1305900&tool=pmcentrez&rendertype=abstract.
21. Panzini RG, Rocha NS Da, Bandeira DR, Fleck MPDA. Qualidade de vida e espiritualidade. Rev Psiq Clin. 2007;34(Supl 1):10515. Disponível na Internet: http://www.scielo.br/pdf/rpc/v34s1/a14v34s1.pdf.
22. Seybold KS, Hill PC. The role of religion and spirituality in mental and physical health. Curr Dir Psychol Sci. 2001;10(1):21-4. Disponível na Internet: http://journals.sagepub.com/doi/10.1111/1467-8721.00106.
23. Guimarães HP, Avezum Á. O impacto da espiritualidade na saúde física. Rev Psiquiatr Clin. 2007;34 (Suppl.1):88-94.
24. Moreira-Almeida A. Espiritualidade e saúde: passado e futuro de uma relação controversa e desafiadora. Rev Psiquiatr Clin. 2007;34(Suppl.1).
25. Anandarajah G. The 3 H and BMSEST models for spirituality in multicultural whole-person medicine. Ann Fam Med. 2008.
26. Balboni MJ, Bandini J, Mitchell C, Epstein-Peterson ZD, Amobi A, Cahill J, et al. Religion, spirituality, and the hidden curriculum: medical student and faculty reflections. J Pain Symptom Manage. 2015.
27. Rapport F, Hibbert P, Baysari M, Long JC, Seah R, Zheng WY, et al. What do patients really want? An in-depth examination of patient experience in four Australian hospitals. BMC Health Serv Res. 2019.
28. Lucchetti G, Granero AL, Bassi RM, Latorraca R, Aparecida S. Espiritualidade na prática clínica: o que o clínico deve saber? Rev Bras Clin Medica. 2010;8(2):154-8.
29. Wolfteich CE. Christian spirituality: themes from the tradition. Lawrence S. Cunningham, Keith J. Egan Understanding Christian spirituality. Michael Downey. J Relig. 2005;78(3):458-60.
30. Koenig HG, Mccullough ME, Larson DB. The handbook of religion and health. Am J Geriatr Psychiatry. 2004;12(3):332.
31. Koenig HG. Concerns about measuring spirituality in research. J Nerv Ment Dis. 2008;196(5):349-55. Disponível na Internet: http://content.wkhealth.com/linkback/openurl?sid=WKPTLP:landingpage&an=00005053-200805000-00001.
32. Allport GW, Ross JM. Personal religious orientation and prejudice. J Pers Soc Psychol. 1967.
33. Taunay TC, Cristino ED, Machado MO, Rola FH, Lima JWO, Macêdo DS, et al. Development and validation of the intrinsic religiousness inventory (IRI). Rev Bras Psiquiatr. 2012.
34. Bingemer MCL. Horizontes da pertença religiosa a partir do Cristianismo. Rev Cult Teológica. 2016.
35. Possebon F. Espiritualidade e saúde: a experiência grega arcaica. Interações. 2017.

36. Klaassen F. Curious companions: spirit conjuring and alchemy in the sixteenth century. In: Brock MD, Raiswell R, Winter D, editors. Knowing demons, knowing spirits in the early modern period. 2018.
37. Silva G, Duarte LFD. Epigênese e epigenética: as muitas vidas do vitalismo ocidental. Horizontes Antropológicos. 2016.
38. la Cour P, Götke P. Understanding of the word "spirituality" by theologians compared to lay people: an empirical study from a secular region. J Health Care Chaplain. 2012.
39. Koenig HG, McCullough ME, Larson DB. Handbook of religion and health. Oxford University Press; 2001.
40. Hill PC, Pargament KI. Advances in the conceptualization and measurement of religion and spirituality: implications for physical and mental health research. Am Psychol. 2003;58(1):640-74. Disponível na Internet: http://doi.apa.org/getdoi.cfm?doi=10.1037/0003-066X.58.1.64.
41. Puchalski CM, Vitillo R, Hull SK, Reller N. Improving the spiritual dimension of whole person care: reaching national and international consensus. J Palliat Med. 2014;17(6):642-56. Disponível na Internet: http://online.liebertpub.com/doi/abs/10.1089/jpm.2014.9427.
42. Anandarajah G, Hight E. Spirituality and medical practice: using the HOPE questions as a practical tool for spiritual assessment. American Family Physician. 2001.
43. Chequini MCM. A relevância da espiritualidade no processo de resiliência TT. [The importance of spirituality in the process of resilience.] Psicol Rev. 2007.
44. Soratto MT, Silva DM da, Zugno PI, Daniel R. Espiritualidade e resiliência em pacientes oncológicos. Saúde e Pesqui. 2016.
45. Tanyi RA. Towards clarification of the meaning of spirituality. J Adv Nurs. 2002 Sep:500–9. Disponível na Internet: http://www.ncbi.nlm.nih.gov/pubmed/12175360 (16 mar. 2019).

Diferenças e Semelhanças entre Espiritualidade e Religião

Valdir Reginato

Introdução

Entre a concepção divina dos criacionistas e as argumentações por mutações genéticas na seleção das espécies dos evolucionistas, paira no homem a indagação por uma resposta que defina e explique o *porquê* da sua existência. Quer por uma via ou por outra, torna-se inquestionável para os crentes e agnósticos ou ateus a capacidade desta criatura – o homem – de apresentar-se como um ser diferente de todos os demais. Uma criatura capaz de transcender além do que percebe e com o que convive nesta vida.

E é de aceitação histórica universal que, para que se conceba essa transcendência num plano metafísico, existe a necessidade do que não morre, ou seja, do que permanece, no que se denominou, por distintas versões, espírito, alma ou mesmo uma forma de energia, narrado pelas mitologias, transmitido por lendas e verificado nas crenças e tradições de diferentes civilizações.

Desde a Pré-História, durante milênios, a humanidade associou os fenômenos ocorridos na natureza, observados no cotidiano de nossos ancestrais, à influência de seres sobrenaturais ou divinos. A eles se atribuía a proteção e também o castigo. Destaque se dava aos deuses nos rituais de passagem, desde o nascer, amadurecer, casar até o morrer, evidenciando a percepção da dimensão transcendental no homem.

De modo particular, a eles também se atribuía o bem-estar ou o adoecer das pessoas. A doença apresentava-se como *algo mágico* e misterioso. O personagem central, o paciente, é alguém que sofre, na maioria das vezes por causa oculta ou incerta. A explicação para esse sofrimento estava vinculada a um castigo infligido por entidades divinas. A simultaneidade desses dois eventos em tempos remotos – a magia do sofrimento do doente e a transcendência misteriosa para a cura – promove um desafio ininterrupto na história da Humanidade, o que desencadeou o surgimento e o desenvolvimento da medicina. Decorre daí a presença do culto ao "divino"; no campo da transcendência, que constitui o referencial para a recuperação da saúde.

Ora, aquele que tem o poder de assistir o enfermo não poderia fazê-lo de outra forma senão pelo seu relacionamento com a divindade. Surge assim a figura do Xamã, como uma autoridade na hierarquia comunitária. Desse modo, não há estranheza no fato de o berço da medicina estar associado aos líderes religiosos de suas comunidades. Nesse cenário se alicerçava o conhecimento de transmissão misteriosa, em que conviviam tradições e magia com resultados de sucessos e fracassos segundo o querer "divino", acatado inquestionavelmente.

Essa condição, mesmo onde o desenvolvimento tecnológico ocorreu, assumindo uma nova esperança para os pacientes e familiares, perdura até os tempos presentes. O homem, diante da inexorável finitude, acompanhada ou não de maior dor ou sofrimento, redescobre-se como um ser espiritual, e a fé no mistério de diferentes crenças religiosas abre caminhos de esperança.

A reinserção da espiritualidade/religiosidade na saúde

Nos Estados Unidos, uma pesquisa feita pelo Instituto Gallup encontrou que 80% dos americanos diziam que a frase "eu recebo bastante conforto e apoio de minhas crenças religiosas" era verdadeira, sendo que a partir dos 65 anos o encontrado era 87%. Harold Koenig verificou que 90% dos pacientes dizem que crenças religiosas e suas práticas são importantes formas pelas quais eles podem enfrentar e aceitar melhor suas doenças físicas, e "mais de 40% indicam que a religião é o fator mais importante que os ajudam nessas horas.[1]

Referências como essas, que a cada ano recebem novos reforços pela grande quantidade de trabalhos que têm sido publicados na literatura, incentivam muitas escolas médicas a incluírem em sua grade curricular disciplinas introdutórias ao tema da espiritualidade. Para a Association of American Medical Colleges:

"A espiritualidade é reconhecida como um fator que contribui para a saúde de muitas pessoas. O conceito de espiritualidade é encontrado em todas as culturas e sociedades. Ela é expressa nas buscas individuais para um sentido último por meio da participação na religião e/ou crença em Deus, família, naturalismo, racionalismo, humanismo e nas artes. Todos esses fatores podem influenciar na maneira como os pacientes e os cuidadores profissionais da saúde percebem a saúde e a doença e como eles interagem uns com os outros".[2]

Esse seria o motivo pelo qual a Association of American Colleges considera fundamental na formação dos acadêmicos de medicina uma reflexão adequada sobre o tema da espiritualidade:

"Os estudantes devem ser advertidos de que espiritualidade e crenças culturais, e suas práticas, são elementos importantes para a saúde e para o bem-estar de muitos pacientes. Eles deverão ser advertidos de que é necessário incorporar essa espiritualidade e crenças culturais, bem como suas práticas, aos cuidados dos pacientes em uma variedade de contextos clínicos. Reconhecerão que sua própria espiritualidade, suas crenças e práticas possivelmente afetarão os caminhos de relacionamento e cuidados com os pacientes".[2]

Essas advertências encontram respaldo em Jung, citado por Dulcinéa Monteiro:

"Jung também questiona sobre os valores e crenças do profissional, pois, segundo ele, querendo ou não, o profissional está envolvido com suas convicções, tanto quanto o paciente, e o mais importante não é a 'técnica utilizada', mas a pessoa que usa determinado método. Por isso, o profissional, eticamente, está obrigado a um conhecimento e a uma crítica de suas convicções pessoais, filosóficas e religiosas, tanto quanto um cirurgião está obrigado a uma perfeita assepsia".[3]

Segundo Christina Puchalski, diversas associações norte-americanas têm reconhecido a necessidade de valorizar o ensino da espiritualidade na formação do médico. Essa autora menciona cita em seu artigo as manifestações de várias entidades:

"Para muitos pacientes, cuidado pastoral ou de outros serviços espirituais são parte integrante dos cuidados de saúde e da vida diária. O hospital está capacitado para prover esses cuidados para pacientes que os desejarem." – The Joint Commission on Accreditation of Healthcare Organizations.

"É de consenso que, no término da vida dos pacientes com doenças graves, os médicos deveriam estender seus cuidados para atendê-los nos sofrimentos psicossocial, existencial e espiritual." – The American College of Physicians.

"Médicos precisam ter compaixão e empatia no cuidado com o paciente... Em todas as suas interações com pacientes, eles precisam buscar compreender o significado das histórias dos pacientes no contexto de suas crenças e de seus valores familiares e culturais... Eles precisam continuar cuidando dos pacientes moribundos mesmo quando a terapia específica para a doença está longe de ser alcançada." – Association of American Medical Colleges".[4]

Dentro desse panorama, o interesse pelo tema deve assumir uma importância crescente para a formação dos profissionais da saúde.

Diferenças entre espiritualidade e religiosidade

A inserção da espiritualidade na educação médica e no cuidado com os pacientes, mais do que acrescentar um novo conhecimento, consiste em inserir uma nova maneira de ver o universo dos acontecimentos apreendidos em uma perspectiva renovada, que, não reduzida a uma visão tecnicista, cria abertura para a reflexão sobre questões essenciais e existenciais.

A dimensão da espiritualidade remete a um plano metafísico, conforme impressões de diversos autores.

Para Volcan *et al.*,

"Tem-se por espiritualidade o conjunto de todas as emoções e convicções de natureza não material, com a suposição de que há mais no viver do que pode ser percebido ou plenamente compreendido, remetendo a questões como o significado e o sentido da vida, não se limitando a qualquer tipo específico de crença ou prática religiosa".[5]

Segundo o entendimento de Monteiro,

"A espiritualidade é a dimensão que corresponde à abertura da consciência ao significado e a totalidade de vida, possibilitando uma recapitulação qualitativa de seu processo vital. Portanto envolve a busca pelo sentido ou significado para a existência e está articulada a uma necessidade mistificante, ao imaginário e ao simbólico".[6]

Por sua vez, Goldim Jr. afirma:

"Toda pessoa é espiritual, enquanto dotada de espírito. A espiritualidade não implica necessariamente a fé em uma divindade específica. A palavra espírito não se refere especificamente à divindade, mas à capacidade de autoconsciência, de fazer uma reflexão sobre si mesmo. O ser humano é um ser intrinsecamente espiritual, pois demonstra esta capacidade de refletir e autotranscender-se".[7]

Ross admite três componentes na espiritualidade que se vinculam a circunstâncias e situações extremamente frequentes, quer para o paciente, quer para o profissional da saúde:

"A espiritualidade depende de três componentes: necessidade de encontrar significado, razão e preenchimento na vida; necessidade de esperança/vontade para viver; necessidade de ter fé em si mesmo, nos outros e em Deus. A necessidade de significado é considerada uma condição essencial à vida e, quando um indivíduo se sente incapaz de encontrar um significado, sofre em função dos sentimentos de vazio e desespero".[8]

Esses autores desvinculam a espiritualidade da religiosidade. Enquanto a espiritualidade, em um plano metafísico, faz parte da constituição de todo ser humano, sempre vinculada ao sentido de vida, a religiosidade é um caminho que pode ser escolhido para vivenciar sua espiritualidade, ou seja, dar um sentido para sua vida.

A espiritualidade não está voltada necessariamente para a religiosidade, podendo buscar, no campo da transcendência, respostas ao significado e ao sentido da vida vinculadas a outros valores presentes na filosofia, no avanço das pesquisas científicas, nas tradições dos antepassados, no respeito à natureza pela harmonia universal. Para tanto, utiliza-se do estudo investigativo, assim como de modalidades humanísticas oferecidas pela criatividade das artes, desvinculados de rituais e paradigmas de fé.

Porém, o fato de a espiritualidade não implicar a adoção de determinada crença (não necessariamente religiosa), torna complexa sua aplicação a situações concretas e múltiplas. Seria o ateísmo uma filosofia, uma cultura, uma crença? O que é o divino? A "crença pessoal" do agnóstico torna-se uma "religião própria", uma filosofia de vida, que aceita o divino sem vínculos religiosos? Poderá existir a fé desvinculada do divino? Fica no meio do caminho entre o ateu e o crente? Conceitos amplos e polêmicos, com limites mal definidos, que transitam entre filosofia, ciência, crenças, teologia e religião.

As religiões apresentam uma referência, um Deus ou divindades, uma história, uma proposta de caminho manifestada em ritos e tradições próprios, que podem diferenciar-se a partir de uma origem comum, multiplicando-se as suas formas de apresentação. Nas religiões, a fé terá presença marcante nos seus seguidores. O fato de o homem ser religioso implica possuir espiritualidade. Atualmente, com interesse histórico revigorado, mas poucos adeptos na fé, as mitologias, que orientaram civilizações no passado em diferentes locais, confundem-se com a origem de diversas religiões nas suas histórias e nos seus mitos. A título de discernimento com relação a outros conceitos, que podem se superpor, consideramos as definições a seguir:[9]

- **Espiritualidade:** coloca questões a respeito do significado da vida e da razão de viver, não se limitando a alguns tipos de crenças ou práticas.
- **Religião:** é definida como a crença na existência de um poder sobrenatural, criador e controlador do universo, que deu ao homem uma natureza espiritual. Esta continua a existir depois da morte de seu corpo.
- **Religiosidade:** é a extensão na qual um indivíduo acredita, segue e pratica uma religião.
- **Crenças pessoais:** podem ser quaisquer crenças ou valores que um indivíduo sustenta e que formam a base de seu estilo de vida e de seu comportamento.

Os diferentes conceitos acima não estão tão claros e estabelecidos quando nos deparamos com a realidade cotidiana do ser humano, sobretudo quando este se encontra na condição de ter sua saúde afetada, particularmente no contexto de risco de morte.

Foi observado que, quanto mais grave o estado clínico, mais o paciente sente a necessidade de ser abordado na esfera da espiritualidade. Mesmo em situações não graves, como uma primeira consulta médica, 43% de todos os entrevistados de uma pesquisa afirmaram julgar importante a abordagem do assunto. Em contrapartida, é inquestionável que, conforme o diagnóstico assume maior gravidade, ou as condições clínicas pioram até os limites da permanência em unidades de cuidados intensivos, as solicitações pelo acompanhamento espiritual crescem, atingindo mais de 90% dos entrevistados. As situações apresentadas na pesquisa não se referiram apenas a casos estritamente vinculados à área hospitalar, mas também ao envolvimento com situações de comportamento violento, vítimas de abusos sexuais e sofrimento crônico.[10]

É bastante comum vincular o que aqui se denomina espiritualidade à colaboração de alguma comunidade religiosa, de líderes de instituições que seguem determinada religião, crença ou filosofia de vida. Mesmo em tempos mais recentes, o serviço de capelania profissional (não necessariamente exercida por um religioso) atende espiritualmente, de forma indistinta, os pacientes, mas reconhece que a maioria mantém vínculos religiosos.

Para compreender onde e como os caminhos entre a espiritualidade e a religiosidade se encontram e se confundem é necessário adentrar, novamente, na história da humanidade.

O que nos faz humanos?

A compreensão do marco a partir do qual surgiu o homem, enquanto ser diferenciado de todas as demais criaturas na natureza por ser dotado de uma inteligência com características próprias, capaz de interagir de modo diferente e principalmente capaz de refletir sobre as mudanças que poderia realizar de maneira consciente no meio, encontra uma argumentação no pensamento evolucionista, conforme afirma Ernst Mayr, proeminente figura em defesa da biologia evolucionista.

> "O darwinismo rejeita todos os fenômenos e causas sobrenaturais. A teoria da evolução pela seleção natural explica a capacidade de adaptação e diversidade do mundo sem ter de recorrer a nada além da matéria. Ela não mais precisa de um Deus como criador ou arquiteto (embora alguém que aceite a evolução ainda seja com certeza livre para acreditar em Deus)".[11]

Contudo, essa teoria não é aceita sem contestações. As questões sem resposta devem se abrir para novas hipóteses que foram sumariamente abandonadas por estarem contrárias ao darwinismo, conforme afirma Francis S. Collins, diretor do Projeto Genoma, em seu livro *A linguagem de Deus: um cientista apresenta evidências de que Ele existe*:

> "A ciência não pode ser usada para justificar o descaso às grandes religiões monoteístas do mundo, que repousam sobre séculos de história, filosofia e evidências impressionantes proporcionadas pelo altruísmo humano. É o cúmulo da arrogância científica alegar o contrário. Entretanto, isso nos deixa um desafio: se a existência de Deus é real (não uma mera tradição, e sim uma verdade) e se determinadas conclusões científicas sobre o mundo

atual também são reais (não somente quanto ao estilo, mas objetivamente reais), elas, então, não podem se contradizer. Deve ser possível uma síntese plenamente harmônica".[12]

A evolução não se processa somente na investigação científica, mas também por intermédio de um diálogo entre outras áreas que possam colaborar para o avanço no caminho do conhecimento. A esse respeito continua Francis S. Collins:

"Se os humanos evoluíram rigorosamente por meio de uma mutação e seleção natural, quem precisa de Deus para nos explicar? A isso, retruco: eu preciso. A comparação entre sequências de chimpanzé e de ser humano, embora interessante, não nos explica o que é preciso para ser humano. A meu ver, apenas a sequência de DNA, mesmo acompanhada por um imenso baú do tesouro com dados sobre funções biológicas, nunca irá esclarecer determinados atributos especiais de humanos, como o conhecimento da Lei Moral e a busca universal por Deus. Livrar Deus do fardo de atos especiais da criação não o excluí como fonte daquilo que torna a humanidade especial, nem do próprio universo. Simplesmente nos mostra alguma coisa sobre como ele trabalha".[12]

Conclui-se que a aceitação ou não do sobrenatural resulta em um divisor de águas para inserir a transcendência na existência humana e, consequentemente, tornar o homem um ser dotado de espiritualidade. Alguém inteligente e consciente dessa capacidade, com potencial de discernimento sobre o caminho religioso que se quer decidir. Pelo evolucionismo puro, a não aceitação do sobrenatural restringe a existência humana à matéria, portanto não dotada de espiritualidade, condição para que se estabeleça a religiosidade. Contudo, isso é incompatível com os fatos da história da humanidade em sua manifestação religiosa em muitas crenças, ou seja, seria reconhecer que em todas as épocas da história, na grande maioria das civilizações, o homem sempre esteve enganado quando optou por agir como um ser religioso, dotado de espiritualidade.

Sgreccia aponta a hipótese da "evolução emergente e criativa" formulada por K. R. Popper, que, pelo princípio da imprevisibilidade, constrói a sequência aleatória do surgimento de elementos importantíssimos para o surgimento do homem e seu desenvolvimento.

Segundo Popper, a matéria é uma energia concentrada, mas com potencial de transformação para processar coisas com propriedades imprevisíveis e emergentes. Entre essas coisas estaria incluído o surgimento da própria vida, emergindo daí a sensibilidade, a consciência da morte, a linguagem humana, teorias sobre o "eu", assim como mitos explicativos, teorias científicas e obras de arte. Popper aceita de certo modo as ideias de outro evolucionista recente, J. Monod, que afirma a imprevisibilidade do aparecimento da vida sobre a Terra, a imprevisibilidade das várias espécies e, sobretudo, da nossa espécie humana: "éramos imprevisíveis antes de nosso aparecimento".[13]

Nesta imprevisibilidade, que surge de transformações da matéria a partir de uma fonte de energia (de origem desconhecida), encontra-se a argumentação para determinadas filosofias, que se aproximam da crença religiosa, sem a preocupação da figura criadora de Deus, mas sim de uma dinâmica cósmica com ponto de partida indefinido.

Teilhard de Chardin oferece uma proposta de visão criacionista, mas também apoiada em argumentos paleontológicos, segundo a qual, a partir da criação, o plano evolutivo do cosmo tende ao aparecimento do homem (hominização), constituído pessoa, e inserido no plano divino. Para Sgreccia, a explicação pelo processo evolucionista da imprevisibilidade não suprime a necessidade da existência de uma *causalidade primeira*, criadora e providente, inteligente e ordenadora.

"Chamar de 'acaso' a imprevisibilidade das inumeráveis possíveis combinações do DNA e de 'necessidade' a estabilização de fato do código genético de cada espécie traduz nossa incapacidade da previsão e da determinação das combinações eletivas, mas não suprime o fato de que essas possibilidades devam ter potencialidade concreta de se realizar numa realidade de substrato que exige uma explicação causal, a menos que se queira explicar a existência pelo nada, o que significaria não dar explicação alguma".[13]

"Quando contemplamos as extraordinárias habilidades e feitos do *Homo sapiens*, é difícil evitar a primeira impressão de que de algum modo houve um elemento de inevitabilidade no processo pelo qual nós nos tornamos o que somos. O resultado, é fácil concluir, é tão magnífico que tem de ser a expressão última de um processo longo e gradual de aperfeiçoamento. Como teríamos tomado esse rumo por acidente? Se chegamos a nosso estado elevado por meio da evolução, então ela deve ter trabalhado duro e por muito tempo no aprimoramento e melhoria da espécie. Ainda assim, parece que a evolução não funciona dessa forma, pois a seleção natural não é –não pode ser – por si só um processo criativo."[14]

As palavras de Ian Tattersall são um desafio para o darwinismo puro defendido pelos seus seguidores mais fiéis, que procuram encontrar respostas para tudo na teoria do evolucionismo. Consideram uma poluição científica, ou mesmo um absurdo lendário, inadmissível para a ciência moderna, toda e qualquer hipótese que possa questionar Darwin, ou mesmo se posicionar com propostas que colaborem para uma melhor compreensão de aspectos ainda inexplicáveis.

Nas palavras de Edgard de Assis Carvalho:

"Para Darwin, nós, os humanos, não viemos do outro, ou de uma instância transcendente, de um desígnio divino incumbido de dar a vida a qualquer tipo de matéria inerte. Viemos, isso sim, de nós mesmos, produto de um processo evolutivo milenar que envolveu muitas perdas e ganhos".[15]

Como se justificaria, então, o achado, presente em praticamente todas as antigas civilizações desde comunidades primitivas, de indícios do transcendente no cotidiano dos povos?

Quem responde é o próprio E.A. Carvalho:

"As sociedades humanas são produto de uma longa evolução, que exigiu milhões de anos e que possibilitou a um pequeno bípede, com um cérebro muito assemelhado ao de um chimpanzé, criar um estilo de vida que, posteriormente, viria a ser chamado de *cultura*. [...] Desde que o mundo passou a ser explicado pela ciência, a fronteira entre humanos e não humanos nunca foi suficientemente explicada. [...] Mesmo orais, essas sociedades possuíam códigos próprios de mensuração do tempo e do espaço, sistemas objetivos de equivalência de troca de bens, mitos da origem e do fim do mundo, práticas mágicas que, num primeiro momento, foram consideradas exóticas demais para um mundo ocidental arrogante e dominador".[15]

Carvalho assinala a presença praticamente constante de mitos e práticas mágicas, que não encontram uma explicação aceitável para todos, como simples consequência do evolucionismo. Mitos e práticas mágicas, assim como revelações divinas, carregam consigo a existência de uma nova realidade, até então desconhecida de todas as criaturas da natureza, que é a participação da *transcendência* na vida dos homens. Essa transcendência excede os limites normais da natureza física e faz referência a algo ou alguém superior àquilo que até então podia ser percebido na natureza por todas as demais criaturas.

Da percepção da transcendência surge a necessidade de seguir caminhos encontrados em estradas ou trilhas na dimensão espiritual do homem, que conduziram mitos, tradições, crenças e religiões. Esses caminhos, "considerados exóticos demais para um mundo ocidental arrogante e dominador", formaram-se ao longo do tempo, desde os primeiros dias de nossos ancestrais, e foram seguidos pelos homens, livremente. A maioria deles tem em comum uma origem ligada ao sobrenatural, que despertava um sentido de esperança na continuidade da vida.

A existência e os limites da vida

No universo de incertezas, explorando as questões da vida humana e suas relações, ao longo dos tempos, restam pelo menos dois fatos inquestionáveis (até o momento): o *nascer* e o *morrer*. O que estava além desses extremos, nascer e morrer, era desconhecido. Contudo, Descartes evidenciou a dúvida da própria existência, que o levou a afirmar: "*cogito, ergo sum*: penso, logo existo".[16]

Na percepção humana, o intervalo entre o nascer e o morrer denomina-se *vida*. Importante assinalar que, quando assim se define a vida, e assim consta da placa do jazigo, omite-se o período em que já se existia, sem ter nascido. Esse período aproximado de nove meses não pode ser considerado inexistente, ou mesmo de menor importância, visto que sua existência compromete, além da pessoa da mãe, todo o ambiente ao redor, em maior ou menor repercussão, proporcionando uma história própria que jamais teria ocorrido se não estivesse no útero materno.

O fenômeno da morte certamente implica maior complexidade conceitual. Se a ausência de existência não permite imaginar a trajetória do que nunca foi, a finitude de quem existiu deixa um rastro de acontecimentos que identificam uma existência que já não é possível ignorar, ainda que na sua ausência. Uma vez criada, já não é mais possível torná-la inexistente. Isso acarretará uma profunda diferenciação entre o nascer e o morrer, que embasará a perspectiva da espiritualidade do ser.

Assim sendo, considerar-se-á a palavra *vida* correspondente ao fato de se existir, e dessa forma se vincula ao princípio criado entre o não existir e o passar a ser, mesmo antes do nascimento. O fundamento para isso está no fato de que quem nasce, necessariamente, está previamente vivo. E se for natimorto é porque morreu antes de nascer, portanto estava vivo no útero materno. A finitude sofrerá os acidentes da morte na dependência de limitá-la à convivência com seus pares dentro de um período e lugar. A criatura sofrerá transformações na forma de percepção da matéria em decomposição, mas sem poder deixar de existir, porque o que num instante se manifestou já não é mais capaz de morrer na sua ideia existencial, conforme afirma Frédéric Lenoir:

> "A crença em uma vida após a morte implica outra, a da existência de uma parte invisível e imortal do ser humano que possa sobreviver à destruição do corpo: a alma, o espírito, o duplo. A partir desse substrato, duas grandes ideias se desenvolveram em várias culturas históricas: a transmigração, que postula o retorno da alma em outro corpo, e a ressurreição, que pode acontecer em outro mundo ou na Terra, em outro tempo".[17]

De fato, segundo os reencarnacionistas, o corpo está como um veículo visível, temporário, para o espírito. Este poderá ocupar-se de vários corpos em repetidas vidas até que atinja seu objetivo de perfeição. Os reencarnacionistas entendem que a unidade de ser humano enquanto corpo-alma (admitida pela ressurreição dos corpos junto ao espírito, em outro tempo e condições) não se torna válida. Consequentemente, questionam sobre o início da existência a partir da concepção, visto que o espírito, já existente, passa a se apresentar em diferentes corpos. Essa diferenciação é fundamental para a compreensão das crenças que se manifestarão no tempo da história.

Valendo-se do critério oferecido pela Organização Mundial da Saúde, que desde 1998 considera a condição de saúde no homem como o "bem-estar nas suas dimensões física (ou biológica), psicológica, social e espiritual", é que podemos dizer que é pela dimensão do *físico*, também denominada dimensão *biológica*, que se inicia a percepção da existência do ser humano.

Graças à presença dos sentidos, o homem descobre-se na sua constituição morfológica e aprofunda-se no conhecimento, que vai revelando a imposição de limites às suas ações. Descartes dá um passo decisivo na compreensão do homem com base em uma nova teoria que rompe um paradigma até então insuperável a respeito da integração inseparável de espírito e corpo, que se defendia por séculos de tradição no mundo ocidental:

> "Descartes deslocou o corpo para outro sistema conceitual no qual, antes da divindade lhe infundir alma, aparece como máquina na máquina do universo. Ele propunha um novo quadro de referência para a explicação de funcionamento corporal, seguindo os mesmos princípios mecânicos com os quais erguera o mundo. [...] A máquina do corpo é apenas um modelo, uma experiência virtual, por meio da qual Descartes pretendia mostrar como o corpo está predisposto ao movimento e à consciência, sendo que, sem a alma, não perceberia os próprios movimentos nem os do universo circundante. Somente quando Deus infunde alma ao corpo, assinalando como lugar a glândula pineal, a máquina se torna verdadeiro homem. Assim Descartes deslocou a atenção dos estudiosos para o corpo, considerado de forma autônoma, como uma máquina precisa".[18]

O fato de a máquina humana, no modelo cartesiano, ter sido colocada para funcionar mediante a participação da alma, que procede de Deus, estabelece uma consciência fundamental para que se compreenda uma segunda característica do homem, a qual se denomina *psicológica*. O intelecto engloba essa capacidade de pensar, de refletir sobre si mesmo e o ambiente, de atuar com valores em um comportamento ético-moral, não somente em um plano instintivo que é encontrado de modo uniforme em todos os seres de uma mesma espécie.

O homem é capaz de questionar, de buscar respostas. Dentre as perguntas que permanecem no decorrer de sua existência: *Quem sou eu?* Acrescenta-se a percepção do *como é* para a identificação de *quem* se é. Deixa-se de ser uma simples espécie de caráter coletivo para se tornar *indivíduo*. Passa a ocorrer a variável da *pessoalidade* com uma característica que se identifica com a incerteza de comportamento, porque não mais está preso a um conjunto de "leis" instintivamente estabelecidas, mas reporta-se à história da vida da pessoa. A conscientização desta sobre sua existência é a primeira condição para que se avance no estudo da característica fundamental do ser humano, selo da sua identidade, que é a *liberdade* ou *livre-arbítrio*. Com essa liberdade o ser humano passa a tomar decisões e atitudes próprias, e não instintivas de uma espécie, que irão interferir na natureza mediante hábitos, tradições e crenças decorrentes de valores constituídos no que se denomina *cultura*.

Por que enterrar os seus mortos? A descoberta da transcendência

Uma das primeiras e principais constatações da ação transformadora dos homens primitivos no meio ambiente, que altera o significado do homem na Terra, e que de modo especial interessa ao estudo deste capítulo como um marco histórico instigante, provocativo e inquietante, é o fato de que *eles enterravam os seus mortos*. É pouco provável que se determine com certeza quando ocorreu o primeiro sepultamento, mas as escavações acusam que seguramente essa atitude é quase tão antiga quanto a possibilidade que existe de identificar os primeiros passos humanos na face da Terra. Em diferentes pontos do planeta, ainda que em cada região revestido de rituais diferentes, esse fato é constatado, o que faz supor que a atitude praticamente estivesse inserida na personalidade humana ou que fizesse parte da transmissão cultural de um ancestral comum a todas as nações:

> "O primeiro indício tangível do sentimento religioso nos homens pré-históricos foi a prática de enterrar os mortos. Algumas tumbas remontam a 100 mil anos antes da nossa era e contêm elementos de ritualização da morte: a disposição do cadáver em posição fetal e a colocação de alimentos e armas ao seu lado. As duas providências evocam a ideia de renascimento, de uma viagem do defunto em outro mundo".[17]

A pergunta evidente que nasce diante dessa constatação é: "*Por que enterravam os seus mortos?*" E mais: "*Por que os enterravam muitas vezes com utensílios e provisões, marcados por um ritual?*" A reflexão especulativa nos leva a uma possível resposta: aquela pessoa não deixaria de existir de fato, ou seja, de algum modo partiria para outro lugar, uma nova vida, conforme o raciocínio mencionado anteriormente por Lenoir.

O que faria pensar que aqueles que aqui morreram continuariam em outro lugar, ou em uma nova vida? Por que sepultar em vez de simplesmente abandonar o cadáver, deixando-o exposto na natureza, como fazem todos os demais animais? O cadáver ficaria exposto aos animais selvagens, às intempéries do clima, que certamente impediriam a sua preservação para um futuro que a terra permitiria guardar? Quem sabe voltar ao seio da terra fosse a visão de que saímos dela e para ela voltamos?

O relato do Gênesis (primeiro livro da Bíblia, do Cristianismo), na sua linguagem literária, revela que "Então o Senhor Deus formou o ser humano com o pó do solo, soprou-lhe nas narinas o sopro da vida, e ele tornou-se um ser vivente".[19] A figura do planeta Terra como uma "mãe" que gera apresenta-se como um lugar para onde retornaremos. Ainda hoje essa mensagem é transmitida na linguagem de contos populares, passados pelas tradições. Curiosamente, no século XX, a "Carta da Terra" foi escrita como um documento por ocasião da ECO 92, no Rio de Janeiro, após uma demorada reflexão que se fez desde o término da Segunda Grande Guerra, em 1945, analisando exatamente essa preocupação com a nossa Terra, da qual devemos cuidar.[20]

O fato é que o ser humano, desde sempre, ou até onde se possa registrar, parece enterrar os seus mortos, e esse fato argumenta a favor da ideia de dimensão *transcendental*. Existe um "espaço" que vai além daquilo que podemos ver, sentir, ouvir, palpar, algo que está além dos sentidos físicos, mas está presente em uma "realidade metafísica".[21]

Nessa afirmação, em que se percebe na pessoa uma realidade "metafísica", insere-se a *dimensão da espiritualidade* como elemento pertencente ao homem, não como algo "sobreposto", mas sem o qual já não se pode falar em ser humano, porque necessariamente ela deve estar presente. Essa é a pergunta que Santo Agostinho denominou *magna quaestio*, conforme refere Sgreccia: "A existência humana, tomada no homem concretamente existente e realizado, apresenta-se como corporeidade e espiritualidade ou como simples corporeidade? Essa é a primeira pergunta à qual deve responder o filósofo, especialmente o filósofo da biologia e da medicina".[13]

A reflexão sobre a origem dessa dimensão transcendental apresenta diferentes correntes de debates que percorrem caminhos pelos campos da teologia, das tradições, das mitologias, assim como da própria física. A questão que se coloca é se a "dimensão espiritual" foi "revelada" ou "construída" dentro de um processo evolutivo (inventada pelo próprio Homem), cujas causas não se consegue comprovar com apoio dos recursos científicos presentes. Contudo, independentemente da justificativa que se dê, não se pode negar a sua existência.

A via alternativa em que essas dimensões foram se incorporando em um processo de evolução aleatório-genético em comunicação com o meio carece, pelo menos até o momento, de uma explicação razoável e comprovada quanto ao porquê de essas dimensões surgirem nessa espécie.

O autor Paula Ramos afirma que

> "para Jacques Maritain, a essência ou substância do Homem é uma essência ou substância única, mas composta, cujos componentes são, ao mesmo tempo, o corpo e a Inteligência espiritual – ou melhor, a matéria de que é feito o corpo e o princípio espiritual do qual a inteligência é uma faculdade [...] A dimensão espiritual do Homem é onde se encontra a liberdade, a consciência, a responsabilidade, a capacidade de autotranscendência, a procura pelo sentido de todos os acontecimentos e realidades".[21]

Colaborando com esse raciocínio, Sgreccia adverte: "Deve-se evitar a ideia de que o Homem seja constituído de três princípios: a soma, a psique e o espírito, pois a psique expressa a vitalidade tanto do soma quanto do espírito sob o perfil funcional".[13] Para esclarecer e defender esse posicionamento, Sgreccia retoma Aristóteles e Tomás de Aquino, introduzindo o conceito de *alma*, que, no caso do ser humano, merece uma atenção toda especial para o autor. Ele diferencia a "alma aristotélica" de todos os viventes (vegetais e animais), que é o espírito que anima, do conceito da "alma tomista", que no Homem é também espírito, mas com a condição de poder existir separadamente do corpo material. Não sendo a alma humana simplesmente um "espírito que dá vida", ela seria imortal em função da sua imaterialidade. Esse conceito encontra resistência, já que muitas pessoas não o aceitam, considerando-o impossível de demonstração racional. Porém, é fato que expressivas religiões aceitam esse princípio, com variáveis, há milênios, e alicerçam seu comportamento em função da existência de uma alma imortal para uma vida eterna e, consequentemente, as implicações disso na sua vida presente.[13]

O fato de Sgreccia alicerçar-se na existência de um Deus Criador, que possa dar origem a um Homem com alma e corpo nas condições em que ele apresenta, implica a aceitação de uma entidade divina que está acima da capacidade humana de compreensão e, portanto, capaz de ir além do que a imaginação humana julgasse racional. Segundo Santo Agostinho, "se eu posso compreender, não é Deus". Essa afirmação não pode ser considerada inválida mesmo quando a argumentação se restringe ao âmbito da racionalidade, pois a razão não deve estar vigiada apenas pelo que é lícito dentro do conhecimento científico. Racionalmente também é possível, como fizeram alguns filósofos gregos e outros, alcançar a existência real de um Deus Criador.

Na teoria criacionista é identificada a existência de um ser detentor do poder absoluto na sua natureza considerada divina. A ideia das religiões monoteístas já encontra acolhida no próprio raciocínio da antiga filosofia grega, principalmente na filosofia de Platão, que desenvolveu o conceito do Bem unificado. "Pode-se dizer que Platão é o iniciador da religião individual. As noções de Verdade, Justiça e Bondade, entre outros valores, têm seus fundamentos num primeiro princípio: Deus. Um Ser imutável, verdadeiro. Um Ser reconhecido como a ideia do Bem unificado, uma Beatitude e supremo objeto de amor. Platão proporciona tudo isso".[22]

Em um contexto mitológico, diferentes deuses apresentavam uma ou outra característica de modo mais intenso, mas deveria então existir um que fosse a única fonte que integraria todas as manifestações em uma unidade indivisível e absoluta de quem tudo provém. A este se chamaria *Deus*.

A essa entidade – Deus – tudo estaria ligado, por ser absoluto, atemporal e, portanto, ponto de partida e de encontro de todas as criaturas. Nele residiria a eternidade, para a qual aqueles que assim creem esperam um dia voltar; para tanto, procuram seguir o caminho determinado por ele. As religiões monoteístas (Judaísmo, Cristianismo e Islamismo) apresentam divergências em seus caminhos, mas comungam na mesma finalidade, que consiste na aceitação de um Criador de onde vieram e para onde voltam, apresentando o Criador denominações e peculiaridades diferentes conforme cada religião.

Nessa polêmica, aparentemente infindável, entre a existência de Deus, da alma, em que conta o fator da fé em um plano transcendental onde habita o espírito e a eternidade, Paula Ramos *et al.* concluem:

> "A ciência, nos seus elementos experimentais, talvez não consiga levar para o laboratório essa dimensão metafísica do Homem, mas também não alcança, no laboratório, a negação dessa dimensão. Não é possível provar, por meios experimentais, que não existe essa realidade. É justo que o cientista experimental diga: 'eu não consigo provar a existência do espírito.' Entretanto, o incorreto seria afirmar: 'o espírito, então, não existe'".[21]

A discussão entre os que contestam essa posição e os que são favoráveis a ela encontra uma saída bastante conciliadora nas palavras de Jung:

> "O conceito de Deus é simplesmente uma função psicológica necessária, de natureza irracional, que absolutamente nada tem a ver com a questão da existência de Deus. O intelecto humano jamais encontrará resposta a esta questão... A ideia de um ser todo-poderoso, divino, existe em toda parte. Quando não é consciente, é inconsciente, porque seu fundamento é arquetípico. A questão da existência de Deus não tem resposta possível. Há, contudo, um consenso a respeito desta realidade entre os povos desde os primórdios da humanidade. O irracional não pode ser extirpado, os deuses não podem morrer".[3]

As consequências dessa conclusão são fundamentais para a compreensão e o avanço na reflexão sobre o *porquê* de os homens enterrarem os seus mortos. Admitir que o ser humano não é fruto do acaso, decorrente única e exclusivamente da imprevisibilidade emergente do evolucionista e restrito ao campo material da existência, oferece os elementos necessários para que se caminhe na direção de uma nova realidade – que, paradoxalmente, é tão antiga quanto a própria humanidade. A realidade que impede o Homem de existir somente no plano material, promovendo-o a um plano existencial transcendental, ou sobrenatural, apresenta um elemento novo: a existência de um *ser superior*, uma entidade, ou mesmo permanecendo no campo da indefinição, uma força, ou energia superior de natureza desconhecida na sua plenitude pelos limites do consciente humano.

Nasce uma situação que posiciona o ser humano como alguém que procede de outro ser, entidade ou força maior do que ele, do qual ele pode fazer parte, mas que não é ele na sua totalidade. Essa conceituação parece básica para que se estabeleça o princípio dos limites que, perceptivelmente, são inerentes à natureza humana. O Homem enfrenta limites na dimensão transcendental pela própria incapacidade que apresenta de conhecer-se na plenitude por si só, e de conhecer o universo que o rodeia em sua totalidade, exatamente pelo fato de *proceder de* e de *não ser o absoluto*.

> "Um dos maiores vultos da história do povo judeu, o médico e filósofo Moshé Ben Maimon – conhecido como 'Maimônedes' –, afirmava, no século XII: 'Seria errado admitir que a pessoa teria esses órgãos em vão. Deus me livre que Ele tenha criado alguma coisa sem propósito. Porque se uma pessoa

tivesse uma boca, um estômago, um fígado e órgãos sexuais, mas não comesse, não bebesse e não procriasse, então sua existência seria absolutamente vã'. O corpo humano possui uma estrutura e uma unidade que vão além da matéria, realidade essencial da pessoa. É um santuário, onde a sabedoria divina se torna visível".[23]

A afirmação de Maimônides é um exemplo do quanto se admitia a sabedoria divina na presença do corpo humano e da sua existência no todo. A própria associação do corpo a um santuário sagrado coloca o homem como criatura diferenciada pela origem com participação divina.

São várias as histórias reconhecidas em mitos em diferentes pontos do planeta, e em tempos não necessariamente simultâneos, que nos levam a pensar que foi sempre desejo do homem ir em busca de suas origens. Reconhecidos em modelos que se aproximam mais de uma teoria criacionista do que de uma evolução propriamente dita, o concreto desses contos está no fato de sempre conduzirem ao instante em que nasceram o homem e a mulher como seres diferenciados de tudo o mais que existia na criação. E o caminho de comunicação e relacionamento entre esses progenitores da espécie humana obedece a uma ordem diferenciada em que ocorre um vínculo não somente de instintos, e sim de sentimentos comprometidos em viver um ideal que não se limita aos dias mortais, mas ultrapassa a condição de mortalidade e alcança, de diversas maneiras, a condição da *imortalidade*.

> "Mitos são as histórias dos deuses e dos heróis divinos. Contam o começo e o final, criação e destruição, vida e morte. Explicam o como e o porquê da vida. [...] Alguns mitos sumiram sem deixar traços; outros existem apenas como fragmentos obscuros. Devemos, portanto, agradecer àqueles que registraram os mitos antigos para o nosso deleite e compreensão".[24]

Nessas histórias, a presença de figuras denominadas *deuses* é uma constante. Suas características estão alicerçadas exatamente na condição da imortalidade. A participação desses *deuses* na vida dos humanos está fortemente vinculada por relacionamentos de dependência, obrigações, prêmios e castigos. É também nos contos mitológicos que encontramos hipóteses para respostas às questões existenciais do ser humano.

As questões existenciais

Iniciamos esta seção com as palavras de Gaarder:

> "Muitas questões existenciais são bastante gerais e surgem em todas as culturas. Embora nem sempre sejam expressas de maneira tão sucinta, elas foram as bases de todas as religiões. Não existe nenhuma raça ou tribo de que haja registro que não tenha tido algum tipo de religião. Em certos períodos da história, houve gente que colocou questões existenciais numa base puramente humana, não religiosa. Mas foi só há pouco tempo que grandes grupos de pessoas pararam de pertencer a qualquer religião reconhecida. Isso não implica necessariamente que tenham perdido o interesse pelas relevantes questões existenciais. [...]
>
> A maioria das religiões acredita que o homem foi criado por Deus, que suas origens são divinas. Nesse contexto, com frequência se fala da *alma* do homem, termo que tem conotações diferentes em culturas diferentes".[25]

As perguntas que atravessam os séculos remetem objetivamente para as questões existenciais de toda a história da filosofia desde que se passou a conviver com seus pensamentos: *Quem sou eu? De onde vim? Para onde vou? O que estou fazendo aqui?* Fugir a essa reflexão é fugir à causa da própria existência, que pode conduzir a uma vida sem sentido. É a dúvida que angústia: "O homem não é destruído pelo sofrimento, e sim pelo sofrimento sem sentido", afirma Viktor Frankl.[26]

É importante iniciar pelo cerne das questões. *Por que o homem faz essas perguntas sobre si mesmo e sobre o que está ao seu redor?* Essa capacidade peculiar a ele teria sido fruto das complexas reações bioquímicas do sistema neurológico, segundo uma hipótese evolucionista pura, ou seria decorrente da memória de uma condição passada em que, por circunstâncias aparentemente incompreensíveis, teriam se perdido no tempo? Tanto uma como outra hipótese são especulativas e de sondagens científicas muito questionáveis. O fato é que o homem questiona a existência, sua origem, finalidade e destino. Isso influencia na maneira de comportar-se no tempo de vida presente, principalmente quando adoece, e de modo particular em condições de risco de morte.

A outra questão importante é o que se denominará *instante humanizador,* em que surge um ser com distinção em tudo o mais existente, e passa a ser capaz de agir de modo jamais conhecido ou suposto em sua história. Nessa questão reside a polêmica, o embate de esse *instante humanizador* ser somente *evolucionista* ou ter sido determinado por uma nova intervenção *criacionista*.

Apesar de muitas respostas existenciais permanecerem na obscuridade, o desejo para o qual todo ser humano vive ao longo de sua vida é a felicidade":

> "Nenhum bem finito – as riquezas, o prazer, as honras, a saúde e fortaleza corporal – pode ser objeto da felicidade humana, porque são incapazes de saciar as tendências principais e mais próprias do homem. Talvez pareça ser mais do que qualquer outra coisa a felicidade: a esta, de fato, queremo-la sempre por si mesma, e nunca por outra coisa. [...] Donde a felicidade aparece como um bem perfeito e bastante por si, sendo o fim de todas as ações".[27]

Felicidade que é admitida como satisfação, contentamento, bem-estar em plenitude. Confunde-se também com o conceito de salvação, prosperidade, bênção. Concretamente, definir o que é felicidade não é tarefa fácil. Portanto, imaginar o que ela é para cada um torna-se uma proposta desafiadora. Contudo, é o objeto de desejo de todos, talvez cada um dentro de sua versão, de seus critérios e valores e, principalmente, dentro de seu contexto de história de vida. Esses critérios e valores devem, porém, conduzir a uma ação boa, virtuosa, para que se alcance a felicidade conforme afirma Aristóteles: "... o homem feliz é quem bem vive e bem age; pois que a felicidade é pouco mais ou menos isto: viver bem e bem agir".[27]

Seja qual for o significado que se lhe dê, a felicidade está relacionada a um desejo de *sentido de vida*. Para alcançá-la utilizam-se muitos e variados recursos, porém nada mais se deseja a partir dela. A felicidade, no seu significado pleno, passa a fazer parte de um imaginário inatingível, ou de uma condição para se realizar em uma dimensão que *transcende* a existência no mundo.

A felicidade deveria envolver todas as dimensões da saúde humana, em todas as suas facetas, que concorrem para um estado de bem-estar pleno. Seguramente, a dimensão física ou biológica é a mais fácil de ser identificada como área de fragilidade para uma gama de acontecimentos que acabam por gerar sofrimento e limitações. Desde a conscientização do corpo, a humanidade tem ciência de que é facilmente agredida por fatores externos que provocam danos na unidade corpórea, e esta necessita reagir em processo de recuperação antes que venha a sucumbir na sua totalidade, previamente anunciada pela dor.

> "A relação médico-paciente é uma das primeiras constatações da existência do vínculo humanitário e demonstra a necessidade de o ser humano viver em comunidade como condição indispensável para o seu desenvolvimento. Frágil e dependente durante boa parte da sua existência, como nenhum outro animal, o Homem, enquanto criatura reflexiva, percebeu que a *doença* é um acontecimento que, em maior ou menor intensidade, recorda essa sua debilidade".[28]

Se dos tempos primitivos até pouco mais de um século atrás a atenção à saúde se detinha, predominantemente, nos acometimentos físicos originados por agressões e infecções, hoje mais controláveis, nas últimas décadas, e de modo mais intenso quanto mais recente, um grande número de doenças decorre, muitas vezes, do sofrimento psíquico, e também procede de distúrbios do comportamento social.

As intercorrências em uma ou mais dimensões citadas anteriormente não permitem que durante o tempo entre o nascer e o morrer se alcance a felicidade plena, neste período de vida. Contudo, o desejo de ser feliz não parece fazer parte da desistência do homem. Esteja ele passando por períodos de doença física prolongada e dolorosa, com comprometimento da alegria e do prazer de viver, esteja passando por humilhações sociais, nada disso destrói a necessidade de se sentir feliz. É verdade que muitos sucumbem diante das dores e dificuldades, mas não deixam de reconhecer que existe algo que os espera em outro plano ou lugar, e a desistência torna-se a esperança de alcançá-lo ainda que seja pela via da própria morte. Nas palavras de A. Camus: "Existe um só problema realmente sério: o suicídio. Avaliar se a vida vale ou não a pena ser vivida é responder à questão fundamental da filosofia".[29]

Portanto, a felicidade pode ser considerada inatingível para os dias que se localizam entre o nascer e o morrer, mas a felicidade não se torna uma realidade inexistente. É um desejo que parece estar acima da própria consciência e pertencer à intimidade da natureza humana. A felicidade como algo de que o ser humano já teve conhecimento em uma época e que, de alguma forma, lhe foi tirada, e deve retornar um dia ao local de origem para que o homem se realize em sua plenitude, satisfazendo suas respostas existenciais e encontrando o sentido da vida.

A busca pela espiritualidade/religiosidade

É difícil admitir a felicidade em plenitude como um estado decorrente da imaginação humana se este – o homem – não tivesse, de alguma forma, uma "recordação" da sua existência. O homem é um ser transformador nas suas ideias a partir do que observa e com o que convive na natureza. Mas não cria do nada. Não haveria por que acreditar em uma realidade de felicidade permanente como justificativa para a vida se não houvesse um conhecimento perdido, armazenado em uma memória oculta.

Dentro do seu organismo como um todo, para a recuperação da perda irreparável – pelas doenças – nas dimensões físicas, psíquicas e sociais, que carecem de resposta nos recursos oferecidos existentes, resta como alternativa para o seu caminho o transcendente, ou a assim chamada dimensão espiritual. É nesse plano fora das dimensões da natureza visível e, portanto, imponderável, alicerçado no empirismo do próprio viver, que o homem busca o caminho da salvação neste plano metafísico da felicidade:

> "Saúde e salvação são termos co-originais, nascidos de uma mesma raiz conceitual, e partilharam durante muito tempo a mesma sorte e um mesmo significado global, que foi separado somente muito mais tarde. Trata-se de um significado sânscrito de *svastha* (= bem-estar, plenitude), que assumiu a forma do nórdico *Heill* e, mais recentemente, de *Heil, whole, hall* nas línguas anglo-saxônicas, que indicam 'integridade' e 'plenitude'. O mesmo se passa com a expressão *soteria* na língua grega, em que Asclépio é *soter*, isto é, aquele [que] cura, o 'salvador'. Na língua latina, é emblemático o significado de *salus*, expressão que incorpora em termos recentes o significado de 'saúde' e 'salvação'. Em outras línguas ocorre a mesma combinação. Por exemplo: o termo hebraico *shalom* (= paz, bem-estar, prosperidade) e a forma egípcia *snb* (que indica bem-estar físico, vida, saúde, integridade física e espiritual). Essas várias expressões exprimem a salvação como 'integridade' da existência, como 'totalidade' das situações positivas, não tocadas pelo mal, doença, sofrimento e desordem. Nesse sentido, na Antiguidade, era impossível distinguir entre salvação e felicidade, uma vez que uma confluía na outra".[30]

A conscientização quanto a essa realidade estimula o homem a concretizar ainda nesta vida uma preparação para melhor suportar os males presentes na direção da desejada felicidade. A determinação se cumpre em atitudes que vão sendo elaboradas e transmitidas em hábitos e costumes, por tradições e crenças que têm suas origens perdidas no tempo.

Nesse sentido, há narrativas lendárias e míticas em que deuses revelam ao homem a maneira de comportar-se para que possa atingir a felicidade, a sua razão de existir. Dessa forma, as normas de comportamento são *reveladas* na história de cada lugar e civilização, onde as inquietudes existenciais tinham parte de suas respostas em contos e tradições cuja origem nem sempre se consegue encontrar. O comportamento humano girava em torno das normas e tradições que pautavam os critérios e valores de uma comunidade. Acima do querer humano estava a orientação da divindade.

Em pouco menos de 10 mil anos de história da humanidade organizada socialmente, documentada dentro de padrões culturais de civilização, verifica-se que foi recente a mudança de paradigma, em que as figuras "endeusadas" foram substituídas pelo conhecimento decorrente da observação e reflexão dos fenômenos da natureza, sob a ótica do que se originaria a ciência. Os primeiros anos desse novo paradigma, atribuído no mundo ocidental aos antigos gregos (pouco mais de 2.500 anos), não surtiram de imediato transformações comportamentais e sociais em função da substituição da autoridade dos "deuses" pela autoridade da ciência.

Desconhece-se por quanto tempo exatamente a humanidade foi regida em seu comportamento por essa autoridade divina, que, embora mostrasse seus representantes "humanos" nas figuras de sacerdotes e lideranças espirituais, encontrava-se norteada por divindades de um contexto histórico imaginário. Destacam-se também nesse contexto líderes religiosos que instituíram movimentos que procuravam restabelecer a ligação do homem com suas origens e seus deuses. "A partir dessa *re*-ligação (re-ligião = *religare*) é que percebemos que toda busca de saúde, na sua essência, é uma procura nostálgica de salvação."[30]

A influência das religiões no mundo inteiro, levando essa mensagem da necessidade de assistir o homem na sua plenitude, encontra no Ocidente uma história bem estabelecida sobre a relação entre cuidar do corpo e da alma nas religiões ditas monoteístas (Judaísmo, Cristianismo e Islamismo) e de modo particular no Cristianismo, assumindo um protagonismo no que viria a se tornar o berço do sistema de saúde no mundo ocidental recente.

A noção da cura do corpo físico mediante o encontro com o sagrado religioso em uma Europa medieval cristianizada, com recursos médicos, praticamente sem respostas adequadas, impulsiona caravanas de pessoas a migrar à procura de lugares sagrados, onde se contavam as histórias de curas milagrosas.

"Passamos a encontrar nessas cidades um grande número de doentes que, muitas vezes, exaustos da caminhada e desprovidos de acomodações adequadas, morriam na sua esperança antes do retorno. Era necessário, no entanto, acolher esses peregrinos em algum lugar. Nesse panorama de calamidade, em que também se constatava, naquela época, uma proliferação de mosteiros, a caridade surge como a esperança para os que se encontram no limiar do sofrimento. Surgem os primeiros *hospices*, nos quais se procura oferecer aos enfermos uma condição digna de acolhimento dentro das possibilidades da época e do lugar. [...] A crença numa vida posterior e eterna, dentro de uma visão religiosa que contempla um tempo melhor para aqueles que deixam esta terra, suaviza o desespero da perda."[28]

Tanto no Hinduísmo, no qual a religião confere a participação de muitos deuses, como no Budismo, em que a entidade de um Deus Criador não está contemplada, a ideia da existência do espírito permanece. Ainda que em um caminho diferente com relação às religiões monoteístas de um Deus Criador único, o espírito percorre muitas vidas, em um processo reencarnacionista, na busca da sua plenitude, correspondente a um estado de salvação saudável. São caminhos distintos das religiões, ou filosofias de vida, que não dispensam a crença na existência da transcendência, como via para a prática espiritual.

Os caminhos das religiões

Crer vem de acreditar, considerar verdadeiro, confiar. A credibilidade carrega junto de si a aceitação de uma "incerteza", que se admite como realidade de fato, mediante a esperança que se tem na sua existência destituída de provas. Uma esperança que não é duvidosa na sua essência, mas significa um "tempo de espera" que deve se cumprir para sua realização.

A conscientização do limite que alcança a visão da transcendência, sem compreendê-la totalmente na sua sabedoria, coloca-nos num terreno que não é possível ocupar totalmente. O pensamento passa a reconhecer a sua impossibilidade de avançar na infinitude do desconhecido e acaba por contemplar, entre tantas incertezas existenciais, a questão inerente à vida que é a própria *morte*. É nesse terreno, nebuloso e indefinido, que a crença quer encontrar uma resposta à própria existência da vida, que permita saciar a inquietude da angústia por meio de um sentido de se estar no mundo. Um ser humano que nunca passe por esse questionamento, por essa crise existencial, não alcança a plenitude de sua humanidade. A crise é necessária enquanto fator de crescimento. Crescimento de sua intimidade pessoal, e não de um mero conhecimento de dados da natureza adquiridos pela observação mais ou menos sofisticada mediante o emprego de instrumentos que elaboram teorias e modelos.

Contudo, a crise é condição de instabilidade que não pode se acomodar com tempo indefinido. A crise está relacionada à quebra, ruptura, transição, mudança de rumo, que necessariamente exige uma resposta que possa recolocar a situação num novo patamar de estabilidade. Viver em crise é condição de risco permanente, o que pode ocasionar distanciamento da meta de buscar a felicidade. Portanto, a crise deve se cumprir em um intervalo de tempo que fomente a angústia sem se deixar vencer pelo desespero. Entenda-se desespero como perder a esperança de que é possível alcançar uma meta que dê sentido aos questionamentos.

Por que crer? Porque é necessário que se escolha um caminho, um sentido para a vida. A escolha passa a ser determinada pela credibilidade em quem deposito a esperança. Como não posso obter todas as provas pretendidas para essa decisão, com bases totalmente compreensíveis e seguras, deve-se introduzir aqui um novo elemento, que é a *fé*.

Fé que é crença, convicção, confiança. A fé dá resposta e rumo à crise que angustia, colocando uma opção na qual não mais se duvida e não se exige demonstração de certeza, mas simplesmente se acredita e basta. A busca de uma certeza quebra o ato de fé, e passa para o terreno investigativo, onde se deixa de crer em algo ou alguém e se passa a acreditar naquilo que se consegue compreender. Em outras palavras, passa-se a acreditar de fato na realidade que está ao alcance. E, se assim é, não se avança na transcendentalidade, permanecendo no campo da natureza investigativa, e as crenças transformam-se em fatos científicos que se consegue enxergar, medir, pesar, experimentar e demonstrar. Portanto, para que a fé seja introduzida como existente na realidade da vida, é necessário admitir a transcendência.

No entanto, a fé não é fator restritivo ao avanço do conhecimento; pelo contrário, motiva a crescer na investigação que agora se fortalece por se ter um sentido de certeza na esperança que reside naquele em quem se depositou a credibilidade. Oportuno se faz citar a famosa afirmação de Albert Einstein neste momento, a esse respeito, por não haver qualquer incompatibilidade entre o avanço no conhecimento científico e o estudo religioso, que devem se complementar: "A ciência sem religião é paralítica; a religião sem ciência é cega".

Deve-se avançar para a questão seguinte: *Para que crer?* Para poder caminhar com certeza na direção que dá sentido à existência, lembrando sempre que esta se faz vinculada à meta da felicidade, que agora por se estar a caminho, pode-se "vivenciá-la" mediante a busca por uma melhor qualidade de vida.

A credibilidade é um movimento que transita numa avenida de duas mãos, onde quem crê torna-se convencido da parte em que se acredita, e coloca as suas disposições internas para tanto na dependência do conhecimento que adquire sobre quem se confia. Assim sendo, nessa avenida de duas mãos, por que acreditar em alguém e não em todos, ou em qualquer um, ou ninguém?

É preciso que se diga que a credibilidade se alicerça na *autoridade*. Autoridade que se vincula à capacidade de comandar, dirigir, guiar. Quando essa orientação é manifestada mediante o uso da força, diz-se que é uma questão de "autoritarismo", que impõe à sua maneira de fazer, independentemente da vontade de quem é comandado. Contudo, quando a autoridade se exerce pelo reconhecimento de quem se deixa comandar, ela passa a ser vista enquanto *liderança*, aquele que dá um sentido que satisfaz a liberdade de escolha de quem se deixa comandar, de ser guiado por livre vontade. Ocorre um processo de empatia que leva a colaborar numa atitude alicerçada na base que se constitui pela fusão da compreensão do possível e pela fé no inatingível pela razão.

Dessa forma, a opção por uma crença alicerçada no autoritarismo perderia o sentido, visto não respeitar o que de maior valor faz parte da natureza humana, que é a sua liberdade. Sem liberdade não se alcança a plenitude humana. E a crença não se limita à mais pura expressão da liberdade física, envolvendo também a liberdade de expressão do pensamento, que se relaciona à causa existencial. Aprisiona-se o corpo, mas não a crença. Portanto, a autoridade que aqui se faz necessária como condição indispensável é a autoridade de liderança.

O estabelecimento da crença, portanto, ocorre para que essa autoridade se cumpra de fato, numa nova natureza, que supere as possibilidades humanas de conseguir lidar e interferir com o que está

Parte I – Conceitos Fundamentais

inacessível ao homem. Essa condição é que torna mais admirável a figura do divino, em quem se deposita a fé, de modo voluntário.

Não acreditar em nada ou ninguém, caso do ateísmo, é viver conforme uma avaliação própria que se encerra na morte, sem um sentido sobrenatural para a existência. Um viver sem sentido além da morte não deixa de ser frustrante, principalmente na área da saúde, quando tanto se esforça por preservar a vida de alguém que deixará de existir sem sentido. As escolhas são determinadas pelo homem nesta vida; as consequências nem sempre estarão a sua disposição para conhecê-las. Entre uma escolha e outra diferencia-se a crença na eternidade. A esse respeito adverte Jung: "Para o ser humano, a questão decisiva é esta: você se refere ou não ao infinito? Esse é o critério de sua vida. Finalmente, só valemos pelo essencial e, se não acedemos a ele, a vida foi desperdiçada".[3]

Vencidas as questões *Por que crer? Para que crer? Em quem crer?*, resta a última indagação: *Como crer?* O como está voltado para a maneira pela qual um povo segue uma liderança, o seu deus, e passa a se denominar *religião*.

> "Dezenas de milhares de anos atrás, bem antes da invenção da escrita, acredita-se que os seres humanos já se dedicavam à religião. Estatuetas cuidadosamente esculpidas, pinturas rupestres, admiravelmente executadas, e complexos rituais fúnebres podem, com base em paralelos posteriores, ser interpretados como indício de atividade religiosa. Desde os tempos pré-históricos, portanto, a crença na existência de uma realidade maior que a humana serviu para definir e criar culturas e funcionou como um antídoto para a fragilidade e a evidente finitude da existência humana."[31]

A constatação acima descrita é aceita historicamente como fato incontestável, e leva à pergunta do que seria esse fenômeno religioso, sua apresentação, sua maneira de convivência, suas influências no comportamento humano, desenvolvimento social, suas semelhanças e diferenças.

> "O que é religião? É o batismo em uma igreja cristã. É a adoração em um templo budista. São os judeus com o rolo do Torá diante do Muro das lamentações em Jerusalém. São os peregrinos reunindo-se diante de Caaba em Meca."[25]

O conceito de *religião* não encontra uma identidade em diferentes fontes de dicionários, ora se restringe a um conceito etimológico, ora se amplia para uma orientação de cultos ao sobrenatural, ou definindo-se por conjunto de rituais a uma divindade. Aldo Natale Terrin, em sua *Introdução ao estudo comparado das religiões*, estabelece, ao analisar a definição de *religião*, uma relação que a vincula com o método a ser empregado. Para esse autor, a definição passa por uma correlação existente em todas as disciplinas entre definição/compreensão do objeto e a perspectiva metodológica que deriva disto. Definir o que é religião exige, nas palavras de Terrin, um estudo complexo a ser considerado no contexto histórico e de autonomia das religiões, o que significa uma responsabilidade que implica a prática, uma sensibilidade precisa, e induz também a uma escolha quando se trata de encaminhar a uma solução dos problemas de descrição, concepção ou entendimentos adequados.[32]

Feitas essas considerações, avalia-se a sua importância como implicação no comportamento humano (*ethos*), e assim é importante saber que a religião assumiu incontáveis formas, e novas manifestações surgem continuamente.[31]

> "Já houve muitas tentativas de classificar as religiões mundiais em orientais e ocidentais. Consideram-se ocidentais o Judaísmo, o Islamismo e o Cristianismo, enquanto as principais religiões orientais são o Hinduísmo, o Budismo e o Taoísmo."[25]

Torna-se extremamente difícil qualquer tentativa de classificação, porque a diversidade de ramos que aparecem continuamente até os nossos dias é muito grande, cada uma defendendo os seus aspectos acreditados como verdadeiros. Observa-se que, em todos esses caminhos, se admite a existência de algo que vai além do corpo, denominado *alma* ou *espírito*, que consegue superar o tempo de existência do corpo a caminho de uma eternidade, seja pela ressurreição ou pela reencarnação, seja pela incorporação a uma "energia universal". Outro fato importante é que esse estágio de felicidade a ser alcançado não depende do conhecimento da verdade adquirida pelo conhecimento (científico), ou de demonstrações experimentais, mas de uma fé que anima o espírito em crer nos desígnios apresentados por cada uma das crenças mediante suas tradições. Em todas elas, a busca pela felicidade é uma constante e parece estar fora da realização dos dias conhecidos nesta Terra, mas sua existência se contempla em uma dimensão transcendental, onde todas as forças que atuam na matéria corpórea (física), nas emoções ou transtornos do psicológico e dos conflitos sociais, já não têm capacidade de interferência, restando a sobrevivência do espírito no destino da salvação, no sentido de alcançar a felicidade.

Desses três grupos decorre que aqueles que acreditam nessa eternidade, no término dos dias presentes nesta vida, não anulam a possibilidade de ser feliz, enquanto, para aqueles que acreditam que com o último suspiro se esgota a vida, fica a sensação de ser a felicidade uma condição utópica, visto que a sua conquista nesta vida permanece uma dúvida. Além da realidade vivida, até o término dos dias, permanecerá sempre no último instante a possibilidade do imaginável que se constrói no mundo da fantasia mágica do pensamento, que morre na dúvida da sua realização.

Considerações finais

Os caminhos que as principais religiões, com maior número de adeptos, pregam é que ainda nesta vida terrena se pode perceber as alegrias da eternidade pelo Amor ao próximo. É exatamente no aprendizado e na convivência no Amor que passamos a experimentar o que nos aguarda na esperança pela eternidade, que nos confirmará a fé no caminho religioso, ou não, seguido para conquistar a plenitude (saúde-salvação). Essa plenitude é que dá sentido à vida, mediante a participação na transcendência, possível de ser vivida pela dimensão espiritual encontrada em todos os seres humanos.

Assim, mais do que diferenças, a espiritualidade é condição para que se manifeste o vínculo religioso na sua prática, que oferece um sentido à vida. Este, presente na transcendência, alimenta a esperança em uma vida melhor nas condições definidas pela crença em questão. Essa condição tem colaborado para que os esforços no tratamento não alcancem atitudes heroicas que venham a prejudicar a qualidade de vida do paciente. Nesse aspecto a espiritualidade tem oferecido uma alternativa favorável para a melhor qualidade de vida dos pacientes em sua terminalidade, ao mesmo tempo que, mediante a fé em determinada religião, tem colaborado na recuperação e no tratamento de diversas condições clínicas, para as quais não se alcançavam os resultados desejáveis somente com os recursos médicos.

Indispensável que não se esqueça o respeito a todas as religiões presentes ou à ausência de fé. Na prática das atividades da saúde esse é um princípio segundo o qual o profissional não está conduzindo o paciente valendo-se de uma autoridade profissional, para crenças pessoais, mas respeita o caminho de quem é cuidado. O conflito que se possa apresentar entre a religião e condutas terapêuticas pode levar a tensões na intimidade da fé, que deverão ser consideradas cuidadosamente, de modo não ofensivo e ético, a fim de salvaguardar a liberdade, desde que esta não esteja comprometida por incapacidade para a decisão, devido à idade, ou a condições clínicas que venham a interferir no discernimento do paciente.

Referências

1. Koenig HG. Espiritualidade no cuidado com o paciente. São Paulo: Fé Editora Jornalística; 2005.
2. Association of American Medical Colleges, Report III: Contemporary Issues in Medicine: Communication in Medicine, Medical School Objectives Project. Washington, DC: Association of American Medical Colleges, 25-26, 1999.
3. Jung OC, v. 7, § 110. Citado por Monteiro DMR. Espiritualidade e saúde na sociedade do espetáculo. In: Pessini L, Barchifontaine CP, organizers. Buscar sentido e plenitude de vida: bioética, saúde e espiritualidade. São Paulo: Paulinas/Centro Universitário São Camilo; 2008.
4. Puchalski CM. The role of spirituality in the health care. Baylor University Medical Center Proceedings. 2001 Oct;14(4):352-6.
5. Volcan SMA, Sousa PL, Mari JJ, Horta BL. Relação entre bem-estar espiritual e transtornos psiquiátricos menores: estudo transversal. Rev Saúde Pública. 2003;37(4):440-5.
6. Monteiro DMR. Espiritualidade e saúde na sociedade do espetáculo. In: Pissini L, Barchifontaine CP, organizers. Buscar sentido e plenitude de vida: bioética, saúde e espiritualidade. São Paulo: Paulinas/Centro Universitário São Camilo; 2008.
7. Goldim Jr., organizer, Salgueiro JB, Raymundo MM, et al. Bioética e espiritualidade. Porto Alegre: EDIPUCRS; 2007.
8. Ross L. The spiritual dimension: its importance to patients' health, well-being and quality of life and its implications for nursing practice. Int J

Nurs Stud. 1955;32:457-68. Apud Fleck MPA. Desenvolvimento do WHOQOL, módulo espiritualidade, religiosidade e crenças pessoais. Rev Saúde Pública. 2003;37(4):446-55.
9. Fleck MPA. Desenvolvimento do WHOQOL, módulo espiritualidade, religiosidade e crenças pessoais. Rev Saúde Pública. 2003;37(4):446-55.
10. McCord G, Gilchrist VJ, Grossman SD, King BD, McCormick KF, Oprandi AM, et al. Discussing spirituality with patients: a rational and ethical approach. Ann Fam Med. 2004 Jul/Aug;2(4):356-561.
11. Mayr E. O impacto de Darwin no pensamento moderno. In: Como nos tornamos humanos: a evolução da inteligência. Scientific American, São Paulo, edição especial, p.92-7.
12. Collins FS. A linguagem de Deus: um cientista apresenta evidências de que Ele existe. São Paulo, Gente: 146, 175, 2007.
13. Sgreccia E. Manual de bioética. I: Fundamentos e ética biomédica. São Paulo, Loyola: 100, 2002.
14. Tattersall I. Como nos tornamos humanos: a evolução da inteligência. Scientific American, São Paulo, edição especial, (17)68-75.
15. Carvalho EA. Darwinismo social e a arte da reconciliação. In: O homem em busca das origens. Scientific American, São Paulo, 7:86-91.
16. Nicola U. Antologia ilustrada de filosofia: das origens à Idade Moderna. São Paulo, Globo: 227, 2005.
17. Lenoir F. Vida após a morte: entre o céu e o inferno. História Viva – Grandes Temas, São Paulo, edição especial temática, (25):6.
18. Lojacono E. A natureza do mundo e o homem máquina. In: Descartes, a razão sem fronteiras. Gênios da Ciência, Scientific American, São Paulo, p.38-49.
19. Bíblia Sagrada. Tradução da CNBB (Conferência Nacional dos Bispos do Brasil). Edições CNBB/Canção Nova.
20. Pessini L, Barchifontaine CP. Problemas atuais de bioética. 7.ed. São Paulo: Centro Universitário São Camilo/Loyola; 2005.
21. Paula Ramos DL, organizer. Bioética: pessoa e vida. São Caetano do Sul, Difusão: 39-55, 2009.
22. Santos Filho JV. Citado por Pagenotto ML. O primeiro cristão. Ciência e Vida Filosofia, São Paulo, ano I (10):70-7.
23. Miranda EE. Corpo, território do sagrado. 2.ed. São Paulo, Loyola: 11-12, 2002.
24. Philip N. O livro ilustrado dos mitos: contos e lendas do mundo. São Paulo: Marco Zero; 1996.
25. Gaarder J et al. O livro das religiões. São Paulo: Companhia das Letras; 2005.
26. Viktor F. Man's search for meaning. New York: Simon and Schuster; 1984.
27. Aristóteles. A ética: textos selecionados. Bauru: Edipro; 2003.
28. Gallian DMC, Reginato V. Relação assistencial e sua humanização. In: Paula Ramos DL, organizer. Bioética: pessoa e vida. São Caetano do Sul: Difusão; 2009:117-33.
29. Camus A. Le mythe de Sisyphe. In: Essais. Paris, 1965. Apud Gevaert. Il problema dell'umo. p.11.
30. Pessini L. A espiritualidade interpretada pelas ciências e pela saúde. In: Pessini L, Barchifontaine CP, organizadores. Buscar sentido e plenitude de vida. bioética, saúde e espiritualidade. São Paulo: Paulinas/Centro Universitário São Camilo; 2008:6-7,48-9.
31. Coogan MD, organizer. Religiões. São Paulo: Publifolha; 2007.
32. Terrin NA. Introdução ao estudo comparado das religiões. São Paulo: Paulinas; 2003.

3

Diferentes Visões sobre Saúde-Doença

Bruno Belo Lima
Eduardo de Figueiredo Vissotto

> "O que é imperfeito será perfeito
> O que é curvo será reto
> O que é vazio será cheio
> Quando há falta, haverá abundância
> Onde há plenitude haverá vacuidade
> Quando algo se dissolve, algo nasce."
> *Tao Te Ching*

Introdução

O Homem, ao longo de sua história, tem procurado entender o fenômeno saúde-doença, que pode ter diferentes explicações de acordo com o contexto sociocultural. A definição mais difundida de saúde, na atualidade, é a utilizada pela Organização Mundial da Saúde (OMS) desde 1946: "um estado de completo bem-estar físico, mental e social, e não apenas a ausência de doença".[1]

Em 1999, foi sugerido em assembleia da OMS o acréscimo da espiritualidade à definição de saúde, o que evidencia a importância crescente dessa temática como consequência do número cada vez maior de estudos que comprovam a sua influência na esfera biopsicossocial, melhorando a qualidade de vida.[2]

Aspectos históricos

Registra-se, nas civilizações antigas, que o adoecimento tinha um caráter místico, que podia ser atribuído à intervenção divina na vida dos homens, muitas vezes como castigo. Os doentes eram excluídos da sociedade e vistos como merecedores de suas chagas. Os tutores espirituais eram responsáveis por entender o significado da moléstia e orientar o moribundo sobre qual medida deveria ser adotada para agradar aos deuses, o que passava muitas vezes pelo sacrifício de animais.

Nas sociedades cristãs, tendo-se a virtude da compaixão e entendendo-se o sofrimento não sob uma óptica de punição, mas de santificação, momento de autorreflexão e aproximação de Deus, os doentes passaram a ser acolhidos pelas comunidades religiosas, fortalecendo a relação entre a medicina e a religião.

Essa ligação só foi reduzida no final do século XIX e início do século XX, nas sociedades ocidentais, com a profissionalização da medicina e o cientificismo dominante. Esse movimento de secularização ocorreu em paralelo com os demais setores públicos. Nesse período houve um distanciamento entre os aspectos biológicos, psicossociais e espirituais do indivíduo, o que só seria revisto na segunda metade do século XX, com uma perspectiva holística sobre o indivíduo.[3]

Medicina ocidental

Na Grécia antiga, as divindades Hygeia (deusa da saúde) e Asclepius (deus da medicina) representavam formas diferentes de vivência do processo saúde-doença e da intervenção sobre esse.

Os seguidores de Hygeia compreendiam que a saúde adviria da interação do homem com seu meio, por conseguinte, de hábitos de vida saudáveis.

Por sua vez, os seguidores de Asclépius entendiam que o papel do médico seria interferir com atos de cura sobre a doença já instalada. Esta última relação saúde-doença e médico-paciente se tornou mais prevalente ao longo do tempo.

Acrescido a isso, com a influência do pensamento do filósofo Descartes, no século XVII, houve uma separação entre mente e corpo humanos, passando este último a ser entendido e estudado como os demais fenômenos da natureza, enfatizando o aspecto mecânico do ser humano.

A descoberta de que micro-organismos poderiam ser os agentes causadores de doenças em indivíduos previamente saudáveis propagou o modelo unicausal de doença.

O modelo mecanicista se consolidou com o relatório Flexner, em 1910, que enfatiza o processo saúde-doença unicausal e biologicista. As recomendações desse relatório serviram de base para muitas escolas médicas.[4]

O que se pôde perceber na medicina ocidental foi o isolamento do indivíduo do seu meio psicossocial e sua dissecção em partes cada vez menores até o nível molecular, para a partir deste último dar cabo da compreensão do processo de adoecimento.

É inegável a contribuição desse modelo para o desenvolvimento biomédico, todavia ele não é capaz de explicar o todo, dado o entendimento atual do ser humano e o fato de seu processo de adoecimento se dar na esfera biopsicossocial que está em constante interação.

Medicina tradicional chinesa

Na medicina tradicional chinesa (MTC), que data de mais de 2.000 anos, o homem está em íntima relação com o meio que o circunda, sendo o adoecimento o desequilíbrio das condições naturais, que tem correlação com alterações ambientais. O corpo humano é visto como um microcosmos do universo. Assim, as doenças seriam causadas pelo vento, pelo frio, pela umidade, pelo calor, que teriam correspondência com funções sistêmicas do corpo. Essa alteração funcional é a base para a aplicação das terapêuticas específicas na MTC.

Essas terapêuticas têm como base os filósofos naturalistas da antiguidade chinesa, por exemplo, em textos de Tao Te Ching, que deram origem ao Taoísmo e de onde advém a teoria do *yin-yang* e das cinco fases.

A teoria do *yin-yang* expressa uma compreensão universal de duas essências complementares, opostas e inseparáveis "do todo". Um estado de equilíbrio dinâmico. O *yin* está associado a qualidades como frio, repouso, reação, passividade, escuridão, estrutura, ao interno, ao alentecimento das emoções, à redução. Por sua vez, o *yang* estaria associado ao calor, à estimulação, ao movimento, à atividade, à luz, ao externo, à elevação da emoção e ao aumento. Esses elementos só existem um em relação ao outro e nunca são absolutos.

O adoecimento, segundo a teoria do *yin-yang*, aconteceria pelo excesso de um desses elementos, que teria sua função alterada – o que seria passível de intervenção para restabelecer o equilíbrio dessas forças.

Já a teoria das cinco fases enquadra os fenômenos do universo em cinco categorias que representam tendências de movimento e transformação: madeira, fogo, terra, metal e água.

A madeira é associada à primavera, crescimento, despertar, manhã, infância, raiva e vento. O fogo é associado ao verão, estado máximo de atividade, crescimento, exuberância, expansão. A terra está associada ao equilíbrio, à transição das estações, ao início da tarde, nutrição, abundância, reflexão e umidade. O metal é associado ao outono, decaimento e escuridão. Por fim, a água é associada ao inverno, expressando redução do movimento, acúmulo, repouso e o desenvolvimento de um novo e frio potencial.

As cinco fases se relacionam em uma sequência de geração e de dominância.

A sequência de geração ocorre pelo engendramento de uma nova fase a partir da outra, de forma sequencial. Assim, a madeira dá origem ao fogo, o fogo dá origem à terra, a terra dá origem ao metal, o metal dá origem à água e a água dá origem à madeira. Em uma relação de "mãe-filho".

Na sequência de dominância, uma fase controla a outra. Dessa forma, a madeira controla a terra, a terra controla a água, a água controla o fogo, o fogo controla o metal, o metal controla a madeira.

O adoecimento, quando visto pelo prisma da relação "mãe-filho", pode ocorrer quando a mãe não tem reservas suficientes para nutrir o filho ou quando o filho é alvo de uma demanda excessiva, o que também pode esgotar o suprimento da mãe.[5,6]

Medicina antroposófica

A antroposofia, do grego "o conhecimento do ser humano", passou a ter um corpo epistemológico e entendida como uma vertente da medicina, no início da década de 1920, com Rudolf Steiner e Ita Wegman, fundadores da medicina antroposófica.

Compreende o ser humano e a natureza do ponto de vista espiritual, mas ao mesmo tempo científico, aplicando o empirismo e a filosofia em seus estudos. O ser humano teria a capacidade de estudar tanto os acontecimentos sensíveis quanto aqueles suprassensíveis.

A antroposofia entende o homem a partir de uma cosmovisão em que ele seria formado por um microcosmo com as mesmas forças presentes no macrocosmo e estaria em constante interação com esse último. O ser humano seria o resultado de quatro níveis de forças formativas: uma força formativa física (corpo físico); uma força formativa que interage com a força física, gerando sua vitalidade, crescimento, manutenção e regeneração, que está presente em todos os elementos vivos (corpo etérico ou vital); uma força de consciência que interage com a força física e a vital, gerando uma dualidade interno-externo e permitindo uma vida sensitiva (corpo astral, *anima*, alma); e uma força (*Geist*, espírito) que interage com as outras três forças e que dá ao homem a capacidade de reflexão e expressão como indivíduo; o eu.[7]

Quando os quatro níveis de forças formativas interagem com a polaridade humana, entra em ação o modelo de trimembração de sua constituição. Nele existiriam três forças maiores: duas polarizadas uma com a outra (sistema neurossensorial e sistema motor-metabólico) e uma rítmica.

O adoecimento aconteceria pela interação anormal dessas forças que constituem o ser. Ademais, partindo dos princípios de dignidade, autonomia, autorresponsabilidade, o tratamento antroposófico coloca o indivíduo como ser ativo em seu processo de cura e busca restabelecê-lo de forma holística. Para tanto, o tratamento antroposófico é multimodal, incluindo medicamentos de fonte animal, mineral e vegetal; arteterapia; eurritmia; massagem; psicoterapia; e outras abordagens.[8]

Na medicina antroposófica é muito utilizado o conceito de salutogênese. Comumente as ciências da saúde estudam e se concentram no adoecimento humano (patogênese). A salutogênese, ao contrário, questiona como devemos fazer para nos mantermos saudáveis e em equilíbrio mesmo diante dos desajustes. Seria uma harmonia consciente diante dos desafios da vida. Essa é a definição de senso de coerência, que é a forma pela qual o indivíduo encontra a possibilidade de resolver de modo satisfatório e saudável os seus desafios existenciais sem sucumbir a eles. Estimula uma postura reflexiva que permita estabelecermos uma hierarquia de valores e necessidades, e assim treinarmos para cultivar uma espiritualidade sadia e inserida em nossos desafios existenciais. Melhoramos nossa qualidade de vida ao inserirmos nela um tempo para meditação, silêncio, boas leituras e a companhia de pessoas dedicadas ao espiritual, ao bom, ao belo e ao verdadeiro.[9]

Medicina integrativa

A medicina integrativa, segundo o Consórcio de Centros Acadêmicos de Saúde para Medicina Integrativa, pode ser definida como "a prática da medicina que reafirma a importância da relação entre o paciente e o profissional de saúde, é focada na pessoa como um todo, é pautada em evidências e faz uso de todas as abordagens terapêuticas adequadas, profissionais de saúde e disciplinas para obter a melhora da saúde e cura".[10]

Dentro dessa concepção, o paciente deixa de ocupar um lugar passivo e passa a ser agente de sua melhora e da promoção de sua saúde. Assim, são estimuladas práticas de mudança de hábitos de vida que influenciam a saúde do indivíduo, como alimentação, exercício físico e bem-estar emocional.

Não se contrapõe à medicina convencional. Pelo contrário, busca a boa relação entre a medicina convencional ocidental, as práticas complementares e de corpo e mente, sempre calcadas em evidências científicas.

A medicina de corpo e mente parte da compreensão de que os estímulos estressores, por meio da modulação psicológica, neural, endócrina e imunológica, alteram por fim o processo saúde-doença e que esse eixo pode sofrer interferência de práticas que restabeleçam o equilíbrio.

Em sua gama terapêutica encontram-se, além da medicina convencional ocidental, a acupuntura, as terapias alimentares (dietas), as terapias manuais, as massagens e o *mindfulness*.[11]

Um grande passo no desenvolvimento do conceito de medicina integrativa foi a fundação da Society for Integrative Oncology (SIO), em 2003, unindo forças de pioneiros na área.

Na oncologia, por meio de um diálogo aberto e empático entre profissionais de saúde e pacientes, especialistas em oncologia integrativa trabalham em conjunto com a equipe oncológica na busca do estabelecimento de reais expectativas quanto ao tratamento, de desmistificar lendas de cura do câncer com produtos naturais e de guiar pacientes no uso de tratamentos não farmacológicos para melhor controle de sintomas causados tanto pela doença como por efeitos colaterais dos tratamentos oncológicos.[12]

Trata-se de uma abordagem diferente da medicina alternativa, que habitualmente se baseia em tratamentos sem respaldo científico e desestimula tratamentos médicos convencionais que comprovadamente poderiam beneficiar os pacientes.[13]

Medicina ayurvédica

As práticas místicas sempre foram comuns na Índia, cultura famosa pelos laços com valores espirituais. A palavra Ayurveda significa literalmente "conhecimento ou ciência da longevidade". Trata-se de um sistema médico desenvolvido ao longo de aproximadamente 5 mil anos naquele país. Entende-se que o homem só pode ser totalmente compreendido na plenitude da vida se estiver em harmonia com sua dimensão física (corpo físico), mental (corpo sensorial e mental) e espiritual (corpo do intelecto e da consciência).

Acredita-se que toda forma de existência, animada ou inanimada, seja composta por uma Consciência Absoluta (ou corpo espiritual), pela Consciência Individual (fruto do desejo e que representa o papel de cada um na história da criação), pelo Intelecto (inteligência sem emoções, com capacidade de discernimento entre o certo e o errado no cumprimento do papel individual de cada criatura), pelo Ego (memórias de experiências vividas em cada existência e instinto de sobrevivência) e pela Mente Pensante (responsável pelas emoções, dúvidas, fantasias e desejos).

Quando a relação entre todos esses elementos é harmônica e não há conflitos entre eles, desfrutamos de um estado de plena saúde. Por outro lado, qualquer desarmonia desencadeia as doenças. As funções corporais e mentais são controladas pelos três humores principais: *vata* (ar), responsável por todos os movimentos internos e externos no corpo; *pitta* (fogo), que promove todos os processos de transformação, sejam digestivos, enzimáticos ou hormonais, e *kapha* ou *shleshman* (água e terra). Cada elemento executa um papel no controle de funções orgânicas específicas. As doenças ocorrem em seis estágios evolutivos, que iniciam pelas manifestações dos humores nos seus locais preferenciais no sistema digestório, até sua localização com comprometimento de órgãos vitais. São eles: acúmulo (*sancaya*), agravação (*prakopa*), hiperfluxo (*prasara*), deslocamento (*sthana samçraya*), manifestação (*vyakti*) e diferenciação (*bheda*). O principal diferencial do Ayurveda é que essas doenças poderiam ser tratadas muito antes, sem chegar a manifestar seus sintomas com tanta gravidade, pois os sintomas prodrômicos, sobretudo quando as manifestações ocorriam pelas alterações dos humores ainda no aparelho digestório, já seriam os sinais de alerta para o início de tratamentos e prevenção de agravações.

Assim, o sistema dá grande importância à compreensão dos mecanismos de instalação das doenças e concentra seus esforços na manutenção da saúde e na prevenção de doenças.

Considera-se que existe uma energia pura sustentadora da vida (*Ojas*). Não se sabe ao certo se é uma substância física ou sutil, mas a localizam na região do coração, de onde se dissemina para todas as direções, mantendo a vitalidade de todas as funções, físicas e psíquicas. É mantida por alimentação adequada em quantidade e qualidade, hábitos saudáveis de vida, bem como atividade física leve, atividades prazerosas da mente, ambientes naturais e agradáveis, boas e adequadas horas de sono e sentimentos como amor, felicidade e compaixão.

Quanto ao diagnóstico, acredita-se que as formas corporais falam muito a respeito da constituição de um indivíduo. Assim, utiliza-se de rotina a observação atenta de comportamento, descrição pormenorizada dos sintomas, observação dos elementos de exoneração, exame da língua e exame criterioso de pulsação.

O ponto principal dos tratamentos em Ayurveda é restabelecer as funções adequadas dos *doshas: vata, pitta* e *kapha*. Para isso, a primeira coisa que se busca é entender os mecanismos físicos e mentais que levaram os indivíduos a alterar essas funções e inicialmente corrigir a rotina diária (*dinacharya*) para impedir que novos produtos tóxicos (*ama*) sejam formados. A identificação de desequilíbrios emocionais é sempre valorizada, pois emoções reprimidas são formadoras de toxinas (*ama*). Quando apenas as rotinas de horários de alimentação, sono e atividade física não são suficientes para o restabelecimento seguro da saúde, procedimentos de neutralização de toxinas já profundamente instaladas em órgãos vitais são necessários, utilizando preparações medicinais à base de ervas eméticas, de ervas purgativas, enemas de ervas, medicações por via nasal e eventuais retiradas de sangue de áreas de congestão sanguínea (*rakta*). O aconselhamento dietético específico para cada *dosha* (*vata, pitta* e *kapha*), a partir de extensas listas de alimentos específicos encontradas nos vários textos modernos de Ayurveda, faz parte do plano terapêutico. Vários procedimentos cirúrgicos foram disponibilizados tanto na reparação de tecidos lesados por acidentes ou batalhas como na excisão de tumores, no esvaziamento de ascite e na drenagem de abscessos que já eram realizados pelos cirurgiões do Ayurveda.

O arsenal terapêutico baseia-se na farmacopeia indiana, com mais de 10 mil plantas estudadas, algumas inclusive utilizadas no Ocidente como fitoterápicos modernos. É importante citar também o estímulo dos vários pontos de energia e seus meridianos, assemelhados à medicina chinesa, que oferecem um recurso a mais de tratamento, seja pelas aplicações de agulhas (acupuntura), pelo uso de óleos medicinais ou pela realização de massagens.

Recentemente se encontram tratamentos em livros de Ayurveda que incluem práticas de posturas físicas e exercícios de respiração e meditação, buscando a harmonização corpo-mente.

O Ayurveda ensina a medicina ocidental a partir de seu princípio angular, que direciona suas práticas: o de preservar a saúde e prevenir as doenças.[14]

Uma visão futura sobre o conceito saúde-doença

Vivemos em um mundo de profundas rupturas: ecológica, social e pessoal. As pessoas, de maneira geral, não se entendem com a natureza, com a sociedade e consigo mesmas. Criou-se uma sociedade patológica de valores invertidos, uma economia de destruição. Em defesa da construção de um ego, escondemos, rejeitamos, manipulamos, culpamos, abusamos, ignoramos e destruímos, em um ciclo de verdadeira ausência.

Por outro lado, existe uma busca por transformação, mudança de paradigma e expansão de consciência. A mente deixa de ver com preconceito e passa a executar com curiosidade. O coração não mais sente raiva, e sim empatia e compaixão. A vontade deixa de ser própria e carregada de medo e se torna coletiva e motivada pela coragem. E assim cultivamos a escuta ativa e acolhedora, diálogos criativos, sentimentos intuitivos e verdadeiros a fim de visualizar e transformar o futuro emergente em um ciclo de forte presença.[15]

A transformação começa dentro de cada um, dissemina-se e contagia. Precisamos de uma busca profunda pelo autoconhecimento, identificação do papel de cada um na sociedade e sintonia fina com o mundo.

O sistema de saúde vive uma crise semelhante, principalmente por estar sendo operado e protagonizado por pessoas que muitas vezes não sabem se relacionar.

A relação médico-paciente sofre pelo distanciamento humano. Pacientes, frágeis diante de uma doença ameaçadora da vida, reagem com posturas defensivas de desconfiança e medo. Os médicos, com limitação de tempo e envolvidos frequentemente em uma rotina de sofrimento e pressão, padecem de exaustão física e emocional. Ambos, médicos e pacientes, muitas vezes não estão preparados para uma relação empática, não são treinados para se abrir e escutar, entregar e acolher, confiar e cuidar, respectivamente. A comunicação é voltada para a coleta de dados, a busca de diagnóstico e o estabelecimento de plano terapêutico.

E muito da visão saúde-doença passa pela percepção das mudanças nessas relações humanas e profissionais. Cientes desse paradigma, e na busca por um movimento de transformação na direção contrária, já encontramos pacientes que não apenas busquem no médico um mero técnico que resolva problemas, mas principalmente que também execute os papéis de instrutor, treinador e guia, auxiliando na busca por uma transformação maior naquele momento de fragilidade. E já existem médicos que se preocupam em aprofundar os cuidados com o seu paciente e com a vida deste, não apenas com foco na doença.

Porém, no meio desse processo de transformação emergente insere-se um novo agente, que pode permear essas mudanças num futuro próximo: a inteligência artificial. Por meio de sistemas cognitivos e algoritmos de alta complexidade, com a capacidade infinita de acumular e conectar dados, potencial para otimizar fluxos, minimizar erros humanos e reduzir custos no sistema de saúde, ameaça romper toda essa construção emergente da relação humana médico-paciente.[16]

Com o advento da biotecnologia e da nanotecnologia, doenças ameaçadoras da vida poderão deixar de sê-lo. Associado ao avanço no entendimento dos mecanismos genéticos de envelhecimento, a morte poderá ser desafiada, tornando a visão saúde-doença ainda mais complexa na era da medicina personalizada operada por agentes não humanos.[17]

Considerações finais

O Homem tem a natural tendência à transcendência e à busca pelo significado de sua vida – espiritualidade. A não percepção ou compreensão de tal dimensão pela área da saúde pode incorrer no erro de tratar um sintoma como causa, quando a miríade de fatores influenciando sobre aquele padecimento é muito mais complexa do que o reducionismo biológico ao qual se resignou a medicina ocidental.

Essa percepção de um ser que vai além do seu componente mecânico tem sido resgatada pelas visões da medicina ocidental mais modernas, como na medicina antroposófica e na medicina integrativa. Na primeira, o indivíduo é uma manifestação cósmica; dessa forma, ao mesmo tempo que é um, também faz parte do todo. Na medicina integrativa, diversas práticas buscam o alívio de sofrimento a partir da compreensão de sua multidimensionalidade. Essa mesma definição do homem como ser transcendente já era encontrada na medicina tradicional chinesa, a qual entende o ser humano como componente da natureza com representações internas desta, seguindo os mesmos fluxos e ciclos.

Assim, para o melhor cuidado do paciente, faz-se mister dar o real valor à influência da metafísica em seu processo de saúde-doença e à adequada abordagem dos diversos aspectos que o compõem, em uma busca constante para lapidarmos as relações humanas e profissionais, inclusive diante dos desafios de um futuro incerto.

Referências

1. WHO. Basic documents. 48. ed. Including amendments adopted up to 31 December 2014. 1. World Health Organization. 2. Constitution and Bylaws. I. World Health Organization. Disponível na Internet: http://apps.who.int/gb/bd/PDF/bd48/basic-documents-48th-edition-en.pdf#page=7.
2. WHO. Amendments to the Constitution Report by the Secretariat. In: Fifty-Second World Health Assembly. 1999:1-7. Disponível na Internet: http://apps.who.int/gb/archive/pdf_files/WHA52/ew24.pdf.
3. Cobb M, Puchalski C, Rumbold B, editors The Oxford textbook of spirituality in healthcare. Oxford: Oxford University Press; 2012.
4. Queiroz MS. O paradigma mecanicista da medicina ocidental moderna: uma perspectiva antropológica. Rev Saúde Públ [São Paulo]. 1986;20:309-17.
5. Lin Y-C, Shen E S-Z, editors. Acupuncture for pain management. Springer-Verlag New York; 13-22, 2014.
6. Wang LG. Tratado contemporâneo de acupuntura e moxibustão. São Paulo: Cemeic; 2005.
7. Antroposofia na saúde. Associação Brasileira de Medicina Antroposófica. Disponível na Internet: http://abmanacional.com.br/institucional/a-medicina-antroposofica/antroposofia-na-saude/.
8. Kienle GS, Albonico HU, Baars E, Hamre HJ, Zimmermann P, Kiene H. Anthroposophic medicine: an integrative medical system originating in Europe. Global Adv Health Med. 2013;2:20-31.
9. Moraes WA. Salutogênese e caminhos iniciáticos: a espiritualidade como item de saúde. Arte Médica Ampliada. 2014;34:4.
10. Definition of integrative medicine. Academic Consortium for Integrative Medicine and Health. Disponível na Internet: https://imconsortium.org/about/introduction/.
11. Dobos G, Tao I. The model of western integrative medicine: the role of Chinese medicine. Chin J Integr Med. 2011 Jan;17(1):11-20.
12. Latte-Naor S, Mao JJ. Putting integrative oncology into practice: concepts and approaches. J Oncol Pract. 2019;15:7-14.
13. Johnson SB, Park HS, Gross CP, Yu JB. Complementary medicine, refusal of conventional cancer therapy, and survival among patients with curable cancers. JAMA Oncol. 2018;4:1375-81.
14. Deveza ACRS. Ayurveda: a medicina clássica indiana. Rev Med [São Paulo]. 2013;92(3):156-65.
15. Scharmer C O. Theory U: leading from the future as it emerges. 2.ed. Berrett-Koehler Publishers; 2016.
16. Harari Y. Noah. Homo Deus: a brief history of tomorrow. São Paulo: Companhia das Letras; 2016.
17. Topol E J. High-performance medicine: the convergence of human and artificial intelligence. Nature Medicine. 2019(25):44-56.

O Sofrimento como Consequência do Adoecer

Andréa Malta Ferrian

> "O bom médico trata a doença, mas o grande médico trata a pessoa com a doença."
> *Sir William Osler*

"É do conhecimento de todos, e eu o aceito como coisa natural, que uma pessoa atormentada por dor e mal-estar orgânico deixa de se interessar pelas coisas do mundo externo, na medida em que não dizem respeito a seu sofrimento. Uma observação mais detida nos ensina que ela também retira o interesse libidinal de seus objetos amorosos: enquanto sofre, deixa de amar. [...] Devemos então dizer: o homem enfermo retira suas catexias libidinais de volta para seu próprio ego, e as põe para fora novamente quando se recupera." Sigmund Freud.[1]

A transição entre a condição de indivíduo sadio para a de doente explicita a maneira como a enfermidade é vivenciada, sendo sempre um acontecimento singular, uma experiência pessoal, resultante da história de cada um, de seu modo de ser, de viver, de se relacionar. É o indivíduo que dá à doença e às adversidades decorrentes um sentido particular, que só pode ser compreendido dentro do conjunto de sua história.[2] Há aqueles que frente a uma doença entregam-se a ela, dominados pela dor e pelo desespero, paralisados na sua capacidade de luta; há outros que conseguem fazer dessa condição uma possibilidade de repensar a própria existência, de empreender mudanças, enfim, de colocar a vida em questão. E ainda há aqueles que tendem a agir como se sua doença fosse banal, mesmo quando ela é grave.[3]

A doença pode ou não estar vinculada a um sofrimento. A palavra "sofrimento" vem do latim, *sufferere* ou *sufferre* – "sob" "conduzir" –, e denota pena ou dor. Cassell afirma que o sofrimento é um estado de aflição severa, associado a acontecimentos que ameaçam a integridade de uma pessoa.[4] Essa condição suscita compaixão, que é a empatia transformada em ação solidária. "Empatia" conecta-se com a palavra grega *pathos*, que significa paixão, excesso, sofrimento, sentimento. O conceito está ligado ao padecer, pois o que é passivo de um acontecimento padece desse mesmo acontecimento. Ora, se empatia vem de *in* (para dentro) e *pathos* (sentimento), dizemos que se trata da capacidade psicológica de tentar compreender sentimentos e emoções de outras pessoas. Portanto, é o sofrimento que nos torna humanos, e é ele que deve nos aproximar.[5]

Houaiss define sofrimento como ação ou processo de sofrer; dor causada por ferimento ou doença, padecimento; dor moral, amargura; ansiedade; angústia; vida miserável, miséria, penúria, dificuldade.[6]

O sofrimento é um fenômeno biopsicossocial e espiritual que está presente em contextos associados à doença.[4] Daniel Callahan o definiu como a experiência de impotência diante do prospecto da dor não aliviada, situação de doença que leva a interpretar a vida como vazia de sentido. Portanto, o sofrimento é mais amplo que a dor e, fundamentalmente, sinônimo de qualidade de vida diminuída. Ele se manifesta em contexto de doenças sérias e prolongadas que causam rupturas sociais na vida do paciente, juntamente com crises familiares, apreensão diante de problemas financeiros, premonições de morte e preocupações que surgem em razão de manifestações de novos sintomas e seus possíveis significados.[7]

Ao traçar considerações sobre a experiência do adoecimento e do sofrimento, amplia-se o olhar, que ultrapassa os limites da objetificação do saber e da prática médica que, por vezes, ignoram o mundo da vida e a existência dos adoecidos, o seu cotidiano, as formas de agir, reagir, lidar com o corpo, a saúde, a doença e o cuidado. A experiência do adoecimento e do sofrimento é singular, sem que esteja atrelada a algo, mas sim ligada ao modo como os indivíduos se orientam em um mundo de relações com os demais, com as atividades e os planos coletivos.

Pensar nessa singularidade é importante para que seja possível entender o homem como um ser único, que tem um jeito próprio de adoecer e motivos particulares para desenvolver sua doença. A análise ontológica do ser revela uma postura que busca compreender o paciente e entrar verdadeiramente em contato com ele para só então alcançar a totalidade de sua enfermidade. Assim, somente entendendo a história do paciente e as angústias e sofrimentos que lhe são próprios se torna possível chegar à origem da doença, uma vez que a cura não está na medicalização e na erradicação do sintoma, mas sim no entendimento e na exploração da queixa (o sofrer). Apenas dessa forma se pode proporcionar qualidade de vida ao paciente.[8]

No decorrer da história, as relações entre o adoecimento e o sofrimento deram-se de diversas formas e sob diferentes perspectivas.

Na época medieval, o sofrimento, a doença e a morte eram tomados como naturais e faziam parte da vida humana. Foi lento o percurso que culminou numa inversão radical, a partir da qual a dor e o sofrimento passaram a ser objeto de piedade, levando o ser humano a afetar-se diante do sofrer próprio e alheio. Nessa época antiga, o sofrimento, a morte, a dor, a fome e a miséria não mereciam a atenção e cuidado do modo aristocrático de enxergar o mundo.[9]

A partir do século XVIII, o "poder disciplinar" foi aperfeiçoado como nova técnica de gestão das pessoas. Procurou-se investigar de que maneira os gestos eram feitos, quais eram os mais eficazes e mais rápidos. Na gestão do trabalho pós-industrial, a disciplina como técnica de exercício do poder passou a ter por função não mais controlar os gestos e o corpo, mas o pensamento, a criação e as manifestações do sofrimento. Os mecanismos de gestão disciplinar do corpo, que exigiam uma acirrada vigilância de olhares sobre os trabalhadores, nas primeiras décadas do século XX, tornaram-se incompatíveis com a moderna organização. Na contemporaneidade, já não faz sentido que o indivíduo seja observado e cronometrado regularmente.[10]

No entanto, a necessidade de controlar parece exigir medidas disciplinares cada vez mais refinadas. Foi o que aconteceu, por exemplo, com o processo saúde-doença-cuidado, que, no interior das fábricas pós-industriais, tornou-se uma dessas medidas. Em consequência disso, observam-se sutis tentativas de destituição do trabalhador da sua condição de sujeito para transformá-lo em paciente. Processo esse fundado numa relação muito singular, que envolve profissionais de saúde, gestores, trabalhadores e alguns de seus familiares.[10]

No século XIX, com o advento da medicina científica, novas formas de conhecimento e novas práticas institucionais tornaram o paciente desvinculado do seu sofrimento. Nessa época, para conhecer a "verdade do fato patológico", o médico precisou abstrair o sujeito, pois sua disposição, temperamento, fala, idade e modo de vida perturbavam a identificação da doença. Com base em uma formação mecanicista, o papel dessa lógica médica era neutralizar as perturbações e manter o sujeito distante para que a configuração ideal da doença aparecesse aos olhos do médico, no abismo que se abria entre eles.[10]

Nessa nova racionalidade, o olhar clínico foi dirigido para o corpo, representado como lugar da doença. Houve um quase silenciamento do paciente, que, em vão, tentava falar de seu sofrimento e daquilo que imaginava ser o seu mal.

Ao instaurar o fim de uma concepção religiosa e individual da doença, acabou-se por tamponar as reações de sofrimento do sujeito diante das adversidades ou fragilidades da vida.[10]

Os sintomas assumiram os significados de determinantes naturais das doenças, deixando de lado a articulação entre o sujeito e o sofrimento. Assim, os sintomas deixaram de ser representados como tentativa de solução de um conflito, de uma reconciliação do ser que habita o mundo da vida e é por ele habitado. Perdida a sua condição de "um bem" do sujeito, o sintoma passou a figurar apenas como sinal de uma patologia. O sujeito, banido da cosmologia médica, deu lugar ao paciente, representado como um conjunto de órgãos e tecidos.[10]

Um dos destinos da manifestação do sofrimento, a partir do século XIX, foi o hospital, que surgiu como um espaço de consolidação da identidade do doente, de assistência, segregação e exclusão. Como uma imensa vitrine, a hospitalização deu visibilidade ao paciente, reafirmando-o como doente na família, no trabalho e na comunidade. Uma vez internado, não havia dúvidas quanto a sua condição de doente, mesmo quando não se tinha ainda um diagnóstico.[10]

A partir da instituição do hospital, a residência deixaria de ser o lugar onde o sofrimento se manifestava em sua forma possível. Assim, a família perdeu a autoridade sobre a maneira de cuidar do seu ente, que seria doravante isolado e "olhado cientificamente". No hospital, a partir do olhar médico, pretendia-se reparar os excessos ou deficiências das práticas familiares em relação ao processo saúde-doença-cuidado. Introjetada a ordem médica, que desqualificava as práticas curativas familiares, cada vez mais a família se viu obrigada a solicitar atenção profissional por se perceber impotente diante das manifestações do sofrimento, que foram, imediatamente, representadas como sinais de doença.[10]

Ao destacar que o normal e o patológico não são verdades absolutas, mas juízos de valor, que a saúde é uma norma individual e a doença faz parte da normalidade biológica, e também que a infração à norma precede a percepção da regularidade e assim revela o que seria considerado normal, começam a surgir questões de ordem ética e terapêutica para se pensar no modelo biomédico que surgirá somente no século XXI, cujo objeto de conhecimento é a patologia. Esta deve ser combatida por meio do máximo controle do corpo, restaurando a condição de normal. Mas o novo modelo biomédico é valorizado pela assimetria da relação médico-paciente, uma vez que a princípio se trata do encontro de uma pessoa que sofre e necessita de uma outra que supostamente é capaz de livrá-la do sofrimento, tendo alguns médicos a conhecer e a exercitar mais o seu poder. Não é mais possível compreender a reação do indivíduo, a doença, a morte e outros infortúnios sem conhecer a cultura em que ele está inserido, ou seja, sem conhecer a lente através da qual ele vê e interpreta o mundo a sua volta.[11]

Com o advento da modernidade, a medicina inaugurou um novo olhar sobre o sofrimento e a doença, que passaram a ser objetos de conhecimento e intervenção. Paulatinamente, o homem deixou a aceitação do sofrimento como condição de salvação para uma concepção na qual a experiência adquire o *status* de algo patológico. De fato, a modernidade promoveu uma mudança na concepção do sofrer como salvação, própria do discurso religioso, para uma concepção em que caberia ao homem, por meio do conhecimento científico, livrar-se do sofrimento.[12]

Nesse contexto, o sofrimento, antes compreendido como uma contingência da vida humana, algo irremediável e, ao mesmo tempo, natural, tornou-se um problema a ser tratado. A dor, o sofrimento e a morte passam a ser combatidos a partir de uma clínica que desponta no horizonte paradigmático de uma medicina que surge localizando no corpo e na profundidade orgânica o conhecimento sobre a doença.[12]

Em qualquer contexto, a experiência de uma doença vem associada a um grau de sofrimento significativo, e grande parte dele muitas vezes não é físico, mas espiritual. Os avanços científicos que modificaram os cuidados de saúde aumentaram o foco na cura e na tecnologia, em detrimento dos aspectos humanitários e de compaixão do cuidado.[13]

Com base nessa reflexão, passa-se a analisar o sofrimento segundo perspectivas diversas:

a) no âmbito dos profissionais de saúde;
b) no âmbito religioso;
c) no âmbito temporal;
d) no âmbito do paciente.

Sofrimento no âmbito dos profissionais de saúde

Nesses dois séculos de "medicina científica", a fala e a memória do paciente se tornaram objeto de interesse apenas como conjunto de dados informativos para a elaboração de diagnósticos, jamais como registros vivos de uma história complexa, única e irrepetível.[10]

Para o olhar clínico, a história não está no sujeito, mas em seus prontuários, bastando consultá-los. Da mesma forma, é suficiente lembrar a sequência dos sintomas, o aparecimento de seus caracteres atuais e as medicações e intervenções médicas já aplicadas. A palavra pela qual o sujeito se faz presente no mundo, nessa perspectiva, não é relevante; pelo contrário, pode atrapalhar.[10]

O olhar sem a escuta faz da relação médico-paciente uma investigação asséptica, isenta do verdadeiro diálogo. A medicina, para ser científica, tentou anular o que há de sujeito no paciente e no profissional, buscando transformá-los, respectivamente, em objeto e instrumento.[10]

O relacionamento entre o médico, aqui entendido como símbolo de toda a equipe de saúde, e o paciente deve ter um propósito, que é ajudar a pessoa, mas essa relação deve ser uma troca que envolve atenção, sentimentos, confiança, poder e sensação de objetivo. Certos atributos, como a empatia, a compaixão e o cuidado, devem ser cultivados no relacionamento entre o paciente e o médico, pois aumentam as chances de que a relação contribua para o sucesso do projeto terapêutico acordado entre os envolvidos.[14]

Esse cuidado foi definido como sendo um processo que inclui conceitos como presença, diálogo, sensibilidade, sentimento, ação e reciprocidade. O cuidado implica total presença e envolvimento do profissional com a pessoa.[14]

A dor e o sofrimento nas doenças limitadoras do tempo de vida poderiam ser intoleráveis. Cicely Saunders, pioneira do movimento de *hospices* modernos, lembra que: "o sofrimento somente é intolerável quando ninguém cuida". Nas situações em que os pacientes estão fora dos recursos atuais de cura e a possibilidade de morte surge no horizonte, tanto pacientes e seus familiares quanto profissionais de saúde sentem-se amedrontados e desamparados. O medo da dependência, da perda do amor, da autonomia, do respeito, da dignidade humana e a percepção de finitude da vida fazem com que muitos desejem se afastar desse sofrimento; e muitos se isolam – pacientes, familiares e profissionais de saúde. A solidão do paciente, das famílias, e a sensação de fracasso e impotência dos profissionais de saúde perante os problemas associados às doenças ameaçadoras da vida podem fechar espaço à comunicação, ao cuidado e ao crescimento individual de cada um.[15]

A atuação médica é movida por dois grandes princípios morais: a preservação da vida e o alívio do sofrimento. Esses dois princípios se complementam na maior parte das vezes, entretanto, em determinadas situações, podem se tornar antagônicos, devendo prevalecer um sobre o outro.

Ao tomar como princípio básico o de optar sempre pela preservação da vida, independentemente da situação, o profissional adota uma atitude que nega a existência da finitude humana. Como se sabe, existe um momento na evolução da doença em que a morte se torna um desfecho esperado e natural, não devendo, portanto, ser combatida. Dessa forma, no paciente salvável, a aplicação dos princípios da moral deve fundamentar-se na preservação da vida, enquanto na etapa de morte inevitável a atuação médica, do ponto de vista da moral, deve objetivar prioritariamente o alívio do sofrimento.[14]

Do ponto de vista do médico e da equipe de saúde que acompanham o paciente, as doenças crônicas e terminais podem despertar sentimentos de impotência, desesperança e desvalorização, especialmente em períodos de exacerbação dos sintomas, gerando grande sofrimento para o paciente e para seu círculo social.[3]

Os sofredores de sintomas indefinidos – pacientes que apresentam sintomas sem uma lesão orgânica ou uma causalidade reconhecida – correspondem a uma parcela importante da demanda ambulatorial que pode ser considerada uma "anomalia" para o modelo biomédico moderno, já que este negligencia a dimensão subjetiva do adoecimento. O atendimento qualificado dessa demanda representa, ainda hoje, um desafio para a atenção médica.[16]

É frequente encontrar, na prática discursiva da medicina, referências à necessidade de uma abordagem biopsicossocial; mesmo assim, ainda há total primazia do campo biológico sobre os demais. Dessa forma, a medicina estaria direcionada para a descoberta de informações consideradas passíveis de quantificação e não voltada para outros aspectos, tais como sociais ou emocionais, que são de difícil mensuração.[16]

As estratégias dos médicos para lidar com sofredores de sintomas indefinidos consistem em trabalhar com a hipótese subjacente de que esses sofredores, por não apresentarem uma lesão ou uma causalidade reconhecida, constituem uma anomalia – no sentido kuhniano – para o paradigma médico.

Assim, os médicos se deparam com enigmas e fracassos em seu cotidiano, e um deles seria o conjunto de sofrimentos considerados indefinidos.[16]

No momento da construção do diagnóstico médico surgem vários elementos – sentimentos, dúvidas, tentativas e erros; porém, no resultado final, isso desaparece, para que o diagnóstico adquira um estado de saber científico. Perdem-se, dessa forma, as contextualizações históricas e sociais que se apresentavam no momento da sua construção e lhe é outorgado um critério de "objetividade". Apesar da tentativa dos médicos de tornar mais objetivo aquilo que é indefinido e impreciso, para que a medicina possa se adequar ao modelo preconizado pela ciência, o médico, em sua prática clínica, não consegue cumprir esse ensejo, pois a subjetividade apresenta-se em vários momentos: na sua experiência, nas interpretações dos exames, ao tomar decisões, ao fazer julgamentos e na formulação diagnóstica.[16]

A experiência profissional é um fator decisivo no diagnóstico de casos de pacientes com sintomas indefinidos. Os médicos acreditam que existem recursos mais eficazes para diagnosticar e tratar quando têm uma longa trajetória no âmbito da clínica. Por sua vez, os profissionais com pouco tempo de formação atribuem à inexperiência seus temores de fazer um diagnóstico equivocado, por exemplo, afirmar que o paciente não tem nada, quando de fato padece de alguma lesão não detectada.[16]

É de fato afirmar que tais dificuldades podem estar atreladas à formação médica, visto que as questões ligadas à relação médico-paciente, sobretudo no que diz respeito aos aspectos subjetivos e à singularidade do sofrimento humano, não são valorizadas no ensino, tampouco na prática médica em geral.[16]

A avaliação do sofrimento e a utilização de intervenções representam estratégias úteis a serem utilizadas no ambiente hospitalar pela equipe de saúde. Outros recursos importantes a serem utilizados pelas equipes a fim de preservar a saúde do familiar que acompanha um paciente hospitalizado: acolhimento por meio da escuta qualificada e de um relacionamento empático, atenção às necessidades e demandas de cada familiar, abertura para o diálogo e transmissão de informações úteis, além da inclusão do familiar nos grupos terapêuticos.[16]

Esse cenário gera menos sofrimento aos familiares: ao serem acalentados pela equipe, sentem-se inseridos no contexto da doença do paciente (ente).

O sofrimento deixa de ser uma preocupação exclusiva do familiar cuidador; mas sim de todos os envolvidos no processo, formando uma rede de cuidado.

A depender da especialidade médica, más notícias são transmitidas frequentemente tanto no início quanto no estágio terminal da doença, afetando a vida dos médicos de diferentes formas. Diante do sofrimento e da dor do paciente, como também de seus familiares, os profissionais de saúde vivenciam diversas emoções e dificuldades no cotidiano assistencial.[17]

O modelo médico ainda é centrado em sinais e sintomas, e há pouco aprofundamento do cuidado nos aspectos psíquicos e emocionais dos envolvidos. Dessa forma, é necessário aperfeiçoar a humanização do processo de comunicação entre médico e paciente, buscando maior sensibilidade diante do sofrimento e da realidade deste último. Ao profissional cabe possibilitar que a relação seja centrada no paciente e não apenas na doença, seguindo o modelo do médico "cuidador": aquele que considera o indivíduo por inteiro, oferecendo-lhe um atendimento holístico.[17]

Sofrimento no âmbito religioso

Em uma de suas cartas apostólicas, o Papa João Paulo II discorre sobre o sentido cristão do sofrimento humano, que tem seu fundamento, dentre outros, na Epístola aos Colossenses:

> "Tal é o sentido do sofrimento: verdadeiramente sobrenatural e, ao mesmo tempo, humano; é sobrenatural porque se radica no mistério divino da redenção do mundo; e é também profundamente humano, porque nele o homem se aceita a si mesmo, com a sua própria humanidade, com a própria dignidade e a própria missão".[18]

Essa reflexão evidencia a profundidade da relação entre o Homem e o sofrimento que afeta toda a sua existência. O sofrimento pode ser uma via pela qual o ser humano se insere na vida mística e religiosa. Para lidar com essa condição, não basta a coragem de enfrentá-lo: necessita-se, também, de uma religião ou espiritualidade.[18]

A religião é uma expressão da espiritualidade, que envolve culto e doutrina. Por sua vez, a espiritualidade é um sentimento pessoal, que estimula um interesse pelos outros e por si mesmo.[18]

"Se Deus existe, por que sofremos?" É inevitável fazer essa pergunta quando o sofrimento enfrenta a fé e a crença do paciente. Apesar de a indagação ser totalmente compreensiva, muitos pacientes passam a ter pensamentos errados quanto ao sofrer, atribuindo-o a Deus, ou julgando que com Ele não haverá dor. "Como ele pode mandar doenças e junto com elas o sofrimento?" E muitas vezes o paciente ouve do profissional de saúde, ou do seu familiar, ou de alguém do seu círculo social declarações como "Esta é a vontade de Deus" ou "Você deve ter feito alguma coisa errada para merecer isso!".

Opiniões como essas derivam da noção de que o sofrimento parece, para alguns, um argumento contra o poder ou a bondade de Deus. A mensagem cristã responde que Deus não é – nem pode ser – autor de mal algum, embora permita que as criaturas, limitadas como são, cometam males físicos e morais. Ele não quer "policiar" o mundo artificialmente, mas se encarrega de tirar dos males produzidos pelas criaturas bens ainda maiores. Essa concepção se mostra de forma evidente em vários casos, pois se verifica que, para muitas pessoas, o sofrimento é uma escola que converte e transfigura.[18]

Em outras situações, os frutos positivos do sofrimento não são tão perceptíveis, embora o indivíduo tenha certeza de que a Providência Divina não falha e de que um dia ele compreenderá plenamente o plano de Deus, do qual atualmente só percebe segmentos e facetas.[19]

Ainda mais: a figura do Filho de Deus, que, feito homem, assumiu a dor e a morte a fim de fazê-las passagem para a ressurreição e a glória, é o testemunho mais eloquente de que o sofrimento não é mera sentença da justiça ou castigo, mas está intimamente associado ao amor que Deus.

Da perspectiva espírita, o sofrimento é inerente ao estado de imperfeição, mas se atenua com o progresso e desaparece quando o Espírito vence a matéria. Trata-se de um meio poderoso de educação para as almas, pois desenvolve a sensibilidade, que já é, por si mesma, um acréscimo de vida. O sofrimento é um misterioso operário que trabalha nas profundezas da alma pela elevação do ser. Em todo o universo, o sofrimento é, sobretudo, um recurso educativo e purificador. O primeiro juiz enviado por Deus é o sofrimento, que procura despertar a consciência para a realidade superior.[20]

Sofrimento e culpa regulam as relações entre os médicos e os doentes sob seus cuidados. Isso se explica pelos conteúdos religiosos presentes na cultura. Embora muitas vezes os médicos se digam não religiosos, nos momentos de dificuldade muitos "conversam intimamente" com Deus ou com uma força superior que decide por eles nessas situações. A invocação do sagrado, do divino, é uma forma de se defender da morte como algo que afeta a todos por um lado e, por outro, mesmo um homem não religioso, ao invocar as formas do sagrado, o faz principalmente porque a religião é capaz de dar significado àquilo que não passa de um absurdo se considerado de um ponto de vista puramente racional.[21]

Ora, sofrer também não tem a ver com falta de espiritualidade, assim como a espiritualidade não garante sucesso na vida, mas ela pode ser capaz de promover transformações positivas quando ajuda o paciente e os profissionais de saúde a desenvolver habilidades ou até mesmo a solucionar antigos problemas, melhorando sua qualidade de vida.[21]

Sofrimento no âmbito temporal

O sofrimento mantém ligação peculiar com o tempo. Assim, a antecipação da experiência de dor (diante do diagnóstico de doença neurodegenerativa, por exemplo, em uma pessoa que já cuidou de um familiar morto por essa doença neurodegenerativa) pode causar sofrimento e raramente dor. Pode também antecipar estas experiências: "Se a dor que tenho deriva de um câncer, vou morrer".[22]

O fato de podermos sofrer pelo que vamos, supostamente, viver no futuro pode ser interpretado de maneira inversa, ou seja, podemos diminuir o sofrimento utilizando a sua estreita ligação com a dimensão pessoal. Assim, por exemplo, um paciente que tem uma doença terminal pode diminuir o seu padecimento atual estabelecendo pequenas metas a curto prazo em que realiza ou vê acontecer determinados fatos, como assegurar que os estudos dos filhos menores sejam pagos com dinheiro entregue para esse fim a alguém de confiança. É a noção de tempo que relaciona as imagens e que lhes dá luz e tom que as tornam significantes, porque a memória é indispensável para que o tempo não só possa ser medido como sentido.[22]

Na maioria das doenças, o sofrimento perdura menos que o tratamento que leva à cura; uma das razões mais importantes para o alívio do sofrimento deriva da analgesia que uma primeira consulta ao médico proporciona. Por contraposição, doenças crônicas acarretam sofrimento crescente conforme os doentes vão se sentindo um fardo cada vez mais pesado na vida de seus familiares.[22]

Sofrimento no âmbito do paciente

A família representa um sistema aberto no qual funções são cumpridas e se enfrentam determinadas tarefas desenvolvimentais, que exigem adaptação e reestruturação. Nessa perspectiva sistêmica, a socialização, por exemplo, representa uma dessas tarefas, ao considerar que no processo de desenvolvimento humano todos os integrantes do ambiente familiar são influenciados pelas mudanças que ocorrem em seu seio. A noção de sistema parte do princípio de que os integrantes estão em constante interação, compartilhando crenças e desenvolvendo formas de comportamento por meio de inter-relações. Assim, as ações e comportamentos de um de seus membros influenciam o funcionamento do sistema e a dinâmica familiar.[23]

A experiência da doença afeta significativamente não só a pessoa, mas também, e de maneira bem particular, sua rede familiar. Emerge um processo coletivo de sofrimento em que a família e o doente sofrem ao lidar com o problema, compartilhando o medo, a incerteza e a preocupação. As famílias são profundamente afetadas pela doença, alterando as ações cotidianas, os papéis dentro da estrutura familiar, as relações com os outros e o significado da vida.[23]

A identidade do paciente está profundamente ligada à vida daqueles que ama reciprocamente. Sentir que algo lhes tolhe a vida, que os limita, torna-se dramático quando essa situação se revela definitiva. Essas pessoas vivem usualmente o sofrimento mesclado à culpa e ao medo de serem abandonadas.[22]

A família também precisa ser apoiada, ouvida e receber atenção da equipe multiprofissional. Seus hábitos mudam, e, como aqueles de seus entes queridos, os relacionamentos e os papéis são alterados e os sentimentos se mostram diversos, uma vez que os membros desse grupo estão enfraquecidos e, assim, se tornam também seres vulneráveis.[24]

Essa situação acarreta dificuldades relacionais acrescidas, que se refletem, por exemplo, na vida sexual dos doentes crônicos, seja porque têm dores, dificuldades motoras, insuficiências respiratórias, vasculares etc. No caso das mulheres, o sofrimento acentua-se facilmente dada a complexidade de fatores que afetam sua sexualidade.[24]

Conforme o tempo passa, tanto os pacientes quanto os familiares adquirem mais conhecimento sobre as demandas do processo de adoecimento-tratamento-reabilitação, e com isso se percebe a integração com novas informações e a realidade. Esse cenário os faz resilientes para aceitar a doença, encarar o sofrimento e, assim, melhorar sua própria condição de saúde.[24]

Na tese de Regina Célia de Castro, ao analisar o sofrimento na perspectiva de pacientes com úlceras venosas, verificou-se que foi representado por sensações físicas, psicológicas e sociais, organizadas, pela interpretação das narrativas, nas categorias "contexto de vida", "impacto da existência da ferida no cotidiano", "conhecimento sobre a ferida: causas, tratamentos, cuidados e curativo" e "expectativas em relação ao tratamento e cura da ferida".[25]

Segundo essa autora, quanto ao contexto de vida,

> "o sofrimento define-se pelas dificuldades diante da necessidade de ajuda de outras pessoas e por dificuldades financeiras ocasionadas pelo impacto no trabalho e gastos com o tratamento. Nesse caso, o isolamento social é um marco na vida dessas pessoas".[25]

No que se refere ao impacto da existência da ferida no cotidiano

> "apresenta o sofrimento sob a forma de dor, constrangimento, aceitação de uma situação que gera incerteza de cura definitiva e que exige resiliência, sem que se esteja devidamente instrumentalizado para tal".[25]

> "A análise dessas representações mostrou que o sofrimento, muitas vezes, é reflexo de uma assistência deficitária em vários aspectos, concordando com o que outros autores afirmam sobre a repercussão da assistência inadequada aos pacientes com úlceras venosas que pode levar a uma lesão que permaneça anos sem cicatrizar, acarretando alto custo social e emocional".[25]

Percebe-se ainda que a avaliação dos pacientes e o monitoramento da reabilitação são ferramentas imprescindíveis para mensurar a dimensão e a natureza desses problemas, não apenas os físicos, mas também a depressão, a angústia, o sofrimento, os valores e as crenças, sentimentos que interagem diretamente com as condutas das pessoas acometidas por uma doença crônica.[25]

Não é possível, nos dias de hoje, tratar a doença de forma fragmentada. Há uma linha tênue entre a saúde mental, a física e a social, todas profundamente enraizadas em cada doença crônica. Assim, devem-se compreender as diversas dimensões da doença, que não atinge apenas o corpo físico, mas a vida como um todo, principalmente no que concerne ao estigma e ao preconceito que gera o sofrimento.[25]

Em artigo de Alencar e Nobre sobre o adoecimento e o sofrimento de trabalhadores acometidos por lesões de esforços repetitivos (LER), os trabalhadores (pacientes), quando afastados do ambiente laboral, tornando-se público o adoecimento, percorrem um caminho introspectivo de padecimento, havendo assim um distanciamento afetivo de colegas, que desestrutura suas relações sociais. Em situação de incapacidade para o trabalho, as pessoas sentem-se desvalorizadas, improdutivas, inseguras, o que evidencia uma situação desconfortável, gerando-lhes mais sofrimento.[26]

Os sujeitos acometidos por essa doença enfrentam um cotidiano de vida marcado pela dor, sentimentos de inutilidade e incapacidade provocados pela enfermidade e agravados, muitas vezes, pelo preconceito e pela discriminação. Apesar de a LER atingir indivíduos de várias profissões nos mais diversos locais de trabalho, evidenciou-se nos depoimentos a tentativa dos próprios doentes de cumprir, a qualquer custo, as exigências dos cargos que ocupam. Alguns trabalhadores aumentam espontaneamente a carga produtiva em busca de reconhecimento.

No entanto, a hiperatividade implica um risco para a saúde na medida em que os processos intrassubjetivos, constituídos por mecanismos de autoconservação, permanecem bloqueados. Há necessidade de um equilíbrio entre as forças que tentam desestabilizar o sujeito e o esforço deste para dar conta das demandas e se manter produtivo. O sintoma precisa ser obscurecido no sentido de uma dor que precisa ser "calada", o que carrega significados inerentes ao mundo atual do trabalho e reflete a necessidade de a pessoa estar sempre apta e produtiva.[26]

Uma questão que surge junto ao adoecer está relacionada às representações sociais associadas aos trabalhadores adoecidos e os decorrentes estigmas. Se, por um lado, as defesas permitem a convivência com o sofrimento, por outro devem levar à alienação das verdadeiras causas. O problema de saúde é vivenciado de forma solitária, uma vez que não conta com o coletivo para amparar-se, e o medo do desemprego gera um sofrimento que não é compartilhado pelos colegas de trabalho, e em alguns casos sequer com os familiares. Uma vez adoecidos, inicia-se a luta pela comprovação da doença, que de certo modo constitui um questionamento de sua honestidade e remete também a um sofrimento ético. Além disso, a necessidade de passar em consultas médicas e de realizar exames clínicos específicos na busca do diagnóstico para o problema nem sempre é compreendida no ambiente de trabalho, o que, em geral, aumenta o medo, a insegurança e o sofrimento.[26]

O temor de voltar a sentir os sintomas de modo mais intenso parece ser um potente dificultador para o retorno ao trabalho, especialmente se esse retorno se der na mesma atividade e no mesmo ambiente. Nesse contexto, se encontra um corpo que dá visibilidade ao sofrimento já vivenciado e ainda presente. O trabalhador precisa se sentir apto e estar emocionalmente disposto para retornar às suas funções, o que implica a necessidade de intervenções por equipes multiprofissionais e em ações interdisciplinares junto aos processos em fase de reabilitação profissional.[26]

Em outra situação, os pais de crianças e/ou adolescentes com doença terminal evitam falar abertamente sobre o adoecimento e o avanço da doença, pois, por ser uma vivência muito dolorosa para eles mesmos (envolvendo grande sofrimento e um sentimento de impotência), tentam poupar o filho desse processo, o que dificulta o enfrentamento da doença. É de extrema importância a mudança nas práticas médicas no sentido de promover uma comunicação aberta com crianças, adolescentes e pais.[27]

O aumento da eficiência dos meios terapêuticos e a contínua busca por alternativas de cura e mecanismos de sustentação de vida têm colocado pacientes sem condições de sucesso em seus tratamentos.[27]

Torna-se evidente que cuidar do doente vai muito além da noção de prestar cuidados à pessoa. Sobre o tema, na teoria que desenvolveu, Swanson considera cinco processos de cuidar que visam a aliviar o sofrimento e dar suporte e proteção à pessoa:

1. **Conhecer:** o profissional de saúde deve esforçar-se para compreender o significado de determinado acontecimento na vida do outro, evitando suposições. É necessário concentrar-se naquele a quem presta cuidados, o que promove a apreciação da experiência de quem recebe os cuidados.

2. **Estar com:** caracteriza-se por uma relação em que o profissional de saúde está emocionalmente presente para o outro, comunica essa disponibilidade e partilha sentimentos. No fundo, trata-se da capacidade de tornar-se emocionalmente aberto para a realidade do outro. Às vezes ceder um minuto a alguém significa dizer "estou aqui para te ouvir".

3. **Fazer por:** significa aquilo que o profissional de saúde faz pelo paciente por meio de uma atitude de proteção e antecipação das necessidades, sempre consciente da necessidade de preservar a dignidade e o bem-estar do outro.

4. **Possibilitar:** este processo consiste em facilitar o enfrentamento das transições da vida e dos acontecimentos desconhecidos. O profissional de saúde deve se concentrar nas preocupações do outro, fornecendo-lhe informações e explicações. Além disso, de prestar a ele apoio emocional, de forma a permitir e validar os sentimentos do outro.

5. **Manter a crença:** define-se pela capacidade de sustentar a fé do outro, de modo a ajudá-lo a ultrapassar os acontecimentos e a enfrentar o futuro de forma significativa. É importante manter uma esperança realista no caminho que se percorre com o outro, procurando acompanhar o doente para que este atinja, mantenha ou recupere o significado das suas experiências de saúde/doença. A promoção da esperança passa pela valorização do doente, pela presença de relações significativas, bem como pelo alívio da dor e do mal-estar.[28]

Entender o sofrimento é fundamental para os profissionais de saúde, que muitas vezes atuam como se as doenças fossem algo monolítico, carecendo de contato com as diferenças culturais e individuais.

A problemática da doença e do sofrimento não é pura e simplesmente uma questão técnica: trata-se de uma questão central no tratamento dos que padecem de doenças crônicas, progressivas ou incuráveis, assim como no relacionamento com os familiares que os acompanham.

É inegável a relação entre paciente e profissional de saúde e irrefutável a responsabilidade que assume este último na assistência ao momento vivido pelo paciente em seu itinerário de vida. Esse cenário exclui qualquer caráter de passividade ou de imparcialidade em torno da experiência do sofrimento humano para ambas as partes, além de acentuar significativamente a importância da busca por um sentido carregado de autotranscendência.

Referências

1. Freud S. [1914]. Sobre o narcisismo: uma introdução. In: Freud S. Edição standard brasileira das obras psicológicas completas. Salomão J, translator. Rio de Janeiro, Imago: (14)85-119, 1974

2. Goodwin CJ. História da psicologia moderna. São Paulo: Cultrix; 2005.

3. Spitz L. As reações psicológicas à doença e ao adoecer. Cad IPUB – Saúde Mental no Hospital Geral do Rio de Janeiro [Instituto de Psiquiatria da UFRJ]. 1997;6:85-97.

4. Peixoto MJ, Borges E. O sofrimento no contexto da doença. Revista Portuguesa de Enfermagem de Saúde Mental [Porto]. 2011 Dec;6:36-9. Disponível na Internet: http://www.scielo.mec.pt/scielo.php?script=sci_arttext&pid=S1647-21602011000200006&lng=pt&nrm=iso.

5. Guimarães GA, De Lima Camargo LO. Influência e importância da empatia na hospitalidade: formas de avaliar e medir a hospitabilidade. 2016. Disponível na Internet: https://www.anptur.org.br/anais/anais/files/13/433.pdf.

6. Houaiss A, Villar M, De Mello Franco FM. Dicionário Houaiss da língua portuguesa. 2001.

7. Pessini L. Distanásia: até quando investir sem agredir? Revista Bioética. 2009;(4):1. Disponível na Internet: http://www.revistabioetica.cfm.org.br/index.php/revista_bioetica/article/view/394/357.

8. Amaro F, Sass S. Um estudo sobre a singularidade do adoecimento psíquico. Horizonte Científico. 2013;7(1).

9. Furtado MA, Szapiro AM. O lugar do sofrimento no discurso da medicina biotecnológica contemporânea. Revista Subjetividades. 2016;16(2):93-104.
10. Brant LC, Minayo-Gomez C. A transformação do sofrimento em adoecimento: do nascimento da clínica à psicodinâmica do trabalho. Ciência & Saúde Coletiva. 2004;9:213-23.
11. Safatle V. O que é uma normatividade vital? Saúde e doença a partir de Georges Canguilhem. Scientiae Studia. 2011;9(1):11-27.
12. Furtado MA, Szapiro AM. O lugar do sofrimento no discurso da medicina biotecnológica contemporânea. Revista Subjetividades. 2016;16(2):93-104.
13. Martins M. Qualidade do cuidado em saúde. In: Bridi AC, Grilo AM, Uva AS, Alves A, Teles A, Tavares A, et al. Segurança do paciente: conhecendo os riscos nas organizações de saúde. Rio de Janeiro: Fiocruz/EAD/ENSP; 2014:25-38.
14. Stewart M, Brown JB, Weston WW, McWhinney IR, McWilliam CL, Freeman RT. Medicina centrada na pessoa: transformando o método clínico. Porto Alegre: Artmed; 2017.
15. Martins AA. A Pastoral da Saúde e sua importância no mundo da saúde: da presença solidária ao transcender a dor e o sofrimento. Revista O Mundo da Saúde [São Paulo]. 2010;34(4).
16. Guedes CR, Nogueira MI, Camargo Jr. KR. Os sofredores de sintomas indefinidos: um desafio para a atenção médica? Physis – Revista de Saúde Coletiva. 2019;19:797-815.
17. Peixoto MJ, Borges E. O sofrimento no contexto da doença. Revista Portuguesa de Enfermagem de Saúde Mental. 2011 Dez;(6):36-9. Disponível na Internet: http://www.scielo.mec.pt/scielo.php?script=sci_arttext&pid=S1647-21602011000200006&lng=pt.
18. 18. Kamati AT. O sentido do sofrimento humano: à luz da carta apostólica "Salvifici Doloris" [tese]. Braga: Universidade Católica Portuguesa; 2014.
19. Rede Nacional de Intercessão. Ofereça o seu sofrimento como intercessão. 31/8/2016. Disponível na Internet: https://www.rccbrasil.org.br/espiritualidade-e-formacao/mais-lidas-intercessao/1654-ofereca-o-seu-sofrimento-como-intercessao.html.
20. Gregório SB. Dor e sofrimento.
21. Rasia JM. O doutor e seus doentes: solidão e sofrimento. Revista Brasileira de Sociologia da Emoção. 2002;1(3):341-65.
22. Oliveira CC. Para compreender o sofrimento humano. Revista Bioética. 2016;24(2).
23. Dos Santos Azevêdo AV, Crepaldi MA, More CLOO. A família no contexto da hospitalização: revisão sistemática. Estudos e Pesquisas em Psicologia. 2016;16(3):772-99.
24. Silveira MH, Ciampone MHT, Gutierrez BAO. Perception of multiprofessional staff of palliative care. Revista Brasileira de Geriatria e Gerontologia. 2014;17(1):7-16.
25. De Castro RC. O sofrimento na perspectiva de pacientes com úlceras venosas [dissertação]. Belo Horizonte: Universidade Federal de Minas Gerais; 2017.
26. Alencar MCB, Nobre TL. Adoecimento e sofrimento de trabalhadores acometidos por LER/DORT. Revista de Psicologia. v.8, n.2, p.8-18.
27. Caires S, Machado M, Antunes MC, Melo ASM. Recidiva oncológica: olhares dos profissionais hospitalares sobre as dificuldades do paciente pediátrico. Psico-USF [Campinas]. 2018 Jun;23(2):333-45. Disponível na Internet: http://www.scielo.br/scielo.php?script=sci_arttext&pid=S1413-82712018000200333&lng=en&nrm=iso.
28. Fernandes DFV, Veríssimo FIL, Da Gama GM. Humanização da dor e do sofrimento: refletir sobre o cuidar em fim de vida.
29. Pinto PS. Humanização da dor e do sofrimento: refletir sobre o cuidar em fim de vida. Nursing Magazine Digital [Lisboa]. 2013;e.286 a.26. Disponível na Internet: http://www.nursing.pt/wp-content/uploads/kalins-pdf/singles/humanizacao-da-dor-e-do-sofrimento-refletir-sobre-o-cuidar-em-fim-de-vida.pdf.

Coping e Resiliência no Enfrentamento das Enfermidades

Eunice Lamounier Lasmar Grotti
Magaly Sola Santos

O conjunto de estratégias utilizadas pelas pessoas para se adaptar a circunstâncias adversas e os esforços necessários para lidar com o estresse propiciam desenvolver o enfrentamento diante das enfermidades. As diferentes formas de adaptação dos indivíduos às situações indesejadas, bem como os esforços despendidos ao lidar com circunstâncias desgastantes, são objeto de estudo da psicologia clínica, social e da personalidade há várias décadas.[1]

Os pacientes que vivem traumas decorrentes de algum tipo de doença desenvolvem estratégias de enfrentamento (coping), e alguns se tornam resilientes perante a enfermidade.

No entanto, os eventos traumáticos e estressantes causam grande impacto no ser humano, por isso nem todos conseguem lidar com eles de forma positiva. Algumas pessoas não apenas os superam mas também saem fortalecidas; outras não conseguem se recuperar da situação vivida.

Um dos motivos pelos quais cada indivíduo lida de formas diferentes com problemas semelhantes está relacionado com os conceitos de coping e de resiliência.

Conceitos

Coping, palavra inglesa sem tradução literal em português, pode significar "lidar com", "adaptar-se a", "enfrentar" ou "manejar". Alguns estudos brasileiros, conforme literatura estabelecida na área da psicologia da saúde, traduzem coping por enfrentamento.[2]

No início do século, o coping foi associado, por pesquisadores vinculados à psicologia do ego, aos mecanismos de defesa, movidos inconscientemente como forma de lidar com conflitos sexuais e agressividade.[3] Posteriormente os eventos externos e ambientais foram incluídos como possíveis desencadeadores dos processos de coping.[4]

A partir dos anos 1960, estendendo-se pelas duas décadas seguintes, novas pesquisas apontaram para uma nova perspectiva sobre o coping. Essa nova fase de estudo buscou enfatizar os comportamentos de coping e seus determinantes cognitivos e situacionais.[1] Com base nessas pesquisas, passou-se a conceituar o coping como um processo transacional entre a pessoa e o ambiente, enfatizando traços de personalidade.[5]

Recentemente, uma terceira geração de pesquisadores tem se dedicado ao estudo das convergências entre coping e personalidade. Esse interesse tem sido motivado, em parte, pelo corpo cumulativo de evidências que indicam que fatores situacionais não são capazes de explicar toda a variação nas estratégias de coping utilizadas pelos indivíduos.

Folkman e Lazarus[6] propõem um modelo cognitivista que divide o coping em duas categorias funcionais: coping focalizado no problema e coping focalizado na emoção. Essa proposta baseou-se em análises fatoriais utilizadas pelos pesquisadores para definir os dois tipos de estratégias de coping. Nessa perspectiva, o coping é definido como um conjunto de esforços, cognitivos e comportamentais, utilizado pelos indivíduos com o objetivo de lidar com demandas específicas, internas ou externas, que surgem em situações de estresse.

O *coping* está relacionado à busca de uma significação em tempos de dificuldade, tanto no âmbito psicológico como no social, físico ou espiritual. Atualmente, tem sido constatado que os pacientes que respondem de forma mais satisfatória a determinados tratamentos médicos nutrem algum tipo de crença religiosa/espiritual, independentemente de estarem ligados a uma religião. Tal processo pode fornecer conforto e melhorar a qualidade de vida desses pacientes.

Estilos de *coping*

Segundo Carver e Scheier,[7] as pessoas desenvolvem formas habituais de lidar com o estresse, e esses hábitos ou estilos de *coping* podem influenciar suas reações em novas situações. Os autores definem o estilo de *coping* não em termos de preferência de um aspecto de *coping* sobre outros, mas quanto à tendência a ter uma reação de *coping* diante de situações estressantes. No entanto, os estilos de *coping* não necessariamente implicam a presença de traços subjacentes de personalidade que predispõem a pessoa a responder de determinada forma. Em vez disso, os estilos de *coping* podem refletir a tendência a responder de uma forma particular quando confrontados com uma série específica de circunstâncias. Na literatura sobre *coping*,[8,9] diversas conceitualizações ou tipologias têm sido apresentadas focalizando traços ou estilos de personalidade relacionados ao *coping*. A tipologia de *coping* primário e secundário é apresentada por Band e Weisz;[10] segundo ela, primário significa o *coping* utilizado com o objetivo de lidar com situações ou condições objetivas, e o secundário envolve a capacidade de adaptação da pessoa às condições de estresse.[11]

Estratégias de *coping*

Ao contrário dos estilos de *coping*, ligados a fatores da disposição interior do indivíduo, as estratégias de *coping* têm sido vinculadas a fatores situacionais. Folkman e Lazarus[6] enfatizam o papel assumido pelas estratégias de *coping*, apontando que elas podem mudar de momento para momento, durante os estágios de uma situação estressante. Dada a variabilidade nas reações individuais, esses autores defendem a impossibilidade de tentar predizer respostas situacionais a partir do estilo de *coping* típico de uma pessoa. As estratégias de *coping* refletem ações, comportamentos ou pensamentos usados para lidar com um estressor.[5] Segundo Folkman e Lazarus,[6] essas estratégias podem ser classificadas em dois tipos, dependendo de sua função. O *coping* focalizado na emoção é definido como um esforço para regular o estado emocional que é associado ao estresse, ou é o resultado de eventos estressantes. O *coping* que enfatiza o problema constitui-se em um esforço para atuar na situação que deu origem ao estresse, tentando mudá-la. A função dessa estratégia é alterar o problema existente na relação entre a pessoa e o ambiente que está causando a tensão. A ação de *coping* pode ser direcionada internamente ou externamente. Quando o *coping* focalizado no problema é dirigido para uma fonte externa de estresse, inclui estratégias tais como negociar para resolver um conflito interpessoal ou solicitar ajuda prática de outras pessoas. O *coping* focalizado no problema, e dirigido internamente, geralmente inclui a reestruturação cognitiva, por exemplo, a redefinição do elemento estressor. O *coping* centrado na emoção pode facilitar o *coping* focado no problema por remover a tensão; similarmente, o *coping* focado no problema pode diminuir a ameaça, reduzindo assim a tensão emocional.[11]

Eficácia das estratégias de *coping*

Outro aspecto controverso na literatura diz respeito à eficácia das estratégias empregadas pelos indivíduos durante os episódios de *coping*. De acordo com Beresford,[12] embora o julgamento sobre a eficácia ou adaptabilidade das estratégias de *coping* tenha se mostrado extremamente subjetivo em muitas pesquisas, o *coping* deve ser visto como independente do seu resultado. No modelo de *coping* e estresse proposto por Lazarus e Folkman,[13] qualquer tentativa de administrar o estressor é considerada *coping*, tenha ela ou não sucesso no resultado. Dessa forma, uma estratégia de *coping* não pode ser considerada intrinsecamente boa ou má, adaptativa ou mal adaptativa. Torna-se, então, necessário considerar a natureza do estressor, a disponibilidade de recursos de *coping* e o resultado do esforço. Assim, o impacto de uma estratégia de *coping* pode ser confundida pelo efeito de outras estratégias.[11]

Relação entre saúde e religião/espiritualidade

Coping religioso/espiritual

Atualmente existem muitas evidências empíricas conectando a religião/espiritualidade à saúde,[14,15,16,17] tanto física[18,19] quanto mental,[20,21] à qualidade de vida[22,23,24] e a outros construtos relacionados, como o bem-estar.[25]

Grande parte das pesquisas atuais indica que crenças e práticas religiosas estão associadas com melhor saúde física e mental. De 225 estudos investigando a relação com saúde física, muitos apresentaram resultados benéficos do envolvimento religioso com relação à dor, debilidade física, doenças do coração, pressão sanguínea, infarto, funções imune e neuroendócrina, doenças infecciosas, câncer e mortalidade.[18] De inúmeros estudos realizados – quase 850 –, examinando a relação com saúde mental, a maioria endossa a associação do envolvimento religioso com maiores níveis de satisfação de vida, bem-estar, senso de propósito e significado da vida, esperança, otimismo, estabilidade no casamento e menores índices de ansiedade, depressão e abuso de substâncias.[16] Na saúde pública, pesquisas demonstram que pessoas que apresentam envolvimento religioso têm menor probabilidade de usar/abusar de álcool, cigarros e drogas, ou de apresentar comportamentos de risco.[20]

Harold G. Koenig,[15] destacado pesquisador na área, afirma que existem quatro razões para a associação entre religião e saúde:

1. As crenças religiosas provêm uma visão de mundo que dá sentido positivo ou negativo às experiências.
2. As crenças e práticas religiosas podem evocar emoções positivas.
3. A religião fornece rituais que facilitam/santificam as maiores transições de vida (adolescência/casamento/morte).
4. As crenças religiosas, como agentes de controle social, dão direcionamento/estrutura para tipos de comportamentos socialmente aceitáveis.

No entanto, os mecanismos pelos quais religião/espiritualidade podem afetar a saúde ainda não estão bem definidos. Existem duas hipóteses explicativas:

1. **relação mediada:** vários mediadores psicológicos/sociais/fisiológicos explicariam os efeitos encontrados;
2. **relação direta:** os efeitos encontrar-se-iam na própria natureza da religião/espiritualidade, influenciando a saúde.[26]

Diante dessa complexidade, alguns modelos teóricos foram propostos por Dull e Skokan,[27] Koenig,[15] Lilliston e Klein[28] e Nooney e Woodrum.[29] O coping religioso/espiritual (CRE) pode contribuir para essa investigação, pois tem sido citado como melhor preditor de resultados de saúde,[22] além de estar associado ao aperfeiçoamento do coping, maior suporte social e menores índices de desordens emocionais e comportamentos que possam afetar adversamente saúde e relacionamentos humanos,[20] e ainda por considerar os aspectos positivos e negativos da religião/espiritualidade.

O conceito de coping religioso/espiritual

Existem três meios pelos quais a religião pode estar envolvida no coping: pode ser parte, contribuir ou ser resultado/produto do processo de coping – os dois últimos exemplificando seu papel bidirecional no processo.[30]

De acordo com Pargament, renomado estudioso do tema, quando as pessoas se envolvem com a religião para lidar com o estresse, ocorre o coping religioso. Koenig et al.[22] o definem como o uso de crenças e comportamentos religiosos para facilitar a resolução de problemas e prevenir ou aliviar consequências emocionais negativas de situações de vida estressantes. Tais definições não mencionam explicitamente a espiritualidade, embora esta também se constitua importante fonte de coping espiritual, considerada em outras definições. Outros autores, como Wong-McDonald e Gorsuch,[31] afirmaram que o coping religioso define o modo como os indivíduos utilizam sua fé para lidar com o estresse e os problemas de vida – ressaltando-se que a fé pode incluir religião, espiritualidade ou crenças pessoais. Já Tix e Frazier[32] o definiram como o uso de técnicas cognitivas ou comportamentais baseadas na religião/espiritualidade de cada um perante eventos de vida estressantes, incluindo a espiritualidade na descrição do conceito, destacando-se sua preferência por empregar os termos religião/coping religioso em vez espiritualidade/coping espiritual em virtude da literatura apresentada até o momento.

Embora ainda hoje sejam considerados sinônimos, a utilização distinta dos termos "religião" e "espiritualidade" cresceu nos últimos anos diante do grande interesse pelo tema e desenvolvimento do campo de estudo. Apenas em 1997 surgiu um movimento discutindo e buscando diferentes conceituações dessas palavras, visando estabelecer uma linguagem uniforme. A base para a discussão sobre a diferença entre os termos tem sido explicada a partir do fato de a religião ser de cunho institucional, vinculada a uma doutrina coletivamente compartilhada e/ou praticada, e a espiritualidade referir-se também a buscas e práticas subjetivas, individuais e não institucionais.[14] Dessa forma, os textos antigos e alguns mais atuais referem-se somente a *coping* religioso, embora muitas vezes estejam se referindo também a *coping* espiritual.

Estratégias de *coping* religioso/espiritual

A religião oferece uma gama de estratégias ou métodos de *coping*[30] que contrariam o estereótipo de que seriam meramente defensivos, passivos, focados na emoção ou em formas de negação,[33] e abarcam toda uma série de comportamentos, emoções, cognições e relações, servindo a várias funções. Assim, pode-se definir os objetivos do CRE como a busca de significado, controle, conforto espiritual, intimidade com Deus e com outros membros da sociedade e transformação de vida (os cinco objetivos-chave da religião),[30,34] e ainda a busca de bem-estar físico, psicológico e emocional[35] e de crescimento e conhecimento espiritual.[36]

Estudos e pesquisas demonstram que o CRE pode estar associado tanto a estratégias orientadas para o problema quanto para a emoção, bem como à liberação de sentimentos negativos relacionados ao estresse, podendo, então, apresentar caráter não adaptativo.[37] Assim, em relação aos resultados, pode-se classificar as estratégias de CRE em positivas e negativas.[23,34,25] Define-se o CRE positivo por estratégias que proporcionem efeito benéfico/positivo ao praticante, como procurar amor/proteção de Deus ou maior conexão com forças transcendentais, buscar ajuda/conforto em leituras religiosas, buscar o perdão, se perdoar e ser perdoado, praticar orações visando ao bem-estar de outros, pedir ajuda a Deus para a solução de problemas, ressignificar o estressor como benéfico etc. Define-se o CRE negativo pelo envolvimento de estratégias que geram resultados prejudiciais/negativos a si próprio ou ao outro, como julgar a existência, amor ou atos de Deus, transferir para Deus a solução dos problemas, sentir insatisfação/descontentamento com relação a Deus ou membros de instituição religiosa, enxergar o estressor como punição divina ou forças do mal etc.

Estudos evidenciam um uso consideravelmente maior de estratégias de CRE positivo que negativo, para diferentes amostras em diferentes situações estressantes e que as pessoas fazem uso do CRE em situações de crise,[38] principalmente diante de problemas relacionados à saúde/doença, envelhecimento e morte,[39,17,32] à perda de entes queridos[40] e a guerras.[41]

Pesquisas apontam também que estratégias de CRE não são apenas melhores preditoras dos resultados de experiências estressantes do que medidas religiosas globais, mas também demonstram variância única à predição desses resultados, inclusive de saúde e bem-estar, acima e além dos efeitos de estratégias de *coping* não religioso.[30,42,23,25] O CRE adiciona ainda um componente único à predição de ajustamento psicológico a eventos de vida estressantes que não podem ser explicados por outros preditores estabelecidos: reestruturação cognitiva, suporte social e controle percebido.[32] Assim, o CRE não pode ser "reduzido" a formas não religiosas de *coping*.

Estilos de *coping* religioso/espiritual

Pargament *et al.*[43] propuseram três estilos de CRE baseados nas dimensões locus de controle e nível de atividade, subjacentes aos estilos de resolução de problemas. O estilo autodireção (*self-directing*) considera o indivíduo ativo e Deus mais passivo na resolução dos problemas. Não se trata de uma posição antirreligiosa: baseia-se na premissa de que Deus dá às pessoas liberdade/recursos para dirigirem as próprias vidas. No estilo delegação (*deferring*), o indivíduo, passivamente, espera que Deus solucione os problemas, outorgando-lhe responsabilidade. No estilo colaboração (*collaborative*), indivíduo e Deus são ativos, havendo corresponsabilidade e parceria na resolução de problemas. Mais tarde, Pargament[30] propôs a existência de outras abordagens religiosas quanto ao controle/responsabilidade na solução de problemas, identificando um quarto estilo de CRE: súplica (*pleading* ou *petitionary*), no qual o indivíduo tenta ativamente influenciar a vontade de Deus mediante rogos/petições por Sua divina intervenção.

Um estilo adicional, renúncia (*surrender*), teoricamente embasado no conceito de autorrenúncia do Novo Testamento (Mateus 10:39, 26:39), foi proposto por Wong-McDonald e Gorsuch.[31] Nesse estilo, o indivíduo escolhe ativamente renunciar à sua vontade em favor da vontade de Deus. Relaciona-se ao estilo colaboração, pois indivíduo e Deus são ativos na solução dos problemas, mas difere no aspecto sacrificial de submissão da vontade individual. Difere também do estilo delegação no aspecto ativo da escolha e do estilo súplica pelo caráter de renúncia à vontade de Deus, em vez da tentativa de influenciá-la.

Usualmente, consideram-se os estilos autodireção, colaboração e renúncia como CRE positivo e os estilos delegação e súplica como CRE negativo.[34] Entretanto, Panzini[36] propôs nova classificação positiva e negativa do estilo súplica, segundo análise fatorial na qual alguns itens de súplica carregaram na dimensão positiva, outros na negativa. A diferença proposta reside no teor e na forma do pedido: se a pessoa suplica pelo apoio de Deus tentando modificar a vontade divina segundo sua própria vontade, configurar-se-ia CRE negativo; se suplica pelo apoio de Deus, mas respeitando Sua vontade em detrimento da individual, configurar-se-ia CRE positivo.[44]

Resiliência

O termo "resiliência" originou-se no âmbito da física e da engenharia, sendo conhecido há pouco tempo na área das ciências sociais e humanas. Um material é denominado resiliente quando a energia de deformação máxima que é capaz de armazenar não gera nele deformações permanentes. Com esse conceito é possível fazer uma analogia ao termo utilizado pela física e pela psicologia: a relação tensão/pressão com deformação não permanente do material corresponderia ao que ocorre entre uma situação de risco/estresse/experiências adversas/respostas finais de adaptação. Infelizmente a definição de resiliência em psicologia não é tão clara e precisa como na física, pois múltiplos fatores devem ser considerados no estudo dos fenômenos humanos.[45,46]

Segundo Mayena,[47] "resiliência" deriva da palavra latina "*resilio*", que remete à ideia de reagir, voltar com força. As definições do conceito de resiliência enfatizam a ideia de força ativa e resistente, uma imagem que se opõe à de vulnerabilidade perante as dificuldades. Mas, hoje, até essa oposição é repensada. Para Pessini, as pessoas, a partir da superação de sua própria experiência de sofrimento, são capazes de extrair sentimentos de compreensão, participação e compaixão que tornam possível estabelecer com o outro uma relação de proximidade autêntica. O conceito central de resiliência parece ser o próprio engajamento no processo de reagir, na capacidade de se dirigir a um objetivo, de permanecer esperando que se possa atingir algo desejável, ou seja, de manter viva a capacidade de esperança. Assim, resiliência seria, mais propriamente, uma meta pela qual lutaríamos ou uma qualidade que tentaríamos adquirir.[48]

Um dos primeiros autores a discutir sobre o conceito de resiliência, Frederic Flach afirmou em 1966 que para uma pessoa ser resiliente dependerá de sua habilidade de reconhecer a dor pela qual está passando, perceber qual o sentido dessa dor e tolerá-la durante um tempo até que seja capaz de resolver esse conflito de forma construtiva. O autor complementa que o termo não se relaciona somente com aspectos psicológicos, mas também com aspectos físicos e fisiológicos.[49]

Já no Brasil, os estudos sobre a resiliência são recentes. Um levantamento das publicações sobre o tema elaborado por Souza e Cerven[50] mostra que os primeiros trabalhos sobre resiliência no país surgiram entre 1996 e 1998. A temática mais enfatizada na época abrangia crianças expostas a situações de risco, fatores de proteção e vulnerabilidade psicossocial e perfil do executivo.

Segundo Yunes,[51] em psicologia, o estudo do fenômeno da resiliência é relativamente recente. Vem sendo pesquisado há cerca de trinta anos, mas apenas nos últimos cinco anos os encontros internacionais têm trazido esse construto para a discussão. Os estudos sobre resiliência datam das últimas décadas, porém a ideia é quase tão antiga quanto o mundo. A luta pela sobrevivência entre os pobres e oprimidos, em todos os tempos e lugares, gerou certa forma de resiliência. Evocando os velhos mitos de heróis invulneráveis, o fenômeno é encontrado na mitologia, na história, na arte, na religião. São exemplos de resiliência, entre muitos outros, a vida e a obra de Jean Piaget, Máximo Gorki, Aleijadinho. Outro exemplo notável pode ser visto no diário de Anne Frank. Uma jovem, aos 12 anos, condenada a viver escondida com sua família para tentar escapar à perseguição nazista, escreveu um diário sob a forma de cartas dirigidas a uma amiga fictícia, por quem se sentia incondicionalmente aceita... "Não penso na angústia, mas penso na beleza de ainda viver". A resiliência é frequentemente mencionada em processos que explicam a "superação" de crises e adversidades por indivíduos, grupos e organizações.[52]

Quando as pessoas se tornam traumatizadas, frequentemente procuram novos sentidos e significados em suas vidas. Um fator decisivo ao desenvolvimento de uma resposta resiliente relaciona-se com a maneira como os indivíduos percebem e processam a experiência. A finalidade da psicoterapia para um sujeito que foi vítima de um trauma psicológico é atribuir novos significados emocionais à situação traumática, que não ocorre mais no presente. Aprender e crescer a partir das experiências positivas e negativas de vida e desenvolver a capacidade de lidar com adversidades severas são aspectos cruciais a serem trabalhados em psicoterapia.[53]

O processo de superação de crises e adversidades refere-se aos recursos resilientes de cada pessoa.

Bianchini e Dell'Aglio (2006) afirmam que o sujeito passa por diversas situações na vida em que se deve apresentar a resiliência, mas a principal delas é a situação de doença. No contexto da enfermidade, a resiliência seria a capacidade de um indivíduo lidar com a doença aceitando as limitações que lhe são impostas diante de sua nova condição, colaborando com aderência ao tratamento e readaptando-se de forma positiva. Baseando-se nessa perspectiva, é preciso entender o paciente como único, pois sua história de vida determinará as maneiras como se defrontará com a doença.

Dessa forma, nenhuma doença é a mesma para diferentes pessoas, sendo capaz de provocar reações diversas e singulares a cada um.

Segundo Cerezetti, a resiliência divide-se em três níveis diferentes de fatores: suporte social (eu tenho), habilidades interpessoais (eu posso) e força intrapsíquica ou interna (eu sou/eu estou). É considerada um redutor de intensidade do estresse e de sinais emocionais negativos, como a ansiedade, a depressão. Indicam-se, ainda, segundo a literatura estudada, três tipos de resiliência: a emocional, a acadêmica e a social. A resiliência emocional está relacionada às experiências positivas que levam a sentimentos de autoestima, autoeficácia e autonomia, os quais capacitam a pessoa a lidar com mudanças e adaptações. A resiliência acadêmica engloba a escola como um lugar onde habilidades para resolver problemas podem ser adquiridas; e, por fim, a resiliência social envolve fatores relacionados ao sentimento de pertencimento.[54]

Um fator também importante que faz parte da resiliência psicológica é o envolvimento com a religiosidade, que corresponde, por vezes, a uma estratégia de enfrentamento eficaz, como um forte elemento na rede de apoio social, que pode ser por meio da promoção da fé. Apresentar uma visão positiva do futuro proporciona ao idoso buscar adaptações e recursos internos para lidar com as adversidades e propiciar condições adequadas para a manutenção do bem-estar psicológico. Suportando essa hipótese, alguns estudos revelaram que a religiosidade pode ter efeito preventivo dos transtornos mentais, podendo funcionar como um fator positivo para o manejo de situações estressoras.[52]

Pargament *et al.* propõem que o manejo religioso pode ter algo especial a oferecer: "pode equipar excepcionalmente indivíduos para responderem às situações em que se veem face a face com os limites do poder e do controle humanos quando confrontados com suas vulnerabilidades". O autor ainda refere que as crenças e as práticas religiosas podem reduzir a perda do controle e do desamparo, fornecendo uma estrutura cognitiva que possa diminuir o sofrer e desenvolver a finalidade e o significado em face do trauma.[55]

Além do conflito entre mente e corpo, existe o conflito entre o conhecimento religioso e o científico, daí a importância da religião como um agente equilibrador das relações do homem consigo mesmo, com seu meio e com Deus. Em todas as tradições religiosas observam-se princípios para orientar uma vida equilibrada e harmoniosa, por isso a necessidade do conhecimento que o terapeuta deve ter sobre religião e espiritualidade. Peres aborda a inter-relação entre religiosidade, espiritualidade e saúde com base em publicações científicas, nas quais por meio de experimentos se pode comprovar a importância da religiosidade no enfrentamento de situações traumáticas. Esse autor demonstra, ainda, a possibilidade de que o surgimento da fé proporcione vantagens adaptativas. A espiritualidade e a religiosidade podem ser pilares para a reelaboração resiliente de uma experiência traumática, que envolve muitos aspectos cognitivos e integração das sensações e emoções dispersas das experiências traumáticas no sentido da superação.[56]

Visão da psicologia

Dentro da psicologia, o conceito de resiliência torna-se mais complexo e sofisticado, não sendo possível restringi-lo a um fato. Trata-se da combinação específica de vários fatores, tais como condições de risco e vulnerabilidade psicossocial, dispositivos de apoio e enfrentamento das dificuldades reconhecidas, mobilização de potenciais subjetivos e grupais ao longo do tempo, especificidades culturais, transformações subjetivas e objetivas em curso. Dessa maneira, a resiliência aparece como um fenômeno eminentemente humano, pois somente o ser humano pode modificar a si mesmo no curso da vida e dar sentido e valor ao que vive, transformando a realidade a partir disso.[57]

Em psicologia, a resiliência envolve flexibilidade, otimismo, ousadia, autoestima e autoconfiança para ressignificar o contexto em que a pessoa se encontra inserida, transformando a adversidade em possibilidade de desenvolvimento espiritual.[58]

A resiliência pode ser compreendida nos diversos campos da psicologia; independentemente do contexto no qual o psicólogo trabalhe, há a possibilidade de, antes de observar os aspectos de risco e que devem ser melhorados, verificar quais são as qualidades e aspectos a serem enfatizados para a valorização do que já existe e que pode auxiliar na mudança de situações atuais.[59]

Atualmente a psicologia transpessoal está engajada em trabalhar o indivíduo como um todo, respeitando sua espiritualidade e promovendo modificações no tipo de relação que estabelece interiormente consigo mesmo e com o outro. Essas transformações implicam uma mudança de consciência quanto ao nosso estágio evolutivo, conforme será descrito a seguir.

Contribuições da psicologia transpessoal

O termo "transpessoal" foi referendado pela primeira vez, na área da psicologia, por Carl Gustav Jung, que utilizou a palavra "überperson", em 1916, e "*uberpersönlich*", em 1917, significando suprapessoa e suprapessoal, respectivamente.[60]

Como nova abordagem, a psicologia transpessoal foi anunciada, no ano de 1968, pelo psicólogo Abraham H. Maslow no prefácio da segunda edição de seu livro *Toward a psychology of being*, quando era presidente da American Psychological Association e também do Conselho do Departamento de Psicologia da Brandeis University (gestão de 1968/69):

> "Devo dizer que considero a Psicologia Humanista ou Terceira Força de Psicologia, apenas transitória, uma preparação para a Quarta Psicologia, ainda mais elevada, transpessoal, trans-humana, centrada mais no cosmo do que nas necessidades e interesses humanos, indo além do humanismo, da identidade, da individuação e quejandos...".[61]

Foi oficializada nos Estados Unidos em 1968 por Maslow, Sutich, Frankl, Fadiman e Grof. Maslow já havia criado o termo "trans-humanismo" para incluir as necessidades de transcendência e metavalores, evidenciando que o ser humano mantém uma busca por valores elevados e espirituais para se expressar de maneira mais saudável, pois necessita de uma realização mais além (Maslow, *apud* Simão e Saldanha).

As psicologias transpessoais ancoram-se na ideia de que a espiritualidade é um eixo central para o entendimento do fenômeno humano.[62]

"Transpessoal" é apenas o termo moderno que muitos intelectuais utilizam para designar uma experiência espiritual.[63] A espiritualidade é uma dimensão natural e de grande importância da psique humana, e a busca espiritual é um desafio humano legítimo e totalmente justificado. No entanto, é preciso enfatizar que isso se aplica à espiritualidade genuína, com base na experiência pessoal, e não significa o apoio a ideologias e dogmas de religiões organizadas.[64]

Segundo Maslow, a espiritualidade é um aspecto próprio da natureza humana (*apud* Saldanha[65]).

Saldanha sugere que o ser humano observaria um terceiro princípio, além do prazer e da realidade, propostos pela psicanálise, que seria o princípio da transcendência, o qual, não acolhido ou estimulado, também levaria o indivíduo ao adoecimento. Assim, o autor desenvolve e sistematiza a abordagem integrativa transpessoal (AIT), na qual apresenta um método que utilizamos em nossos atendimentos tanto no Hospital das Clínicas, com pacientes depressivos, dentro do PROSER – IPq (Programa de Saúde, Espiritualidade e Religiosidade), quanto em nossos consultórios particulares.

A AIT postula um corpo teórico de alguns pressupostos básicos presentes na psicologia transpessoal: conceito de ego, cartografia da consciência, estados de consciência, conceito de vida e de unidade. Tem em sua epistemologia a percepção de que há um constructo formado a partir da concepção de que a realidade se auto-organiza e se solidifica, com a qual o indivíduo se identifica e que rege a percepção de si, do mundo e do futuro – e que se denomina ego. Para que ele interaja com a realidade interna e externa, faz uso de diferentes estados de consciência, recebendo influência de diferentes fontes e impulsos provenientes de vários níveis de inconsciente. A vida é um pulsar contínuo que não tem início, nem fim, e nela passamos por várias etapas de mortes e renascimentos, inclusive durante a existência física. Percebe-se que há uma unidade em tudo, com o conceito de não separatividade e da interdependência permeando entre todos os elementos. A AIT compreende o ser humano como um ser biopsicossocioespiritual e cósmico. A dimensão psicológica e a transcendência fazem parte da natureza humana, da sua biologia subjetiva.

Na AIT o terapeuta não interpreta os conteúdos dos pacientes, mas facilita em seus aspectos dinâmicos, por meio de um eixo experiencial e evolutivo, vários recursos psicoterapêuticos. Esses aspectos dinâmicos mobilizam a dimensão da personalidade, do ego, e também os aspectos evolutivos em sua dimensão vertical, a individualidade, na qual a espiritualidade se expressa. Sendo assim, promove vários recursos, nos quais o paciente integra razão, emoção, intuição e sensações (REIS) com a emergência de estados de consciência ampliada adequados àquelas experiências, dando sentido e gerando crescimento pessoal, além de promover mudanças significativas. A integração dos conteúdos das experiências das sessões nesse processo, acontecem ao longo de sete etapas: reconhecimento, identificação, desidentificação, transmutação, transformação, elaboração e integração. Essas etapas favorecem a perspectiva da resiliência na medida em que estimulam e ampliam a percepção da situação de dificuldade, gerando outros olhares e novas possibilidades de transformação e resultados exitosos.

Para Saldanha,[52] as transformações propostas no método da AIT em psicologia transpessoal constituem-se de mudanças não só comportamentais, individuais, mas também modificações no tipo de relação que se estabelece interiormente consigo mesmo e com o outro. Essas transformações implicam mudanças de consciência do nosso estágio de desenvolvimento como espécie, inseridas em um contexto de transformação evolutiva, uma vez que o homem ainda não alcançou o limiar de sua evolução.

Assim, a proposta da AIT favorece a emergência na qual aspectos mais criativos, resilientes, despontam no indivíduo de forma mais intensa. Tais elementos são possíveis na educação dessa nova consciência, mais despertam o desenvolvimento mais pleno do ser humano. É o aprender a conhecer, fazer, conviver e ser para "estar" com qualidade no mundo.[52]

Considerações finais

O conceito de *coping* também está diretamente ligado à resiliência, caracterizando-se aquele como o conjunto de estratégias utilizadas para a adaptação a circunstâncias adversas (Folkman e Lazarus, 1980, *apud* Antoniazzi, Dell'Aglio e Bandeira[11]). O termo pode ser entendido em uma relação processual entre o indivíduo e o ambiente, diante da necessidade de administrar situações estressoras, devendo o indivíduo avaliar e interpretar o fenômeno que é por ele percebido. Pessoas que se utilizam de estratégias de *coping* podem ser consideradas resilientes.

Tanto o *coping* quanto a resiliência são processos relacionados a situações de estresse.[67]

Enquanto o *coping* se concentra na estratégia para lidar com a situação, a resiliência enfatiza o resultado das estratégias, que é a adaptação bem-sucedida.[52]

Aprender a lidar com o estresse é uma construção lenta, em que o paciente pode aprender a ser resiliente. Ter a ajuda de alguém como guia pode ajudá-lo a fortalecer sua resiliência e a encontrar mecanismos de *coping* positivo.

O processo de crescimento saudável, nesse enfoque, é contínuo, evolutivo, passando por mudanças em uma série interminável de situações de livre escolha, com as quais, segundo Maslow, "o indivíduo se defronta a todo instante ao longo da vida quando deve optar entre os prazeres de segurança e do crescimento, dependência e independência, regressão e progressão, imaturidade e maturidade".[68]

Embora alguns autores ainda contestem, a espiritualidade e religiosidade são de suma importância para a vida humana. A prática demonstra que pessoas que professam alguma fé se beneficiam mais dos resultados propostos na psicoterapia. Segundo Schultz-Ross e Guthcil,[69] isso ocorre em virtude da dificuldade de integrar esse tema à psicoterapia por fatores como a orientação tradicional de escolas psicoterápicas segundo a qual a espiritualidade está fora da esfera da investigação e do conhecimento; a ausência de programas de supervisão e treinamento; e o desconforto diante dos temas espirituais e religiosos por parte dos educadores e profissionais.

A psicologia transpessoal pode ser uma orientação psicológica que sane lacunas essenciais aos cuidados com a vida humana. À medida que utilizamos o método da AIT,[67] observamos resultados exitosos que contemplam essa visão e o cuidado integral com o indivíduo.

As pessoas que têm família e amigos para apoiá-las e encorajá-las apresentam índices de recuperação melhores do que as que estão sozinhas no mundo.[70] Os índices mais elevados de recuperação sugerem que os sistemas de imunização dos pacientes que contam com parentes e amigos funcionam mais eficiente e eficazmente do que os sistemas dos pacientes sozinhos. Propiciar que o paciente se sinta incondicionalmente percebido, respeitado e amado garante a confiança em si mesmo, a capacidade de autoapreciação, a capacidade de controle da impulsividade, a capacidade de ter empatia, o sentido de coerência, o significado e a finalidade quanto à própria vida.

A abordagem integrativa transpessoal praticada por psicoterapeutas percorre o caminho junto com o paciente, favorecendo, por meio do encontro, a possibilidade de ouvi-lo abertamente, de fazer emergir as forças pessoais adormecidas, ancoradas em uma pulsão à transcendência e ao crescimento, fatos esses que, estimulados, propiciam o despertar de valores que geram ações, fontes de uma espiritualidade transreligiosa.[52]

Pode-se também observar que o *coping* e a resiliência são favorecidos na aplicação do método da AIT em função do seu próprio embasamento teórico, que contempla uma visão antropológica mais ampla, integrando uma espiritualidade ativa e presente na vida do indivíduo.

É preciso lembrar que todas essas transformações implicam mudanças de consciência do nosso estágio de desenvolvimento como espécie, inseridas em um contexto de transformação evolutiva, uma vez que o homem ainda não alcançou o limiar de sua evolução.[71]

Referências

1. Suls J, David JP, Harvey JH. Personality and coping: three generations of research. Journal of Personality. 1996.
2. Paiva GJ. Aids, psicologia e religião: o estado da questão na literatura psicológica. Psicologia: Teoria e Pesquisa. 1998;14(1):27-34.
3. Vaillant GE. Ego mechanisms of defense and personality psychopathology. Journal of Abnormal Psychology. 1994;103:44-50.
4. Tapp JT. Multisystems holistic model of health, stress and coping. In: Field TM, McCabe PM, Schneiderman N, editors. Stress and coping. Hillsdale: Lawrence Erlbaum Associates; 1985.
5. Folkman S, Lazarus RS. If it changes it must be a process: a study of emotion and coping during three stages of a college examination. Journal of Personality and Social Psychology. 1985;48:150-70.
6. Folkman S, Lazarus RS. An analysis of coping in a middle-aged community sample. Journal of Health and Social Behavior. 1980.
7. Carver CS, Scheier MF. Situational coping and coping dispositions in a stressfull transaction. Journal of Personality and Social Psychology. 1994;66:184-95.
8. Compas BE. Coping with stress during childhood and adolescence. Psychological Bulletin. 1987;101:393-403.
9. Rudolph KD, Denning MD, Weisz JR. Determinants and consequences of children's coping in the medical setting conceptualization, review, and critique. Psychological Bulletin. 1995;118:328-57.
10. Band EB, Weisz JR. How to feel better when it feels bad: children's perspectives on coping with everyday estresse. Developmental Psychology. 1988;24:247-53.
11. Antoniazzi AS, Dell'Aglio DD, Bandeira DR. O conceito de coping: uma revisão teórica. Estudos de Psicologia. 2000;5(1):87-312; Estudos de Psicologia. 1998;3(2):273-94.
12. Beresford BA. Resources and strategies: how parents cope with the care of a disabled child. Journal of Child Psychology and Psychiatry. 1994;35:171-209.
13. Lazarus RS, Folkman S. Stress, appraisal, and coping. New York: Springer; 1984.

14. George LK, Larson DB, Koenig HG, McCullough ME. Spirituality and health: what we know, what we need to know. J Soc Clin Psychol. 2000;19(1):102-16.
15. Koenig HG. Religion and medicine III: developing a theoretical model. Int J Psychiatry Med. 2001b;31(2):199-216.
16. Koenig HG, Larson DB, Larson SS. Religion and coping with serious medical illness. Ann Pharmacother. 2001;35:352-9.
17. Siegel K, Anderman SJ, Schrimshaw EW. Religion and coping with health-related stress. Psychology and Health. 2001;16(6):631-53.
18. Koenig HG. Religion and medicine IV: religion, physical health, and clinical implications. Int J Psychiatry Med. 2001c;31(3):321-36.
19. McIntosh D, Spilka B. Religion and physical health: the role of personal faith and control beliefs. Res Soc Sci Study Relig. 1990;2:167-94.
20. Koenig HG. Religion and medicine II: religion, mental health and related behaviors. Int J Psychiatry Med. 2001a;31(1):97-109.
21. Tepper L, Rogers SA, Coleman EM, Malony HN. The prevalence of religious coping among persons with persistent mental illness. Psychiatr Serv. 2001;52:660-5.
22. Koenig HG, Pargament KI, Nielsen J. Religious coping and health status in medical ill hospitalized older adults. J Nerv Ment Dis. 1998;186(9):513-21.
23. Pargament KI, Smith BW, Koenig HG, Perez LM. Patterns of positive and negative religious coping with major life stressors. J Sci Study Relig. 1998;37(4):710-24.
24. Pargament KI, Koenig HG Tarakeshwar N, Hahn J. Religious struggle as predictor of mortality among medically ill elderly patients: a 2-year longitudinal study. Arch Intern Med. 2001a;13(27):1881-5.
25. Pargament KI, Tarakeshwar N, Ellison CG, Wulff KM. Religious coping among religious: the relationships between religious coping and well-being in a national sample of Presbyterian clergy, elders and members. J Sci Study Relig. 2001b;40(3):497-51.
26. Hill PC, Pargament KI. Advances in the conceptualization and measurement of religion and spirituality: implications for physical and mental health research. Am Psychol. 2003;58(1):64-74.
27. Dull VT, Skokan LA. A cognitive model of religion's influence on health. J Soc Issues. 1995;51(2):49-64.
28. Lilliston L, Klein DG. A self-discrepancy reduction model of religious coping. J Clin Psychol. 1995;47(6):854-60.
29. Nooney J, Woodrum E. Religious coping and church-based social support as predictors of mental health outcomes: testing a conceptual model. J Sci Study Relig. 2002;41(2):359-68.
30. Pargament KI. The psychology of religion and coping: theory, research, practice. New York: Guilford Press; 1997.
31. Wong-McDonald A, Gorsuch RL. Surrender to God: an additional coping style? J Psychol Theol. 2000;28(2):149-61.
32. Tix AP, Frazier PA. The use of religious coping during stressful life events: main effects, moderation, and mediation. J Consult Clin Psychol. 1998;66(2):411-22.
33. Pargament KI, Park CL. Merely a defense? The variety of religious means and ends. J Soc Issues. 1995;51(2):13-32.
34. Pargament KI, Koenig HG, Perez LM. The many methods of religious coping: development and initial validation of the RCOPE. J Clin Psychol. 2000;56(4):519-43.
35. Tarakeshwar N, Pargament KI. Religious coping in families of children with autism. Focus Autism Other Dev Disabl. 2001;16(4):247-60.
36. Panzini RG. Escala de coping religioso-espiritual (escala CRE): tradução, adaptação e validação da escala RCOPE, abordando relações com saúde e qualidade de vida [dissertação]. Porto Alegre: Instituto de Psicologia da Universidade Federal do Rio Grande do Sul; 2004.
37. Clark KA, Bormann CA, Cropanzano RS, James K. Validation evidence for three coping measures. J Pers Assess. 1995;65:434-55.
38. Carver CS, Scheier MF, Weintraub JK. Assessing coping strategies: a theoretically based approach. J Pers Soc Psychol. 1989;56:267-83.
39. Koenig HG, Cohen HJ, Blazer DG, Kudler HS, Krishnan KRR, Sibert TE. Religious coping and cognitive symptoms of depression in elderly medical patients. Psychosomatics. 1995;36(4):369-75.
40. McIntosh D, Silver RC, Wortman CB. Religion's role in adjustment to a negative life event: coping with the loss of a child. J Pers Soc Psychol. 1993;65:812-21.
41. Pargament KI, Ishler KJ, Dubow E, Stanik P, Rouiller R, Crowe P, et al. Methods of religious coping with the Gulf War: cross-sectional and longitudinal analyses. J Sci Study Relig. 1994;33(4):347-61.
42. Pargament KI, Olsen H, Reilly B, Falgout K, Ensing DS, Haitsma KV. God help me (II): the relationship of religious orientations to religious coping with negative life events. J Sci Study Relig. 1992;31(4):504-13.
43. Pargament KI, Kennell J, Hathaway W, Grevengoed N, Newman J, Jones W. Religion and the problem-solving process: three styles of coping. J Sci Study Relig. 1988;27(1):94-104.
44. Panzini RG, Bandeira DR. Coping (enfrentamento religioso/ espiritual), revisão da literatura. Rev de Psiquiatria Clínica. 2007;34(Supl 1):126-35.
45. Barreira, Nakamura, 2006.
46. Yunes, Szymanski, 2001.

47. Mayena SB. The concept of resilience revisited. Disasters. 2006.
48. Pessini L. Em busca da resiliência: a capacidade de dar a volta por cima. In: Pessini L. Espiritualidade e arte de cuidar: o sentido da fé para a saúde. São Paulo: Centro Universitário São Camilo/Paulinas; 2010.
49. Flach, 1991.
50. Souza e Cerven, 2006.
51. Yunes MAM. Psicologia positiva e resiliência: o foco no indivíduo e na família. Psicologia em Estudo [Maringá]. 2003;8(num. esp.)75-84.
52. Simão M, Saldanha V. Resiliência e psicologia transpessoal: fortalecimento de valores, ações e espiritualidade. Revista O Mundo da Saúde. [Ano 36] 2012 Apr/Jun;36(2).
53. Peres JFP, Mercante JPP, Nasello AG. Promovendo resiliência em vítimas de trauma psicológico. Rev Psiquiatria Rio Grande Sul. 2005;27(2):131-8.
54. Yunes, 2001.
55. Bianchini e Dell'Aglio, 2006.
56. Cerezetti CRN, Nunes GR, Cordeiro DRCL, Tedesco S. Lesão medular traumática e estratégias de enfrentamento: revisão crítica. Revista O Mundo da Saúde. [Ano 36] 2012 Apr/Jun;36(2).
57. Pargament KI, Koenig HG, Tarakeshwar N, Hahn J. Religious coping methods as predictors of psychological, physical and spiritual outcomes among medically ill elderly patients: a two-year longitudinal study. J Health Psychol. 2004;9(6):713-30.
58. Peres JFP. Trauma e superação: o que a psicologia, a neurociência e a espiritualidade ensinam. São Paulo: Roca; 2009.
59. Goldstein TS. Entre o conceito e a metáfora: a resiliência como abordagem do humano a partir da física dos materiais. Revista O Mundo da Saúde. [Ano 36] 2012 Apr/Jun;36(2).
60. Angst R. Psicol Argum [Curitiba]. 2009 Jul/Sept;27(58):253-60. Sob licença Creative Commons.
61. Simões M, et al. O que é transpessoal. Lidel/Temática; 1997. p.48.
62. Maslow AH. Introdução à psicologia do ser. Rio de Janeiro, Eldorado Tijuca: 12, sdp.
63. Ferreira AL, Silva CR. Psicologia, laicidade e as relações com a religião e espiritualidade. v.3 – CRP SP. 2016.
64. Grof S, Grof C. A tempestuosa busca do ser: um guia para o crescimento pessoal através da crise de transformação. São Paulo: Cultrix; 1994.
65. Grof S, Grof C. Respiração holotrópica: uma nova abordagem de autoexploração e terapia. Rio de Janeiro: Capivara; 2010.
66. Saldanha V. Psicologia transpessoal: abordagem integrativa. Um conhecimento emergente em psicologia da consciência. Ijuí: Unijuí; 2008.
67. Saldanha V. Didática transpessoal: perspectivas inovadoras para uma educação transpessoal [tese]. Campinas: Universidade Estadual de Campinas; 2006.
68. Laslow L. Curando com amor: um programa médico inovador para a cura do corpo e da mente. São Paulo: Cultrix; 1994.
69. Frick WB. Psicologia humanista: entrevista com Maslow: Murphy e Rogers. Rio de Janeiro: Zahar; 1975
70. Schultz-Ross RA, Gutheil TG. Difficulties in integrating spirituality into psychotherapy. J Psychother Pract Res. 1997;6(2):130-8.
71. Taboada NG, Legal EJ, Machado N. Resiliência: em busca de um conceito. Rev Bras Crescimento Desenvolv Hum. 2006;16(3):104-13.
72. Weil P. A revolução silenciosa: autobiografia pessoal e transpessoal. São Paulo: Pensamento; 1989.
73. Folkman S, Lazarus RL, Dunkel-Schetter C, DeLongis A, Gruen R. Dynamics of a stressful encounter: cognitive appraisal, coping, and encounter outcomes. Journal of Personality and Social Psychology. 1996:50:992-1003.
74. Koenig HG. Religion and medicine I: historical background and reasons for separation. Int J Psychiatry Med. 2006;30(4):385-98.
75. Yunes MAM. Resiliência: noção, conceitos afins e considerações críticas. In: Tavares J, organizer. Resiliência e educação. São Paulo: Cortez; 2011.

Princípios de Psicologia da Religião

Geraldo José de Paiva

Psicologia da religião (pr) é o estudo da religião em sua dimensão psicológica. Esse enfoque privilegia o indivíduo e o pequeno grupo, necessariamente em interação. A subjetividade e a intersubjetividade do comportamento religioso são, portanto, o objeto particular dessa área da psicologia, o que a distingue de outras ciências humanas e sociais, como a antropologia e a sociologia, que se interessam pelo fenômeno religioso enquanto dado mais amplo da cultura e da sociedade. A abordagem teórica e prática no estudo da religião é, contudo, interdisciplinar, associando múltiplos enfoques, dos quais não se pode excluir, dentre outras disciplinas, a história, a literatura e a teologia. Embora no meio brasileiro teologia conote as teologias cristãs, a diversidade religiosa brasileira reconhece várias outras teologias, conquanto nem sempre na acepção científica do termo.

A expressão "psicologia da religião" não implica que a psicologia seja propriedade de alguma visão religiosa, embora na origem o estudo psicológico da religião se tenha voltado para as religiões cristãs. Tampouco nos deve enganar o vocábulo "religião", pois o estudo psicológico não tem como objeto um campo tão vasto e tão diversificado como a religião. Melhor se diria psicologia das religiões, entendendo que a religião estudada no indivíduo ou no pequeno grupo é sempre uma religião determinada. Concordamos com que se possa falar de religião desde que o termo não corresponda a nenhuma religião concreta, ou que se torne um objeto de difícil, senão impossível, pesquisa. Registre-se que também "psicologia", no singular, oculta o grande número de perspectivas teóricas e, mesmo, epistemológicas dessa área do conhecimento. Mesmo assim, a expressão "psicologia da religião" pode ser utilizada, e a utilizaremos, como um atalho linguístico.

O capítulo apresentará alguns princípios da PR, alguns prolongamentos desses princípios e algumas de suas derivações, sob forma de pesquisas realizadas em tópicos da área, pelo autor e colaboradores.

Princípios

Um princípio fundamental da PR é o de que estuda o psíquico no religioso, e não o religioso no psíquico. A PR pode ser definida como o estudo do que há de psíquico no religioso. Esse princípio resguarda o pesquisador de considerar a religião um produto do psiquismo. Ao contrário, a religião aí está, a ser estudada como outras formas sociais. A tendência à produção psíquica da religião muito deveu a Jung, embora o próprio Jung não se interessasse pela origem da religião, mas sim pela função dela, por exemplo por meio dos arquétipos, no psiquismo inconsciente.

Um segundo princípio fundamental é o de que a psicologia da religião se abstém de afirmar ou negar a existência real do termo intencionado pelo comportamento religioso. Essa posição epistemológica está estabelecida desde Théodore Flournoy, da Universidade de Genebra, que nos primeiros anos do século XX formulou o princípio da "exclusão do transcendente". Essa é uma exclusão epistemológica e metodológica, exigida pela psicologia como ciência moderna, isto é, empírica. Como por transcendente se entende o transempírico, a ciência moderna, empírica, não tem como ocupar-se dele. A exclusão do transcendente se refere ao procedimento científico, e não à convicção do pesquisador, que continua crente, agnóstico, ateu ou, segundo o neologismo, "apateísta", de acordo com sua opção, história de vida e meio social.

Em seus primórdios, contudo, a PR, surgida no Ocidente, estava interessada em promover, com os recursos psicológicos, a educação e a vivência religiosas. Stanley Hall, nos Estados Unidos, criou um dos primeiros periódicos de psicologia, que denominou *American Journal of Religious Psychology and Education*. Na Alemanha, a Escola de Dorpat (atual Tartu, na Estônia), com K. Girgensohn e W. Gruehn, ao lado do estudo experimental da estrutura da experiência religiosa, interessava-se pela aplicação pastoral a uma religiosidade amadurecida. Na época ainda não se tinha firmado a designação psicologia da religião, e era frequente a denominação psicologia religiosa, que permaneceu durante algum tempo nos estudos em francês, embora já desvinculados de alguma filiação religiosa. Nos países de influência alemã, a psicologia da religião era denominada psicologia do serviço ou do culto a Deus (em holandês, por exemplo, *Godsdienstpsychologie*)

Importante é esclarecer o que a PR **não** é. A PR não é, em primeiro lugar, uma religião dos tempos modernos, em que o culto de si mesmo é entendido como religião.[1] Em segundo lugar, não é ciência teológica ou um seu sucedâneo moderno. Os princípios que regem uma e outra ciência são diversos. A teologia fundamenta-se na fé religiosa, a psicologia se baseia nos sentidos e na razão. Em terceiro lugar, a PR não é um "consultório" científico para dirimir problemas espirituais que devem ser tratados com os ministros religiosos.

Os princípios muitas vezes se esclarecem na prática: daí a utilidade de acompanhar a história da psicologia da religião na Europa, nos Estados Unidos e no Brasil. Uma indicação dessa utilidade foi a praxe dos *European psychologists of religion* de não centralizar suas reuniões ao redor de um tema, mas de permitir que aflorasse todo tipo de estudo que se apresentasse como PR, de modo a permitir não só a variedade, mas também a liberdade dos estudos na área.

Como ciência empírica, a PR utiliza todos os métodos da psicologia. Em linhas gerais, o método qualitativo e o quantitativo. O primeiro é necessário para o aperfeiçoamento conceitual; o segundo, para um primeiro levantamento do comportamento e, a seguir, para a generalização dos resultados ou a sugestão de novas pesquisas. A tendência atual é juntar os dois métodos, seja no mesmo estudo, seja em estudos articulados. Ressalta-se que a metodologia quantitativa se impõe cada vez mais, por influência da psicologia americana, e tornou-se até condição favorável à aceitação de artigos científicos. Mais comuns na pesquisa são os estudos de campo; os estudos de laboratório são propostos por alguns pesquisadores, embora os experimentos estritos não sejam frequentes pela dificuldade, ou impossibilidade, de produzir comportamento religioso autêntico na situação artificial do laboratório. Propõem-se no lugar deles os procedimentos a modo de experimentos, *quasi experimental*.

Um terceiro princípio é o do juízo da verdade psicológica do comportamento religioso. Terá a psicologia autoridade para pronunciar um juízo de verdade acerca da religião? Mesmo mantendo o princípio da exclusão do transcendente, que impede à Psicologia pronunciar-se sobre a existência ou inexistência do transcendente, tem-se como possível um juízo de verdade psicológica em relação ao comportamento religioso. Em que consiste a verdade psicológica? Na afirmação, negação ou dúvida a respeito de uma relação verificada, com graus de probabilidade, entre variáveis antecedentes e consequentes ou entre variáveis concomitantes. O comportamento, de fato, é o objeto da psicologia. Assim, frequência ao culto, atividade em prol das pessoas, crenças, desejos, sentimentos, vinculações sociais, e semelhantes, são legítimo objeto do juízo psicológico. Essas crenças, desejos e o mais se definem como religiosos, quando visam a um objeto transcendente. Porém, são ações humanas. A verdade psicológica dessas ações consistirá em sua autenticidade psicológica. É sobre essa autenticidade que se pronuncia a psicologia. Assim, por exemplo, no sentimento de culpa, a psicologia não se pronunciará acerca de Deus ou do pecado, mas se aterá ao ideal do ego da pessoa e à consciência de não tê-lo alcançado ou de havê-lo infringido, com o consequente sentimento de culpa. A psicologia se pronunciará apenas sobre a adequação ou falta de adequação entre a culpa e a frustração do ideal da pessoa. Nesse pronunciamento a psicologia reconhecerá o bom ou o mau funcionamento psíquico, sem se ocupar com o pecado como ofensa a Deus. A psicologia da religião, como já enfatizamos, lida com o psíquico no religioso, e não com o religioso no psíquico. Na dúvida da existência de Deus ou na militância ateia, a psicologia, igualmente, não se pronunciará a respeito de Deus, mas examinará se esses comportamentos estão relacionados, por exemplo, com a solução incompleta do complexo de Édipo, com a educação familiar ou com a pressão do grupo de referência.

Prolongamento dos princípios

Como ciência, a PR se apoia na teoria. Ao longo do tempo foram propostas várias teorias psicológicas, que passaram a ser utilizadas pela PR. Embora alguns estudiosos lamentem a ausência de uma teoria própria à psicologia da religião, entendemos que se trata da busca de compreensão do comportamento religioso em seu aspecto de comportamento. Daí a utilização, pela psicologia da religião, das teorias vigentes no amplo campo da psicologia. Aplicam-se, pois, as teorias ao objeto particular do comportamento intencionado ao sobrenatural. Como ocorre com outras modalidades da psicologia, tais como a psicologia do esporte ou da educação, a psicologia da religião se interessa pelos processos básicos, os quais poderão, eventualmente, guiar ações práticas no campo.

Costuma-se distinguir teorias clássicas e teorias contemporâneas da psicologia da religião. Rodrigues e Gomes[2] apontam como clássicas, de alcance geral, as seguintes: psicologia comportamental-cognitivista (Skinner, Schoenfeld), psicologia profunda (Freud, Jung) e psicologia humanista (Maslow, Allport, Erikson, Fromm). Entre as teorias contemporâneas, de alcance médio, Paiva[3] destaca a psicologia narrativa (Sundén, van der Lans), a teoria da atribuição de causalidade (Spilka, Shaver, Kirkpatrick), a teoria do apego (Kirkpatrick, Granqvist), a psicologia cultural (Belzen, Hermans), a psicologia evolucionária (Boyer, Pyysiäinen) e algumas perspectivas da psicanálise, representadas por Ana-María Rizzuto e Mario Aletti. São estas teorias de médio alcance da psicologia, voltadas, contudo, especificamente para o comportamento religioso, como seu objeto.

Temas pesquisados e temas pouco ou não pesquisados

Os temas tradicionalmente tratados na PR, sempre com referência ao objeto religioso, são, entre outros, as teorias psicológicas da religião, a experiência, a atitude, a motivação, o desejo, a culpa, o desenvolvimento, a crença e a descrença, os conflitos, a conversão, o grupo, o enfrentamento, a prece e o rito, a patologia religiosa. Esses temas podem ser encontrados nos conceituados estudos de Vergote (1997), de Spilka, Hood Jr., Hunsberger & Gorsuch (2003), e já nos mais antigos tratados traduzidos no Brasil: *Psicologia da religião*, de Johnson,[6] e *Psicologia da religião*, de Rosa.[7] Temas menos estudados, ao menos no Brasil, são "a negação da fé ou o ateísmo; a desfiliação institucional; o comportamento ligado a religiões não tradicionais nem hegemônicas, como o budismo, o islamismo, o judaísmo, as religiões indígenas, e as "novas religiões" japonesas; o lugar da experiência religiosa na sociedade pós-moderna ou pós-secular; a religião na atividade profissional do psicólogo;[8] semelhanças e diferenças entre religião e espiritualidade; as teorias psicológicas contemporâneas da religião; a "publicização" da religião no Brasil, que tem levado a religião à política; o caráter cultural intrínseco às religiões;[9] as raízes protopsíquicas e pré-culturais do comportamento religioso; o impacto dos vários meios digitais nesse comportamento.

Interação da PR com a psicologia clínica, social e do desenvolvimento

Será possível à psicologia da religião interagir com outras áreas da psicologia se a religião for entendida como integrante da vida das pessoas, o que ela é. Aceita ou rejeitada, a religião é um horizonte para a saúde física e psíquica, o laço social, a construção progressiva da personalidade. Não é demais repetir que, do ponto de vista da psicologia como ciência que abstrai metodologicamente do transcendente, religião ou irreligião são consideradas apenas em sua dimensão psicológica, o que faz de uma e outra comportamentos de igual densidade psíquica. Embora a psicologia da religião não seja de conhecimento obrigatório para o psicólogo, que conta com um *corpus* teórico bem estabelecido, parece conveniente ao psicólogo conhecer seu alcance nos diversos campos de sua atuação.[10] A psicologia clínica se ocupará, então, dos distúrbios psíquicos com que a religião ou a irreligião acompanha a pessoa. A psicologia se ocupará geralmente com a associação, não com a causalidade, verificada entre religião/irreligião e o bem-estar e o mal-estar da pessoa. Como apontamos, a causalidade é de verificação mais difícil, seja entre religião e bem-estar, seja entre bem-estar e religião.[11] O DSM IV, desde sua edição de 1994, incluiu entre os distúrbios psicológicos os que acompanham a dúvida religiosa, a mudança ou a perda da fé, a interrupção dos laços sociais com quem partilhava da religião ou da irreligião. A atuação do psicólogo será semelhante à que ele exerce em casos de trauma, físico ou psicológico, como o luto. Sem desmerecer a densidade específica do fato, o psicólogo se dedicará a identificar os processos psíquicos envolvidos na situação, tais como as emoções de perda, tanto cognitiva como social, e as emoções de ganho que podem surgir das novas cognições e dos novos grupos.

Na psicologia social um tema clássico é o do preconceito religioso. O psicólogo estará atento aos estereótipos e aos preconceitos, enquanto obstam a um convívio pacífico e produtivo entre pessoas de religiões diferentes ou de correntes diversas dentro da mesma religião. Saberá distinguir os bem fundados estereótipos, sem os quais a cognição se torna travada, e os estereótipos realmente insuficientes, que viciam os comportamentos sociais e facilmente descambam para o preconceito. Mais delicado é o trato com os preconceitos religiosos, que se originam menos da cognição do que da emoção defensiva provocada pelo diferente. Outro campo de possível atuação do psicólogo social é a política, enquanto a religião se torna "pública"[12] e procura influir na sociedade por meio dos dispositivos legais, mediante a atividade de seus filiados. Em um Estado laico, como o brasileiro, as religiões devem conviver com iguais direitos, assegurados pela legislação. Os grupos religiosos, em particular os pequenos grupos nos quais ocorrem as trocas psicológicas, podem exceder-se ou omitir-se na proposição de seus próprios valores religiosos. O excesso e a omissão derivam, respectivamente, da estreiteza cognitiva acompanhada de emoções de intolerância, e de emoções provocadas pela baixa autoestima e pelo temor.

Na psicologia do desenvolvimento, o psicólogo encontrará um campo complexo, em que muitas vezes se mesclam indevidamente religião e moral. O desenvolvimento cognitivo da religião passa por fases, não necessariamente piagetianas e kohlbergianas. Essas fases se verificam tanto nas pessoas que se tornam religiosas como nas que se tornam irreligiosas. Anna-María Rizzuto[13] fornece ao psicólogo pistas para identificar os estados afetivos que acompanham "o nascimento do Deus vivo", e Oser, Reich e Bucher[14] oferecem o acompanhamento da fé e da descrença ao longo do ciclo da vida. A atuação do psicólogo poderá ocorrer em instituições que oferecem ensino religioso e como auxílio psicológico à pastoral das confissões religiosas.

Distinção, separação e pontos de contato entre religião e espiritualidade

A Divisão 36 da *American Psychological Association* recentemente transformou sua designação de *Psychology of Religion* para *Psychology of Religion and Spirituality*. Inicialmente, a Divisão era denominada *Psychologists Interested in Religious Issues* (PIRI). Observa-se, pois, um alargamento do objeto da psicologia, que era a religião e passou a incluir a espiritualidade. Essa inclusão não se entende como de uma parte ao todo, mas como um todo à parte em relação à religião. Dos Estados Unidos a febre pela espiritualidade se espalhou pelo mundo acadêmico sob influência da língua inglesa e chegou ao Brasil. De fato, o tema da espiritualidade vem sendo, entre nós, um tópico privilegiado em várias modalidades de eventos científicos. Pavel Rican[15,16,17] é um acadêmico tcheco que realizou um estudo histórico do termo "espiritualidade". Esse é um termo abstrato derivado do adjetivo "espiritual", que designa uma qualidade do espírito. Esses vocábulos são de raiz latina, embora nem o adjetivo nem o substantivo abstrato estejam registrados no latim clássico. Ao contrário, provêm do latim eclesiástico, como tradução do grego "pneumáticos", adjetivo derivado de "pneúma", espírito, referido ao Espírito Santo. Esse sentido primeiro perdura no entendimento da espiritualidade cristã, designando formas particulares de viver a doutrina e a prática cristãs. Fala-se, nesse sentido, de espiritualidade franciscana, carmelita, dominicana, protestante, ortodoxa. Em sentido mais amplo, baseado em analogia, pode-se falar de espiritualidade islâmica e judaica, ou em formas mais limitadas do islamismo e do judaísmo, que são religiões abraâmicas. Com o Iluminismo, explica Rican, o espírito passou a designar a racionalidade, característica da humanidade, e espiritual passou a significar racional. Como reação ao Iluminismo, o Romantismo entendeu o espiritual como o emocional, o experiencial. E atualmente o espiritual passou a indicar o que não é simplesmente material ou trivial na vida. Sinal desse último estágio do conceito "espiritual" e "espiritualidade" é o livro, aliás simpático, de Robert C. Solomon,[18] *Espiritualidade para céticos: paixão, verdade cósmica e racionalidade no século XXI*. Para Solomon, a espiritualidade é, em resumo, "um amor bem pensado à vida". Essa (in)definição ampla daria lugar até ao transcendente, porém com muita frequência a relação ao transcendente é substituída pela relação com algo não trivial mas ainda dentro do horizonte simplesmente humano. Fala-se, assim, de uma espiritualidade ateia,[19] ou da "*mindfulness*" (atenção concentrada), como a "realização budista de um sonho protestante" (Hedstrom, citado por Parsons[19]). A espiritualidade não raro é identificada com o "sentido da vida", que pode ser diverso, além do religioso. A distinção conceitual entre religioso e espiritual, contudo, ainda não é clara. Em Parsons, por exemplo, registra-se que milhões de americanos (ao redor de 30%) usam agora a frase "espiritual mas não religioso" para identificar sua complexa atitude em relação à religião. A frase provavelmente tem "tantos sentidos quanto as pessoas que a utilizam" (Parsons[19]). Na mesma publicação observa-se que, em seu sentido mais geral, "espiritual mas não religioso" denota aqueles que, de um lado, estão desiludidos com a religião institucional tradicional e, de outro, sentem que essas mesmas tradições contêm profunda sabedoria acerca da condição humana. Daí decorre a grande ambiguidade que pode, talvez na maioria dos casos, obnubilar os conceitos. Parece-me, em todo o caso, que se trata de um fenômeno tipicamente norte-americano, embora com tendência a espalhar-se, dado o processo de secularização que atinge muitos países. Na Europa, Hans Stifoss-Hanssen,[20] da Universidade de Oslo, expôs em um artigo intitulado "Religion and spirituality: what a European ear hears", que um europeu não diria que não é religioso, mas espiritual, e diria, diferentemente, que é religioso, mas não cristão. Saroglou,[21] da Universidade de Louvain-la-Neuve, após amplo levantamento, concluiu que o que se manifesta vigoroso na espiritualidade de seus sujeitos é o que resta de sua religiosidade. Assim, os estudos psicológicos da religião e da espiritualidade não equivalem a oscilações de uma mesma disciplina, mas constituem duas disciplinas, com seus conceitos e métodos próprios, capazes de valorizar respectivamente o sentido da religião e o da espiritualidade.[22]

Definição de religião a partir da relação com o sobrenatural nas diversas dimensões

Embora a definição do que seja religião não seja do âmbito da psicologia, algum entendimento do conceito é necessário para definir o comportamento religioso. Optamos por definir religião como relação com o sobrenatural. Sobrenatural é um conceito histórico, originado no cristianismo e trabalhado em sua teologia. Por isso, não é um conceito compartilhado por todas as religiões, como, aliás, o próprio conceito de religião, ausente em culturas e subculturas várias. De passagem, recorde-se, em primeiro lugar, a hesitação em derivar religião de *relegere* ou de *religare*, o primeiro descrito por Cícero como a execução atenta dos rituais voltados para os deuses, e o segundo entendido por Lactâncio como uma ligação ou religação com Deus. Em segundo lugar, mesmo em algumas línguas ocidentais, a palavra "religião" é de uso relativamente recente, em lugar de culto ou serviço de Deus (*Gottesdienst*). Com base nessa indefinição, o termo "sobrenatural" deve ser entendido historicamente como o que ultrapassa a natureza humana, ou o que a transcende, ou o divino. Nem por isso se desfazem todas as dificuldades, pois o transcendente, ou o divino, admite muitos graus de realização. Pode-se falar de sobrenatural com referência a Deus, a espíritos, a antepassados, a energias cósmicas e a outras dimensões que superam não só a cotidianidade e a trivialidade do dia a dia, mas também o horizonte humano. É o comportamento em relação, seja de aceitação, seja de recusa, a essas entidades o objeto da psicologia da religião.

Comportamento: o externo observável e o interno de alguma forma inferido

O comportamento estudado pela psicologia da religião é, certamente, o externo e observável, como, por exemplo, a execução dos rituais ou o pertencimento a um grupo religioso. Porém também os pensamentos, as lembranças, os desejos e temores, as atitudes relativas ao objeto sobrenatural são comportamentos que interessam à PR. O comportamento observável, objeto de grande parte da pesquisa empírica em PR, é menos indicativo da relação com o sobrenatural do que o comportamento interno, não observável. A execução de um rito, por exemplo, pode ser movida por um sem-número de intenções, disposições e finalidades, que dão a chave do entendimento do rito que se pratica. As pesquisas quantitativas em psicologia da religião utilizam de preferência os comportamentos observáveis, e certamente traçam um quadro valioso da prática religiosa da pessoa. Porém devem ser aprofundadas, no essencial, por métodos outros, capazes de obter informação acerca da intenção de quem se comporta. A entrevista é um dos métodos que permitem tal aprofundamento. O comportamento religioso observável e inferido é um campo imenso de estudo: o consciente e o inconsciente, o individual e o social, os correlatos e condições biológicas, o cultural e o intercultural, enfim todas as dimensões de que se reveste o comportamento humano.

Definição substantiva e definição funcional

Como se deve definir "religião"? Apesar da fluidez do conceito, não é possível pesquisar o tema sem uma definição acordada. Há dois tipos principais de definição: a funcional e a substantiva. A definição funcional se interessa pela função que a religião exerce na vida da pessoa. Se religião é, por exemplo, entendida como busca de sentido para a vida, a pesquisa vai buscar o que, na vida das pessoas, dá sentido para sua vida. Historicamente muitas são as possibilidades de dar sentido à vida. A justiça social, a libertação dos oprimidos, a ética, o prazer e outras têm inspirado muitas pessoas e tem fornecido a elas a razão de viver. Nessa perspectiva, atribui-se a essas modalidades o epíteto "religião". Muito da pesquisa recente e contemporânea da psicologia da religião tem utilizado o conceito funcional, que é um recurso interessante para a pesquisa científica em geral. Com isso, pode-se chegar a falar de uma religião sem Deus. Ora, essa designação funcional não corresponde ao que a linguagem comum entende por religião. Se confiarmos na linguagem compartilhada e no entendimento que dela resulta, não podemos denominar religião uma disposição, conquanto nobre, que não tenha relação com o divino, o sobrenatural, inclusive para rejeitá-lo ou negá-lo. Nossa posição é francamente favorável à definição substantiva no estudo psicológico da religião, defendida por Vergote.[4]

O *homo religiosus*

Será o homem, por natureza, religioso, ou irreligioso, de modo a possibilitar à psicologia estudá-lo em toda época e lugar? Uma primeira consideração é a de que a psicologia, como ciência empírica, deve basear-se em dados concretos. Faltam-nos, no entanto, tais dados em relação a épocas distantes e a locais inacessíveis. É certo que historiadores da religião, como Julien Ries,[23] baseando-se na noção de Sagrado, têm chegado à noção de *homo religiosus*, reconhecendo a religião como coextensiva à humanidade. Empiricamente, contudo, só temos acesso a determinadas épocas e locais e às formas religiosas desses tempos e lugares. Em segundo lugar, a dinâmica psíquica não pode ser acompanhada em sua generalidade, senão que deve atentar para sua expressão concreta e particularizada. Podemos admitir, sem dúvida, um mínimo denominador comum de muitos comportamentos, inclusive do religioso, porém com isso se perde o real concreto, substituído por uma abstração de fecundidade discutível. É possível que a antropologia e a sociologia, que lidam com grandes grupos e inteiras culturas, cheguem ao conceito do homem como religioso ou não religioso. Mas à psicologia cabe investigar o comportamento do indivíduo, na necessária interação do pequeno com o grande grupo, e com a cultura mediada por esses mesmos grupos.

Religioso e sagrado

Com frequência se encontra no âmbito da PR a referência ao Sagrado. À psicologia pode interessar o comportamento voltado para o Sagrado. Esse é um termo substantivo, proveniente do adjetivo "sagrado". Discute-se na linguística o exato sentido do adjetivo, de origem latina e com correspondentes gregos (*sacer/hierós/hágios*), e diverso do adjetivo *sanctus*. Ao que parece, o adjetivo *sacer* designava, em primeiro lugar, a condição de separado: separado para os deuses, e separado da comunidade, como o homicida, ou a atitude danosa da ambição, como no célebre verso de Virgílio (Eneida, 3, 57) *Auri sacra fames*, Maldita fome do ouro.[24,25] A transformação de um adjetivo em substantivo diz algo da mudança social. Essa transformação ocorreu na antropologia e na sociologia do século XIX e inícios do XX, interessadas nas religiões ditas primitivas,[26] e condiz com a diluição do religioso, ou da religião cristã como matriz da vida individual e social do Ocidente. Essa diluição não significou o desaparecimento da religião: na consciência coletiva perduraram muitos elementos religiosos, desvinculados, porém, de sua raiz cristã. Foi então que o termo passou a indicar algo, não alguém, digno de intensa apreço, reverência e temor. O famoso livro de Otto (1917), *Das Heilige*, traz no título precisamente esse algo, expresso pelo gênero neutro. Atualmente, o substantivo O Sagrado é encontrado na conceituação de espiritualidade, que expressa uma relação com algo separado da trivialidade e da materialidade da vida cotidiana. À PR não compete definir a realidade do Sagrado, sua eventual existência objetiva, sua identidade ou diferença com o divino. Interessa-lhe entender o comportamento intencionado ao Sagrado, inclusive por comparação com o comportamento voltado para o sobrenatural ou divino. Um autor lúcido no assunto é Antoine Vergote,[4] que identifica o Sagrado nas realidades situadas nos extremos da vida e da valorização humana. Essas realidades podem variar com o tempo e o lugar, mas, desde que sejam experimentadas como extremas, serão sagradas e constituirão O Sagrado. Como exemplos, Vergote lembra, em nossas culturas, a família, a pátria, a honra, a liberdade e semelhantes, consideradas algo por que se deve não só viver, mas morrer. Na observação de pessoas não religiosas, mas movidas pela libertação dos oprimidos, pela ética na política, pelo amor à ciência, encontramos outras tantas formas do Sagrado. Essas referências, de per si, nada têm a ver com o sobrenatural, porém constituem realidades que exigem o respeito, a defesa, o apreço das pessoas, mesmo ao custo da vida. São, por isso, adequados componentes da espiritualidade. Vergote vai além, e entende o Sagrado como a meio caminho entre o profano e o religioso. Não contrasta, pois, apenas o sagrado com o profano, como Mircea Eliade[27] e muitos outros, mas também o sagrado com o religioso. Porém o Sagrado, dada sua densidade, pode apontar para o religioso, e ensaiar o trajeto até o religioso, ao modo do espaço transicional winnicottiano. Para tanto, obviamente, deverá atender a insinuações cognitivas e afetivas do religioso propriamente dito, presente de muitas formas nas interações sociais e na cultura.

Religião, política e laicidade

Não a política mas o comportamento político pode ser do interesse da PR. Uma vez que a política se exerce em um Estado laico, como o Brasil contemporâneo, a questão da laicidade está conexa com o comportamento político. Ao lado de certa clareza, existe muita incerteza e confusão na circunscrição conceitual do termo "laicidade". O Conselho Regional de Psicologia de São Paulo publicou, em 2016, alentado estudo intitulado *Psicologia, laicidade e as relações com a religião e a espiritualidade*, fruto dos Seminários Estaduais, realizados em 2015.[28] A iniciativa do Conselho foi inspirada pela necessidade do diálogo entre a psicologia e as religiões, sobretudo no atendimento clínico. Há psicólogos que se sentem desconfortáveis com essa aproximação, em razão de seu entendimento do que seja a laicidade do Estado. Para alguns, a laicidade veda o contato com a religião. Argumenta-se, ao contrário, que a laicidade está embutida no próprio caráter científico da psicologia, que exclui metodologicamente o transcendente. Não se deve, pois, temer a contaminação da psicologia pela religião: esta será considerada como comportamento, como atividade do psiquismo, sem o juízo de verdade além dessa atividade. Isso posto, abre-se a possibilidade de considerar o comportamento religioso em seus efeitos tanto positivos como negativos no funcionamento psíquico. De passagem, observe-se que o conceito de laicidade não deriva de teoria ou prática psicológica, e sim de reflexão filosófica e sociológica do que se entende por política, sem excluir a representação social dessa reflexão, na origem de muitos mal-entendidos.

Em um Estado laico, oposto ao Estado teocrático, é delicado o papel da religião na política. Ainda assim, é possível o olhar da psicologia para a religião como força social. O sociólogo José Casanova[12] tem estudado a influência recente da religião na política em vários países secularizados ou semissecularizados, como o Brasil. Nesses países, Casanova percebeu o retorno da religião à cena pública, depois de um período de recolhimento à esfera pessoal. Não há dúvida de que a religião é uma realidade social, expressão da convicção dos cidadãos, que tende a influir na organização do Estado, se não for represada. Essa influência não se dá, necessariamente (e nem desejavelmente), por intermédio de partidos políticos, mas no impacto que pode exercer "na ética do mercado, na distribuição da renda, na moralidade pública".[10] O que a psicologia poderá considerar não é o amplo panorama da organização do Estado, mas as pessoas concretas, que influenciam religiosamente o Estado com seus "estilos de personalidade e de liderança, [que] integram grupos menos ou mais coesos, experimentam conflitos de vários tipos, reagem emocionalmente aos sucessos e fracassos" de sua ação política.[10]

Ciência e religião

As relações entre ciência e religião podem ser estudadas de várias maneiras. A mais frequente delas é a epistemológica, isto é, o discurso sobre o conhecer. Pergunta-se se a religião permite conhecer verdadeiramente seu objeto sobrenatural, assim como a ciência permite conhecer seu objeto natural. Desse ponto de vista, são várias as posições entre os estudiosos, desde a completa negação (Dawkins), passando pela independência recíproca dos magistérios (Gould), até a sintonia fina (*fides et ratio*). Essa é uma questão moderna, uma vez que nem religião nem ciência, no sentido atual, apareceram na linguagem até os séculos XVIII e XIX, respectivamente.[29] Mas é uma questão candente, para quem se ocupa seriamente com o tema. À PR não interessa a discussão epistemológica, campo muito mais da filosofia do que da psicologia. À psicologia da religião interessa o comportamento de quem nega ou afirma a compatibilidade entre ciência e religião. Em outras palavras, a psicologia da religião se ocupa com o cientista e o religioso, e não com a ciência e a religião. Nessa ótica, é possível encontrar a epistemologia como justificativa da adesão ou da rejeição seja à ciência, seja à religião. Porém a justificativa não é simplesmente da ordem do puro conhecimento, mas está imbricada em emoções, memórias, fidelidades e, afinal, na ideia do que é o ser humano. É o que expressa Nick Spencer, do Théos Think Tank, de Londres: "a questão real é a moral, não o conhecimento".[29] Essa foi a conclusão a que chegou ampla pesquisa entre professores/pesquisadores avançados da Universidade de São Paulo, nas áreas de ciências exatas, biológicas e humanas, publicada no ano 2000.[30] Não foi encontrado um único caso em que a relação entre ciência e religião fosse de natureza epistemológica, ou seja, em que se apelasse para o conhecimento científico como razão seja da aceitação, seja da rejeição da religião por parte do cientista. É conveniente esclarecer que nem por isso a aceitação da religião se referia a uma religião institucional, sendo, mesmo, notável o grau de decepção e, mesmo, de agressividade, não com o cristianismo, mas com a Igreja Católica tradicional. Os professores/pesquisadores se distribuíram entre filiados a religiões cristãs tradicionais e aderentes a formas superiores de energia mais ou menos indefinidas. Embora o número de participantes fosse limitado (10 físicos, 8 zoólogos, 8 historiadores), e não permitisse generalização para o universo da Instituição pesquisada, e muito menos para o universo dos docentes do ensino superior brasileiro, a consistência dos achados apontou para a natureza prevalentemente psicológica, e não epistemológica, da posição pessoal dos cientistas em relação à religião. Resultado semelhante, porém muito mais encorpado em razão do número de participantes, foi o obtido por Elaine Ecklund[31] e por Ecklund *et al*.[32,33,34] Essas pesquisas, de índole sociológica, foram realizadas em 21 Universidades de grande prestígio nos Estados Unidos, e visavam examinar o "paradigma de conflito", de natureza, portanto, epistemológica. As pesquisas de Ecklund *et al.* atingiram mais de 2 mil cientistas, das áreas da física, química, biologia, sociologia, economia, ciência política e psicologia, fornecendo um amplo levantamento do campo acadêmico. O aspecto mais psicológico dessas pesquisas pode ser percebido nas 275 entrevistas em profundidade que se sucederam ao levantamento.[31] As linhas-mestras das entrevistas no Brasil e nos Estados Unidos foram muito semelhantes.[35] No Brasil,

> [...] o eixo da entrevista era a elaboração atual do entrevistado às interpelações da ciência e da religião, seja na ordem cognitiva seja, mais geralmente, no arranjo da vida. Ao redor desse eixo inseriam-se referências ao ambiente familiar e aos anos de formação acadêmica do entrevistado: influência do pai, da mãe ou de terceiros, favorável ou desfavorável à religião e à ciência; educação religiosa; experiência marcante, que aproximou ou afastou da religião e a ciência; posição dos professores e dos colegas diante da religião; impacto dos estudos científicos sobre a formação religiosa anterior.[30]

Na pesquisa de Ecklund *et al.*, que resume o longo questionário e o roteiro das entrevistas, de Ecklund,[31]

Como surge a religião e a espiritualidade, se é que surge, no curso de sua disciplina? [...] Como a religião (ou a espiritualidade) influencia o trabalho que você faz como cientista? Como ser cientista influencia, se é que influencia, a maneira de você pensar ou ver a religião? Alguns dizem que há um "conflito entre a ciência e a religião": como você responderia a essa afirmação? Como atualmente é para você pessoalmente, como você descreveria o lugar da religião ou da espiritualidade em sua vida? Que crenças religiosas ou espirituais você mantém? Se você tem uma tradição religiosa, de que forma específica essa tradição influencia sua vida atualmente? Que tipo de coisas você faz para praticar a tradição religiosa de que faz parte?[33]

Um primeiro, e surpreendente, resultado foi a ausência de conflito entre os cientistas americanos e entre os brasileiros. "Os cientistas, na maioria, não percebem conflito entre ciência e religião";[32] apenas uma minoria de cientistas vê a religião e a ciência como "sempre em conflito".[33] Outras razões aduzidas pelos cientistas americanos são os magistérios não coincidentes, de Gould; o fato de outros cientistas importantes serem religiosos; um cônjuge religioso ou a educação dos filhos em uma comunidade que lhes dê ambiente moral. Entre os brasileiros, vários afirmam nunca ter pensado na relação entre ciência e religião; alguns não consideram a religião portadora de poder epistemológico, e por isso não veem conflito entre religião e ciência; outros reconhecem colegas religiosos, embora não deem à religião um lugar em seu espaço de vida; alguns não sentem conflito porque atribuem à religião e à ciência diferentes espaços topológicos; outros valorizam ciência e religião, sem relacionar uma com a outra; outros, finalmente, articulam ciência e religião como complementares.

A pesquisa com os acadêmicos brasileiros, diversamente da pesquisa com os acadêmicos norte-americanos, procurou investigar também a dinâmica inconsciente na raiz das atitudes em relação à ciência e à religião. Da análise resultou que as dificuldades dos cientistas com a religião não são tão própria a eles quanto comum aos seres humanos: o conflito não consciente entre a ciência e a religião cristã, onde cresceram, não se mostrou puramente intelectual, mas se revelou como a ferida narcísica infligida ao homem por um princípio pessoal externo a ele, e como embate entre autonomia e dependência.[30]

Religião e fenômenos anômalos

O termo "anômalo" tem algo de estatístico: é anômalo o que é infrequente e, por isso, inesperado e inexplicado. Em psicologia, o anômalo se refere aos fenômenos incomuns e, por isso, menos estudados, uma vez que a psicologia e as ciências tendem a ser nomotéticas, isto é, voltadas para as leis gerais que regem a maior parte do que conhecemos.

Seria a religião um fenômeno anômalo? Sob um aspecto, certamente não, pois a religião é um dos fenômenos mais comuns. É, até um fenômeno mais comum que seus contrários, como o ateísmo e o agnosticismo. Mas, sob outro aspecto, a própria religião é um fenômeno anômalo, pois escapa do trivial e cotidiano quando bem pensada. De fato, a religião põe a pessoa em relação a algo ou alguém distante das tarefas e dos relacionamentos quotidianos. Como diria Schutz,[36] a religião é uma província finita de significado, distinta da ampla província da vida quotidiana. Essa distância é óbvia nas religiões monoteístas, mas também se verifica nas demais, pois, por mais concretas que sejam as referências que se façam nestas, o sentido dessas referências não é cotidiano nem comum e foge às leis que regem a vida de todo dia. Mesmo quando a pessoa está habituada à religião, que por isso adquire um caráter de "normalidade", o mundo da religião, quando bem pensado, é surpreendente. Imagine-se, no cristianismo, a ideia de que Deus se fez homem: essa ideia está presente, em muitíssimas pessoas, como algo tão natural que não desperta nenhuma perplexidade. No entanto, se nos damos conta do que a ideia comporta, ficamos admirados, confusos, perplexos. Essa é, de fato, uma ideia não intuitiva, apesar de se ter tornado tão familiar que pareceu tornar-se intuitiva. Aqui nos socorre a psicologia evolucionária estudiosa do fenômeno religioso. Segundo essa psicologia, o elemento religioso surgiu na humanidade a partir de fenômenos e de vivências não evidentes, não pertencentes à experiência quotidiana, embora não contraditórias a ela.[37,38] Diga-se de passagem que essa oposição à experiência cotidiana está igualmente na origem da ciência e da filosofia, provocada pela admiração. A ideia de admiração permanece na linguagem, quando se fala de milagre, etimologicamente algo que provoca o olhar por ser inusitado. A religião tem, pois, uma natureza ao menos inicialmente anômala, embora possa perder esse caráter ao longo da prática. Estabelecida a "anomalia" da religião, surge a questão de se toda manifestação anômala pode ser dita religiosa e, em segundo lugar, se a anomalia de certas expressões ligadas à religião pode ser religiosa. Como a anomalia está na origem da busca científica, nem toda anomalia é religiosa, a menos que se estenda indefinidamente a noção de religião, confundindo-a com a espiritualidade, como acontece com grandes cientistas em suas incursões filosóficas. As religiões concretas, de outro lado, apresentam vários fenômenos anômalos. Mediunidade, visões e aparições, estigmatização, incorporações de espíritos, talvez passes espíritas ou o *johrei* da religião messiânica, são conhecidos fenômenos anômalos, que se afastam da vivência cotidiana e despertam admiração. Esses fenômenos podem ser religiosos, não por serem anômalos mas por estarem intencionados para o sobrenatural ou o divino, geralmente dentro de uma tradição religiosa. Por vezes tais fenômenos são denominados místicos, numa acepção imprecisa de misticismo. A psicologia tem-se interessado por eles, desde seus primórdios, em razão exatamente de sua fuga ao comportamento dito normal. Entre nós, Zangari, Machado, Maraldi e Martin[39,40] têm escrito acerca dos primeiros estudiosos dessas manifestações, inicialmente ditas simplesmente psíquicas (*psychical research*), a seguir parapsicológicas e atualmente anômalas. Vergote[41] tem estudado as visões e aparições; Marianeschi,[42] a estigmatização; Marrach de Albuquerque,[43] o passe e o *johrei*. Todas essas são manifestações psíquicas, com possíveis componentes psicossomáticos, que podem ser religiosas, se tencionadas para o sobrenatural, ou simplesmente psicológicas, se ausente essa intenção.

Psicologia da religião no Brasil

No Brasil, existem muitos núcleos de pesquisa e docência em psicologia da religião. O núcleo de maior participação nacional é o Grupo de Trabalho (GT) "Psicologia & Religião", da Associação Nacional de Pesquisa e Pós-Graduação em Psicologia (ANPEPP). O GT foi fundado em 1988 e desde então tem-se expandido, do núcleo de São Paulo, para o Distrito Federal, Paraná, Rio Grande do Sul, Rio de Janeiro, Minas Gerais, Paraíba, Ceará, Maranhão e Mato Grosso. A atividade principal do GT em sido a realização dos Seminários "Psicologia & Senso Religioso", que, a cada dois anos, se tem reunido em Belo Horizonte, São Paulo, Campinas, Brasília, João Pessoa, Curitiba, Porto Alegre e, proximamente, Cuiabá. Esses Seminários têm contado cada vez mais com a participação de especialistas do exterior, como Antoine Vergote (Leuven), Kevin Ladd (South Bend), Kenneth Pargament (Bowling Green), Mario Aletti (Milão), Jeremy Carrette (Canterbury), Denise Jodelet, (Paris, EHESS), Raymond Paloutzian (Westmont College). O Seminário tem publicado, depois de cada evento, um livro com a temática apresentada: Diante do mistério; Entre necessidade e desejo; Psicologia e espiritualidade; A representação na religião; Temas em psicologia da religião; Psicologia da religião no mundo ocidental contemporâneo: desafios da interdisciplinaridade; Morte, psicologia e religião; Psicologia da religião no Brasil e, em breve, Enfrentamento (*coping*) religioso e saúde. O Instituto de Psicologia da Universidade de São Paulo oferece, na Graduação e na Pós-Graduação, disciplinas ligadas à psicologia da religião, e seu Programa de Pós-Graduação em Psicologia Social tem produzido dissertações, teses e pesquisas de pós-doutorado nessa especialidade. O Instituto de Psicologia também mantém o Laboratório de Psicologia Social da Religião, que tem produzido, com o auxílio do CNPq, importantes pesquisas, dentre as quais um levantamento crítico da produção em psicologia da religião no Brasil, de 1956 a 2005[8] e, em curso, ampla pesquisa, apoiada pela Fapesp, com os docentes e pesquisadores das principais Universidades brasileiras acerca das relações entre ciência e religião. Além da USP, outras instituições universitárias têm oferecido a disciplina, em ritmo constante ou intermitente: São Paulo (PUC e Mackenzie), Brasília (UCB e UnB), Curitiba (PUC-PR), João Pessoa (UFPb), Campinas (PUC), Belo Horizonte (UFMG e PUC), Fortaleza (Ceuma), Cuiabá (FACC-MT). São Leopoldo (EST), Goiânia (PUC), Aracaju (UFS), Pernambuco (UFPE), Juiz de Fora (UFJF), Rio de Janeiro (PUC). Outros estudiosos em psicologia, ligados a diversas instituições, dedicam-se a temas da psicologia da religião, e publicam na área: dentre eles, Edênio Valle (PUC-SP), Adriano Holanda (UFPR), Karla Daniele Maciel

Luz (Univasp), Ricardo Torri de Araújo (PUC-Rio), Francisco Lotufo Neto (USP).

Derivações dos princípios – pesquisas em psicologia da religião

Equilíbrio e harmonia em ministros religiosos da Instituição Perfeita Liberdade e da Igreja Católica[44]

A tendência ao equilíbrio entre conhecimentos e afetos foi proposta por F. Heider[45] como princípio organizador da cognição. Essa tendência foi estudada experimentalmente em Assistentes de Mestre, da Instituição Religiosa Perfeita Liberdade, e Agentes Pastorais católicos. Após entrevista voltada para as atividades concretas de cada um, foram criadas, com esse material, situações triádicas desequilibradas reais. Foram também apresentadas situações triádicas desequilibradas fictícias. A partir das soluções que os participantes ofereceram a essas situações, verificou-se que os Assistentes de Mestre, significativamente mais do que os Agentes Pastorais, tendiam a soluções equilibradas nas situações de vida reais. Nas situações fictícias ambos os grupos tiveram o mesmo resultado. Na solução das tríades desequilibradas, o equilíbrio pode ser alcançado tanto tornando negativa uma relação positiva como transformando em positiva uma relação negativa. Verificou-se que os Assistentes ofereceram, significativamente mais que os Agentes Pastorais, soluções harmoniosas, isto é, aquelas em que as relações são ambas positivas ou ambas negativas. A razão das diferenças foi encontrada na forte ênfase da Perfeita Liberdade na harmonia, menos presente nos Agentes Pastorais, que viviam uma época em que o conflito era a tônica da teologia da libertação, e na ênfase no real concreto, em face de situações simplesmente imaginadas.

Identidade religiosa de brasileiros filiados a novas religiões japonesas[46]

"Novas religiões" japonesas são formas de religião surgidas no Japão nas primeiras décadas do século XX, não oriundas do budismo, do xintoísmo e, mesmo, do cristianismo. A adesão de católicos brasileiros às novas religiões e a suas instituições foi pesquisada do ponto de vista da mudança da identidade religiosa. Duas grandes referências teóricas foram utilizadas para examinar o tema: do ponto de vista psicossocial, a teoria da identidade, de Tajfel;[47,48] do ponto de vista da personalidade, os conceitos de imaginário e de simbólico, propostos por Lacan.[49] Qualquer identidade, com efeito, estabelece-se a partir da inserção em um grupo social e da elaboração personalizada dos critérios dessa inserção. Foram entrevistadas 38 brasileiras, jovens e adultas, sem ascendência japonesa, que, de cristãs e católicas, filiaram-se à Seicho-no-ie e à Instituição Religiosa Perfeita Liberdade (PL). A análise das entrevistas revelou vários níveis e modalidades de transformação da identidade religiosa. Algumas passaram por uma mudança consumada de pertença e de simbólico; outras se encontravam de mudança em curso na pertença e no simbólico; outras pertenciam a mais de um grupo com o respectivo simbólico; finalmente, outras se encontravam em situação ambígua em relação à pertença e ao simbólico. No primeiro caso, constatou-se a inserção no novo grupo religioso, a aquisição de um novo simbólico e, quase sempre, a manutenção de elementos da antiga filiação, sob forma do imaginário. Nesse caso, verifica-se mudança de identidade. Na mudança em curso, encontra-se a transição habitual de uma identidade para outra: há paulatino distanciamento do grupo de origem e paulatina absorção do novo simbólico. Na pertença a mais de um grupo e no acréscimo de mais um simbólico, não há transformação da identidade, pois grupos e simbólicos não dizem respeito à esfera religiosa. Finalmente, no caso de ambiguidade de pertença e de simbólico, a pessoa permanece indefinida, frequentando ambos os grupos e mantendo ambos os simbólicos. Um resultado inesperado, e significativo, da pesquisa foi a convergência, em todos os casos, da dimensão psicossocial com a dimensão pessoal da identidade. Essa convergência confirma a mútua complementaridade do psicossocial e do pessoal.

Conflitos psicológicos entre ciência e religião na Academia[30]

O conflito entre ciência e religião é um lugar-comum, e, como todo lugar-comum, foge à crítica. Para examinar a ocorrência desse conflito, ao qual se aludiu acima, em ciência e religião, foram pesquisados 26 professores e pesquisadores avançados da Universidade de São Paulo, das áreas de ciências exatas (físicos), biomédicas (zoólogos) e humanas (historiadores).[30] O interesse maior da pesquisa não eram as relações epistemológicas entre ciência e religião, objeto da filosofia, mas as relações psicológicas dos pesquisadores em termos de conflito no trato simultâneo da ciência e da religião. Para tanto foi utilizada a teoria de campo, de Lewin, para o nível consciente, e a abordagem freudiana, na leitura de Vergote,[50] para o nível pré-consciente ou inconsciente. O instrumento consistiu em entrevistas de profundidade, com um roteiro que incluía a história de vida dos participantes, sua interação com os colegas acadêmicos, seu modo de lidar com o sofrimento e o mal, seu interesse pela relação entre ciência e religião, seus valores na educação dos filhos. Os resultados da pesquisa foram de duas naturezas. No nível consciente não se verificou conflito, por várias razões: alguns não incluem a religião em seu espaço de vida, pois não a consideram portadora de potencialidade epistêmica; um segundo grupo abriga em seu espaço vital referência a regiões de terceiros, que mantêm ciência e religião, mas as consideram irrelevantes para seu próprio mundo psicológico; há quem separe topologicamente ciência e religião, não estabelecendo relação entre essas regiões; finalmente, outros articulam ciência e religião, tornando-as complementares. Desses últimos a maior parte não identifica religião com instituição, e define a religião com contornos menos históricos e mais próximos da consciência moderna de energia cósmica, de expansão psicológica da realidade humana ou de necessidade da ética. No nível inconsciente, os conflitos que podem opor o homem à religião resumem-se na relação com Deus como pai. Na concepção da psicologia, parece fundamental o núcleo do conflito edipiano: a recusa do pai, o desejo de tornar-se seu próprio pai e sua própria origem, a autonomia com rejeição da heteronomia. Nas entrevistas, o "terceiro ouvido" de que fala Theodor Reik[51] permitiu captar

> [...] indicadores valiosos dos processos inconscientes, tais como pausas, vacilações, retardamentos e acelerações, risos, repetições, acentuações tônicas, composições híbridas de palavras, irrupções súbitas, mais ou menos deslocadas, de temas como culpa, pecado, castigo. Essas irrupções, que não acontecem com todos e raramente se referem diretamente a Deus, concentram-se ao redor da Igreja, quase sempre a católica, que é dita cínica, violenta, hipócrita, opressiva, voltada para o pecado, dominadora, e que quase todos rejeitam.[30]

As referências à religião serão juntadas às feitas à Igreja, que foi a real matriz da religião para os entrevistados. As acusações à Igreja sugerem que a rejeitaram enquanto portadora de características paternas, e ao mesmo tempo rejeitaram o Deus paterno que ela veicula. Inversamente, os entrevistados não rejeitaram as características maternas de Deus em sua história pessoal igualmente veiculadas pela Igreja, e as colocaram em um Deus de uma religião sem Igreja, íntima, fusional. Há claros indícios de que o Deus que não corresponde aos entrevistados é aquele que estabelece a lei: certo e errado, bem e mal, pecado e culpa. Vingança, opressão, rigidez, autoritarismo vêm à baila quando o assunto é a Igreja e seu Deus. Esse é um deus paterno. Ao contrário, o deus que atende à ideia e às aspirações desses entrevistados é um deus íntimo, sem vinculação social externa, até mesmo sem limites com a Humanidade e a Natureza. Esse deus que preenche as estruturas psicológicas de unidade é um deus materno. À luz dos resultados, pode-se concluir que o conflito entre religião e ciência ou, mais psicologicamente, entre atitude religiosa e atitude científica é muito mais um conflito compartilhado pelos seres humanos do que um conflito específico dos cientistas.

Representação social da religião em acadêmicos[44]

Após a pesquisa mencionada anteriormente acerca das relações entre ciência e religião envolvendo professores avançados da Universidade de São Paulo, discutiu-se a existência ou inexistência de uma representação social da religião nos participantes. São quatro as condições de uma representação social: (a) um grupo caracterizável (os acadêmicos), (b) que compartilhe um conjunto de ideias, valores e práticas relativas a um objeto social, (c) que permita às pessoas estabilidade no trato com seu mundo e (d) facilidade na comunicação com as pessoas de seu grupo. Verificou-se que quase todas as condições de uma representação social estavam presentes, com exceção da condição (b). Com efeito, embora os acadêmicos, em sua maioria, não tenham expressado conflito entre ciência e religião, inclusive por não atentarem para a relação entre elas, não se descobriu neles uma representação social da religião precisamente pela ausência de conversação que tenha a religião como objeto.

Ideias religiosas e eficácia ritual segundo a psicologia cognitiva da religião[52]

A atual psicologia cognitiva da religião investiga as condições pré-culturais dos conceitos religiosos e das ações religiosas. Deus e a eficácia divina têm sido estudados no quadro da contraintuição e da eficácia ritual. Alguns estudos revelaram que as pessoas de diferentes culturas tendem a atribuir uma origem sobre-humana a concepções e acontecimentos que contrariam a percepção intuitiva e os recursos humanos, e sugerem que é necessária uma pesquisa intercultural a fim de garantir uma base mais confiável para essas atribuições. Dois estudos feitos no Brasil confirmaram parcialmente os resultados obtidos em outros países. No primeiro estudo, 79 estudantes universitários, a quem foi apresentada uma série de afirmações, avaliaram, em uma escala Likert de 5 pontos, as proposições contraintuitivas como relacionadas com o campo religioso, e as proposições intuitivas como não referidas a ele. Exemplos: "Os índios Airumá pensam que a onça é perigosa; A imagem de madeira da igreja de Urucum chorou ao ouvir a triste história de Zeca". Os resultados confirmaram os estudos anteriores ($p < .0000$; alpha 5%). No segundo estudo, os mesmos estudantes avaliaram, em uma escala Likert de 7 pontos, 12 pequenas descrições intuitivas e contraintuitivas, e julgaram a probabilidade de uma ação ritual ser eficaz. As descrições foram traduzidas do estudo de Barrett e Lawson.[53] Exemplos: Uma pessoa especial soprou um pó comum no campo, e o campo produziu uma boa colheita; Uma pessoa especial soprou um pó especial no campo, e o campo produziu boa colheita; Um rato comum soprou um pó comum no campo, e o campo produziu boa colheita. Estudos anteriores encontraram que associados à probabilidade de eficácia da ação ritual eram, nesta ordem, (a) um agente especial + um instrumento especial; (b) um agente especial; (c) um instrumento especial; (d) agente/instrumento não especiais. Os resultados do estudo brasileiro apontaram para uma diferente ordenação: (a) instrumento especial; (b) agente especial + instrumento especial; (c) agente especial; (d) agente/instrumento não especiais. A principal discrepância, com $p = 0,002$, pode ser explicada considerando que a amostra brasileira, composta em sua maioria por estudantes que se declaravam sem religião, pode ter-se inclinado a não atribuir um poder especial a pessoas, procurando a explicação dos acontecimentos em causas não pessoais. Os resultados sugerem que a própria ideia de que as pessoas dotadas de poder especial são universalmente julgadas como particularmente capazes de produzir efeitos contraintuitivos requer maior confirmação intercultural.

Religião, enfrentamento e cura: uma discussão conceitual[54]

Na discussão do lugar da religião no processo de enfrentamento, um nome de incomparável relevo é o de Kenneth Pargament. Ele destaca que a religião, graças a seu caráter "abstrato, simbólico e misterioso",[55] permite sua invocação em qualquer situação. Ela é portadora do sagrado, que é "um fim em si mesmo, não subordinado ao social ou ao psíquico, e se encontra na ligação com os antepassados, no mistério, no sofrimento, na esperança, na finitude, na entrega, no propósito divino, na redenção",[55] e com isso acrescenta "algo além do que é fornecido pelo mundo secular".[56] Ressurge nesses textos a questão do sagrado e do religioso. Na percuciente análise de Vergote,[26] já citada, o sagrado se define como "realidades que representam valores essenciais e ideais, das quais o homem se vê beneficiário e garante", e "comportam o interdito de transgressão, porque sua violação destruiria o próprio sentido de existência, solidário desses valores".[57] Pátria, família, humanidade, são exemplos do sagrado localizados na esfera do humano. A religião, ao contrário, implica relação com o transumano, isto é, com alguma forma de realidade sobrenatural. O sagrado poderia, portanto, com Vergote,[57,4] ser reconhecido como um domínio transicional, do profano para o religioso, pois que, realidade essencialmente humana, está aberto para algo sobre-humano. Com essa distinção conceitual pode-se distinguir no sagrado de Pargament elementos sagrados e elementos religiosos, na verdade cristãos, provavelmente fornecidos pelos sujeitos das pesquisas. Da ordem do sagrado são "fim em si mesmo, ligação com os antepassados, mistério do sofrimento e da finitude". Porém, "propósito divino, entrega, esperança, redenção", são qualificações religiosas e, mesmo, cristãs. Essa distinção leva à questão de se a psicologia, como ciência empírica, que exclui metodologicamente o transcendente, é capaz de, no tópico do enfrentamento, estabelecer a eficácia do propriamente religioso. A eficácia do sagrado é, contudo, certamente, alcançada pela psicologia. Em resumo, "a questão da eficácia singular do enfrentamento religioso como tal não pode ser avaliada [pela Psicologia], embora [a Psicologia] possa avaliar a eficácia do sagrado, inclusive do sagrado que possibilita ao homem a inserção no religioso".[54]

Considerações finais

A psicologia da religião certamente não é uma área necessária ao entendimento e à atividade profissional do psicólogo. A psicologia acumulou em sua existência mais que centenária um saber teórico amplo e uma prática segura. Como profissional, o psicólogo dispõe de informações sólidas e de recursos de ação experimentados. A religião, contudo, é uma referência na vida de muitas pessoas, e problemas pessoais e sociais surgem também em conexão com a religião. Dessa consciência dá testemunho, como lembrado, o DSM IV. O psicólogo terá ocasião de cuidar da pessoa nessas circunstâncias. Agirá como psicólogo, isto é, lidando com o psíquico no religioso, e não como ministro ou conselheiro religioso, e muito menos como adversário da vivência religiosa de quem o procura. Dada a multiplicidade e especificidade das religiões existentes no Brasil, é impossível conhecê-las todas ou grande parte delas. Porém é imprescindível que, ao atender uma pessoa com problema psicorreligioso, o psicólogo conheça com certa profundidade a religião envolvida no processo psicológico de seu consulente. Daí a conveniência, senão a necessidade, de alguma familiaridade com a psicologia da religião[10] em um estudo que trata da *Psicologia clínica, da graduação à pós-graduação*.[58]

Referências

1. Vitz PC. Psychology as religion: the cult of self-worship, 2nd ed. Grand Rapids, MI, William B. Eerdmans: 1995.
2. Rodrigues CCL, Gomes AM de A. Teorias clássicas da psicologia da religião. In: Passos JD, Usarski F, organizers. Compêndio de ciência da religião. São Paulo, Paulinas/Paulus: 333-45, 2013.
3. Paiva GJ. Teorias contemporâneas em psicologia da religião. In: Passos JD, Usarski F, organizers. Compêndio de ciência da religião. São Paulo, Paulinas e Paulus: 347-66, 2013.
4. Vergote A. Religion, belief and Unbelief: a psychological study. Rodopi/Leuven, Leuven University Press: 1997. [Original: Religion, foi, Incroyance: etude psychologique. Bruxelas, Mardaga: 1983.]
5. Spilka B, Hood JRW, Hunsberger B, Gorsuch R. The psychology of religion: an empirical approach, 3rd ed. Nova York, Guilford Press: 2003.
6. Johnson PE. Psicologia da religião. São Paulo, ASTE (Associação de Seminários Teológicos Evangélicos): 1964.
7. Rosa M. Psicologia da religião. Rio de Janeiro, Casa Publicadora Batista: 1971.
8. Paiva GJ, Zangari W, Verdade MM, Paula JRM, Faria DGR, Gomes DM et al. Psicologia da religião no Brasil: a produção em periódicos e livros. Psicologia: Teoria e Pesquisa. 2009;25:441-6.
9. Belzen JA. (2011). Para uma psicologia cultural da religião: princípios, enfoques, aplicações. Valle E (translator). Aparecida, Ideias & Letras: [2010].
10. Paiva GJ. O que o psicólogo precisa saber da psicologia da religião. In: Aguirre Antúnez AE, Safra G, organizers. Psicologia clínica: da graduação à pós-graduação. São Paulo, Atheneu: 267-72, 2018.
11. Godin A. Santé mentale et vie chrétienne: importance et complexité des recherches scientifiques. Archiv für Religionspsychologie. 1962;7:224-37.
12. 12. Casanova J. Public religions in the modern world. Chicago, The University of Chicago Press: 1994.
13. Anna-María Rizzuto (1979; 1991)
14. Oser, Reich e Bucher (1994)
15. Rican PR. Spirituality: a story of a concept. International Association for the Psychology of Religion (IAPR). Conference Proceedings, Glasgow, 2003a.
16. Rican PR. Spirituality: a concept in context. Studia Psychologica. 2003b;45(3):249-57.
17. Rican PR. Spirituality: the story of a concept in psychology of religion. Archive for the Psychology of Religion. 2004;26:135-56.
18. Solomon RC. Espiritualidade para céticos: paixão, verdade cósmica e racionalidade no século XXI. 2003.
19. Parsons WB. (2018) Being spiritual but not religious: past, present, future(s). Abingdon, Oxon/New York, Routledge: 5,7, 2018.
20. Stifoss-Hansen H. Religion and spirituality: what a European ear hears. The International Journal for the Psychology of Religion. 1999;9:25-33.
21. Saroglou V. Spiritualité moderne: un regard de la psychologie de la religion. Revue Théologique de Louvain. 2003;34:473-504.
22. Paiva GJ. Psicologia da religião, psicologia da espiritualidade: oscilações conceituais de uma (?) disciplina. In: Amatuzzi MM, organizer. Psicologia e espiritualidade. São Paulo, Paulus: 31-47, 2005.
23. Julien Ries (2008).
24. Agamben G. (2002). Homo sacer: o poder soberano e a vida nua. Belo Horizonte, Editora da Universidade Federal de Minas Gerais: 1995.
25. Benveniste E. O vocabulário das instituições indo-europeias. Campinas, Editora da Unicamp: 1995. v.2: Poder, direito, religião.
26. Vergote, 1994
27. Eliade M. Sagrado e o profano. São Paulo, Martins Fontes: 1992.

28. Conselho Regional de Psicologia de São Paulo (CRPSP). Psicologia, laicidade e as relações com a religião e a espiritualidade. São Paulo, Conselho Regional de Psicologia: 2016. v.1-3.
29. Spencer N. Why faith versus science is a phoney war. The Tablet. 2019 13 Jun.
30. Paiva GJ. A religião dos cientistas: uma leitura psicológica. São Paulo, Loyola: 60,140, 2000.
31. Ecklund EH. Science vs. religion: what scientists really think. Oxford, Oxford University Press: 2010.
32. Ecklund EH, Park JZ. Conflict between religion and science among academic scientists? Journal for the Scientific Study of Religion. 2009;48:276-92.
33. Ecklund EH, Park JZ, Sorrell KL. Scientists negotiate boundaries between religion and science. Journal for the Scientific Study of Religion. 2011;50:555,728-43.
34. Ecklund EJ, Lee KS. Atheists and agnostics negotiate religion and family. Journal for the Scientific Study of Religion. 2011a;50:728-43.
35. Paiva GJ. A comparison between American and Brazilian scholars. Cultural and Religious Studies. 2014;2:238-43.
36. Schutz A. The problem of social reality. Collected papers I. Hague/Boston/London, Martinus Nijhoff, 1962.
37. Boyer P. Religion explained: the evolutionary origins of religious thought. New York, Basic Books: 2001.
38. Pyysiäinen I. How religion works. towards a new cognitive science of religion. Leiden/Boston, Brill: 2003.
39. Alvarado CS, Maraldi EO, Machado FR, Zangari W. Theódore Flournoys' contributions to psychical research. Journal of the Society for Psychical Research. 2014;78:149-68.
40. Zangari W, Machado FR, Maraldi EO, Martin LB. Psicologia da religião e psicologia anomalística: aproximações pela produção recente. Pístis & Praxis. 2017;9:173-88.
41. Vergote A. Visions surnaturelles et apparitions: explorations de l'espace théologique. Leuven, Leuven University Press/Uitgeverij Peeters: 597-615, 1990.
42. Marianeschi PM. La stimmmatizzazione somatica: fenomeno e segno. Cidade do Vaticano, Libreria Editrice Vaticana: 2000.
43. Marrach de Albuquerque L. Corporeidades e modos de curar: o johrei japonês e o passe brasileiro. Comunicação em Simpósio realizado na USP com pesquisadores da Universidade de Osaka, em 2008, no 1º centenário da imigração japonesa, 2008.
44. Paiva GJ. Representação social da religião em docentes-pesquisadores universitários. Psicologia USP. 1999;10:237-9.
45. Heider F. The psychology of interpersonal relations. New York, J. Wiley & Sons: 1958 [Psicologia das relações interpessoais. Leite DM (translator). São Paulo, Pioneira: 1970]
46. Paiva, 2004a.
47. Tajfel H. La catégorisation sociale. In: Moscovici S, organizer. Introduction à la psychologie sociale. 1972:271-300. v.1.
48. Tajfel H. Differentiation between social groups: studies in the social psychology of intergoup relations. London, Academic Press: 1978.
49. Lacan J. Le stade du miroir comme formateur de la fonction du Je: ecrits I. Paris, Seuil: 89-97, 1966.
50. Vergote A. Analyse psychologique du phénomène de l'athéisme. In: Girardi G, Six J-F organizers. L'athéisme dans la vie et la culture contemporaines. Paris, Desclée: 213-52, 1967.
51. Reik T. Listening with the third ear. New York, Farrar, Straus & Company: 1984.
52. Paiva GJ, Zangari W. Religious ideas and ritual efficacy according to cognitive psychology of religion: a comparative study in Brazil. Comunicação ao Congresso da International Association for the Psychology of Religion. Bari, Programme & Book of Abstracts: 26, 2013.
53. Slone, 2006
54. Paiva GJ. Religião, enfrentamento e cura: perspectivas psicológicas. Estudos de Psicologia (Campinas). 2007;24:99-104.
55. Pargament KI. God help me: toward a theoretical framework of coping for the psychology of religion. In: McIntosh D, Spilka B, Moberg D, Lynn M, organizers. Research in the social scientific study of religion. London, JAI Press: 195-224, 1990. v.2.
56. Pargament KI.Religious methods of coping: resources for the conservation and transformation of significance. In: Schafranske EP, organizer. Religion and the clinical practice of psychology. Washington, D.C., APA Books: 195-224(232), 1996.
57. Vergote A. Equivoques et articulation du sacré. In: Castelli E, organizer. Le sacré: etudes et recherches. Paris, Aubier: 1974.
58. Aguirre Antúnez AE, Safra G, organizers. Psicologia clínica: da graduação à pós-graduação. São Paulo, Atheneu: 2018.
59. Hedstrom MS. Plurals, hybrids, and nomads: spirituality and religious practice at the intersection. In: Parsons WB, organizer. Being spiritual but not religious: past, present, future(s). Abingdon: Oxon/New York: Routledge: 2018.
60. Jason SD, organizer. Religion and cognition: a reader. London, Equinox: 2006.
61. Paiva GJ. A psicologia da religião no Brasil. Pistis & Praxis: 9, 2017.
62. Paiva GJ. Cognição social e filiação religiosa: estudo de uma "nova religião" japonesa no Brasil à luz do equilíbrio heideriano. Boletim de Psicologia. 1996;XLVI(105):15-29.
63. Vergote A. What the psychology of religion is and what it is not. The International Journal for the Psychology of Religion. 1993;3:73-86.

7

Experiências Anômalas e Sua Relação com a Espiritualidade

Everton de Oliveira Maraldi
Maria Cristina Monteiro de Barros
Mateus Donia Martinez

Ao longo da história, pessoas em diferentes culturas têm relatado experiências envolvendo algum tipo de fenômeno inusitado, como telepatia, clarividência, premonição ou mediunidade. A autenticidade desses eventos, contudo, permanece ainda um assunto bastante controverso nos meios científicos e acadêmicos. Em geral, considera-se que tais fenômenos, se verídicos, são atualmente inexplicáveis pela ciência, podendo violar certos limites cientificamente demarcados à percepção humana. A especulação acerca da natureza desses fenômenos não constitui, entretanto, um mero palpite ou opinião arbitrária; ela se fundamenta nas muitas experiências reportadas por pessoas das mais variadas faixas etárias, classes sociais e etnias. Mais recentemente, convencionou-se chamar tais experiências, do ponto de vista científico, de experiências anômalas.

Uma experiência anômala (ou EA) pode ser definida como uma experiência incomum (por exemplo, sinestesia), ou uma que, embora experimentada por um número significativo de pessoas (por exemplo, uma experiência interpretada como telepática), desvia-se, não obstante, da experiência comum ou de explicações usualmente aceitas acerca da realidade, de acordo com a ciência dominante ocidental.[1] A importância e significativa prevalência com que essas experiências são relatadas (como veremos melhor adiante) parecem contestar sua caracterização como vivências "anômalas", muito embora permaneçam integrando tal definição por suporem processos que desafiam as concepções científicas vigentes acerca da natureza da realidade e da extensão da percepção humana. Esse caráter desviante das EAs pode variar consideravelmente de um contexto cultural para outro, de um momento histórico para outro, dependendo de quão aceitas e estimuladas essas experiências são. Considera-se, todavia, que as EAs geralmente promovem uma perspectiva alternativa em relação à natureza do eu e da realidade.[2] Inclui-se nessa definição um número diversificado de experiências, tais como alucinações, experiências fora do corpo, experiências de quase morte, vivências místicas, relatos de curas espontâneas, vivências interpretadas como telepáticas, vivências mediúnicas e muitas outras experiências ditas paranormais (clarividência, ação da mente sobre a matéria etc.).[1]

Embora estejam frequentemente relacionadas à ocorrência de estados não ordinários de consciência, as EAs não necessariamente requerem a presença desses estados para sua emergência. Elas podem ser espontâneas ou induzidas voluntariamente e podem variar segundo o grau de controle que o indivíduo possui sobre elas após seu início. Segundo Berenbaum, Kerns e Raghavan,[3] as experiências anômalas também podem ser classificadas segundo sua valência subjetiva como agradáveis ou desagradáveis. Seguem-se outras tantas categorizações: há as experiências centradas no sensorial, experiências que cruzam as barreiras da mente, do corpo e do espaço e, por fim, as experiências com outros fundamentais (a exemplo de uma forte impressão de que um ente querido estaria, naquele exato momento, passando por um grave acidente, impressão essa que acaba por coincidir, como se vem depois a saber, com um acidente real).

As EAs nem sempre estão relacionadas à religiosidade e à espiritualidade, mas a interpretação dessas vivências costuma envolver crenças e concepções religiosas ou espirituais em diferentes culturas. Eis o porquê de as EAs serem, por vezes, de modo intercambiável e dependendo do contexto e da abordagem utilizada, consideradas experiências espirituais ou transcendentais.[4] Afinal, é sabido que elas se acham por trás dos processos de formação de todas as religiões. Conforme o antropólogo Andrew Lang (1844-1912), as EAs desempenham um importante papel na gênese das religiões, ao contribuírem para a construção da narrativa metafísica que fundamentará seus alicerces doutrinários e ritualísticos.[5]

Nesse sentido, é importante salientar que o mesmo campo de estudos engloba diferentes termos originados por disciplinas que nem sempre dialogam entre si. Nosso propósito neste capítulo é estabelecer uma ponte entre as pesquisas sobre EAs e o campo mais amplo de estudo da espiritualidade. Essa relação se torna evidente quando nos voltamos para as relações entre EAs e saúde mental, mas são também observáveis em diversas outras temáticas ligadas à natureza e aos aspectos psicológicos das vivências espirituais, como discutiremos mais à frente. Também é nosso objetivo discutir as implicações do estudo científico das EAs para uma compreensão mais ampla da espiritualidade.

Uma breve história das pesquisas sobre EAs

O estudo científico das EAs tem já uma longa história, iniciando-se formalmente com a fundação, em 1882, da *Society for Psychical Research*, em Londres. Essa sociedade congregou pensadores respeitados das mais diversas áreas do conhecimento, incluindo nomes como William James (1842-1910), Charles Richet (1850-1935) e Carl Gustav Jung (1875-1961). Nesse período, o termo mais comumente usado para se referir a tais vivências era *psychic* (e é até hoje empregado no Reino Unido e nos Estados Unidos). As experiências psíquicas (ou *psychic experiences*) compreendiam objeto de estudo da pesquisa psíquica (ou *psychical research*). Essas pesquisas foram bastante influenciadas pela emergência do espiritualismo moderno e pelo interesse que os fenômenos espíritas (como a mediunidade) despertavam, não apenas na sociedade mais ampla, mas também em cientistas e eruditos. Os pesquisadores da *Society* se dedicaram a teorizar sobre essas experiências, suas muitas causas e fatores predisponentes e precipitantes, bem como acerca de seu estudo científico. Eles coletaram centenas de relatos de experiências desse tipo, enviados por pessoas de diferentes lugares do mundo, e os expuseram a uma investigação detalhada, levantando suas principais características, as condições mais comuns de ocorrência dessas experiências, o estado mental dos experienciadores durante essas vivências, entre outros tantos aspectos. Os pesquisadores entrevistaram também as pessoas para quem eles haviam relatado suas vivências, com a intenção de verificar a consistência dos relatos e formar um quadro o mais completo possível da experiência.[6]

Se no século XIX eminentes nomes da psicologia como William James (1842-1910) exploraram abertamente o assunto, estudando os fenômenos espirituais e anômalos presentes em uma variedade de contextos,[7] no início do século XX esse cenário se modificou e houve um progressivo afastamento em relação ao estudo das EAs, tido como prejudicial ao desenvolvimento científico da psicologia. Foi por essa época, no entanto, que Joseph Banks Rhine (1895-1980) deu início a um amplo programa de pesquisas laboratoriais sobre experiências anômalas, empregando de modo sistemático o método experimental no estudo dessas alegações. Com o psicólogo William McDougall (1871-1938), Rhine popularizou o termo *parapsicologia* como nome desse campo de estudos, o qual inspirou também a denominação da associação que ajudou a fundar, a *Parapsychological Association (*PA), ativa até os dias atuais. Enquanto Rhine se dedicava a encontrar meios de estudar essas experiências usando métodos laboratoriais e estatísticos, sua esposa, Louisa Rhine (1891-1983), inventariou as experiências espontâneas de pessoas comuns, tentando estabelecer a partir daí suas principais características, modalidades e fatores de ocorrência, de modo muito semelhante aos antigos pesquisadores psíquicos.

Apesar das críticas e da resistência que o estudo científico das EAs sofreu dentro da psiquiatria e da psicologia, grandes representantes das principais linhas teóricas, como Freud[8,9] na psicanálise,

Jung[10,11] na psicologia analítica, Carl Rogers[12] e Abraham Maslow[13,14] na psicologia humanista forneceram importantes reflexões a respeito do impacto da dimensão espiritual e religiosa para a saúde e para uma compreensão da própria constituição da vida mental. No campo da psicologia transpessoal, as experiências anômalas e espirituais têm sido estudadas desde Maslow, na década de 1960, por meio do que ele denominou *"peak experiences"* (experiências culminantes ou místicas), as quais ele relacionou com o potencial de transformação e autodesenvolvimento dos indivíduos que as experimentam.[13] A partir do reconhecimento, estudo e valorização das experiências culminantes e da sabedoria oriunda das tradições religiosas e espirituais, tanto ocidentais quanto orientais, a abordagem transpessoal foi sendo desenvolvida, inserindo em seus fundamentos o potencial transformador e positivo das experiências culminantes ou místicas.

A partir da década de 1980, com o lançamento da obra *Anomalistic psychology*, de autoria de Zusne e Jones,[15] inaugura-se nova concepção desse campo de estudos, nomeado então *psicologia anomalística*, que é a área da psicologia concernente ao estudo e à compreensão das experiências anômalas em termos do conhecimento científico disponível sobre os processos biológicos, psicológicos e sociais envolvidos na experiência humana.[1] Sob o rótulo da psicologia anomalística, o estudo científico das EAs é hoje realizado em grandes centros de pesquisa no mundo todo, incluindo o *Anomalistic Psychology Research Unit*, na Universidade de Goldsmiths, Reino Unido (unidade fundada e dirigida pelo Prof. Christopher French), e o *Center for Research on Consciousness and Anomalous Psychology*, na Universidade de Lund, Suécia, fundado e dirigido pelo Prof. Etzel Cardeña.

Prevalência das EAs na população

As experiências espirituais e anômalas compreendem um importante aspecto da expressão religiosa e espiritual que se evidencia de forma bastante significativa. Pesquisas tanto internacionais[16,17,18] quanto nacionais[19,20] atestam sua alta prevalência na população em geral, bem como seu impacto psicossocial. Levantamentos realizados nos Estados Unidos e no Reino Unido encontraram que aproximadamente 1/3 dos respondentes relata ao menos um tipo de EA.[21] De acordo com o padre e sociólogo Andrew Greeley (1928-2013), um dos primeiros a inventariar a prevalência das EAs entre os estadunidenses, "a maioria da população teve alguma experiência desse tipo, uma minoria substancial teve mais do que apenas uma experiência ocasional, e uma proporção respeitável da população tem tais experiências frequentemente".[16] Esses valores podem variar consideravelmente, no entanto, de um contexto cultural para outro. Em uma das poucas pesquisas sobre a prevalência das EAs em contexto brasileiro, Zangari e Machado[22] informaram que 89,5% dos respondentes (estudantes universitários) haviam relatado ter passado por algum tipo de experiência desse tipo. Em ampliação posterior dessa pesquisa, em estudo de Machado[19] com uma amostra de 306 respondentes, constatou-se que 82,7% dos participantes alegaram ter vivenciado pelo menos uma experiência anômala dentre as investigadas. Uma porcentagem significativa desses indivíduos relatou, ainda, mudanças importantes de atitude perante a vida em função de suas experiências, como em relação às suas crenças religiosas, ao significado ou propósito atribuído às suas vidas e ao enfrentamento do medo da morte.

Em seu seminal Censo das Alucinações, realizado em 1886, Henry Sidgwick e outros membros da Sociedade de Pesquisas Psíquicas[6] já haviam verificado que: "[...] as porcentagens brasileiras de respostas afirmativas e das alucinações são as mais altas. [...] As porcentagens russas também são consideravelmente mais altas que as inglesas". Essas diferenças nas taxas de relatos de EAs entre países não se restringem, todavia, a um único tipo de experiência. Krippner e Faith[23] examinaram 1.666 relatos de sonhos dos *workshops* realizados por Krippner em seis países, identificando 135 que seriam considerados "anômalos" pelos ocidentais (por exemplo, supostos sonhos clarividentes, sonhos lúcidos, experiências fora do corpo durante o sono, sonhos de vidas passadas, sonhos precognitivos, sonhos compartilhados ou mútuos, sonhos telepáticos e supostas comunicações pós-morte por meio dos sonhos). O país que relatou a maior quantidade desses sonhos foi a Rússia, seguida pelo Brasil, Argentina, Japão, Ucrânia e os Estados Unidos.

Em estudo de Haraldsson e Houtkooper[18] avaliando os dados de um amplo levantamento multinacional, 41% dos islandeses reportaram experiências de contato com pessoas falecidas, em comparação com 9% a 14% entre os países escandinavos, que pontuaram como os mais baixos, e 30% e 34% entre os americanos e italianos, respectivamente, que se aproximaram mais dos islandeses. Outro dado cultural importante é o fato de presumidas lembranças espontâneas de uma vida passada serem relatadas com mais frequência entre culturas receptivas à crença na reencarnação, como Índia, Sri Lanka e Tailândia,[24] embora sejam consideradas raras mesmo em tais contextos.

As relações entre EAs, saúde mental e psicopatologia

Ao longo do tempo, relatos de EAs têm sido indiscriminadamente associados a doenças mentais, levando a que seus experienciadores sejam, por vezes, erroneamente avaliados e julgados. Trata-se de dado aparentemente contraditório em face da enorme prevalência de relatos dessas experiências, as quais ultrapassam, inclusive, a porcentagem de pessoas na população com transtornos psicóticos, por exemplo. Sabe-se que a relação entre EAs e sintomas psicopatológicos é complexa, não sendo possível, todavia, o estabelecimento de uma associação necessária entre os dois. Embora algumas EAs tenham, de fato, sido associadas a indicadores patológicos, como experiências alucinatórias, que são comumente vistas como sintomas psicóticos, a evidência é mista, indicando diferenças entre subgrupos de participantes, bem como correlações positivas entre EAs e bem-estar ou outros indicadores de saúde (por exemplo, Alminhana et al.;[25] Kennedy, Kanthamani e Palmer,[26] Reichow[27]). Levantamentos populacionais revelam, em geral, que alucinações e outras experiências que os pesquisadores denominam como psicóticas (como vivências telepáticas) podem ser relatadas por pessoas não diagnosticadas com um transtorno psicótico e sem implicações patológicas evidentes (p. ex., Alminhana et al.;[28] Peters et al.[29]).

Elizabeth Roxburgh, professora da Universidade de Northampton, Reino Unido, vem realizando estudos sobre o tema das EAs no *setting* terapêutico.[30,31] Em um desses estudos qualitativos, os resultados exploram a importância, para os clientes, de encontrarem terapeutas que estejam bem informados e sejam destituídos de preconceitos em torno das EAs, possibilitando-lhes encontrar sentido e significado para tais experiências sem que sejam menosprezados, ridicularizados ou ainda considerados doentes mentais. Por outro lado, também os psicoterapeutas entrevistados denunciam a necessidade de maiores informações sobre a natureza das experiências anômalas e espirituais. Uma análise temática revelou ao menos quatro temas importantes nas entrevistas realizadas com terapeutas a respeito das experiências espirituais e anômalas de seus clientes: "quase sempre somos pegos de surpresa, pois este é um assunto sobre o qual não se fala", "trata-se apenas de incluir isso em nosso vocabulário", "desmistificar e valorizar as experiências anômalas como experiências humanas normais" e "perguntar ou não perguntar?". As questões levantadas revelam a pertinência da realização de estudos junto a essa população e ainda a necessidade de equipar os profissionais de saúde mental com ferramentas para lidar com clientes que reportam esse tipo de experiência.

No contexto brasileiro, Shimabucuro[32] abordou as representações sociais das experiências anômalas para os profissionais clínicos de psicologia e psiquiatria: o estudo apontou para tentativas de ancoragem e adaptação das anomalias a representações conhecidas e familiares aos profissionais mencionados e seus respectivos grupos de origem, revelando haver poucos esforços de compreensão objetiva das experiências anômalas. A consideração insuficiente desses temas por parte dos profissionais clínicos talvez sirva como ponto de partida para reflexões mais amplas acerca do papel a ser adotado pelos psicólogos e psiquiatras perante o diagnóstico diferencial e o manejo clínico das EAs.

De modo convergente à discussão acerca da natureza patológica ou saudável das EAs, em 1994 foi introduzida no DSM-IV (o Manual Diagnóstico e Estatístico de Transtornos Mentais da Associação Americana de Psiquiatria) a categoria denominada Problemas Religiosos e Espirituais. Os problemas espirituais foram definidos por Lukoff, Lu e Turner[33] como conflitos envolvendo o relacionamento do indivíduo com o que quer que ele defina como transcendente. Algumas dessas experiências podem ser difíceis de ser processadas por seus protagonistas, levando-os a buscar ajuda especializada. Por outro lado, podem estar associadas a processos de transformação profunda e à expansão das potencialidades dos indivíduos.[34,35,36] E, nesse ponto, a proposta é que os profissionais de saúde mental as entendam não como transtornos mentais, mas sim como problemas religiosos e espirituais que reflitam, por exemplo, a necessidade de uma nova postura diante de uma fase diferente da vida. A inserção da categoria de problemas religiosos e espirituais no DSM-IV abriu as portas para que conhecimentos advindos de outras disciplinas pudessem ser integrados e novos estudos propostos, dentro de uma ótica de inclusão da dimensão humana espiritual e religiosa não patológica. Nesse sentido, Vieten et al.,[37] a partir de uma revisão abrangente e análise crítica da literatura sobre experiências espirituais, oferecem uma ampla lista das muitas competências espirituais e multiculturais necessárias para que profissionais de saúde mental integrem de forma adequada o conhecimento sobre EAs, espiritualidade e religiosidade no cuidado aos usuários de serviços de saúde mental.

A importância das EAs para o contexto clínico deriva, sobretudo, da necessidade de se diferenciar quando tais vivências são saudáveis ou benéficas, e quando conduzem a desfechos patológicos. Nesse sentido, as possibilidades explicativas das complexas relações entre EAs e processos psicopatológicos são muitas. Desse modo, Berenbaum, Kerns e Raghavan[3] elucidam que: 1) EAs e transtornos mentais podem ser confundidos ao se relacionarem em suas manifestações, 2) uma EA pode preceder um transtorno mental (e vice-versa), 3) e diferenças individuais (como traços de personalidade, funcionamento cerebral atípico e traumas) podem contribuir tanto para o surgimento de EAs quanto de transtornos mentais. Apesar disso, poucas tentativas foram feitas no sentido de propor critérios diferenciadores de EAs saudáveis e patológicas, bem como de investigar tais critérios do ponto de vista empírico. Por isso, o trabalho de Menezes Júnior e Moreira-Almeida,[20] além dos trabalhos subsequentes envolvendo esses e outros autores,[38,39] destacam-se como relevantes contribuições. Menezes Júnior e Moreira-Almeida[20] apontam nove critérios que diferenciam as EAs saudáveis das patológicas: 1) ausência de sofrimento psicológico; 2) ausência de prejuízos sociais e ocupacionais; 3) a experiência tem duração curta e ocorre episodicamente; 4) existe uma atitude crítica sobre a realidade objetiva da experiência; 5) existe compatibilidade da experiência com algum grupo cultural ou religioso; 6) ausência de comorbidades; 7) a experiência é controlada; 8) a experiência gera crescimento pessoal e 9) a experiência é voltada para os outros.

Todos esses nove critérios foram sugeridos com base em extensa revisão da literatura sobre EAs, e não resta dúvida quanto à sua relevância para a discussão do diagnóstico diferencial entre EAs saudáveis e patológicas. Ainda assim, apenas cinco dos nove critérios propostos por Menezes Júnior e Moreira-Almeida encontraram algum suporte empírico em estudo conduzido por Menezes Júnior, Alminhana e Moreira-Almeida:[39] ausência de prejuízos socio-ocupacionais, compatibilidade com grupo religioso ou cultural, manifestação curta e episódica, geração de crescimento pessoal e experiência voltada para os outros. Os critérios restantes se mostraram pouco relevantes para a caracterização de EAs possivelmente saudáveis. Além disso, Zangari e Machado[40] apontam que subjacente aos nove critérios está o quadro de referência a partir do qual o(a) experienciador(a) dá sentido às suas EAs e à predisposição psicopatológica daquele(a) que passa por uma EA. Mais estudos são necessários, contudo, para esclarecer mais amplamente a natureza das relações entre EAs e psicopatologia.

O estudo científico das EAs e suas implicações para a espiritualidade

Nos últimos anos, as complexas relações entre EAs, saúde e doença mental têm sido o foco das pesquisas científicas nessa área, sobretudo no que tange a publicações em revistas científicas *mainstream* de psicologia e psiquiatria. No entanto, a importância do estudo das EAs e das experiências espirituais se estende muito além dos aspectos clínicos, abarcando, igualmente, uma série de estudos voltados à investigação de suas implicações para uma compreensão mais alargada da natureza da mente humana e da espiritualidade. Como vimos anteriormente, as experiências anômalas e espirituais desempenharam um importante papel no surgimento de doutrinas religiosas e espirituais. Relatos de sonhos premonitórios, curas excepcionais, visões e comunicações com anjos e outros seres espirituais fazem parte de livros sagrados como a bíblia, mas estão também presentes na vivência cotidiana de diversos indivíduos, como os levantamentos populacionais apresentados antes atestam. Com efeito, pode-se dizer que a essência da espiritualidade e da religiosidade, antes de se materializar em livros sagrados, rituais e práticas contemplativas transmitidas às gerações futuras, repousa, em grande medida, sobre as experiências originárias dos fundadores dessas tradições e daqueles que os acompanharam em sua jornada espiritual, como se vê, por exemplo, no caso do Cristianismo primitivo.[41]

A espiritualidade está relacionada com o sentido existencial e com o autoconhecimento. É parte da condição humana, mas pode ou não ser desenvolvida. Como diz Pinto,[42] a espiritualidade seria parte estrutural da personalidade. Já a religiosidade seria o processo, flexível e mutante, pelo qual a espiritualidade se manifesta individualmente, inclusive ao se ligar a uma doutrina religiosa. A espiritualidade está ligada à transcendência ou ao que se constitui sagrado aos olhos de uma pessoa, independentemente de suas crenças religiosas específicas. Já a religiosidade, sendo uma experiência pessoal e única, pode ser definida como "a face subjetiva da religião".[43] É importante esclarecer que esses dois construtos se sobrepõem em certos momentos, mas guardam suas diferenças. A espiritualidade pode se manifestar por meio da religiosidade, mas não apenas dessa maneira. Um fato interessante é a característica de abrangência da espiritualidade, que abarca inclusive ateus e agnósticos. Um ateu pode não ter nenhuma religiosidade, mas manifestar espiritualidade, na forma como reflete sobre sua existência e desenvolve valores éticos e benevolentes.[44] Por sua vez, indivíduos ateus também podem relatar EAs de diferentes tipos, muito embora sua interpretação difira daquela dos religiosos e enfatize causas naturais, como o uso de substâncias psicoativas ou transtornos do sono.[45]

É um fato cada vez mais notório que a busca pela vivência das EAs já não se restringe aos contextos religiosos tradicionais, mas extrapola o envolvimento com uma religião organizada. Estudar tais experiências, seus impactos psicológicos, sociais e culturais, torna-se, assim, uma necessidade ao pesquisador interessado na investigação de formas mais contemporâneas de espiritualidade. No campo da antropologia, a pesquisadora Tanya Luhrmann[46] ressalta que, da década de 1970 para cá, tem havido uma explosão de práticas que incentivam a experiência direta de Deus ou do que seja reconhecido pelo indivíduo como transcendente, numa conexão sem intermediários. Essas experiências espirituais têm recebido maior aceitação e reconhecimento social nos últimos anos, favorecendo até mesmo que pacientes psiquiátricos as revelem a seus médicos e possam trabalhar com elas, dando a elas um significado e propósito existencial. Segundo Leonardi,[47] a experiência espiritual transmite um senso de profundo significado, propósito e conexão com a criação, a vida e outros seres humanos, e um sentido correspondente de responsabilidade por sua própria parte em tudo o que pode ter um profundo impacto no bem-estar.

Autores como Walter Stace (1886-1967) e Ralph Hood argumentaram em favor da universalidade das experiências místicas e espirituais. Segundo eles, tais experiências apresentariam sempre as mesmas características fenomenológicas básicas, a despeito de suas variações culturais. No caso de Stace,[48] esse argumento se sustenta em uma ampla discussão filosófica, ao passo que, para Hood, haveria evidências empíricas da invariabilidade de certos tipos de experiência mística em contextos diversos, como atestado, por exemplo, por estudos de replicação da estrutura fatorial da Escala de Misticismo, desenvolvida por ele.[49] Pode-se dizer que o pensamento de Hood, assim como de outros teóricos da psicologia, a exemplo de Maslow, acha-se alinhado, em vários sentidos, à chamada filosofia perene,[50] de acordo com a qual, subjacente às muitas variedades de prática e crença religiosa ao redor do mundo, haveria um conhecimento universal, perene, acima das diferenças socioculturais encontradas nas experiências religiosas de diferentes povos. Tais verdades estariam acessíveis, sobretudo, por meio da vivência mística, do contato mais ou menos direto com uma realidade transcendente, sempre filtrado pelas lentes culturais e experiências pessoais prévias.

A perspectiva mais aceita atualmente é a de que as experiências anômalas e espirituais são mais bem compreendidas enquanto construções psicossociais, o que significa dizer que, inescapavelmente, seus experienciadores estão inseridos em alguma cultura específica, sendo permeados por, ou se identificando com determinadas crenças (religiosas ou não), filosofias de vida, visões de mundo e sistemas de conhecimento compartilhados socialmente. Ao mesmo tempo que os experienciadores são influenciados pela cultura e contexto onde estão inseridos, por sua vez, contribuem também, por meio de suas EAs e espirituais, para a composição dessas variantes contextuais em uma espécie de relação dialética. Assim, o discurso e as crenças compartilhadas e estimuladas socialmente influenciam a ocorrência, a semântica e a relevância que tais experiências assumem para os sujeitos, o que parece ser decisivo para compreender as relações indivíduo-grupo.[4,51,52]

A perspectiva psicossocial ao compreender, eminentemente, qualquer EA a partir de um referencial contextual não exclui fatores individuais como processos neurofisiológicos básicos e em certa medida universais. Estes não são, entretanto, explicados sem o concurso de variáveis socioculturais mais amplas. Pode-se dizer, portanto, que o paradigma em voga no estudo da experiência religiosa é de base eminentemente biopsicossocial. O estudo das EAs abrange, na verdade, uma ampla gama de perspectivas e áreas do conhecimento, da antropologia às neurociências, variando de leituras essencialistas e universalistas (com raízes na teologia e no misticismo) até abordagens mais empíricas e sensíveis aos aspectos socioculturais dessas experiências.

Boa parte dos estudos disponíveis acerca das EAs se baseia em levantamentos que investigam sua prevalência e seus correlatos. Porém, os pesquisadores têm realizado com mais frequência investigações de cunho experimental em que buscam eliciar a ocorrência dessas experiências, na tentativa de controlar e compreender as variáveis que atuam sobre elas. Incluem-se nesse rol de investigações as pesquisas com indução de experiências místicas por meio de hipnose[53] e do uso de substâncias psicodélicas.[54] Também se incluem aqui os estudos neurofisiológicos da experiência espiritual, durante os quais determinadas tarefas (como a oração, a meditação ou a psicografia) são realizadas enquanto o indivíduo tem sua atividade cerebral mapeada por eletroencefalograma e variadas técnicas de neuroimagem.

Considerações finais

O campo de estudo das EAs vem se consolidando e produzindo importantes elucidações em diversas áreas do conhecimento. A investigação e classificação dos tipos de EAs e a descoberta de sua grande prevalência na população vem favorecendo seu estudo científico e a compreensão de sua enorme relevância para diferentes áreas do conhecimento, tais como a psiquiatria, a psicologia, a antropologia, a neurologia, a filosofia, entre outras. Embora com olhares diferenciados e nem sempre convergentes, abre-se de forma inédita a oportunidade para um diálogo profícuo entre tantas abordagens, permitindo uma reflexão mais rica e maior compreensão sobre as relações que as EAs estabelecem com as questões da saúde física e mental; com as crenças e demarcações culturais, com a fé e a religiosidade. Sobretudo, hoje é reconhecida a enorme importância que o estudo das EAs pode ter para a compreensão da natureza da consciência e da relação mente-corpo, estimulando a proposição de novas teorias e cosmovisões.

Referências

1. Cardeña E, Lynn SJ, Krippner S. Variedades da experiência anômala: análise das evidências científicas. São Paulo, Atheneu: 2013.
2. Lynn SJ. Anomalous, exceptional, and non-ordinary experiences: expanding the boundaries of psychological science (Editorial). Psychology of Consciousness: Theory, Research, and Practice. 2017;4(1):1-3.
3. Berenbaum H, Kerns J, Raghavan C. Experiências anômalas, peculiaridade e psicopatologia. In: Cardeña E, Lynn SJ, Krippner S, organizers. Variedades da experiência anômala: análise de evidências científicas. São Paulo, Atheneu: 19-34, 2013.
4. Machado FR, Zangari W, Maraldi EO et al. Contribuições da psicologia para a compreensão das relações entre a espiritualidade, a religiosidade e as experiências anômalas. Clareira: Revista de Filosofia da Região Amazônica. 2016;3(2).
5. Lang A. The making of religion. London, Longmans, Green, and Co: 1909.
6. Gurney E, Myers FWH, Podmore F. Phantasms of the living. London, Trübner: 159, 1886. v.1.
7. James W. The varieties of religious experiences: a study in human nature. Cambridge, MA, Harvard University Press: 1958.
8. Freud S. Civilization and its discontents. New York, Norton: 1961a.
9. 9. Freud S. The future of an illusion. New York, Norton: 1961b.
10. Jung CG. Modern man in search of a soul. New York, Harcourt: 1933.
11. Jung CG. Psicologia e religião. Petrópolis, Vozes: 2012.
12. Rogers CR. A newer psychotherapy. In: Kirschenbaum H, Land Henderson V, editors. The Carl Rogers reader. Boston, Houghton Mifflin: 63-76, 1989.
13. Maslow AH. Religions, values, and peak-experiences. New York, Viking, 1964.
14. Maslow AH. Toward a psychology of being, 2nd ed. New York, Van Nostrand: 1968.
15. Zusne L, Jones WH. Anomalistic psychology: a study of magical thinking, 2nd ed. New York, Lawrence Erlbaum Associates: 1989.

16. Greeley A. The sociology of the paranormal: a reconnaissance. London, Sage: 7, 1975.
17. Palmer G, Hastings A. Exploring the nature of exceptional human experiences: recognizing, understanding and appreciating EHEs. In: Friedman H, Hartelius G, editors. The Wiley-Blackwell handbook of transpersonal psychology. John Wiley and Sons: 2013.
18. Haraldsson E, Houtkooper JM. Psychic experiences in the multinational human values study: who reports them? Journal of the American Society for Psychical Research. 1991;85(2):145-65.
19. Machado FR. Experiências anômalas (extrassensoriomotoras) na vida cotidiana e sua associação com crenças, atitudes e bem-estar subjetivo. Boletim Academia Paulista de Psicologia. 2010; 30:462-83.
20. Menezes AJ, Moreira-Almeida A. O diagnóstico diferencial entre experiências espirituais e transtornos mentais de conteúdo religioso. Revista de Psiquiatria Clínica. 2009;36(2):75-82.
21. Castro M, Burrows R, Wooffitt, R. The paranormal is (still) normal: the sociological implications of a survey of paranormal experiences in Great Britain. Sociological Research Online. 2014;19(3):16.
22. Zangari e Machado, 1996.
23. Krippner S, Faith L. Exotic dreams: a cross-cultural study. Dreaming. 2001;11:73-82.
24. Mills A, Tucker J. Past-life experiences. In: Cardeña E, Lynn SJ, Krippner S, editors. Varieties of anomalous experience: examining the scientific evidence. Washington, DC: American Psychological Association. 2014:303-32.
25. Alminhana LO, Farias M, Claridge G, et al. Self-directedness predicts quality of life in individuals with psychotic experiences: a 1-year follow-up study. Psychopathology. 2017;50(4):239-45.
26. Kennedy JE, Kanthamani H, Palmer J. Psychic and spiritual experiences, health, well-being and meaning in life. Journal of Parapsychology. 1994;58:353-83.
27. Reichow JRC. Estudo de experiências anômalas em médiuns e não médiuns: prevalência, relevância, diagnóstico diferencial de transtornos mentais e relação com qualidade de vida [tese]. Instituto de Psicologia, Universidade de São Paulo, São Paulo; 2017.
28. Alminhana LO, Farias M, Claridge G, et al. How to tell a happy from an unhappy schizotype: personality factors and mental health outcomes in individuals with psychotic experiences. Revista Brasileira de Psiquiatria. 2016;39(2): 126-32.
29. Peters E, Ward T, Jackson M et al. Clinical, socio-demographic and psychological characteristics in individuals with persistent psychotic experiences with and without a "need for care." World Psychiatry. 2016;15(1):41-52.
30. Roxburgh EC, Evenden RE. "Most people think you're a fruit loop": Clients' experiences of seeking support for anomalous experiences. Counselling and Psychotherapy Research. 2016a;16(3):211-21.
31. Roxburgh EC, Evenden RE. "It is about having exposure to this": investigating the training needs of therapists in relation to the issue of anomalous experiences. British Journal of Guidance & Counselling. 2016b;44(5).
32. Shimabucuro AH. Representações sociais de fenômenos anômalos em profissionais clínicos de psicologia e psiquiatria [dissertação]. Instituto de Psicologia, Universidade de São Paulo, São Paulo; 2010.
33. Lukoff D, Lu F, Turner R. Toward a more culturally sensitive DSM-IV: psychoreligious and psychospiritual problems. J Nerv Ment Dis. 1992;180(11):673-82.
34. Braud W. Health and well-being benefits of exceptional human experiences. In: Murray C, editor. Mental health and anomalous experience. Hauppauge, NY: Nova Science Publishers: 107-24, 2012.
35. Grof S, Grof C. Spiritual emergency: when personal transformation becomes a crisis. Los Angeles, J.P. Tarcher: 1989.
36. Wilde DJ, Murray CD. The evolving self: finding meaning in near-death experiences using interpretative phenomenological analysis. Mental Health, Religion & Culture. 2009;12:223-39.
37. Vieten C, Scammell S, Pilato R et al. Spiritual and religious competencies for psychologists. Psychology of Religion and Spirituality. 2013;5(3):129.
38. Moreira-Almeida A, Cardeña E. Diagnóstico diferencial entre experiências espirituais e psicóticas não patológicas e transtornos mentais: uma contribuição de estudos latino-americanos para o CID-11 2011. Revista Brasileira de Psiquiatria. 33(1):21-8.
39. Menezes Jr A, Alminhana, LO, Moreira-Almeida A. Perfil sociodemográfico e de experiências anômalas em indivíduos com vivências psicóticas e dissociativas em grupos religiosos. Revista de Psiquiatria Clínica. 2012;39(6):203-7.
40. Zangari W, Machado FR. Diagnóstico diferencial de transtornos mentais e experiências anômalas/religiosas: a importância do quadro de referência e os transtornos mentais de base. Anais do X Seminário de Psicologia e Senso Religioso, 2015; 6.
41. Anderson A. An introduction to Pentecostalism: global charismatic Christianity, 5th ed. New York, Cambridge University Press: 2010.
42. Pinto EB. Espiritualidade e religiosidade: articulações. Revista de Estudos da Religião. 2009:68-83.
43. 43. Valle ER. Psicologia e experiência religiosa. São Paulo, Loyola: 1998.
44. Harris, S. Despertar: um guia para a espiritualidade sem religião. São Paulo, Companhia das Letras: 2014.
45. Dein S. Attitudes towards spirituality and other worldly experiences: an online survey of British humanists. Secularism and Nonreligion. 2016;5:1-8.
46. Luhrmann TM. The art of hearing God: absorption, dissociation, and contemporary american spirituality. Spiritus: A Journal of Christian Spirituality. 2005;5:133-57.

47. Leonardi J. Partners or adversaries: a study of Christian and person-centred approaches to spirituality and the implications for Christian ministry and pastoral practice [tese]. University of East Anglia, School of Education and Lifelong Learning, UK; 2008.
48. Stace WT. Mysticism and philosophy. London, Macmillan & Co. Ltd: 1961.
49. Hood R. Handbook of religious experience. Birmingham, AL, Religious Education Press: 1995.
50. Huxley A. The perennial philosophy. London, Chatto & Windus: 1947.
51. Zangari W, Machado FR, Maraldi EO et al. A questão "psicossocial" a partir do estudo de experiências anômalas/religiosas. In: Silva Junior N, Zangari W, organizers. A psicologia social e a questão do hífen. São Paulo, Blucher: 71-81, 2017.
52. Zangari W, Machado FR. Abordagem psicológica dos fenômenos incomuns. In: Antúnez AEA, Safra G, organizers. Psicologia clínica da graduação à pós-graduação. Rio de Janeiro, Atheneu: 323-30, 2018.
53. Lynn SJ, Evans J. Hypnotic suggestion produces mystical-type experiences in the laboratory: a demonstration proof. Psychology of Consciousness: Theory, Research, and Practice. 2017;4(1):23-37.
54. Griffiths RR, Richards WA, McCann U et al. Psilocybin can occasion mystical-type experiences having substantial and sustained personal meaning and spiritual significance. Psychopharmacology. 2006;187(3):268-83.

Morte, Luto e Espiritualidade

Maria Julia Kovács

Morte

Há vários retratos da morte no Ocidente no século XXI: domada, interdita, reumanizada e escancarada.[1] A morte domada é conhecida, familiar, ocorre em âmbito social e público e faz parte da existência. Essa forma de ver a morte esteve presente ao longo de praticamente toda a história da humanidade.

A morte interdita é mais expressiva no século XXI, sendo acompanhada por vergonha e fracasso, e precisa ser ocultada como forma de evitar o sofrimento. Profissionais de saúde podem se sentir derrotados quando seus pacientes morrem, sendo a morte vista como decorrente de um erro e não parte fundamental da existência humana. A morte, no século XXI, nessa perspectiva, passa a ser um evento solitário. A morte interdita ocorre nos hospitais, e, nesse local, a expressão do sofrimento precisa ser minimizada, retirando o espaço propício para os rituais durante o adoecimento, no final da vida e após o óbito. Em sua radicalidade, é representada como aquela que não é autorizada, ficando o paciente com tubos em todos os orifícios do corpo e a companhia de ponteiros e ruídos de máquinas. Denominamos esse retrato do paciente o "Frankenstein do século XXI".[1]

Sob esse foco, o ser humano fica expropriado de sua morte, tendo a vida prolongada sem seu consentimento. Ocorre o que conhecemos como conspiração do silêncio, em que a comunicação fica truncada, não há diálogos e o sofrimento fica calado, tornando penosa a atividade dos profissionais de saúde com pacientes gravemente enfermos. É um intenso sofrimento para familiares também. Durante 19 séculos não houve muitas alterações na forma de morrer. Em decorrência do grande avanço tecnológico na área médica e farmacológica, houve mudanças drásticas de morte nos séculos XX e XXI.[2] O grande temor dos pacientes e familiares é o prolongamento do processo de morrer com muito sofrimento, distanásia.[1]

A reumanização da morte no século XX traz o retorno de alguns pontos da morte domada, principalmente no que concerne a maior intimidade e proximidade com a morte. Essa modalidade se contrapõe à morte silenciada e interdita. As autoras Elizabeth Kubler-Ross e Cicely Saunders são, em grande parte, responsáveis por essa mudança, ao divulgarem cuidados com pacientes no final da vida, acolhendo o sofrimento e a dor deles e de familiares. O paciente volta a ser o centro da ação, resgatando-se o processo de morrer.[2,3]

Essa apropriação do processo de morrer está na base da criação dos programas de cuidados paliativos, principalmente em seu início, em que a preocupação fundamental é estabelecer relações e procedimentos que mantenham a dignidade das pessoas na iminência da morte. Atualmente, esses programas estão sendo propostos logo ao diagnóstico de uma doença que ameaça a vida, com múltiplos sintomas, tendo como objetivo fundamental garantir boa qualidade de vida durante todo o processo de adoecimento.[4]

A morte escancarada invade a vida das pessoas, nas situações de violência, e é inesperada, abrupta, coletiva, dificultando a elaboração do luto. Essa forma de morte aparece nos homicídios, suicídios e nos desastres naturais e provocados, como rompimento de barragens que presenciamos atônitos e impotentes por diversos meios de mídia. A morte escancarada é veiculada cotidianamente na TV, inundando domicílios com imagens, com textos sensacionalistas, nos noticiários, novelas, filmes e documentários.[1] Observamos no século XXI um paradoxo, a morte interdita, da qual não se fala, e a morte escancarada, que invade lares, escolas, hospitais e outras instituições, assistidas ao vivo e na TV por crianças e adolescentes.

A morte faz parte da vida das pessoas, invasiva, por vezes sem limites, em todas as faixas etárias. Crianças e adolescentes podem ter contato com a morte, pela perda de animais de estimação, ou quando morrem pessoas da família ou amigos. Perdas são vividas também quando crianças e adolescentes são hospitalizados, privados de brincadeiras, da companhia dos amigos, das atividades escolares, das relações amorosas, da formação da identidade, convivendo com a perspectiva da morte de amigos de quarto e da sua própria. No caso de idosos, além das perdas vividas pelo adoecimento crônico, morrem pessoas de referência como cônjuges, amigos e, em casos mais drásticos, filhos e netos, configurando o que denominamos sobrecarga de luto.

Em qualquer idade, o convívio com a morte traz a necessidade da comunicação sobre a percepção e sentimentos que ela produz. Especial atenção deve ser dedicada às crianças que ainda não têm o conhecimento dos principais atributos da morte: irreversibilidade e universalidade.[5] Elas necessitam, além do acolhimento, esclarecimento sobre essas situações.

A morte suscita diversas questões. Arrolamos algumas das mais frequentes: De onde viemos e para onde vamos? Será a morte o final da existência, transição, encerramento da vida física ou a libertação da alma? Haverá outras vidas? O espírito se mantém? Estamos a caminho da evolução? Por que pessoas jovens e saudáveis morrem rapidamente e pessoas idosas têm sua vida/morte prolongada? Por que pessoas adormecem e morrem no silêncio do sono enquanto outras lutam e se debatem até o último momento, com dores, confusão mental, agitação e sofrimentos atrozes? Por que pessoas se escondem da morte, não querem nem ouvir falar sobre o assunto? E por que outras riem, fazem piada sobre o tema? Por que tantos filmes sobre a morte, nos títulos e na temática? Por que a morte exerce tanto fascínio sobre algumas pessoas, a ponto de seduzi-las? Por que é musa inspiradora de músicos, poetas, escritores, profissionais de saúde e educação?

Respostas são apresentadas pelas diversas religiões, ciência, artes e correntes filosóficas. Entretanto, nenhuma delas traz uma visão completa e universal, embora possam ser, para algumas pessoas, em dado tempo, o que buscam, oferecendo, mesmo que provisoriamente, um sentido para a vida. A perspectiva espiritual de cada pessoa pode ajudar na compreensão de algumas situações de vida, principalmente aquelas que causam profundo sofrimento, como as que envolvem a perda de pessoas ou situações significativas.

Luto

O luto é o processo de elaboração de perda de pessoas com quem se tem vínculo, seja por morte ou separação. O luto ocorre também por perdas significativas na vida de uma pessoa, incluindo as que envolvem saúde, pátria, trabalho etc. É a experiência pública do pesar por essa perda,[6] um processo que tem suas singularidades e que depende da história de vida da pessoa, de suas características pessoais, experiências anteriores de perda e recursos de enfrentamento. Tem influência no processo do luto quem é a pessoa perdida, sua marca na vida do enlutado, o tipo de morte, a fase do desenvolvimento e a rede de apoio familiar e da comunidade. Além de todos os aspectos mencionados, o processo de luto sofre influência da sociedade em que vive o enlutado.

Um aspecto importante da elaboração do luto é a construção de significados resultantes da perda.[7,8] Essa construção é apresentada nos relatos, nas narrativas do enlutado, que, ao serem expressas, já podem traduzir essa construção. Quando o enlutado fala de sua perda, os que ouvem também podem trazer contribuições para sua elaboração. É preciso ser acolhedor e não ser aquele que interpreta o que o enlutado está vivendo. Interpretações rápidas e simplistas podem incluir questões que não fazem parte da experiência do enlutado, trazendo o risco de deturpar ou impedir seu processo.

Várias teorias procuram compreender o luto e trazem importantes contribuições. Um dos textos clássicos na área é "Luto e melancolia", em que Freud[9] apresenta uma diferenciação entre o processo de luto, considerado um trabalho psíquico para elaboração de perdas, e a melancolia, em que o processo psíquico dificulta o luto, exigindo cuidados especializados. Atualmente não se fala mais em luto patológico, o que Freud já deixa claro em seu texto. Procura-se estudar os fatores que tornam o processo complicado e de risco. Pessoas com transtorno psiquiátrico apresentam dificuldade para a elaboração do processo. Em alguns casos podemos dizer que nem entram em processo de luto, porque não conseguem perceber o que de fato perderam, ficam presas em sua experiência, em alguns casos revivendo e reverberando seu sofrimento, sem realizar a separação necessária que a perda produz.

A teoria dual do luto, proposta por Stroebe e Shut,[10] apresenta reflexões importantes nos estudos e cuidados aos enlutados. Em um dos eixos estão os processos de enfrentamento dos sentimentos vinculados à perda, emoções intensas, ambivalentes, que precisam ser confrontados. No outro eixo ocorre o processo de adaptação à vida sem a pessoa querida. Os enlutados oscilam entre os dois eixos, com predominância de um deles, e precisam ser estimulados naquele em que têm mais dificuldade.

A partir dos estudos de Rando,[11] ganhou importância a elaboração das perdas provocadas pelo processo do adoecimento, denominado luto antecipatório. Inicia-se o processo de luto a partir das perdas relacionadas com o diagnóstico e a evolução da doença: da saúde, das relações afetivas, da sexualidade, do trabalho, do lazer e da identidade de pessoa ativa e autônoma. Considera-se perda em cada uma dessas facetas o que fica restrito, levando em conta como era a vida antes da doença.[12]

Outro aspecto fundamental na elaboração do luto é o reconhecimento do processo da pessoa que está vivendo a perda. Essa legitimação e apoio familiar e social ajudam no acolhimento e na significação do sofrimento.[13] Não se pode deixar de reconhecer os processos de luto em andamento. Entre os lutos não reconhecidos estão: o luto de relações não aceitas, entre as quais as dos amantes e as homoafetivas; o luto por suicídio, porque há uma desconfiança social de que a família não cuidou da pessoa que se matou, portanto é culpada; o luto por uma criança não nascida, por aborto espontâneo ou provocado, porque se considera que ainda não houve estabelecimento de vínculo, não reconhecendo que o vínculo já existe desde a gravidez; o luto por separação, principalmente daquele que é considerado o provocador da separação. Crianças, idosos e pessoas com quadro de demência também podem não ter seu sofrimento legitimado, por se considerar que não têm capacidade de se enlutar. Esses são alguns exemplos de luto não reconhecido, mas devemos considerar qualquer situação em que o enlutado não tem apoio e aceitação da sociedade em seu processo de elaboração do luto, e por essa razão não tem direito aos cuidados de que necessita.

A sociedade atual promoveu a interdição do luto, prejudicando o lado social e coletivo, tão importante nessa situação. O luto é uma crise existencial importante e que precisa de cuidados pela desorganização que provoca. Esses cuidados devem ser oferecidos por familiares, amigos e comunidade em que vive o enlutado e podem ser de várias ordens. Em casos de necessidade ou risco de complicação, a ajuda profissional se torna importante. Há várias modalidades de psicoterapia: individual, com toda a família ou em grupo. Essas propostas podem ajudar na ritualização, aspecto fundamental em situação de crise e desequilíbrio, trazendo apaziguamento, serenidade e compartilhamento.

Espiritualidade

A espiritualidade é definida como a construção de sentido e transcendência, sem, necessariamente, estar ligada a alguma religião em especial. É a ligação com uma força superior na busca de sentido para a vida. Em uma atitude introspectiva, favorece a contemplação e a reflexão sobre as experiências da vida.[14] A busca espiritual é a compreensão dos fenômenos vividos a partir de um lócus de controle interior, em que o sujeito se responsabiliza por sua vida, sem atribuir a culpa do sofrimento a fatores externos. Nas religiões tradicionais, principalmente nas mais radicais, o locus de controle é externo, vinculado a Deus ou a um ser supremo. A experiência espiritual favorece a constante reavaliação das experiências de vida.[14]

A espiritualidade reafirma a liberdade da pessoa, mantendo relação com a consciência, a autonomia e a possibilidade de ter o controle da vida, assumindo a responsabilidade por seus atos. Esse exercício de liberdade pode ser inspirado em um ser superior como construção pessoal.[15] A espiritualidade é a busca do sentido último, o propósito e a transcendência, em um processo introspectivo e nas relações com a família, com a sociedade, a natureza e o sagrado, e se expressa por meio de crenças, valores, tradições e práticas.[16]

Segundo Genaro Júnior,[17] em momentos de sofrimento pode-se buscar consolo na transcendência, afastando-se do cotidiano e da materialidade. Breitbart cita Frankl ao afirmar que o sofrimento pode ser um trampolim para novas significações de vida.[14] A compreensão e a reflexão sobre as ocorrências da vida aumentam a tolerância à dor e a capacidade de enfrentamento, resultando em uma melhor qualidade de vida. Nessa perspectiva, a aproximação espiritual traz o sentido para continuar vivendo durante o processo de adoecimento, ou do luto favorecendo a introspecção, reflexão e desenvolvimento pessoal. A fé e a transcendência ajudam a compreender as crises da vida, como por exemplo, o adoecimento, encontrando significado para o sofrimento, perdas, separações ou aproximação da morte. Há questões pendentes na vida que se tornam urgentes, como por exemplo pedir perdão e reconciliação a quem se magoou, dessa forma a reparação torna-se prioridade no final da vida. Lucchetti *et al* entrevistaram pacientes que revelaram suas preocupações relacionadas com a espiritualidade e encontraram as seguintes respostas: ter receio de não alcançar o perdão divino, não conseguir se reconciliar e reatar relações com familiares, amigos, cônjuges, colegas de trabalho ou qualquer outra pessoa significativa na vida da pessoa.[18]

Frankl afirma que a vontade de sentido é uma motivação primária e inerente a todo ser humano, e sua busca é anterior à procura do prazer ou evitação da dor.[19] Essa busca é única e própria da pessoa, embora possa variar para o mesmo ser humano durante a vida, a partir de suas experiências. O sentido não é dado, e sim descoberto e constituído a partir da elaboração do que se viveu. Quando se vive a falta de sentido, este não é percebido, desenvolve-se a frustração existencial. A possibilidade de buscar o sentido a partir do sofrimento é o ponto principal da teoria do autor. O sofrimento envolve a tríade trágica dor, culpa e morte, que são os elementos principais que estimulam a busca do sentido da vida, proporcionando as transformações necessárias para enfrentar a frustração, o desespero, o desamparo, a solidão e o abandono.

Diante da realidade de uma doença grave, é preciso observar a atitude tomada pelo paciente diante do sofrimento e da aproximação da morte. O ser humano tem a capacidade de lidar com a tragédia, convertendo o sofrimento em uma possibilidade de transformação e superação. O autor utiliza sua experiência em campos de concentração para fundamentar sua teoria. Quando não se pode modificar uma situação existencial, como é o caso de uma doença grave, é possível alterar a forma de lidar com ela. Diante da inexorabilidade do destino, o ser humano sempre pode se transformar, encontrando novos caminhos e possibilidades. O sofrimento de uma pessoa lhe pertence, assim como são suas as experiências que viveu e que não podem ser apagadas. Não podemos encontrar o sentido para outra pessoa, embora possamos colaborar para que ela o encontre. Não podemos fazer pelo outro, mas podemos fazer com ele.

Pessini e Bertanchini apontam que a Associação Médica Mundial revisou a Declaração dos Direitos do Paciente promulgada em Santiago do Chile em 2005.[20] Nesse documento se estabeleceu a defesa do direito à assistência religiosa para conforto de pessoas enfermas com a ajuda de atendentes espirituais, que são teólogos, sacerdotes que recebem formação para atuar na área da saúde. A definição de cuidados paliativos da Organização Mundial da Saúde (OMS) evidencia a preocupação com o cuidado das necessidades espirituais dos pacientes e seus familiares, acolhendo o sofrimento moral, espiritual e existencial, presentes no final da vida. Essa abordagem independe do credo religioso do atendente, que nessa função é membro da equipe de saúde colaborando na dimensão espiritual relacionada com a qualidade de vida e alívio do sofrimento.

Os temores de pacientes no fim da vida podem se relacionar com conflitos, alguns deles ligados a questões espirituais: como dúvidas em relação à fé, a preocupação de não ter seus pecados perdoados, questionamentos sobre a crença de que a doença é um castigo provocado pelos seus pensamentos, desejos e comportamentos, a presença de ressentimentos, mágoas e assuntos inacabados com pessoas da família, cônjuge e amigos. O agravamento da doença, as dores intensas e crônicas, levam ao temor da proximidade da morte com sofrimento. Saunders afirma que o que realmente torna o sofrimento intolerável é não ser reconhecido e cuidado.[21]

Harold Koenig, diretor do Centro de Estudos sobre Religião, Espiritualidade e Saúde da Universidade de Duke, em suas pesquisas, aponta para o impacto da espiritualidade na saúde física e mental dos pacientes. Passou a estudar o tema a partir de sua experiência clínica com pessoas que viveram situações muito difíceis em suas vidas, mas ainda assim mantinham força. Essas pessoas encontravam compreensão e sentido para seu sofrimento na busca e contato com a transcendência e com o sagrado. A espiritualidade é subjetiva e multidimensional, incluindo aspectos cognitivos, experienciais e comportamentais.[22] O autor apresenta relação com o sagrado, relacionado com a figura de Deus em várias representações, na forma de um poder superior, que pode ser procurado para encontrar respostas a dúvidas, questionamentos sobre o significado da vida, destino e futuro.[22]

Diversas revistas médicas têm apresentado artigos sobre espiritualidade e saúde, entre as quais citamos: *The Lancet, New England Journal of Medicine* e *American Journal of Psychiatry,* entre outras. Nesses artigos há relatos sobre pacientes que manifestaram o desejo de compartilhar suas questões espirituais e a necessidade de que sejam valorizadas, principalmente quando estivessem em sofrimento físico e psíquico pelo adoecimento e proximidade da morte. Pacientes com câncer avançado que tiveram suas crenças espirituais acolhidas apresentaram melhor qualidade de vida, sentiam menos dor, comparados àqueles que se diziam agnósticos. Em pesquisa apresentada pela American Pain Society Koenig, há referências de que orações são o segundo método mais usado no manejo da dor, além das medicações orais.[21]

O autor observou, em sua experiência clínica, pacientes cuja busca espiritual é baseada em recursos internos, em uma relação íntima e pessoal com um ser superior, bem como pessoas que buscam a compreensão em perspectivas externas, regras estabelecidas por um ser superior ou por sacerdotes para evitar o pecado e o castigo. A espiritualidade sozinha não elimina a depressão, como se poderia crer, mas pode ajudar no enfrentamento das situações mais difíceis da vida, oferecendo conforto, acolhimento e crença em uma dimensão maior da vida. Por essa relação significativa com a saúde, como possibilidade de enfrentamento do sofrimento, é fundamental que profissionais legitimem a busca espiritual de seus pacientes.[23]

Faria e Seidl discutem o papel da espiritualidade no enfrentamento das doenças e seus efeitos positivos e negativos.[24] A espiritualidade não deve ser contemplada somente quando se pensa em acontecimentos negativos, mas sim na vida como um todo, levando em conta os valores e crenças da pessoa. Não está presente somente na hora de pedir um milagre, a cura das doenças, mas precisa ser considerada em relação ao bem-estar e qualidade de vida, em uma dimensão transcendental contínua que redireciona as várias facetas da vida, mesmo que a cura não seja possível.

No livro-texto sobre cuidados paliativos organizado pelo Conselho Regional de Medicina do Estado de São Paulo (2008), Saporetti destaca a importância de conhecer a experiência espiritual do paciente.[25] Não levar em consideração esse aspecto constitui falha significativa no cuidado a pacientes, desrespeitando os princípios estabelecidos pela OMS, que agrega aos cuidados físicos os cuidados psicossociais e espirituais. Infelizmente, ainda há profissionais de saúde que não valorizam a espiritualidade de seus pacientes, alegando não ter tempo, não serem eles mesmo espiritualizados ou por se sentirem desconfortáveis para falar sobre assuntos religiosos. Há também profissionais que consideram que não precisam se preocupar com essa questão, já que não é de sua competência, pois não foram formados para abordar essa questão. Não se trata de concordar com a crença de quem cuidam, mas sim de acolher e legitimar a busca de sentido, de conforto, de transcendência de seus pacientes e dos familiares em situação de sofrimento e dor. Trata-se de considerar que encontrar sentido no que está sendo vivido pode trazer conforto e alívio, ampliando o efeito de outros tratamentos. Não se trata de tratamentos alternativos ao cuidado médico, mas sim complementares e integrados, lembrando que os cuidados integrados não consideram só as doenças e tratamentos, mas principalmente o paciente e suas necessidades.

Breitbart enfatiza que a melhora de qualidade de vida de pacientes com doença avançada inclui os seguintes itens: qualidade geral de vida; bem-estar nas dimensões físicas, psicossociais e espirituais;

percepção pelo paciente dos cuidados recebidos extensivos também à família. Nessa perspectiva, os cuidados espirituais têm grande importância.[14] Alguns pacientes precisam de ajuda espiritual para aceitar a morte, ter esperança e compreender o sentido da vida. O autor relata sua experiência de inclusão de conteúdos espirituais no trabalho psicoterápico em grupo com pacientes oncológicos, denominado Psicoterapia de Grupo Centrada no Sentido, presente no Departamento de Psiquiatria e Ciências do Comportamento do Memorial Sloan Kettering Cancer Center, em Nova York. Nesse grupo foram abordadas questões relativas ao sofrimento causado pela doença, conflitos existenciais e espirituais no fim da vida.[14]

Leocir Pessini, em sua fala apresentada no filme *Cuidados paliativos*,* menciona o cuidado às necessidades espirituais das pessoas, quando enfrentam doenças e aproximação da morte. Segundo o autor, é preciso elaborar um "diagnóstico espiritual" a partir da escuta do paciente e comunicar compreensão, amor e solidariedade. Em suas palavras: "Temos dois ouvidos e uma boca, significando com isso que deveríamos ouvir duas vezes mais do que falamos". É preciso ter a compreensão do que o paciente entende, como interpreta sua experiência de estar doente, próximo da morte e como se relaciona com sua fé em Deus. Nesse contexto aparecem muitas crenças sobre a doença, relacionadas com castigo ou punição, teste, destino, fatalidade, expressão do fim, entre outras expressões. Há questionamentos sobre Deus, sobre o porquê do sofrimento e a percepção de que Deus o abandonou quando mais necessitava de sua presença. Quando o paciente tem fé, ela pode ser confirmada, ou estimulada, nunca forçada, como ressalta o teólogo no filme.

O serviço de assistência espiritual a pessoas em sofrimento tem uma vertente multidimensional. No Brasil, a assistência espiritual é um direito assegurado por lei na Constituição Federal, no artigo 5º, inciso VII. Há também a Lei 9.982, de 14 de julho de 2000,[26] que propõe que sejam asseguradas aos pacientes de todos os credos, em hospitais públicos e privados, o atendimento religioso, desde que tenham o desejo de receber esses cuidados, extensivos também aos familiares. Quando o paciente não estiver no gozo das faculdades mentais, a família pode decidir por ele. Esse cuidado, como todos os outros, deve estar de acordo com as necessidades do paciente e ser apresentado em conformidade com seus desejos

A OMS incluiu a dimensão espiritual em um amplo conceito de saúde, remetendo à busca de significado e sentido da vida. A Associação Americana de Psiquiatria (APA) reconhece a contribuição da psicologia, da religião e da espiritualidade, demonstrando que a prática clínica não pode ignorar que a saúde mental e a religiosidade mantêm estreita relação entre si.

A vivência da possibilidade de aproximação da morte de forma mais presente e concreta pelo agravamento da doença pode estimular a relação do paciente com Deus e com sua espiritualidade. Essa relação pode oferecer sentidos, significados e novas motivações para lidar com as dificuldades, reinserindo a doença e o doente em um contexto sociocultural mais amplo.

Há pessoas que se vinculam a uma busca espiritual em que Deus é visto como aquele que comanda a vida, então há uma busca de conformidade, colocando-se a responsabilidade pela vida e pelos conflitos em lugar externo. Não há então o que fazer a não ser aceitar. Nesse caso, o locus de controle é externo, diminuindo a responsabilidade da pessoa por sua vida. Em oposição a essa visão, Viktor Frankl, fundador da logoterapia, propõe uma nova posição, conhecida como a *patodiceia*, configurando a necessidade de encontrar respostas para os acontecimentos de sua vida, principalmente nas situações de sofrimento.[27] A questão proposta da busca de sentido traz a aproximação de questões psicológicas e espirituais, como bem apresentado pelo trabalho psicoterápico baseado na busca de sentido.[14]

Em uma perspectiva cognitivo-comportamental, observamos, atualmente, uma discussão sobre formas de enfrentamento de situações estressantes, conhecidas como "*coping*". Esse mesmo modelo pode ser usado para questões religiosas e espirituais, conhecido como "*coping* religioso".[28] O *coping* religioso é visto como positivo quando utiliza estratégias com efeito benéfico à pessoa, como por exemplo, procurar proteção de Deus, conexão com forças transcendentais,

---

* Cuidados Paliativos. Filme didático produzido pelo Laboratório de Estudos sobre a Morte do Instituto de Psicologia da USP em 2002. Para mais informações, consultar o site <www.lemipusp.com.br>.

buscar literatura religiosa, perdoar e ser perdoado, entre várias outras ações que trazem bem-estar, segurança, conforto, alívio.[29]

Esperandio afirma que a dimensão espiritual, quando integrada às práticas de cuidado em saúde, é um recurso significativo, gratuito, comumente utilizado pelos indivíduos em situações de sofrimento, em doenças que ameaçam a vida ou crises existenciais, como é o processo de luto, mas é ainda pouco valorizado como recurso de intervenção por profissionais da área da saúde.[30] Pesquisas comprovam que pacientes gostariam que questões relativas à espiritualidade fossem integradas ao processo de tratamento de saúde.

A colaboração da capelania hospitalar é muito importante, como serviço, para que a equipe de saúde encaminhe pacientes que têm conflitos espirituais/religiosos de forma a haver integração entre cuidados psicológicos e espirituais em casos de sofrimento e angústia existencial. Em situações-limite, algumas perguntas podem se fazer presentes: "por que eu?"; "por que comigo?"; "por que agora?"; "o que fiz para merecer isso?" Perguntas que não têm respostas objetivas simples. A busca espiritual pode ser uma força que motiva a encontrar sentidos, propósitos e realizações na vida, no luto, na doença e na proximidade da morte. Há complementariedade entre o aconselhamento pastoral e a psicologia na abordagem da ansiedade, indicando que a cooperação entre as diferentes profissões torna possível a efetiva ajuda ao ser humano.[30,31]

Psicólogos têm como obrigação ética ouvir e respeitar a experiência religiosa da pessoa no modo como ela a apresenta e reconhecer quando essa experiência promove o desenvolvimento pessoal ou quando gera sofrimento. Nesse sentido, a questão do *coping* traz pontos de convergência entre psicologia e teologia, evidenciando a necessidade de interdisciplinaridade. Ambas trabalham com o ser humano, seus questionamentos existenciais de busca de sentido, e têm um foco no aconselhamento de pessoas com relação às formas de lidar com o sofrimento.

Entretanto, é preciso fazer referência a abordagens radicais, que algumas religiões propõem, enfatizando a questão da culpa, do pecado, do castigo, propondo o abandono de tratamentos médicos convencionais. Algumas delas chegam até a afirmar que a pessoa não se cura da doença, ou não apresenta melhoras porque não tem fé, ou não obedece a Deus. Nessas situações, observa-se um sofrimento adicional aos pacientes, que podem ficar sem o apoio da equipe de saúde e também dos sacerdotes de sua religião.[21] Há sacerdotes que forçam pacientes a aceitar certa forma de ver Deus e que sua doença é resultado da falta de fé, da culpa por comportamentos inadequados na vida ou resultante de pecado. Essas formas de abordagem espiritual devem ser banidas, porque, em vez de confortar, aumentam o sofrimento.

O *coping* negativo, como mencionado acima, está associado com o aumento da angústia emocional e piora do ajustamento psicológico. Observam-se conflitos espirituais, crenças, práticas ou experiências religiosas que despertam emoções negativas, preocupações, sentimento de culpa, ansiedade, angústia e até mesmo depressão. Especificamente, na abordagem do *coping* negativo, pacientes com doenças graves percebem o agravamento da doença, e no caso do enfrentamento negativo o interpretam como prova do abandono de Deus, como punição, e acabam questionando a fé, o que pode trazer impacto na recuperação pela intensificação da ansiedade. É importante buscar atendentes espirituais que, para além de suas convicções, possam ajudar pacientes e familiares a retomar o caminho da busca do sentido de seu sofrimento, ter alívio e conforto, recorrendo à transcendência, procurando no sacerdote o conforto tão necessário nesses momentos.

Encerra-se este capítulo reafirmando a importância dos cuidados espirituais para pacientes com dor crônica, pessoas em crises existenciais em integração com cuidados psicológicos e sociais.[30,31] É fundamental que os profissionais possam conhecer questões espirituais não para forçar uma direção dos tratamentos, mas sim para integrar conflitos existenciais e espirituais a seus cuidados. É fundamental que pacientes possam ter atendimento espiritual nas instituições hospitalares brasileiras. O que está sendo proposto é que o atendente espiritual seja membro da equipe de cuidados, a exemplo de *hospices* em várias partes do mundo.

Referências

1. Kovács MJ. Educação para a morte: desafios na formação de profissionais de saúde e educação. São Paulo, Casa do Psicólogo: 2003.

2. Ariés P. História da morte no Ocidente. Rio de Janeiro, Zahar: 1977.
3. Kovács MJ. Perdas e o processo de luto. In: Incontri D, Santos FS, editors. A arte de morrer: visões plurais. São Paulo, Comenius: 217-38, 2007.
4. Academia Nacional de Cuidados Paliativos. Disponível na Internet: www.ancp.org.br.
5. Torres WC. A criança diante da morte: desafios. São Paulo, Casa do Psicólogo: 1999.
6. Franco MHP. Por que estudar luto na atualidade? In: Franco MHP, organizer. Formação e rompimento de vínculos: o dilema das perdas na atualidade. São Paulo, Summus: 17-42, 2010.
7. Neymeier R, Klass D, Dennis MR. A social constructionist account of grief: loss and narration of meaning. Death Studies. 2014;38:485-98.
8. Field N, Packman W, Ronen R, Pries A, Davies B, Kramer R. Type of continuing bonds expression and its conforting versus distressing nature: implications for adjustment among bereaved mothers. Death Studies. 2013;37(10):2013:889-912.
9. Freud S. Luto e melancolia. [1917(1915)]. In: Edição standard brasileira das obras completas de Sigmund Freud. Rio de Janeiro, Imago: 1974. v.14.
10. Stroebe MS, Schut H. The dual process model of coping with bereavement: rationale and description. Death Studies. 1999;23:197-224.
11. Rando TA, editor. Clinical dimensions of anticipatory mourning: theory and practice in working with the dying, their loved ones, and their caregivers. Champaign, IL, Research Press: 2000.
12. Fonseca JP. Luto antecipatório. Campinas, Editora Livre Pleno: 2004.
13. Casellato G. Luto não autorizado: o fracasso da empatia nos tempos modernos. In: Casellato G, organizer. Em busca da empatia: suporte psicológico ao luto não reconhecido. São Paulo, Summus: 15-28, 2015.
14. Breitbart W. Espiritualidade e sentido nos cuidados paliativos. O Mundo da Saúde. 2003 Jan/Mar;27(1).
15. Anjos MF. Rumos da liberdade em bioética: uma leitura teológica. Mundo da Saúde. 2003;27(3):473-8.
16. Puchalski CM. Spirituality in geriatric palliative care. Clinics in Geriatric Medicine. 2015;31(2):245-52.
17. Genaro Junior F. Psicologia clínica e espiritualidade/religiosidade: interlocução relevante para a prática clínica contemporânea. Psicologia Rev. 2011;20(1):29-41.
18. Lucchetti G, Luchetti ALG, Bassil RM, Nacif F, Nacif SAP. O idoso e sua espiritualidade: impacto sobre diferentes aspectos do envelhecimento. Revista Brasileira de Geriatria e Gerontologia. 2011;14(1):159-67.
19. Frankl VE. Em busca de sentido: um psicólogo no campo de concentração. 39th ed. Petrópolis, Vozes: 2016.
20. Pessini L, Bertanchini L. A importância da dimensão espiritual nos cuidados paliativos. Revista Bioethikus. 2010;4(3):315-23.
21. Koenig HG. The healing power of faith. New York, Simon & Schuster: 2004.
22. Koenig HG. Medicina, religião e saúde: um encontro da ciência e da espiritualidade. Porto Alegre, L&PM: 2012.
23. Peres MFP, Arantes ACLQ, Lessa OS, Caous CA. A importância da integração da espiritualidade e da religiosidade no manejo da dor e dos cuidados paliativos. Revista Psiquiatria Clínica. 2007;34(Supl. 1):82-7.
24. Faria JB, Seidl EMF. Religiosidade e enfrentamento em contextos de saúde e doença: revisão de literatura. Psicologia: Reflexão e Crítica. 2005;18(3):381-9.
25. Saporetti. L. Espiritualidade em cuidados paliativos. In: Ayer R, organizer. Cuidado paliativo. São Paulo, Cremesp: 521-32, 2008.
26. Lei 9.982, de 14 de julho de 2000. Portal da Câmara. Disponível na Internet: www2.camara.leg.br.
27. Frankl VE. Psicoterapia e sentido da vida: fundamentos da logoterapia e análise existencial. 6th ed. São Paulo, Quadrante: 2003.
28. Panzini RG, Bandeira DR. Coping (enfrentamento) religioso/espiritual. Revista de Psiquiatria Clínica. 2007;34(1):126-35.
29. Cummings JP, Pargament KI. Medicine for the spirit: religious coping in individuals with medical conditions. Religions. 2010;1(1):28-53.
30. Esperandio MRG. Teologia e a pesquisa sobre espiritualidade e saúde: um estudo piloto entre profissionais da saúde e pastoralistas. Revista Horizonte. 2014 Jul/Sep;12(35):805-32.
31. Paiva GJ. Ciência, religião, psicologia: conhecimento e comportamento. Psicologia: Reflexão e Crítica. 2002;15(3):561-7.
32. Saunders C. Hospice and palliative care: an interdisciplinary approach. London, Edward Arnold: 1991.

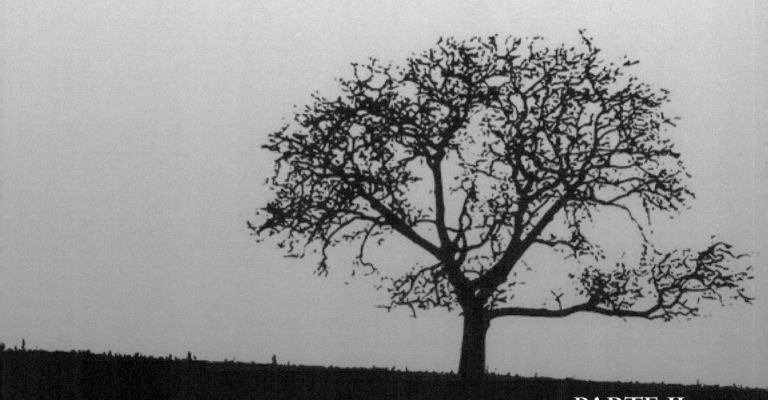

PARTE II
Tradições Religiosas, Filosóficas e Suas Relações com a Saúde

Catolicismo

Adiair Lopes da Silva

Introdução

Primeiramente, vale rememorar a origem da palavra "catolicismo" e sua viagem através do tempo. A palavra vem do grego *katholikos*, que significa universal. Essa palavra foi designada dentro do contexto de sua língua de origem para tratar de expressões sociais que pudessem ser compreendidas por diferentes culturas de forma semelhante. Sendo a cultura grega antiga uma das fundadoras de nosso entendimento cultural como seres humanos, sua língua e a maneira como ela influenciou e permaneceu entre nós certamente contribuiu muito para que o significado desse termo pudesse nos chegar de modo uniforme, ligada à sua compreensão original e perfeitamente inteligível historicamente.

A catolicidade, ou o conceito de universalidade do cristianismo, tem referência em textos do Novo Testamento. O Novo Testamento é a composição dos livros escritos após a morte de Jesus de Nazaré, sendo seu coração os Evangelhos, escritos por quatro dos Apóstolos, chamados de evangelistas. Neles são narrados os passos da vida pública de Jesus após anunciar sua Missão de salvação da humanidade em nome do Pai. Também compõem o Novo Testamento as cartas, chamadas de epístolas, que os apóstolos que se aventuravam na evangelização de comunidades mais distantes da Judeia escreviam para os núcleos cristãos que fundavam nesses locais. Os textos do Novo Testamento mostram que Jesus envia os apóstolos pelo mundo a fim de evangelizar e batizar aqueles que queriam receber Sua Palavra e ser discípulos de Seu nome.

Da mesma forma, os livros dos Atos dos Apóstolos e do Apocalipse trazem narrativas sobre diferentes momentos da pós-ressurreição de Jesus: as ações dos apóstolos, tão logo o acontecimento chegou a eles, por meio de Maria e de Maria Madalena, e o fim dos tempos, com a nova vinda de Jesus ao mundo dos homens para o Julgamento Final de todos os seres humanos. No Catolicismo, o Novo Testamento se junta ao chamado Antigo Testamento, que coleta os ensinamentos dos livros da fé judaica, formando-se assim o que conhecemos hoje como a "Bíblia", a coletânea de livros da Sagrada Escritura considerados canônicos, tendo seu reconhecimento universal como textos divinamente inspirados.

Os livros que trazem a "boa notícia" de Jesus são chamados de Evangelhos. Mas que "boa notícia" é essa? O amor infinito de Deus ao ser humano a ponto de nos enviar seu próprio filho Jesus como Cristo, "ungido do pai", para nos ensinar o amor com gestos, pensamentos e atitudes, dando sua vida por nós a fim de nos salvar da danação do pecado. Seria importante tratarmos dos aspectos que levariam ao aprofundamento da fé cristã e de sua espiritualidade, e tentaremos fazê-lo, dentro das limitações desta pequena e sintética apresentação. Esse sentimento de universalidade colocado pelo Evangelho de Jesus é expressado por ele a partir de sua ordem aos apóstolos para fazer "crescer e multiplicar" a Boa-Nova dos Evangelhos, fazendo com que, a partir da ação desses discípulos mais próximos, todos pudessem se tornar discípulos de Jesus. Isso se mostra muito presente na ação de Paulo e Tiago de irem além dos territórios judaicos anunciando o Evangelho a pessoas de outras culturas, de forma que, pouco a pouco, o catolicismo se expandiu.

Jesus e a universalidade da "boa nova"

Jesus nasceu em Nazaré no ano 754 do calendário romano. Os estudiosos sérios concordam que Jesus existiu historicamente como um judeu da Galileia que foi batizado por João Batista, profeta reconhecido que, inclusive, havia dado razão às profecias do Velho Testamento segundo as quais o Messias ainda estava por vir. Nesse contexto Jesus começou seu próprio ministério, pregando oralmente, reconhecido pelo povo como "rabino", e não deixou documentos escritos de sua autoria. Mas seu nome era realmente Jesus? Enquanto todos os Evangelhos, os primeiros textos cristãos e os historiadores da Antiguidade de fato se referem a ele como "Iesous" (uma transliteração grega do nome hebraico original "Joshua"), algumas aparentes discrepâncias nos próprios Evangelhos podem iluminar essa questão.

O Evangelho de Mateus começa com uma genealogia de Jesus que vai desde Abraão, passando por Davi até chegar a José, apresentando Jesus como membro da Casa de Davi. No entanto, Mateus também indica que José não é o pai natural de Jesus. Só se encontra uma ocasião no Evangelho de Mateus em que Jesus é referido como "o filho do carpinteiro" (Mt 13, 55). Por outro lado, seu Evangelho diz claramente que Maria estava prometida a José quando ele a encontrou "com o filho do Espírito Santo". José estava prestes a romper o noivado quando um anjo apareceu para ele em sonhos, revelando a origem divina da criança:

> José, filho de Davi, não temas receber Maria por esposa, pois o que nela foi concebido vem do Espírito Santo. Ela dará à luz um filho, a quem porás o nome de Jesus, porque ele salvará o seu povo de seus pecados. Tudo isto aconteceu para que se cumprisse o que o Senhor falou pelo profeta: Eis que a Virgem conceberá e dará à luz um filho, que se chamará Emanuel (Mt 1, 22-23).

O nome Emanuel significa "Deus conosco" (Isaías 7, 14). Mas por que o anjo disse a José para chamar a criança de "Jesus" se a profecia afirmava que o chamariam de Emanuel? Parece haver alguma confusão angelical aqui, já que o anjo também disse a Maria (Lc 1, 30-31): "Não temas, Maria, pois encontraste graça diante de Deus. Eis que conceberás e darás à luz um filho, e lhe porás o nome de Jesus". Não foi bem isso o que ocorreu. Há uma diferença entre "como ele será chamado" (Emmanuel) e o seu "nome próprio" (Jesus). Para resolver esse aparente quebra-cabeças, é preciso olhar mais de perto para o nome Emanuel e a tradição bíblica. A primeira vez que o nome Emanuel aparece na Bíblia é no livro de Isaías, nos capítulos 7 e 8. No entanto, o nome aqui não tem nenhum significado messiânico à primeira vista. Ele simplesmente aparece listado entre outros nomes, como um sinal da proteção de Deus sobre a Casa de Davi durante um período de guerra. Isaías respondeu:

> Ouvi, casa de Davi: Não vos basta fatigar a paciência dos homens? Pretendeis cansar também o meu Deus? Por isso, o próprio Senhor vos dará um sinal: uma virgem conceberá e dará à luz um filho, e o chamará Deus Conosco. Ele será nutrido com manteiga e mel até que saiba rejeitar o mal e escolher o bem.

Embora haja discussão sobre o que o profeta quis dizer, a tradição rabínica e alguns estudiosos consideram que ele estava apontando para o fato de que o nome "Deus conosco" era um gesto de agradecimento pela proteção de Deus durante tempos difíceis. Portanto, "Emanuel" seria mais um título do que um nome, exatamente como "Cristo". O texto de Isaías também explica que o Messias seria chamado "Conselheiro admirável, Deus forte, Pai eterno, Príncipe da paz" (Is 9, 5). Jeremias diz explicitamente que "o rei que reinará sabiamente" será chamado de "o Senhor é a nossa justiça". Naturalmente, não se trata de nomes propriamente ditos, mas de atributos que descrevem quem é o Messias. Em hebraico, "ser chamado" e "ser" geralmente significam a mesma coisa, então "ser chamado Emanuel" significa, no fim, que "ele será o Deus vivendo entre nós". Por natureza, ele é o Emanuel. Por nome, ele é Jesus, "o nome acima de todos os nomes" (cf. Fp 28, 11).

Quanto ao nascimento de Jesus, há uma discussão a respeito do evento. Tanto o Evangelho de Lucas como o de Mateus afirmam que Jesus nasceu no dia do rei Herodes. Mas a afirmação em Lucas 2, 1-2, mostrando que Jesus nasceu por ocasião do primeiro recenseamento, quando Quirino era governador da Síria, parece apresentar um problema cronológico que tem colocado em discussão o Evangelho de Lucas. Isso porque é fato provado que Quirino foi governador da Síria entre 6 e 12 d.C., portanto vários anos depois da data geralmente aceita para o nascimento de Jesus (cerca 6 ou 3/2 a.C.), além de ser depois da morte de Herodes.

Essa questão do tempo exato do nascimento de Jesus está colocada aqui para que se pense na veracidade dos movimentos históricos descritos no Novo Testamento, assim como em que se baseiam os acontecimentos que mais tarde norteariam a própria contagem do tempo no mundo. O fato de não se terem encontrado, até o momento, outras evidências históricas ou provas arqueológicas corroborando o "primeiro" censo mencionado não significa que Lucas esteja errado. Os textos bíblicos são fontes históricas tão válidas quanto outras fontes documentais e arqueológicas, contrariamente ao que muitos querem dar a entender. De nossa parte, acreditamos que a Bíblia tem razão e que há uma explicação para essa aparente contradição. O que dá mais crédito a Lucas é o fato de ele ter vivido mais perto dos acontecimentos do que historiadores posteriores, tendo por isso acesso à informação contemporânea, mesmo que fornecida por testemunhas oculares.

Quando Quirino era governador da Síria, houve efetivamente um censo, que ocorreu em 6/7 d.C. Mas 6 d.C. não é uma data possível para o nascimento de Jesus, porque Ele nasceu antes da morte do rei Herodes, que aconteceu em 1 a.C. E Lucas tem sido acusado de se ter enganado quanto à data do censo e do governo de Quirino. Observamos que, no entanto, Lucas usa de muita precisão e rigor no registro de detalhes históricos em várias passagens, tanto em seu Evangelho como no livro de Atos dos Apóstolos, que descrevem a passagem deles por vários locais para evangelização. Ele ainda afirma ter feito uma "acurada investigação" antes de registrar os fatos por escrito (Lc 1, 3).

Sobre os acontecimentos do período do nascimento de Jesus,[2] pode-se mencionar a condecoração de Augusto, imperador de Roma, em fevereiro do ano 2 a.C. O recenseamento, feito em todo o Império, deve ter sido decretado em 3 a.C. para dar o tempo necessário (cerca de 1 ano) de recolher todos os juramentos. Assim, o nascimento de Jesus deve situar-se entre finais do ano 3 e princípio do ano 2 a.C. Mas pode também ser que Augusto tenha decretado o recenseamento na altura da, ou a seguir à condecoração, pelo que terá decorrido durante o ano 2 a.C. O que apoia essa tese é o fato de que o recenseamento descrito por Lucas não podia ter por finalidade a coleta de impostos. Quando Herodes reinava na Judeia, os judeus não pagavam impostos a Roma, mas a Herodes. Isso fica claro pelos acontecimentos que seguem imediatamente à morte de Herodes: os judeus pediram que Arquelau, sucessor de Herodes, reduzisse os impostos excessivos, e aquele, desejando conquistar o povo, assentiu prontamente. Se os judeus pagassem impostos diretamente a Roma (na sequência do censo de Quirino), esse pedido não faria sentido, nem a resposta de Arquelau.

Pouco a pouco, a passagem de Jesus foi confirmando o que diziam os profetas sobre como seria o Messias, ou o Cristo. Um desses exemplos é visto quando José e Maria levam Jesus ao Templo para cumprir as prescrições da lei de Moisés. Estava ali um homem, de nome Simeão, descrito como sendo "homem justo e temente a Deus" (Lc 2:25). O Espírito de Deus havia revelado a esse homem que ele não morreria sem antes ver o Cristo do Senhor.

> Assim pelo Espírito foi ao templo, e quando os pais trouxeram o menino Jesus, para fazerem por Ele segundo o costume da lei, Simeão O tomou em seus braços, e louvou a Deus e disse: Agora, Senhor, despedes em paz o teu servo, segundo a Tua palavra; pois os meus olhos já viram a Tua salvação, a qual Tu preparaste ante a face de todos os povos; luz para revelação aos gentios, e para glória do Teu povo de Israel (Lc 2, 27-32).

Muitos não compreendiam até então a dolorosa missão do Messias. Simeão, naquele momento, sabia que Ele não teria no mundo um caminho livre de obstáculos. Quando dirigiu suas palavras a Maria, ele disse: "Eis que este é posto para queda e para levantamento de muitos em Israel, e para ser alvo de contradição, sim, e uma espada traspassará a tua própria alma, para que se manifestem os pensamentos de muitos corações" (Lc 2, 34-35). Logo em seguida a Palavra de Deus narra a experiência da profetisa Ana, da tribo de Aser. Ela era já avançada em idade, uma viúva de quase 84 anos. Diz a Bíblia que ela "não se afastava do templo, servindo a Deus noite e dia em jejuns e orações. Chegando ela, na mesma hora, deu graças a Deus, e falou a respeito do menino a todos os que esperavam a redenção de Jerusalém" (Lc 2, 37-38).

É importante ressaltar que a aliança a ser restabelecida entre Deus e o povo de Israel, o seu povo "escolhido" para herdar as graças do céu por intermédio do Messias, foi anunciada pelos profetas com mudanças em relação à lei dada aos primeiros patriarcas judeus, posteriormente confirmadas no Monte Sinai. Essa lei passaria a ter maior importância sobre aquela, pois seria escrita para ser recebida no coração de todo aquele que aceitasse o verdadeiro e único Deus de Israel, independentemente do lugar onde estivesse, e que assim desejasse fazer parte de Seu povo. Dessa forma, o profeta Jeremias então colocou:

> Eis que os dias vêm, diz o Senhor, em que farei um pacto novo com a casa de Israel e com a casa de Judá, não conforme o pacto que fiz com seus pais, no dia em que os tomei pela mão, para os tirar da terra do Egito, esse Meu pacto que eles invalidaram, apesar de Eu os haver desposado, diz o Senhor. Mas este é o pacto que farei com a casa de Israel depois daqueles dias, diz o Senhor: Porei a Minha lei no seu interior, e a escreverei no seu coração; e Eu serei o seu Deus e eles serão o Meu povo (Jr 31, 31-33).

Deus sempre tinha esse propósito de estender o plano de salvação a todos os povos. Ao patriarca Abraão, Deus disse: "... em ti serão benditas todas as famílias da Terra" (Gn 12, 3). Como parte do novo pacto, Jesus tinha a missão de dar início a esse resgate. Isso ficou muito claro, pois, durante Seu ministério, uma mulher cananeia interpelou Jesus, clamando que Ele tivesse compaixão dela, pois tinha uma filha endemoniada. Por ter ascendência gentílica, os discípulos rogaram a Jesus que a despedisse, no que Ele respondeu-lhes dizendo: "... não fui enviado senão às ovelhas perdidas da casa de Israel" (Mt 15, 24).

As últimas instruções do Messias aos apóstolos estavam revestidas de um significado muito profundo: "Mas recebereis poder, ao descer sobre vós o Espírito Santo, e ser-Me-eis testemunhas, tanto em Jerusalém, como em toda a Judeia e Samaria, e até os confins da terra" (At 1,8).

Após receberem o poder do Espírito Santo, deveriam inicialmente pregar aos judeus em Jerusalém e Judeia. E foi exatamente isso o que aconteceu. A comunidade israelita, logo após o derramamento do Espírito Santo, cresceu poderosamente. Inicialmente, a Bíblia diz que houve um acréscimo de quase três mil judeus (At 2, 41). Depois, dia a dia acrescentava-lhes o Senhor os que iam sendo salvos (At 2, 47).

Mais tarde, mesmo em meio às dificuldades, o número crescia cada vez mais, com um acréscimo de quase cinco mil judeus (At 4, 4). Não só o povo judeu comum se agregava ali, mas também muitíssimos sacerdotes judeus começaram a fazer parte desse povo, chamado de remanescente de Deus (Rm 9, 27 e 11,5). A Bíblia diz que "crescia a palavra de Deus, e, em Jerusalém, se multiplicava o número dos discípulos; também muitíssimos sacerdotes obedeciam à fé" (At 6, 7). Esses primeiros convertidos eram todos judeus, porque a ordem dada por Jesus aos Seus seguidores era para pregar inicialmente em Jerusalém e Judeia, e só depois em Samaria e nos confins da Terra. No ano 34 AD,* com a morte de Estêvão, encerrou-se o ministério exclusivo dos judeus.

A decisão de Jesus de direcionar a pregação do Evangelho primeiramente aos judeus era o cumprimento de uma profecia relatada pelo profeta Isaías. Observa-se, no entanto, que essa mesma profecia faz alusão a outros povos, cuja oportunidade lhes seria dada após ser estabelecido o novo pacto com a casa de Israel, pois "assim diz o Senhor Deus, que congrega os dispersos de Israel: Ainda congregarei outros aos que já se acham reunidos" (Is 56, 8). Quando Jesus enviou os 12 discípulos para anunciarem as boas-novas de salvação, instruiu-os dizendo: "Não ireis aos gentios, nem entrareis em cidade de samaritanos; mas ide antes às ovelhas perdidas da casa de Israel" (Mt 10, 5-6). Muito embora Deus tivesse

---

* AD significa "Anno Domini" (em latim, Ano do Senhor). É a maneira como é lido e conhecido hoje o período após o nascimento de Jesus.

revelado ao patriarca Jacó toda a história judaica, desde seu tempo até a redenção final, quando da vinda e supremacia dos dias do Messias, essa ideia, no passado, não foi totalmente compreendida pelo povo de Israel. Por isso, por ocasião de Sua primeira vinda, "... o mundo não O conheceu. Veio para o que era Seu, e os Seus não O receberam" (Jo 1, 10-11), e o prometido Filho de Deus foi para eles "... como raiz que sai duma terra seca; não tinha formosura nem beleza" (Is 53, 2).

Essas passagens significam que Jesus certamente considerava que os judeus seriam os últimos a aceitarem a Missão do Cristo entre os seres humanos como algo proveniente de Deus, afinal Ele também disse que "nenhum profeta é bem recebido em sua própria terra" (Lc 4, 24). Por outro lado, alguns estudiosos e teólogos diriam que havia certa consciência de que a universalidade da Palavra poderia não atingir a todos por igual, haja vista que Pedro dizia que deveria anunciar o Evangelho aos gentios (estrangeiros na Judeia), pois a conversão destes fez "os fiéis que eram da circuncisão, todos quantos tinham vindo com Pedro, maravilharem-se de que sobre os gentios se derramasse também o dom do Espírito Santo" (At 10, 45), uma vez que existia dentro do próprio meio do judaísmo uma descrença sobre a figura de Jesus e sua real importância, o que levava a uma rejeição dele não apenas como o Messias esperado por esse povo, mas como alguém que pudesse de fato representar em seu sacrifício toda a Humanidade.

Mas isso não quer dizer que os gentios não tinham direito à salvação. Referindo-se a eles, Jesus também disse: "Tenho ainda outras ovelhas que não são deste aprisco; a essas também Me importa conduzir, e elas ouvirão a Minha voz; e haverá um rebanho e um pastor" (Jo 10, 16). Há passagens em que Jesus fala por e para "todos os povos", não apenas para que a Boa-Nova fosse recebida por todos – "Ide e anunciai o Evangelho a toda criatura" (Mc 16, 15) – fazendo assim com que falasse da sua Palavra de fé e libertação para todos os outros povos que habitavam a região da Judeia, e tantas outras às quais sua Palavra chegaria no Império Romano e além dele, para que então essa Palavra não ficasse presa àquele contexto em que estavam dependendo de sua aceitação ou não pelos judeus para seguir adiante. Portanto, havia ciência em Jesus quanto ao alcance universal de sua palavra. As próprias palavras colocadas durante a Santa Ceia, em que se volta aos apóstolos dizendo que "Este é meu sangue, derramado por vós, pela remissão dos pecados", ou seja, para a salvação de todos.

Jesus não nos deixou Palavra escrita pelo Seu punho. Apenas ficou conhecido pelos escritos e recordações dos Seus discípulos. Um deles, o Apóstolo João, deixou registrado que "... muitas outras coisas há que Jesus fez; as quais, se fossem escritas uma por uma, creio que nem ainda no mundo inteiro caberiam os livros que se escrevessem" (Jo 21, 25). A fé que Jesus fez nascer nesses discípulos provocou dentro deles uma torrente de reflexões sobre os desígnios de Deus, que ecoou ao longo dos séculos e continua ressoando ainda hoje. Paulo, por exemplo, foi um discípulo que ajudou a espalhar a Palavra de Jesus por vários cantos do mundo, seguindo o ensinamento de que ela deveria estar ao alcance de todos, independentemente da religião que seguiam ou da região onde estavam.

E o Messias veio exatamente como havia sido anunciado pelos profetas. Inicialmente, apenas poucas pessoas O reconheceram, e essas pessoas levaram adiante, da mesma forma que os apóstolos e demais discípulos mais próximos, seu testemunho de fé para que a Boa-Nova continuasse chegando a todos. Desde então, essa fé passou a formar entre os povos que a receberam novas maneiras de se professar e de se manter em evidência para que novos fiéis pudessem chegar ao entendimento e ao sentimento dessa Palavra. Com isso, Jesus Cristo passou a se tornar o sinônimo dos que se chamaram de "cristãos", e sua Palavra levou à construção da Sua Igreja por intermédio destes que agora o representavam na Terra.

O catolicismo primitivo e sua institucionalização

Esse sinal do caráter universal da Palavra de Jesus foi feito fora da institucionalidade, ou seja, fora de uma estrutura constituída para sua propagação. A instituição do catolicismo como representante da Palavra de Jesus, do que viria a ser denominado cristianismo, veio primeiro com a ascensão de Pedro como o "primeiro Papa da Igreja", sendo reconhecido não apenas como um portador da Boa-Nova como os outros Apóstolos, mas como autoridade sobre as pessoas que a aceitavam como a Verdade de Deus.

Em português, a palavra "igreja" deriva do latim "*ecclesia*", que deriva do grego "*ekklësia*", significando uma congregação local. Desde o Novo Testamento ela é usada para designar as assembleias de cristãos, considerando as pessoas que se reúnem, e não exatamente o local. Mesmo porque no início do cristianismo não havia locais próprios para reuniões – elas aconteciam em lugares abertos ou escondidos, por vezes em grutas. Na antiguidade, a palavra "igreja" designava exatamente as assembleias populares dos cidadãos de uma cidade, para as quais se empregava "*ek-kale*", como um chamamento ("*kaleö*" vem do hebraico, significando "chamar") para os civis entrarem no exército local, por exemplo, ou para decidir sobre questões locais. Na Bíblia, escrita originalmente em grego, "*ekklesia*" aparece cerca de 100 vezes. Representa exclusivamente a palavra hebraica "*qähäl*", que significa uma convocação para uma assembleia e o ato de reunir-se, indicando uma assembleia jurídica (Dt 9, 10), ou uma assembleia do povo para a adoração (2Co 6, 3). O termo "sinagoga" é usado com frequência na Bíblia para designar a congregação de Israel, e ocorre 56 vezes no Novo Testamento. A Igreja cristã evitava conscientemente usar "sinagoga" como termo para descrever-se a si mesma e seus locais de reunião. O nome "sinagoga", que originalmente era um termo técnico para a assembleia judaica, veio a ser considerado um símbolo da religião judaica, que consistia na Lei e na tradição.

Os apóstolos que escreveram o Novo Testamento empregavam "igreja" somente para aquelas comunhões que vieram a existir depois da crucificação e ressurreição de Jesus. Não se empregava para o período da vida terrena de Jesus na descrição dos discípulos que se reuniam ao Seu redor. Assim, a ausência da palavra "igreja" dos Evangelhos (com exceção de Mt 16, 18; 18,17) não seria porque o termo não era conhecido ou corrente, pois a escrita deste foi feita no mesmo período das cartas de Paulo às comunidades onde se buscava edificar o Evangelho cristão. Quando Paulo fala da Igreja como lugar de adoração, seu ponto de partida é a proclamação de Jesus Cristo em que diz "A origem da Igreja fica nas mãos de Deus. Somente se pode entender a Igreja em relação ao Senhor como 'a congregação de Deus'" (1Co 1, 2; Gl 1, 13). Jesus designou Pedro seu "primeiro Papa", dizendo "Tu és Pedro, e sobre esta Pedra edificarei a minha igreja" (Mt 16, 18).

No dia de Pentecostes, estavam presentes poucas pessoas de várias partes do mundo. Mas esse grupo original foi crescendo graças à ação dos apóstolos, sobretudo devido a sua pregação. Entre o grupo apostólico, destaque é dado a Pedro, constituído como chefe da comunidade e cabeça da Igreja. Foi ele o primeiro missionário e o primeiro pregador depois de Pentecostes. A festa de Pentecostes marcou o início da caminhada da Igreja como uma instituição presente na história da humanidade. Essa festa, que originalmente era a celebração das colheitas, assumiu um grande significado para os cristãos: o Pentecostes passou a significar o começo da missão apostólica dos discípulos de Jesus e da Igreja, bem como a criação da Igreja como instituição humana, histórica, concreta, bem como sua caminhada no tempo. Paulo, não tendo convivido inicialmente com os apóstolos, mostrou seu comprometimento com a construção da Igreja ao nomear Timóteo, de Éfeso (Grécia), bispo epíscopo, ou seja, dotado de influência sobre a comunidade para a qual foi nomeado.

A reunião dos fiéis é um elemento essencial da Igreja (1Co, 11, 18). Esta tem sua localização dentro de limites geográficos definidos, quer seja um lugar construído, ocupado ou aberto. Sobre isso, Paulo escreve a respeito "da Igreja que está em Corinto" (1Co 1, 2), o que indica não somente que ela pertence ao povo do lugar como também que ela tem uma qualidade nova e diferente. Toda pessoa que entra na Igreja e a ela pertence vive sob o poder da nova Igreja pela Palavra de Cristo (2Co 5, 17). Dessa forma, a pessoa não deixa sua posição "civil" para estar apartada dela, mas passa a pertencer a essa nova comunidade em meio a sua sociedade. Tais diferenças entre as comunidades continuam a existir, mas perdem o poder que impedia a unidade e a comunhão (Gl 3, 28). Os membros da Igreja são assim chamados "irmãos" onde quer que estejam, para se designarem comuns à comunidade cristã.

Desse modo, aos poucos as comunidades iniciaram uma nova forma de organização, mas não ainda hierárquica. Passaram a existir bispos e presbíteros, doutores, anciãos, profetas, diáconos e outros ministérios naturais no que se designou chamar de Santa Sé, o corpo santo da Igreja. No início, como dito, a sede não era um local específico, mas todo aquele que trazia Cristo em si. Nessa nova organização da Igreja, os presbíteros, segundo Pedro colocou "aos Presbíteros e jovens", eram aconselhados para que [...]

> pastoreiem o rebanho de Deus que está aos seus cuidados. Olhem por ele, não por obrigação, mas de livre vontade, como Deus quer. Não façam isso por ganância, mas com o desejo de servir. Não ajam como dominadores dos que lhes foram confiados, mas como exemplos para o rebanho. Quando se manifestar o Supremo Pastor, vocês receberão a imperecível coroa da glória (1Pe 5, 2-4).

O bispo também deveria ser "irrepreensível como despenseiro de Deus, não arrogante, não irascível, não dado ao vinho" (Tm 1,7). O papel do bispo não se revestia ainda da importância que teria mais tarde. Bispos e padres exercem o governo das comunidades de modo colegiado; estavam em condição de equivalência. Nas maiores comunidades, um conselho de presbíteros cuidava de sua direção. Somente depois de 200 anos, o ministério (área de atuação) do bispo foi ficando restrito a uma única pessoa, sendo inicialmente suas funções principais convocar os presbíteros e lhes conferir autoridade; dirigir a vida das comunidades, especialmente a vida litúrgico-sacramental; ser responsável pelo ensino, incorporação ou mesmo expulsão de algum membro da comunidade; e ser o responsável pela formação dos candidatos ao sacerdócio.

Desde o tempo dos apóstolos já existiam os ministérios nas comunidades. Mas, à medida que o ministério eclesiástico foi ganhando importância, foram surgindo normas mais precisas para o indivíduo que passasse a assumir algum serviço ou ministério na comunidade. Veio a exigência do celibato, da virgindade consagrada e da dedicação em tempo integral às funções eclesiásticas. Porém, uma coisa era bastante clara: quanto mais baseada na fraternidade, menor era a necessidade de uma autoridade forte como se daria em épocas subsequentes. A grande preocupação estava na unidade da Igreja. Para ser cristão era preciso, em primeiro lugar, a Profissão de Fé e a participação na vida litúrgico-sacramental da comunidade. Era necessária a unidade da comunidade com o bispo, da comunidade entre si e da comunidade com as outras Igrejas locais.

A expressão mais visível dessa unidade eram os Símbolos (Profissão de Fé), os concílios e as coletas que se faziam para auxiliar as comunidades mais necessitadas. Aos poucos surgiu a consciência do primado do bispo de Roma. Como consequência da vida interna da Igreja, do apostolado e da evangelização, por volta do ano 100 da Era Cristã já existiam cerca de 50 comunidades cristãs, espalhadas pela Ásia, Oriente Médio, África e Europa. No ano 200, as comunidades seriam cerca de 100, concentradas especialmente nas cidades.

A princípio os cristãos participavam da vida comum do povo, mas aos poucos foi se formando uma comunidade à parte, com vida própria. Gradativamente, a comunidade cristã também se organizou, especialmente para prover o atendimento a seus pobres, órfãos, viúvas e enfermos, como quando Tiago dizia que se "chame os presbíteros da igreja, a fim de que estes orem sobre a pessoa enferma, ungindo-a com óleo em Nome do Senhor" (Tg 5, 14). Mas o cristianismo passou a crescer e a expandir-se graças à ação missionária dos apóstolos e com as viagens missionárias de Paulo. Outro elemento que reforçou muito esse crescimento foi a vida interna da comunidade, baseada na doutrina segura dos apóstolos, na centralidade da Eucaristia (divisão do Pão), na posse comum dos bens e no testemunho da ressurreição de Cristo. Na Igreja primitiva, o grupo apostólico se destacava em sua autoridade fundada no mistério pascal de Jesus Cristo, do qual o grupo foi testemunha.

Porém, desde o começo, a Igreja passou a enfrentar dificuldades, como as perseguições. A primeira dificuldade enfrentada foi o conflito com o poder romano oficial, que provocou a perseguição e a morte dos primeiros mártires. Entre eles estavam Santo Estêvão e São Tiago (At 7,54-60; 8,1-4) e todos os apóstolos, que legitimavam o testemunho de Cristo e sua Boa-Nova com suas ações e suas vidas. A Igreja cresceria, a partir de então, sobre o sangue dos mártires, que apenas faziam com que a Palavra se espalhasse mais e mais pelo Império, com as exibições públicas de execuções de cristãos no Coliseu de Roma. A segunda dificuldade foi o conflito com o judaísmo institucionalizado e os discípulos de João Batista, que questionavam o messianismo de Jesus. Por causa da perseguição, a Igreja se dispersou pela Samaria e pela Judeia (regiões de Israel).

Os apóstolos exercem sua autoridade não como poder sobre os outros, mas como ministério e como serviço. Pela imposição das mãos dos apóstolos, os que as recebiam se constituíam representantes seus nas comunidades fundadas, e assim lhes era conferida autoridade para o governo da comunidade e o serviço litúrgico como diáconos. São eles responsáveis pela obra de evangelização. Depois da morte dos apóstolos, seus representantes tornaram-se seus sucessores. Começou então na Igreja uma nova era, a Era Apostólica, o tempo dos Santos Padres.

O catolicismo no tempo de Constantino

O catolicismo alcançou seu caráter universal a partir da ação de Constantino, que, com o seu poder temporal, dado que era o imperador de Roma, e material, visto que tinha os meios para fazer valer sua palavra, declarou o cristianismo religião oficial do Império. Sua especificidade enquanto monarca é a dar destaque a um poder espiritual que estava permeado em seu território e permanecia irredutível aos ataques promovidos pelos imperadores romanos que o antecederam. Com sua ação de estabelecer o cristianismo/catolicismo como a religião institucional de seu reino, acabou por promover uma nova libertação para esse povo. A partir desse momento, a Igreja Católica, na condição de instituição própria de manutenção da doutrina cristã em busca dessa universalidade, tornou-se a religião oficial do Império, ganhando respaldo e apoio na estrutura oferecida pelo imperador para prosseguir em sua Missão de evangelização.

Essa decisão romana, ainda que possa ser considerada algo meramente decidido e imposto de cima para baixo, talvez tenha sido um dos grandes motivos para que, mesmo com as perseguições anteriores, o cristianismo e o judaísmo não houvessem sido totalmente eliminados da sociedade romana. Ainda que os romanos também seguissem deuses próprios, em correspondência com os cultos da Grécia antiga levados adiante por eles durante muitos séculos antes e depois de Cristo, não conseguiram submeter por completo a relação religiosa dos povos dominados com suas crenças. Também por isso a morte de Cristo na cruz, em razão da ameaça que Ele representava às autoridades de então, continuava a ser uma questão política tempos após ela ter ocorrido.

Assim, o reconhecimento posterior da razão pela qual Cristo se ofereceu em sacrifício, mesmo que tal pensamento fosse restrito a suas consequências no campo político, seria um sinal concreto da profecia divina sobre a permanência do Filho de Deus entre os seres humanos e da Palavra de salvação que ele tinha para com a humanidade. Com o reconhecimento disso, pode-se pensar que Constantino, com o cristianismo – e portanto, o catolicismo – se tornando a religião oficial do Império, influenciando o calendário romano e unificando também o sentido religioso do Império, buscava minar a influência de outras religiões, politeístas, pagãs e estrangeiras, que poderiam ameaçar ainda mais a unidade do próprio Império. Nesse sentido, o catolicismo foi usado como arma política, mas era aceito pelo povo não apenas como sinal de submissão ao imperador. Curiosamente, sua ação fez, principalmente, com que a Mensagem da Palavra de Cristo chegasse a mais pessoas, fazendo aumentar o número de cristãos também pela adesão espontânea a sua doutrina, o que, ironicamente, tornou Constantino, indiretamente um "grande evangelizador".

Existem cinco lugares onde foram erguidas edificações fundamentais para a institucionalização do catolicismo: Roma, Constantinopla (hoje Istambul – Turquia), Antioquia (cidade grega na atual Turquia), Alexandria (Egito) e Jerusalém, que formam a Pentarquia (do grego *pente* – cinco – e *arquia* – governo ou governante) da Igreja. O termo e seu valor jurídico (seja civil ou canônico, ou seja, relativo às regras da Igreja) são referentes a esse sistema eclesiástico baseado no comando de cinco patriarcas nomeados no Império Romano do Oriente pelo imperador Justiniano I (527-565).

O uso do título de "patriarca" na Igreja Católica é sinal evidente de sua crescente institucionalização a partir da escolha de Pedro como o primeiro "Papa" (do grego "*pappas*", que significa "pai", no caso Santo Padre, chefe da Igreja), fazendo dos outros apóstolos seus primeiros bispos (do grego "epíscopo", ou seja, "supervisor, inspetor"), subordinados à autoridade de Pedro. Desde o início do catolicismo, a partir do Papa eram escolhidos representantes da Igreja para as comunidades que dirigiriam. Daí a importância dessas cinco cidades na consolidação da Igreja Católica como instituição de alcance universal, pois foram fundadas em diferentes pontos do Império Romano e passaram, após o reconhecimento oficial, a serem estruturadas tendo como base o sistema de organização romano: das igrejas maiores da Pentarquia para as Decanias, algo semelhante às dioceses de hoje, com a separação dos territórios de jurisdição de cada bispo.

Assim, o sistema jurídico romano, em que os cargos eram nomeados de forma temporal, ou seja, por um período determinado, começou a ser usado na organização da própria Igreja em seu ministério eclesial. Porém, cabe ressaltar que nos primeiros três séculos do cristianismo os bispos tinham os mesmos direitos dos patriarcas dentro da Igreja, pois o título oficial de "bispos" para designá-los seria utilizado apenas posteriormente.* Gradualmente, a partir dos séculos VIII e IX, o termo adquiriu seu sentido atual, tornando-se um título oficial, utilizado apenas para uma classificação definitiva na hierarquia.

Durante séculos o nome aparece geralmente em conjunto com "arcebispo". Junto com a menção das tradições especiais de Roma, Alexandria e Antioquia, os cânones da Igreja falam da forma de organização metropolitana, um sistema por meio do qual o bispo da capital de cada província civil (o metropolita) detém certos direitos sobre os bispos das outras cidades da província (sufragâneas), e que possivelmente tiveram sua origem em torno do século III.

A pentarquia foi dogmatizada, ou seja, tornada norma na Igreja, no Concílio de Trullo,** ou Concílio Quinissexto de 692, convocado por Justiniano II, no qual se discutiu especialmente a ideia da transferência da capital imperial de Roma para Constantinopla na primazia na Igreja após a aceitação do catolicismo por Constantino. Esse Concílio foi aceito pela Igreja do Oriente, mas não pela do Ocidente, que não participou dele. O Papa Sérgio I (687-701) se recusou a aprovar suas decisões. Assim, a visão do Oriente sobre a pentarquia continuava em choque com os ensinamentos dos Papas de Roma, que invocavam jurisdição sobre todos os assuntos da Igreja e o direito de julgar até mesmo os patriarcas. Do século V ao XI, foram numerosas as rupturas seguidas de reconciliação entre as igrejas do Ocidente e do Oriente, com a separação definitiva entre Ocidente e Oriente em 1053 e 1054, quando todos os outros patriarcas orientais apoiaram Constantinopla no Grande Cisma.***

O Cisma do Oriente nasceu da revolta do Patriarca de Constantinopla contra a autoridade do Papa. Constantinopla foi fundada pelo Imperador Constantino, o Grande, aquele que deu liberdade aos cristãos, no ano 313, e transferiu o poder imperial para o Oriente, fundando então Constantinopla. Por ter sido fundada apenas no século IV, a cidade não teria o mesmo *status* das outras cidades fundamentais da Igreja com o título de Patriarca a seu bispo, pois nenhum apóstolo pregara nessa cidade, que ainda não existia nos tempos apostólicos. Entretanto, por ser a capital do Império do Oriente, os arcebispos de Constantinopla, especialmente Focio (no século IX) e Miguel Cerulário (no século XI), reivindicavam essa honra, que Roma afinal lhes concedeu a título honorário. Desde esse tempo, os orientais estão separados de Roma, portanto em cisma. A esse mal veio se acrescentar a negação dos dogmas proclamados pela Igreja, após a separação do Oriente. Os orientais são dotados de sucessão apostólica, isto é, seus bispos são legítimos, assim como seus sacerdotes. Em consequência, seus sacramentos são válidos, embora administrados em separado da Igreja de Roma até hoje por causa da contestação ao Papa feita no referido período histórico.

Os primeiros Concílios do catolicismo foram chamados, após sua constituição, de religião oficial do Império Romano por Constantino. A questão quanto a essa aceitação do catolicismo pelo imperador é que o próprio Império começava a viver uma divisão interna entre Ocidente e Oriente, que culminaria na divisão de fato do Império Romano em duas partes em 395, quando a capital do Oriente se tornou Constantinopla. Antes disso, nos três primeiros séculos do cristianismo a Igreja enfrentou lutas para saber quem teria a primazia sobre os fiéis. O Bispo de Roma interveio em outras comunidades para ajudar a resolver conflitos, sugerindo o exercício da primazia papal primitiva.

---

* O título de patriarca aparece primeiramente aplicado ao Papa Leão I numa em carta de Teodósio II no século V. No Oriente, nos séculos V e até o final do século VI o termo era aplicado a importantes bispos. Em 531 Justiniano utiliza utilizou o título de "patriarca" para designar exclusivamente os bispos de Roma, Constantinopla, Alexandria, Antioquia e Jerusalém.

** Concílio é a reunião dos bispos e demais autoridades e teólogos da Igreja Católica para decidir os rumos da evangelização e da organização interna. Os concílios são chamados segundo a necessidade de defesa da universalidade da Igreja segundo em situações contemporâneas que a compelem a repensar sua atuação. A força do Concílio não reside nos bispos ou em outros eclesiásticos, mas sim no Papa, como pastor universal que declara algo como sendo próprio das Verdades reveladas, implicando nisso a obediência dos católicos quanto a suas decisões.

*** Posteriormente, tentativas fracassadas de reunificação foram realizadas pelo IV Concílio de Latrão (1215) e pelo Concílio de Florença (1439), que consolidaram o papa, também Bispo de Roma, como o primeiro dos cinco patriarcas. O Concílio Vaticano II seria o responsável por equiparar os ritos ocidental e oriental, reconhecendo ambos como parte da mesma tradição.

Muitos historiadores têm sugerido que três dessas sedes episcopais (Roma, Antioquia, Alexandria) detinham poderes especiais de decisão sobre as outras por terem suas fundações associadas a São Pedro (Roma e Antioquia) e São Marcos (Alexandria), a partir da presença dos apóstolos nesses locais para pregar o Evangelho. O historiador Will Durant afirma que um dos motivos para a queda de prestígio da Igreja de Jerusalém, fundada por São Tiago, seria o fato de a cidade e seu templo terem sido destruídos pelo imperador Tito no ano 70, tornando a igreja de Roma a principal do cristianismo, com sua constituição como parte dos Estados Papais em 756. Desde então, com apenas mais um episódio de crise da identidade papal na história da Igreja,* a autoridade do Papa como sucessor de Pedro é mantida e respeitada, com os enclaves (reuniões de autoridades para sucessão do Papa) sendo realizados seguindo o crescimento da Igreja.

A consolidação da Igreja Católica e seus desafios

No decorrer da chamada Idade Média, a Igreja Católica acabou entrando em um outro momento em sua formação. Crescia sua influência sobre a vida cotidiana e as autoridades das cidades-estados da Europa, após Constantino, ao passo que cada vez mais seu serviço às comunidades se restringia, fazendo crescer as comunidades apartadas da vida social nos mosteiros que se erguiam desde o século V. Apesar de existirem eremitas completamente apartados da sociedade em volta de Jerusalém desde o início do cristianismo, foi Bento de Núrsia, nascido por volta de 480, quem adaptou esse ideal monástico ao caráter ocidental ao escrever sua Regra em Monte Cassino (Itália), formulando um modo de vida que mudou a face da Europa. Em sua construção, a Regra de São Bento é marcada por um espírito de equilíbrio e disciplina que possibilitou o seguimento monástico a um número muito maior de fiéis, orientando e regulando um estilo de vida rígido, em que o trabalho da comunidade era feito para proveito próprio e de seu entorno, além de elevar a espiritualidade na consagração desse trabalho a Deus em uma vida religiosa.

Foi a partir do século XII que esse movimento se intensificou na Europa em uma época de intensa construção de igrejas e de abadias, além das grandes catedrais no ponto mais alto das cidades. Isso junto à formação dessas novas ordens monásticas proporcionou uma renovação espiritual, estabelecendo um contraponto de ideias e de costumes à vida secular. Esse momento histórico de tentativa de separação e, ao mesmo tempo, de reaproximação da vida católica com as comunidades onde se inseriu foi o que proporcionou a condição do aparecimento dos Santos da Igreja, pois eles seriam o elo entre o exemplo de fé dos discípulos originais do cristianismo, espelhado na vida cotidiana de então, com muitos deles buscando a vida religiosa consagrada como modo de expressar sua adoração, servindo assim também de exemplo para o surgimento de novas ordens.

Para que uma pessoa se torne um Santo na Igreja, é observado até hoje o mesmo rigor para que o escolhido se torne espelho da fé que o consagrou. Desde 1234, com o Papa Gregório IX, a canonização é uma decisão exclusiva do Papa, ainda que amparada por ações consagradas. O Código de Direito Canônico da Igreja, conjunto de normas para o exercício jurídico da fé católica, estabelece os critérios para escolha de um Santo:

> Para fomentar a santificação do povo de Deus, a Igreja recomenda a veneração peculiar e filial dos fiéis a Bem-aventurada sempre Virgem Maria, Mãe de Deus, que Jesus Cristo constituiu Mãe de todos os homens, e promove o verdadeiro e autêntico culto dos outros Santos, com cujo exemplo os fiéis se edificam e de cuja intercessão se valem, sendo lícito venerar com culto público os servos de Deus que foram incluídos pela autoridade da Igreja no álbum dos Santos ou Beatos (cânon 1186-7).

As ordens religiosas que foram fundadas por esses religiosos, reconhecidos posteriormente como Santos, têm algumas características que as diferenciam entre si. Existem as monásticas, que se enclausuram em mosteiros e vivem de forma regrada; as mendicantes, que vivem da caridade que exercem

---

* O Papado de Avignon, diz respeito a um período entre 1309 e 1377, quando a residência do papa foi alterada de Roma para Avignon, na França. Isso aconteceu durante o reinado de Filipe IV de França, o Belo (1285-1314), após um embate entre ele e o então Papa Bonifácio VIII contra o pagamento de impostos. O sucessor do Papa Bonifácio VIII, Clemente V, foi levado pelo rei francês a residir em Avignon, dando origem aos papas franceses que viveram ali.

e recebem seja em serviço aos pobres, pregação ou evangelização; e as dos clérigos regulares, que formam indivíduos tanto para a vida apostólica como para o exercício de influência na sociedade em que vivem. O maior exemplo das ordens monásticas é a dos Beneditinos, formada em 529 em Subiaco (Itália), por São Bento de Núrsia, mas outras que seguem os mesmos princípios são os basilianos, camaldulenses, capuchinhos, cartuxos, clarissas, cistercienses, concepcionistas, trapistas e visitandinas.* A característica marcada dessas ordens é a de se instalarem em abadias ou mosteiros, onde, mesmo que estejam em meio à cidade, colocam-se à parte dela, em vida de oração e praticando o trabalho para a própria subsistência.

O maior e mais reconhecido exemplo de Santo que fundou uma ordem mendicante é São Francisco, que, entre os séculos XII e XIII, renunciou à posse de quaisquer bens, comprometendo-se a viver radicalmente na pobreza. A ordem dos Franciscanos foi fundada por ele em 1209, em Assis (Itália), como Ordem dos Frades Menores, por meio de seu exemplo de perseverança na fé. Não são considerados monges, mas religiosos que vivem em fraternidades, tradicionalmente dentro das cidades ou junto a elas. Outras ordens que seguem esses votos são os agostinianos, carmelitas, dominicanos, mercedários e servitas. Por concentrarem muito do saber acumulado pela Igreja no decorrer de sua constituição, essas comunidades se estabelecerem sob regras próprias, segundo as quais monges e monjas permanecem em vida religiosa, reunidos em torno de uma igreja de onde pregam e consagram suas vidas, até os dias atuais, em muitas dessas ordens religiosas. Também por isso são responsáveis pelos grandes avanços teológicos e pelo estabelecimento dos dogmas da Igreja, que são seguidos da mesma forma até hoje.

Um desses exemplos de dogma e de como esses Santos influíram no pensamento da Igreja é a discussão sobre o fato de Jesus estar "à direita do Pai". No Sermão aos Catecúmenos, Santo Agostinho** pronuncia solenemente que, no céu, "aí tudo é mão direita, porque lá não há miséria". A "mão direita" para Santo Agostinho é usada em toda a Palavra como um símbolo tanto para a intimidade de Cristo com o Pai quanto para o poder e a autoridade de Deus.*** O livro do Apocalipse é mais claro quando fala que Cristo "senta" junto ao Pai à maneira de um rei ou juiz. A ideia aqui é a de Deus, como "Pai Todo-Poderoso, criador do céu e da terra", entronizado nos Céus. Uma vez que o "único Senhor, Jesus Cristo, o Filho unigênito" é Deus de forma tão completa e verdadeiramente única com Ele, Jesus é entronizado a seu lado como seu igual. Comentando essa frase do Credo invocada em toda missa, Santo Tomás cita São João Damasceno**** ao concordar com sua visão:

> Como ensina Damasceno, não supomos um lugar material quando falamos na direita do Pai. Pois, como poderia ocupar a direita, enquanto lugar, aquele que é incircunscriptível? Porque direita e esquerda, materialmente falando, são propriedades dos seres circunscriptíveis. Por onde, o que entendemos pela direita do Padre é a glória e a honra da divindade (*Summa theologiae*, III, q.58, a.1).

Desse modo, por ter Jesus Cristo se tornado verdadeiro ser humano em um corpo glorificado por Deus, é entendido que por Seu intermédio a própria humanidade se encontra entronizada à direita do Pai. Patriarcas da Igreja, como Atanásio de Alexandria***** e Gregório Nazianzeno, consideraram esse fato de tal forma maravilhoso que o enfatizam repetidas vezes em seus escritos para os cristãos das primeiras comunidades, colocando de forma direta que "Deus se tornou homem para que

---

* Entre estes, podem ser incluídos os regrantes, como os de Santo Agostinho e a Ordem Premonstratense.

** Do seu livro "Symbolo", p. 11. Tendo vivido no século IV, Santo Agostinho de Hipona foi um dos mais influentes filósofos da fé católica.

*** Nos Evangelhos, Jesus cita o Salmo 110: "O Senhor disse ao meu Senhor: 'Senta-te à minha direita, até eu colocar teus inimigos debaixo dos teus pés'" (Mt 22,44). Também Paulo, escrevendo sua Carta aos Efésios, diz: "A extraordinária grandeza do seu poder para nós, os que cremos, conforme a ação do seu poder eficaz, que ele fez operar em Cristo, ressuscitando-o dentre os mortos e fazendo-o assentar à sua direita nos céus, muito acima de qualquer Principado e Autoridade e Poder e Soberania" (Ef, 1, 19-21).

**** São Tomás de Aquino (séculos XII-XIII) foi outro grande filósofo da vida consagrada; aqui ele cita São João Nepomuceno (séculos VII-VIII), monge da atual Síria e doutor da Igreja.

***** Tendo vivido entre os séculos III e IV, foi chamado de "Pilar da Igreja" por Gregório, patriarca de Constantinopla na mesma época; são considerados dos primeiros pensadores ("doutores") da Igreja Católica.

o homem se torne Deus". Por intermédio de Cristo, somos ou pelo menos temos o potencial para sermos "herdeiros de Deus e coerdeiros com Cristo" (Rm 8,17). Dessa forma, então, habitaremos na Graça divina, isto é, à direita do Pai em Sua presença, juntamente com Jesus Cristo.

Com o tempo, esse tipo de discussão teológica, que parecia elevada e inspirada por Deus para a libertação do ser humano, pareceu obscurecida por outras práticas da Igreja, que passaram a nortear seu caminho e permaneceram por muito tempo como seu modo de ação na Terra, principalmente com o início da consolidação dos Estados europeus como conhecemos hoje, fazendo também aumentar o poder de influência da Igreja sobre eles. A Inquisição, grupo de instituições dentro do sistema jurídico da Igreja Católica, cujo objetivo era "combater a heresia", isto é, a deturpação dos valores religiosos, começou no século XII, na França, para combater a propagação do sectarismo religioso, que seria a separação entre os valores cristãos consagrados e as práticas que eram vistas como contrárias à fé.

No século XVI, o conceito e o alcance da Inquisição foram significativamente ampliados em resposta à Reforma Protestante, lançada por Martinho Lutero, na Alemanha, em 1517, a partir, entre outras coisas, da inspiração de movimentos anteriores que afirmavam o direito de cada fiel ter a Bíblia em sua própria língua, considerando ser essa a fonte de sabedoria contra a posse exclusiva desta pelo clérigo católico. Esse cenário resultou na divisão da Igreja do Ocidente entre os católicos romanos e os reformados ou protestantes, originando o protestantismo. A reação da Igreja, além de perseguições e desentendimentos profundos entre os seguidores e sacerdotes,* foi a Contrarreforma, que, a partir do Concílio de Trento, entre 1545 e 1563, introduziu a tradução da Bíblia para o latim (a *Vulgata*, traduzida por São Jerônimo), reafirmando

a autoridade papal, a manutenção do celibato eclesiástico, a reforma das ordens religiosas, a edição do Catecismo Tridentino com as normas a serem seguidas pelos fiéis e reformas de instituições, seminários e universidades.

Com o incentivo à catequese dos povos do chamado Novo Mundo – a América – decidido pelo Concílio, os jesuítas, da Companhia de Jesus, fundada por Inácio de Loyola em Montmartre (França), tornaram-se o melhor exemplo de ordem clerical, formada exclusivamente por clérigos regulares ou consagrados, para o exercício do ensino desse novo Catecismo. Os jesuítas não vivem uma vida comunitária totalmente enclausurada e austera como os monges ou os frades, tornando-se por isso muito mais disponíveis para o apostolado, ajudando fortemente tanto o clero estabelecido em áreas como a liturgia e administração dos sacramentos como também participando ativamente na educação e na evangelização dos leigos na comunidade onde estão inseridos. Neste último caso, atuam lançando-se à aventura do contato com povos que não haviam recebido a Palavra do Cristo.

Enquanto no mesmo século XVI o Brasil vinha sendo ocupado pelos portugueses, o Padre José de Anchieta, nascido nas Ilhas Canárias (Espanha) e tendo feito parte da Companhia de Jesus em Portugal, pode ser considerado o grande pensador da Igreja nesses primeiros tempos do país. Ele colocou sua formação como jesuíta a serviço da rigidez no seguimento da Palavra tanto para os indígenas nativos quanto para os portugueses que aqui chegaram, proporcionando a eles uma educação que soube fazer a leitura dos ensinamentos desta terra, compilando-os e interpretando-os à luz divina. Produziu cartas e obras artísticas, traduziu o Catecismo da Igreja para a língua tupi-guarani, ajudou na construção da primeira Santa Casa de Misericórdia no Rio de Janeiro e colaborou com negociações entre partes em conflito. Por seu trabalho sólido até hoje reconhecido e continuado, ele é chamado de "Apóstolo do Brasil".

Com o tempo, o trabalho da Igreja, tanto em territórios mais consolidados, como a Europa, como em outros que estavam se desenvolvendo segundo a lógica ocidental, como a América e a África, foi sendo feito tendo em vista a aproximação com seus preceitos originais, segundo o Concílio de Trento, que eram a assistência aos necessitados, o cuidado com os enfermos e a evangelização das pessoas. Levou-se mais

---

* As perseguições e abusos da Inquisição no julgamento de protestantes foram alvo de pedidos de perdão formal da Igreja Católica por parte do Papa João Paulo II, em 2004 (*O Globo*, 15 de jun. 2004. Disponível em: http://g1.globo.com/mundo/noticia/2016/01/papa-pede-perdao-protestantes-por-perseguicao-catolica-no-passado.html. Acesso em 28 out. 2019) e reforçados pelo Papa Francisco, em 2016. (Agência Ecclesia, 25 de jan. de 2016. Disponível em: https://www.agencia.ecclesia.pt/noticias/vaticano/vaticano-publica-dossier-sobre-a-inquisicao/. Acesso em 28 de out. 2019).

de 300 anos para que houvesse alguma nova mudança significativa nos ritos e na postura da Igreja. Mas no meio do caminho ocorreram novos sobressaltos. Em 1870, a Itália estava em processo de unificação de seu território e as tropas do Rei Victorio Emanuele II entraram em Roma, declarando-a sua nova capital. Apenas em 1929 Pio XI e Benito Mussolini subscreveram o Tratado de Latrão* (Pactos Lateranenses), em virtude do qual a Igreja reconhecia a Itália como Estado soberano, e esta fazia o mesmo com a cidade do Vaticano, território independente dentro da cidade de Roma, que estaria desde então sob jurisdição pontifícia da Santa Sé. Esta é a principal sede episcopal dos hoje cerca de 1,5 bilhão de católicos romanos (ocidentais e orientais) em todo o mundo.

Após esses processos, e principalmente depois da Segunda Guerra Mundial (1939-1945), a Cúria Romana sentia que se encontrava estagnada quanto a suas respostas para os anseios da humanidade. Com isso, o Papa João XXIII sentiu a necessidade urgente de convocar o Concílio Vaticano II, causando grande surpresa dentro da Igreja Católica. Com o chamado aos bispos e cardeais iniciando em 1960 e a convocação final se dando em 1962, o objetivo do Concílio era discutir a ação da Igreja nos tempos atuais, promovendo a renovação dos costumes do povo católico, adaptando-se aos novos tempos. O Papa João XXIII chamava o Concílio de "um novo Pentecostes, uma grande experiência espiritual que reconstituiria a Igreja Católica não apenas como instituição, mas como um movimento evangélico dinâmico sobre como renovar o Catolicismo como estilo de vida inevitável e vital".

Por essa razão, ao contrário dos concílios ecumênicos anteriores, preocupados mais em condenar heresias e em definir verdades de fé e de moral, o Concílio Vaticano II teve como orientação fundamental a procura de um papel mais participativo para a fé católica na sociedade, com atenção para os problemas sociais e econômicos. Aliás, o próprio Papa João XXIII teve o cuidado de mencionar a diferença e a especificidade desse Concílio: "a Igreja sempre se opôs a erros; muitas vezes até os condenou com a maior severidade. Agora, porém, a esposa de Cristo prefere usar mais o remédio da misericórdia do que ao da severidade. Julga satisfazer melhor às necessidades de hoje mostrando a validez da sua doutrina do que renovando condenações". Desse modo, o Concílio não quis entrar em dogmas e nem condenar práticas atuais e anteriores da Igreja ou dos fiéis, destacando em suas decisões a renovação na constituição e na vida pastoral da Igreja, que passou a ser baseada na dignidade dos fiéis, sem um sentido de submissão, e ser mais aberta para o mundo. Além disso, reformou-se também a Liturgia, onde a Missa de rito romano foi simplificada e passou a ser celebrada em linguagem cotidiana na língua local – até então todas as missas eram em latim, tal como eram os documentos da Santa Sé, por se considerar que essa língua seria a "universal"; ela foi em determinado momento, mas com o passar do tempo derivou em diversas outras línguas que são as que usamos hoje. O Concílio corrigiu essa questão, afinal.

Outras decisões importantes que são seguidas até hoje dizem respeito à volta do sentido de que a Igreja se veja não como um corpo hierarquizado, mas como o Corpo Místico de Cristo encarnado na Eucaristia e distribuído igualmente aos fiéis que o aceitam na Santa Missa, valorizando também o trabalho dos leigos dentro da estrutura da Igreja como ministros que portam a Eucaristia aos doentes e nas casas dos mais necessitados, os que auxiliam no corpo administrativo e os que auxiliam no trabalho pastoral de evangelização.** O Concílio foi sensível às questões de liberdade religiosa e de agressão aos direitos humanos, cuja resolução havia sido aprovada fazia pouco por outro órgão global, a Organização das Nações Unidas (ONU), em 1949, considerando a liberdade religiosa um "direito da pessoa e das comunidades à liberdade social e civil em matéria religiosa" a ser inalienável da pessoa humana. A partir disso, analisa-se a atitude da Igreja Católica para com outras religiões ou mesmo outros rituais, como o da Igreja do Oriente, segundo o lema do Papa João XXIII: "Buscai primeiramente aquilo que une, antes de buscar o que divide".

Esse cenário criou um espírito de maior tolerância e aproximação respeitosa às outras religiões

---

* Referente à Basílica de San Giovanni Laterano, antiga sede papal em Roma antes do estabelecimento do Vaticano, Palácio de Latrão, na colina Célio, no lado oposto de Roma. O palácio em frente à Basílica, local que Constantino deu ao Papa Milcíades em 313 para residência oficial do Papa, ainda pertence à Santa Sé.

** Essa decisão está no documento "Lumen Gentium", publicado junto a outros que foram derivados do Concílio.

não cristãs e também à progressiva rejeição do antissemitismo, que fez eclodir a Segunda Guerra Mundial. Isso nunca pretendeu negar a crença católica de que só por meio da Igreja Católica se pode obter toda a plenitude dos meios de salvação, mas apenas abrir a possibilidade para que todos tenham a chance de também serem salvos, desde que, não conhecendo a Palavra de Deus e a Igreja, "procurem sinceramente Deus e, sob o influxo da Graça, se esforcem por cumprir a sua vontade".*

Desde então, o Concílio Vaticano II segue norteando as ações da Igreja Católica para com os fiéis, agora que conta pela primeira vez com um Papa de tantos ineditismos simbólicos para uma renovação da Igreja: o primeiro jesuíta, o primeiro vindo do Novo Mundo – a Argentina – e o primeiro com um nome que homenageia São Francisco de Assis. Em países como o Brasil, que tanto buscam suas próprias referências de fé, seja na imagem de Nossa Senhora da Conceição encontrada em Aparecida em 1717 (hoje tornada Padroeira do País), seja nos novos Santos que aqui caminharam em meio ao povo (como a recém-canonizada Santa Dulce dos Pobres, irmã franciscana que fez um grande trabalho social no século XX em Salvador), que ele e sua Igreja sigam iluminados por Deus no sentido de retomar continuamente o sentido original da Palavra do Cristo, que morreu na cruz para nos salvar, de que esta chegue do mesmo modo a todos os povos. E é sob a luz desta Graça divina que esperamos por bem que o Espírito Santo nos guie pelo caminho da Salvação, sob as bênçãos dos Anjos e Santos, para chegarmos à Vida Eterna.

As características da Igreja Católica

A Igreja Católica, como uma comunidade religiosa unida ao redor de seu fundador, Jesus Cristo, apresenta algumas características singulares, amadurecidas ao longo de séculos de história.

A Igreja é una

A seus discípulos, Jesus pediu que continuassem unidos: "Que todos sejam um, como tu, Pai, estás em mim, e eu em ti. Que eles estejam em nós, a fim de que o mundo creia!" (Jo 17, 21). A Igreja de Jesus Cristo é unida pela caridade, pela vida fraterna, pela aceitação da mesma doutrina e pela vivência dos sacramentos, particularmente da eucaristia.

A *unidade da Igreja* se faz presente em todas as suas estruturas organizacionais, seja nas pequenas comunidades, nas paróquias ou mesmo nas dioceses. O papa, bispo de Roma e sucessor de Pedro, é a grande pedra angular dessa unidade organizacional e espiritual; ele é o alicerce a quem Jesus deu a missão de ser rocha firme para a Igreja (Mt 16, 17-19).

Muitas vezes a unidade querida por Deus foi rompida por situações históricas que deram origem a desentendimentos e rivalidades. Diversas comunidades cristãs hoje se encontram em profundo diálogo ecumênico na tentativa de reconstruir, ainda que de forma imperfeita, essa comunhão. Particularmente após o Concílio Vaticano II, intensificou-se o movimento ecumênico, baseado no respeito mútuo e no diálogo.

A Igreja é santa

A Igreja é santa porque reside nela a Graça do Espírito Santo, prometida por Cristo. Ele renova, purifica e santifica a Igreja. De certa forma, a Igreja vive uma realidade dupla: é feita de homens, portanto pecadora, mas nascida do coração da Trindade e nela fundada, portanto santa.

Dentre as pessoas que viveram santamente, a Igreja Católica destaca algumas pelo testemunho radical que deram do Evangelho. Essas pessoas são proclamadas "santas", tornando-se exemplos para o Povo de Deus de que é possível atingir a santidade. São exemplos os apóstolos, os mártires dos primeiros séculos e os grandes líderes espirituais como são Francisco e Santa Teresinha do Menino Jesus.

A Igreja é católica

A palavra "católica" significa "universal". A Igreja tem a missão de reunir em Cristo todos os povos, seguindo o envio de Jesus: "Ide, pois, fazer discípulos entre todas as nações, e batizai-os em nome do Pai, do Filho e do Espírito Santo" (Mt 28, 19).

Assim, a *Igreja deve ser missionária*: ela vai ao encontro do mundo inteiro, para anunciar e testemunhar o Evangelho da salvação em Jesus Cristo.

---

* Catecismo da Igreja Católica, § 171. Esse catecismo foi editado a partir do Concílio Vaticano II entre 1985 e 1992, por um pedido do Papa João Paulo II ao então cardeal Joseph Ratzinger, futuro Papa Bento XVI, para atender a um pedido por um Catecismo atualizado que abordasse a doutrina católica de forma geral.

Uma bela imagem da universalidade da Igreja deu-se no dia de Pentecostes: pessoas de diferentes locais e com idiomas diversos foram reunidas pela linguagem do amor e passaram a compor a mesma família, a mesma comunidade fraterna em Cristo, pela união advinda do Espírito Santo.

A Igreja é apostólica

O fundamento apostólico advém da doutrina apostólica comunicada na Sagrada Escritura e na Tradição e do Magistério ou ensinamento da Igreja, que se atualiza constantemente na pessoa dos bispos, em comunhão com o papa, legítimos sucessores dos apóstolos e intérpretes do ensinamento de Jesus.

Sob a égide do Espírito Santo, a Igreja aprofunda-se, permanentemente, na compreensão do Evangelho. Ao mesmo tempo que é fiel às raízes da tradição apostólica, a Igreja renova-se para lidar com os sinais dos tempos e responder às necessidades das novas gerações.

Estruturalmente, a Igreja é composta por três grupos de fiéis, todos consagrados em Cristo, mas com funções e formas de vida diferentes:

- **Clero:** todos aqueles que receberam o sacramento da Ordem, incluindo três categorias: o episcopado, o presbiterado e o diaconato. Os bispos e presbíteros são sacerdotes, e participam do ministério sacerdotal de Cristo, o único mediador entre os homens e Deus. Já ao diácono cabe auxiliar e servir à comunidade, sem poder no entanto exercer as funções sacerdotais.
- **Religiosos:** são consagrados que dedicam sua vida exclusivamente à Igreja sem, contudo, receber o sacramento da Ordem necessariamente. Como exemplo têm-se as freiras, que vivem determinados votos perpétuos em sinal de entrega a Jesus e a Sua Igreja.
- **Leigos:** compõem a vasta maioria do povo de Deus, sendo também responsáveis pela missão apostólica da Igreja. Atuam dentro dela participando de ações pastorais e de grupos litúrgicos. Agem também nas realidades profanas, santificando o mundo por meio de seus gestos de santidade.

Saúde e salvação

A esperança da salvação está no cerne da espiritualidade cristã e é um tema muito caro a sua doutrina. Etimologicamente, a palavra "salvação" tem origem no grego "*soteria*", que pode significar também resgate, cura ou restauração. Os cristãos católicos compreendem a salvação após a morte como uma plena ressurreição de suas pessoas, nos moldes da vitória de Jesus Cristo sobre a morte.

Espera-se, para além da salvação pessoal, uma segunda vinda gloriosa de Jesus, com o intuito de transformar toda a criação, agora em sua coletividade, de forma definitiva. Cristo ocupa aqui um espaço central na espiritualidade cristã, pois é o selo dessa promessa que anima a fé.

Como Deus é amor e, portanto, não viola a liberdade dos seres humanos, àqueles que não o aceitam como salvador é reservada uma condição de existência, mais do que propriamente um local, denominada Inferno, na qual Deus simplesmente permanece em silêncio ou ausente.

Ritos e práticas religiosas relacionados à saúde

Em sua vida terrena, Jesus anunciou um tempo de graças por parte de Deus e se dispôs a curar os enfermos, expulsar o mal dos possessos e a reintegrar os excluídos à comunidade.

Dando continuidade à Missão de seu mestre, as comunidades cristãs são imbuídas do dever de ir ao encontro dos que sofrem para aliviá-los, seja por meio de recursos materiais ou de assistência religiosa. No âmbito da espiritualidade os cristãos são ricos em rituais, bênçãos, unções e orações para os diversos momentos da vida, e não é diferente diante do adoecimento.

Particularmente entre os católicos está presente uma ação sacramental conhecida como unção dos enfermos, sacramento que pede a Deus o restauro da saúde na mesma medida em que solicita a libertação dos pecados.

"Está alguém entre vós doente? Chame os presbíteros da igreja, e orem sobre ele, ungindo-o com azeite em nome do Senhor. E a oração da fé salvará o doente, e o Senhor o levantará; e, se houver cometido pecados, ser-lhe-ão perdoados" (Tg 5, 14-17). No gesto de ungir, o autor identifica uma dupla eficácia restauradora, tanto no corpo quanto na alma.

No momento da morte e nos cuidados com o corpo, a maioria dos cristãos observa ritos de despedida cheios de mensagens de esperança, conhecidos como celebrações de exéquias. Não há orientações específicas com relação aos cuidados com o corpo. Os mortos devem apenas receber tratamento respeitoso e sepultura ou cremação dignas.

Referências

1. Bíblia Sagrada. Edição pastoral. São Paulo, Paulus: 1990.
2. Catecismo da Igreja Católica. Edição típica vaticana, 5th ed. São Paulo, Loyola: 2012.
3. Código de Direito Canônico, 12th ed. São Paulo, Loyola/CNBB: 2013.
4. Franco Falcão M. Enciclopédia católica popular. Lisboa, Paulinas. Disponível na Internet: http://sites.ecclesia.pt/catolicopedia/ (28 out. 2019).
5. Ordovás J. Assombroso: profecias do Antigo Testamento cumpridas em Jesus. 18/7/2016. Disponível na Internet: https://pt.aleteia.org/2016/07/18/assombroso-profecias-do-antigo-testamento-cumpridas-em-jesus/ (28 out. 2019).
6. Orlandis J. História breve do cristianismo, 2nd ed. Lisboa, Rei dos Livros: 1993.
7. Papa João Paulo II. Discurso do Papa João Paulo II no encerramento do Congresso Internacional sobre a Actuação dos Ensinamentos Conciliares. Vaticano, 27/2/2000. Disponível na Internet: http://w2.vatican.va/content/john-paul-ii/pt/speeches/2000/jan-mar/documents/hf_jp-ii_spe_20000227_vatican-council-ii.html (28 out. 2019).
8. Santos AP. O recenseamento de Quirino. Blog Cronologicamente. 25/2/2017. Disponível na Internet: http://cronologiab.blogspot.com/2017/02/o-recenseamento-de-quirino.html (28 out. 2019).
9. Thayer J, Strong J. Thayer's Greek-English lexicon of the New Testament: coded with Strong's concordance numbers, 2nd ed. Massachusetts, Hendrickson Publishers: 1995.
10. Wiegel G. A verdade do catolicismo. Lisboa, Bertrand: 2002.

10

Protestantismo

Moira Helena Maxwell Penna
Eleny Vassão de Paula Aitken

Introdução

A Reforma Protestante mudou o mundo. Tendo seu início muitos anos antes de Lutero, por meio de John Huss e dos Valdenses, culminou com a forte reação do monge católico Lutero, que, em suas 95 teses pregadas na porta da igreja de Wittemberg, na Alemanha, transformou a História.

Ao protestar contra o poderio religioso, econômico e cultural da Igreja Católica, Lutero traduziu a Bíblia e a distribuiu em larga escala, incentivando as pessoas mais simples a aprenderem a ler para que pudessem conhecer melhor a Deus e ter sua vida, qualquer que fosse sua profissão, voltada para os valores do Criador. Isso mudou as referências da família e de toda a sociedade.

Ao abrir a Palavra, o homem descobriu que podia ter um relacionamento novo e aberto com Deus, questionando o que não podia compreender sobre a vida humana, como fazem os salmistas, e encontrando a liberdade para desenvolver todo o seu potencial, dado por Deus, ao conhecer o que Cristo fez na cruz em seu lugar.

O resultado foi uma abertura para a educação, para a arquitetura, para o conhecimento de novas línguas, ao se pesquisar as Escrituras nas línguas originais, e para o crescimento do conhecimento científico pelo estímulo ao questionamento, ao debate e à busca na Natureza criada por Deus dos recursos para a melhor compreensão do Universo.

As causas da Reforma Protestante

Nem sempre são tão nobres as razões que levam tanto alguns políticos como alguns religiosos a criarem novas leis ou novos dogmas para serem seguidos e obedecidos pelo povo. Podem envolver até mesmo questões espirituais, com repercussão em todos os outros aspectos da vida. Assim foi com a questão da criação do dogma das indulgências, que teve como fundo histórico um fato que se desenrolou no final da Idade Média. Foi dada uma autorização especial do papa para que Alberto de Brandemburgo, ainda não tendo alcançado a idade mínima necessária para se apossar de um dos arcebispados (o de Mainz ou Mogúncia, que estava vago), o fizesse. Mas essa foi uma troca política.

Essa autorização custou elevada soma, pois o Papa Leão X precisava de recursos para construir a Catedral de São Pedro, e o empréstimo feito dos banqueiros Fugger, de Augsburg, resultou em uma exorbitante taxa de juros. Então, para arrecadar o valor para pagar o empréstimo, o papa confiou ao novo Arcebispo Alberto o direito de vender indulgências ao povo, com o auxílio do *"jingle"*: "Logo que a moeda na caixa ecoa, uma alma do purgatório para o céu voa".

O pecador devia mostrar-se arrependido dos seus pecados (contrição), em seguida informá-los ao sacerdote (confissão) e então receber a declaração do perdão divino (absolvição). Ao mesmo tempo devia fazer obras de satisfação (penitências), demonstrando de modo visível e concreto o seu arrependimento. Todavia, a igreja começou a fazer uma distinção entre as penas eternas e as penas temporais referentes ao pecado. A absolvição perdoava a culpa e livrava da penalidade eterna, mas as penalidades temporais permaneciam. Se não fossem pagas na terra, teriam de sê-lo no purgatório. Indulgência, palavra que significa "tolerância", "benevolência", é o meio através do qual a igreja concede a remissão total ou parcial do castigo temporal devido ao pecado já perdoado... Finalmente, a teoria sobre a qual elas se apoiam foi definida formalmente pelo papa Clemente VI na bula "Unigenitus", em 1343. Segundo esse documento, existe um tesouro incalculável constituído pelos méritos de Cristo, de Maria e dos santos. Esse tesouro foi confiado à igreja e colocado debaixo da autoridade do papa. Este, e os bispos autorizados por ele, podem aplicar tais méritos através das indulgências, em benefício dos fiéis, vivos e mortos.[1]

João Tetzel foi o encarregado dessa promoção de venda das indulgências, impressionando os ouvintes e convencendo-os a adquirir o perdão para seus pecados desde que pagassem por isso. Ao se aproximar da cidade de Wittemberg, Tetzel foi ouvido pelo monge Lutero, que ficou tão indignado com esse comércio do perdão de Deus que escreveu suas famosas "Noventa e cinco teses" em 31 de outubro de 1517, pregando-as na porta da Igreja do castelo de Wittenberg, na Alemanha. Ali ele explicava os abusos e a corrupção ligados às indulgências da Igreja Católica Romana, fazendo disso um marco para o início da Reforma Protestante. O movimento reformado foi, aos poucos, se estendendo à Suíça, França, Holanda, Hungria, Escócia, Inglaterra, e depois a todo o mundo.

A religião cristã na época de Lutero trazia uma expressiva ênfase a dogmas e o controle do devoto pela igreja que o coagia e castigava, tornando o cristianismo em algo cruel demais para se suportar, uma época em que o medo movia os corações ao invés do temor a Deus, uma angústia que certamente não gerava saúde.[2]

Segundo Souza Matos,

Em suas teses, Lutero se manifestou contra a comercialização das indulgências. Disse ele: "Bem-aventurado é aquele que luta contra a dissoluta e desordenada pregação dos vendedores de perdões" (tese 72). Embora tecnicamente elas não pudessem ser vendidas, visto serem uma dádiva graciosa da igreja aos cristãos, esperava-se que estes concedessem em troca uma "contribuição" para a construção da catedral.

Indo além, Lutero questionou também a doutrina da salvação que estava associada às indulgências. A certa altura, ele afirmou: "Aqueles que se julgam seguros da salvação em razão de suas cartas de perdão, serão condenados para sempre, juntamente com seus mestres". Um pouco adiante, acrescentou: "Qualquer cristão que está verdadeiramente contrito tem remissão plenária tanto da pena como da culpa, que são suas dívidas, mesmo sem uma carta de perdão. Qualquer cristão verdadeiro, vivo ou morto, participa de todos os benefícios de Cristo e da igreja, que são dons de Deus, mesmo sem cartas de perdão". Em suma, as indulgências eram desnecessárias, porque tudo o que elas pretendiam comunicar já era oferecido gratuitamente por Deus e por meio da obra redentora de seu Filho.[1]

A Reforma Protestante, iniciada no século XVI, não foi um movimento de desvio e rebeldia da Igreja Católica. Ao contrário, tinha como objetivo principal o retorno ao cristianismo bíblico puro, à Palavra de Deus. A Reforma foi, essencialmente, um movimento religioso. Em seu centro estava um encontro pessoal e salvador com Jesus Cristo, Deus encarnado, por meio de Sua Palavra, pela ação do Espírito Santo de Deus. Foi este que impulsionou o monge Lutero e outros homens a buscarem novamente a Palavra como fonte de vida, decidindo viver pelos valores bíblicos. A Reforma impactou a ética em todas as suas vertentes, e com ela todas as áreas da sociedade humana.

Calvino iniciou sua obra com as Institutas da Religião Cristã em 1536. Obra que alcançou grande êxito, escreveu após esse primeiro exemplar mais três volumes que compõem a obra-prima da teologia protestante. Tornou-se o grande reformador em Genebra e por isso mesmo, assim como a maioria dos líderes da reforma, sofreu com perseguição e exílio. Juntaram-se ao teólogo Farel, Beza e Knox, e os territórios influenciados por eles na Europa foram: Escócia, Holanda, Hungria, França onde surgiram várias igrejas então conhecidas como reformadas ou calvinistas.[1]

Ainda nas palavras de Souza Matos,

> O protestantismo preocupava-se com os homens da elite, mas também com as classes menos favorecidas, para as quais representava a "religião do livro", o que evidentemente era um embaraço para os missionários, já que em sua maioria a população mais simples e rural era analfabeta. Embaraço, porque o postulado básico da fé no protestantismo está centrado na leitura da Bíblia, visto que é também instrumento de conversão; para atender a essa demanda, os missionários colocaram ao lado de cada comunidade uma escola, as chamadas escolas paroquiais, alfabetizadoras e elementares. Em torno de 1870, surgiram os primeiros colégios em várias partes do país, quase sempre nas capitais e cidades mais importantes, sob o ponto de vista da estratégia missionária. Já a maior parte das escolas paroquiais foi desaparecendo com o tempo com a evolução das escolas públicas, aliás, mesmo antes de surgirem os salões de culto, já funcionavam as escolas nas casas particulares, às vezes dos próprios pastores. O ambiente escolar se tornou menos amedrontador e maçante por meio de métodos novos, introduzidos para promover o saber. A Bíblia era lida tranquilamente no ambiente dessas escolas protestantes e seria a garantia da conversão, permanência e do progresso do protestantismo. Outro fator derivado dessa educação era certamente a valorização tanto da natureza, como do trabalho na formação desses alunos. Dessa maneira, o pensar e o fazer ser tornavam-se compatíveis (diferentemente da mentalidade dominante na época). É claro que não podemos perder de vista que este era um modelo americano e que os métodos americanos eram superiores aos usados no Brasil, havendo uma sensível mudança na pedagogia brasileira com a Proclamação da República. [...]
>
> Ora, quando a nova religião passou a ser anunciada, houve um grande estresse intelectual, político e ideológico. Aos poucos, a ética cristã protestante forneceu novos elementos, normas que se afastavam radicalmente do que era vivido. Trouxe, nesse sentido, uma organização e identificação social, um sistema diferente do que era vigente. Algumas dessas normas destacavam que o crente não podia ficar ocioso. Ele deveria ter sua casa limpa (mesmo que fosse um rancho), não poderia mentir, não deveria fazer dívidas, não deveria ser triste, pois era o templo de Deus. Ele não deveria ser fanático, mas procuraria com amor atrair pessoas a Cristo, não deixaria de pagar impostos e não levaria arma quando fosse para o culto. Isso representava uma contracultura e o nível moral dos homens pobres elevou-se; diante do sistema, eram vistos como esquisitos, mas simpáticos.[1]

Dessa forma, "A ética reformada sustém uma ênfase distintiva na autoridade eterna e na relevância da lei moral de Deus".[3]

Os cinco pilares da fé reformada

Defendendo a volta às Escrituras Sagradas e a centralidade da obra de Cristo na cruz, que deu Sua vida pagando pelos pecados dos homens e lhes ofereceu uma nova razão para viver, serviram como bases para o desenvolvimento da Reforma. Oferecendo novos valores morais e liberdade para servir a Deus e aos homens, a palavra "Sola", que significa "somente", "exclusivamente", foi enfatizada nos cinco pilares da fé reformada, estabelecendo sua base.

Primeiro pilar: somente a Escritura

> Cada parte da Escritura é inspirada por Deus e útil... – para mostrar a verdade, denunciar nossa rebelião, corrigir nossos erros, ensinar como viver o caminho de Deus. Por meio da Palavra, somos unidos e moldados para as tarefas que Deus deseja nos incumbir (2Tm, 17[4]).

Para os protestantes, a Bíblia não é um simples livro antigo com palavras e conselhos sábios, mas a "boca de Deus", a suprema regra de fé e prática, isto é: ela nos ensina como devemos crer e nos comportar para viver de modo a demonstrar que amamos Deus e quem Ele é, revelando o Seu caráter.

Ela é a Verdade Absoluta e está completamente livre de erros, pois, quando os documentos originais foram escritos, seus autores foram guiados pelo Espírito de Deus, tornando-a compreensível para todos aqueles que a lerem buscando a Deus. Por meio dela, Deus demonstra Seu amor e acolhe, educa, aconselha, conforta e dirige cada pessoa que por Ele busca, levando-a a ter um novo relacionamento com a Pessoa de Jesus, Deus encarnado, o Criador do Universo.

A Bíblia é o Livro da Vida – terrena e ao mesmo tempo eterna –, no qual podemos encontrar esperança, propósito e razão para viver e também esperança e conforto para partir e estar eternamente com Deus, deixando um legado para os entes queridos.

Ela é suficiente para conhecermos a vontade de Deus e vivermos uma vida que Lhe agrada. Não são as tradições, os credos, as revelações humanas, os concílios ou o que as autoridades religiosas ou espirituais afirmam, mas somente as Escrituras – inerrantes, inspiradas por Deus, suficientes, imutáveis e eternas.

> Partindo do pressuposto de que o Antigo e o Novo Testamento, interpretados segundo critérios saudáveis e equilibrados, contêm a vontade revelada de Deus para a igreja e para os cristãos, os protestantes se viram compelidos a rejeitar toda e qualquer crença que não pudesse ser claramente fundamentada na Palavra de Deus. Isso incluía o purgatório, as indulgências, o tesouro de méritos e muitos outros pontos.

Harold Koenig, brilhante psiquiatra, geriatra, pesquisador e professor da Faculdade de Medicina da Universidade de Duke, na Carolina do Norte, Estados Unidos, ensina:

> Um dia, desesperado por socorro espiritual e direção para minha vida, entrei numa livraria cristã e comprei uma Bíblia Viva, uma paráfrase das Escrituras... Suas palavras saltaram das páginas. Jesus e seus discípulos se tornaram vivos para mim, especialmente Jesus. Era como se eu O visse e ouvisse Suas palavras pela primeira vez em minha vida. De repente, eu compreendi o que a Bíblia diz, e cri nela... Quase da noite para o dia, minha atitude para com a prática da medicina mudou. Não era mais somente a minha profissão; ela se tornou um ministério para os outros. E isto se tornou meu jeito de servir a Jesus.[5]

Segundo pilar: somente Jesus Cristo

Ele quer que não somente nós, mas todos, sejam salvos e conheçam a verdade que nós aprendemos: que existe um Deus, apenas um, e um Sacerdote-Mediador entre Deus e nós – Jesus, que se ofereceu em resgate por todos os prisioneiros do pecado para libertá-los (1Tm 2:5,6).

A Reforma defendeu que Jesus Cristo, o Salvador, poderia ser o único Mediador entre Deus e o homem, pois a obra da salvação foi exclusivamente realizada por Ele, o Deus-Emanuel, o Deus encarnado em pele humana, o Deus conosco, parte da Trindade Eterna. Ele não cometeu nenhum pecado e deu a vida na cruz para expiar os pecados dos homens, sendo ressuscitado dentre os mortos e oferecendo vida eterna a todos os que creem Nele.

Segundo Martinho Lutero, Jesus Cristo é "o centro e a circunferência da Bíblia". Sem Ele, todo ser humano está espiritualmente morto, separado de Deus, condenado para sempre.

Uma paciente atendida pelo Dr. Koenig, que aceitou a Jesus como seu Salvador pessoal, disse:

> Eu sou uma pessoa totalmente diferente. E Jesus fez isso em mim. Eu sei, porque tenho estado doente por 30 anos, e nada do que eu fiz conseguiu tirar-me da depressão. Eu não conseguia escapar da minha raiva. Somente o Senhor pôde me dar a alegria que hoje eu experimento, e ela me capacita a vencer e a contar a outros sobre quem Jesus é.[5]

Terceiro pilar: somente a Fé

São notícias que tenho orgulho de proclamar, essa extraordinária Mensagem, que revela o magnífico plano de Deus de resgatar todos que confiam nele, começando pelos judeus, mas abrindo a porta para todos os outros povos. O modo de Deus tornar justo o ser humano se manifesta em atos de fé, confirmando o que as Escrituras dizem: "Aquele que vive de modo justo diante de Deus, confiando nele, vive de verdade" (Rm 1:16,17[4]).

A fé salvadora está alicerçada somente em uma pessoa: Jesus Cristo. Sua morte na cruz cumpriu a justiça de Deus e por intermédio dela Ele perdoa todos os nossos pecados passados, presentes e futuros, declarando-nos justos diante do Pai. A Justiça de Deus é aplicada a nós somente pela fé, quando cremos em Jesus, e não por qualquer tipo ou quantia de boas obras.

Martinho Lutero compreendeu essa verdade ao ler na Bíblia o texto de Romanos 1:17: "O justo viverá pela fé". Ao compreendermos o que Cristo fez por nós, sendo ao mesmo tempo Deus e Homem, e ao recebermos Seu presente em nossa vida, nascemos de novo, somos transformados em novas criaturas, agora amigos de Deus, parte da Sua família, vivendo para Ele. Sabemos, por meio da confiança em Sua Palavra, que moraremos eternamente em Sua Casa no céu. Ele nos garante que nada, nem ninguém, nem coisa alguma poderá nos separar do Seu amor por intermédio da Pessoa de Cristo Jesus:

> Aquele que morreu por nós – e por nós foi ressuscitado para a vida! – está na presença de Deus neste exato momento, intercedendo por nós. Acham que alguém será capaz de levantar uma barreira entre nós e o amor de Cristo por nós? Não há como! Nem problemas, nem tempos difíceis, nem ódio, nem fome, nem desamparo, nem ameaças de poderosos, nem punhaladas nas costas, nem mesmo os piores pecados listados nas Escrituras... Nada disso nos intimida, porque Jesus nos ama. Estou convencido de que nada... absolutamente nada pode se intrometer entre nós e o amor de Deus, quando vemos o modo com que Jesus, nosso Senhor, nos acolheu (Rm 8:31-39[4]).

A Dra. Cicely Saunders, iniciadora do movimento *Hospice*, "mãe" de cuidados paliativos no mundo, fala sobre sua fé em Deus por meio de Cristo em seu livro *Velai comigo*: "A resposta cristã ao mistério do sofrimento e à morte não é uma explicação, mas sim uma Presença".[6]

Quarto pilar: somente a Graça

Ele quis derramar sobre nós graça e bondade, em Cristo Jesus. A salvação foi ideia e obra dele. Nossa parte, em tudo isso, é apenas confiar nele o bastante para permitir que ele aja em nossa vida. É um imenso presente de Deus! Não somos protagonistas nessa história... Nada fizemos, nem nos salvamos, Deus faz tudo e nos salva, Ele criou cada um de nós por meio de Cristo Jesus, e a ele nos unimos nessa obra grandiosa, a boa obra que ele deseja que executemos e que faremos bem em realizar (Ef 2:7-10[4]).

Segundo a Bíblia, o ser humano criado à imagem de Deus e com a finalidade principal de viver para a glória do Seu nome, quando escolhe viver para si mesmo, de costas para seu Criador, rebelando-se contra Ele, torna-se um pecador totalmente depravado, pois o pecado afetou todos os aspectos da humanidade e da natureza.

> O pecado é uma disposição dos seres humanos que são levados a desobedecer à lei moral de Deus... eles têm uma disposição moral orientada para longe de Deus... Essa disposição leva eventualmente a desejos e comportamentos pecaminosos. Podemos pecar em nossos espíritos e em nossos corpos, e podemos pecar ativamente e passivamente, envolvendo-nos em realidades pecaminosas ou evitando coisas boas... A desobediência de Adão instituiu uma separação espiritual de Deus, e inaugurou sua eventual morte física... Quando Adão pecou, as consequências se espalharam de sua própria existência para a vida de todas as pessoas que viessem a viver, exceto Jesus. Nossa culpa é semelhante à culpa de Adão diante de Deus, em virtude de seu trabalho de representação. O pecado original ou essa culpa pecaminosa inerentes cria uma situação desesperadora e sem esperança para a humanidade. Estamos condenados diante de um Deus santo e, separados, nos opomos à Sua bondade, sabedoria e poder (Rm 5:12-14).[7]

Deus criou o ser humano para viver para sempre na saúde, mas o pecado arruinou esse ideal, gerando fraqueza física e mental e, finalmente, a morte.

O ser humano, por ser pecador indigno e não merecedor da bondade de Deus, não pode salvar a si mesmo por seus próprios esforços, necessitando do Salvador Jesus para isso.

> Vocês estavam mortos em suas transgressões e pecados, nos quais costumavam viver, quando seguiam a presente ordem deste mundo e o príncipe do poder do ar, o espírito que agora está atuando nos que vivem na desobediência. Anteriormente, todos nós também vivíamos entre eles, satisfazendo as vontades da nossa carne, seguindo os seus desejos e pensamentos. Como os outros, éramos por natureza merecedores da ira. Todavia, Deus, que é rico em misericórdia, pelo grande amor com que nos amou, deu-nos vida juntamente com Cristo, quando ainda estávamos mortos em transgressões – pela graça vocês são salvos. Deus nos ressuscitou com Cristo e com ele nos fez assentar nos lugares celestiais em Cristo Jesus, para mostrar, nas eras que hão de vir, a incomparável riqueza de sua graça, demonstrada em sua bondade para conosco em Cristo Jesus. Pois vocês são salvos pela graça, por meio da fé, e isto não vem de vocês, é dom de Deus; não por obras, para que ninguém se glorie (Ef 2:8-9[4]).

A Bíblia liberta a alma humana, oferecendo o perdão por meio do sangue derramado por Jesus na cruz, que tomou o lugar do pecador, oferecendo-lhe o Seu perdão. "Se confessarmos os nossos pecados, ele é fiel e justo para nos perdoar os pecados e nos purificar de toda injustiça".

Deus O ressuscitou dentre os mortos, conforme a Bíblia relata e a história confirma. Ele está vivo e é capaz de perdoar, dar nova vida e salvar eternamente todos aqueles que creem em Jesus como seu Salvador. Sem qualquer mérito pessoal, estes são adotados na família de Deus, podendo chamá-lo de Pai.

Para o protestante, aquele que crê em Jesus como seu Salvador é declarado justo pela graça de Deus, isto é, favor não ganho por seus méritos próprios, e vive toda a vida como alguém que é grato a Deus pelo que Ele fez, procurando agradá-lo e servir a Ele e ao próximo. A salvação é um presente de Deus.

Quinto pilar: somente a Glória de Deus

"Não a nós, Senhor, não a nós, mas ao teu nome dá glória, por amor da tua misericórdia e da tua fidelidade" (Sl 115:1).

O homem não é o centro do Universo, mas Deus, o seu Criador e Senhor de todas as coisas ("pois dele, e por meio dele, e para ele são todas as coisas" – Rm1 11:36). O salmista proclamou: "ao Senhor pertence a Terra e tudo o que nela se contém, o mundo e os que nele habitam" – Sl 24:1). Ele nos criou e gerou todas as coisas pelo Seu poder e para a Sua glória.

Essa nova concepção, apreendida a partir da leitura da Palavra de Deus, ensinou ao ser humano que ele tem a liberdade de escolher o que quer ser e fazer na vida, utilizando os dons e talentos que Deus lhe deu. Seja ele um doutor ou um sapateiro, se conhecer Deus e a salvação que liberta, e oferecer sua vida para glorificá-Lo, estará refletindo a bondade, o caráter e a glória de Deus a todos ao seu redor, trazendo benefícios a toda a sociedade.

Deus é a fonte de todas as coisas, é o provedor de tudo que criou e o sustentador de toda a Sua criação. Ele criou tudo com um objetivo, com um propósito maior. A palavra "glória" é empregada para trazer à tona os aspectos essenciais de Seu ser, como excelência, dignidade, merecimento, grandiosidade, beleza, demonstrando as qualidades internas de Deus.

Ele é perfeito, autossuficiente, imutável e fiel. Ele se revela, também, por meio da natureza, e por meio dela. Ele também revela Seus atributos de justiça, poder, bondade e sabedoria. A beleza e a perfeição da natureza refletem a beleza de perfeição de Deus. Ele é o Alfa e o Ômega, o princípio e o fim (Apocalipse 1:8).

Por causa desses valores, os países de origem protestante, como a Alemanha e a Suécia, foram os que mais cedo se desenvolveram na indústria e também os que melhor reagiram às crises econômicas, pois visavam, em primeiro lugar, não a seus interesses pessoais, mas à promoção da glória de Deus e ao bem da sociedade por meio de seu trabalho justo e honesto, refletindo quem Deus é.

O impacto da Reforma Protestante na educação e na ciência

A Reforma Protestante mudou todos os aspectos da vida, mudou também continentes e criou nações. Na visão reformada, Cristo é Senhor de todas as áreas da vida: artes, economia, política, educação.[8]

"O cientista é incapaz de responder a perguntas como 'por que o Universo passou a existir?', 'Qual é o significado da existência humana?', 'Que acontece depois que morremos?'".[9]

As maiores universidades do mundo tiveram o privilégio de observar o impacto da Reforma Protestante, sendo a Harvard Divinity School a principal. Em seu logotipo pode-se ver dois livros abertos, voltados para cima, e outro voltado para baixo. Acima destes, a palavra VERITAS (Verdade). O sentido é: existe um limite para a razão que depende da revelação divina. Isto é, toda a ciência deve se submeter à Verdade de Deus.

> A espiritualidade ou o envolvimento com as crenças religiosas ultrapassa a visão materialista, notadamente próprio da vida humana, e age no sentido de promover um senso de propósitos e de significados para a vida. Ter propósitos claros auxilia o ser humano a desenvolver tanto a capacidade de experimentar a resiliência diante de dificuldades como também maior resistência com relação ao estresse gerado pela situação da doença. Os instrumentos de Qualidade de Vida da Organização Mundial da Saúde, além de considerarem a saúde física e psicológica, também fazem referência aos aspectos ambientais, culturais, interpessoais e, mais recentemente, religiosos.
>
> A maneira como esses mecanismos afetam a saúde não está definitivamente esclarecida, e vários estudiosos têm se dedicado a esse entendimento, trabalhando com duas hipóteses principais: ou as crenças podem influenciar de forma direta (a partir de si mesmas) ou talvez o façam mediadas por explicações dadas pela psicologia, aspectos sociais ou fisiológicos. O que se concorda de fato é que o coping/enfrentamento religioso espiritual pode contribuir nessa investigação.[2]

A brilhante cientista cristã Nancey Pearcey comenta em seu livro *A alma da ciência* que Newton, ao reduzir uma grande variedade de fenômenos naturais a leis matemáticas – desde a órbita dos planetas até as marés dos oceanos –, convenceu muitos estudiosos de que a natureza é um sistema unificado que trabalha de acordo com certas leis. Para ele, os princípios ativos eram canais da atividade ordenadora de Deus dentro do mundo. Para Newton, a causa final de todas as coisas é Deus.

Mesmo na descoberta sobre a gravidade, ele afirmava que dependia da presença imediata de Deus e de Sua atividade tanto quanto a respiração de um organismo depende do princípio de vida interior, e não podiam ser explicados em termos puramente mecânicos.

> Ele via na ordem cósmica as provas de um plano inteligente. De acordo com ele, "o principal objetivo da ciência" é realizar uma argumentação retrospectiva ao longo da cadeia de causas e efeitos mecânicos "até chegar à primeira de todas as causas, que certamente não é mecânica..." Ele perguntou: "É possível o olho ter sido projetado sem qualquer aptidão no campo da ótica, ou o ouvido sem o conhecimento dos sons?"... De fato, a própria imagem de Newton do universo como uma máquina perfeitamente ajustada ou como um "dispositivo" promovia a ideia de um Criador, assim como um relógio indica a existência de um relojoeiro.[10]

A espiritualidade protestante e a saúde

> Embora, às vezes, nós usemos "espiritualidade" e "fé" de maneira intercambiável, por Espiritualidade queremos dizer um profundo desejo dentro de nós, como seres humanos, em nossa busca por "algo mais", ou pelo aspecto "transcendente" de nossas vidas. Espiritualidade é, como a palavra implica, como nos relacionamos e somos formados pelo Espírito de Deus dentro do melhor que nós, seres humanos, somos chamados a ser. Esta é a história de como o Espírito de Deus encontra e transforma o nosso ser em pessoas amorosas, cheias de compaixão e de cuidado. Em nossa perspectiva cristã podemos falar de como Deus pode nos transformar à imagem de Jesus Cristo.[11]

Depois de um longo tempo de embate entre a ciência e a fé, a espiritualidade ganha agora grande abertura no meio científico, abrindo suas portas para a participação em congressos da área da saúde, faculdades de medicina, equipes multidisciplinares de cuidados paliativos, oncologia, geriatria. E continua a crescer dia a dia. A ciência pode fazer excelentes diagnósticos e prognósticos por meio de instrumentos cada vez mais espetaculares, mas não pode dar razão e forças para uma pessoa querer viver, para se engajar ao tratamento médico, para ter paz e resiliência diante dos grandes dramas da vida.

Em pesquisa incluída no livro *Por que a ciência não consegue enterrar Deus*, do Prof. Dr. John Lenox, é mencionado que, dentre os mais importantes cientistas da Academia Nacional de Ciências dos Estados Unidos, quase 40% acreditam em Deus – destacando-se Francis Collins, atual diretor do Projeto Genoma Humano; o Prof. Bill Philips, ganhador do prêmio Nobel de Física em 1997; *Sir* Brian Hap, membro e ex-presidente da Royal Society; e *Sir* John Houghton, FRS, ex-diretor do Serviço Meteorológico Britânico, além de copresidente do Painel Intergovernamental sobre Mudanças Climáticas e atual diretor da Organização John Ray.[9]

Uma das pessoas de maior destaque na área da pesquisa científica sobre a fé e a saúde é o Dr. Harold Koenig, diretor do Departamento de Espiritualidade da Universidade de Medicina Duke, da Carolina do Norte. Como geriatra, psiquiatra e pesquisador, ele tem feito inúmeras pesquisas sobre o impacto da fé cristã na saúde física e mental e publicado muitos livros. Seu trabalho é conhecido mundialmente, e os resultados têm motivado grande parte das faculdades de medicina nos Estados Unidos a incluir o tema nas grades curriculares do curso de medicina.

Segundo Paula Romer,

> Koenig destaca o fato de que "cada vez há mais pesquisas demonstrando que as crenças religiosas influenciam o enfrentamento de doenças, afetam decisões médicas e têm a probabilidade de influenciar resultados médicos" (Koenig, 2012, p. 170). Existem de fato aplicações clínicas ponderadas que possuem a capacidade de melhorar o atendimento dado ao paciente, beneficiando os resultados para ambos os lados. Hoje, mesmo que ainda esteja um pouco mais na teoria, as normalizações de atendimento indicam que as aplicações clínicas devem estar centradas no paciente e até orientadas por sua escolha, portanto, há limites importantes que o profissional da saúde precisa respeitar.[2]

Dr. Koenig comenta sobre o efeito da fé cristã em várias áreas, como promotora da saúde mental, mostrando que o modo como pensamos e cremos é capaz de afetar nossos corpos:

> Ansiedade – A ansiedade ou o medo, às vezes, fazem com que a pessoa se volte para a religião, e as atividades religiosas podem, ao longo do tempo, levar a uma redução da ansiedade e a uma maior sensação de paz.
>
> Bem-estar – A religião pode levar bem-estar por uma série de caminhos. Pode ser pela promoção da esperança, do otimismo e da alegria, aumentando o suporte social e dando significado e propósito à vida.
>
> Otimismo e esperança – Os ensinamentos religiosos, com frequência, promovem uma visão positiva do mundo que engloba esta vida e a vida após a morte. As escrituras religiosas oferecem esperança de que coisas boas podem surgir de qualquer situação difícil...
>
> A religião ajuda as pessoas nos momentos de enfrentamento de doenças e, geralmente, produz emoções positivas, em vez de negativas, o que pode melhorar as funções imunológica e endócrina, conforme demonstrado por vários estudos.
>
> A clínica médica está sempre cercada de pessoas que enfrentam doenças graves e que podem, ao mesmo tempo, passar por questionamentos internos que perpassam pelas preocupações espirituais. Diante da ameaça da doença, de um câncer terminal, por exemplo, o paciente quer saber quanto tempo ainda tem de vida, o que acontecerá a partir dali. Expressa o medo da dor e as incertezas do amanhã, medo de não ter sido uma pessoa boa.
>
> "Medo de que Deus não me ame, pois as minhas orações de cura não foram atendidas". "Tenho medo de para onde vou depois de morrer" (Koenig, 2012, p. 21). Essas são as palavras de uma paciente diante de seu diagnóstico, o medo é real. Essas

preocupações dos pacientes devem ser levadas a sério. Haverá de ter espaço para essas mudanças primordiais na medicina do século XXI, pois embora a maioria dos médicos pesquisados nesses diversos estudos reconheçam a importância dos fatores espirituais, uma pequena parte as utiliza em seu trato com o paciente.[2]

Religião, saúde e bem-estar

O Prof. Dr. Francisco Lotufo Neto, psiquiatra do Ambulatório de Ansiedade do Hospital das Clínicas de São Paulo (AMBAN), professor da Faculdade de Medicina da USP e um cristão protestante, afirma:

> A religiosidade associa-se a bem-estar, saúde física, diminuição da mortalidade, melhor controle da pressão arterial, maior capacidade de enfrentar o estresse, maior satisfação conjugal e sexual. Em relação à saúde mental, notou-se maior ajustamento pessoal e menos dias de internação em clínicas psiquiátricas. Koenig (1992) revisou extensamente os trabalhos relacionando saúde e religião em idosos, observando que compromisso religioso maduro e dedicado (frequência à igreja e outras atividades relacionadas como rezar, orar, leituras, ouvir ou ver programas religiosos na televisão ou rádio), sob a forma de crenças e atividades baseadas na tradição judaico-cristã, colabora com o bem-estar, combate a depressão e ajuda a enfrentar o estresse psicológico. A frequência a serviços religiosos correlacionou-se ao ajustamento pessoal, à felicidade ou à satisfação na vida, menor taxa de suicídio, menor ansiedade em relação à morte e melhor adaptação a períodos de luto, tanto em idosos que moram na comunidade quanto a outros que vivem em instituições. O envolvimento na comunidade religiosa provê companhia e amigos de idade parecida e com os mesmos interesses; ambiente que fornece apoio para amortecer mudanças estressantes na vida; atmosfera de aceitação, esperança e perdão; fonte prática de assistência, quando necessário; visão comum do mundo e filosofia de vida" (citado no livro de Eleny Vassão[12]).

A prática da vida cristã alicerçada no relacionamento pessoal com Deus por intermédio de Cristo oferece oportunidade de ganho no sofrimento, tornando-nos pessoas melhores, mais conscientes e maduras ao proporcionar:

- **Valores bem claros:** quando somos abalados por causa de um diagnóstico ruim, pela lembrança de que somos finitos, tomamos diferentes atitudes para com a vida e as pessoas que nos são queridas:

> Uma das coisas que mais me impressionaram quando conversei com pessoas portadoras de doenças graves foi o fato de que muitas dizem que a doença vale pelo que aprenderam sobre si mesmas e sobre Deus [...]. Conversando com empresários enfermos, nenhum deles me disse: Pastor, gostaria de ter passado mais tempo no meu escritório. Sabe o que diziam? Gostaria de ter passado mais tempo com a minha família.[13]

- **Renovação:** passamos a reavaliar nossa vida e os valores pelos quais vivemos, dando-nos a chance de escolher novos valores e ideais. A questão é:

> Vale a pena morrer por aquilo pelo que sempre vivi? A renovação vem por meio de um novo encontro com Deus, uma nova apreciação da Sua Palavra e da Sua graça e uma maior consideração pelos amigos e pela comunhão.[13]

- **Liberdade:** ao aceitar sua vulnerabilidade, ele fica muito mais livre, pois não é mais escravo de viver se esforçando por manter uma boa saúde: "Devo fazer a pergunta a mim mesmo: 'Minha felicidade, minha alegria, minha consciência de valor pessoal dependem da minha saúde?' Somos livres quando não exigimos saúde para ser felizes, mesmo preferindo ser saudáveis".[13]

- **Uma nova e mais profunda confiança em Deus:** quando somos submetidos a uma pressão enorme, para a qual pensamos não ter forças em nós mesmos para suportar, olhamos para o Alto com outro olhar, buscando o Soberano Senhor, que tem todas as coisas sob o Seu controle, e aprendemos a depender mais de Sua força. O apóstolo Paulo era muito inteligente, poderoso, forte, capaz e autoconfiante. Ao passar por grandes adversidades, a ponto de quase perder a vida, humilha-se e aprende a depender mais de Deus: "Já em nós mesmos tivemos a sentença de morte... para que não confiemos em nós, e, sim, no Deus que ressuscita os mortos" (2Co 1:3-11).

Ron Dunn, em seu livro *Por que Deus não me cura?*, comenta:

> Não são os louvores feitos no meio da prosperidade que me impressionam, mas o louvor que emerge da adversidade. Por isso sinto-me feliz por você ter escolhido unir-se a mim, para juntos explorarmos profundamente "o propósito supremo de Deus" na enfermidade, no sofrimento e até mesmo na morte. É quando descobrimos e nos submetemos à obra que Deus planeja fazer em nós que podemos aceitar seus métodos para nos alcançar – e experimentar uma fé mais profunda, uma coragem mais forte e uma alegria mais genuína no meio do sofrimento.[13]

Embora a ciência tenha milhares de recursos para investir na cura de doenças, nem sempre pode fazê-lo, e tem de se dobrar diante de planos desconhecidos que não pode controlar. No entanto, mesmo que não se possa curar a pessoa de uma enfermidade, pode-se cuidar dela com carinho e garantir o alívio da dor e dos sintomas, quando possível. Cuidar promove a dignidade da pessoa, criada à imagem do seu Criador, e foi isso que os cristãos fizeram nos primeiros hospitais e hospedarias do mundo.

O cuidado com a saúde mental também partiu dos religiosos, daqueles que viviam uma vida de serviço dedicado a Deus e ao próximo, iniciando grandes instituições até agora reconhecidas como destaques no meio científico.

> Poucos médicos sabem que a American Psychiatry também cresceu em uma forte tradição cristã. De fato, a primeira forma de tratamento psiquiátrico nos EUA foi o "tratamento moral" desenvolvido pelos *Quakers*. Muitos dos primeiros psiquiatras americanos eram religiosos, assim como os fundadores do *American Journal of Psychiatry*. De fato, as primeiras e mais importantes instituições de Hartford Retreat e Worcester Retreat foram fundadas por estes homens que incluíram capelães residentes como parte do tratamento da equipe.[5]

Como podemos ter um relacionamento com Deus?

Manter um relacionamento com Deus é diferente de ter religiosidade, de fazer boas obras para agradar às pessoas e conseguir pontos positivos com Deus. Ao contrário, é admitir nossa fragilidade, pequenez e incapacidade de amar a Deus e as pessoas, amando demais nós mesmos de modo distorcido, porque somos pecadores e muitos dos nossos pensamentos e atitudes estão corrompidos.

Mas Deus conta Sua história ao entrar em nossa história de vida por meio da Pessoa de Seu Filho Jesus Cristo, o Deus encarnado. Os capítulos 1 e 2 do livro de Gênesis, na Bíblia, apresentam uma narrativa grandiosa cujo autor é Deus. Ele relata a criação do mundo e do ser humano, mas em seguida a queda deste, por desobedecer a Deus e rejeitar Seu amor, rompendo o relacionamento com seu Criador. A Bíblia diz que estamos espiritualmente mortos, separados de Deus, e que não há nada que possamos fazer ou merecer para resolver a situação por nós mesmos.

> Depois desses três primeiros capítulos, o restante da Bíblia conta a história de Deus nos cortejando, nos persuadindo a voltar para os Seus santos e amorosos braços, enquanto ele luta contra o Maligno que quer nos seduzir, nos afastar do nosso primeiro amor." Ele é também o Herói, e cuja história culmina com a morte voluntária de Cristo em nosso lugar na cruz para pagar por todos os nossos pecados, tirando toda a nossa culpa e dando-nos a oportunidade de um novo relacionamento com o Pai.

Jesus Cristo não ficou morto. Deus o ressuscitou e Ele apareceu a muitos, conforme relata a Bíblia e também os livros mais antigos da História. Ele está vivo hoje, e oferece Seu perdão, vida nova com propósito e a vida eterna a todos aqueles que O aceitam como seu Salvador, confessando seus pecados diretamente a Ele, por meio da oração pessoal. Ele nos declara "justos" quando confiamos Nele como Salvador. Ele é a nossa justiça!

Mas esta não é a figura completa da nossa salvação... Na figura bíblica, Cristo me toma pela mão na sala do tribunal e me leva para a casa do Pai, ele anda comigo até a presença de Deus. Quando entramos na sala, o Pai, o meu Pai, Ele não usa uma toga de juiz. Ele está com roupas domésticas. Quando Ele me vê, é exatamente como Lucas 15 e o filho pródigo. Meu Pai corre para mim, coloca Seus braços ao meu redor e beija-me. Ele coloca o anel da família no meu dedo e apressa-me para dentro de casa! Por intermédio de Cristo, Deus não é apenas o Juiz que o perdoa. Ele é o seu Pai, que lhe dá as boas-vindas. Ele sempre o amou. É por isso que Ele enviou Seu Filho para morrer por você. E agora, com a barreira do pecado demolida, nada permanece entre você e o seu Pai amoroso. Você pode se encontrar com Deus face a Face, filha ou filho com o Pai amoroso. E muito mais: "Venha para casa, tudo está bem entre nós!".[14]

Você começou um novo e vivo relacionamento com o Pai. Nasceu! Está vivo!

É a isso que a Bíblia chama de "nascer de novo", e a promessa de Deus é: "Na verdade, na verdade vos digo que quem ouve a minha palavra, e crê naquele que me enviou, tem a vida eterna, e não entrará em condenação, mas passou da morte para a vida" (Jo 5:24).

Conforme as palavras de Powlison:

> Quando incluímos Deus no cenário, Ele muda nosso jeito de pensar no problema, diagnóstico, estratégia, solução, ajuda, cura, mudança, entendimento e no aconselhamento. Quando as luzes são acesas, enxergamos Deus e vemos que Ele também nos vê.[15]

Visão protestante do sofrimento

Ao se ver enfermo de uma dolorosa doença neurológica crônica, o Dr. Koenig afirmou:

> Muitas pessoas, quando se tornam fisicamente enfermas ou experimentam outras situações de estresse na vida, voltam-se para sua fé religiosa buscando por força, conforto e significado. Eu sei que isso tem sido verdade na minha vida. Quando eu me apavorei... eu busquei refúgio na igreja e na oração... Se não fosse pela minha fé, eu não sei se ou como poderia lidar com estas coisas... Eu oro por cura e por forças para lidar com esta cruz. Eu oro para que Deus use meu problema de saúde... Eu sou um médico muito mais humano e sensível agora, do que era antes da minha experiência própria de uma enfermidade crônica".[5]

O sofrimento é inerente a todos os seres humanos, sem distinção, por causa da queda. Enfermidade, perda do emprego, morte de queridos, traições e todo tipo de males podem advir sobre qualquer criatura. A questão não é o tipo de sofrimento ou com que grau ele nos acomete. É a quem confiamos a nossa vida no dia a dia e especialmente nos momentos de dor. "A batalha por nossa mente e coração é vencida ou perdida de acordo com a imagem que temos de Deus".[14]

Quando andamos com Deus, confiando Nele como nosso Senhor e centro das nossas vidas, cremos que Ele dirige e nunca perde o controle sobre a nossa história, pois Ele tem um propósito em cada situação que nos permite atravessar. Cremos que Deus é sempre bom, mesmo que a situação seja amarga e que não possamos compreendê-la.

Em meio aos vales áridos, mesmo à sombra da morte, Ele está conosco, ouvindo nosso clamor, tomando nossa mão e suprindo cada uma de nossas necessidades por amor a nós como Seus filhos amados, e a Si mesmo.

Podemos falar com Ele a todo momento, pois Deus está atento a nossa voz, e pronto a nos responder. Ao nos entregarmos a Ele, experimentamos a paz que excede todo o entendimento, pois Ele nos ama e sempre cuida de nós.

No livro *The needs of the dying* (As necessidades daquele que está morrendo), encontramos palavras que falam sobre o respeito à dignidade:

> Ser tratado com dignidade significa ser incluído nas conversações sobre a sua própria morte e o processo de tomada de decisões. Nós frequentemente tentamos proteger o paciente que está morrendo excluindo-o dessas conversações [...] Ser tratado com dignidade significa ser totalmente incluso em todos os aspectos da vida, não importando o nível no

qual ele possa participar. Eu os vejo como pessoas. Apesar de suas enfermidades, apesar do fato que eles estão morrendo, eles ainda são pessoas completas. Tratá-los desse modo preserva sua dignidade e sua esperança. Seres humanos merecem carinho, dignidade, honestidade, compaixão. E, mais do que tudo, eles merecem um reconhecimento de que a vida acaba na morte e nem um momento antes.[16]

Na Bíblia, o apóstolo Paulo não apresenta regras, passos ou métodos para lidar com as pessoas em sofrimento, ou para lidar com nossas próprias crises. Ele convida seus amigos da cidade de Colossos a partirem com ele em busca de um tesouro que está escondido no relacionamento com uma Pessoa, Jesus Cristo: "... para que vocês tenham toda a riqueza da forte convicção do entendimento, para compreenderem plenamente o mistério de Deus, Cristo, em quem todos os tesouros da sabedoria e do conhecimento estão ocultos" (Cl 2:2-3).

> Bem-estar religioso é conceituado como a qualidade do relacionamento de alguém com Deus, enquanto bem-estar existencial inclui outras características, como propósito de vida, satisfação em viver, e experiências de vida positivas e negativas.[17]

A cura do corpo e da alma

Prof. Dr. Francisco Lotufo Neto afirma que a religião lida com questões como: Qual é o sentido da vida? Como devo me relacionar com os outros? Como lido com o fato de que vou morrer? O que fazer com minhas falhas?

As questões existenciais podem ser respondidas de maneira universal, filosófica e abstrata. Já a religião trata dessas questões confrontando-as de maneira pessoal, trazendo consequências para a vida da pessoa.

É interessante ver como a Dra. Cicely Saunders conseguiu somar o cuidado de saúde e a ciência à fé na Missão do Saint Christopher's Hospice:

> O St. Christopher's Hospice está baseado na fé cristã em Deus, através de Cristo. Seu objetivo é expressar o amor de Deus a todos os que chegam, e de todas as maneiras possíveis: na destreza da enfermaria e dos cuidados médicos, no uso de todos os conhecimentos científicos para aliviar o sofrimento e o mal-estar, e na simpatia e atendimento pessoal, com respeito à dignidade de cada pessoa como homem que é, apreciado por Deus e pelos homens. Sem barreiras de raça, cor, classe ou credo.[18]

Questões sobre a influência do protestantismo na bioética

Uma ponte para o futuro, livro de 1971, do biólogo norte-americano Van Rensselaer Potter, foi um marco para a bioética. Ao cunhar esse termo, Potter dava início a um novo campo do conhecimento, definindo-o inicialmente como "uma questão ou compromisso mais global frente ao equilíbrio e preservação da relação dos seres humanos com o ecossistema e a vida do Planeta".[19]

Hipócrates foi o mais importante médico da Antiguidade, assinalando o início da observação de ocorrências clínicas na qual cada fato tem relação com o precedente, deixando de entender a doença como uma série de fenômenos desordenados. Observando a existência do doente em vez da doença, Hipócrates via o homem em sua totalidade, considerando sua morfologia, espírito, fisiologia, modo de vida e o meio.

Agostinho (354, Tagasta-Numídia, 430, Hipona) tomou por base os ensinamentos de Platão para construir vínculos entre a fé e a razão. Assim como Platão, Agostinho acreditava que nenhum homem desejaria o mal, mas o escolheria por desconhecer o bem. Enquanto a felicidade aristotélica definia-se como uma atividade da alma em consonância com a virtude, a felicidade agostiniana surge como um dom de Deus – que o homem pode alcançar por meio da purificação da alma. O mal aparece como uma manifestação proveniente do mau uso do livre-arbítrio, sendo ato de livre opção o homem tornar-se digno de receber a graça de Deus. Mas o teólogo-filósofo também não acompanhou Platão no entendimento da Justiça como "a virtude das virtudes". No pensamento agostiniano, a Justiça resulta do amor. Aquele que ama faz o que quer, sendo o amor de sacrifício e de doação um imperativo para a Justiça.[20]

A cristandade não é um conjunto de princípios filosóficos anônimos, uma forma impessoal de vida ou uma verdade que chega a nós sem uma história. A bioética cristã está ligada a Cristo. Não se trata simplesmente de afirmar que a bioética não pode ser entendida separadamente da vida moral, mas a própria lei moral não pode ser entendida isoladamente do fato de ser um veículo para a união com Deus. A teologia é um todo.[21]

A vida, no entanto, pode ser muito complexa, como somos lembrados diariamente por meio de jornais, noticiários e histórias de tragédias humanas ao redor do mundo.

Para o protestantismo, a ferramenta cristã básica e insubstituível são as Sagradas Escrituras, com o cânon definido pela Reforma Protestante do século XVI. Auxiliares subsidiários, que com elas dialogam permanentemente, são a tradição, a experiência e a razão.

Quando a bioética se fundamenta em qualquer ética, corre-se sempre o risco de atropelar a dignidade humana com ideologias impregnadas de utilitarismo, consequencialismo, e processualismo, aliás várias faces de uma mesma moeda, cunhada inicialmente por Benthan e Mill, com base em cálculos de felicidade e utilidade para os homens, valorizando o hedonismo, e julgado a bondade ou maldade do ato por sua utilidade, e não pelo fato em si. Parece repetir o dito maquiavélico de que os fins justificam, ou absolvem, os meios, desde que a satisfação, em seu geral, seja alcançada.[22]

A bioética é um neologismo oriundo da ética, com características transdisciplinares e combinando conhecimentos biológicos ao conhecimento dos sistemas de valores humanos. O compromisso com a preservação da vida dos seres humanos entre si e com o ecossistema antevia os grandes dilemas dos dias atuais no campo da biologia molecular e da sustentabilidade do meio ambiente. A década de 1970 foi um período em que os avanços científicos e tecnológicos, principalmente no meio médico, intensificaram-se e ao mesmo tempo passaram a ser questionados (UTI, transplantes, diagnóstico de morte, procriação, diagnóstico pré-natal). O compromisso hipocrático e a experiência de Nuremberg propiciaram a criação de Comitês de Ética, que, em sua essência, fundamentam-se no principialismo da bioética, composto por beneficência, não maleficência, justiça e autonomia, apresentando composição multidisciplinar (médicos, enfermeiros, teólogos, juristas, usuários, entre outros). A bioética é um desdobramento da ética voltado para os questionamentos morais, suscitados pelos avanços científicos e tecnológicos, no contexto da sociedade em sua globalidade (pessoa, meio ambiente, cidadania, aspectos terapêuticos e suas aplicações legais). Assim, podemos dizer que a bioética difere da ética, da moral e da deontologia por sua característica problematizadora e evolutiva. O que na ética é estudado, na moral praticado, na deontologia obrigado, na bioética é problematizado.[23]

A bioética, por sua interdisciplinaridade e pelo referencial da espiritualidade, aflora como um balizador, sendo a compaixão traduzida em atitude de solidariedade.

Nesse contexto, a bioética apresenta-se como um novo campo de discussões, caracterizada pelo diálogo entre a medicina e a ética, passando pelo direito e pela teologia. Segundo Segre e Cohen, a ética se fundamenta em três pré-requisitos: 1) percepção dos conflitos (consciência); 2) autonomia (condição de posicionar-se entre a emoção e a razão, sendo que essa escolha de posição é ativa e autônoma); 3) coerência. Já a bioética é a parte da ética, ramo da filosofia que enfoca as questões referentes à vida humana e, portanto, à saúde. A bioética, então, passa a discutir os efeitos do desenvolvimento das técnicas e das ciências – tanto aqueles que melhoram a qualidade de vida dos indivíduos como os que oferecem riscos à vida humana e ao meio ambiente.[24]

A bioética chegou à América Latina em meados da década de 80 do século XX, tendo como preocupação o tratamento antiético dado aos sujeitos de pesquisa. À medida que os Estados Unidos efetivavam normativas éticas para o desenvolvimento de pesquisas em seu território, os laboratórios farmacêuticos aumentavam essa prática nos países do chamado terceiro mundo. Nos anos 1980, a Organização Pan-americana de Saúde (Opas) assumiu a responsabilidade de ampliar a bioética para a América Latina, com o objetivo de monitorar as pesquisas que estavam sendo desenvolvidas. Para o bioeticista James Drane, a execução dessa proposta foi "um erro ético pelo qual se pagou alto preço". As empresas farmacêuticas norte-americanas transferiram para fora dos Estados Unidos os testes exigidos para a aprovação de medicamentos. Nos países da América Latina era mais fácil recrutar sujeitos para testes, evitando assim as restrições impostas pelo governo e associações médicas norte-americanas. Quando alguns testes causaram danos e até mesmo a morte de pessoas, a Opas foi responsabilizada.

Em 1996, o Brasil viria incorporar nominalmente os quatro princípios da bioética na Resolução n. 196 do Conselho Nacional de Saúde, que formulou as Diretrizes e Normas Regulamentadoras de Pesquisas Envolvendo Seres Humanos. Sob a ótica da autonomia, não maleficência, beneficência e justiça, a resolução procurou assegurar os direitos dos indivíduos e da coletividade, além dos deveres da comunidade científica, em relação às pesquisas.

A Resolução estabelece que a eticidade em pesquisa implica:

a) Consentimento livre e esclarecido dos indivíduos-alvo e a proteção a grupos vulneráveis e aos legalmente incapazes (autonomia). Nesse sentido, a pesquisa envolvendo seres humanos deverá sempre tratá-lo em sua dignidade, respeitá-lo em sua autonomia e defendê-lo em sua vulnerabilidade.

b) Ponderação entre riscos e benefícios, tanto atuais como potenciais, individuais ou coletivos (beneficência), comprometendo-se com o máximo de benefícios e o mínimo de danos e riscos.

c) Garantia de que danos previsíveis serão evitados (não maleficência).

d) Relevância social da pesquisa com vantagens significativas para os sujeitos da pesquisa e minimização do ônus para os sujeitos vulneráveis, o que garante a igual consideração dos interesses envolvidos, não perdendo o sentido de sua destinação sócio-humanitária (justiça).[19]

Questões de bioética

Pesquisa com células-tronco

As terapias com células-tronco estão em fase experimental, mas têm sido representadas na mídia como panaceia que propiciaria a cura de diversas doenças, fato que garantiu a autorização do uso de embriões humanos para pesquisa.

No Brasil, uma das primeiras iniciativas foi a criação do Instituto do Milênio de Bioengenharia Tecidual em 2001, uma instituição virtual que desenvolve estudos para terapias celulares. A discussão sobre a pesquisa com células-tronco saiu dos muros da academia, em contraste com a maioria dos temas de investigação científica. Isso ficou patente com a grande cobertura da mídia sobre a aprovação da nova Lei de Biossegurança, resumindo o debate parlamentar ao tópico da pesquisa com células-tronco de embriões humanos.[25]

O Senado aprovou, em outubro de 2004, o projeto da Lei de Biossegurança que permite, para fins de pesquisa e terapia, a utilização de células-tronco embrionárias obtidas de embriões produzidos por fertilização *in vitro* e não transferidos para o útero, desde que os embriões sejam inviáveis ou estejam congelados há três anos ou mais. Exige-se o consentimento dos "genitores" (os fornecedores de gametas) para tanto. A extração das células-tronco implica a destruição de embriões. A lei veda a clonagem e há compreensão, pelos legisladores, de que isso incluiria o uso dos embriões na clonagem terapêutica, técnica que permitiria a fabricação de tecidos sem risco de rejeição. O projeto de lei foi aprovado pela Câmara de Deputados no dia 2 de março de 2005 com maioria expressiva, a despeito da forte oposição do *lobby* de deputados identificados com a Igreja Católica e de segmentos da bancada evangélica.[26]

Definir o início da vida é preocupação repetida por vários acadêmicos favoráveis ou contrários à pesquisa com embriões, sendo base de diferentes estratégias de argumentação. Em vez de contrastar vida e ausência de vida, houve opiniões mais centradas na organização das células para definir o embrião: se fosse um aglomerado amorfo, elas não constituiriam um embrião, mas seriam um todo comparável às células vivas pesquisadas no laboratório. O agrupamento amorfo de células contraria valores de individualidade e perfectibilidade definidores da noção ocidental de pessoa. Representou-se o embrião tanto em termos essencialistas, com dados referentes ao desenvolvimento embrionário (formação do sistema nervoso, delineamento da figura humana com cabeça, tronco e membros), como por aspectos relacionais referentes a seu contexto (implantação no útero, congelamento, criação em laboratório). Embora o principal argumento dos contrários ao uso do embrião humano em pesquisa viesse de uma concepção essencialista inaugural, justificada pela individualidade genética desde a fecundação, vários favoráveis ao uso do embrião em pesquisa o consideravam um ser humano, com alguns acadêmicos especificando o início da vida na fecundação.

As células-tronco podem ser divididas, de acordo com suas características, em células-tronco embrionárias e células-tronco adultas.

As células pluripotentes, ou embrionárias, são assim chamadas por sua capacidade de se transformar em qualquer tipo de célula adulta. Elas são encontradas no embrião apenas quando este se encontra no estágio de blastocisto (4 a 5 dias após a fecundação). Em uma fase posterior ao embrião de 5 dias, este já apresenta estruturas mais complexas, como coração e sistema nervoso em desenvolvimento, ou seja, suas células já se especializaram e não podem mais ser consideradas células-tronco.

O corpo humano tem aproximadamente 216 tipos diferentes de células, e as células-tronco embrionárias podem se transformar em qualquer uma delas.

Na fase adulta, as células-tronco encontram-se, principalmente, na medula óssea e no sangue do cordão umbilical, mas cada órgão do nosso corpo contém certa quantidade de células-tronco para poder renovar as demais células ao longo da nossa vida. Elas podem se dividir para gerar uma célula nova ou outra diferenciada. As células-tronco adultas são chamadas de multipotentes por serem menos versáteis que as embrionárias.

Os debates envolvendo as células-tronco são bastante complexos e envolvem aspectos éticos, filosóficos, antropológicos, religiosos, genéticos e médicos, que se entrelaçam e se constituem como dilemas impossíveis de se esgotar em uma única discussão e em um curto espaço de tempo. Apesar dos avanços da ciência, o ser humano ainda parece longe de compreender quando se inicia a vida e as sutilezas mais profundas da existência, principalmente da existência humana.

Assim, ainda não é possível dissipar o dilema bioético do início da vida, tampouco empregar com segurança células-tronco como procedimento terapêutico cotidiano, uma vez que ainda não é possível prever com exatidão como tais células se comportariam in vivo, nem se essas células promoveriam, de fato, o efeito/cura desejado.[27]

A objeção à maior parte das pesquisas com células-tronco de embriões humanos é a mesma que se faz ao aborto, pois o embrião precisa ser destruído em três das quatro fontes embrionárias humanas. Mais preocupante ainda é o fato de que, até agora, os que têm usado essa fonte de células-tronco não foram capazes de controlar o desenvolvimento no corpo do doador/receptor das células doadas.

Aborto

O tema do aborto é, dentre a totalidade das situações analisadas pela bioética, aquele sobre o qual mais se tem escrito, debatido e realizado congressos científicos e discussões públicas. Isso não significa, no entanto, que tenham ocorrido avanços substanciais sobre a questão nestes últimos anos ou mesmo que se tenham alcançado alguns consensos morais democráticos, ainda que temporários, para o problema. Ao contrário. Atualmente, de acordo com o Código Penal, o aborto se enquadra entre os "crimes contra a vida" caracterizados entre: aborto provocado pela gestante ou com sua permissão (art. 124), aborto provocado por terceiro sem a permissão da gestante (art. 125), aborto provocado por terceiro com a permissão da gestante (art. 126), aborto qualificado (art. 127) e aborto legal (art. 128). As condições que constituem o aborto legal são apenas quando a gestante corre risco de morte, ou quando é decorrente de um estupro.

Além dos casos legais previstos pelo Código Penal, em 2012, por meio de decisão do Supremo Tribunal Federal (STF), foi autorizado o aborto com assistência médica em casos de gravidez com fetos anencéfalos. A proposta de autorização para tais casos foi apresentada ao STF em 2004 pela Confederação Nacional do Trabalhadores na Saúde, e somente após 8 anos de tramitação passou a ser autorizada pelo órgão por meio de jurisprudência, sem que tenha havido alteração no código penal.

No campo legislativo, muitas já foram as tentativas de modificação do Código Penal no que diz respeito à caracterização do aborto como crime.[28]

A maior parte das pessoas parece concordar em que o direito de um indivíduo em desenvolvimento aumenta ao longo de sua vida intrauterina e ainda depois do nascimento. Esse conceito é contrário ao ponto de vista daqueles que argumentam que a primeira célula, o zigoto, já possui direitos morais completos iguais àqueles de uma pessoa adulta. É verdade que nenhum dos pontos de vista debatidos a respeito do momento em que se pode estabelecer a existência de outra pessoa com direitos iguais àqueles da mulher que o carrega no ventre poderá dar satisfação a todos. Em outras palavras, o dilema ético mais difícil está em definir em que estágio de desenvolvimento o feto adquire direitos morais e legais que lhe permitam contrapor-se ao direito de autodeterminação da mulher.

Este assunto sempre suscita a pergunta: Quando começa a vida? A ciência não tem uma resposta consensual. Há aqueles que admitem começar na fecundação; há os que apontam para o período entre o sétimo e o décimo dia, quando ocorre a fixação do óvulo fecundado no útero; há os que defendem começar na terceira semana de gestação, quando o embrião pode se dividir dando origem a outros indivíduos. Por fim, há os que marcam o início da vida somente após a oitava semana de gravidez, com o início da atividade cerebral.

Em 1827, o pai da embriologia, Karl Ernest von Baer, foi quem, pela primeira vez, visualizou uma fecundação. A ele é atribuída a afirmação de que

> [...] a vida humana começa na concepção, isto é, no momento em que o espermatozoide entra em contato com o óvulo, fato que ocorre já, nas primeiras horas, após a relação sexual. É nessa fase, na fase do zigoto, que toda a identidade genética do novo ser é definida. A partir daí, é um processo contínuo, autodeterminado, coordenado, gradativo...

Uma vez que reconhecemos que os nascituros são seres humanos, a questão sobre seu direito de viver deve ser resolvida, independentemente da forma como foram concebidos. É desigual a comparação entre os direitos das mães e os direitos dos bebês. O que está em jogo na grande maioria dos abortos é o estilo de vida da mãe, em oposição à vida do bebê. Nesses casos, é justo que a sociedade espere que um adulto viva temporariamente com um inconveniente, se a única alternativa é matar uma criança.[29]

Inseminação artificial

O início da vida continua a ser um dos temas mais controvertidos da bioética. A razão disso é que os processos de fecundação e reprodução artificializaram-se a tal ponto que é possível iniciar a vida humana em laboratório, modificar sua composição genética, selecionar o produto obtido e dar início a seu desenvolvimento, para depois entregar sua evolução e maturação a um útero humano, geneticamente relacionado ou não com o embrião. Todas essas manobras significam uma reprodução sexuada, mas não sexual; uma composição genética dirigida e até programada, porém não mais aleatória; o desenvolvimento de embriões escolhidos segundo critérios de saúde genética, bem como por motivos idiossincráticos – do tipo da ausência de enfermidades ligadas ao sexo; e a criação de um vínculo artificial e supostamente provisório entre o embrião e o útero acolhedor, que pode não ser o útero da mãe genética nem da eventual mãe social.[30]

Em 1978, uma mulher na Inglaterra tornou-se a primeira a gerar o que muitos chamaram de bebê de proveta. Ela não conseguia engravidar porque suas trompas de Falópio estavam obstruídas, impedindo o esperma de atingir seu(s) óvulo(s). A equipe médica cirurgicamente coletou dela um óvulo maduro, colocou-o em uma placa de Petri e o fertilizou com o esperma do marido. Permitiu-se que o embrião resultante se desenvolvesse em nutrientes e daí foi inserido em seu útero, onde se implantou. Ela teve uma menina. Esse procedimento, e suas variações, vieram a ser chamados de fertilização *in vitro* (em vidro), ou FIV.

Embora os detalhes possam variar segundo o país, em geral a FIV envolve o seguinte: a esposa recebe por semanas fortes medicamentos de fertilização para estimular os ovários a produzir numerosos óvulos. Ao marido talvez se peça que forneça esperma por meio de masturbação. Os óvulos e os espermas lavados são combinados no laboratório. Múltiplos óvulos talvez sejam fertilizados e comecem a se dividir, tornando-se embriões humanos. Depois de mais ou menos um dia, esses embriões nascentes são examinados com o fim de separar os defeituosos dos aparentemente sadios, que terão mais probabilidade de se implantar e desenvolver. Por volta do terceiro dia, é comum transferir para o útero da mulher não apenas um, mas dois ou três dos melhores embriões, a fim de aumentar a chance de gravidez. Se um ou mais deles se implantar, ela estará grávida e espera-se que no tempo certo dê à luz.

Em 1983, Trounson e Mohr conseguiram a primeira gestação por meio da criopreservação de embriões humanos. A partir desse feito, o congelamento de gametas e embriões começou a ser empregado na reprodução assistida com o objetivo principal de evitar submeter a mulher a sucessivas aspirações foliculares (procedimento realizado para captação de oócitos). O congelamento de gametas e embriões também tornou viável a reprodução póstuma.

Em 2010, a International Federation of Fertility Societies fez uma pesquisa sobre presença ou ausência de legislação específica para reprodução assistida envolvendo 103 países. Dentre eles, 42 (40,7%) responderam existir legislação específica, 26 (25,2%) possuem guias de referências ou leis não específicas (resoluções, recomendações, situações previstas na Constituição, que abrangem ou são adaptáveis à reprodução assistida e leis inespecíficas à reprodução assistida, mas que modulam sua prática de alguma forma) e 35 países (35%) operam sem qualquer lei ou instrução.[31]

Se concordamos que o início da vida, na concepção cristã, se dá quando da junção do espermatozoide com o óvulo, e a partir daí já temos um ser humano, não em potencial, mas de fato, por isso inclusive sermos contra o aborto em qualquer fase do desenvolvimento do feto, temos de compreender também que todos os óvulos inseminados para posterior implantação na mulher já são seres humanos e que devem ser tratados com dignidade. Em consequência desse entendimento nos deparamos com a questão de que nem todos os óvulos inseminados são implantados na futura mãe, e mesmo entre os que são implantados não são todos que vingam. Após o sucesso da fertilização, ficam no laboratório os óvulos fertilizados que não foram utilizados, e então surge a questão em que a bioética deve se posicionar, e se for uma bioética pelo prisma cristão ainda com mais veemência: o que fazer com os óvulos fertilizados, que estão congelados? Normalmente ficam à disposição dos pais para uma futura utilização (implantação), e claro que esse armazenamento em hidrogênio líquido tem um preço a ser pago pelos que desejam manter somente óvulos nesse estado.

Atualmente a legislação diz que após três anos mantidos congelados os óvulos sem interesse por parte dos doadores envolvidos podem ser descartados e utilizados para experimentos, visados principalmente por geneticistas.[32]

A morte e a vida eterna

O que a Bíblia diz sobre a morte

O que se ouve dizer, entre os profissionais da saúde, é que a morte é algo natural. Não concordo, pois não é isso que a Bíblia diz, nem é nisso que o protestantismo crê. Cremos que o ser humano, criado por Deus, foi feito para a vida, e vida para sempre.

Com a entrada do pecado no mundo, por meio de Adão, toda a natureza e todos os seres humanos se afastaram do Deus Santo e estão espiritualmente mortos. Com a morte espiritual, a morte física passou a fazer parte da vida humana, como seu fim terreno. Mas ela não é e nunca será "natural", mas sim "comum" a todos. A Bíblia a chama de "a última inimiga a ser vencida" (1Co 15:26).

Jesus reconheceu a morte como algo errado, e, diante da morte de seu amigo Lázaro, Ele chorou, porque a morte é ofensiva. A morte é real e terrivelmente dolorosa. Todos nós morreremos, mas nunca será fácil aceitarmos a morte, seja ela a de um querido ou a nossa própria, pois não é "natural", mas uma agressão aos nossos sonhos, desejos, propósitos de vida.

A visão protestante sobre a morte elimina a questão de purgatório. A morte é a última inimiga a ser vencida, e ela o foi na ressurreição de Cristo, que ao vencer a morte garantiu que todas as pessoas que creem Nele terão a vida eterna, e viverão eternamente com Deus, com corpos perfeitos e saudáveis. "Eu sou a ressurreição e a vida. Quem crê em Mim, ainda que esteja morto, viverá. E todo aquele que crê em Mim, não morrerá eternamente. Você crê nisso?" (Jo 11:25).

Com esta visão sobre a morte e a vida que se inicia a partir desse momento, comenta Richard Phillips sobre o Salmo 23:4 ("Ainda que eu ande pelo vale da sombra da morte não temerei mal algum porque tu estás comigo"): "Para o crente, a morte não é o fim, mas o meio. A morte não é algo para o qual nós vamos, mas algo pelo qual nós passamos".[33]

O Senhor preservará a vida dos cristãos mesmo na morte, pois Ele nos dá a vitória sobre a morte por intermédio do Senhor Jesus Cristo, que a venceu.

E o que acontece depois da morte, segundo a visão bíblica do Protestantismo?

Segundo a Confissão de Fé de Westminster, cap. 32.1, "Os corpos dos homens após a morte retornam ao pó e experimentam a corrupção".[33] Na morte, a alma é separada do corpo. Mas tudo não acaba na morte!

O Breve Catecismo de Westminster, na resposta 37, diz: "Seus corpos, estando ainda unidos com Cristo, descansam em seus túmulos até a ressurreição". Continuando, a Confissão de Westminster, 32.1, afirma:

> Suas almas, que não morrem nem dormem, tendo uma subsistência imortal, retornam imediatamente a Deus (Lucas 23:43, Eclesiastes 12:7). As almas dos justos, sendo então aperfeiçoadas na santidade, são recebidas no mais alto dos céus, onde veem a face de Deus em luz e glória, esperando a plena redenção de seus corpos (Hb 12:23; 2Co 5:1, 6,8; Fp 1:23; At 3:21; Ef 4:10).

> Sabemos que, se a nossa casa terrestre deste tabernáculo se desfizer, temos da parte de Deus um edifício, casa não feita por mãos, eterna, nos céus [...]. Temos, portanto, sempre bom ânimo, sabendo que, enquanto no corpo, estamos ausentes do Senhor; visto que andamos por fé e não pelo que vemos. Entretanto, estamos em plena confiança, preferindo deixar o corpo e habitar com o Senhor (2Co 5:1, 6-8).

A Bíblia ensina, no livro de Hebreus 9:27, que "aos homens está ordenado morrerem uma só vez, vindo, depois disto, o juízo". Depois disso, estaremos junto a Cristo, com corpos ressurretos, para sempre.

> Para os crentes, a futura ressurreição envolve a ressurreição e glorificação de nossos corpos ao serem reunidos com nossas almas, o reconhecimento aberto de que pertencemos a Cristo, nossa absolvição completa e final em Cristo, e o sermos levados para o eterno gozo de Deus.

> Então, ouvi uma grande voz vinda do trono, dizendo: Eis o tabernáculo de Deus com os homens. Deus habitará com eles. Eles serão povos de Deus, e Deus mesmo estará com eles. E lhes enxugará dos olhos toda lágrima, e a morte já não existirá, já não haverá luto, nem pranto, nem dor, porque as primeiras coisas passaram (Ap 21:3-5).

Esse momento, segundo a Bíblia, será o descansar de nossas almas, pois foram declaradas justificadas por meio da morte de Cristo na cruz, quando pagou por todos os nossos pecados, dando-nos acesso livre a Deus.

Antes de partir

Um missionário cristão, ao saber de seu mau prognóstico por causa de um câncer metastático avançado, disse:

> Por mais estranho que pareça, eu acho que este é um dos maiores presentes que podemos dar para a nossa família ao nos prepararmos para a nossa própria morte. Por que deixá-los no escuro, tendo de organizar os detalhes no momento de maior vulnerabilidade e dor?

> Kay e eu revisamos a nossa situação financeira e fizemos ajustes aos nossos testamentos juntamente com o nosso consultor financeiro e advogado. Nós assinamos a transferência de automóveis e imóveis. Eu entrei em contato com o diretor da funerária e preenchi toda a papelada necessária antes do tempo. Eu escrevi até mesmo a minha própria homenagem póstuma e a distribuí para os participantes que estariam no culto fúnebre. Tendo completado a tarefa de me preparar para morrer, eu estava totalmente liberado para viver e me concentrar no ministério que Deus havia me dado (depoimento de John Eaves no livro *Antes de partir*, de Nancy Guthrie[34]).

Ao oferecermos assistência espiritual aos enfermos em cuidados paliativos, devemos nos lembrar dos seguintes fatos:

1. Reconhecer o fato de que está morrendo, e poder falar sobre isso pode aliviar o paciente do jugo do fingimento, de tentar parecer forte.

2. Quem a pessoa é *transcende* o momento que ela está atravessando; nossa história *transcende* nossas vidas.

3. Ajude-o a falar sobre sua história, família, sonhos, esperanças, arrependimentos, sentimentos e temores.

4. Ouça-o em cada momento, até o fim.

5. Ajude-o lembrar de momentos bons e de seu legado.
6. Incentive seu olhar "além das nuvens".
7. Assegure-o da presença de Deus e ajude-o a conhecê-Lo melhor, por meio da Sua Palavra, a Bíblia (Rm 8:35-39; Hb 13:5).
8. Propicie a revisão de sua história de vida, revendo as boas experiências.
9. Trabalhe a culpa, o remorso, o perdão, a reconciliação, o medo e a ansiedade.
10. Estimule a elaboração de metas realistas, planos-prazos de curto e médio prazo e a manutenção de papéis (pai, marido, avô etc.).
11. Facilite a expressão religiosa (pergunte ao enfermo qual sua crença e se ele quer que se chame o líder religioso de sua fé).

Embora seja muito doloroso, ao mesmo tempo é um privilégio acompanhar alguns pacientes até o fim, pois aprendemos muito com suas vidas e com a maneira como enfrentam a morte, revelando com isso suas reais crenças. O apóstolo Paulo, diante da morte certa, afirmou que a razão de sua existência, a alegria e força de sua vida não estavam nas situações confortáveis e agradáveis, mas em seu relacionamento com Deus, por meio de Jesus Cristo, seu Salvador. Assim, ele pôde dizer:

> Já aprendi a estar contente a despeito das circunstâncias. Fico satisfeito com muito ou com pouco. Encontrei a receita para estar alegre, com fome ou alimentado, com as mãos cheias ou com as mãos vazias. Onde eu estiver e com o que tiver, posso fazer qualquer coisa por meio daquele que faz de mim o que sou (Fp 4:13).

Considerações finais

Como dissemos, a Reforma Protestante mudou o mundo. Com certeza, Lutero não tinha a mais pálida ideia sobre como Deus utilizaria sua justa revolta em termos espirituais para abalar e desenvolver um novo conceito de vida com dignidade, propósito e valorização do ser humano, criado à imagem de Deus para refletir Seu caráter e ser bênção a toda a Sua criação. Todos ganhamos, e devemos continuar a levar à frente a missão de observar todas as coisas, mas reter o que é bom, o que é digno, e o que condiz com a Palavra do Criador.

Referências

1. Souza Matos A. Revista Ultimato. 2009 May/Jun; p.30-45.
2. Romer PB. As influências das crenças protestantes na promoção da saúde: relato de experiências [tese – Mestrado em Ciências da Religião]. Universidade Presbiteriana Mackenzie, São Paulo: 28-115, 2017.
3. Carl H, organizer. Dicionário de ética cristã. São Paulo, Cultura Cristã: 279, 2007.
4. Peterson E. Bíblia Sagrada. Versão A Mensagem. Editora Vida: 2011
5. 5. Koenig H. The healing connection. Philadelphia, Templeton Foundation Press: 8-139, 2000.
6. Saunders C. Velai comigo. p.61.
7. Lambert H. A teologia do aconselhamento bíblico. Ed. Peregrino, CE: 236-7, 2017.
8. Rev. Augustus Nicodemus, citado em JM Notícia de 31 de outubro de 2018.
9. 9. Lenox J. Por que a ciência não consegue enterrar Deus. Universidade Presbiteriana Mackenzie. São Paulo, Mundo Cristão: 24-58, 2011.
10. Pearcey N, Thaxton CB. A alma da ciência. São Paulo, Cultura Cristã: 105, 2005.
11. Haynes Jr WF, Kelly GB. Is there a God in health care? The Haworth Press: 2007.
12. Vassão E. Esperança para viver e para partir. São Paulo, Cultura Cristã, 2017.
13. Dunn R. Por que Deus não me cura?. São Paulo, Mundo Cristão: 32-8, 2007.
14. Kellermen RW. Aconselhamento segundo o Evangelho. São Paulo, Cultura Cristã: 37-79, 2018.
15. Powlison D. Uma nova visão. São Paulo, Cultura Cristã: 2010.
16. Kesller D. The needs of the dying. p.17.
17. Ellison CW. Spiritual well-being: conceptualization and measurement. J Psychol Theol. 1983.
18. Saunders C. Annual Report and Year Book 1990-91, St. Christopher's Hospice.
19. Penna MHM. Concepções sobre o princípio da não maleficência e suas relações com a prudência. Revista Bioética. 2020;20(1):78-86.
20. Sproul RC. Filosofia para iniciantes. São Paulo, Vida Nova: 2000.
21. Engelhardt Jr HT. Fundamentos da bioética cristã ortodoxa. São Paulo, Loyola, 2000.
22. Maquiavel. O Príncipe. Xavier L, translator. São Paulo, Ediouro: 73, 2005.
23. Hossne WS. Bioética, religião, espiritualidade e a arte do cuidar na relação médico-paciente. Revista Bioethikos – Centro Universitário São Camilo. 2012;6(2):181-90.
24. Segre M, Cohen C. Bioética. São Paulo, Edusp: 2002
25. Luna N. Células-tronco: pesquisa básica em saúde, da ética à panaceia. 2007. Print version ISSN 1414-3283. On-line version ISSN 1807-5762.

26. Brasil. Lei n. 11.150, de 24 de março de 2005. Nova Lei de Biossegurança. Disponível na Internet: https://www.planalto.gov.br/ccivil_03/_Ato2004-2006/2005/Lei/L11105.htm.
27. Kaiser Jr WC. O cristão e as questões éticas da atualidade. São Paulo, Vida Nova: 2016.
28. Soares AMM, Pinheiro WE. Bioética e biodireito: uma introdução. São Paulo, Loyola: 2006.
29. Alcorn R. Pensando biblicamente sobre o aborto. São Paulo, Vida Cristã: 2014.
30. Kottow M. A bioética do início da vida. Rio de Janeiro, Fiocruz: 2005.
31. Leite TH, Henriques RAH. Bioética em reprodução humana assistida: influência dos fatores socioeconômico-culturais sobre a formulação das legislações e guias de referência no Brasil e em outras nações.
32. Brasil. Projeto de Lei n. 1.135, de 2003. Autoria: Dr. Pinotti. Dispõe sobre a reprodução humana assistida. Disponível na Internet: https://www.camara.leg.br/proposicoesWeb/fichadetramitacao?idProposicao=117461.
33. Phillips R. O que acontece após a morte. In: Série Fé Reformada. São Paulo, Cultura Cristã: 97-101, 2015. v.2.
34. Guthrie N. Antes de partir. São José dos Campos, Ed. Fiel.
35. Bíblia Sagrada. Versão Nova Almeida. Sociedade Bíblica do Brasil: 2018.
36. Colson C. Uma boa vida. São Paulo, Cultura Cristã: 5, 2008.
37. Handford J. Bioethics from a faith perspective. New York, The Haworth Pastoral Press: 2002.
38. Carson V B, Koenig H. Spiritual caregiving: healthcare as a ministry. Philadelphia, Templeton Foundation Press: 2004.
39. Puchalski C M, Ferrell B. Making Health care whole: integrating spirituality into patient care. Templeton Press: 2010.
40. Hannah J, Ryken PG, Poythress V S, Phillips R. Série Fé Reformada. São Paulo, Cultura Cristã, 2015. v.2.
41. 41. Lillback P, organizer. O calvinismo na prática: introdução à herança reformada e presbiteriana. São Paulo, Cultura Cristã: 2011.
42. Zatz M. Clonagem e células-tronco. Estudos Avançados. 2004; 18(51): 247-56.
43. Interfaces. Acta Bioetica. 2013; 19 (1): 87-95.
44. World Health Organization. Safe abortion: technical and policy guidance for health systems, 2nd ed. Geneva, WHO: 2012.
45. Rev. Augustus Nicodemus, citado em JM Notícia de 31 de outubro de 2018.

11

Islamismo

Felipe Moraes Toledo Pereira
Ammar Al Husin

> 1. Em nome de Allah, o Clemente, o Misericordioso
> 2. Louvado seja Allah, Senhor do Universo,
> 3. O Clemente, o Misericordioso,
> 4. Soberano do Dia do Juízo.
> 5. Só a Ti adoramos e só de Ti imploramos ajuda!
> 6. Guia-nos à senda reta,
> 7 À senda dos que agraciaste, não à dos abominados, nem à dos extraviados.
>
> *Corão Sagrado*[1]

As origens do Islã

Islã significa submissão, obediência, ao único e verdadeiro Deus. O islamismo, juntamente como o judaísmo e o cristianismo, é uma das três fés de origem abraâmica. Professa a crença em Alá, palavra em árabe (*Allah*) para designar Deus, único, onipotente, onisciente e onipresente. Seus seguidores são denominados muçulmanos ou islamitas.

De acordo com o a tradição muçulmana, o Islã surgiu juntamente com a criação levada a cabo por Alá. Ao longo da história, Alá buscou transmitir sua vontade por meio de grandes profetas, incluindo Abrão e Jesus, até a chegada do último profeta, Maomé (Mohammed). A ele foi dado o sagrado Corão, que deve servir como fonte de inspiração para toda a humanidade.

Maomé, de acordo com a tradição, foi um homem de negócios bem-sucedido, chamado por Alá em 610 d.C. Nascido em Meca em 570 d.C., ficou órfão aos 6 anos com o falecimento da mãe e passou a ser criado pelo tio Abu Talib. Ainda jovem trabalhou nos interesses comerciais da viúva Khadija, com quem viria a se casar aos 25 anos, sendo que ela, por sua vez, tinha 40 anos à época. Tiveram sete filhos, sendo que três deles morreram ainda bastante jovens.

Por volta dos 40 anos, durante o mês lunar do Ramadã, Maomé estava meditando em uma caverna próxima a Meca quando o anjo Gabriel apareceu a ele. A partir de então começa um processo de revelação divina, que literalmente recita aos ouvidos de Maomé a vontade de Deus a ser copilada em um livro.

Maomé inicia, então, sua missão profética com a pregação do abandono da idolatria e do retorno à adoração ao verdadeiro Deus, Alá. Prega também em defesa da justiça e do cuidado para com os pobres. Passa então a ser perseguido pelas famílias influentes de Meca, vinculadas aos cultos politeístas, e migra para Medina, em um evento conhecido como Hégira.

Nesse período inicia-se a codificação das práticas religiosas a serem adotadas pelos muçulmanos, sob inspiração do Anjo Gabriel ao profeta Maomé. Liderando as forças políticas de Medina, Maomé e seus seguidores iniciaram uma ofensiva militar e diplomática sobre Meca, até que em 630 d.C. passou ao controle dos muçulmanos. A partir de então iniciou-se um próspero processo de expansão do Islã, que persistiu mesmo após a morte do profeta em 632.[2]

O Islã após Maomé

O califa Abu Baquir (Abu Bakr) sucedeu Maomé até 634. Sob sua liderança a versão oficial do Corão foi copilada e o Islã expandiu-se para a Síria. Foi sucedido por Omar (Umar) e depois por Otomão (Uthman), e ambos deram continuidade ao projeto de expansão, lançando-se sobre o Iraque, o Irã, a Palestina e o Egito. Na linha sucessória seguiu-se Ali, primo do profeta, que reinou até 661 e cuja simplicidade de vida e piedade são famosas. Ali enfrentou importantes rebeliões internas durante seu califado obtendo a paz, no entanto foi vítima de um atentado por parte de um grupo separatista. Aqueles que permaneceram fiéis a Ali em todos esses períodos ficaram conhecidos como xiitas.

Em 661 inicia-se o califado de Omíada, que perdurará até 750. Esse período foi marcado por conquistas territoriais na Espanha, na Pérsia e em vastas áreas do Afeganistão e do Paquistão. O centro político foi deslocado para Damasco e após a morte de Mouáuia I ocorreram novas disputas pelo trono, que culminaram com a morte de Hussein, filho de Ali, em um massacre relembrado anualmente pelos xiitas no festival Ashura. Com o avanço do império Omíada, a religião e seus preceitos passaram a um segundo plano segundo a visão de alguns historiadores, gerando insatisfação entre as lideranças islâmica. Isso posto e o aumento dos conflitos internos entre muçulmanos árabes e não árabes levou à ascensão do califado Abássida, oriundo dos descendentes de Abas, tio do profeta. Os Abássidas pereceram em 1258 após a vitória dos mongóis, levando a divisões do império islâmico e à progressiva desintegração da unidade política e, consequentemente, religiosa.

Comunidades muçulmanas e divisões

Desde seu princípio a comunidade islâmica enfrentou divisões. A maior parte dos muçulmanos pertence ao grupo sunita, que segue os "caminhos trilhados" pelo Profeta, baseando sua fé e práticas nas Tradições advindas da vida e do comportamento de Maomé, que é visto como guiado por Deus em todas as suas atitudes e ensinamentos. Os sunitas apoiaram os primeiros califas e viram suas vitórias militares como sinais da vontade de Deus manifesta por meio do profeta Maomé.

Quanto aos xiitas, a segunda maior comunidade muçulmana, eles possuem uma visão diferente em relação à evolução histórica do Islã. São fiéis aos direitos de Ali e sua descendência, em contraposição à usurpação do poder pelos primeiros califas.

Aceitam o trabalho de Abi Baquir na formação do Corão, mas têm graves reservas em relação aos Hadiths, coleções de ditos proféticos.[3]

Na vertente mística, destacam-se os sufistas, que buscam uma vida ascética. Procuram abster-se dos prazeres mundanos, concentrando todas as suas energias no desenvolvimento espiritual. Enfatizam a experiência pessoal com Deus, em uma perspectiva de intimidade e oração. Podem ser membros dos sunitas ou dos xiitas, mas a vasta maioria é formada por sunitas.

Crenças e práticas religiosas

O coração da fé islâmica está centrado na declaração de que há apenas um Deus e que Maomé é seu mensageiro, verdade que é recitada diversas vezes ao longo do dia pelos adeptos do Islã. O muçulmano deve seguir o exemplo de vida de Maomé e seguir os ensinamentos presentes no Corão. Trata-se de uma concepção que abrange o seguimento em todos os aspectos da vida do indivíduo: biológica, social, psicológica e, evidentemente, espiritual.[4]

De acordo com a fé islâmica, Adão foi o primeiro muçulmano, e a partir dele uma longa linhagem de profetas pode ser traçada, incluindo nela Abrão, Moisés e Jesus, até chegar a Maomé. Foi por meio dele que o Corão, que significa literalmente "recitações", foi revelado à humanidade.

Para os muçulmanos, o Corão é propriamente a palavra de Alá. Não se trata de um processo inspirativo com participação humana, como predomina na teologia bíblica cristã, mas sim um processo passivo a partir do qual Deus revela-se plenamente e literalmente ao seu Profeta por meio do anjo Gabriel, manifestando no Corão sua sabedoria e sua vontade, suprema e indiscutível. O Corão é a palavra de Deus, pura e simplesmente. Qualquer aparente contradição que possa existir no texto é compreendida como sendo derivada do fato de que as revelações de Deus dão progressivamente conforme as necessidades humanas.

O calendário muçulmano

Para compreender a piedade islâmica e suas práticas religiosas é fundamental conhecer minimamente o calendário islâmico. O calendário inicia-se no primeiro dia da Hégira, ocorrida em 622. A divisão é feita com base no ciclo lunar. Os meses islâmicos começam ao pôr do sol no primeiro dia, o dia em que o crescente lunar é visto visualmente. O ano lunar tem aproximadamente 354 dias de duração, então os meses giram para trás ao longo das estações e não são fixados no calendário gregoriano.

Quadro 11.1 Meses do calendário muçulmano.

Mês	Características
Muharram	Primeiro mês do ano, sagrado, deve-se evitar qualquer tipo de conflitos.
Safar	No dia 20 desse mês os xiitas relembram o massacre de Hussein.
Rabi al-Awwal	No dia 12 comemora-se o nascimento do profeta Maomé.
Rabi al-Thani	
Jumada al-Awwal	
Jumada al-Thani	
Rajab	No dia 27 à noite deu-se a ascensão do Profeta aos céus.
Sha'aban	
Ramadan	Mês sagrado. Todos os muçulmanos devem fazer jejum durante o dia. Na 27ª noite comemora-se a primeira revelação recebida por Maomé, um tempo especial de orações.
Shawwal	O primeiro dia é de festa, marca o final do tempo de jejum.
Dhu al-Qidah	
Dhu al-Hjja	Mês de migração a Meca.

Fonte: Adaptado de Huda.

Pilares do Islam[6]

A conduta islâmica é baseada, essencialmente, em cinco pilares fundamentais.

O primeiro deles é a profissão de fé (*Shahada*). Trata-se de duas verdades inquestionáveis: "Não há outro deus que não Alá e Maomé é seu mensageiro". Essa convicção fortalece o caráter definitivo da revelação do Corão, de onde provém a regra de fé.

A oração (*Salat*) é o segundo pilar. Todo fiel deve realizar cinco orações diárias, prostrado em direção a Meca após a realização de uma série de abluções para atingir a pureza necessária ao ritual. Na prece são realizadas recitações de passagens do Corão manifestando louvor, adoração e submissão a Deus. A prece manifesta a separação do muçulmano das atividades mundanas em direção à vontade e plenitudes divinas. No que se refere à saúde, a prática da oração é vista meio de atingir serenidade e tranquilidade interior.

A caridade é o terceiro pilar, conhecido como purificação (*Zakat*). Ajudar os mais necessitados é um mandamento central no Islã. Os órfãos, as viúvas, os viajantes e demais necessitados devem receber especial atenção das comunidades, de maneira semelhante ao que acontece em outras tradições abraâmicas, tais como o judaísmo e o cristianismo. O muçulmano deve reservar parte dos seus rendimentos para atender aos desprovidos.

O jejum é o quarto pilar. O tempo propício e mais importante para sua prática é o *Ramadan*, que ocorre no nono mês do calendário islâmico. Trata-se de um período de fortalecimento da fé e de renovação das convicções de vida. Durante o dia é proibido comer, beber, fumar e ter relações sexuais. Esse período de privação serve para desenvolver o autocontrole e alimentar a espiritualidade. Com o pôr do sol, chega o momento das refeições, que deve ser marcado pelo clima de confraternização e união.

O quinto e último pilar é a peregrinação anual para Meca (*Hajj*), que todo muçulmano deve empreender ao menos uma vez durante a vida se tiver condições físicas e financeiras para tanto. O encontro com outros muçulmanos de diversas origens e nacionalidades durante os dias de celebração exalta a comunhão de todo o Islã com Deus.

Princípios da fé islâmica

Como já mencionado, o islamismo possui cinco pilares fundamentais para a conduta do muçulmano, porém há 6 princípios que devem estar presentes em sua fé.

1. Crer em Deus único, Allah.
2. Crer nos anjos, criaturas cuja origem é de luz que foram criadas para seguir as ordens de Deus e adorá-lo. Como exemplo, o Anjo Gabriel que era carregado de levar a mensagem de Deus para os seus mensageiros.
3. Crer nos mensageiros de Allah, todos, sem divisão nem discriminação a algum deles, e acreditar que são humanos escolhidos por Deus para levar sua mensagem a suas criaturas. A exemplo, Mohamad, Jesus, Moisés, Abraão etc.
4. Crer nos livros sagrados revelados por Deus por meio de seus mensageiros para servirem como fonte de orientação e iluminação na vida de seus servos. A exemplo Alcorão, Bíblia, Torá etc.

5. Crer no dia do Julgamento, o dia em que Deus renascerá todas as criaturas para serem julgadas, as dívidas serem pagas e cada um seguir seu destino, seja para o inferno ou o paraíso, de acordo com o seu merecimento.

6. Crer no destino, que em tudo anda segundo a ordem e vontade de Allah. No entanto, isso não pode ser confundido com o livre-arbítrio, que cada um tem para fazer as escolhas de suas ações e condutas. Entende-se como destino, então, os acontecimentos sobre os quais o ser humano não tem poder de intervenção, como sua naturalidade, nacionalidade, acidentes não intencionais. Dessa forma, não se pode usar o destino como desculpa para justificar as injúrias intencionais.

Relações entre a fé islâmica e a saúde[7]

Visão sobre o sofrimento[8]

O sofrimento é visto, de forma geral, como um instrumento da revelação de Deus e de seus desígnios para a humanidade. Por meio dele se relembra ao homem que ele pertence a Deus e que a ele voltará. Assim, sofrer é tido como totalmente mal em si, pois dele Alá extrai benefícios aos fiéis, tais quais a expiação dos pecados.

O mal permitido por Deus se destina a um propósito mais amplo, ainda que possa, também, ter um caráter punitivo para aqueles que não vivem adequadamente os mandamentos da fé. De acordo com a revelação do Profeta, Deus todo-poderoso está no pleno controle de todas as situações e define as consequências das decisões e ações humanas. Dessa forma, todo ato cometido, seja ele bom ou mau, terá sua consequência natural na vida do ser humano.

Quanto ao cuidado com o corpo, o Corão prescreve uma série de orientações e restrições que levam à moderação a ao autocuidado. Os fiéis devem evitar a alimentação excessiva, não buscando a satisfação de desejos incompatíveis com a boa manutenção da saúde. Há restrições ao consumo restrito de bebida alcoólica. A saúde, por fim, é vista como resultado de boas escolhas e seguimento obediente do Corão, acolhendo em seu escopo aspectos biológicos e espirituais.

A vida após a morte[1]

No islamismo a morte é uma transição natural entre dois estados de existência. Toda a moral muçulmana dirige-se para esse momento definitivo. A vida humana na Terra é um treinamento, uma prova, uma preparação para a eternidade junto a Deus. Durante a vida o fiel deve cultivar virtudes tais como a justiça, a caridade, a piedade e a fidelidade para que possa apresentar-se diante de Alá e encontrar a salvação na ressurreição.

Após a morte um anjo vem para recolher as almas de todas as pessoas, fiéis e infiéis, e separá-las do corpo material, que ficará no túmulo. Inicia-se assim certo estado intermediário de existência chamado de *Barzack*. Uma existência consciente e contínua enquanto se aguarda a ressurreição final. Para os verdadeiramente fiéis será uma prévia do Paraíso definitivo, já para os infiéis será uma prova do Inferno: tudo depende da conformidade de sua vida como os ensinamentos do Profeta.

Chegado o momento da ressurreição, Deus retirará os mortos de suas covas para a terceira e derradeira fase de suas vidas. Nesse julgamento, a própria criação será transformada. Os fiéis tomarão consciência profunda de suas falhas e alcançarão a misericórdia divina, enquanto os infiéis serão punidos. O Paraíso será uma realidade de alegrias eternas e fartura plena.

Ritos e práticas religiosas relacionados à saúde[9]

Aos moribundos os muçulmanos devem levar uma mensagem de confiança e de esperança na vontade divina. Os doentes devem ser visitados e deve-se orar por eles, ajudando-os na solução de pendências, inclusive materiais, que ainda tenham antes da morte. Em caso de dívidas, a família e a sua comunidade próxima devem quitar o débito do falecido, a fim de evitar problemas no julgamento da alma.

No cuidado com o corpo dos que faleceram, há uma série de procedimentos a serem adotados pela comunidade religiosa. A pessoa deve ser coberta e reza-se por ela a oração: "A Deus pertencemos e a Ele retornamos". Há instruções específicas para o preparo do sepultamento, e essa é uma responsabilidade da comunidade muçulmana e de seus líderes. Realizam-se também as orações fúnebres (*Salat Al-Janazah*) e o enterro, que não deve ocorrer durante a alvorada, com o sol a pino e nem no pôr do sol. A cremação não é permitida.

O muçulmano não deve demonstrar sofrimento excessivo pelos mortos, o que seria uma ofensa à providência de Alá. É vedada a manifestação pública de luto, bem como o uso de roupas que transmitam qualquer sinal de pesar. Salvo o luto que a mulher deve guardar pelo marido falecido, que dura cerca de 130 dias. Nesse tempo de guarda, a viúva não poderá receber propostas de casamento.

Os préstimos e sentimentos póstumos à família acontecem dentro de três dias após o falecimento. A visita ao túmulo daqueles que faleceram é incentivada como ato de piedade. A intercessão e oração pelos defuntos (*Duá*) é um grande presente ao falecido, no entanto nunca se deve realizar qualquer tipo de pedido aos mortos, evitando qualquer superstição em relação a eles.

Referências

1. Hayek S El, tradutor. Alcorão Sagrado. Coleção Folha. São Paulo, Folha de S.Paulo: 2010.
2. Hexham I. Understanding world religion: an interdisciplinary approach. Michigan, Zondervan: 399-407, 2011.
3. Gibb H A R. Encyclopedia of Islam. Leiden, Brill: 1954.
4. Reuven F. Jihad: the origin of Holy War in Islam. New York, Oxford Univ. Press: 16-7, 1999.
5. Huda. Overview of the Islamic calendar. Learn Religions. Disponível na Interne: https://www.learnreligions.com/overview-of-the-islamic-calendar-2003736 (28 maio 2019).
6. Al-Lahim HM. The principles of Islam. Murad, translator, MR, editor. Riyadh: Cooperative Office for Call and Guidance at Batha: 88, 1995.
7. Pereira FMT. Espiritualidade e oncologia: conceitos e práticas. São Paulo, Atheneu: 2018.
8. Abdulazi S. Islam. In: Cobb M, Puchalski CM, Rumbold B, editors. Oxford textbook of spirituality in healthcare. New York, Oxford University Press: 55-62, 2012.
9. Antes P. Medicine and the living tradition of Islam. In: Sullivan LE, editor. Healing and restoring: health and medicine in the world's religious traditions. New York, MacMillan Publishing Company: 173-202, 1989. Disponível na Internet: http://hdl.handle.net/10822/828703.

12

Judaísmo

Bruna Mezan Algranti

Introdução

O judaísmo representa um grupo étnico heterogêneo com diferentes visões e graus de religiosidade. Isso acontece porque se trata de uma religião com diversas tradições e doutrinas, criadas e desenvolvidas conforme o tempo e os eventos históricos, as quais são seguidas em maior ou em menor grau pelas diversas ramificações judaicas conforme sua interpretação dos textos sagrados.

- **Judaísmo conservador:** corrente que defende a ideia de que o judaísmo resulta do desenvolvimento da cultura de um povo, que pode assimilar as influências de outras civilizações sem, no entanto, perder suas características próprias. Assim, o Conservadorismo não admite modificações profundas na essência de suas liturgias e crenças, mas permite a adaptação de alguns hábitos, conforme a necessidade do fiel.
- **Judaísmo ortodoxo:** corrente que se caracteriza pela observação rigorosa dos costumes e rituais em sua forma mais tradicional, segundo as regras estabelecidas pelas leis escritas e na forma oral, demonstrando grande intransigência em relação a tudo que é novo.
- **Judaísmo reformista:** o Movimento Reformista defende a introdução de novos conceitos e ideias nas práticas judaicas, com o objetivo de adaptá-las ao momento atual. Para essa corrente, a missão do judeu é espiritualizar o gênero humano.

Rejeita a visão de que a lei judaica deva ser seguida pelo indivíduo de forma obrigatória, afirmando a soberania individual sobre o que observar.

Os princípios dos cuidados paliativos e alguns dilemas clínicos que vivemos atualmente são desafiadores para uma religião tão antiga, na qual as bases foram estruturadas em textos milenares, em outro momento histórico. Uma boa forma de entender a visão sobre fase final de vida dessa religião complexa e de amplas interpretações é narrar uma passagem do *Talmud** que representa muito das atitudes judaicas diante de uma situação de doença com sofrimento e necessidade de cuidados:

> O rabino Eleazar (E) ficou doente, então o rabino Yohanan (Y) foi visitá-lo, ao vê-lo chorando perguntou:
>
> Y: Por que você chora? É por que você não estudou a *Torá*** suficientemente? Certamente você aprendeu: aquele que estuda muito e aquele que estuda pouco compartilham o

---

* *Talmud*: coletânea de livros sagrados com registro de discussões rabínicas que pertencem à lei, ética, costumes e história do Judaísmo; quase enciclopédico, contendo lei rabínica, narrativa bíblica, sabedoria popular e orientação ética, compilada na Babilônia antiga. Junto com a *Torá*, é a base para grande parte da lei judaica contemporânea e prática.

** *Torá*: Livro sagrado em seu sentido mais restrito, descreve os primeiros 5 Livros do Antigo Testamento (Bíblia hebraica – Gênesis, Êxodo, Levítico, Números e Deuteronômio). Muitas pessoas, no entanto, usam o termo mais amplamente para descrever todos os aspectos da lei judaica.

mesmo mérito, desde que seus corações estejam direcionados ao paraíso.

É talvez por que você não tivesse riqueza?

Nem todos podem desfrutar de duas mesas.

Ou talvez por que lhe faltaram filhos?

Este é o osso do meu décimo filho!

E: Eu choro por causa da minha beleza que vai apodrecer na terra.

Y: Para isso, você certamente tem motivos para chorar.

Então ambos choraram juntos.

Rabino Yohanan ainda disse a ele: O seu sofrimento é bem-vindo?

O rabino Eleazar respondeu: Nem ele nem sua recompensa.

Y: Dá-me a tua mão.

Então Eleazar deu-lhe sua mão e Yohanan o levantou.

Essa passagem talmúdica também representa o paradigma de bom atendimento judaico aos doentes. Na história, o rabino Yohanan primeiro tenta entender o que está causando sofrimento ao seu colega, reconhecendo que a experiência de cada indivíduo é diferente. Ele direciona o rabino doente para longe de se concentrar em vãos arrependimentos, ao convidá-lo a uma reflexão sobre a transitoriedade da vida, à medida que mostra que muitas das grandes bênçãos vividas serão perdidas. Ele valida em vez de negar o sofrimento do rabino Eleazar. A história sugere que não devemos mascarar a dor, e sim assumir a situação, e afirma que a vida continua e pode ser apreciada mesmo ao seu final.

A história também inclui a rejeição do rabino Eleazar à sugestão de que o sofrimento é desejado ou pode ser dado por Deus para seu benefício. O *Talmud* ensina que nessas situações Deus está à cabeceira da cama do doente, como parceiro e companheiro, não como punidor. Embora a tradição judaica sempre procure maneiras de encontrar oportunidades de crescimento, regeneração e desenvolvimento espiritual no sofrimento, poucas vozes no judaísmo argumentam que o sofrimento é bom. O judaísmo permite que o sofredor rejeite um significado maior ao sofrimento; que este não precisa ser visto como um sinal de coragem ou uma marca de orgulho para o paciente judeu, mas sim algo simplesmente a ser evitado.

O rabino Yohanan conclui a visita com um ato gentil e alcança fisicamente o sofrimento à medida que oferece descanso temporário à dor. O sofrimento é mitigado uma vez que a dor espiritual e a dor física são abordadas simultaneamente. Esse modelo de cuidado holístico norteia as seguintes discussões sobre a responsabilidade judaica perante a doença.[1]

Características da religião e práticas judaicas

Preceitos

O judaísmo é uma religião monoteísta na qual Deus é apresentado como uma entidade viva, vibrante, transcendente, onipotente e justa. Sua prática está presente no dia a dia e se pauta muito no princípio das boas ações (*Mitsvót*). Em essência, o judaísmo ensina que a vida é uma dádiva de Deus, por isso sua comunidade deve se esforçar para fazer dela o melhor possível, usando todos os talentos que lhe foram concedidos.

O idioma hebraico, encontrado nas escrituras judaicas, é uma forma de comunicação entre os judeus em diversos locais do mundo, principalmente para as rezas. Em hebraico, ao brindar, utiliza-se a expressão "*Le Hayim!*", que significa "À Vida!". É interessante notar que a palavra *Hayim*, que significa vida, é um plural dual, e sua tradução literal seria "Vidas" (ou "2 Vidas"). Na esfera cotidiana vivemos mais que uma vida: profissional, familiar, amorosa etc. (correspondendo aos nossos papéis sociais). Até brincamos, às vezes: "quando acabar este trabalho (ou este curso, ou criar filhos...) vou começar a viver!". Por outro lado, pode-se fazer uma leitura metafísica do vocábulo: vida em vida e vida após a morte. As implicações filosóficas e teológicas são evidentes e geram desde o questionamento de se há vida após a morte até as suas descrições.

O *Shabat* é o dia sagrado e de descanso dos judeus, para renovação de forças, energias e descanso espiritual. Ele começa ao surgimento da primeira estrela no céu da sexta-feira e termina ao pôr do sol do sábado. Sua observância consiste em abster-se de atividades de trabalho, para alcançar inspiração e descanso. Trabalhos pesados ou aqueles que criam algo que não existia antes não devem ser realizados, exceto em caso de risco de morte, pois salvar uma vida precede qualquer proibição de *Shabat*. Nesse dia são praticadas rezas, reflexões e é estimulado o convívio familiar com refeições festivas.

"Rabino", da língua hebraica "grande", é o título que recebem os líderes religiosos judeus com treinamento formal, ou seja, é um sacerdote que recebeu uma formação teológico-judaica em uma instituição publicamente reconhecida. Alguns judeus procuram seus rabinos para orientação espiritual e ética em geral. Outros buscam conselhos e até mesmo a permissão do rabino antes de tomar decisões importantes. Sobretudo, o rabino é um homem sensível, que conhece as fraquezas humanas e é capaz de orientar as pessoas. Sem essa qualidade, independentemente de seu grau de erudição, não poderia ser considerado um rabino.

A *Kashrut* refere-se a todo assunto concernente ao alimento *Kosher* (item apropriado para consumo, de acordo com a Lei Judaica), e envolve todo o processo de elaboração, desde a origem, triagem e manuseio dos alimentos até o final da preparação. Em restaurantes e indústrias que fabricam produtos *Kosher*, esses cuidados estendem-se às instalações e contratação de pessoal especializado para acompanhar cada etapa do processo, sob permanente supervisão rabínica.

Ao contrário do que possa parecer, um judeu não precisa seguir necessariamente o judaísmo, ainda que o judaísmo só possa ser praticado por judeus. O judaísmo não é uma religião que estimule a conversão; efetivamente se respeita a pluralidade religiosa, desde que isso não venha a ferir os mandamentos do judaísmo.

A lei judaica considera judeu todo aquele que nasceu de mãe judia. Assim, um judeu que deixa de praticar o judaísmo e se transforma em judeu não praticante continua a ser considerado judeu. Um judeu que não aceita os princípios de fé judaicos e se torna agnóstico ou ateu também continua a ser considerado judeu. No entanto, nas comunidades mais ortodoxas, se um judeu se converter a outra religião, como o budismo ou o cristianismo, ou ainda, que se afirme judeu messiânico (ramificação protestante que defende Jesus como o messias para os judeus), perde o lugar como membro da comunidade judaica tradicional e se transforma em um apóstata. Pela tradição, sua família e amigos tomam luto por ele, pois para um judeu ortodoxo alguém que abandona a religião é como se morresse; a pessoa é tida como alguém não mais pertencente à comunidade.

Ciclo de vida judaico

O ciclo de vida judaico é marcado por alguns momentos muito significativos:

1. *Brit milá*: as boas-vindas aos bebês do sexo masculino, quando ocorre a aliança, por meio do ritual da circuncisão.
2. *Zeved habat*: as boas-vindas dos bebês do sexo feminino na tradição sefardita.
3. *B'nai Mitzvá*: a celebração da chegada de uma criança à maioridade, quando se torna responsável, daí em diante, por seguir uma vida judaica e por seguir a lei judaica.
4. Casamento judaico.
5. Morte (*Shivá*): o judaísmo tem práticas de luto em várias etapas, que serão descritas adiante.

Quadro 12.1 Características da religião.

Crença	Monoteísta
Prática	Presente no dia a dia por meio das boas ações
Livro	Torá
Língua	Hebraico
Uso de objetos religiosos	Kipá*, Talit**
Costumes alimentares	Kashrut
Dia sagrado	Shabat
Líder religioso	Rabino

* *Kipá*: adorno de cabeça que significa "arco", e serve como lembrete constante da presença de Deus. Relembra o homem de que existe alguém acima dele, de que há Alguém Maior que o está acompanhando em todos os lugares e está sempre o protegendo, como o arco, e o guiando.

** *Talit*: tem origem em um dos mandamentos bíblicos contido no livro de Números 15: 37-41, o qual instrui o indivíduo a usar franjas nos quatro cantos da veste exterior. O *Talit* tem como objetivo ser uma espécie de "lembrete" visível do dever de observar fielmente os mandamentos da *Torá*. O *Talit* é o xale das orações e deve ser usado nas sinagogas ou no lar na hora das orações.

Fonte: Desenvolvido pela autoria.

Judaísmo e morte

A morte no judaísmo não tem um conceito fixo. O entendimento dos conceitos de corpo, alma e espírito no judaísmo varia conforme as épocas e as diversas correntes judaicas. O Velho Testamento não faz distinção teológica entre eles, usando o termo que geralmente é traduzido como alma (*néfesh*) para se referir à vida e o termo geralmente traduzido como espírito (*ruach*) para se referir ao fôlego. Desse modo, as interpretações dos diversos grupos são muitas vezes conflitantes, e muitos estudiosos preferem não discorrer sobre o tema.

No judaísmo, a vida é considerada um corredor que conduz a um mundo onde o homem é julgado e sua alma continua florescendo. Isso não significa que a vida seja desprezada. Ao contrário, em virtude das ações decide-se o destino do homem no mundo por vir, mas se reconhece que a morte é o fim de um ciclo. A própria morte é considerada uma parte da Criação. No pensamento judaico, vida e morte formam um todo, sendo aspectos diferentes da mesma realidade, complementares uma da outra.

Os judeus sempre se consideraram hóspedes temporários na Terra. A morte não significa a extinção do ser, mas o começo de uma nova fase. A submissão às limitações do corpo foi expressa de forma eloquente por Jó: "O Senhor deu e o Senhor tomou; abençoado seja o nome do Senhor!". Por quase 25 séculos essas palavras hebraicas de conciliação entre vida e morte têm sido repetidas à beira do túmulo cada vez que um judeu é sepultado.

Passagens bíblicas indicam que os primitivos hebreus consideravam a morte o reencontro da pessoa com seus pais. A morte prematura era considerada grande infortúnio, ao passo que morrer em idade bem avançada era uma bênção. Por tradição, desde Moisés, costuma-se formular o voto de que a pessoa viva "até os 120 (anos)".

Decisões em fase final de vida

As opiniões sobre questões de fase final de vida podem ser diferentes entre rabinos, de acordo com sua corrente (ortodoxa, conservadora ou reformista), e até mesmo dentro de uma mesma linha vão surgir divergências em razão de diferentes interpretações da lei judaica. Existe uma anedota judaica que exemplifica bem essas questões: "Em uma cidade com um judeu provavelmente vão existir duas sinagogas".

As linhas mais ortodoxas vão ter um posicionamento mais rígido em relação à suspensão de medidas de manutenção artificial de vida, enquanto o judaísmo reformista concede a seus adeptos maior autonomia nessas decisões. Por esse motivo será exposto neste capítulo o caminho "do meio", sobre o que argumentam dois rabinos conservadores: o movimento conservador valida duas opiniões sobre a interrupção do tratamento médico para pacientes terminais.

Posição do rabino Elliot Dorff

a) Quando o paciente tem uma doença irreversível e terminal, medicações e outras formas de terapia podem ser suspensas ou retiradas. Nutrição artificial e hidratação podem ser consideradas uma subcategoria de medicação em tais circunstâncias e, portanto, também podem ser suspensas ou retiradas.

b) Essa premissa também pode ser aplicada à pessoa em estado vegetativo permanente, e seria permissível remover a nutrição artificial e a hidratação.

c) Pacientes com doenças terminais podem, se quiserem, se envolver em qualquer regime médico que tenha chance de reverter seu prognóstico. Enquanto a intenção é encontrar a cura, eles podem fazê-lo ainda que, ao mesmo tempo, aumentem o risco de acelerar a morte.

d) A lei judaica inclui a permissão para o paciente recusar qualquer tratamento que ele/ela não possa suportar, incluindo formas de terapia que, embora sustentem a vida, o paciente julgue não ser para seu benefício.

e) Pacientes terminais podem escolher cuidados paliativos ou domiciliares.

f) Um paciente pode documentar que rejeita a ressuscitação cardiopulmonar (RCP) e/ou emitir uma ordem de não reanimação quando essas medidas não forem capazes de restaurar uma vida significativamente saudável.

g) A medicação para a dor pode continuar mesmo que seu efeito provável seja apressar a morte do paciente.[2]

Posição do rabino Avram Israel Reisner

a) Aquilo que é do corpo, da função natural, deveria poder funcionar. Assim, a retenção ou retirada de medicação, nutrição ou hidratação é proibida, desde que se acredite que sejam benéficas para o prolongamento da vida. Aquilo que não é do corpo, mas que reproduz mecanicamente, substitui ou espelha as funções do corpo (p. ex., respiradores, bombas mecânicas, purificadores do sangue), pode ser removido como um impedimento para a morte.

b) Os tubos de alimentação não podem ser removidos daqueles em estados vegetativos persistentes, uma vez que não estão em estado terminal.

c) O paciente tem autonomia para escolher entre as opções de tratamento em uma situação em que existem risco e prognóstico incerto. Se, no entanto, determinado tratamento garantir uma cura, não poderá ser recusado.

d) A única escolha proibida é a escolha de morrer.

e) Pacientes terminais podem escolher cuidados paliativos ou domiciliares.

f) Um paciente pode rejeitar a RCP quando é improvável que essas medidas restaurem o paciente a uma vida significativamente saudável.

g) O tratamento da dor deve ser perseguido, mas a medicação para a dor deve ser limitada naquele momento em que seu efeito provável seria acelerar a morte do paciente.[3]

Quadro 12.2 Decisões em pacientes terminais.

Dilemas clínicos	Rabino Dorff	Rabino Reisner
Suspensão nutrição e hidratação artificial	Concorda	Discorda
Suspensão nutrição e hidratação artificial em estado vegetativo permanente	Concorda	Discorda
Autonomia para tratamentos de resultado incerto	Concorda	Concorda, mas não em detrimento de outro tratamento que garanta a cura
Recusa de tratamento que mantenha vida independente da qualidade	Concorda	Discorda
Escolha por cuidados paliativos e domiciliares	Concorda	Concorda
Recusa de RCP em situações de prognóstico ruim	Concorda	Concorda
Medicação que possa acelerar a morte para paliar sintoma	Concorda	Discorda
RCP: ressuscitação cardiopulmonar.		

Fonte: Desenvolvido pela autoria do capítulo.

O judaísmo acredita no direito de morrer?

Todas as denominações do judaísmo proíbem a maioria das formas de danos corporais, suicídio, suicídio assistido e eutanásia, no entanto há algum espaço para nuances sobre o assunto.

O judaísmo ensina que não possuímos nossos corpos; nossos corpos pertencem a Deus, e não temos o direito de destruí-los. Temos autonomia limitada. Além disso, nossas vidas não são simplesmente necessárias para fins utilitários. Cada pessoa é sagrada, tendo sido criada à imagem de Deus, portanto há um valor para a vida independentemente da qualidade ou utilidade relativa de uma pessoa. Não apenas a vida humana é sagrada, mas cada momento da vida é valorizado, e há, dessa forma, uma obrigação de tentar salvá-la, independentemente de quanto tempo a pessoa tenha para viver.

A tradição oral judaica explica que foi por essa razão que Adão foi criado primeiramente como uma pessoa, para nos ensinar que qualquer pessoa que destrua uma vida é considerada pela Escritura que destruiu um mundo inteiro; e quem salva uma vida é como se salvasse um mundo inteiro (*Pirkê D'Rav Eliezer*, capítulo 48).

Embora o suicídio assistido e a eutanásia sejam tabus, certamente existem situações em que a lei judaica permite negar tratamentos agressivos de manutenção da vida. De acordo com muitos rabinos conservadores e reformistas, isso inclui até mesmo a retirada de intervenções de manutenção da vida. Já as denominações mais ortodoxas proíbem a suspensão de certas terapêuticas, pois interpretam esses atos como omissões médicas.

Embora a maioria dos rabinos proíba o suicídio assistido por médicos, ainda é possível ter compaixão pelo sofrimento de indivíduos com doenças terminais que estão contemplando tal decisão sem endossá-la ou tolerá-la. Afinal, há certos casos de suicídio, como o do rei Saul, registrado no livro de I Samuel, quando ele cai sobre a espada para não ser capturado pelos filisteus, que a lei judaica não endossa, mas para a qual oferece simpatia e permite práticas tradicionais de sepultamento e luto.

Há momentos em que a lei judaica permite a oração por um paciente terminal para que ele morra, no entanto nos obriga a fazer todo o possível, inclusive violar as leis do *Shabat*, para prolongar sua vida. Assim, mesmo proibindo esse comportamento na prática, há espaço para mostrar algum nível de compreensão e compaixão ao paciente.

Essa permissão para orar por um paciente terminal para morrer é baseada na história da morte do rabino Yehudah Hanasi. Enquanto ele estava morrendo na cama, a serva do rabino Yehuda subiu ao telhado e disse: "Os reinos superiores estão pedindo a presença do rabino Yehuda HaNasi, e os reinos inferiores estão pedindo a presença do rabino Yehuda HaNasi. Que seja feita a vontade de Deus que os mundos inferiores imponham sua vontade aos mundos superiores". No entanto, quando ela viu quantas vezes ele entrava no banheiro removia seus filactérios, e depois os colocava, e como ele estava sofrendo com sua doença intestinal, ela disse: "Que seja feita a vontade de Deus que os mundos superiores imponham sua vontade aos mundos inferiores". Porém, os sábios não silenciaram nem se abstiveram de implorar misericórdia para que o rabino não morresse. Então, ela pegou um jarro e atirou do telhado ao chão. Com o barulho repentino, os sábios ficaram momentaneamente em silêncio e se abstiveram de implorar por misericórdia. Nesse momento o rabino Yehuda HaNasi morreu.

Vimos a partir deste texto que, embora o suicídio assistido pelo médico possa não ser defendido pela maioria das autoridades rabínicas, podemos ter compaixão pelo sofrimento de um paciente moribundo. Devemos fazer tudo para prolongar a vida, mas não fazer nada para prolongar o processo de morrer. Podemos e devemos manter um paciente vivo, a menos que o benefício de tais ações seja contrabalançado por causar extrema dor e sofrimento. Nesse ponto, o judaísmo autoriza uma atitude compassiva ao permitir que o processo de morte ocorra com cuidados paliativos apropriados, se é isso que o paciente ou seu substituto desejam.[4]

Luto e rituais após morte

Luto judaico

A aflição de morte é uma das emoções mais pessoais, intransferível e às vezes incompreensível. Não apenas indivíduos como também comunidades vivem perdas dolorosas quando uma morte acontece. A tradição judaica ensina meios pelos quais se pode unir a aflição singular de modo tanto comunal quanto particular, dando apoio para seguir adiante.

Os costumes de luto judaicos servem para transformar o caos interno de aflição em um padrão de ordem, para que a introversão possa ser substituída por um reconhecimento aberto de perda compartilhada. O objetivo das práticas é manter a honra do falecido e confortar as pessoas enlutadas.

Períodos de luto depois do enterro:

- *Shivá* (= 7): os sete dias que se seguem ao enterro.
- *Shloshim* (= 30): os dias que transcorrem desde o fim de *shivá* até o 30º dia depois do enterro.
- *Avelut*: período que termina depois de um ano judaico a partir do dia do falecimento que é observado apenas pelos filhos, os quais devem recitar diariamente o *Kadish* (reza específica em homenagem aos mortos).

No primeiro aniversário de falecimento é costume ir até o cemitério e desvelar a *Matzeiva*, lápide de sepultura, já preparada e colocada sobre a tumba. Há cerimônias especiais que acompanham esse desvelamento.

Rituais

No judaísmo existe uma liturgia da morte.

Levayá, palavra hebraica para funeral, significa "acompanhar". Assim como acompanhamos nossos familiares nas viagens que são suas vidas, a tradição judaica ensina como podemos acompanhá-los ao final delas. Não se deve deixar um doente terminal a sós, já que a alma sofre quando falece sozinha.

A cremação é proibida pelo judaísmo, e quem a pratica transgride a Torá, além de demonstrar que não acredita na ressureição e na vida após a morte.

O enterro deve ocorrer em um intervalo de tempo tão curto quanto possível após a morte.

No enterro os enlutados rasgam a roupa, ritual chamado de *Keriá*. O costume é que alguém inicie o corte com uma faca ou uma tesoura e o enlutado termina rasgando com as próprias mãos. Parentes diretos (pai, mãe, filho, ou filha, irmão ou irmã e cônjuge) têm obrigação de fazer a *Keriá* e devem usar essa roupa durante toda a *Shivá*.

Flores não costumam ser enviadas em um funeral judaico.

Quando os judeus visitam uma sepultura, ao irem embora colocam uma pedrinha sobre a lápide. Isso se destina a indicar que alguém esteve lá e prestou seus respeitos à memória do que partiu – a origem dessa prática pode ser explicada como forma de evitar que cães ou outros animais escavassem as sepulturas. No aniversário de falecimento, de acordo com o calendário judaico, os parentes próximos dizem o *Kadish* e uma vela ou lâmpada é acesa na casa durante 24 horas.

Existem diversos rituais que são feitos no corpo após o falecimento de uma pessoa. Por esse motivo, existe uma instituição universal chamada *Chevra Kadisha* que faz parte da vida comunitária. É uma organização de homens e mulheres judeus que cuidam para que os corpos dos judeus falecidos sejam preparados para o enterro de acordo com a tradição judaica e sejam protegidos de profanação, intencional ou não, até o enterro. Geralmente é referido como uma sociedade funerária, porém há um papel mais amplo nessa instituição que existe em qualquer lugar do mundo onde exista uma comunidade judaica. Isso demonstra o grau de importância que o judaísmo dá à morte e o reconhecimento de que a morte faz parte do ciclo natural da vida.[5] Portanto, em respeito à alma judaica do falecido e para garantir que o corpo de um judeu tenha um cuidado adequado às suas crenças, recomenda-se acionar a *Chevra Kadisha* local assim que o óbito for constatado.

Os dois principais requisitos desse processo são: a demonstração de respeito adequado por um cadáver e a limpeza ritual do corpo para o enterro.

A tarefa da *Chevra Kadisha* é considerada louvável, pois cuidar dos mortos é um favor que o destinatário não pode devolver, tornando-o destituído de motivos ocultos. Sua obra é, portanto, referida como uma boa ação da verdade, parafraseada de Gênesis 47:30 (onde Jacó pede a seu filho José: "faça-me um favor 'verdadeiro" e José promete a seu pai enterrá-lo no local de sepultamento de seus antepassados). No coração da função da sociedade está o ritual do *Tahara*, ou purificação. Primeiro, o corpo é completamente limpo de sujeira, fluidos corporais e sólidos, e qualquer outra coisa que possa estar na pele, e depois é purificado ritualmente por imersão ou fluxo contínuo de água da cabeça sobre todo o corpo. *Tahara* pode se referir a todo o processo ou à purificação ritual. Uma vez que o corpo é purificado, o corpo é vestido com tecido de musselina branca pura ou roupas de linho feitas de dez peças para um homem e 12 para uma mulher, que são idênticas para cada judeu e que simbolicamente lembram os trajes usados pelo Sumo Sacerdote. Uma vez que o corpo esteja envolto, o caixão é fechado e deve permanecer assim durante o velório em respeito ao morto, já que o corpo é sagrado e suas transformações no processo de morrer são extremamente íntimas e não devem ser compartilhadas com a comunidade. Em Israel, no entanto, um caixão não é usado na maioria dos cemitérios.[6] O caixão deve ser simples, sem ornamentos e de fácil degradação, já que "Do pó viemos e ao pó voltaremos" (Gênesis 3,19).

Qual é o motivo para tanta importância ao corpo judaico se afinal de contas o principal é a alma e sem esta o corpo não deveria ter nenhum valor?

Apesar de a alma judia se encontrar em um nível elevadíssimo, sendo considerada uma partícula Divina, o corpo judeu tem uma fonte Divina muito elevada também, pois somente por meio dele podemos cumprir a vontade Divina de realizar as Boas Ações neste mundo material. Na época da ressurreição a alma deixará o Paraíso e todos os seus prazeres para desfrutar de um prazer muito mais intenso, que se dará justamente neste mundo material, com a alma dentro de um corpo.

Doação de órgãos no judaísmo

A doação de órgãos é mais uma questão delicada e polêmica dentro do judaísmo e suas vertentes. Como cada caso é único, sugere-se que, sempre que possível, sejam consultadas as autoridades rabínicas da comunidade que o paciente frequenta.

- **Doação entre pessoas vivas:** são geralmente permitidas, desde que o destinatário esteja pronto para receber o órgão imediatamente (o que exclui bancos de órgãos), e o doador não sacrifique ou coloque em risco sua própria vida e bem-estar no processo.

- **Doação após a morte:** há objeções de que qualquer intervenção seja feita com o corpo, e seu sepultamento deve ocorrer o mais rápido possível. É proibido obter qualquer benefício a partir de um morto, seja sua venda ou doação para pesquisas. No entanto, o princípio de que tudo deve ser feito para salvar uma vida costuma prevalecer. Para correntes mais liberais geralmente é uma grande honra doar um órgão para salvar a vida de outra pessoa, enquanto para as correntes mais ortodoxas qualquer tipo de mutilação é imperdoável e interfere no descanso e na paz eterna da alma. Estes últimos alegam que o corpo foi emprestado e temos que devolvê-lo em perfeita ordem, já que se acredita que os corpos se erguerão um dia. Por isso se pode agir para salvar uma vida, sem jamais, no entanto, prejudicar outra.

- **Doação em morte encefálica:** casos em que alguém que é mantido vivo artificialmente e cujo tronco cerebral é considerado morto clinicamente. Alguns rabinos afirmam que a morte do tronco cerebral é considerada "morte oficial", e pode-se, assim, operá-la a fim de remover os órgãos necessários para o transplante, uma vez que o estado de morte já tenha sido estabelecido (mas não antes disso). Outros rabinos discordam veementemente, estabelecendo que uma pessoa é considerada viva "até que o sopro da vida deixe os seus lábios". Portanto, é proibido mexer com o corpo.[7-9]

Referências

1. Popovsky MA, Rabbi. Jewish ritual, reality and response at the end of life. For the Duke Institute on Care at the End of Life. May 2007
2. Teshuvá pelo rabino Elliot Dorff. Disponível na Internet: http://www.rabbinicalassembly.org/teshuvot/docs/19861990/dorff_care.pdf.
3. Teshuvá pelo rabino Avram Israel Reisner. Disponível na Internet: http://www.rabbinicalassembly.org/teshuvot/docs/19861990.
4. Weiner J, Rabbi. Does Judaism believe in the right to die?
5. Weisser, Michael R. A brotherhood of memory: Jewish Landsmanshaftn in the New World. Cornell University Press: 1985.
6. Chevra Kadisha. Disponível na Internet: chevrakadisha.org.br.
7. BBC. Religion. Organ donation. Disponível na Internet: owww.bbc.co.uk-http://www.bbc.co.uk/religion/religions/judaism/jewishethics/organs.shtml.
8. Goldstein Z. Doação de órgãos. Chabad.org. Disponível na Internet: https://pt.chabad.org/library/article_cdo/aid/3286716/jewish/Doao-de-rgos.htm.
9. Dorff EN. End-of-life: Jewish perspectives. Lancet. 2005;366:862-5.

Budismo e Saúde – uma Perspectiva Preventiva e Soteriológica para uma Filosofia Budista da Saúde

Milton Eiki F. Yamada
Paulo Júnio de Oliveira

Considerações introdutórias

O budismo nasceu na Índia com um movimento de discípulos do Siddhārtha Gautama. China, Japão, Sri Lanka, Tibete, Tailândia e Coreia são exemplos de nações que foram profundamente influenciadas pelo budismo. Essas nações absorveram de forma profunda os ensinamentos do budismo em suas culturas. Aqui, claro, é incluída também a cultura voltada para o cuidado com a saúde e sua relação com a espiritualidade.

Segundo a tradição budista Mahayana, no que diz respeito à cultura voltada para o cuidado com a saúde, o budismo se ampara no ensinamento do Buddha. Esses ensinamentos são chamados de Dharma, e as pessoas que buscam seguir o Dharma são entendidas como membros da Sangha. Aqui temos de forma resumida as três joias do Budismo: o Buddha, o Dharma e a Sangha. Como será visto nas próximas páginas, elas se relacionam de forma codependente na justificativa e explicação budista para a prática de cuidados preventivos para com a saúde.

Na verdade, toda a filosofia budista pode assumir duas direções nessa questão: a direção da prevenção, e quando não for mais possível a prevenção. Nesse caso, realizar o reconhecimento da necessidade de lidar de forma concreta, sábia e compassiva com o sofrimento. Em síntese, os ensinamentos do Buddha necessariamente levam a um tipo de tratamento que considera que uma das melhores formas de lidar com o sofrimento é tentando preveni-lo.

Quando não for mais possível prevenir, é preciso lidar de forma sábia e compassiva com o sofrimento físico e mental. Para mostrarmos como o Budismo acaba levando a essas duas direções, será necessário recuar um pouco historicamente para falar de Siddhārtha Gautama, o Buddha.

Um pouco de história

Siddhārtha Gautama era um príncipe do grupo dos Shakyas. Como príncipe, Gautama vivia uma vida relativamente tranquila e confortável. Isto é, ele usufruía dos privilégios que seu *status* proporcionava, sendo que muitas pessoas não usufruíam dos mesmos privilégios. Siddhārtha Gautama descobriu isso: a tradição budista conta que em determinado momento Gautama decidiu sair do Palácio e entrou em contato com várias pessoas em contextos e realidades sociais bem diferentes da que ele até então tinha vivido. Ele também se deparou com situações nas quais as pessoas sofriam com a pobreza, a velhice, a doença e a morte. A partir disso, Siddhārtha Gautama decidiu renunciar à vida de príncipe, praticar e estudar diversas disciplinas filosóficas e espirituais de sua época.

A experiência do despertar do Buddha e sua perspectiva peculiar

Inicialmente, Siddhārtha Gautama praticou e estudou diversos tipos de disciplinas meditativas. Houve momentos em que ele praticou também diversas práticas ascéticas muito severas. Todavia, depois de atingir determinado estado de lucidez transcendente, ele ganhou uma nova *perspectiva*, justamente consequência desse estado de lucidez transcendente que a tradição budista chama de *Nirvāna*. Além disso, esse mesmo ponto de vista se tornaria o ato fundante de todo o seu ensinamento.

A experiência do *Nirvāna* levou Siddhārtha Gautama a ter uma perspectiva própria e bem peculiar de todas as coisas, e, por consequência, ele se tornou o Buddha, o Desperto. A palavra "desperto" é uma palavra relacional, isto é, ela quer dizer que "*alguém* despertou para *algo*".

No caso do Buddha, Siddhārtha Gautama, o despertar foi para a realidade tal como ela *é* (tathātā, *dharmatā*). Por meio desse despertar para a realidade tal como ela é, o Buddha realizou um *reconhecimento* (*pratyabhijñ*a) de qual é a natureza *fundamental* de todas as coisas. Essa realidade aparece de duas formas gerais: na forma da natureza absoluta (*dharmat*ā) e na forma de fenômenos relativos e condicionados (*dharma*). O que diz respeito à realidade absoluta é o que o Buddha chamava de *Nirvāna* e de *Incondicionado*:

> Em Savatthi. "Bhikkhus, eu ensinarei para vocês o incondicionado e o caminho que conduz ao incondicionado. Ouçam e prestem muita atenção àquilo que eu vou dizer." – "Sim, venerável senhor," os bhikkhus responderam. O Abençoado disse o seguinte: "E o que, bhikkhus, é o incondicionado? A destruição da cobiça, a destruição da raiva, a destruição da delusão: isso é chamado de incondicionado. E qual, bhikkhus, é o caminho que conduz ao incondicionado? Concentração no vazio, concentração sem sinais, concentração não dirigida: isso é chamado o caminho que conduz ao incondicionado. Portanto, bhikkhus, eu ensinei para vocês o incondicionado e o caminho que conduz ao incondicionado. Aquilo que por compaixão um Mestre deveria fazer para os seus discípulos, desejando o bem-estar deles, isso eu fiz por vocês, bhikkhus. Ali estão aquelas árvores, aquelas cabanas vazias. Meditem, bhikkhus, não adiem, ou então vocês se arrependerão mais tarde. Essa é a nossa instrução para vocês" (Shakyamuni, Buddha. *Suññatasamadhi Sutta*).

Na passagem citada, Buddha explica em poucas palavras de que modo o Incondicionado deve ser entendido. Como vimos nessa citação, é por meio da eliminação da cobiça, da raiva e da delusão que se chega ao incondicionado. Eliminando esses três problemas, chegamos a um entendimento do Incondicionado e, por meio de uma compreensão dele chegaremos a um entendimento do condicionado e, portanto, do que é próprio do domínio relativo de todas as coisas.

Veremos que é no terreno do condicionado e do relativo que se dá a preocupação voltada para uma filosofia budista da saúde. Nesse âmbito, todas as condições se reúnem para aqueles que se voltam para os problemas de cuidados para com a saúde, por isso é nesse âmbito que as medidas necessárias para resolver esses problemas aparecem. Como será examinado na próxima parte, nessa perspectiva da relatividade o Buddha nos ensinou algumas verdades básicas para nos auxiliar a lidar com esse mundo do condicionado e, a partir disso, tentar almejar algo superior e mais transcendente (*nirvāna*).

As quatro nobres verdades e a questão da relação entre saúde e espiritualidade

Para explicar a base do caminho budista e seu resultado, Buddha utilizou a expressão de 4 nobres verdades. As 4 nobres verdades são ensinadas para nós que estamos sob o efeito da delusão, da cobiça, da raiva e de diversos outros problemas. Como notaremos ao longo deste capítulo, é por meio de uma análise das nobres verdades e do caminho óctuplo que compreenderemos melhor como é indispensável a sabedoria e a compaixão no trato para com problemas da saúde.

> Bhikkhus, é por não compreender, não penetrar as Quatro Nobres Verdades que eu, bem como vocês, durante muito tempo perambulamos e transmigramos neste ciclo de nascimento e morte. Quais são elas? Por não compreender a Nobre Verdade do Sofrimento é que nós perambulamos e transmigramos, por não compreender a Nobre Verdade da Origem do Sofrimento..., da Cessação do Sofrimento..., e do Caminho que conduz à Cessação do Sofrimento que nós perambulamos e transmigramos neste ciclo de nascimento e morte. E por compreender

e penetrar essa mesma Nobre Verdade do Sofrimento, da Origem do Sofrimento, da Cessação do Sofrimento e do Caminho que conduz à Cessação do Sofrimento que o desejo por ser/existir foi cortado, o suporte para o ser/existir foi destruído, não há mais vir a ser a nenhum estado (Shakyamuni, Buddha. *Mahaparinibbana Sutta*).

O Budismo acredita em um ciclo de renascimentos (*samsara*) que acontecem devido à nossa delusão básica. Nesse ciclo de renascimentos, adquirimos e construímos para nós diferentes vidas, com todas as suas consequências dentro do campo do condicionado e da relatividade. Claro, isso inclui todos os problemas do sofrimento, da saúde, da velhice e da morte. Para resolver o problema desse ciclo de renascimentos, o Buddha propõe refletirmos e nos aprofundarmos nas quatro nobres verdades.

As quatro nobres verdades, tal como listadas na passagem citada, são: a verdade do sofrimento, a verdade da Origem do sofrimento, a verdade da Cessação do sofrimento e a verdade do Caminho que conduz à Cessação do Sofrimento. Buddha Shakyamuni define cada uma dessas verdades.

A verdade do fato do sofrimento é definida assim:

> Agora Bhikkhus, esta é a nobre verdade do sofrimento: nascimento é sofrimento, envelhecimento é sofrimento, enfermidade é sofrimento, morte é sofrimento; tristeza, lamentação, dor, angústia e desespero são sofrimento; a união com aquilo que é desprazeroso é sofrimento; a separação daquilo que é prazeroso é sofrimento; não obter o que se deseja é sofrimento; em resumo, os cinco agregados influenciados pelo apego são sofrimento (Shakyamuni, Buddha. *Dhammacakkapavattana Sutta*).

Destarte, Buddha Shakyamuni deixa claro o que ele entende por sofrimento na passagem citada. Do ponto de vista de uma investigação da filosofia budista da saúde, podemos salientar que o Buddha define o próprio nascimento, o envelhecimento, a doença, a tristeza, a dor, a angústia e o desespero como sofrimentos. Assim, mesmo no parto, no ato de conceber de uma criança, é obviamente entendido que ali está presente o sofrimento. Assim, o envelhecimento, a doença e a dor em suas mais variadas formas estruturam o que o Buddha chama de "sofrimento".

Da perspectiva mais relevante para este capítulo, o próprio reconhecimento do sofrimento com base nesses termos nos indica que o Buddha estava preocupado com o estado de "bem-estar" das pessoas, porque ele entendia que, na medida em que as pessoas não conseguem eliminar o sofrimento através do *Nirvāna*, é necessário lidar com esses problemas da forma mais sábia e compassiva possível. Desse modo, o Buddha define o que entende pela segunda nobre verdade, i.e., a verdade da origem do sofrimento, uma vez que é por meio do entendimento da origem do sofrimento que podemos entender sua raiz e, assim, seu tratamento e sua "cura".

> Agora, bhikkhus, esta é a nobre verdade da origem do sofrimento: é este desejo que conduz a uma renovada existência, acompanhado pela cobiça e pelo prazer, buscando o prazer aqui e ali; isto é, o desejo pelos prazeres sensuais, o desejo por ser/existir, o desejo por não ser/existir (Shakyamuni, Buddha. *Dhammacakkapavattana Sutta*).

O que o Buddha entende por "desejo" aqui tem um amplo significado que pode ser bem explicado por meio da ideia de "apego".

No tratamento de qualquer problema, o apego aparece em suas mais variadas formas. Por exemplo, o apego ao corpo, a determinados hábitos alimentares ou a objetos em geral pode ser sentido da forma mais concreta possível quando os problemas da vida e da saúde aparecem. Nas próximas seções será visto em que sentido e de que forma essa segunda nobre verdade se relaciona com a questão da saúde de um ponto de vista budista. Já a terceira verdade é definida da seguinte forma:

> Agora, bhikkhus, esta é a nobre verdade da cessação do sofrimento: é o desaparecimento e cessação sem deixar vestígios daquele mesmo desejo, abrir mão, descartar, libertar-se, desapegar desse mesmo desejo (Shakyamuni, Buddha. *Dhammacakkapavattana Sutta*).

Em certo sentido, o Buddha nos mostra que é possível se libertar do sofrimento, isto é, é possível *cessar* o sofrimento. Todavia, enquanto isso não acontece de forma *definitiva*, é concebível trabalhar isso de uma forma significativamente *preventiva* no que diz respeito a todos os problemas da vida. Como isso é possível? Mediante um caminho. Esse caminho é uma senda para o cessar do sofrimento, e o Buddha nos explica/define da seguinte forma:

> Agora, bhikkhus, esta é a nobre verdade do caminho que conduz à cessação do sofrimento: é este Nobre Caminho Óctuplo: entendimento correto, pensamento correto, linguagem correta, ação correta, modo de vida correto, esforço correto, atenção plena correta, concentração correta (Shakyamuni, Buddha. *Dhammacakkapavattana Sutta*).

O caminho para o cessar do sofrimento é o caminho óctuplo. Esse caminho se estrutura em oito atividades que devem ser realizadas de acordo com a compreensão adequada e saudável das coisas, tema a ser tratado na próxima parte deste capítulo.

A questão filosófica da saúde e o caminho óctuplo

Uma das coisas mais sublimes e interessantes é o fato de que o Buddha *começa* descrevendo seu caminho óctuplo com o "entendimento correto" de todas as coisas. Em outras palavras, o entendimento correto não é algo dispensável ou adventício, mas sim essencial e definitivamente necessário para todo o resto. Desse modo, esse entendimento correto é um dos objetivos que devem ser mais almejados pelo praticante budista. Embora para boa parte dos praticantes atenda a esse objetivo, é sempre uma realização "imperfeita", pois ainda não somos Buddhas; mesmo assim devemos buscar olhar todas as coisas por meio de um entendimento correto e adequado dos fenômenos. Dessa maneira, o Buddha compreende o entendimento correto da seguinte forma:

> E o que é entendimento correto? Compreensão do sofrimento, compreensão da origem do sofrimento, compreensão da cessação do sofrimento, compreensão do caminho da prática que conduz à cessação do sofrimento. A isto se chama entendimento correto (Shakyamuni, Buddha. *Magga-vibhanga Sutta*).

O entendimento correto é explicado em mais detalhes no *Mahacattarisaka Sutta*:

> E como é que o entendimento correto vem primeiro? A pessoa compreende entendimento incorreto como entendimento incorreto e entendimento correto como entendimento correto: esse é o entendimento correto de uma pessoa. E o que é entendimento incorreto? "Não existe nada que é dado, nada que é oferecido, nada que é sacrificado; não existe fruto ou resultado de ações boas ou más; não existe este mundo nem um mundo seguinte; não existe mãe, nem pai; nenhum ser que renasça espontaneamente; não existem sacerdotes nem contemplativos bons e virtuosos que, após terem conhecido e compreendido diretamente por eles mesmos, proclamam este mundo e o próximo." Isto é entendimento incorreto. "A pessoa faz o esforço para abandonar o entendimento incorreto e penetrar o entendimento correto: esse é o esforço correto da pessoa. A pessoa com atenção plena abandona o entendimento incorreto e penetra e permanece com o entendimento correto. Essa é a atenção plena de uma pessoa. Assim essas três qualidades – entendimento correto, esforço correto e atenção plena correta – giram em torno do entendimento correto" (Shakyamuni, Buddha. *Mahacattarisaka Sutta*).

Também no *Kalama Sutta,* Buddha explica o seguinte sobre um aspecto importante do entendimento correto:

> Quando vocês souberem por vocês mesmos que "Essas qualidades são inábeis; essas qualidades são culpáveis; essas qualidades são criticáveis pelos sábios; essas qualidades quando postas em prática conduzem ao mal e ao sofrimento" – então vocês devem abandoná-las... "Quando vocês souberem por vocês mesmos que 'Essas qualidades são hábeis; essas qualidades são isentas de culpa; essas qualidades são elogiadas pelos sábios; essas qualidades quando postas em prática conduzem ao bem e à felicidade' – então vocês devem penetrar e permanecer nelas" (Shakyamuni, Buddha. *Kalama Sutta*).

Embora seja possível discutir vários pontos relacionados às passagens citadas, do ponto de vista dos breves e simples objetivos deste capítulo é adequado nos concentrarmos no que o Buddha compreende por entendimento correto do sofrimento, de sua origem, de sua cessação e do caminho para isso. É bom enfatizar um ponto que o Buddha Shakyamuni explicita sobre o que ele chama de "sofrimento":

> Nascimento é sofrimento, envelhecimento é sofrimento, enfermidade é sofrimento, morte é sofrimento; tristeza, lamentação, dor, angústia e desespero são sofrimento; união com aquilo que é desprazeroso é sofrimento; a separação daquilo que é prazeroso é sofrimento; não obter o que se deseja é sofrimento; em resumo, os cinco agregados influenciados pelo apego são sofrimento (Shakyamuni, Buddha. *Dhammacakkapavattana Sutta*).

A definição analítica clara de sofrimento que o Buddha nos oferece é aquela que afirma que há união com aquilo que é desprazeroso e separação daquilo que é prazeroso. Desse modo, separar-se daquilo que é prazeroso é sofrimento, não obter o que se deseja é sofrimento.

Essa definição do que seja sofrimento feita pelo Buddha é *omniabrangente*, i.e., não há espaço admissível que não seja abarcado por essa definição, na medida em que ele é relevante para os propósitos especificados. Na verdade, essa definição é tão abrangente que não pode deixar de fora a questão da saúde. Desse modo, a instauração do "sentido" daquilo que definimos por "saúde" depende, de certa forma, daquilo que compreendemos por separação do que é prazeroso ou da união com aquilo que é desprazeroso.

Esse entendimento correto discutido aqui não é concretizado de forma razoável sem o pensamento correto, por isso Buddha define o pensamento correto da seguinte forma:

> E o que é pensamento correto? O pensamento da renúncia, de estar livre da má vontade e de estar livre da crueldade. A isto se chama pensamento correto (Shakyamuni, Buddha. *Magga-vibhanga Sutta*).

O pensamento correto é indispensável para a realização adequada do entendimento correto. Assim, tal pensamento é explicado em termos de "renúncia" à má vontade e, portanto, do estar livre da crueldade. Ora, para a prática *correta* da medicina preventiva e dos cuidados para com a saúde em geral é necessário e plausível que o responsável esteja livre da crueldade, renunciando à má vontade. Desse modo, podemos ver cada um dos elementos do caminho óctuplo como uma parte essencial e não adventícia para o exercício adequado dos cuidados para com a saúde. Ademais, para continuarmos, o pensamento correto exigiria também a linguagem correta para sua realização. E a linguagem correta é entendida da seguinte forma:

> E o que é a linguagem correta? Abster-se da linguagem mentirosa, da linguagem maliciosa, da linguagem grosseira e da linguagem frívola. A isto se chama linguagem correta (Shakyamuni, Buddha. *Magga-vibhanga Sutta*).

Ora, de um ponto de vista da prática médica, a linguagem verdadeira é necessária para comunicar a verdadeira natureza dos fatos para os pacientes. Contudo, além disso, não é suficiente que a verdade seja comunicada. É preciso que os fatos sejam comunicados da forma mais cortês e amável possível, i.e., a linguagem grosseira e a linguagem frívola não podem constituir parte da linguagem da relação de saúde entre médico e paciente. Desse modo, como vamos ver, a linguagem correta é impossível sem a ação correta, e Buddha Shakyamuni nos define a ação correta da seguinte forma:

> E o que é ação correta? Abster-se de destruir a vida, abster-se de tomar aquilo que não for dado, abster-se da conduta sexual imprópria. A isto se chama de ação correta (Shakyamuni, Buddha. *Magga-vibhanga Sutta*).

De que outra maneira o discurso budista poderia estar mais conectado com os cuidados da saúde do que esse modo que o caminho óctuplo revela?

A ação correta tem como uma das características de sua natureza justamente o fato da prevenção e providência da vida, pois a ação correta não destrói a vida, mas estabelece as condições necessárias para seu *florescimento*.

Além disso, a prática do Dharma ensinado pelo Buddha toma como absolutamente necessária a prática sexual adequada e nunca tomar aquilo que não é adequadamente oferecido. Isso tudo configura o que se chama de ação correta. Necessariamente, segundo o budismo, a ação correta levaria a um modo de vida correto. E o modo de vida correto é definido assim pelo Buddha:

E o que é modo de vida correto? Aqui um nobre discípulo, tendo abandonado o modo de vida incorreto, obtém o seu sustento através do modo de vida correto. A isto se chama modo de vida correto (Shakyamuni, Buddha. *Magga-vibhanga Sutta*).

O modo de vida incorreto não é possível sem os quatro elementos citados anteriormente. Em outras palavras, o modo de vida correto só pode surgir e se estabelecer se, e somente se, o entendimento correto, o pensamento correto, a linguagem correta e a ação correta estiverem *realizados*. Isto é, o modo de vida correto não existe em um vácuo *independente* das condições mencionadas. Além disso, o modo de vida correto leva ao esforço correto. O esforço correto é definido da seguinte forma:

E o que é esforço correto? (I) Aqui, bhikkhus, um bhikkhu gera desejo para que não surjam estados ruins e prejudiciais que ainda não surgiram e ele se aplica, estimula a sua energia, empenha a sua mente e se esforça. (II) Ele gera desejo em abandonar estados ruins e prejudiciais que já surgiram e ele se aplica, estimula a sua energia, empenha a sua mente e se esforça. (III) Ele gera desejo para que surjam estados benéficos que ainda não surgiram e ele se aplica, estimula a sua energia, empenha a sua mente e se esforça. (IV) Ele gera desejo para a continuidade, o não desaparecimento, o fortalecimento, o incremento e a realização através do desenvolvimento de estados benéficos que já surgiram e ele se aplica, estimula a sua energia, empenha a sua mente e se esforça. A isto se denomina esforço correto (Shakyamuni, Buddha. *Magga-vibhanga Sutta*).

Toda a prática do esforço correto, tal como entendido pelo ensinamento do caminho óctuplo do Buddha, pode ser compreendida de uma perspectiva da relação do tema da saúde com o budismo.

Ora, como seria possível a prática de cuidado para com a saúde sem o desejo de que não surjam estados ruins e negativos? É nota definitória de toda prática médica aspirar ao florescimento da vida e, portanto, empenhar-se da melhor forma possível, com todas as suas energias e com sua mente, na busca do cessar dos estados ruins e prejudiciais que já surgiram. Claro, isso não é independente do desejo e da prática da busca de estados benéficos. Toda essa busca só é possível pelo esforço correto, o qual também é sustentado nas outras práticas corretas discutidas anteriormente.

O Buddha explica em mais detalhes o que ele entende por esforço correto no *Mahacattarisaka Sutta*:

A pessoa faz o esforço para abandonar o entendimento incorreto e penetrar no entendimento correto: Esse é o esforço correto da pessoa [...] A pessoa faz o esforço para abandonar o pensamento incorreto e penetrar no pensamento correto: Esse é o esforço correto da pessoa [...] A pessoa faz o esforço para abandonar a linguagem incorreta e penetrar na linguagem correta: Esse é o esforço correto da pessoa [...] A pessoa faz o esforço para abandonar a ação incorreta e penetrar na ação correta: Esse é o esforço correto da pessoa [...] A pessoa faz o esforço para abandonar o modo de vida incorreto e penetrar no modo de vida correto: Esse é o esforço correto da pessoa [...] (Shakyamuni, Buddha. *Mahacattarisaka Sutta*).

Além disso, o esforço correto não é possível sem a atenção plena correta. Do ponto de vista da filosofia das práticas de cuidado para com a saúde, é indispensável reconhecer cada objeto de atenção em seu respectivo domínio. Isto é, é impossível a prática médica sem o reconhecimento da natureza da saúde, da doença, do corpo e do corpo em seu estado natural, do corpo em seus estados distorcidos. Dessa forma, o Buddha define a atenção plena correta da seguinte forma:

E o que é atenção plena correta? (I) Aqui, bhikkhus, um bhikkhu permanece contemplando o corpo como um corpo – ardente, plenamente consciente e com atenção plena, tendo colocado de lado a cobiça e o desprazer pelo mundo. (II) Ele permanece contemplando as sensações como sensações – ardente, plenamente consciente e com atenção plena, tendo colocado de lado a cobiça e o desprazer pelo mundo. (III) Ele permanece contemplando a mente como mente – ardente, plenamente consciente e com atenção plena, tendo colocado de lado a cobiça e o desprazer pelo mundo. (IV) Ele permanece contemplando os objetos mentais como objetos mentais – ardente, plenamente consciente e com atenção plena, tendo colocado de lado a cobiça e o desprazer pelo mundo. A isto se denomina atenção plena correta (Shakyamuni, Buddha. *Satipatthana Sutta*).

O Buddha explica também no *Mahacattarisaka Sutta* as consequências daquele que pratica a atenção correta:

> A pessoa com atenção plena abandona o entendimento incorreto e penetra e permanece no entendimento correto: essa é a atenção plena correta da pessoa. [...] A pessoa com atenção plena abandona o pensamento incorreto e penetra e permanece no pensamento correto: essa é a atenção plena correta da pessoa. [...] A pessoa com atenção plena abandona a linguagem incorreta e penetra e permanece na linguagem correta: essa é a atenção plena correta da pessoa [...] A pessoa com atenção plena abandona a ação incorreta e penetra e permanece na ação correta: essa é a atenção plena correta da pessoa. [...] A pessoa com atenção plena abandona o modo de vida incorreto e penetra e permanece no modo de vida correto: essa é a atenção plena correta da pessoa. (Shakyamuni, Buddha. *Mahacattarisaka Sutta*).

Como podemos ver, o Buddha compreendia que havia uma relação essencial e necessária entre cada um dos elementos do caminho óctuplo e um modo de vida realizado de forma correta, sábia, ética e compassiva.

Razoavelmente, podemos deduzir que a forma de vida daqueles que se engajam nas práticas de cuidado para com a saúde não está excluída desse tipo de vivência sábia, correta, ética e compassiva.

O último elemento do caminho óctuplo, consequência definitiva da prática de todos os outros, é a concentração correta. Buddha Shakyamuni define a concentração correta da seguinte forma:

> E o que é concentração correta? (I) Aqui, bhikkhus, um bhikkhu afastado dos prazeres sensuais, afastado das qualidades não hábeis, entra e permanece no primeiro jhana, que é caracterizado pelo pensamento aplicado e sustentado, com o êxtase e felicidade nascidos do afastamento. (II) Abandonando o pensamento aplicado e sustentado, um bhikkhu entra e permanece no segundo jhana, que é caracterizado pela segurança interna e perfeita unicidade da mente, sem o pensamento aplicado e sustentado, com o êxtase e felicidade nascidos da concentração. (III) Abandonando o êxtase, um bhikkhu entra e permanece no terceiro jhana que é caracterizado pela felicidade sem o êxtase, acompanhada pela atenção plena, plena consciência e equanimidade, acerca do qual os nobres declaram: "Ele permanece numa estada feliz, equânime e plenamente atento". (IV) Com o completo desaparecimento da felicidade, um bhikkhu entra e permanece no quarto jhana, que possui nem felicidade nem sofrimento, com a atenção plena e a equanimidade purificadas. A isto se denomina concentração correta (Shakyamuni, Buddha. *Magga-vibhanga Sutta*).

Em suma, o objetivo soteriológico definitivo do budismo só pode ser almejado por meio da prática adequada do caminho óctuplo. Essa prática culmina na descrição da concentração correta e em seus níveis ontológicos. De toda forma, na medida em que o praticante não alcança esse objetivo, i.e., não alcança a concentração correta, e experimenta em sua vida todas as dificuldades ordinárias, fazendo-se necessária a busca pela realização diária e frequente do caminho óctuplo. Do ponto de vista das práticas voltadas para a saúde, a prática do caminho óctuplo, com certeza, irá se refletir concretamente tanto na visão geral das coisas quanto nas nuances e nas sutilezas.

O caminho óctuplo, causa/efeito (*karma*) e a questão da saúde

Apenas uma pessoa ligada e presa pelas teias da condicionalidade e da relatividade (*sansāra*) precisa buscar tomar medidas adequadas para *prevenir* o sofrimento. Uma forma razoável de fazer isso é praticar o caminho óctuplo tal como explicado pelo Buddha.

Até agora, temos observado algumas relações conceituais entre as oito características que constituem o caminho óctuplo e algumas questões da saúde. No entanto, há uma forma mais concreta.

Cada um dos elementos do caminho óctuplo deveria ser guiado por meio de uma compreensão da doutrina do *karma*. *Karma*, de uma perspectiva budista, é basicamente ação/reação. Isto é, todas as causas possuem seu *devido* efeito. O Buddha nos explica assim:

> Estudante, os seres são os donos das suas ações, herdeiros das suas ações, nascem das suas ações, estão atados às suas ações, possuem as suas ações como refúgio. São as ações que distinguem os seres entre inferiores ou superiores (Shakyamuni, Buddha. *Culakammavibhanga Sutta*).

O entendimento de cada uma das características do caminho óctuplo ocorre no terreno no qual a ação/reação são *essenciais*. Em outras palavras, aquilo que chamamos anteriormente de terreno da condicionalidade e da relatividade tem por nota definitória justamente o fato de que todos os seres estão sujeitos à lei da ação e reação ou causa e efeito. De uma perspectiva prática, devemos absorver nosso entendimento nessa verdade e guiar todos os nossos pensamentos, nossa linguagem, nossos esforços, nossas atenções e nossas concentrações por meio da doutrina da causa e do efeito. Isto é, devemos, o tempo todo, estar cientes dessa verdade.

Assim, do ponto de vista da prática médica e de questões da filosofia da saúde, é indispensável que os cuidados assumam um papel de, antes de mais nada, prevenção, e não apenas de cura. Embora, de certo modo, não haja uma posição budista excludente em relação à cura, devido ao caminho óctuplo e à doutrina da causa e efeito, o budismo compreende que a investigação sobre doenças e os cuidados preventivos com a saúde são a forma mais própria do "espírito" budista de lidar com a problemática filosófica da saúde.

O budismo e a medicina preventiva

É razoável a afirmação de que o conceito de "prevenção" alterou seu significado de várias formas e em diversos contextos (cf. Jadotte *et al.*, 2018). Contudo, uma definição geral pode ser assumida. Segundo essa definição, prevenção é o total de medidas assumidas para evitar diversos tipos de doenças e problemas gerais relacionados à saúde (cf. Reiss e Ankeny, 2016). Ora, de uma perspectiva budista, essa noção de prevenção pode ser claramente subscrita e, mais do que isso, justificada e incentivada. Uma vez que todos nós somos fruto de nossas ações e somos afetados coletivamente por elas, devemos nos preocupar razoavelmente em como prevenir que tais ações levem a uma série de efeitos danosos para nossa saúde individual e coletiva.

Dessa maneira, é importante desenvolver bem uma consciência (*citta*) profunda do jogo da causa e do efeito (*karma*), pois esse tipo de consciência nos leva a tentar realizar as oito práticas do caminho óctuplo. E um entendimento da causa e do efeito nos leva a compreender a necessidade de uma profunda atenção das três joias e das quatro nobres verdades. Ora, levando todos esses elementos em consideração, é possível observar que eles podem configurar um "ambiente" geral para a justificação da importância e da necessidade para os cuidados preventivos para com a saúde.

Considerações finais

Nosso objetivo neste capítulo foi relativamente simples. A finalidade almejada era apenas fornecer uma síntese do quadro geral filosófico que o budismo oferece para *pensar* a saúde e seus problemas. Acreditamos que conseguimos realizar esse objetivo por meio de uma amostra de algumas noções budistas básicas como as três joias, as quatro nobres verdades e o caminho óctuplo. Claro, é no caminho óctuplo e na doutrina do *karma* que conseguimos ver de forma mais *evidente* e cristalina como o budista lidaria com o modo de vida daqueles que se engajam nas práticas do cuidado à saúde.

Ademais, vimos também que uma consciência (*citta*) bem desenvolvida da causa e do efeito, por meio do caminho óctuplo e das práticas budistas de modo geral, leva a um modo de vida e de saúde significativamente *preventivo*. Dessa maneira, o budismo pode oferecer uma postura filosófica justificatória e explicativa para os procedimentos de uma medicina de "espírito" preventivo. Além disso, diante do problema que não pode ser prevenido, a tradição budista oferece ferramentas e métodos adequados para lidar com a mente em momentos tão difíceis.

Entre essas ferramentas e métodos encontramos Bhaisajyaguru, o Buda da Medicina, um ser completamente iluminado que alcançou, como dissemos, o estado búdico. Um ser iluminado, ou Bodhisattva, é livre da escuridão, da ignorância e do sofrimento. É um espírito de sabedoria supra elevada que, na maioria das vezes, segue uma prática espiritual que objetiva remover obstáculos externos e internos para beneficiar todos os demais seres. Nesse sentido, o Buda da Medicina é um Ser Iluminado que sente justa compaixão por todos os seres vivos, protegendo-os de doenças físicas e mentais, bem como ajudando a eliminar os três venenos: apego, ódio e ignorância – que são a fonte de todas as doenças e perigos.

Referências

Sutras

1. Shakyamuni, Buddha. Suññatasamadhi Sutta. Acesso ao Insight. Disponível na Internet: http://www.acessoaoinsight.net/sutta/SNXLIII.4.php (13 abr. 2020).
2. Shakyamuni, Buddha. Dhammacakkapavattana Sutta. Acesso ao Insight. Disponível na Internet: http://www.acessoaoinsight.net/sutta/SNLVI.11.php (13 abr. 2020).
3. Shakyamuni, Buddha. Mahaparinibbana Sutta. Acesso ao Insight. Disponível na Internet: http://www.acessoaoinsight.net/sutta/DN16.php#T2_2 (13 abr. 2020).
4. Shakyamuni, Buddha. Kalama Sutta. Acesso ao Insight. Disponível na Internet: http://www.acessoaoinsight.net/sutta/ANIII.65.php (13 abr. 2020).
5. Shakyamuni, Buddha. Magga-vibhanga Sutta. Acesso ao Insight. Disponível na Internet: http://www.acessoaoinsight.net/sutta/SNXLV.8.php (13 abr. 2020).
6. Shakyamuni, Buddha. Mahacattarisaka Sutta. Acesso ao Insight. Disponível na Internet: http://www.acessoaoinsight.net/sutta/MN117.php (13 abr. 2020).
7. Shakyamuni, Buddha. Satipatthana Sutta. Acesso ao Insight. Disponível na Internet: http://www.acessoaoinsight.net/sutta/MN10.php (13 abr. 2020).
8. Shakyamuni, Buddha. Culakammavibhanga Sutta. Acesso ao Insight. Disponível na Internet: http://www.acessoaoinsight.net/sutta/MN135.php (13 abr. 2020).

Outras referências consultadas

9. Hattis R, Hart R. Preventive medicine and public health. The Western Journal of Medicine. 1996. Disponível na Internet: https://www.researchgate.net/publication/23217698_Preventive_Medicine_and_Public_Health.
10. Jadotte Y, Leisy H, Noel K, Lane D. The history and current role of preventive medicine in health systems. Stony Brook University; 2018. Disponível na Internet: https://www.researchgate.net/publication/328202971_The_History_and_Current_Role_of_Preventive_Medicine_in_Health_Systems.
11. Murphy D. Concepts of disease and health. In: The Stanford encyclopedia of philosophy. [Revista em Internet]. 2008. Disponível na Internet: https://plato.stanford.edu/entries/health-disease/ (13 abr. 2020).
12. Reiss J, Ankeny R A. Philosophy of medicine. In: The Stanford encyclopedia of philosophy. [Revista em Internet]. 20 16. Disponível na Internet: https://plato.stanford.edu/archives/sum2016/entries/medicine (13 abr. 2020).

14

Espiritismo

Alejandro Victor Daniel Vera
Marcelo Saad
Roberta de Medeiros

Allan Kardec

Não é possível abordar o espiritismo sem biografar Allan Kardec, pseudônimo de Hippolyte-Léon Denizard Rivail, que nasceu no dia 3 de outubro de 1804 na cidade de Lyon, na França, e faleceu em 31 de março de 1869 no mesmo país, na cidade de Paris, vitimado por um aneurisma cerebral. Hippolyte era filho de Jean-Baptiste Rivail e Jeanne Duhamel.[1]

Jean-Baptiste era descendente de pais e avós que se distinguiram tanto no direito quanto na magistratura. Foi tido como morto em 1807, após servir o exército de Napoleão na invasão franco-espanhola de Portugal. Assim, dos três aos dez anos de idade, Allan Kardec passou a infância junto à mãe e avós no ambiente rural de Bourg-en-Bresse.

Aos dez anos foi enviado à Suíça italiana, em Yverdon, para receber a formação educacional de Jean Henri Pestalozzi, um dos educadores mais conceituados da Europa que é considerado, até os dias de hoje, como um dos mestres da pedagogia. (Figueiredo 2016)

Pestalozzi foi fortemente influenciado por Jean-Jacques Rousseau (1712-1778) e materializou, por meio de suas experiências no Instituto de Yverdon, a teoria psicológica, social e pedagógica do filósofo suíço. Hippolyte recebe assim uma educação universal e revolucionária que contribuiria sobremaneira para a formação daquele que é considerado o codificador do espiritismo.

Ele se tornaria professor no Instituto de Pestalozzi, retornando à França, onde fundaria a primeira escola francesa pestalozziana, em Paris, no ano de 1822. Em 1824 escreveu seu primeiro livro, *Cours pratique et théorique d'arithmétique, d'après la méthode de Pestalozzi*, assim como obras versadas em cursos de aritmética e outras áreas. Suas obras seriam referência no sistema educacional francês, assim como seu sistema pedagógico fundamentado em Pestalozzi e Rousseau.[1]

Hippolyte casou-se em nove de fevereiro de 1832 com a também educadora e artista plástica Amélie Gabrielle Boudet (1795-1883), a qual seria companheira valiosa nos anos em que se dedicou ao desenvolvimento do espiritismo. Eles não tiveram filhos.

Em torno de Allan Kardec

Allan Kardec era um homem culto, poliglota, profundo conhecedor das ciências naturais, da filosofia e do magnetismo animal.[3] Esse foi o nome dado pelo médico austríaco Franz Anton Mesmer no século XVIII ao que ele acreditava ser uma força natural invisível que todos os seres vivos possuíam. Tal força, segundo ele, teria propriedades curativas. Kardec afirmava que o magnetismo animal e o espiritismo eram "ciências irmãs" e que o primeiro auxiliaria no entendimento de inúmeros fenômenos explicados pela nova doutrina.

É importante o entendimento da relação entre a biografia de Allan Kardec e seu universo cultural, que colaborou para o surgimento do espiritismo. O mundo em que viveu o homem, educador, cidadão e magnetizador Hippolyte Rivail tem sua importância na estruturação do que é considerado um divisor de águas nas ditas ciências psíquicas. O contexto no qual estava inserido colaborou para a maneira como o espiritismo foi concebido.

Em termos educacionais, já foi citado Johann H. Pestalozzi; na literatura existem multifárias manifestações de espiritualidade, havendo como expoentes nomes como Victor Hugo (1802-1885), Lamartine (1790-1869) e Honoré de Balzac (1799-1850). Na música, seja em Paris ou outras partes da Europa, com influência universal, há nomes como Gioachino Rossini (1792-1868), Richard Wagner (1813-1883) e Frédéric Chopin (1810-1849). Na filosofia e na ciência, figuras como Jean-Jaques Rousseau (1712-1778) e Franz Anton Mesmer (1734-1815), já citados, e Samuel Hahnemann (1779-1843), pai da homeopatia.

Origem do espiritismo – França, 1857

O espiritismo não é sinônimo de espiritualismo e representa uma síntese de razão e fé, ciência e filosofia. Allan Kardec afirma que no início os fenômenos espíritas foram objeto de curiosidade, passando pela pesquisa dos fenômenos físicos até o estudo aprofundado das manifestações inteligentes. A partir disso, classifica o espiritismo, conforme o entendimento da época, como ciência filosófica. Como sistema compõe-se de cosmologia, epistemologia, método, metafísica, teologia, axiologia, psicologia, antropologia filosófica transpessoal e moral com bases religiosas no Evangelho de Jesus de Nazaré.[3]

Em meados do século XIX, por meio de investigação racional sobre a comunicação com os espíritos, compilou respostas fornecidas por estes para perguntas sobre a origem dos espíritos, o propósito da vida, a ordem do universo, o mal e o bem e a vida após a morte. Assim, Kardec foi um dos primeiros eruditos a se envolver em uma investigação científica dos fenômenos espirituais. Ratifica o caráter científico do espiritismo, afirmando ser "uma ciência que trata da natureza, origem e destino dos espíritos, bem como sua relação com o mundo material".[4]

Durantes todos os anos em que se dedicou às pesquisas dos fenômenos espíritas, de 1854 até 1869, ano de sua morte, Kardec elaborou uma série de obras com vasto material a ser estudado e refletido. Seu grande "laboratório" foi a Sociedade Parisiense de Estudos Espíritas, fundada, juntamente com outros companheiros, em 1858 no Palais Royal. A obra *O Livro dos Espíritos* é considerada como a que dá início à nova Doutrina e foi lançada, em sua primeira edição, em 18 de abril de 1857. Encontra-se estruturada em quatro partes, contendo 1.019 perguntas formuladas por Allan Kardec, abordando os ensinamentos espíritas de forma lógica e racional, sob os aspectos científico, filosófico e religioso. Trata de Deus, da imortalidade da alma, da natureza dos Espíritos de suas relações com os homens, das leis morais, da vida presente, da vida futura e do porvir da Humanidade, assuntos atuais de interesse geral.

As demais obras seguem esta cronologia:

- **1858:** *Instruções práticas sobre as manifestações espíritas.*
- **1859:** *O que é o espiritismo?*
- **1861:** *O Livro dos Médiuns* (ou guia dos médiuns e evocadores).
- **1862:** *Viagem espírita em 1862.*
- **1862:** *O espiritismo em sua expressão mais simples.*
- **1864:** *Resumo da Lei dos Fenômenos Espíritas.*
- **1864:** *O Evangelho segundo o Espiritismo.*
- **1865:** *O Céu e o Inferno* (ou *A Justiça Divina segundo o espiritismo*).
- **1868:** *A gênese*: os milagres e as predições segundo o espiritismo.
- **1869:** *Catálogo racional das obras para se formar uma biblioteca espírita.*
- **1890:** *Obras póstumas.*
- **1858-1869:** *Revista Espírita* (*Jornal de Estudos Psicológicos*).

O espiritismo, assim, dentro de uma visão transdisciplinar, pretende ser ciência, filosofia e religião. A ciência estuda a existência e a natureza dos espíritos; a filosofia descreve o papel que desempenhamos em nossa própria evolução espiritual; e o aspecto religioso coloca os ensinamentos dos Evangelhos como a diretriz moral para a humanidade.

Principais fundamentos ligados à saúde

O espiritismo trouxe conceitos novos e mais profundos em relação a Deus, ao universo, ao ser humano, aos espíritos e às leis que governam a própria vida. Além disso, discute o que nós (seres humanos) somos, de onde viemos, para onde estamos indo, qual é o objetivo da nossa existência e qual é a razão da dor e do sofrimento. Assim, a codificação espírita é um conjunto de leis e princípios, e tem conceitos sobre muitas questões relacionadas a praticamente toda a esfera humana. No entanto, para os fins deste capítulo, a lista a seguir reúne apenas as principais crenças espíritas relacionadas à vida, saúde, doença e tratamento.

a) O espírito é a essência transpessoal, etérea e imaterial do ser humano.

b) A natureza do espírito está relacionada a uma realidade sutil que está além da nossa capacidade atual de acesso objetivo.

c) Quando o espírito está encarnado em um corpo físico, é chamado de alma, porque algumas de suas características são bloqueadas pela matéria.

d) As doenças físicas e mentais são pelo menos parcialmente determinadas por um estado desequilibrado da dinâmica da alma.

e) A alma é responsável por todas as propriedades da mente, que se manifestam por meio da atividade cerebral.

f) Em alguns estados de consciência, a mente pode capturar informações além dos sentidos físicos.

g) Os espíritos podem influenciar estados fisiológicos e psicológicos dos indivíduos, de forma benéfica ou prejudicial.

h) A comunicação ostensiva de espíritos com homens ocorre por meio de médiuns, geralmente pela escrita ou fala.

i) Após a morte cerebral, o espírito agora livre mantém sua individualidade e personalidade das experiências anteriores

j) Os espíritos têm de passar por muitas encarnações; eles trazem para a nova existência tudo o que adquiriram em vidas passadas.

O espiritismo no Brasil – religião ou fé?

Após pouco mais de 160 anos, desde sua fundação, o espiritismo se espalhou por muitos países, e o Conselho Espírita Internacional é uma organização resultante da união de associações que representam o movimento espírita em cada país. O Brasil é o país em que esse movimento mais floresceu e onde o número mais significativo de seguidores pode ser encontrado. A forma como o espiritismo evoluiu no Brasil é muito peculiar. Enquanto o espiritismo emergiu essencialmente como um movimento laico, tomou contornos de uma denominação religiosa neste país. O censo demográfico brasileiro de 2010[5] constatou que o espiritismo é a terceira denominação religiosa mais declarada, adotada por 2% da população (correspondendo a 3,8 milhões de pessoas). Esse número pode até estar subestimado, devido ao fato de muitas pessoas terem interesse latente pelo espiritismo, frequentarem reuniões espíritas e lerem livros correspondentes, embora declarem pertencer a outra religião. Grande parte da população do país compartilha algumas crenças com os espíritas, como vida após a morte, reencarnação e influência espiritual sobre as pessoas.[6]

O espiritismo respeita todas as religiões e doutrinas, valoriza todos os esforços para o bem e trabalha em prol da paz e da camaradagem. Todas as práticas espíritas são gratuitas, e seus praticantes não impõem seus princípios aos beneficiários. Além disso, o espiritismo não tem um clero organizado, ao contrário das religiões tradicionais. O centro espírita é a unidade básica de organização do espiritismo no Brasil. Como os centros espíritas não são apenas entidades religiosas comuns, suas atividades são de muitos tipos: educação doutrinária, assistência espiritual-religiosa e assistência social-material. As práticas comumente desenvolvidas nos centros espíritas para apoio humanístico incluem oração, aconselhamento doutrinário, acolhimento fraterno e reforma íntima (revisão moral individual).

Atividades de saúde nos centros espíritas

Entre as diversas atividades nos centros espíritas, a maioria dos frequentadores busca o espiritismo por problemas de saúde física e mental. Abordagens terapêuticas específicas foram desenvolvidas para prevenir e restabelecer um estado "espiritual-energético" equilibrado, contando com a ajuda de espíritos benfeitores. Os centros espíritas no Brasil são muito procurados em virtude de suas práticas de cura. Assim, os centros espíritas funcionam como um importante sistema suplementar de apoio à saúde, pois oferecem uma gama de recursos terapêuticos destinados a restaurar a saúde. As principais "terapias complementares espíritas" incluem: passe (imposição de mãos), terapia de desobsessão (liberação de influências negativas persistentes de espíritos desencarnados sobre uma pessoa) e fluidoterapia (água magnetizada). A grande demanda das pessoas pelas práticas de cura espírita é suscitada pelo interesse em descrevê-las cientificamente.[7] O alcance de tais modalidades terapêuticas é bastante heterogêneo e pode incluir desde intervenções gerais amplamente utilizadas em centros espíritas até intervenções especiais oferecidas por poucos lugares. Algumas modalidades têm sua eficácia documentada cientificamente, e seus efeitos são devidamente explicados, com um grande potencial de integração na medicina. Outras técnicas pouco estudadas precisariam de mais pesquisas sobre eficácia e desenvolvimento de um modelo aceitável pela ciência.[8]

Organizações de base religiosa são relevantes para a saúde pública, especialmente para a população de baixa renda. Uma pesquisa sobre os tratamentos oferecidos nos centros espíritas da cidade de São Paulo[9] mostrou que a principal razão para buscar centros espíritas é a doença (em primeiro lugar a depressão). Outras motivações, como problemas de relacionamento e distúrbios associados à mediunidade, surgem de forma secundária. Além dos milhares de centros espíritas em todo o Brasil, há também muitos hospitais de orientação espírita.[10] O espiritismo está fortemente ligado à saúde mental no Brasil. Aqui, no século XX, dezenas de hospitais psiquiátricos espíritas surgiram buscando integrar o tratamento médico convencional com a terapia espiritual complementar.[11] Esses hospitais combinam tratamento psiquiátrico convencional com terapias espirituais, de forma opcional e não doutrinária. De acordo com o espiritismo, alguns distúrbios neurológicos e mentais podem ser agravados por obsessões espirituais, um termo já mencionado, em alguns indivíduos que possuem uma predisposição cerebral orgânica. As influências espirituais não são a causa direta do transtorno, mas podem ser um fator associado a piores desfechos.[12]

Fora dos centros espíritas, para pacientes internados em hospitais gerais, o movimento de capelania espírita está ganhando força. No Brasil, apesar do grande número de pessoas filiadas ao espiritismo, existem poucos programas de assistência dedicados a esses pacientes em hospitais gerais. A capelania espírita emergiu como forma de preencher a ausência desse serviço.[13] Algumas iniciativas começaram em alguns grupos espíritas no Brasil, e, pelas primeiras impressões, esse modelo é bem-aceito pelos pacientes assistidos, pela equipe de saúde e pelos gestores da instituição.[14] Em suma, as propostas espíritas para promover a saúde constituíram um movimento importante no país, com atividades destinadas a complementar o tratamento convencional. As atividades são desenvolvidas em diversos ambientes, oferecidas aos frequentadores de centros espíritas, a pessoas assistidas em instituições de inspiração espírita e a pessoas internadas em hospitais gerais.

A Associação Médico-Espírita do Brasil

O espiritismo fornece alguns *insights* para muitos dos tópicos que se enquadram no domínio da saúde. Assim, em 1968, um grupo de médicos interessados na interface entre medicina e a doutrina espírita criaram em São Paulo (Brasil) a primeira Associação Médico-Espírita (AME). Essa iniciativa inspirou, ao longo dos anos, a criação de outras AMEs regionais no Brasil. Em 1995, a AME-Brasil foi criada com o objetivo de agregar todas as AMEs existentes. Mais tarde, esse ideal atravessou as fronteiras com a fundação da AME internacional em 1999, idealizada no Brasil, que tem realizado eventos e incentivado a fundação de outras instituições com os mesmos interesses em diversos países. Atualmente, além da brasileira, existem outras AMEs nacionais nas Américas e na Europa: Argentina, Colômbia, Cuba, França, Guatemala, Portugal, Suíça, Reino Unido e Estados Unidos.

O Movimento Médico Espírita visa a uma mudança para uma medicina mais humanizada, com a pretensão de apresentar ao mundo uma visão renovada do ser humano. Ao longo dessas décadas, todas as AMEs desenvolveram diversas ações relacionadas à educação, pesquisa e assistência. O modelo médico-espírita de saúde e tratamento se aventura a preencher algumas lacunas no conhecimento científico, acelerando assim o avanço em direção a uma mudança de paradigma na medicina.[15] As abordagens clínicas convencionais podem ser enriquecidas com debates abertos sobre questões como a relação do corpo espiritual com a saúde, a reencarnação como causa de algumas doenças, a comunicação com os espíritos como causa de alguns distúrbios e a cura por meio das energias espirituais. No entanto, essa enorme mudança deve ser gerenciada em etapas pequenas, mas efetivas. Todas as AMEs desenvolvem continuamente muitas ações para estudar esses princípios, visando à aplicação clínica dos achados. Alguns membros da AME Brasil têm publicado suas pesquisas científicas em revistas médicas bastante conceituadas.

Questões bioéticas de pacientes espíritas

Aborto

Entende-se, segundo o espiritismo, que o Espírito se vincula ao que será seu corpo físico desde a concepção. No momento em que o óvulo é alcançado pelo espermatozoide, o Espírito se utiliza da matriz energética responsável pela formação do corpo físico que é o Perispírito. Este, termo criado por Kardec, é o envoltório sutil da alma e já foi chamado de Corpo Espiritual por Paulo, e atualmente por Campo Morfogenético pelo biólogo e pesquisador inglês Rupert Sheldrake. No Brasil, o Dr. Hernani Guimarães Andrade chamou esse campo de Modelo Organizador Biológico. Compreende-se, a partir disso, que, sendo a vida direito inalienável do Ser, pois viver é o primeiro de todos os direitos naturais do homem (questão 880 de *O Livro dos Espíritos*), a prática do aborto não é aceitável, a não ser que seja colocada em risco a vida materna (questão 359 de *O Livro dos Espíritos*). A fuga à maternidade causa marcas de difícil "cicatrização" e que "sangram" por muito tempo.

Reprodução assistida

Não há objeções para as técnicas disponíveis: inseminação artificial (a fecundação é induzida dentro do corpo feminino) ou fertilização *in vitro* (fecundação e desenvolvimento inicial externo dos embriões). O mesmo vale para a conservação de gametas (congelamento de células reprodutivas) em situações extremas, como em tratamentos oncológicos. A controvérsia surge quando se faz a implantação de vários embriões simultaneamente, visando aumentar a taxa de sucesso. Se todos se desenvolvem, será necessário fazer redução embrionária (remover um ou mais). Isso equivaleria ao aborto, e o casal pode discutir com o médico a opção de implantar no máximo dois embriões por tentativa. Alguns procedimentos devem ser usados com estrita indicação clínica, evitando objetivos fúteis, como o diagnóstico genético pré-implantacional (que identifica probabilidade de doenças no embrião), técnicas de sexagem (para escolher o gênero do embrião) e concepção "por encomenda" (para que o bebê doe células para um irmão muito doente). Uma grande discussão ainda se desenrola sobre o que fazer com os embriões congelados e não utilizados. Segundo a Lei de Biossegurança brasileira, embriões congelados por mais de 3 anos podem ser usados para pesquisas, se o casal autorizar. A racionalidade guia dessa decisão é a de que, após esse tempo de congelamento, eles não sobrevivessem à implantação. Porém, não há comprovação definitiva desse fato, e há relatos esparsos de embriões nessa situação que foram implantados com sucesso. Um casal que não quisesse incorrer nesse dilema poderia optar por congelar gametas, não embriões. Porém, essa técnica não é tão eficaz para a fertilização quanto congelar embriões, e o médico poderia apontar os prós e contras dessa decisão.

Homossexualidade

No espiritismo há referências vagas a esse tema, até porque as principais obras dessa corrente são de tempos nos quais o assunto não era abertamente debatido. Algumas citações que ajudam a elucidar a situação lembram que o Espírito não tem gênero. O corpo perispirítico se apresentará conforme sua vida íntima o determine, refletindo a feição determinada por seu psiquismo. O corpo físico vai mudando de gênero ao longo de cada nova encarnação. Algumas vezes, o Espírito reencarna na forma invertida à predominante em seu estado mental, por prova ou tarefa. Nesse caso, o Espírito ainda se identifica com o gênero da encarnação passada, que pode não ser o mesmo da atual. Mesmo considerando essa dissonância espiritual, a literatura espírita nunca cita a homossexualidade como algo patológico ou reprovável, que precise de modificação forçada. Não há argumento doutrinário que justifique hostilidade e perseguição a homossexuais. Assim, grupos espíritas que não permitam a aproximação de homossexuais nos trabalhos da casa espírita desconhecem que não há objeção doutrinária à integração dessas pessoas nessas atividades.

Óbito

Não existem obrigações religiosas com o cadáver. Não há objeção doutrinária formal à doação de órgãos, necrópsia ou cremação do corpo. Prega-se a condescendência ao se manipular o cadáver, por respeito aos familiares e ao próprio Espírito, que pode ainda estar presente, testemunhando o que está sendo feito com aquilo que já foi o seu corpo. Sempre será útil que o Espírito receba preces, para favorecer seu equilíbrio e amenizar essa perturbação. Alguns espíritas alegam que a cremação, se for feita, deveria esperar 72 horas após o óbito. Eles se baseiam em um pequeno trecho de uma obra que faz essa recomendação informalmente, para evitar possível sofrimento do Espírito. Algumas famílias vão insistir que, em caso de cremação, se espere esse período de 3 dias. Essa preferência pode ser atendida, por respeito a essa aflição, mas devemos lembrar que há custo em manter o cadáver preservado por esse período. Para familiares enlutados, pode-se usar os aspectos consoladores do espiritismo: a justiça e a sabedoria de Deus, a imortalidade do espírito, a cessação do sofrimento físico, a oportunidade de seguir em sua evolução. Isso pode trazer conforto, significado, propósito e transcendência para amenizar o sofrimento de amigos e familiares.

Eutanásia

É o ato intencional de causar a morte de alguém com uma doença incurável ou dolorosa para evitar um enorme sofrimento. O suicídio assistido é a abreviação voluntária da própria vida, com auxílio técnico, também no caso de uma doença incurável. O suicídio assistido e a eutanásia são realizados para abreviar a vida de pacientes que estão em sofrimento insuportável e sem perspectiva de melhora. No espiritismo, mesmo diante de um fim inevitável e sofrido, apressar a morte mesmo que em alguns instantes é considerado falta de resignação e de submissão. Espiritualmente, a eutanásia é uma variação do suicídio, e pode acarretar sofrimento ao espírito maior que aquele do qual se deseja escapar. Do ponto de vista espiritual, a ortotanásia não é contrária à lei natural, pois não há abreviação voluntária da vida quando tratamentos fúteis são suspensos. Nesses casos, o cuidado paliativo deve prosseguir, garantindo ao paciente o melhor controle possível dos sintomas para minimizar seu sofrimento e manter sua dignidade. Já na morte encefálica, do ponto de vista espiritual, possivelmente a alma já deixou o corpo, e só há um funcionamento automático e reflexo dos órgãos.

Referências

1. Prieur J. Nas montanhas da Helvécia. In: Allan Kardec e sua época, 2nd ed. Gootjes I, translator. Bragança Paulista, Lachâtre: 11-30, 2015.
2. Figueiredo PH. A vida campestre do pequeno Rivail. In: Revolução Espírita. São Paulo, MAAT Editor: 97-108, 2016.
3. Cesac. Em torno de Rivail, 2nd ed. Bragança Paulista, Lachâtre: 221-6, 2015.
4. Kardec, 1859.
5. Instituto Brasileiro de Geografia e Estatística – IBGE. Censo Demográfico 2010 – Características gerais da população, religião e pessoas com deficiência. ISSN 0104-3145/ISBN: 01043145. Rio de Janeiro, Brasil. Disponível na Internet: http://biblioteca.ibge.gov.br/visualizacao/periodicos/94/cd_2010_religiao_deficiencia.pdf.
6. Peres MFP, de Oliveira AB, Leão FC, Vallada H, Moreira-Almeida A, Lucchetti G. Religious landscape in Brazil: comparing different representative nationwide approaches to obtain sensitive information in healthcare research. SSM – Population Health. 2018;6:85-90. https://doi.org/10.1016/j.ssmph.2018.08.007.
7. Lucchetti G, Lucchetti ALG, Bassi RM, Nobre MRS. Complementary spiritist therapy: systematic review of scientific evidence. Evidence-Based Complementary and Alternative Medicine. 2011, Article ID 835945. https://doi.org/10.1155/2011/835945.
8. Saad M, Mosini ACF, de Medeiros R. (2017a). Spiritist complementary therapies: ways for future integration to medicine. Current Research in Complementary and Alternative Medicine. 2017a;2017(Issue 2). Article document: CRCAM-110. doi:10.29011/CRCAM-110/100010.
9. Lucchetti ALG, Lucchetti G, Leão FC, Peres MFP, Vallada H. Mental and physical health and spiritual healing: an evaluation of complementary religious therapies provided by spiritist centers in the City of São Paulo, Brazil. Culture, Medicine, and Psychiatry. 2016;40(3):404-21. https://doi.org/10.1007/s11013-015-9478-z.
10. Bragdon E, 2005.
11. Lucchetti G et al., 2012.
12. Vancini RL, Lira CAB de, Vancini-Campanharo CR, Barbosa DA, Arida RM. The spiritism as therapy in the health care in the epilepsy. Revista Brasileira de Enfermagem. 2016;69(4):804-10. https://doi.org/10.1590/0034-7167.2016690425i.
13. Saad M, Lucchetti G, Peres MFP, de Medeiros R. Toward the concept of "spiritist chaplaincy". Journal of Religion and Health. 2015a;54(4):1460-9. https://doi.org/10.1007/s10943-015-0011-z.
14. Anefalos A, Silva WAB, Pinto RM, Ferrari RD, de Fátima Boni A, Duarte CB et al. Spiritist hospital chaplaincy in Brazil: 5 years of documented experience. Journal of Religion and Health. 2018;57(3):1038-51. https://doi.org/10.1007/s10943-017-0527-5.
15. Saad M, de Medeiros R. Potential contribution of the medical-spiritist model to a new paradigm on medicine. International Journal of Complementary & Alternative Medicine. 2017b;8(3):262-5. https://doi.org/10.15406/ijcam.2017.08.00262.
16. Kardec A [n.d.]. O que é o espiritismo. Tradução da redação de Reformador em 1884 pela Federação Espírita Brasileira, 56th ed. 2013. ISBN 978-85-7328-766-0. Disponível na Internet: http://www.febnet.org.br/wp-content/uploads/2014/05/o-que-e-o-espiritismo.pdf.

15

Religiões Africanas e Afrodiaspóricas e Sua Relação com a Saúde

Rodrigo Ribeiro Frias
Ronilda Iyakemi Ribeiro

Introdução

Este texto resulta do resgate de outros textos, nos quais foram abordados ampla e profundamente os temas que compõem as sete seções deste capítulo: (1) religiões praticadas no Brasil; (2) contexto sócio-histórico das religiões brasileiras afrodiaspóricas: raízes da intolerância religiosa e seus efeitos sobre a saúde de indivíduos e grupos; (3) religiões brasileiras afrodiaspóricas (de matrizes africanas); (4) religião tradicional iorubá no cenário das religiões africanas e afrodiaspóricas; (5) concepção iorubá de saúde, doença e cura; (6) recursos utilizados no diagnóstico, na prevenção e na terapêutica; (7) herança africana nas práticas mágico-medicinais de religiões brasileiras afrodiaspóricas.

Com a ambição de reunir o máximo de informações sobre o tema de cada seção, nós, autores deste capítulo, resgatamos conhecimentos reunidos durante as últimas três décadas, tempo durante o qual trilhamos caminhos de estudos, pesquisas e práticas no âmbito das religiões africanas e das religiões brasileiras afrodiaspóricas, com especial ênfase na religião tradicional iorubá, original dos países Nigéria, Togo e Benin (África Ocidental). Desses estudos e práticas resultaram, entre outros tantos benefícios, diversas publicações. Seria um absurdo e um desperdício desprezarmos as bases já construídas, por isso todas as seções incluíram publicações nossas entre as principais fontes. Em cada seção indicamos as referências em nota de rodapé.

Este texto é, pois, uma espécie de mostruário geral de assuntos relativos às *religiões africanas e brasileiras afrodiaspóricas e sua relação com a saúde*. A abordagem desses assuntos foi, necessariamente, superficial, uma vez que nos propusemos simplesmente dar a conhecer os principais fundamentos africanos de práticas do cuidado em espiritualidade na área da saúde. Diante deste pequeno mostruário poderão ser provadas formas, cores, sabores, e, havendo apetite para tanto, os leitores e leitoras poderão fartar-se, posteriormente, nas obras de referência indicadas.

Religiões praticadas no Brasil[1,2]

O Censo do Instituto Brasileiro de Geografia e Estatística (IBGE) realizado em 2010 classificou as religiões praticadas no Brasil em 21 categorias: (1) católica; (2) evangélica; (3) outras cristãs; (4) outras religiosidades cristãs; (5) espiritualista; (6) espírita; (7) umbanda; (8) candomblé; (9) outras declarações de religiosidades afro-brasileiras; (10) judaísmo; (11) hinduísmo; (12) budismo; (13) novas religiões orientais; (14) outras religiões orientais; (15) islamismo; (16) tradições esotéricas; (17) tradições indígenas; (18) outras religiosidades; (19) sem religião; (20) não determinada e (21) múltiplo pertencimento.

Mesmo reconhecendo ser essa classificação questionável, esses dados censitários foram reunidos nas tabelas apresentadas a seguir. A Tabela 15.1 reúne dados relativos à distribuição percentual de adesões religiosas da população brasileira e às alterações nos índices de afiliação religiosa no período compreendido entre 1970 e 2010; as Tabelas 15.2 e 15.3 reúnem dados censitários obtidos nos censos demográficos de 2000 e 2010, relativos à distribuição percentual das adesões religiosas em nível regional e nacional. Dados relativos às religiões de matrizes africanas foram destacados em negrito.

Tabela 15.1 Distribuição percentual de adesões religiosas da população brasileira (1970 a 2010).

Religião	1970	1980	1991	2000	2010
Catolicismo	91,8	89	83,3	73,6	64,6
Protestantismo	5,2	6,6	9	15,4	22,2
Sem religião	0,8	1,6	4,7	7,3	8
Espiritismo		0,7	1,1	1,3	2
Religiões afro-brasileiras		**0,6**	**0,4**	**0,3**	**0,3**
Outras religiões		1,3	1,4	1,8	2,7
Catolicismo	91,8	89	83,3	73,6	64,6
Protestantismo	5,2	6,6	9	15,4	22,2

Fonte: IBGE, Censo Demográfico 1970/2010.

Tabela 15.2 Distribuição percentual de adesões religiosas da população brasileira em 2000.

Religião	Brasil	Norte	Nordeste	Sudeste	Sul	Centro-oeste
Católica Apostólica Romana	73,6	71,3	79,9	69,2	77,4	69,1
Evangélica de missão	14,4	4,3	2,9	4,3	5,7	4,2
Evangélica de origem Pentecostal	10,4		6,9	12,0	8,7	13,4
Evangélica não determinada	1	1,1	0,5	1,2	0,9	1,3
Total de evangélicas	15,4	19,8	10,3	17,5	15,3	18,9
Espírita	1,3	0,4	0,6	2	1,2	1,9
Umbanda e candomblé	**0,3**	**0**	**0,1**	**0,4**	**0,5**	**0,1**
Sem religião	7,4	6,6	7,7	8,4	3,9	7,8
Outras religiosidades	1,8	1,7	1,3	2,2	1,5	2
Não sabe/não declarou	0,2	0,2	0,2	0,3	0,1	0,2

Fonte: IBGE, Censo Demográfico 2000/2010.

Tabela 15.3 Distribuição percentual de adesões religiosas da população brasileira em 2010.

Religião	Brasil	Norte	Nordeste	Sudeste	Sul	Centro-oeste
Católica Apostólica Romana	64,6	60,6	72,2	59,5	70,1	59,6
Evangélica de missão	4	4,8	3,4	3,9	5	4,1
Evangélica de origem Pentecostal	13,3	20,1	10,1	14,3	10,9	16,6
Evangélica não determinada	4,8	3,6	2,9	6,3	4,3	6,1
Total de evangélicas	22,2	28,5	16,4	24,6	20,2	26,8
Espírita	2,0	0,5	0,8	3,1	2	2,3
Umbanda e candomblé	**0,3**	**0,1**	**0,2**	**0,4**	**0,6**	**0,1**
Sem religião	8	7,7	8,3	9	4,8	8,4
Outras religiosidades	2,7	2,5	2,0	3,4	2,2	2,7
Não sabe/não declarou	0,1	0,1	0,1	0,1	0,1	0,1

Fonte: IBGE, Censo Demográfico 2000/2010.

Observemos que, segundo o Censo de 2000, havia em nosso país 73,6% de católicos, 15,4% de evangélicos e 7,3% de pessoas autodeclaradas sem religião. O Censo de 2010 evidenciou redução de católicos (64,6%) e aumento de evangélicos (22,2%). Em números absolutos esses percentuais indicam o crescimento da adesão evangélica de 26,2 para 42,3 milhões. Os autodeclarados sem religião passaram de 7,4% para 8%. Quanto ao segmento de adeptos da umbanda e do candomblé, os dados indicam pouca ou nenhuma alteração (0,3%). Observando esses dados, constatamos que a população brasileira é majoritariamente cristã e que somente dados das religiões evangélicas informam sobre percentuais de adesão a distintas denominações dessa prática cristã.

O catolicismo, herança da colonização portuguesa, permaneceu como religião oficial do Brasil até a

Constituição Republicana de 1891, ocasião em que foi instituído o Estado laico. A escravidão africana trouxe para o Brasil práticas religiosas que, adotando novas formas, deram origem a diversas religiões de matrizes africanas, também denominadas religiões brasileiras afrodiaspóricas. Esse panorama foi enriquecido na segunda metade do século XIX pela divulgação do espiritismo de Allan Kardec e pela inclusão da religião tradicional iorubá, praticada entre nós desde a década de 1980, porém (ainda) não registrada pelo Censo.

Na seção seguinte discorremos sobre fatores da sociedade na qual essas manifestações religiosas ocorrem. Estamos convencidos de que ignorar tais fatores seria agir como avestruzes que mergulham a própria cabeça na escuridão do subsolo para não ver o que pode confundi-los, atemorizá-los, aterrorizá-los.

Contexto sócio-histórico das religiões brasileiras afrodiaspóricas: raízes da intolerância religiosa e seus efeitos sobre a saúde de indivíduos e grupos[3,4]

Algumas considerações iniciais sobre raça e racismo

Como alerta Almeida,[3] a noção de raça opera a partir de dois registros básicos e complementares: o biológico e o étnico-cultural. Este, associado à origem geográfica, à religião e aos costumes, compõe o que Fanon[5,6] denomina *racismo cultural*. Frias, em sua tese de Doutorado, intitulada *Metamorfoses identitárias de lideranças religiosas não africanas no convívio com lideranças religiosas africanas*, discursa sobre a ação perversa do racismo e evidencia o quanto estão relacionadas entre si as representações negativamente estereotipadas de africanos, afrodescendentes e suas religiões. Os parágrafos seguintes possibilitam constatar que essa associação foi, e continua sendo, recorrente ao longo da história.

As informações aqui reunidas lançam luzes sobre o significado dos dados censitários apresentados na primeira seção deste capítulo, ou seja, nos permitem compreender melhor o motivo pelo qual tão poucas pessoas se autodeclaram praticantes de religiões afrodiaspóricas.

Um pouco da evolução dos estudos sobre raça e racismo

Tratando do racismo, Pena e Birchal[7] consideram o fenótipo irrelevante para o genoma e a noção de raças humanas desprovida de significado biológico. Essa noção deve-se, de fato, a um processo de construção social e cultural que, por interesses econômicos, atribui privilégios a alguns segmentos em prejuízo de outros. Sob a perspectiva genética, continuam Pena e Birchal, os seres humanos compartilham um ancestral africano recente, e suas diferenças morfológicas ocorreram apenas entre os últimos 50 mil e 40 mil anos. A cor da pele é característica genética sujeita à seleção natural e à adaptação, havendo correspondência geográfica significativa entre níveis de radiação ultravioleta e pigmentação da pele, determinada esta pela quantidade de melanina na derme, em um processo controlado por quatro, cinco ou seis genes, número insignificante no conjunto de 25 mil a 30 mil genes.

Outras características morfológicas superficiais, como formato da face, espessura dos lábios, cor e textura do cabelo, resultam de adaptações a variáveis ambientais. Os autores notam que o preconceito brasileiro privilegia a aparência física associada ao continente europeu, e, embora a aparência física de um brasileiro não permita inferir seu grau de ancestralidade africana e a cor socialmente percebida não tenha relevância biológica, a noção sociocultural de raça, cujo caráter é ideológico, gerou etnocentrismo e favoreceu projetos de dominação.

Para Salzano e Bortolini (2002, citados por Santos, Bortolini e Maio[8]), a maioria das patrilinhagens brasileiras é europeia, e cerca de 60% das matrilinhagens são ameríndias ou africanas, indicando um padrão de reprodução assimétrico de homens europeus com mulheres indígenas e africanas. Pena e Bortolini (2004, citados por Santos, Bortolini e Maio[8]) informam que 52% dos brasileiros negros são afrodescendentes pelo lado materno e 87% o são por marcadores biparentais, se considerarmos como afrodescendentes pessoas com mais de 10% de ancestralidade africana.

Martins, Santos e Colosso[9] consideram a raça um constructo social que remete a um contexto histórico e a um corpo teórico que transferem os traços fisionômicos a qualidades intelectuais e morais. À noção de raça contrapõe-se a de etnia, conjunto de indivíduos com ancestrais, língua, religião, cultura e território comuns. Da noção de raça resulta a ideologia do racismo, para a qual características hereditárias determinam inteligência, caráter e cultura. Para Santos e Schucman,[10] no Brasil o racismo produz desigualdade, humilhação social, sofrimento psíquico e justificativas naturalizantes para as injustiças sociais. Sua manifestação social é a discriminação racial, que nega liberdades e direitos fundamentais, e sua manifestação individual é o preconceito racial, resistente à mudança, que, além de produzir humilhação social e outros sofrimentos, impossibilita a participação de indivíduos na vida social como sujeitos históricos. A dor resultante do racismo, histórica e coletiva, gera medo, culpa, dor e ódio, e seus efeitos psicossociais devem ser enfrentados coletiva e politicamente, pois o enfrentamento individual pode acentuar os sentimentos de culpa, a atenção constante a agressões físicas e simbólicas e a adicção, fatores que resultam em adoecimento psíquico e transtornos mentais. Saberes psicológicos e psiquiátricos justificam quadros psicossociais ao atribuírem a dificuldades individuais o sofrimento psíquico.

Marcos do pensamento psicológico brasileiro sobre raça-etnia

Santos, Schucman e Martins[11] identificam três marcos no pensamento psicológico brasileiro sobre relações étnico-raciais. Entre o final do século XIX e o início do XX a Escola Baiana de Antropologia associou medicina e psicologia para investigar escravizados e libertos considerados perigosos e sujeitos a controle policial e exclusão social. Influenciados pelo determinismo biológico, estudiosos empregaram teorias raciais na constituição das ciências, e a incipiente psicologia brasileira investigou a saúde mental de populações afro-brasileiras e seu "animismo".

Entre 1930 e 1950 a psicologia passou a ser lecionada no ensino superior e a inferir efeitos de fatores históricos e sociais na população negra. Alguns estudos já apontavam a possibilidade de o psiquismo do afro-brasileiro estar sujeito a deformações causadas por fatores sociais, entre os quais a sujeição a múltiplas formas de violência. A partir de 1990 surgiram estudos sobre branqueamento, branquitude e identidade étnico-racial das pessoas de pele branca. Passaram a ser questionados o legado do branqueamento e seus efeitos psicológicos sobre identidades étnico-raciais de negros e brancos. Também passaram a ser valorizados a identidade negra, o ingresso em grupos de militância e o papel de saberes tradicionais africanos e afro-brasileiros na exaltação da negritude.

Silva[12] investigou as relações étnico-raciais na perspectiva antropológica. Para o autor, a tradição afro-brasileira teve início no final do século XIX com Raimundo Nina Rodrigues, que investigou o negro dos pontos de vista racial e religioso, e Sílvio Romero, que reconheceu o negro na formação da sociedade brasileira a partir da literatura popular, da língua e da religião. Silva considera que as poucas obras sobre o negro antes de Nina eram descrições de cronistas e viajantes, autos do Santo Ofício com acusações de feitiçaria, notícias policiais relacionando os cultos a curandeirismo e charlatanismo e documentação de processos criminais.

Para Santos, Bortolini e Maio,[8] sob influência do evolucionismo, as classificações da diversidade humana tiveram apogeu na segunda metade do século XIX, quando a antropologia física, a história natural e outras disciplinas debateram similaridades e diferenças morais, intelectuais e civilizatórias entre raças. Silva[12] nota que a antropologia contribuiu para as representações de ser o negro o principal obstáculo ao desenvolvimento do país, dada sua suposta indolência, agressividade, imoralidade, promiscuidade e primitivismo. Invisível socialmente, tido por mal necessário à formação econômica do país, o negro foi representado de modo estereotipado em obras românticas, naturalistas e realistas, e a antropologia do final do século XIX contribuiu para que fosse questionada a igualdade inter-racial que justificaria a abolição.

A Escola Baiana de Antropologia e os primórdios do debate

No final do século XIX, Raimundo Nina Rodrigues defendia ser a raça vital na constituição da sociedade e do indivíduo. Com base no evolucionismo social, relacionou patologias psiquiátricas e tipologias criminais a pertenças étnico-raciais e argumentou que o retrocesso econômico baiano era responsabilidade de negros e mestiços. Conforme Silva,[12] Nina defendeu a existência de condicionantes biológicos de crimes, estupros, pederastia e fanatismo religioso. Seu interesse por patologias e desajustes psíquicos de negros e mestiços o levou a estudar o universo místico desses grupos.

Em *As raças humanas e a responsabilidade penal no Brasil* (1894), Nina defendeu que os negros transmitiriam doenças, inclusive as de caráter, e conferiram maior propensão ao crime, enquanto em *O animismo fetichista dos negros baianos* (1900) descreveu ritos e crenças religiosas como histeroides e primitivos.[13] Esse autor também procurou demonstrar a incapacidade psíquica do negro de adotar uma religião baseada em conceitos abstratos. Em *Os africanos no Brasil* (1932), adotando abordagem historiográfica, Nina abordou temas como a procedência dos grupos africanos vindos para o Brasil, as revoltas de maometanos e a formação do quilombo de Palmares, além de abordar aspectos religiosos e linguísticos de grupos de negros. Para ele a religiosidade de matriz africana era um "dado psicológico positivo", surpreendente para uma época em que não se pensava que fosse sequer passível de observação.[12]

A Escola Baiana de Antropologia fundada por Nina ofereceu um modelo das supostas deficiências do negro brasileiro e as consequências sociais do convívio com ele. O debate prosseguiu no início do século XX, conduzido por seus discípulos Arthur Ramos, Juliano Moreira e Afrânio Peixoto. O médico Ramos foi autor de *Primitivismo e loucura* (1926), *O negro brasileiro*: etnografia religiosa e psicanálise (1934), *O folclore negro no Brasil*: demopsicologia e psicanálise (1935), *As culturas negras no novo mundo* (1937) e *Aculturação negra no Brasil* (1942). O fascínio pelas culturas negras e pela religiosidade afro-brasileira marcou seu esforço etnográfico e psiquiátrico higienista. Ramos aplicou psicologia, psiquiatria e antropologia ao estudo de relações étnico-raciais e de religiões afro-brasileiras, atribuindo aos negros a condição de personalidades regredidas. *O animismo fetichista dos negros bahianos* de Nina, publicado em 1935, e *O negro brasileiro*, de Ramos, inauguraram a Bibliotheca de Divulgação Scientífica da Civilização Brasileira, que na década de 1930, sob a direção de Ramos, publicou estudos etnográficos sobre o negro no Brasil.[12]

Em 1939, Ramos ocupou a cátedra de Antropologia e Etnografia da recém-criada Faculdade Nacional de Filosofia e integrou o negro e sua religiosidade ao currículo da disciplina. O Rio de Janeiro sucedeu a Bahia como centro de estudos sobre o universo religioso afro-brasileiro, com a cátedra de Artur Ramos na Faculdade Nacional de Filosofia.

Roger Bastide chegou ao Brasil em 1938. Em 1944 viajou pelo Nordeste e, impressionado com as religiões de matrizes africanas, publicou *Imagens do Nordeste místico em branco e preto* (1945), descrevendo o barroco e os candomblés.[12] Bastide também publicou três artigos sobre estudos afro-brasileiros no *Boletim da Faculdade de Filosofia, Ciências e Letras* em 1946, 1951 e 1953. Já na França, publicou *Le candomblé de Bahia – Rite Nagô* (1958) e *Les réligions Africaines au Brésil* (1960). Em *Les Amériques noires* (1967), estudou africanismos de outros países americanos.

Ruth Landes, da Universidade de Colúmbia, onde atuavam Franz Boas e seus discípulos, pesquisou contatos raciais no Brasil entre 1938 e 1939, especialmente aspectos rituais e sociais do candomblé e o papel feminino na estrutura de cultos de Salvador. O principal fruto de suas pesquisas foi *The city of women* (1947), obra lançada entre nós como *A cidade das mulheres* (2002).

Obras de brasilianistas e brasileiros incentivaram uma investigação da Unesco sobre a convivência harmoniosa entre raças no Brasil, idealizada por Ramos e executada por Alfred Métraux, com pesquisas em comunidades rurais baianas e áreas urbanas como Recife, Rio de Janeiro e São Paulo. Religiões afro-brasileiras foram incluídas após a intervenção de Gilberto Freyre, sob o argumento de que elas têm relação com o preconceito, cabendo a René Ribeiro desenvolver no Recife *Religião e relações raciais* (1956).

Mário de Andrade idealizou a Missão de Pesquisas Folclóricas, que, saindo de São Paulo em 1938, visitou vários estados do Brasil, filmando e gravando rituais religiosos afro-brasileiros e festas populares e considerando como objeto privilegiado as produções populares de negros e mestiços. Édison Carneiro não separou etnografia e folclore em *Religiões negras*: notas de ethnographia religiosa (1936) e em *negros bantos*: notas de ethnographia religiosa e de folklore (1937).[12]

A partir da década de 1950 o etnógrafo e fotógrafo Pierre Fatunbi Verger publicou importantes obras sobre grupos de afrodescendentes e suas culturas, como *Orixás* (1951), *Notas sobre o culto aos Orixás e Voduns na Bahia de Todos os Santos, no Brasil e na Antiga Costa dos Escravos, na África* (1957), *Retratos da Bahia* (1980) e *Ewe: o uso das folhas na sociedade iorubá* (1995). Durante 50 anos de pesquisas registrou vasta iconografia, fotografou cenas do cotidiano negro em diversos países e reuniu informações preciosas sobre rituais religiosos de matrizes africanas nos continentes africano e sul-americano, contribuindo, assim, para a preservação da memória de práticas e praticantes de religiões brasileiras de matrizes africanas.

Um fator determinante para a reformulação dos debates sobre o negro brasileiro teve início quando a noção de raça perdeu credibilidade científica, embora tenha permanecido importante como constructo social no plano das relações culturais, econômicas e políticas. Inspirada por condições como o Holocausto, a crítica genética estava presente nas primeiras declarações sobre raça da Unesco, na década de 1950, e foi impulsionada recentemente por tecnologias de sequenciamento de DNA e métodos para averiguar fatores demográficos, sociais e ecológicos na dinâmica evolutiva.

Nas décadas de 1960, 1970 e 1980 a sociologia produziu obras notáveis sobre o negro e suas religiões. É o caso de Roger Bastide com *As religiões africanas no Brasil* (1960) e *As Américas negras* (1967). O autor já publicava títulos relevantes desde a década de 1930, como *O candomblé da Bahia* (1958), e esteve entre os fundadores da Universidade de São Paulo.

Para Santos, Bortolini e Maio,[8] as críticas sobre a aplicação do conceito de raça se intensificaram nas décadas de 1960 e 1970, com a expansão das pesquisas em genética de populações, apoiadas na análise de grupos sanguíneos, enzimas e outros marcadores biológicos, e não mais em aspectos morfológicos. A genética passou a informar que os sentidos não apreendem a variabilidade biológica humana, cujos marcadores externos minimizam a possibilidade de reconhecer a identidade da espécie.

A popularização da genética a partir dos anos 1990 resultou em pesquisas sobre a herança africana no Brasil com o rigor das ciências médicas e o cuidado com os meios histórico e social. Argumenta-se não haver diferenças biológicas significativas entre os diversos segmentos humanos, recomendando-se que o descritor "raça" seja extirpado da literatura médica.[14] Defende-se que as diferenças expressivas entre povos e entre indivíduos resultam de construções sociais.[7] A identificação do DNA de um indivíduo pode confirmar a construção social de sua identidade ou abalar essa representação, mas possui caráter antes social do que biológico.[8]

Conforme Santos e Fernandes,[15] os efeitos psicossociais do racismo moldam condutas, pensamentos e sentimentos, com base nos quais se diferencia entre discriminadores e discriminados. As vítimas podem sentir-se responsáveis pelo sofrimento vivido, e mesmo inferiores ou inumanos. Os danos à saúde psíquica incluem dor, angústia, pânico, insegurança, culpa, autocensura, rigidez, solidão, alienação, negação de si, dependências químicas, síndromes e loucuras. A promoção da igualdade, a inclusão e a reparação, se fosse possível reparar o mais prolongado genocídio da humanidade e seus efeitos, passam por índices socioeconômicos e educacionais e processos de reconstrução de subjetividades. Talvez um desafio à saúde mental seja provar que a discriminação étnico-racial existe e quem a denuncia não se coloca na posição de vítima nem está louco.[15]

Religiões brasileiras afrodiaspóricas (de matrizes africanas)[1,2]

Os primeiros africanos escravizados foram introduzidos no Novo Mundo em 1502 e, no Brasil, em 1549. No período compreendido entre 1551 e 1850 o abundante tráfico de escravos conduziu o Brasil – o que não é motivo de orgulho – ao primeiro posto na importação de grupos étnicos africanos.

> O tráfico de negros durou, oficialmente, três séculos e clandestinamente, mais meio século. É difícil avaliar o número total de escravos. As estimativas variam enormemente: a Enciclopédia Católica fala de 12 milhões, outras fontes referem-se a 50 milhões.[16]

Fonseca Junior[17] confirma o fato de haver sido muito expressivo o número de etnias africanas trazidas para o nosso país, algumas das quais de marcante presença na formação étnica, social e cultural do povo brasileiro. Embora o rol de grupos étnicos (cerca de 100) apresentado por esse autor demande uma apreciação mais cuidadosa por apresentar redundâncias e alguns equívocos nos critérios de classificação das etnias, ainda assim se mostra bastante útil ao propósito de ilustrar a multiplicidade cultural e religiosa africana herdada pelo Brasil.

Ao nos darmos conta de que sete em cada dez dias dos 519 anos da história do Brasil foram vividos sob regime de escravidão, podemos ter uma ideia mais precisa da participação de africanos em nossa constituição sociocultural. Ao traçar uma geografia das religiões africanas em nosso país, Bastide[18] identificara duas grandes vertentes – a que deu origem aos *candomblés* e *xangôs* e outra, que deu origem aos *candomblés de caboclo* e *de angola*. Artur Ramos, citado por Bastide,[18] informa haverem sido trazidas para a América Portuguesa as seguintes civilizações: (1) sudanesas, especialmente representadas pelos iorubás, ewe, fon, fanti-axanti (mina), krumanus, agni, zema e timini; (2) islamizadas, especialmente representadas por peuls, mandingas, haussa, tapa, bornu, gurunsi; (3) bantu do grupo angola-congolês, representadas por ambundas (cassangues, bangalas, dembos) de Angola, congos ou cambindas do Zaire e benguelas; e (4) bantu da Contra-Costa, representadas por moçambiques (macuas e angicos). No contexto urbano, elementos dessas religiões, então sujeitos a influências do catolicismo e do espiritismo de Allan Kardec, deram surgimento à umbanda.

Associadas às duas vertentes mencionadas por Bastide, ou delas derivadas, há uma grande variedade de práticas religiosas, das quais mencionamos apenas algumas: Babaçuê (Pará), batuque (Rio Grande do Sul), cabula (Espírito Santo, Minas Gerais, Rio de Janeiro e Santa Catarina), candomblé (todos os estados), culto a Egungun (Bahia, Rio de Janeiro e São Paulo), culto a Ifá (Bahia, Rio de Janeiro e São Paulo), encantaria (Piauí e Maranhão), omolokô (Rio de Janeiro, Minas Gerais e São Paulo), quimbanda (Rio de Janeiro e São Paulo), tambor-de-mina (Maranhão); terecô (Maranhão), umbanda (diversos estados), umbandaime, xambá (Alagoas e Pernambuco), xangô (Pernambuco). Conforme mencionado, nas últimas três décadas incluiu-se nesse cenário a religião tradicional iorubá, também conhecida como religião de Ifá, ou ifaísmo, considerada integrante do movimento de reafricanização de práticas religiosas de matriz iorubá. A denominação religião de Ifá (ou ifaísmo) adotada no Brasil deve-se ao fato de ser o *corpus* literário de Ifá, Livro da Sabedoria Iorubá, imenso reservatório de narrativas da tradição oral desse grupo étnico, cujo território inclui parte da Nigéria, do Togo e da República do Benin (África Ocidental).

Nos espaços religiosos africanos e afrodiaspóricos, também conhecidos como Casas de Axé, os recursos diagnósticos, preventivos e terapêuticos são utilizados em grande escala. Esses espaços são muito procurados por pessoas necessitadas de atendimento à saúde física e mental.

Se de cada 10 dias de história do Brasil, sete foram vividos sob regime de escravidão, e se durante esse período cerca de 100 grupos étnicos africanos foram trazidos ao Brasil, podemos perguntar se não é de estranhar o índice registrado pelo Censo: somente 0,3% de praticantes de religiões afrodiaspóricas?! Certamente é preciso relativizar tais dados censitários por diversos motivos: além do sincretismo religioso, dos numerosos casos de múltipla pertença religiosa e do intenso e contínuo trânsito inter-religioso, há ainda o mascaramento de identidades étnico-religiosas não brancas dada a inegável ação do racismo, cujas peculiaridades foram apresentadas na seção anterior.

Religião tradicional iorubá no cenário das religiões africanas e afrodiaspóricas[1,2]

Para melhor entendimento do porte teológico da matriz iorubá de religiões afrodiaspóricas, convém discorrer brevemente sobre essa religião, que integra o conjunto de religiões tradicionais africanas. Awolalu,[19] no artigo "What is African traditional religion?", afirma ser a religião o principal fator na vida da maioria dos africanos. Incluída em todos os aspectos de seu cotidiano, não pode ser compreendida fora do contexto existencial desses indivíduos. Falar de religião tradicional africana (RTA) significa reportar-se a concepções, crenças e práticas diárias dos africanos, cujas formas variam em padrão e intensidade. Embora muitos africanos tenham adotado práticas islâmicas e cristãs, entre outras, nem todos abandonaram suas convicções e práticas tradicionais.

A palavra "tradicional" remete ao significado de nativo, autóctone, "de fundamento". Refere-se a conhecimentos transmitidos oralmente de geração em geração, preservados e praticados por africanos no presente. Essa herança não é considerada "coisa do passado", mas sim elo de conexão do passado com o presente e destes com a eternidade. Awolalu alerta ao fato de as religiões tradicionais não serem fósseis: são vivas, pulsantes. Evidentemente, a RTA, exposta a múltiplas influências da vida moderna, não permanece imutável, apesar de alguns adeptos, mais conservadores que outros, resistirem à influência de modernismos trazidos e impostos pela colonização.

Awolalu escolhe deliberadamente o uso do termo "religião tradicional africana" no singular porque, a despeito das muitas diferenças observáveis no continente africano, tão amplo, com sua imensa quantidade de grupos étnicos, de culturas complexas e idiomas distintos, há semelhanças básicas entre os sistemas religiosos: todos concebem um cenário espiritual habitado pelo Ser Supremo, divindades, ancestrais divinizados e outros espíritos. Embora cada localidade culte certas divindades, realize festivais e rituais religiosos específicos e tenha designativos próprios para o Ser Supremo, o mesmo padrão religioso é compartilhado por todos os sistemas.

Baseada principalmente na transmissão oral, a RTA não possui fundadores nem reformadores, não é organizada em torno de um único herói, não possui missionários nem realiza proselitismo. E, embora venha sendo considerada por muitos como politeísta, de fato não o é. O *status* do Ser Supremo é distinto do *status* das divindades, cuja origem pode ser descrita, cujos atributos podem ser representados simbolicamente, cujo poder é limitado e cuja existência é devida ao Ser Supremo, o Único. Mbiti (1970, *apud* Awolalu[19]), referindo-se aos bacongo, diz que esse grupo étnico descreve de modo muito simples a existência do Ser Supremo ao dizer "Ele não foi criado por outro, não houve outro antes d'Ele". E essa condição é exclusiva do Criador.

Fragmentos da religião tradicional iorubá foram trazidos ao Brasil durante séculos da afrodiáspora forçada pela escravidão. Atualmente, durante a afrodiáspora livre, mostra-se possível sistematizar e divulgar tanto a teologia iorubá quanto as práticas litúrgicas a ela relacionadas. Segundo é de nosso conhecimento, papel de destaque na realização dessa tarefa vem sendo desempenhado pelo Oduduwa Templo dos Orixás,[4,20-22] situado no município litorâneo de Mongaguá (SP), que em 2018 completou 30 anos de existência em nosso país. Esse templo veio a ser espaço de aprendizagem e propiciador de diálogo entre distintas vertentes religiosas de matrizes africanas.

Tendo rascunhado o cenário das religiões brasileiras e, nele, o das religiões brasileiras afrodiaspóricas, consideremos, agora, questões relativas ao âmbito da saúde, doença e cura no contexto do território iorubá e, posteriormente, no contexto brasileiro.

Concepção iorubá de saúde, doença e cura

Uma boa compreensão dos conceitos iorubás de saúde, doença e cura exige o entendimento do que seja axé, ori, ebó e *òògùn*.

Axé

Toda manifestação viva pressupõe a presença de uma força vital, valor supremo que possibilita realizar o ideal de ser feliz e viver forte nos planos material, psicológico, social e espiritual. Enquanto energia, essa força pode ser obtida, desperdiçada, perdida, acumulada ou esgotada e também transmitida. Seu acúmulo manifesta-se física e socialmente como poder, e seu esgotamento, como doenças ou adversidades de toda ordem. Entre os iorubás tal força recebe o nome de axé. Axé, força vital, energia que flui em todos os planos mencionados, constitui o principal requisito para atingir qualquer objetivo. Não há força maior que essa. Toda e qualquer realização depende do axé. Se bem administrado, aumenta com o passar do tempo e o acúmulo de experiência, proporcionando fertilidade, prosperidade e longevidade. Em outras palavras, faz-se necessária a aquisição gradual e contínua de conhecimentos sobre as formas de adquiri-lo e de não desperdiçá-lo. O desenvolvimento de boas atitudes, boa conduta e bom comportamento, associado à capacidade de discernir e julgar com justiça e bom senso, favorecem o acúmulo de axé.

Felicidade é ser saudável, ser forte. Ser forte é portar axé. Ser saudável inclui bem-estar físico, boa condição socioeconômica, boas amizades, boa vida conjugal e familiar. Qualquer desequilíbrio é considerado desequilíbrio energético, identificável em algum âmbito da existência e passível de tratamento.

Distintos elementos possuem distintas qualidades de axé: cada orixá, divindade iorubá, possui determinadas qualidades de axé, e diferentes substâncias dos reinos mineral, vegetal e animal possuem distintas qualidades de força vital. A transmissão do axé se dá por meio do contato com portadores de força vital ou por ingestão. Somente está vivo quem possui axé, e os mais velhos, conhecedores dessa dinâmica energética, têm o cuidado de não transmitir indiscriminadamente tudo o que sabem a respeito de procedimentos para administrar, por meio de rituais, o fluxo dessa energia.

Ori

O mundo visível manifesta um mundo invisível. Como há um plano material e outro imaterial, a pessoa que transita nesses planos é constituída de uma parte física e outras partes imateriais. Ori é uma das partes imateriais da pessoa. A palavra *ori*, que significa "cabeça", designa também a essência do ser, responsável por guiar e cuidar da pessoa antes de seu nascimento, durante o transcorrer da existência no plano material e após a morte. Nesse sentido, Ori é uma divindade, um orixá pessoal, o mais importante do panteão iorubá de divindades, pois o que Ori não permite orixá algum poderá realizar. Ou seja, toda e qualquer ação dos orixás em benefício da saúde de alguém somente será possível se houver aceitação por parte do Ori dessa pessoa.

Ebó

Ebós são oferendas a orixás e ancestrais veneráveis, realizadas com ou sem sacrifício animal, entregues em encruzilhadas ou em locais indicados pelo oráculo. Têm por objetivo remover um mal já instalado, prevenir a ação de um mal a ser instalado ou atrair e preservar um bem. O ebó resulta de atos litúrgicos que promovem reequilíbrio energético e dinamizam o axé de cura, de prevenção de doenças e de atração da saúde.

Òògùn – recursos mágico-medicinais dos iorubás para preservação e recuperação da saúde

Todos os aspectos da vida biológica e social se articulam para constituir indivíduos e grupos saudáveis. Assim, as relações entre medicina e organização social nos diversos grupos étnicos negro-africanos incluem todos os aspectos da vida biológica e social. Em artigo inédito, Dopamu[23] define medicina tradicional como "a arte e a ciência de preservar ou restaurar a saúde, por meio de forças e recursos naturais". Na sociedade tradicional iorubá, medicina e magia recebem a mesma denominação, pois a intenção é que determina se os procedimentos adotados visam à cura física ou à solução de problemas de outra natureza.

A medicina e a magia, conhecidas pelos mesmos nomes – *òògùn, egbògi, ìsegùn* –, encontram-se sob domínio da mesma divindade, Ossaim. Ambas compartilham a convicção de que divindades e espíritos auxiliam a cura e de que certas substâncias da natureza possuem qualidades a elas inerentes, de significado oculto. Na prática mágico-medicinal cumprem importante papel os *ofós*, encantamentos. Recursos mágicos e medicinais entrelaçam-se de tal modo que, em certos rituais, é difícil identificar os limites entre eles. Por exemplo, uma pessoa com fortes dores de cabeça poderá ser orientada a ingerir, em meio a rituais, uma medicação também preparada de modo ritualístico.

As moléstias são consideradas resultantes da concatenação de múltiplos fatores de distintas ordens, como a ação de forças naturais ou físicas, de bruxas e feiticeiros, de espíritos da natureza e de ancestrais descontentes. Em busca da cura recorre-se a elementos do mundo mineral, vegetal e animal. Uma vez realizado o diagnóstico por meio de consulta oracular conduzida pelo mago-médico ou por um sacerdote ou sacerdotisa de orixás, são definidas as causas do transtorno e sobre elas se intervirá, sendo que alguns tratamentos atuam simultaneamente nos planos biológico e espiritual. O ritual nem sempre acompanha a administração do medicamento, mas pode constituir um meio necessário à remoção de causas de ordem espiritual, para que o remédio possa agir no corpo.

Magia

Para Frazer,[24,25] a magia é um sistema de pensamento que pressupõe a ação regular da natureza, segundo leis de simpatia que, uma vez conhecidas, possibilitam a intervenção humana. Frazer postulou dois tipos de relações simpáticas: as de contiguidade e as de similaridade. As relações de contiguidade são de tal ordem que as coisas, uma vez colocadas em contato, continuam interagindo, isto é, podem agir mutuamente mesmo depois de fisicamente afastadas.

As relações de similaridade têm por regra fundamental que o semelhante produz o semelhante, isto é, o efeito e sua causa se parecem. Disso decorrem a magia de contágio, graças à qual o mago busca atuar sobre uma pessoa agindo sobre algo que lhe pertenceu, e a magia imitativa, graças à qual o mago procura conseguir certos efeitos por meio de simulacros desses efeitos. Mauss[26] acrescentou às possibilidades descritas por Frazer uma terceira, baseada não na simpatia, mas na antipatia: o contrário age sobre seu contrário, isto é, excluído o elemento semelhante, pode ser suscitado o seu contrário.

Como operam as leis formuladas por Frazer e Mauss no campo da magia? A lei da contiguidade possibilita a prática de magia por contágio, dado o princípio segundo o qual cada parte equivale ao todo ao qual pertence. A distância entre o todo e suas partes não anula a continuidade do todo, que pode ser reconstituído ou suscitado por meio de ação exercida sobre algum de seus elementos. Todo e qualquer objeto ou ser que tenha estado em contato, de um modo ou outro, com uma pessoa, passa a integrar sua totalidade. Assim, cada pessoa ou coisa estabelece um número praticamente infinito de ligações simpáticas, e é por meio desses canais de energia que influxos mágicos são transmitidos a curtas e longas distâncias na cadeia de ligações.

A lei da similaridade serve à magia imitativa: dois elementos semelhantes exercem mútua influência. A similaridade icônica obedece a dois princípios fundamentais: o semelhante evoca o semelhante e o semelhante age sobre o semelhante. A semelhança aqui considerada vai além da aparência, além da imagem. É bem mais abrangente que isso, pois a principal função de determinado objeto é tornar presente a pessoa desejada. O que importa não é tanto o objeto escolhido, e sim sua possibilidade de representar determinada pessoa. A prática, popularmente divulgada, de espetar um alfinete em um boneco para que a vítima sofra a alfinetada constitui um tipo de magia icônica.

A lei da contrariedade tem por fundamento o contraste: a exclusão do semelhante faz surgir o seu contrário. É o que ocorre no processo de cura homeopática, por exemplo, quando o semelhante cura o semelhante, por meio de sua exclusão e do estímulo para que surja o seu contrário.

A magia, sistema simbólico ao qual as pessoas recorrem esperando obter determinados resultados, não persistiria se suas práticas fossem ineficazes, isto é, indivíduos não prosseguiriam em suas artes mágicas caso seus esforços não fossem recompensados. Mesmo quando praticada por um indivíduo isolado, a magia tem cunho coletivo, visto fundamentar-se em crenças coletivamente compartilhadas. É a sociedade que age por intermédio do mago, uma vez que ele não inventa mitos e ritos e sim os reproduz em conformidade com sua tradição e consenso grupal. A magia não se caracteriza, pois, por uma situação em que algum esperto abusa da credulidade de ignorantes: ao praticar magia, o indivíduo utiliza conhecimentos tradicionais de seu grupo, e, assim, seja ele um homem carismático, ou não, seu sucesso nas artes mágicas dependerá de sua sujeição às crenças e valores da sociedade a que pertence.

Lévi-Strauss,[27] ao estudar esse tema, recusou-se a reduzir a magia a uma forma rudimentar de ciência: magia e ciência não constituem tipos de pensamento que se opõem, nem é a primeira, um esboço da segunda. São, isso sim, sistemas de pensamento independentes e articulados, semelhantes quanto ao tipo de operações mentais que exigem, e diferentes quanto ao tipo de fenômenos a que se aplicam.

Bruxaria e feitiçaria

Do ponto de vista do código ético-moral iorubá, a magia pode ser boa ou má, lícita ou ilícita. Bruxaria e feitiçaria são, via de regra, expressões de magia ilícita porque visam à destruição de um indivíduo ou de um grupo. A feitiçaria é praticada quase exclusivamente por homens e a bruxaria, quase exclusivamente por mulheres. Enquanto o feiticeiro faz uso de recursos materiais para suas práticas, o que em linguagem vulgar se conhece como "cruzar os pauzinhos", a bruxa os dispensa: deixando o próprio corpo adormecido durante a noite, para atuar diretamente com seus corpos vital e astral sobre os corpos vital e astral de outras pessoas. Ela vampiriza a energia vital de suas vítimas e, por vezes, ocupa corpos de animais para se locomover. Se o animal que está conduzindo o corpo astral de uma bruxa for morto, ela morrerá por não poder retornar a seu adormecido corpo denso. Há descrições análogas a esta em *A Erva do Diabo*, de Carlos Castañeda, referindo-se aos índios yaquis do México.

Bruxaria é arte aprendida ou recebida da mãe. Algumas mulheres já nascem bruxas, outras adquirem tais poderes, podendo mesmo comprá-los ou ser presenteadas por uma bruxa que sinta simpatia pela aspirante. Seus poderes nem sempre são do conhecimento dos familiares, podendo tornar-se conhecidos apenas no momento de sua morte. Os iorubás se referem à existência de bruxas boas, que utilizam seus poderes extraordinários em benefício de familiares e amigos.

Os feiticeiros, por sua vez, servem-se de vários procedimentos e técnicas para destruir as vítimas. Feiticeiros, bruxas e pessoas inclinadas ao mal incluem-se nos chamados *aye*, o mundo. Outros agentes de destruição mencionados no *corpus* literário de Ifá são os *ajogun*, entre os quais se incluem a Morte, a Desordem, a Perda e a Enfermidade. Os *aye* podem servir-se dos *ajogun* para causar infelicidades e promover destruições.

Os mago-médicos

Magos e/ou médicos são indistintamente chamados de *onisegun, elégbògi, olosányìn e olóògùn*, embora com distintas conotações de valor, conforme assinala Dopamu.[28] Os *onisegun* adquirem seus conhecimentos no âmbito familiar, podendo ampliá-los graças ao contato com seres espirituais. Ossaim, o orixá da essência do mundo vegetal, conhecedor das possibilidades terapêuticas de todas as plantas, inclui entre seus mais importantes seguidores Aroni, ser dotado de uma única perna, como as plantas, e cabeça de cachorro. Compartilha-se a crença de que Aroni, grande conhecedor das propriedades medicinais do mundo vegetal, sequestra pessoas talentosas e as leva para viver consigo na floresta, onde lhes transmite conhecimentos antes de devolvê-las a suas casas.[29]

Ofó, o encantamento iorubá, e o poder oculto dos nomes

A força vital tem na palavra um de seus principais veículos. Cada ser, objeto ou elemento é dotado de poder natural ao qual se pode apelar, desde que se conheça seu nome místico, nome de fundamento, nome primordial. Frequentemente encontrados em fórmulas de encantamento, os nomes de fundamento permitem ao praticante agir sobre os seres invocados e controlá-los. Dopamu,[30] que registrou na Nigéria uma série de fórmulas encantatórias e teceu considerações sobre essa prática mágica, diz que *ofó* é termo genérico usado pelos iorubás para designar encantamento. Pode ser entendido como palavra falada dotada de força mágica ou capaz de produzir efeitos mágicos quando recitada ou cantada sobre objetos mágicos ou em sua ausência. Os encantamentos são utilizados em todos os âmbitos da atividade humana, em particular na prática médica.

Os *ofós* são de uso indispensável na prática de *òògùn*. A força dos enunciados orais é potencializada pelo uso de afoxé ou de epé. Afoxé é um preparado mágico que confere poder à fala e possibilita, por exemplo, que um comando verbal seja obedecido sem questionamentos. Assim, em obediência às ordens recebidas de alguém que utilizou o afoxé, uma pessoa pode ser levada a realizar ações que, em pleno uso de seu livre-arbítrio, jamais realizaria. Os *ofós* também podem ser utilizados para orar e abençoar. O *epé*, preparado mágico-medicinal, também potencializa a força do enunciado oral.

Embora muitos encantamentos dispensem o uso de objetos, em sua maioria são recitados sobre objetos mágicos ou medicinais para potencializar sua força. Muitos desses objetos são indicados pelo próprio texto do encantamento. A força dos *ofós* será potencializada se forem pronunciados após a mastigação de sete ou nove obis (nozes-de-cola, pequeno fruto de uso alimentar e sagrado), ou a mastigação de sete ou nove sementes de pimenta-da-costa, porque "a pimenta-da-costa torna a boca potente como um veneno".

Para que o encantamento seja eficaz, deve ser recitado exatamente como da primeira vez, ou seja, exatamente do modo como foi pronunciado no momento de sua criação. Os encantamentos registrados por Dopamu em diversas regiões da Nigéria são recitados em diferentes dialetos, apresentando, muitas vezes, uma mesma palavra com significados distintos e distintas palavras com o mesmo significado. A tradução para outro idioma nem sempre é possível, porque muitas das palavras usadas pertencem a textos herméticos, nos quais palavras menos inteligíveis possuem maior poder. Um breve exemplo de uso do *ofó* é o seguinte: no tratamento de um homem mordido por serpente poderá ser utilizado um encantamento para remoção do veneno, ameaçando-se o ser da serpente (ori coletivo das serpentes ou, em linguagem do esoterismo ocidental, alma coletiva das serpentes) de privação total de sua capacidade de envenenar, caso o veneno injetado não seja removido.

Há muitos tipos de *ofó*. Além dos pronunciados para potencializar a ação mágico-medicinal e dos recitados após a mastigação de pimenta-da-costa ou de obi, com finalidades específicas, há outros, alguns dos quais associados a libações em homenagem a poderes espirituais; outros utilizados em práticas do mal, tão potentes que exigem o uso de outros *ofós* para neutralizar efeitos deletérios deixados no praticante; outros, ainda, com alusões míticas, geralmente recitados sobre o pó *iyerosun* (pó amarelo oriundo da árvore *irosun*, muito utilizado em práticas litúrgicas) antes da narração de histórias e mitos de origem correspondentes a ocorrências do presente, pretendendo-se, ao recitá-los, reatualizar as forças primordiais atuantes no momento da criação.

O *ofó* pode ser pronunciado em voz alta, sussurrado ou resmungado. O importante é que seja enunciado corretamente e na sequência exata, pois a menor variação poderá torná-lo ineficaz. O conhecimento dos nomes da Morte e da Doença, por exemplo, possibilita a longevidade:

> (nome),
> mo oruko yin.
> Ki e ma ba mi!
> (nome),
> sei seu nome.
> Não me perturbe!

Uma divindade pode ter muitos nomes secretos referentes a distintas qualidades de força, e, conforme o que se queira pedir ou ordenar, deve-se pronunciar o nome adequado à finalidade pretendida. As chamadas qualidades de orixá, por exemplo, podem ser melhor compreendidas à luz deste conhecimento. A diferença entre as formas de invocar depende do "apelo" que se queira fazer, da evocação que se queira realizar de determinada qualidade energética de um mesmo ser. Sabemos que as chamadas qualidades dos orixás, por exemplo, se referem a distintas características suas, reveladas por seus feitos e virtudes, manifestados em distintos momentos e distintos locais míticos por onde passaram.

Agentes de feitiço e bruxaria invocados por seus nomes, por meio de *ofós* específicos, podem tornar-se inofensivos, desde que o praticante conheça seus nomes e saiba pronunciá-los corretamente:

> (nome)
> Ki apa re mo ka mi.
> Ki omo re ma ron mi.
> (nome)
> Para que você não possa me dominar com sua força.
> Você não pode me afetar com sua força.

As partes do corpo humano também possuem nomes *de fundamento* que, conhecidos, submetem-se ao controle do encantador. O *ofó* que facilita o parto, por exemplo, chamado *ofo igbebi*, inclui o chamado de partes do corpo. Vejamos um exemplo:

> *Adudu-fori-soju*
> é como chamamos o pênis (nome de fundamento)
> *Ita-a-fenu-pelebe*
> é como chamamos a vagina (nome de fundamento)
> *Oboro*
> é como chamamos o bebê (nome de fundamento)
> *Edidi*
> é como chamamos a placenta (nome de fundamento)
> Nós nunca pegamos *oboro* deixando prá trás *edidi*.
> Tanto a placenta como o bebê, desçam imediatamente!

Muito fica ainda por dizer, pois a riqueza, diversidade e profundidade desses conhecimentos extrapolam os objetivos deste texto. Para nós, neste capítulo, cabe destacar, e é o que faremos em seguida, peculiaridades das práticas de religiões brasileiras afrodiaspóricas, herdeiras diretas dos saberes africanos.

Recursos utilizados no diagnóstico, na prevenção e na terapêutica[20,21,29,31,32]

Diagnósticos não são realizados exclusivamente por meios racionais, com recursos do pensamento lógico-causal. Para sua realização são expressivamente utilizados recursos do pensamento analógico. Ou seja, os diagnósticos não são realizados somente com base nos princípios da *causalidade*, pois, adotado como base principal o acaso significativo, são adotados os princípios da *casualidade significativa* como referência para conhecimento e compreensão dos fenômenos. O acesso aos dados que possibilitam diagnosticar se dá por meio do jogo oracular, jogo divinatório. A queda "ocasional" dos búzios ou de outros elementos divinatórios possibilita diagnosticar e indicar a conduta médica a ser adotada para prevenir doenças, promover saúde ou tratar doenças já instaladas.

Orixás, divindades da Natureza, são associados aos elementos terra, água, ar e fogo, os mesmos elementos presentes na constituição dos seres dos reinos mineral, vegetal, animal e humano. Decorrem basicamente disso as possibilidades de diagnóstico e cura. Aparentemente é simples. Apenas aparentemente. Trata-se de um sistema oracular de grande complexidade, tanto assim que a formação de um babalaô nunca se faz em menos de 16 anos. Muito breve e superficialmente descrevemos a seguir o procedimento adotado nos jogos oraculares geománticos utilizados pelos iorubás.

Jogos divinatórios dos iorubás

> O homem sério recorre ao Oráculo para colocar o passado numa perspectiva mais significativa, compreender o presente e conhecer as alternativas que possam existir no futuro.[33]

Entre os iorubás a consulta oracular é realizada por babalaôs, sacerdotes do orixá Ifá-Orunmilá, divindade da sabedoria, ou por babalorixás e ialorixás, sacerdotes das demais divindades do panteão iorubá. A consulta oracular possibilita o diagnóstico e indica os procedimentos de prevenção, promoção da saúde e cura a serem adotados.

Ifá-Orunmilá, detentor de todo o conhecimento, ocupa lugar privilegiado no panteão iorubá. Oráculo de homens e deuses, principal fonte do saber originário desse grupo étnico, utiliza como recurso de comunicação com os homens o sistema denominado Ifá, cuja grande complexidade coexiste com aparente simplicidade. Esse sistema fundamenta-se no *corpus literário de Ifá* (*Odu corpus*), transmitido pelos babalaôs, sacerdotes de Orunmilá, por meio da longa cadeia da oralidade.

O *corpus* literário de Ifá é composto de 16 odus principais (*oju odu*) e 240 odus menores (*omo odu* ou *amulu odu*), que, somados aos maiores, perfazem um total de 256 conjuntos de *itans*, narrativas poéticas de acontecimentos míticos e históricos. Cada odu é considerado uma divindade que se manifesta por meio dessas narrativas, breves ou longas, variando seu tamanho desde três ou quatro linhas a conjuntos de até 600 linhas.

Carregadas de metáforas, aforismos e parábolas, essas narrativas contêm, entre outros, ensinamentos sobre recursos mágico-medicinais de cura, ou seja, indicam meios para solucionar problemas e superar dificuldades, aí incluídas as questões de saúde, doença e cura. Na grande multiplicidade de *itans* há situações arquetípicas, verdadeiros "modelos ancestrais" que estabelecem padrões de atitudes e condutas. Durante o jogo oracular os *itans* estabelecem relação sincrônica com a condição existencial do consulente, de tal modo que a sincronicidade estabelecida entre os *itans* e a trajetória biográfica do consulente possibilita ao sacerdote atentar para a narrativa e descrever a vida do cliente.

A consulta oracular realizada por babalaôs por meio de *opele*, a corrente divinatória, e de *ikins*, coquinhos de dendê, exige amplos e profundos conhecimentos dos 256 Odus. Diferentemente dos babalaôs, babalorixás, ialorixás e demais praticantes de *òògun*, recorrem somente a 16 odus do sistema oracular de Ifá por meio do *erindilogun*, o jogo de búzios (*erindilogun* é vocábulo iorubá que significa *dezesseis*).

O jogo divinatório de Ifá acha-se incluído entre os jogos geomânticos, que são constituídos de dois importantes fatores: (1) um gerador aleatório composto de 16 figuras, representadas pela combinação de 1 a 2 pontos distribuídos em 4 linhas; e (2) um catálogo de interpretação das figuras geomânticas obtidas por meio da queda casual dos elementos utilizados. Assim, seja no jogo realizado por babalaôs com *opele* ou *ikins*, seja no jogo realizado por babalorixás, ialorixás com búzios, as configurações casualmente obtidas remetem a odus. Após uma sequência de jogadas é obtido um conjunto de odus necessariamente relacionados entre si.

Por meio do jogo oracular babalaôs, sacerdotes, sacerdotisas e demais praticantes de *òògun* estabelecem comunicação com o Ori do consulente e, após solicitar sua permissão, adentram em seus mistérios. Nos jogos oraculares respondem Odus, Orixás e Ancestrais Veneráveis. Reafirmamos que os Odus não são apenas conjuntos de narrativas literárias da milenar tradição iorubá. São, também, divindades que se manifestam durante o jogo em benefício do consulente. Com a autorização de Ori e por intermédio dos Odus, os orixás "falam" no jogo, em benefício dos consulentes.

Erindilogun, o jogo de búzios

No *erindilogun* os búzios são lançados 12 vezes sobre a peneira (ou tábua) de jogo. Esse procedimento permite obter determinada organização dos elementos, dado que alguns búzios caem "abertos" (exibem sua face "aberta"), enquanto outros caem "fechados" (exibem sua face "fechada"). As caídas dos búzios variam de 16 abertos e 0 fechado a zero aberto e 16 fechados. Nas três primeiras caídas se manifestam os odus principais, e nas nove caídas seguintes, os complementares. Os três odus principais são os mensageiros mais importantes, e para melhor compreensão de sua mensagem contribuem os nove odus complementares.

O primeiro odu a se apresentar é o mais importante. Os odus são considerados principais ou complementares não por seu valor intrínseco, e sim pela ordem de sua chegada ao jogo. Dizemos "chegada ao jogo" porque, conforme assinalado anteriormente, os odus são considerados divindades que chegam para orientar o consulente, ajudá-lo a compreender melhor sua dinâmica existencial, indicar caminhos, sugerir recursos para melhorar sua qualidade de vida. Os recursos sugeridos podem ser de caráter preventivo, terapêutico ou atrativo: visam prevenir ocorrências indesejáveis, atenuar ou eliminar desequilíbrios de toda ordem e/ou atrair condições e ocorrências desejáveis. Falam, pois, de saúde e doença, entendida a saúde como resultante de desequilíbrio energético, não se restringindo, pois, às doenças do corpo denso.

Um *itan* do Odu Ogbe-Ogunda para exemplo

A leitura cuidadosa deste *itan* ilustra parcialmente o que seja o processo de realizar diagnóstico e cura na sociedade tradicional iorubá.

Quadro 15.1 *Itan* do Odu Ogbe-Ogunda

	Observações
Gbengbeleku adivinhou onde quis. Foi feito um jogo divinatório para Igun, primogênito de Eledunmare, no dia em que adoeceu e a preocupação de seu pai era curá-lo.	**Espaço 1:** *orun* **(mundo espiritual)** Eledunmare, o Ser Supremo, consulta Ifá buscando orientação para curar Igun, seu filho.
Igun, primogênito de Eledunmare, que é Agotun, *aquele que faz da chuva uma fonte de riqueza.*	Associa Eledunmare à água, portanto, à fertilidade e à Riqueza.
Eledunmare fez tudo o que pôde, sem sucesso. Cansado, abriu-lhe a porta do *aye* (terra) para Igun ir morar lá.	**Viagem/Caminho** Eledunmare envia seu filho doente para a terra
Toto Ibara foi quem adivinhou para Orunmilá quando este lamentava sua falta de sorte na vida. Ele foi consultar seu adivinho para saber se teria dinheiro para poder criar os filhos e ter um lar.	**Espaço 2 –** *Aye* **(mundo físico)** Orunmilá consulta Ifá para saber como obter sorte, dinheiro e boa vida familiar.
Por essa razão foi consultar Ifá. Seus adivinhos o aconselharam a fazer um ebó com cinco galinhas. Fazendo esse ebó, no quinto dia toda a riqueza desejada chegaria às suas mãos.	É recomendado um ebó (oferenda) com 5 galinhas.
As galinhas deveriam ser sacrificadas a seu Eledá, uma a uma, diariamente, até completar cinco dias. Cada galinha sacrificada teria as vísceras retiradas e colocadas numa cabaça, depois seriam cobertas com azeite de dendê e levadas a uma encruzilhada. O resto da galinha poderia ser consumido por ele e sua família. A caminho da encruzilhada onde seria entregue a oferenda, deveria ir cantando: *que a sorte venha a mim, que a sorte venha a mim!* Esse ritual deveria ser repetido por cinco dias.	Descrição do ebó útil para solucionar esse tipo de dificuldade: falta de sorte, de dinheiro e de boa vida familiar, considerados desequilíbrio de saúde, tal como os iorubás a entendem. Enfatiza a importância de a entoação do pedido ser ritmada.
Orunmilá agiu conforme orientado. A cada dia sacrificava uma galinha e levava suas vísceras para a encruzilhada. Lá chegando, depositava a oferenda e despejava azeite de dendê por cima dela. Depois rezava pedindo que a sorte chegasse para ele.	**Espaço 3: a encruzilhada Lugar de encontro** *orun/aye* Orunmilá leva o ebó para a encruzilhada.
Havia um mato na frente daquela encruzilhada onde Orunmilá entregava as oferendas e era ali que vivia Igun, o filho de Eledunmare. Assim que Orunmilá deixava o ebó e saía dali, Igun ia e comia a oferenda. Igun, filho de Eledunmare, tinha cinco doenças: uma na cabeça, outra nos braços, outra no peito, outra nas costas, onde tinha uma corcunda, e era, ainda, aleijado dos pés.	Descrição de como o ebó alimenta outros seres. Sugere recursos de cura, que incluem a cura de doenças ósseas.
No primeiro dia em que Igun comeu a oferenda de Orunmilá, viu-se curado do problema que tinha na cabeça e surpreendeu-se. No dia seguinte, Orunmilá levou novamente seu ebó à encruzilhada repetindo os mesmos rituais, sem saber que alguém comia sua oferenda. Assim que Orunmilá saiu da encruzilhada, Igun foi lá e comeu a nova oferenda. Os dois braços de Igun, que não se esticavam, se esticaram. No terceiro dia Orunmilá levou mais uma vez à encruzilhada sua oferenda. Mal terminara de colocar o ebó na encruzilhada, Igun foi lá e comeu. O peito de Igun, que era inchado, desinchou assim que acabou de comer. No quarto dia, Orunmilá levou seu ebó à encruzilhada, cantando: *que a sorte venha a mim, que a sorte venha a mim!* Mal terminara de colocar o ebó na terra, Igun foi lá novamente e o comeu. Assim que acabou de comer, a corcunda que havia em suas costas desapareceu. No quinto dia Orunmilá levou sua oferenda à encruzilhada para completar os rituais. No caminho ia cantando o mesmo refrão dos dias anteriores. Mal terminara de colocar o ebó na terra, Igun foi lá novamente e o comeu. Na manhã do sexto dia seus dois pés aleijados haviam adquirido vitalidade e ele passou a andar sem dificuldade. Começou a caminhar por todos os cantos. E foi assim que ele foi curado de todas as suas doenças.	Sugere recursos de cura, particularmente de aleijões. Refere-se também à necessidade de associar aos procedimentos ritualísticos de entrega de itens materiais a entoação ritmada da ordem ou pedido relativo ao que se quer obter. A sorte, antes de chegar a quem a pediu, chegou ao outro, que se alimentou com a comida ofertada.
Impressionado com esses fatos, Igun levantou-se e foi ao *orun* encontrar-se com Eledunmare. Este logo percebeu que o filho estava curado e lhe perguntou quem o curara. Igun relatou todo o ocorrido a Eledunmare. Disse-lhe que quem entregava as oferendas era Orunmilá e acrescentou que, sempre que Orunmilá chegava na encruzilhada, ele entoava o refrão – *Que a sorte venha a mim! Que a sorte venha a mim!*	**Viagem/caminho e espaço 1:** *orun* Igun vai exibir sua cura a Eledunmare. Eledunmare, o Ser Supremo, se surpreende com a cura de seu filho Igun.

Eledunmare disse a Igun que presentearia essa pessoa com riquezas. Pegou então quatro *ado* (dons, graças) e os deu a Igun para que os levasse a Orunmilá, no *aye*. Igun disse que não sabia chegar à casa de Orunmilá, e o pai o orientou dizendo que, assim que chegasse ao *aye*, perguntasse às pessoas e elas lhe indicariam o caminho. Antes de Igun sair do *orun*, Eledunmare recomendou que Orunmilá poderia escolher apenas um dos quatro *ados* – o *ado* da riqueza, dinheiro e prosperidade, o *ado* da fertilidade, o *ado* da longevidade e o *ado* da paciência. Igun deveria levar os três restantes de volta ao *orun*.	**Virtudes e valores:** Justiça Generosidade Gratidão Reconhecimento Restituição Quatro *ados* (dons ou graças): Fertilidade Longevidade Prosperidade Paciência
Igun voltou para o *aye* trazendo os quatro *ados*. Ao chegar, foi à casa de Orunmilá e lhe mostrou os quatro *ados*. Orunmilá se surpreendeu muito. Perplexo, em dúvida quanto ao que fazer, mandou chamar os filhos a fim de lhes pedir conselho sobre qual dos quatro *ados* escolher. Os filhos o aconselharam a escolher o *ado* da longevidade para que vivesse muito. Orunmilá chamou então suas esposas a fim de lhes pedir conselho sobre qual dos quatro deveria escolher. As esposas o aconselharam a escolher o *ado* da fertilidade para que pudessem ter muitos filhos. Orunmilá chamou seus irmãos a fim de lhes pedir conselho sobre qual dos quatro deveria escolher. Os irmãos o aconselharam a escolher o *ado* da prosperidade para que pudessem ter muita riqueza e dinheiro. Orunmilá mandou chamar Exu, seu maior amigo. Quando Exu chegou à sua casa, Orunmilá lhe narrou o ocorrido e pediu conselho quanto à escolha que deveria fazer. Exu, hábil, fez perguntas a Orunmilá e entre ambos se estabeleceu o seguinte diálogo: E – *Teus filhos te aconselharam a escolher qual ado?* O – O da longevidade. E – *Não escolha esse ado porque não há uma única pessoa que tenha vencido a morte, e, por mais tempo que se viva, um dia se morre. Tuas esposas te aconselharam a escolher qual ado?* O – O da fertilidade. E – *Não escolha esse ado porque você já teve filhos em número suficiente. E teus irmãos? Te aconselharam a escolher qual ado?* O – O da prosperidade. E – *Não escolha esse ado porque, se você ficar rico, eliminará a pobreza de sua família. Se seus irmãos querem prosperar, que trabalhem.* O – Então, Exu, qual ado eu devo escolher? E – *Escolha o ado da paciência, porque sua paciência é insuficiente e isso te impede de chegar aonde deseja e pretende. Se você fizer essa escolha, todos os ados restantes serão seus.* Orunmilá acolheu o conselho de Exu e escolheu o *ado* da paciência. Devolveu a Igun os três restantes. Nem seus filhos, nem suas esposas, nem seus irmãos ficaram felizes com essa escolha.	**Espaço cênico 2:** *aye* Igun retorna ao *aye* para expressar sua gratidão a Orunmilá. **Sobre o conselho** Orunmilá busca conselhos junto a pessoas significativas: filhos, esposas, irmãos e amigos. No entanto, ao escolher, participa da constituição do próprio destino. Não confia essa tarefa a outrem. Busca conselhos, é certo, mas escolhe com base em seu livre-arbítrio. Necessidade de discernir quanto à competência do conselheiro, principalmente quando não é o oráculo, o ancestral ou o ancião quem orienta, pois pode haver interesse pessoal e egoísta por parte do conselheiro. Assinala ser preciso esforço e empenho pessoal para conquistar prosperidade. Há, pois, importância atribuída ao trabalho e ao esforço. Entre as vantagens da longevidade paterna para os filhos incluem-se a vida longa, propiciadora de maiores chances de atingir a condição de ancestral e poder cuidar dos filhos após a morte. Vantagens da fertilidade para as mulheres: ter muitos filhos é valor positivo, indicador de força pessoal. Vantagens da paciência para todos: a paciência, como a maior das virtudes, recurso para atingir objetivos.
Igun partiu então, de volta, levando consigo os três *ados* restantes para devolvê-los a Eledunmare. Mal andara um pouco com eles quando o *ado* da riqueza lhe perguntou: – Onde está Paciência? Igun respondeu que ela ficara na casa de ðrunmilá. Riqueza disse a ele que voltaria para ficar com Paciência porque só fica onde ela está. Igun lhe disse que isso era inaceitável e que Riqueza deveria retornar com ele ao *orun*. Riqueza insistiu que só fica onde há paciência e que, por isso, não tinha por que retornar ao *orun*. Em pouco tempo, desapareceu da mão de Igun para reunir-se à Paciência na casa de Orunmilá.	**Viagem/caminho** Igun leva os *ados* restantes para Eledunmare. Paciência associa-se a Riqueza.
O mesmo ocorreu com Fertilidade.	Paciência associa-se a Fertilidade.
O mesmo ocorreu com Longevidade.	Paciência associa-se a Longevidade.
Quando Igun chegou ao *orun*, Eledunmare lhe perguntou onde estavam os três *ados* restantes. Igun lhe respondeu que retornara para contar a Eledunmare que todos os *ados* haviam preferido ficar junto com Paciência na casa de Orunmilá. E que pretendia retornar ao *aye* para buscá-los e trazê-los de volta ao *orun*. Eledunmare lhe disse que isso não seria necessário, pois, de fato, todos os *ado* pertencem a quem escolhe Paciência. Quem tiver Paciência terá Longevidade, Fertilidade e Riqueza.	**Espaço 1:** *orun* Igun leva os *ados* restantes para Eledunmare. À paciência associam-se a prosperidade, a fertilidade e a longevidade. Paciência é de exercício possível a partir de uma tomada de decisão. As demais graças (ou dons) não têm como ser exercitadas. Elas decorrem dessa virtude passível de ser exercitada.
Assim, tudo transcorreu bem com Orunmilá, que, com esses dons, veio a ser rei de Ketu. Procriou, viveu bastante e teve tanta riqueza que construiu casas pelo mundo.	Benefícios da paciência incluem poder, prestígio e acesso a postos de liderança.
Feliz por suas conquistas, montou em seu cavalo e cantou: – *Recebi o ado da riqueza, recebi o ado da fertilidade, recebi o ado da longevidade, oh, recebi o ado da paciência.* Dançou e alegrou-se. Louvou seus adivinhos e louvou também a seu amigo Exu.	Expressão de gratidão e reconhecimento. Louvor ao benfeitor.

Fonte: Sàlámì, Ribeiro, 2015, p. 279.

Herança africana nas práticas mágico-medicinais de religiões brasileiras afrodiaspóricas[34,35,20,21]

Dados de uma pesquisa realizada em São Paulo e Bahia

Adotando como ponto de partida o fato de que em todas as sociedades as doenças deram origem a procedimentos e modelos de intervenção terapêuticos embasados em sistemas de interpretação de mundo religiosos e científicos, Santos abordou em sua dissertação de mestrado[34] o tema da ação terapêutico-religiosa de babalorixás e ialorixás, ou seja, de pais e mães de santo do candomblé de São Paulo e Bahia. Posteriormente, um artigo baseado nessa dissertação foi publicado,[35] e é desse artigo que foi extraída parte dos dados apresentados nesta seção.

No Brasil Colônia, com um número bem reduzido de médicos, a população contava, basicamente, com recursos nativos ou de suas tradições de origem e recorria a práticas de tradição ameríndia e africana, consideradas legítimas. Com a chegada da Família Real ao Brasil (1808), foi instituído o ensino médico oficial, fortalecido por avanços tecnológicos como a descoberta da vacina e pela criação de institutos de pesquisa voltados para as necessidades locais. Desde então as ações terapêutico-religiosas foram progressivamente desvalorizadas, o que incluiu a despersonalização de agentes patogênicos mágico-religiosos (divindades, demônios, bruxas, feiticeiros).

Rabelo (1998) e Dalgalarrondo (2007), citado por Santos e Ribeiro,[35] chamam atenção ao fato de haverem sido retomados pela população em geral, na década de 1980, os tratamentos de saúde em contexto religioso.

Relativamente ao *coping* religioso, estudos como os de Macedo, Fonseca, Holanda (2007) e de Valle (2007), citados por Santos e Ribeiro,[35] descrevem o papel de acolhimento e do aconselhamento realizado por líderes religiosos, enquanto estudos como os de Saad, Masiero e Battistella (2001); de Panzini e Bandeira (2005), de Faria e Seidl (2005) e de Paiva (2007), também citados por Santos e Ribeiro,[35] mostram que a espiritualidade vem sendo adotada como estratégia de enfrentamento de situações estressoras.

Entre as religiões brasileiras afrodiaspóricas mais investigadas por pesquisadores incluem-se a umbanda e o candomblé. no caso do candomblé, a pesquisa tem privilegiado o candomblé jêje-nagô, composto de elementos das etnias iorubá e ewe-fon, de Nigéria, Togo e Benin (África Ocidental). Cada orixá, divindade do panteão iorubá, possui ritualística própria, que inclui comida, interdições, roupas, insígnias, cores, cantos e danças. As celebrações religiosas consistem em uma sequência de danças, ao som de atabaques, nas quais, um por um, são celebrados orixás incorporados em seus iniciados. Os rituais transcorrem em espaço sacralizado, lugar de comunicação dos humanos com divindades e ancestrais divinizados.

Enquanto na religião tradicional iorubá os líderes religiosos são denominados babalorixás e ialorixás, nas religiões afrodiaspóricas são também denominados *pais de santo* e *mães de santo*. Os designativos brasileiros devem-se ao fato de essas lideranças aceitarem neófitos para criá-los na devoção aos orixás. Esses líderes religiosos se responsabilizam, entre outras coisas, pelo atendimento da população em busca de alívio e/ou tratamento no âmbito da saúde.

Quando Alessandro de Oliveira dos Santos realizou sua pesquisa de mestrado, que daria origem ao artigo aqui referido,[35] teve por objetivo apresentar o modelo de atuação terapêutico-religiosa de pais e mães de santo do candomblé jêje-nagô para promoção da saúde e enfrentamento da doença, e assim contribuir para a reflexão e prática de profissionais da saúde, ao privilegiar o caráter sociocultural dessa particular concepção de saúde, doença e formas de tratamento.

Em 1999 realizou entrevistas com cinco pais de santo e sete mães de santo do candomblé jêje-nagô na capital de São Paulo e em cidades do Recôncavo Baiano – Salvador, Cachoeira e Governador Mangabeira. A análise de conteúdo de cada entrevista e a análise do conjunto de entrevistas foram realizadas por meio da identificação de unidades de significado mais relevante para o estudo, com base nas quais foram estabelecidas as seguintes categorias: *concepção* (de saúde, saúde mental, pessoa saudável, doença, doença mental), *condições* (para ter saúde e para adoecer), *causas/origens* (do adoecimento) e *tratamento* (como lida com a doença). Esse procedimento permitiu descrever e sistematizar o modelo de atuação terapêutico-religiosa dessas lideranças religiosas para promoção da saúde e enfrentamento da doença.

Segundo essas lideranças a resistência às enfermidades resulta de uma combinação de fatores, que incluem a integração da pessoa com o cosmos e com as entidades sobrenaturais e o estado físico de seu corpo e de sua vida emocional e social. Como as pessoas interagem continuamente entre si e convivem com espíritos e situações pouco conhecidas, e nem sempre controláveis, o adoecimento pode ser produzido por sua vulnerabilidade.

A ação terapêutico-religiosa de pais e mães de santo tem por finalidade implantar uma ordem em oposição à desordem consubstanciada pelos fatores que produzem a doença. Essa atuação visa reconstituir o corpo e fortalecer suas extremidades e fronteiras, de modo a encerrá-lo gradualmente em um círculo de proteção. Nesse sentido, a ação terapêutica vai muito além da simples restauração de um organismo em desequilíbrio, pois envolve medidas que possibilitam adquirir, manter, recuperar e aumentar o axé, a referida energia vital, considerada no candomblé condição fundamental para o gozo da plenitude da vida e para o bem-estar. Por meio de sua atuação terapêutico-religiosa, pais e mães de santo tratam de dinamizar, recuperar ou favorecer a aquisição da energia vital naqueles que procuram seus serviços.

Os resultados desse estudo mostraram que essas lideranças religiosas preservam a própria concepção de saúde, doença e cura. Seu sistema de atendimento terapêutico, dotado de lógica interna, é suficiente para explicar a etiologia das moléstias e a origem de sofrimentos físicos e psíquicos, podendo, portanto, justificar os procedimentos preventivos e terapêuticos adotados.

Esse sistema de atendimento terapêutico, inserido nos espaços vazios de discurso e prática da medicina oficial, oferece meios de promoção da saúde e de enfrentamento da doença com base na relação da pessoa que pede ajuda com seu meio físico, social e espiritual.

Para os entrevistados, o termo "saúde" remeteu à sensação de bem-estar físico, psíquico, social e espiritual, a um estado de harmonia consigo e com a vida: saúde é bem-estar, predisposição para o trabalho, cabeça tranquila, amar o próprio corpo, é tudo na vida porque com saúde se resolvem todos os problemas. "Saúde mental" também foi associada a equilíbrio: possui saúde mental a pessoa de mente firme e equilibrada, a que tem consciência de si e do outro, a pessoa alegre, a pessoa que não mata, não faz maldade. "Saudável" é a pessoa que sabe dominar todos os vícios, é bem-humorada, dá mais amor, sabe conversar, vive bem com seu trabalho e sua família. Um "adepto saudável do candomblé" demonstra amor aos orixás, cumpre preceitos e obrigações religiosas, obedece à hierarquia do terreiro, é capaz de conciliar vida espiritual com vida social. Para "preservar a saúde" a principal condição é cuidar de si, amar a si mesmo, ter muita fé em Deus, tomar cuidado com o equilíbrio da massa cinzenta.

A "doença" foi descrita pelos entrevistados como uma experiência extremamente difícil, que provoca sofrimento intenso. Eles chamaram a atenção para o isolamento e as restrições decorrentes do adoecimento. A doença considerada um desequilíbrio resultante não apenas de distúrbios físicos e emocionais, mas também da falta de comunicação com o cosmo e o mundo das entidades sobrenaturais, ou seja, um desequilíbrio entre o ser humano e o cosmo: doença significa que uma pessoa não está bem consigo nem com Deus.

A "ação terapêutico-religiosa" de pais e mães de santo é realizada por meio de aconselhamento e de rituais. A consulta oracular, realizada por meio do jogo de búzios, é sempre a primeira ação do atendimento, sendo obrigatória e preliminar a toda e qualquer atividade terapêutica. Essa atividade diagnóstica envolve procedimentos como escutar o consulente, traduzir suas questões, ajudá-lo a formular perguntas ao oráculo, traduzir a mensagem dos mitos do *corpus* oracular e revelar essa mensagem ao consulente, informando o que deve ser feito, como, quando, para que e para quem. Por meio desse procedimento pais e mães de santo buscam reconstruir com a pessoa a sua história, fornecendo elementos para reordenar o caos afetivo e interpretar o sofrimento e/ou doença como signos portadores de uma dimensão coletiva.

A "realização de rituais" entre os quais se incluem sacudimentos, ebós e ritual de bori tem por finalidade promover alterações de estado, isto é, remover males, poluição e sujeiras, por meio da remoção de possíveis elementos responsáveis pela instalação da desordem. São procedimentos considerados eficazes no controle de desequilíbrios físicos e emocionais e geralmente envolvem o uso de extratos de plantas e ervas para a preparação de banhos, chás, defumadores e certos alimentos preparados durante o ritual para serem passados no corpo ou servirem de oferenda.

Muitas dessas concepções registradas por Santos se contrapõem em parte com suas equivalentes nas religiões tradicionais africanas, que consideram saudável, simplesmente, a pessoa carregada de axé, a força vital, e consideram que a preservação da saúde depende da adoção de procedimentos para absorver, preservar e repor o axé. Ou seja, nas religiões tradicionais africanas a saúde, a doença e a cura são explicadas em termos da dinâmica do axé, de seu fluxo.

Algumas considerações complementares

Cotejando os dados dessa pesquisa realizada com lideranças do candomblé com nossos estudos sobre a Religião tradicional iorubá e nossa prática religiosa no Oduduwa Templo dos Orixás, nós, autores deste capítulo, pudemos constatar, primeiramente, que, embora haja muitas semelhanças entre as diversas expressões da religiosidade africana, são igualmente numerosas as diferenças, tanto nas práticas litúrgicas quanto no modo de interpretar os fundamentos epistemológicos e teológicos de tais práticas.

Retomando algumas das principais conclusões desse estudo, verificamos que por meio de sua ação terapêutico-religiosa os sacerdotes e sacerdotisas entrevistados buscam oferecer soluções complementares às oferecidas pelo sistema de saúde biomédico. Reconhecem a eficácia da medicina oficial, o que não significa que incorporem, necessariamente, a lógica dessa medicina.

Segundo entendem os autores deste capítulo, os resultados desse estudo mostram que os sacerdotes e sacerdotisas entrevistados, embora afastados das concepções africanas originais de pessoa, universo, saúde, doença e cura, preservam um sistema de atendimento terapêutico dotado de lógica própria, competente para explicar a origem do sofrimento, seja físico ou psíquico, e propor terapêutica adequada capaz de identificar a etiologia das moléstias e os tratamentos adequados para a promoção da cura. Constata-se a ocorrência, por razões históricas e sociais, de um afastamento dos saberes tradicionais africanos, ou seja, houve nas religiões brasileiras afrodiaspóricas perdas importantes do conhecimento tradicional africano.

Restaram práticas litúrgicas que, não encontrando apoio nos fundamentos epistemológicos, filosóficos e teológicos da religião tradicional africana, foram adquirindo um sem-número de formas distintas. Em outras palavras, a religião tradicional iorubá, como tantas outras RTAs, foi reinventada na afrodiáspora brasileira. De fato, a tradição religiosa original foi multiplamente reinventada, dando origem a uma extraordinária gama de expressões religiosas que, embora compartilhem elementos comuns, divergem, em diferentes formas e graus, umas das outras. Daí a necessidade de colocar em diálogo questões dessa natureza no interior do coletivo de praticantes das diversas expressões da religiosidade africana, entre os quais se acham incluídos os autores deste capítulo.

Com essas considerações sobre negro brasileiro e religiões africanas e afrodiaspóricas em sua relação com a saúde concluímos nosso texto, esperando haver contribuído para as reflexões sobre o cuidado em espiritualidade na área da saúde.

Referências

1. Ribeiro RI. Varandas e vizinhanças: desafios ao diálogo entre religiões brasileiras de matrizes africanas (um estudo autoetnográfico). São Paulo, Instituto de Ciências Humanas-Universidade Paulista: 2015. Relatório final de pesquisa.
2. Ribeiro RI. Religiões brasileiras afrodiaspóricas e diálogo inter-religioso. In: Bizon J, Schlesinger M, organizers. São Paulo, Paulinas: 63-80, 2018.
3. Almeida SL. O que é racismo estrutural? Belo Horizonte, Letramento: 2018 (Col. Femininos Plurais).
4. Frias RR. Metamorfoses identitárias de lideranças religiosas não africanas no convívio com lideranças religiosas africanas [tese – Doutorado em Psicologia]. Instituto de Psicologia, Universidade de São Paulo, São Paulo: 2019.
5. Fanon F. Os condenados da terra. [1959]. Melo JL, translator. Rio de Janeiro, Civilização Brasileira: 1968 (Col. Perspectivas do Homem, n.42).
6. Fanon F. Pele negra, máscaras brancas. [1952]. Silveira R, translator. Salvador, EDUFBA: 2008.
7. Pena SDJ, Birchal TS. A inexistência biológica versus a existência social de raças humanas: pode a ciência instruir o etos social? Revista USP. 2005-2006 Dec/Feb;68:10-21.
8. Santos RV, Bortolini MC, Maio MC. No fio da navalha: raça, genética e identidades. Revista USP. 2006;68:22-35.

9. Martins E, Santos AO, Colosso M. Relações étnico-raciais e psicologia: publicações em periódicos da Scielo e Lilacs. Revista Psicologia: Teoria e Prática. 2013 Sep/Dec;15(3):118-33. Disponível na Internet: http://pepsic.bvsalud.org/scielo.php?script=sci_arttext&pid=S1516-36872013000300009 (16 out. 2018).

10. Santos e Schucman (2015).

11. Santos AO, Schucman LV, Martins HV. Breve histórico del pensamiento psicológico brasileño sobre relaciones étnico-raciales. Psicologia: Ciência e Profissão. 2012;32 (num. esp.):166-75.

12. Silva (2002).

13. Corrêa, 2006.

14. Pena, 2005

15. Santos e Fernandes (2016).

16. Verger, 1968, p.68.

17. Fonseca Junior E. Sambaquis & quilombos no litoral fluminense. Rio das Ostras, Gráfica e Policromia Iriry: 2004.

18. Bastide R. As religiões africanas no Brasil. São Paulo, Pioneira/EDUSP: 67, 1971. 2 v.

19. Awolalu JO, Dopamu PA. West African traditional religion. Nigeria, Onibonoje Press & Book Industries Ltd.: 1976.

20. Sàlámì S, Ribeiro RI. Exu e a ordem do universo, 2nd ed. São Paulo, Oduduwa: 2015.

21. Ribeiro RI. Alma africana no Brasil: os iorubás. São Paulo, Oduduwa: 1996.

22. Site do Oduduwa Templo dos Orixás, local de ensino e prática da religião tradicional iorubá, intimamente relacionados aos procedimentos mágico-medicinais dessa etnia. Disponível na Internet: www.oduduwa.com.br.

23. Dopamu PA. The scientific basis of traditional medicine with particular reference to the Yoruba of Nigeria (artigo inédito). Nigeria, 1989. p.9.

24. Frazer J. Magic and religion. London, Thinker's Library: 1945.

25. Frazer J. O ramo de ouro. São Paulo, Círculo do Livro: 1978.

26. Mauss M. Ensaio sobre a dádiva: forma e razão da troca nas sociedades arcaicas. In: Mauss M. Sociologia e antropologia. São Paulo, EPU/EDUSP: [1923-4] 1974. v.2.

27. Lévi-Strauss (1974)

28. Dopamu PA. The place of onisegun in the yoruba health care system (artigo inédito). Nigeria, 1990.

29. Sàlámì S. Poemas de Ifá e valores de conduta social entre os Yoruba da Nigéria (África do Oeste) [Tese – Doutorado em Sociologia]. Faculdade de Filosofia, Letras e Ciências Humanas, Universidade de São Paulo, São Paulo: 1999.

30. Dopamu PA. Ofo. The Yoruba incantation. University of Ilorin, 1988 (inédito). p.13.

31. Ribeiro RI. Aconselhamento em espaço oracular afrodiaspórico. São Paulo, Instituto de Ciências Humanas-Universidade Paulista: 2011. Relatório final de pesquisa.

32. Sàlámì S. Ifá e a prática do jogo de búzios. Curso em EaD. São Paulo, Oduduwa: 2018.

33. Kaplan SR. Tarô clássico. São Paulo, Pensamento: 1972.

34. Santos AO. Representações sociais de saúde e doença no candomblé jêje-nagô do Brasil. [dissertação – Mestrado em Psicologia]. Instituto de Psicologia, Universidade de São Paulo, São Paulo: 1999a.

35. Santos AO, Ribeiro RI, Casco R. Ação profilática e terapêutica em espaço de religiões brasileiras de matrizes africanas. In: Mandarino ACS, Gomberg E. Candomblés: encruzilhadas de ideias. Salvador, EDUFBA: 2015 (Col. E-Livros). Disponível na Internet: https://repositorio.ufba.br/ri/handle/ri/18224 (10 jan. 2018).

36. Bastide R. O candomblé da Bahia (rito Nagô). Rio de Janeiro, Nacional/MEC: 1978.

37. Dopamu PA. Obstetrics and gynaechology among the Yoruba. In: ORITA. Ibadan. Journal of Religious Studies. 1982 Jun;XIV/I:34-42.

38. Pena SDJ, Bortolini MC. Pode a genética definir quem deve se beneficiar das cotas universitárias e demais ações afirmativas? Estud Av. 2004 Apr; 18(50)31-50. Disponível na Internet: http://www.scielo.br/scielo.php?script=sci_arttext&pid=S0103-40142004000100004&lng=en&nrm=iso (27 jan. 2016).

39. Sàlámì S, Frias RR. Dicionário iorubá-português/português-iorubá. São Pau, Oduduwa: 2019.

40. Santos AO. Saúde e sagrado: representações da doença e práticas de atendimento dos sacerdotes supremos do candomblé jêje-nagô do Brasil. Rev Bras Cresc Desenv Hum. 1999b;9(2).

Tradições Religiosas Indígenas

Luiz Eduardo Valiengo Berni

Apresentação

Abordar as tradições religiosas indígenas é um gigantesco desafio, dadas a complexidade e a diversidade do fenômeno, felizmente ainda existente entre nós, apesar do processo colonizador de atuação devastadora. Este trabalho é basicamente uma investigação bibliográfica, ilustrado com elementos da vivência pessoal do autor em sítios arqueológicos e, principalmente, em contato com algumas etnias. Assim, além dos argumentos dissertativos apresentados, recorreu-se a uma série de imagens dispostas em diagramas e figuras, a fim de ilustrar o relato, facilitando sua compreensão por parte do leitor, assim esperamos.

O trabalho é apresentado em duas partes.

Na primeira, *fundamentos da religião e da tradição*, estabelecem-se os conceitos-chave a partir dos quais se construirá a argumentação. Assim, inicia-se fazendo uma distinção entre religião e tradição; na sequência são abordados elementos da religião primal ou tribal, característica atribuída à tradição religiosa indígena; depois se apresentam elementos transculturais fundamentais para a estruturação da discussão e, por fim, são consideradas as estruturas cosmogônicas pelas quais se pautam as tradições religiosas indígenas, expostas em níveis de realidade, de fundamento transdisciplinar.

A segunda parte é dedicada às *especificidades da tradição religiosa indígena*, iniciando-se com aspectos gerais sobre a desestruturação cultural promovida pelo processo colonizador nas Américas; na sequência faz-se uma apresentação dos povos indígenas do brasil; aborda-se, então, o milenarismo indígena como forma de lidar com o intenso sofrimento imposto pelo processo de desagregação cultural, para, depois, serem abordados alguns elementos comuns nas tradições religiosas indígenas e apresentadas as considerações finais.

Fundamentos da religião e da tradição

Nesta primeira parte serão apresentados os fundamentos conceituais a partir dos quais se evidenciam os elementos ligados à tradição religiosa indígena.

Conhecimento: religião e tradição

As tradições religiosas indígenas são tema pouco discutido na área das ciências das religiões, enquanto as tradições mundiais (budismo, islamismo, judaísmo, hinduísmo e cristianismo) são amplamente estudadas.[1]

Wright[2] afirma a importância política de usar o termo "tradições religiosas indígenas" em vez de "religiões indígenas", porque o termo "religião" possui, para os indígenas, uma conotação ligada à dominação colonial. Assim como Olupona, este autor assevera a dificuldade de tratar dessas tradições, pois, diferentemente das tradições mundiais, cujos *corpus* literários estão concentrados em determinados "centros de fé", as tradições indígenas estão totalmente espalhadas pelas localidades onde permanecem vivas, sendo, portanto, tão diversas quanto dispersas, o que torna virtualmente impossível identificar eixos dogmático gerais que possam ser totalmente comuns a esse grupo de tradições. Isso nos leva à necessidade de serem definidos parâmetros que possam direcionar o olhar.

Religião, ou religiosidade, é um aspecto universal da cultura.[3] Há, entretanto, uma grande heterogeneidade no conceito de religião. É certo que se trate de estruturas profundas, por alguns compreendidas como sistêmicas e autônomas, que regem determinados setores da vida em sociedade.[4]

A etimologia da palavra "religião" é bastante complexa e nos remete, segundo o *Dicionário de ciências sociais* da FGV, a pelo menos três origens latinas. Primeiramente ao verbo *religere,* que significa cumprimento conscencioso do dever, respeito a poderes superiores; mas também ao substantivo *religio,* que se centra no objetivo mandatório dessa ação, e, por fim, ao neologismo *religare,* que implica a vivência interior.

Segundo Wilkinson,[5] religião é um sistema de crenças e práticas "associadas, portanto, a um poder sobrenatural que molda ou dirige a vida e a morte do ser humano, ou um compromisso com ideias que tornam coerente a vida de uma pessoa", sendo, também,

> Um sistema de símbolos que atua para estabelecer poderosas, penetrantes e duradouras disposições e motivações nos homens através da formulação de conceitos de uma ordem de existência geral e vestindo essas concepções com tal aura de factualidade que as disposições e motivações parecem singularmente realistas.[6]

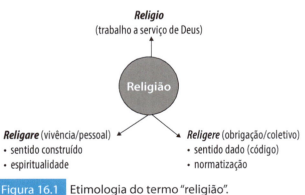

Figura 16.1 Etimologia do termo "religião".

Fonte: Desenvolvida pela autoria.

Na contemporaneidade, é bastante comum a oposição entre os termos "tradição" e "inovação". Nessa relação há a visão de que a tradição seja algo antigo, um tanto em desuso, enquanto a inovação é vista como uma novidade adaptada à contemporaneidade. Essa é, sem dúvida, uma visão simplista no que tange às tradições de conhecimento, pois se trata de elementos vivos, que se adaptam constantemente à atualidade, sob o risco de desaparecerem se assim não o fizerem.

É correto associar à tradição uma dimensão temporal, cuja perenidade lhe confere notoriedade. Há, todavia, uma complexidade nos diferentes fatores que a compõem, evidenciando-se uma dinâmica cultural com nuances históricas e políticas.

Assim, *saber tradicional*[*] *(ST)* é um conjunto integral de conhecimentos, práticas e inovações, holístico, não fragmentado, normalmente transmitido de geração a geração de forma oral, construído pela metodologia do ensaio e erro. Tais saberes estão circunscritos a uma coletividade local, portanto são regionais e não globais, como é o caso dos saberes científicos.

Para os povos indígenas, os SABERES TRADICIONAIS fazem parte de sua identidade, constituindo uma herança transgeracional de características irredutíveis. Portanto, quando um pajé está fazendo sua ciência, está, ao mesmo tempo, rezando, fazendo arte e ciência simultaneamente.[7]

A forma holística como são construídos os conhecimentos nos *saberes tradicionais* se opõe à forma especializada e reducionista como os conhecimentos são construídos na sociedade ocidental. Nesta, os conhecimentos são normalmente classificados em quatro grandes categorias. A maioria dos manuais de pesquisa segue esse tipo de classificação. Para Santos,[8] por exemplo, temos:

> [...] o conhecimento popular, ou do senso comum, é visto como superficial, sensitivo, subjetivo, assistemático; enquanto o conhecimento religioso ou teológico é valorativo, inspiracional, infalível (não permite questionamento), sistemático, é não verificável, contém explicações sobre tudo; já o conhecimento filosófico é racional e separa as verdades míticas das verdades da razão; e, por fim, o conhecimento científico como sendo aquele da ordem da replicabilidade global, por meio de métodos rigorosos, a partir da delimitação de um campo.

---

* *Traditional knowledge (TK),* conforme a denominação da OMS. Organização Mundial da Saúde.

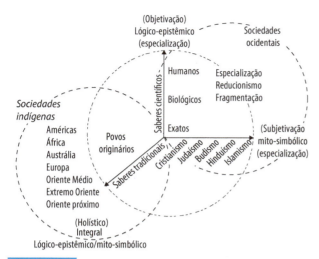

Figura 16.2 Concepção integrativa dos saberes.

Fonte: desenvolvida pela autoria.

Assim, neste trabalho assume-se o conceito de saberes tradicionais, com toda a sua integralidade, um caráter decisivo no direcionamento do enfoque dado à investigação.

Religião primal ou tribal

Se por um lado tem-se o olhar direcionado pelo conceito de saber tradicional, por outro há o conceito de religião primal ou tribal.

Smith[9] afirma que, por um longo período, antes dos grandes sistemas religiosos históricos, ou mundiais – budismo, hinduísmo, confucionismo, taoísmo, islamismo, judaísmo e cristianismo –, os seres humanos viviam sob a égide de um padrão religioso do tipo "primal ou tribal". *Primal*, porque surgiu antes dos grandes sistemas, e *tribal*, porque eram (são) vivenciados em pequenos grupos, centrados na oralidade. Segundo o autor, esse sistema é ainda existente na África, Austrália, no sudoeste da Ásia, nas ilhas do Pacífico, Sibéria e entre os indígenas americanos de norte a sul, onde se situam populações indígenas.

Wilkinson[5] afirma que "a maioria dessas religiões tem um elemento comum: a crença de que o mundo está cheio de espíritos que exercem influências vitais nas comunidades".

Para Wright,[2] as tradições religiosas indígenas possuem pelo menos um dos seguintes elementos: (1) atribuem grande importância à *terra ancestral,* que é vista como sagrada na medida em que se confere a ela um caráter de "portal", capaz de transportá-los, ou conectá-los às origens; (2) os saberes tradicionais são adquiridos por pessoas que *sofreram processos iniciáticos;*[*] (3) os vínculos de *parentesco* são muito valorizados; (4) o saber tradicional é passado de forma *oral* e performática, em rituais e danças, e por meio de narrativas que envolvem a comunicação com outros seres, inclusive animais; (5) cultivam a perspectiva da "dádiva", agradecendo pela abundância da vida buscando humildade no viver; (6) reconhecem um poder *sagrado contraditório* dos espíritos que podem ajudar (ou não) a guiar as pessoas em suas crises vitais; (7) sentem-se responsáveis por dar continuidade à vida, portanto se veem como um *elo* na ordem sagrada da existência, estabelecida nos tempos primordiais, que se perpetua neles, e por meio deles.

A flexibilidade da linguagem oral, envolvida na transmissão dos conhecimentos nessas tradições, permite o uso de vários recursos narrativos que estão fora do escopo da escrita, conforme é praticada no Ocidente. Assim, a palavra falada ganha variáveis entonações, ritmos e cantos, tornando-se uma arte altamente refinada e vivaz. Portanto, diferentemente do Ocidente, o conhecimento não está (con)centrado em livros, mas disperso em cada um dos ouvintes que se tornam receptáculos da tradição.

Assim, as religiões primais estão intimamente mais conectadas à terra e menos ao espaço, que é uma abstração. Há um senso de unidade entre os seres humanos à terra e suas criaturas, vistas como sagradas. Isso pode ser particularmente visto na *Carta de Pernambuco,* documento final do I Encontro de Pajés e detentores de Saberes Tradicionais[**] que reuniu representantes das etnias Pankará, Pankararú, Pipipã, Atikun, Xucuru de Ororubá, Xucuru de Cimbres, Xuxuru Kariri de Alagoas e Kamawrá do Xingu:

> [Que] não haja produção de Saúde, Educação ou qualquer Política Pública para os indígenas sem que se considerem as questões relacionadas à legalização das Terras Indígenas, uma vez que a terra é parte integrante da nossa identidade, pois enquanto a cultura envolvente entende que a terra pertence ao povo, nós indígenas compreendemos que o povo pertence à terra.[10]

---

[*] O sofrimento via privação, ou dor física, é muito comum nas perspectivas tradicionais indígenas, que serão abordadas mais à frente.

[**] O encontro aconteceu na Terra Sagrada do Povo Pankará, na Serra do Arapuá, Município de Carnaubeira da Penha, no Estado de Pernambuco, de 30 de julho a 2 de agosto de 2014, no qual este autor esteve presente.

Smith[9] afirma ainda que, em contraste com as religiões históricas, mundiais, que, não raro olham para o futuro, em um enfoque linear do tempo, em busca do Messias, as religiões primais olham para o passado em busca do tempo "sem tempo" ou do eterno presente. No ponto de vista primal do tempo considera-se de grande relevância a ancestralidade, visto que os ancestrais estão sempre mais próximos à fonte original. Esse aspecto não apenas se refere à ancestralidade humana, mas, em uma concepção holística, a toda e qualquer ancestralidade, ou a tudo que precedeu o humano, por isso os animais e a natureza em si são respeitados em sua ancestralidade, que muito antecede aos humanos. Tal aspecto traz para a realidade uma visão de conexão, como uma grande teia que conecta tudo e a todos. Assim, estar separado da tribo equivale à morte. Outras tribos ou etnias podem ser vistas como hostis, mas em geral, sobretudo na atualidade, os povos indígenas se autodenominam "parentes".

Ainda na busca por elementos que possibilitem o diálogo entre as culturas, cabe uma reflexão sobre o lugar que a cultura ocupa nesta discussão.

A cultura e sua perspectiva transcultural

Segundo Laraia,[11] a antropologia está absolutamente convicta de que os seres humanos são definitivamente iguais do ponto de vista genético/biológico. O que os diferencia é, portanto, a cultura.

A diversidade cultural existente no planeta também não tem relação com o componente geográfico, mas sua fonte está no fato histórico. Assim, no decorrer de sua história, os seres humanos transcendem as limitações biológicas e geográficas e criam um padrão de modificação do meio a suas próprias necessidades.

Afirmando a complexidade do conceito de cultura, Coll[12] assegura tratar-se

> Do conjunto de valores, crenças, instituições e práticas que uma sociedade ou grupo humano desenvolve num certo momento do tempo e do espaço, em diferentes campos da realidade, a fim de assegurar sua sobrevivência material e a plenitude espiritual, tanto individual como coletivamente.[12]

Tal conceito abarca, portanto, um olhar "sobre a totalidade do real". Considerando que seja preciso avançar em um olhar em perspectiva para essa dimensão humana, sem cair em relativismos etnocêntricos, este autor apresenta uma estrutura transdisciplinar que possibilita o diálogo transcultural, insistindo no fato de que culturas precisam ser consideradas como seres vivos e não como objetos de meras disciplinas científicas.

Assim, retomando uma perspectiva hierarquizada e com base no pensamento de Ramón Pannikar,* apresenta três "ordens ontonômicas"** que possibilitam a compreensão das culturas e favorecem o diálogo entre elas. Define três dimensões para a cultura.

A *dimensão lógico-epistêmica* que equivaleria à "cabeça da cultura", tratando-se de tudo aquilo que pode ser reduzido à linguagem conceitual, ao signo, materializada, na cultura ocidental no que vem a ser a ciência.

A *dimensão mito-simbólica,* que equivaleria "ao coração da cultura", tratando-se daquilo que dá sentido ao viver, um "sentido simbólico e mítico". Essa dimensão (central) contém as visões de *Cosmos* (universo); *Teo* (deus); *Andros* (seres humanos/homem) reunidos sob o termo "cosmoteândrico".

E, por fim, uma *dimensão mistérica*, a-racional "a alma da cultura". A *dimensão mistérica*, portanto, nunca se deixa apreender, está sempre suscitando a busca pela descoberta, seja dos elementos que possam ser descritos em nível lógico-epistêmico ou daqueles reunidos sob a ordem mito-simbólica.

Assim é possível estruturar a Figura 16.3:

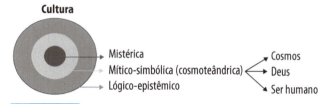

Figura 16.3 As dimensões ontonômicas da cultura.

Fonte: Desenvolvida pela autoria.

Cosmogonias e níveis de realidade

Wilber[13] aduz que definir religião é tarefa quase impossível, dada a diversidade do fenômeno, todavia é vital encontrar algum elemento comum para que se possa estabelecer um diálogo com outras formas de conhecimento, especificamente com o conhecimento científico.

---

* Elementos que possuem características platônicas.
** Do grego *ontos*, "ser", e *nomia*, "normal", portanto, se, trata-se das "ordens do ser cultural".

Smith[14] afirma que ciência e tradição comungam, pois ao olharem a realidade o fazem de forma hierarquizada. Para a ciência os níveis são: a) o macromundo – estudado pela astronomia, por exemplo; b) o mesomundo – estudado pelas ciências da terra e da vida, como a biologia, geologia, entre outras; e c) o micromundo – estudado pela física, química, entre outras. Para a tradição temos: a) o mundo dos céus; b) o mundo da terra; c) o mundo dos infernos. Lovejoy[15] formula uma concepção platônica denominada "a grande cadeia do ser", que Wilber[13] reformula como "o grande ninho do ser". Berni,[16] seguindo a mesma trilha, mas em diálogo com a proposta transdisciplinar de nível de realidade, apresenta o diagrama a seguir, em que procura organizar o conhecimento na tradição religiosa indígena colocando-o em diálogo com a perspectiva epistemológica dos conhecimentos na cultura ocidental.

um nível mais sutil vão surgindo níveis diferenciados e cada vez mais concretos. Em um nível mais sutil encontra-se a dimensão *espiritual*, da qual decorrem os valores e o sentido último da vida, que nas sociedades ocidentais estaria materializada nas religiões; na sequência uma dimensão *mental*, da qual se organizam as estruturas lógico-conceituais de conhecimento, que possibilitam as classificações etc., que nas sociedades ocidentais se materializam nas ciências; na sequência, uma dimensão *emocional*, que reúne as concepções subjetivas de estética que nas sociedades ocidentais se concretiza na arte, e, por fim, um nível *físico*, absolutamente concreto e material, que contém os elementos de todas as dimensões superiores e que é igualmente classificado pela ciência.*

De uma forma mais simples, essas hierarquias verticais poderiam ser sintetizadas em corpo, mente e espírito.

É possível observar essas estruturas hierárquicas em Florescano[17] quando este descreve as cosmogonias mesoamericanas expressas nos patamares das pirâmides maias de degraus em três níveis do cosmos: 1) o Inframundo; 2) a Terra e 3) o Espaço celeste.

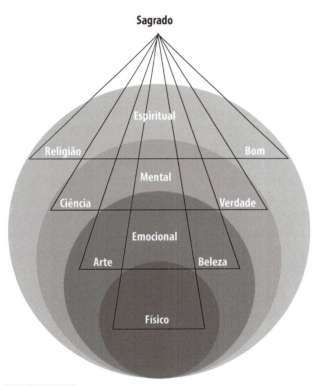

Figura 16.4 — A estrutura dos níveis de realidade na grande cadeia do ser.

Fonte: Desenvolvida pela autoria.

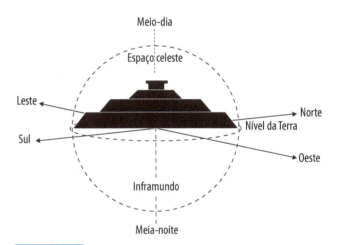

Figura 16.5 — Estrutura da realidade na cultura maia.

Fonte: Desenvolvida pela autoria.

Assim, na análise desse diagrama poderia ser compreendida da seguinte forma: a emanação estruturante da realidade é vista como o *Sagrado*,[22*] compreendido como fonte misteriosa e organizadora da realidade em graus de densificação, ou seja, de

---

* Do ponto de vista da sociologia, o Sagrado é uma categoria dual, que se liga tanto ao universo religioso, quanto ao universo político. No primeiro sentido poder-se-ia afirmar que um livro é sagrado (a Bíblia); no segundo um acordo social, uma norma estabelecida, por exemplo: a Constituição poderia ser compreendida como sendo sagrada e, portanto, merecedora de respeito e cuidado. No sentido aqui aplicado o Sagrado é visto como o Mistério fundante da realidade, portanto, possui características do idealismo platônico, conforme enfatiza Lovejoy (2005).

Chamorro[18] afirma o caráter platônico da visão cosmogônica indígena, destacando que para os Guarani *Mbyá* o universo é composto de três espaços: a terra (*yvy*); o paraíso (*yva, yvága, oka, vusu, rypy*) e uma região intermediária (*ára popy*). Trata-se de uma concepção horizontal de onde se situam esses três mundos, e, "complementando a concepção horizontal do universo, imagina-se o mundo com uma série de plataformas sobrepostas. Esta concepção ajuda a explicar a região intermediária, geralmente de difícil tradução para nós".[18]

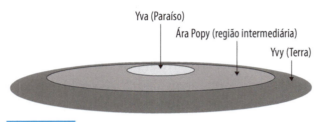

Figura 16.6 Universo Guarani Mbyá.
Fonte: Baseada em Chamorro.

> Da divina coroa irradia
> flores plumas adornadas
> em leque.
> Em meio às flores plumas floresce
> a coroa-pássaro
> do pássaro futuro.
> luz veloz
> que paira
> em flor e beijo,
> que voa não voando
>
> *Sabedoria Guarani*[19]

As especificidades da tradição religiosa indígena

Neste item serão apresentadas as especificidades da tradição religiosa indígena sob o efeito do processo colonizador.

Os povos ameríndios e o impacto colonizador

Parece certo que a América é um continente de povoamento secundário. Especula-se que foram três as vias de migração: grupos asiáticos teriam vindo pelo Estreito de Bering para a América do Norte; grupos australianos teriam vindo para a América do Sul, pela Terra do Fogo; e grupos polinésios teriam acessado o continente pelo Oceano Pacífico.[3]

Os **índios norte-americanos** resguardavam todo o seu particularismo, quando da chegada dos primeiros europeus. Na época falavam mais de 500 línguas.[4]

Esses povos foram brutalmente perseguidos, principalmente por membros das igrejas protestantes, havendo inclusive recompensas entre "US$ 60,00 e US$ 134,00 por escalpo".[4] Com essas populações foram estabelecidos inúmeros tratados, que foram sistematicamente quebrados pelos colonizadores, que deram origem aos Estados Unidos, havendo um enorme desprezo por essas populações. Nas palavras de um desses colonizadores puritanos: "um bando de ladrões infames, vadios, fedorentos e ímpios para os quais qualquer homem honesto só pode desejar a exterminação total".[4]

Felizmente essa opinião não era compartilhada pelos cientistas da jovem antropologia, como James Mooney e Franz Boas, "que descreveram a incomparável riqueza e a diversidade das crenças e dos costumes".[4]

A **Mesoamérica** abrigou grandes civilizações, com o desenvolvimento de escrita hieroglífica parcialmente decifrada, além de sofisticado calendário. Entre elas os maias e os astecas. Quando da chegada dos europeus, os maias já haviam praticamente desaparecido. Cortés chegou em 1519, no auge do Império Asteca; as lideranças interpretaram sua chegada com elementos de sua mitologia, "retorno de um personagem mítico". Ao saberem dessa associação, os espanhóis manipularam as lideranças, o que facilitou a tomada do poder. Em 40 anos tudo foi destruído, conforme o relato de Diaz Castillo. Vejamos o relato do início e do término da conquista:

> Visitamos os pomares e os jardins, maravilhas para o olhar e para o passeio. Eu não me cansava de admirar a diversidade das árvores, o perfume que exalava de cada uma delas, os caminhos repletos de rosas e de outras flores, as inúmeras árvores frutíferas nativas e a lagoa de água fresca. O conjunto era realçado com todo tipo de pintura e decoração em pedra, em uma festa para o olhar. E pela lagoa voavam aves de incontáveis espécies e variedades.[20]

Quarenta anos após a conquista, o mesmo cronista observa: "Eu não acreditava possível descobrir, no mundo inteiro, um país como aquele. Hoje, no entanto, tudo aquilo que eu vi naquela época foi derrubado e destruído; nada restou em pé".[20]

A religião maia e a asteca eram permeadas por sacrifícios humanos, principalmente a dos astecas, que praticavam também o canibalismo das vítimas desses rituais.

A maioria dos documentos escritos dessas civilizações foi destruída.[4] Poucos textos sobreviveram à conquista. O mais importante é o *Popol Vuh*, cujas páginas testemunham a qualidade espiritual dessa civilização. O livro é dividido em quatro partes: na primeira é relatada a origem do mundo e a criação do homem; na segunda constam histórias épicas dos heróis míticos; uma terceira parte traz a graça e sabedoria das fábulas clássicas, e a quarta, outras narrativas. "*Popol Vuh*, literalmente, é o livro da comunidade. A palavra *popol* significa casa comunitária, onde as pessoas se juntam para tratar as coisas da república e *Vuh* é livro".[21]

> E não tinham fogo.
> Somente o teriam os que pertencessem a *Tohil*,
> Este era o deus das tribos
> o primeiro que criou o fogo.
> Não se sabe como nasceu,
> porque já estava ardendo
> quando vieram *Balam-Quitz* e *Balam-Acab*:
> – Oh, nosso fogo já não existe! Morreremos de frio, disseram.
> Então, contestou *Tohil*:
> – Não se aflijam, vosso será o fogo perdido.
> – Deveras? Oh deus, nosso sustento, nosso mantenedor, tu és nosso deus! disseram-lhe em agradecimento
> (Terceira parte, excerto do capítulo V – Recinos[21]).

O *Chilam Balam* – "o livro dos livros" – é outro texto que sobreviveu. Na verdade, trata-se de um livro híbrido escrito após a conquista à moda europeia, formando "uma das sessões mais importantes da literatura indígena americana". Foi redigido por frades a partir de adaptação da língua maia. Trata-se de um material heterogêneo que pode ser dividido em: 1) textos de caráter religioso; 2) textos de caráter histórico; 3) textos médicos com e sem a influência europeia; 4) textos cronológicos e astrológicos; 5) astronomia europeia; 6) rituais; 7) textos literários.[22]

Os povos centro-americanos assimilaram a língua e sincretizaram sua religião com o cristianismo. Eliade e Couliano[4] afirmam que fragmentos das mitologias originárias ainda emergem no imaginário desses povos.

> Em 1531 a Virgem Indígena apareceu na coluna sagrada da deusa asteca *Tonantzin*, mãe imaculada de *Huitzilopochtli*, e dirigiu-se aos nativos em língua náuatle. Desde então, ela vela por eles e atende às suas súplicas mais humildes melhor que qualquer outro poder estabelecido.[4]

A **América do Sul** é provavelmente a região de maior diversidade cultural do planeta, sendo que muitas culturas escaparam ao processo colonizador.

A exemplo da Mesoamérica, a área andina abrigou grandes civilizações, e a mais conhecida foi a inca. Na época da conquista, o Império Inca estava em pleno desenvolvimento, abrangendo uma extensão que encobria as áreas do Chile e do Peru. Da mesma forma que na Mesoamérica, a elite do império interpretou a chegada dos espanhóis, no caso Pizarro, como o retorno mítico de um deus, o que facilitou amplamente o processo de destruição da cultura e de dominação.

O Império Inca era uma teocracia comunista, de acordo com Eliade e Couliano.[4] Assim como os maias e astecas, os incas praticavam o sacrifício humano, todavia estes não eram frequentes.[4] Vejamos um trecho de um cronista da expedição de Pizarro, relatando o que viram na chegada ao império:

> Belos caminhos a maior parte pavimentados, como nunca se viu na cristandade. Pontes de rede que são maravilhosas. Passamos por elas com cavalos. Cada passagem tem duas pontes, uma por onde passam as pessoas comuns; e outra por onde passam a realeza e seus comandantes.[23]

Os incas desenvolveram um sofisticado sistema de registro denominado "*quipos*". Os *quipos* eram cordões com diferentes tipos de "nós" que guardavam informações.[24] Vargas[25] sustenta que os *quipos* eram uma forma de escrita, afirmando, também, que havia outra forma de escrita pictórica que se perdeu.

Os povos da floresta tropical são ainda numerosos, muitos escaparam do processo colonizador. Segundo o Instituto Socioambiental (ISA), estima-se que quando da chegada dos europeus havia cerca de mil povos indígenas vivendo na região que hoje corresponde ao Brasil, com uma população que poderia variar de 2 a 4 milhões de pessoas.

O ISA estima que hoje haja cerca de 70 povos vivendo em estado de isolamento, ou seja, que nunca fizeram contato com a sociedade ocidental (branca), vivendo no interior da Amazônia.

O movimento colonizador europeu promoveu vários encontros paradigmáticos entre a cultura/religião ocidental/cristã e a teologia ameríndia; um desses fenômenos de grande expressão ocorreu por volta de 1600 e foi denominado "Os Povos das Missões". Na verdade, um encontro dos missionários jesuítas e o povo guarani na região colonizada pelos espanhóis.

> Foram estabelecidas ao longo dos rios Paraguai, Paraná, Paranapanema e Uruguai 48 reduções, assim eram chamadas as aldeias que também recebiam os nomes de Povos, Doutrinas ou Missões. 30 delas chegaram a florescer.[26]

Simon[26] afirma que algumas dessas aldeias tinham mais de 10 mil habitantes. Sete delas estavam na região do hoje estado do Rio Grande do Sul:

> Todas com uma organização urbana, social e administrativa de fazer inveja às demais cidades espanholas da época na América. Agindo de forma independente, mas unidas por um mesmo "sistema" político, cuja pedra angular era o padre jesuíta, lograram um notável desenvolvimento econômico [...] não ambicionavam o acúmulo de riquezas, não havia dinheiro em circulação.[26]

As missões lograram um fantástico desenvolvimento. Não havia propriedade privada, a administração era colegiada entre os padres e os indígenas. Houve grande desenvolvimento das artes. "A arquitetura, recebia impulsos de grandes mestres europeus. [...] Não se conhece nenhuma produção poética ou outra forma literária. Foi na música e na escultura que o índio mais sobressaiu".[26] Os Povos das Missões tiveram grande desenvolvimento por cerca de 150 anos, no que veio a ser chamado de "reino de Deus na Terra, ou a república comunista católica".[27]

O Tratado de Madri de 1750, entre as coroas portuguesa e espanhola, que propôs a reconfiguração das colônias, colocou fim a essa sociedade de forma sangrenta. Como as terras espanholas deveriam passar para a coroa portuguesa, os indígenas e os jesuítas foram expulsos.

Os povos indígenas do Brasil

Há uma grande diversidade de concepções sobre o que venha a ser "o indígena", e a maioria delas decorre de um olhar do colonizador sobre os colonizados e, muitas vezes, oscila entre uma visão romântica e desdenhosa.[4]

Ribeiro[28] narra que, quando da invasão, havia cerca de 1 milhão de índios do tronco Tupi no litoral brasileiro. Esses indígenas comungavam de um mesmo referencial cultural, mas não tinham unidade política. Assim, a chegada dos europeus foi tomada, também, por um referencial mito-simbólico.

> Os índios perceberam a chegada do europeu com um acontecimento espantoso, só assimilável em sua visão mítica do mundo. Seriam gente de seu deus sol, o criador – Maíra – que vinha milagrosamente sobre as ondas do mar grosso. [...] Mais tarde, com a destruição das bases de vida social indígena, a negação de todos os seus valores, o despojo, o cativeiro, muitíssimos índios deitavam em suas redes e se deixavam morrer, como só eles têm o poder de fazer. Morriam de tristeza, certos de que todo o futuro possível seria a negação mais horrível do passado, uma vida indigna de ser vivida por gente verdadeira.[28]

Por sua vez, para os europeus, a dimensão mito-simbólica das Américas correspondia ao Paraíso cristão. Uma terra idílica aberta aos prazeres e à realização de todos os interditos culturais restritos na cultura europeia.[29]

Desde a criação do Brasil como "nação ocidental", as diferentes administrações objetivaram a "integração" total dos indígenas à sociedade. Isso significaria a extinção de suas culturas específicas. Segundo Maldos,[30] o auge desse processo se deu durante a ditadura civil-militar (1964-1985), que almejava concluir tal processo até o ano 2000.

Ribeiro (1957, p. 18, *apud* Marconi e Pressotto[3]) afirmou que "em 1900 havia 230 grupos tribais no Brasil que ficaram reduzidos, em 1957, a 143". Dados do IBGE indicam que no início dos anos 1990 a população indígena era de pouco mais de 290 mil pessoas, metade desta vivendo no contexto urbano.

O decréscimo populacional se deveu em parte às lutas e em parte ao impacto epidemiológico que se abateu sobre essas populações. Almeida e Nötzold[31] afirmam que o Padre Anchieta chegou a reportar dizimações de cerca de 30 mil pessoas em curto espaço de tempo, elementos corroborados por Ribeiro.[28]

Só após a promulgação da Constituição de 1988 é que os povos indígenas foram reconhecidos, em sua singularidade, como cidadãos brasileiros. Desde então passou a haver um processo de etnogênese, e hoje os dados indicam um aumento expressivo dessas populações, com o resgate de elementos próprios de suas culturas. Assim, nos anos 2000 já havia cerca de 700 mil indígenas no país, e em 2010 eram aproximadamente 800 mil pessoas (IBGE), um número ainda infinitamente inferior às estimativas do século XVI.

Hoje essa população está representada em cerca de 305 povos, que falam 240 idiomas. São cerca de 1 milhão de pessoas.

Esses dados sugerem que o Brasil possui a maior diversidade de povos originários existentes no planeta.

Para o ISA, falar de povos indígenas significa reconhecer que:

1º) Antes da invasão portuguesa já havia sociedades organizadas no território que vieram a dar origem ao Brasil.
2º) A origem dessas populações é incerta; são denominados "povos originários" porque estavam na região antes do processo colonizador.
3º) Certos grupos que vivem atualmente no país estão diretamente ligados a esses grupos originários.
4º) Tais povos têm uma longa história, muito anterior à chegada dos portugueses, entretanto essa história mistura-se com a dos colonizadores a partir da invasão em 1500.
5º) As culturas originárias foram, e continuam sendo drasticamente alteradas pelo contato, desde o primeiro processo colonizador.
6º) A divisão política em países na América do Sul não corresponde à divisão originária, étnica, que ainda prevalece para essas populações; assim, um povo indígena pode estar disperso por vários países do continente.

Milenarismo indígena

Como já se afirmou, os povos indígenas estão espalhados em várias regiões do planeta: África, Austrália, Ilhas do Pacífico, Sibéria, Américas. Nas Américas esses povos tiveram e têm características muito peculiares. É bastante comum que a antropologia estabeleça classificações para eles, a partir de seus troncos linguísticos.

É sempre importante lembrar que os primeiros cronistas foram europeus, muitas vezes religiosos, que, ao relatarem a cultura e a tradição religiosa desses povos, o fizeram, invariavelmente, com um viés etnocêntrico. Dessa forma, em um primeiro momento, achavam que os indígenas não tinham religião, pois as características holísticas das práticas indígenas não se assemelhavam ao reducionismo dos conhecimentos próprios do Ocidente, como já se apresentou. É importante lembrar que a antropologia só surgiu como ciência em meados do século XIX, o que possibilitou um paulatino avanço em um olhar mais integrativo, ainda que a ciência antropológica seja, ela própria, fruto do reducionismo dos conhecimentos no Ocidente. Todos esses elementos não podem ser esquecidos, pois se trata de processos de colonização ainda presentes. Os ameríndios da América do Norte sofreram um processo colonizador mais ligado aos ingleses, franceses e holandeses. A América Central e do Sul, Costa do Pacífico, sofreram forte influência mais ligada aos espanhóis, enquanto a Costa Atlântica foi mais influenciada pelo domínio português.

Nunca se deve esquecer que o processo colonizador foi extremamente violento, com reflexos ainda presentes na contemporaneidade. Se os acontecimentos de "Sete Povos das Missões" revelaram um lado positivo do contato, ainda que tenha terminado de forma trágica, a maioria do contato foi extremamente nocivo para os povos indígenas. O sofrimento imposto a essas populações, que apresentaram gigantesco decréscimo populacional, foi inimaginável.

A mortandade não se deveu apenas ao conflito bélico, mas apresentou influências biológicas importantes, dada a falta de anticorpos por parte dessas populações para doenças incubadas trazidas pelos europeus, o que promoveu índices de mortandade impressionantes.

A missão religiosa majoritariamente cristã foi o elemento que promoveu, e ainda promove, grande desagregação cultural. O relato de um oficial aposentado do Comissariado de Assuntos Indígenas dos Estados Unidos revela uma tristeza tão profunda quanto a imaginação possa alcançar por parte dessas populações, diante da desagregação promovida pelo processo colonial:

> Homens tristes, completamente conscientes, observando o universo ser destruído por um inimigo desprezível. Os índios sabiam que o mundo estava perdendo... a ancestralidade, a reverência e a paixão que o humano compartilhava pelo antigo, perdendo a reverência e a paixão pela terra e pela teia da vida.[14]

O intenso sofrimento vivido por essas populações promoveu importantes impactos sobre sua religiosidade, com o surgimento, por exemplo, do fenômeno social do milenarismo,* ocorrido em diversas regiões das Américas. "Estudos realizados sobre esses movimentos [...] tendem a ressaltar a existência de uma causa comum [...] um estado de grande crise ou profundo mal-estar social".[32]

> Os chamados milenarismos que, obviamente, supõem ritos de renovação, alicerçam-se, de um lado, [...] [em] "mitos de origem" e de outro em mitos escatológicos que fazem do fim do mundo o prelúdio da recriação. Trata-se de uma crença no "eterno retorno".[33]

Na América do Norte, por exemplo, ganhou notoriedade no final do século XIX o "Messias Wovoca",** indígena da etnia *Pautte*. Em sua pregação, que tinha por prática fundamental a dança*** conhecida como *ghost dance*, ele enfatizava "que os índios deveriam parar de lutar, purificar-se e adorar o Grande Espírito por meio da dança, pois a opressão dos colonizadores cessaria assim como havia chegado".[4] Brown atribui a ele a seguinte fala:

> Todos os índios devem dançar, em toda parte, ficar dançando. Daqui a pouco, na próxima primavera, o Grande Espírito virá. Trará de volta toda a caça, de todas as formas. Haverá muita caça em toda parte. Todos os índios mortos voltarão e viverão de novo. Serão todos fortes como jovens outra vez. O velho índio cego verá novamente e será jovem, terá uma vida boa. Quando o Grande Espírito vier desta forma, todos os índios irão para as montanhas, bem mais alto que os brancos. Os brancos não poderão ferir os índios, então. Enquanto os índios estiverem no alto, virá uma grande enchente, uma água, e todos os brancos morrerão, afogando-se. Então o feiticeiro diz aos índios para espalharem por todos que eles devem ficar dançando e o bom tempo virá. Os índios que não dançarem, que não acreditarem nesta palavra, crescerão pouco, só uns 30 centímetros de altura, e ficarão assim. Alguns deles virarão madeira e serão queimados.[34]

Esse fenômeno também aconteceu no Brasil em diferentes momentos do processo colonizador. Eliade e Couliano[4] aludem à *marcha Tupi em direção à terra sem mal*, uma terra mítica onde há grande abundância e nenhum sofrimento, que ocorreu em 1539, na qual 12 mil indígenas viajaram do Brasil ao Peru, chegando ao destino final apenas 300 pessoas.

Vainfas[35] apresenta registros desse fenômeno, conhecido como "Santidade de Jaguaripe" (1580), ocorrido entre os Tupis, na Bahia. "A santidade era, antes de tudo, uma cerimônia particular [...] na qual, por meio de bailes, transes, cânticos e ingestão de tabaco, os índios encenavam e vivenciavam os seus mitos na busca da Terra sem Mal".[35]

---

* Fenômeno religioso que mistura a espiritualidade indígena com o cristianismo em busca do Salvador.

** Jack Wilson (1856-1932).

*** A dança é um dos componentes mais importantes da religiosidade indígena, como se verá.

Alguns elementos comuns nas tradições religiosas indígenas

Sullivan[37] inicia sua importante contribuição sobre a orientação e o significado das religiões indígenas na América do Sul afirmando que o **mito** é a estrutura básica que possibilita o diálogo entre as diferentes perspectivas religiosas. Eliade[38] afirma a impossibilidade de haver um conceito de mito passível de aceitação por todos os estudiosos. Para esse autor, uma concepção "menos imperfeita" seria:

> O mito é uma realidade cultural extremamente complexa, que pode ser abordada e interpretada através de perspectivas múltiplas e complementares. [...] O mito conta uma história sagrada; ele relata um acontecimento ocorrido no tempo primordial, o tempo fabuloso do "princípio". Em outros termos, o mito narra como, graças às façanhas dos Entes Sobrenaturais, uma realidade, seja uma realidade total, o Cosmo, ou apenas um fragmento: uma ilha, uma espécie vegetal, um comportamento humano, uma instituição.*

De acordo com Sullivan,[37] é no mito que os povos indígenas sul-americanos afirmam suas culturas e suas histórias, partilhando de uma visão **Cosmogônica**** que traz elementos comuns ao fundarem o imaginário. Os mitos da criação revelam a passagem do "nada" para a criação. Vejamos esse excerto da tradição Guarani, o "Aparecimento de Ñamandu: Os Divinos", recolhido por Clastres:

> Nosso pai, o último, nosso pai, o primeiro
> fez com que seu próprio corpo surgisse
> da noite originária.[39]

Esse trecho deixa transparecer outro elemento apontado por Sullivan,[37] qual seja, o de que tais mitos não começam com um estado de nada absoluto, antes surgem de uma matéria primordial ou um estado de coisas. No exemplo havia uma inteligência ou consciência antes de haver um corpo. Esse corpo do "pai criador" vai dando origem ao mundo das coisas:

> No cimo da cabeça divina
> as flores, as plumas que a coroam,
> são gotas de orvalho.
> Entre as flores, entre as plumas da coroa divina,
> o pássaro originário, Maino, o colibri,
> esvoaça, adeja.[39]

Dessa forma, o mundo manifesto surge do mundo das ideias, aproximando-se, portanto, de uma concepção platônica, como também apontou Chamorro.[18]

Nesse sentido, a manifestação se dá a partir da constituição de um "espaço vertical" (essencial) preenchido com planos (*topoi ou locus*). A concepção de **espaço simbólico** nas culturas indígenas é estruturada em níveis de realidade, conforme apresentado em item anterior. Estes podem conter inúmeros subníveis.

Wilkinson[27] salienta que a crença no mundo espiritual, em uma esfera ou dimensão superior (ou anterior) com a qual é possível se comunicar por meio dos sonhos, visões ou por meio de rituais. "Normalmente, os indígenas concebem cada um dos múltiplos mundos do universo como esferas relativamente planas, delimitadas por água".***,****

Seja como for, a existência se revela na horizontalidade do espaço, no mundo do meio, marcado pelas 4 direções (norte, sul, leste e oeste). Tal espaço é delimitado por símbolos naturais. Esse é o espaço onde a vida acontece. Arrien,[40] a partir do contato com indígenas norte-americanos, aventura-se em uma síntese arquetípica, portanto simbólica. Para ela, por exemplo, um elemento comum a diferentes tradições é que o leste, onde sol nasce, está associado ao elemento fogo.

Há, também, um mundo inferior, um mundo preenchido por trevas, monstros, almas dos animais, elementos que podem promover doenças.[2] A espacialidade vertical indígena pode ser vista no diagrama a seguir, enquanto uma concepção horizontal pode ser vista no diagrama da Figura 16.6.

---

* Essa perspectiva corrobora com o fundamento transcultural que apresenta a dimensão mito-simbólica como central no processo de diálogo transcultural, conforme apresentado no item 3 na Figura 16.3.

** Perspectiva apresentada no item 4 em diferentes diagramas deste capítulo.

*** *Usually, native peoples think of each of the multiple worlds in the universe as relatively flat planes, circular and bounded by water.*

**** Ver a Figura 16.6.

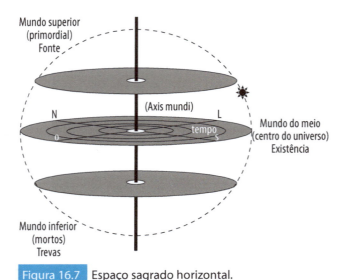

Figura 16.7 Espaço sagrado horizontal.

Fonte: Baseada em Wright.

Uma das dimensões espaciais mais importantes é o centro. Sullivan[37] afirma que, em culturas cujo universo é estruturado em planos, o centro é fundamental, pois é pelo centro que os diferentes planos são conectados. É a "coluna do mundo" (*axis mundi*) que sustenta a existência que conecta os planos. A veracidade dessa afirmação pode, por exemplo, ser explicada pelo significado da palavra "Cusco", capital do império Inca, é "umbigo", o centro do mundo.

Em rituais, o **centro** pode ser marcado, também, por um "vaso" que contenha água, ou, não raro, a bebida sagrada (substância psicoativa) que será compartilhada possibilitando a alteração do estado de consciência para acessar outros níveis de realidade. Instrumentos sagrados, como chocalhos, flautas, tambores também são usados como intermediadores nessa trajetória.

> O terreno é uma clareira aberta na mata. Normalmente, algumas árvores altas e de tronco fino compõem o cenário. No centro dessa área é construída uma espécie de cabana de orações, feita de palha de coqueiro, ou uma gruta, feita de pedras, chamadas de Peji ou trapiche pelos Xukuru. Nelas se colocam panelas de barro com uma bebida, denominada jurema, feita da árvore de mesmo nome, algumas velas acesas e muitas flores que enfeitam o local".[41]

Com a manifestação no "mundo do meio", surge o **tempo**. Muitos são os marcadores temporais, o dia e a noite, as estações, os ciclos biológicos, os ciclos de calor e frio, chuva e seca (estações).

Assim o tempo é mítico, é histórico, é biológico, é mineral, é vegetal, e assim por diante.

A existência se dá no tempo, em uma perspectiva cíclica que se reveste em Eras (ciclo longo) marcadas por fases de destruição, conforme afirma Sullivan,[37] que, ao serem rememoradas, repetidas simbolicamente na vivência histórica, possibilitam a autoconsciência.

Clastres[27] descreve como os tupis-guaranis falam de um Dilúvio (na verdade dois eventos dessa natureza). O autor[39] traz três versões desse evento que foram recolhidas por León Cadogan, todas dos Mbyá-Guarani. As versões se alternam, ora privilegiando um aspecto ético-metafísico, ora um aspecto mais mitológico. Há uma terceira versão que parece conter influências cristãs.

O dinamismo do espaço cria um tráfego entre os mundos – níveis de realidade – com consequências temporais. Assim, como já se afirmou, o tempo é dimensionado a partir dos ciclos que, por sua vez, possuem cada um deles um mito próprio. Portanto, o mito, ou dimensão mito-simbólica, é essencial para a compreensão do significado do tempo, porque estes explicam o surgimento, extinção e transformação dos eventos.[37]

Tais ciclos são de curto e longo prazo, como também já se afirmou, como os ciclos de florescimento das plantas, ou o ciclo de dia e noite até os longos ciclos da vida humana e do cosmos. Estes garantem a circularidade do tempo que se faz registrado nos festivais, sobretudo de dança, que se repetem no calendário cultural. Assim, o reconhecimento dos ciclos é feito por meio de cerimônias, dos rituais.

Wright[2] afirma que os povos indígenas tradicionalmente buscam forjar seus modos de vida em consonância com todas as outras formas de vida em seu ambiente natural. Esse elemento tem profundas implicações na espiritualidade desses povos. Assim, a exemplo da natureza, toda a vida é composta por ciclos (curtos e longos) que se repetem, inclusive na vida humana.

A música e a dança, ou o **canto-dança-oração**, conforme afirma Berni,[42] são as ferramentas mais importantes utilizadas por essas culturas, para ativar uma experiência plena de ser, pois possibilitam um acesso aos elementos fundantes, mitológicos, que se encontram presentes no tempo primal. Em um festival de dança o corpo se transforma em um calendário vivo, possibilitando o acesso a uma dimensão primal e aos elementos estruturantes, ético-morais que devem ser transmitidos à comunidade.[37]

> Ao representar através da dança, uma ou outra vez o mistério da criação original, o dançarino, na qualidade de médium, de intérprete e centro do rito, põe-se em contato com o acontecimento primordial que, por sua vez, transforma a dança num ato de autocompreensão.[43]

Felicitas foi uma bailarina brasileira que nos anos 1940 esteve entre os indígenas de diferentes regiões do país, coletando diversas danças sagradas. Em seu livro,[44] faz o registro de cerca de 40 danças indígenas de diferentes etnias. Seu relato é bastante interessante na percepção de como o sagrado circula entre esses povos nas cerimônias dançadas.

> O misticismo paira no espaço deste mundo perdido e impregna o espírito de seu habitante, atraindo-o à vida interior. Essa sensibilidade do índio é tão aguda que ele sente e vê todos esses mistérios como coisas sagradas. E surgem nas florestas, qual visões fantásticas, templos [...] [onde] guardam suas vestimentas litúrgicas e máscaras de concepção totêmica, os instrumentos de música das cerimônias místicas, através das quais entram em contato ou se transformam em deuses. Essas cerimônias, cujos principais elementos são: o canto que é transmitido de pai para filho como herança sagrada [...] e a dança conhecida só por determinadas pessoas da tribo, começa lenta e compassadamente indo num crescente até o verdadeiro frenesi. [...] A dança tem grande influência na vida social dos índios. Simbolizam nelas os atos, os fatos, os feitos relativos às suas vidas e costumes, assim compreendidos: a música dos índios embora quase uníssona, empolga pelo ritmo que reboa e faz estremecer a floresta a léguas em redor. A alucinante monotonia desse ritmo exerce estranho efeito e entorpece e hipnotiza.[44]

Os movimentos na dança assumem caráter simbólico ao materializar elementos míticos. Trata-se de simbolismos extremamente complexos que podem variar bastante de cultura para cultura.

Há uma miríade de concepções de como os seres sobrenaturais possibilitaram o surgimento dos **humanos**. Trata-se, entretanto, segundo Sullivan,[37] de um ato criador independente do resto da natureza, o que proporciona "um senso de estranhamento". Assim, a disposição religiosa é para a integração, pois os seres humanos introduzem um reordenamento na natureza o que proporciona o surgimento da cultura, que nada mais é que uma imitação criativa por meio da qual poderosas forças introduzem a vida simbólica.

A **iniciação** é um processo integrado e contínuo ao todo da existência simbólica, sendo o nascimento a primeira e a morte a última. Ao longo da vida há inúmeras iniciações que afirmam novos começos. As situações-limite vividas nos processos iniciáticos têm o objetivo de levar o neófito ao limite para que vivencie o mito primordial concernente à fase que se inicia no processo.

O **nome** dado a uma pessoa é de suma importância, pois simboliza uma presença específica no mundo, uma forma de dar corpo a uma personalidade. O ser humano é um receptáculo da cultura, parte do ser cultural. A aposição de um nome é um processo complexo que pode envolver sonhos, cerimônias em que um xamã entrará em um estado alterado de consciência, a fim de consultar os espíritos para saber qual é o nome da criança, ou a forma sonora como o ser que chegou deve ser reconhecido. Pode haver, também, como de fato há, a alteração do nome de uma pessoa ao longo da vida, pois seu ser passou a apresentar-se com nuances distintas.

Para os Guaranis, por exemplo, a palavra é um elemento fundamental: "palavra é voz, fala, linguagem, idioma, alma, nome, vida, origem, personalidade. [...] As crises da vida são explicadas como uma dissociação. A palavra nome se afasta da pessoa, causando nela fragmentação e doença".*

> Os Tupi-Guarani [...] detinham uma certa sabedoria da alma, ou seja, do *ayvu*, o corpo-som do Ser. A partir dessa sabedoria ligada a uma ciência do sagrado, desenvolveram técnicas – na verdade intuíram técnicas – de afinar o corpo físico com a mente e o espírito. Os Tubuguaçu entendem o espírito como música,

---

* Isso pode acontecer, também, por conta de um feitiço (ver à frente).

uma fala sagrada (*nê-emporã*) que se expressa no corpo; e este, por sua vez, é flauta (*U'mbaú*), veículo por onde flui o canto que expressa o Avá (o ser-luz-som-música) que tem sua morada no coração. [...] Por isso fez a dança, com o fim de afinar todos os espíritos pequenos do ser. Para que cante sua música no ritmo do coração da Mãe Terra. [...] Compreendendo o ser como *tu-py*, um som-de-pé, os antigos afinavam o espírito a partir dos tons essenciais do ser, tons que partiram de todos os seres. Os tons essenciais que formam o espírito são o que a civilização reconhece como vogal.[45]

O elemento final nessa apresentação de aspectos religiosos que podem ser compreendidos como sendo comuns a diferentes etnias indígenas, no que diz respeito à tradição religiosa, são os **especialistas,** ou as **autoridades.**

Entendem-se por especialistas pessoas de ambos os gêneros que possuem um poder especial de comunicação com o sagrado gozando de reconhecimento social. Em função disso, tornam-se autoridades nas comunidades. Wright[2] anota que em diferentes culturas os especialistas possuem diferentes denominações, podendo ser chamados de: "sacerdotes, xamãs, adivinhos, artistas religiosos entre outros"; atuam como "guardiães" da ordem cósmica, ao interpretarem os eventos e as possibilidades de mudança, em diferentes situações sociais.

Sullivan[37] afirma que o poder dessas pessoas emana de três bases: a) a *experiência da possessão do médium,** sendo a cura o componente fundamental da autoridade baseada na possessão (incorporação de espíritos); b) o domínio de um conhecimento específico, os *detentores de conhecimento do tradicional* são pessoas que ao longo da vida são receptáculos da tradição (oral), conhecedores dos sentidos culturais das diferentes fases da vida, das festas, dos ritos etc., ou mesmo de um saber específico ligado a uma área do conhecimento, como, por exemplo, sobre ervas, sobre música. Esse conhecimento pode ser ensinado de geração a geração;** e c) o *xamã* (pajé), aquele que, por meio da experiência extática, viaja aos diferentes planos em busca de entendimento e manipulação de causas de diferentes situações da vida. Clastres[32] afirma que "o xamanismo parece oferecer em toda a América uma notável homogeneidade".***

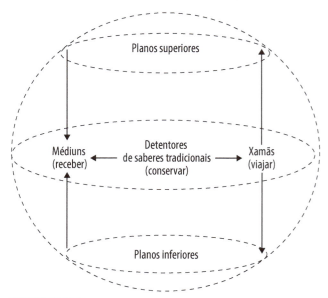

Figura 16.8 Autoridades na tradição religiosa indígena.
Fonte: Desenvolvida pela autoria.

A **vocação** e o chamado para esses papéis sociais são processos iniciáticos, muitas vezes associados a um quadro de adoecimento grave que só é curado quando a pessoa encontra seu "dom".****

---

* A possessão pode ser bastante comum durante os rituais de dança, por exemplo, o que não necessariamente configura que a pessoa que recebeu o espírito seja uma autoridade. Às vezes durante um ritual a pessoa pode ser possuída, e no processo da dança é acolhida por outros. O espírito fica dançando um tempo e se vai. Há casos em que a possessão assume um caráter mais profundo, e as pessoas são separadas para serem acolhidas por especialistas. Há em diferentes etnias, nas casas de reza (templos), espaços reservados onde as pessoas possuídas são acolhidas por essas autoridades. Vi situações dessa natureza entre os Guaranis (SP) e os Pankarás/Xucurus (PE).

** Entre os Pankará (PE), estive com Seu Nenê, que era um especialista em ervas medicinais (garrafas); ele também era o guardião do terreiro.

*** Em 2013, durante consultoria que fiz ao Ministério da Saúde, conheci a Pajé Mapulu Kamaurá, importante liderança de seu povo – em 2018 ganhou o prêmio de Direitos Humanos do extinto Ministério homônimo. Os Kamaurás têm sua cultura bastante preservada no Parque do Xingu. Mapulu, que é respeitada dentro e fora de sua etnia, é reconhecida por conseguir quebrar feitiços poderosos. Ela A Pajé me relatou uma situação que viveu em aldeia da região, que estava enfeitiçada. Ela sabia que o feitiço estava dentro do rio que passava próximo à aldeia. Desceu ao rio amarrada em numa corda e encontrou uma cobra; dentro da boca da cobra estava o feitiço, que foi retirado e o problema da região foi resolvido.

**** Durante o I Encontro de Pajés e Detentores de Saberes Tradicionais de Pernambuco (2014) ouvi o relato de uma benzedeira Pankararu que na adolescência migrou para São Paulo,

Vejamos o relato de Rodrigues[46] sobre o processo iniciático do Pajé (xamã) Seu Zequinha:

> Assim, quando certo dia começou de súbito a ficar doente, sabia se curar, porque já tinha conhecimento das plantas da Natureza Sagrada, já sabia suas orações que lhe foram ensinadas do Infinito. No desenvolvimento da sua doença, o Infinito estava preparando os encantados para que descessem e se incorporassem neste homem. [...] Assim, foi entregue a luz do Rei do Ororubá pelo Cacique Manoel Pereira de Araújo e de todo reinado encantado para as mãos do Pajé Pedro Rodrigues Filho – Seu Zequinha. Foi então denominado Pajé do Encanto. O cacique disse: "Não passe esta missão para ninguém; quando estiver no tempo de você fazer sua viagem ao infinito encantado, eu desço e venho lhe avisar que está na hora de passar para outro escolhido, mas, enquanto eu não vier, esta missão será sua". Daí por diante, começou a grande missão do Pajé: suas curas com plantas, com folhas, com rezas; vinha fazer seu toré na pedra do Reino Encantado Escondido.[46]

Santos[47] relata a transmissão do saber tradicional do *gaiteiro** Seu Medalha, também da etnia Xucuru de PE:

> Mestre gaiteiro – atualmente Seu Antônio Medalha – que toca o *Memby*. [...] O Mestre gaiteiro toca as peças – música. Os Xukuru chamam a música entoada pelo Memby de peça. Ao todo são quatro peças diferentes, ou seja, quatro músicas tocadas apenas pelo Mestre Gaiteiro com o Memby. "Porque a gente é o seguinte: a gente faz primeiro o ritual do *Memby* e depois que faz o ritual do Memby aí já é o cantando. [...] Faz o Toré no *Memby* e depois faz o ritual cantando". Seu Medalha é tocador de *Memby*, uma gaita, num formato de flauta – é um objeto sagrado para os Xukuru e é o instrumento mais importante do ritual. Seu Antônio Medalha relatou que para os Xukuru o mestre de gaita também é muito importante por ser considerado da tradição. A gaita invoca tanto os antigos mestres de gaita, como serve para invocar todos os encantados de luz, é como se abrisse os caminhos e os chamassem para vir ao ritual. Segundo Seu Milton (liderança mais antiga e sobrinho de Seu Ventura), quando o Mestre gaiteiro toca, seu mestre (aquele que lhe ensinou a tocar) está perto dele lhe dando força e lhe instruindo. Entre os Xukuru, antes, havia outros mestres gaiteiros. Segundo Seu Medalha, na região da serra, na aldeia de Canabrava tinha três irmãos que eram mestres da gaita: Pedro Zezinho, João Zezinho, Zé Zezinho. Além desses, existiam muitos outros mestres da gaita.[47]

O **feitiço** é um elemento bastante comum da religiosidade indígena. Junqueira[48] afirma que para os Kamaurá o feitiço tem propriedades mitológicas que remontam ao tempo primordial. Wright[2] aduz tratar-se de um elemento de desagregação social, permeado de acusações. O feitiço é associado ao mal que alguém possa querer fazer ao outro. Elemento oculto que precisa ser desvendado pelos poderes do xamã. Relatos sobre feitiçarias estão presentes em muitas crônicas no período colonial.[49]

Concluímos assim a apresentação dos elementos comuns que podem ser identificados em inúmeras culturas indígenas.

Considerações finais

Nessa investigação procurou-se tratar dos elementos que possam ser comuns às tradições religiosas indígenas, ou talvez fosse preferível dizer aos saberes tradicionais indígenas. Como se procurou demonstrar, a tradição possui características holísticas, portanto irredutíveis na abordagem da realidade, ou seja, religião, arte e ciência são indissociáveis.

---

onde se tornou babá. Por volta de seus 17, 18 anos, começou a ter um quadro de dissociação psíquica, diagnosticada como esquizofrenia. Em retorno a sua aldeia, em Pernambuco, foi dito pelos Encantados – entidade sagrada de muitas etnias de PE –, por meio de médiuns, que ela só se curaria se voltasse para sua terra natal e assumisse seu papel como benzedeira. Ela se recusou, e voltou para São Paulo, onde as crises continuaram. Uma de suas irmãs ficou gravemente doente, chegando à quase morte. Novamente foi chamada pelos Encantados, que afirmaram que se ela não voltasse sua irmã morreria. Assim, resolveu voltar e assumir seu papel. A irmã não morreu, as crises esquizofrênicas desapareceram e ela estava feliz, integrada a sua aldeia em seu papel tradicional como benzedeira.

* O flautista é denominado gaiteiro, no caso, tocador da flauta *Memby*.

A dimensão mito-simbólica é central nesse contexto integral, em que o mito é a unidade estruturante, cuja expressão favorece/favoreceu a integridade cultural, mas também atuou como elemento desestruturante, na medida em que foi por meio da interpretação mitológica da chegada dos europeus que o processo colonial foi amplamente facilitado.

Cada pessoa é um receptáculo da cultura, um "parente" que perpetua a existência primordial, um elo sem começo nem fim que pertence ao Ser Social, que assume um caráter mais importante do que as individualidades, estando intimamente ligado à terra.

O canto-dança-oração é a unidade expressiva mais relevante nesse todo complexo, permeado de níveis de realidade (verticais e/ou horizontais), mediado por figuras de autoridade que atuam como "centro", favorecendo a comunicação entre os diferentes planos do Ser.

Referências

1. Olupona JK. Beyond the primitivism: indigenous religious, traditions and modernity. New York, Routledge: 2004.
2. Wright RM. Indigenous religion tradition. In: Sullivan LE. Religions of the world: an introduction to culture and meaning. Minneapolis, Fortress Press: 33-50, 2013.
3. 3. Marconi MA, Presotto ZMN. Antropologia: uma introdução. São Paulo, Atlas: 225, 1985.
4. Eliade M, Couliano IP. Dicionário de religiões. São Paulo, Martins Fontes: 39-59, 1999.
5. Wilkinson P. O livro ilustrado das religiões. São Paulo, PubliFolha: 8-27, 2000.
6. Geertz C. A interpretação das culturas. Rio de Janeiro, LTC: 67, 2008.
7. Berni LEV. Contributions of a transdisciplinary approach (TD) to the dialogue between Psychology and traditional knowledge (TK) of indigenous people. In: Guimarães DS, organizer. Amerindian paths: guiding dialogues with psychology. Charlotte, NC, Information Age Publishing: 279-90, 2016. v.1.
8. Santos IE. Manual de métodos e técnicas de pesquisa científica, 9th ed. Rio de Janeiro, Impetus: 2012.
9. Smith H. The world religion. San Francisco, Harper: 1991.
10. Carta de Pernambuco. Documento Final do I Encontro de Pajés e Detentores de Saberes Tradicionais de Pernambuco. Carnaubeira da Penha, Serra do Arapuá, PE, 2/8/2014.
11. Laraia RB. Cultura: um conceito antropológico, 27th ed. Rio de Janeiro, Zahar: 2015.
12. Coll AN. As culturas não são disciplinas: o transcultural existe? In: Sommerman A, Mello MF, Barros VM. Educação e transdisciplinaridade II. São Paulo, Unesco/Trion/USP: 76, 2002.
13. Wilber K. A união da alma e dos sentidos: integrando ciência e religião. São Paulo, Cultrix: 1998.
14. Smith H. Forgotten the truth: the common vision of the world's religions. New York, HarperCollins: 35, 1992.
15. Lovejoy A. A grande cadeia do ser. São Paulo, Palíndromo: 2005.
16. Berni LEV. Ensaio para uma epistemologia trans (disciplinar, cultural e pessoal) na mediação da psicologia em sua aproximação com os povos indígenas. In: Teixeira LC, Berni LEV, organizers. Psicologia e povos indígenas. São Paulo, CRPSP: 2010.
17. Florescano E. Memoria mexicana. México, FCE: 1994.
18. Chamorro G. Espiritualidade Guarani: uma teologia ameríndia da palavra. São Leopoldo, Instituto Ecumênico de Pós-Graduação: 48-119, 1998.
19. Jekupé K, 2001, p.27.
20. Time-Life/Abril. Astecas: reinado de sangue e esplendor. São Paulo, Abril: 9, 1998 (Col. Civilizações Perdidas).
21. Recinos A. Popol VUH. México, FCE: 112-165, 1996.
22. Vásquez AB, Rendón S. El Libro de los Libros de Chilam Balam. México, FCE: 9, 1978.
23. Vargas VA. Historia del Cusco Incaico. Cusco, Ed. do Autor: 121, 1988. t. I.
24. Time-Life/Abril. O Império Inca. São Paulo, Abril: 1998a (Col. Civilizações Perdidas).
25. Vargas VA. Historia del Cusco Incaico. Cusco, Ed. do Autor: 199, 1988a. t. II.
26. Simon M. As Missões dos 7 Povos, 4th ed. Santo Ângelo, Ed. do Autor: 15-25, 2017.
27. Clastres H. Terra sem mal: o profetismo Guarani. São Paulo, Brasiliense: 9, 1975.
28. Ribeiro D. O povo brasileiro: formação e o sentido do Brasil, 2nd ed. São Paulo, Cia. das Letras: 42-3, 1995.
29. Calligaris C. Hello Brasil. São Paulo, Três Estrelas: 2017.
30. Maldos PRM. A contribuição indígena na construção do nosso futuro comum. In: CRPSP. Psicologia e povos indígenas. São Paulo, CRPSP: 2010.
31. Almeida CS, Nötzold ALV. o impacto da colonização e imigração no Brasil meridional: contágios, doenças e ecologia humana dos povos indígenas. Tempos Acadêmicos [Unesco]. 2008;6. ISSN: 2178-0811. Disponível na Internet: http://periodicos.unesc.net/historia/article/view/431/440 (15 jan. 2019).
32. Clastres, 1978, p. 34-54.
33. Vainfas, 1999, p.35.
34. Brown D. Enterrem meu coração na curva do rio. Porto Alegre, L&M: 345-6, 2006.

35. Vainfas R. A heresia dos índios. São Paulo, Cia. das Letras: 105, 1995.
36. Cunha E. Os sertões. Rio de Janeiro, Scielo Books: 2010.
37. Sullivan LE. Icanchu's drum: an orientation to meaning in South American religions. New York, Macmillan Publishing Company: 625-30, 1988.
38. Eliade M. Mito e realidade, 6th ed. São Paulo, Perspectiva: 11-48, 2002.
39. Clastres P. A fala sagrada: mitos e cantos sagrados dos índios Guarani. Campinas, Papirus: 20, 1974.
40. Arrien A. Four fold way: walking the paths of warrior, teacher, healer and visionary. San Francisco, Harper: 1992.
41. Instituto Socioambiental (ISA). Povos indígenas no Brasil. Disponível na Internet: https://pib.socioambiental.org/pt/Quem_s%C3%A3o (5 mar. 2019).
42. Berni (2002).
43. Wosien MG. Danças sagradas. São Paulo, Del Prado: 13, 1996.
44. Felicitas. Danças do Brasil: indígenas e folclóricas. São Paulo, Technoprint: 17-8, [s.d.].
45. Jecupé KW. A Terra dos Mil Povos: a história indígena do Brasil contada por um índio. São Paulo, Peirópolis: 24, 1998.
46. Rodrigues ES, organizer. Saberes Xucuru: a cura pela natureza sagrada. Cimbres, Conselho Indígena de Saúde de Xukuru do Ororubá: 7, 2012.
47. Santos, 2015.
48. Junqueira C. Pajés e feiticeiros. Estudos Avançados. 2004;18(52):[289-302].
49. Fleck ECD. Sobre feitiços e ritos: enfermidade e cura nas reduções jesuítico-guaranis, século XVII. Topoi. 2005 Jan/Jun;6(10):71-98.
50. Berni LEV. A dança circular sagrada e o sagrado: um estudo exploratório das relações históricas, e práticas de um movimento New Age em busca de seus aspectos numinosos e hierofânicos [dissertação – Mestrado em Ciências da Religião]. Pontifícia Universidade Católica, São Paulo: 2000.
51. Berni LEV. Psicologia e saúde mental indígena: um panorama para a construção de políticas públicas. Revista Psicologia para América Latina. 2017 Nov;(edición especial):64-81. ISSN 187—350X.
52. Fundação Getulio Vargas. Dicionário de ciências sociais. Rio de Janeiro, FGV/MEC, 1986.
53. Instituto Brasileiro de Geografia e Estatística (IBGE). População residente segundo a situação do domicílio e condição de indígena – Brasil 1991/2010. Disponível na Internet: https://indigenas.ibge.gov.br/graficos-e-tabelas-2.html (15 jan. 2019).
54. Jecupé KW. Tupã Tenondé: a criação do universo, da Terra e do homem segundo a tradição oral Guarani. São Paulo, Peirópolis: 2001.
55. Lopes RCC. Cura encantada: medicina tradicional e biomedicina entre os Pankararu do Real Parque em São Paulo [dissertação – Mestrado em Ciências]. Universidade Federal de São Paulo, São Paulo: 2011.
56. Ribeiro D. Culturas e línguas indígenas do Brasil. Educação e Ciências Sociais [Rio de Janeiro]. 1957;6.
57. Santos H. A religiosidade Xukuru: dialogando sobre símbolos e rituais. [TCC] Programa de Pós-Graduação em Antropologia do Departamento de Antropologia e Museologia, do Centro de Filosofia e Ciências Humanas, da Universidade Federal de Pernambuco. Disponível na Internet: https://sites.google.com/site/samtappga/ensaios/hosana (25 mar. 2019).
58. Venturi G, Bokany V. Indígenas no Brasil: demandas dos povos e percepções da opinião pública. São Paulo, Perseu Abramo: 2013.

O Hinduísmo

Antonio Cesar Ribeiro Devesa da Silva

Introdução

O hinduísmo é uma religião milenar, talvez a mais antiga da humanidade,[1] e considerada a mais complexa de todas as religiões vivas do mundo.[2] Aos olhos ocidentais, muitos preceitos do hinduísmo parecem incompreensíveis ou estranhos, porque todo o seu desenvolvimento ocorreu em um espaço cultural muito distante do Ocidente, e em razão de sua plasticidade, acabou por sincretizar um número incontável de outras religiões, seitas, filosofias e visões de mundo ao percorrer um longo caminho na linha do tempo que durou milênios.

A Índia antiga era um espaço geográfico compartilhado por vários reinos, alguns com crenças e tradições religiosas próprias, marcado por uma diversidade cultural e étnica significativa, mas com características comuns que, com alguns ajustes, poderiam ser reunidas em uma só religião. É mais fácil compreendermos o hinduísmo como um processo, que foi se desenvolvendo ao longo de milênios, como uma tradição sempre em formação, diferente de outras religiões determinadas por uma revelação, em torno da qual são estabelecidos dogmas fixos e imutáveis, refratários a qualquer influência de saberes diferentes de suas ideias originais.

O hinduísmo passou inicialmente do animismo primitivo de cultos às forças da natureza para valores éticos e regras de funcionamento, em uma tentativa de organização e sistematização. Caminhou depois para uma concepção teísta de um Ser Divino Absoluto como fonte de luz e vida, compreendendo Deus como uma Personalidade com características a serem alcançadas pelas almas individuais. As formas de expressão do hinduísmo não pregam um sistema único de salvação, podendo apresentar diferentes metas a serem alcançadas, de acordo com as diferentes seitas e crenças que o compõem. A evolução das ideias hinduístas atinge ainda o estágio de busca do Absoluto no interior de cada alma individual, buscando a fusão de ambas como em outras religiões e no espiritualismo místico.

O conceito de Deus é tão diversificado no hinduísmo que abrange o monoteísmo, o politeísmo, o panenteísmo, o monismo, o henoteísmo e até o ateísmo. Entendido como religião única, o hinduísmo depende de alguns princípios básicos que se mantiveram ao longo do tempo, mesmo com o acréscimo de novos elementos para suas crenças. Talvez o eixo central e o alicerce em que se construiu o hinduísmo como religião tenha sido o apoio dos textos dos *Vedas* e o *Sanatama Dharma*, a "Eterna Lei ou Eterno Caminho", que se acreditava ser o que regia todos os fenômenos do Universo material e imaterial.[3] A incorporação de novas ideias, algumas até bem divergentes de suas crenças anteriores, foi feita de modo a não descaracterizar completamente esses princípios originais. Devemos fazer inicialmente algumas considerações históricas, culturais e geográficas que nos farão compreender com mais facilidade a complexa rede de elementos que compõem as bases dessa religião.

Histórico

O subcontinente indiano abrange uma grande região, hoje ocupada principalmente pela Índia, Paquistão, parte do Afeganistão, Sri Lanka, Nepal, Tibet, Butão e Bangladesh. A região do vale dos Rios Indo e Sarasvati (hoje extinto) começou a ser ocupada já no período neolítico, com pequenas aldeias, desde 7.500 a.C. Aliás, o nome "hindu" não teve origem na Índia: era o nome dado pelos persas antigos para "aqueles que habitavam a região do Rio Indo". Esse termo só foi usado na Índia muito tempo depois, pelo Sultanato de Delhi, a partir de 1323 A.D. No Ocidente, o termo "hindu" só foi reconhecido como designativo de uma religião durante o século XIX. O *Rig Veda*, um dos mais antigos textos produzidos na Índia, chamava a região de *Sapta Sindhu*, "Sete rios".[4]

A região dos rios foi se desenvolvendo no decorrer dos séculos e se organizando em cidades por ser uma importante rota comercial de metais, de pedras semipreciosas e de produtos agrícolas. Suas terras férteis para cultivo e riquezas naturais atraíam a atenção e a cobiça de povos de diferentes etnias.[5] Por isso o território indiano sofreu inúmeras invasões de povos vizinhos e distantes. Uma das invasões que mais impactaram a cultura da Índia ocorreu entre os séculos XX e XV a.C. por um povo nômade, provavelmente originário das estepes asiáticas, que se autodenominava *arya* e que se deslocava buscando áreas férteis para o pastoreio.

Não há unanimidade entre os vários historiadores sobre as circunstâncias da invasão que ocorreu pela região do Noroeste da Índia, através das montanhas Hindu Sigh, no vale do Indo.[6] Alguns defendem que essa ocupação foi gradual e pacífica, enquanto outros acreditam que foi consumada por meio de guerras e invasões arbitrárias. O texto mais antigo da cultura *arya*, o *Rig Veda*, exalta a vitória heróica de seus velozes carros de guerra puxados por cavalos e de suas armas desenvolvidas para conquista de territórios, contra os lentos carros puxados por bois e instrumentos de cultivo da terra usados como instrumento de guerra do povo autóctone, os *drávidas*, predominantemente agricultores. Com base nesses textos védicos, o arqueólogo inglês Mortimer Wheeler, em 1953, lançou a hipótese de que o declínio e o fim da civilização de Harappa foram causados por uma grande batalha.

Escavações feitas em cidades pré-*aryanas* do vale do Rio Indo e em estudos feitos nos artefatos encontrados nem sempre corroboram a ideia de uma invasão violenta, sinalizando que as cidades podem ter sido abandonadas antes mesmo de serem ocupadas pelo povo invasor. Especula-se que isso possa ter ocorrido por algum acidente natural, como veremos mais adiante, com mais detalhes. Os argumentos que favorecem essa teoria se baseiam em não terem sido encontradas armas de guerra, tampouco grandes quantidades de corpos com sinais de ferimentos de luta, em muitas das escavações arqueológicas dessa região.[7]

Sob o ponto de vista religioso, a importância maior não se refere ao tipo de ocupação do território, mas como o encontro desses povos teria interferido na construção da cultura, sobretudo da religião. Para isso é importante que se conheça um pouco sobre o povo que ocupava esse território, antes da entrada dos *aryas* pelo vale do Rio Indo.

Por volta do século XXX a.C., aproximadamente dez séculos antes da invasão *arya*, em função da fertilidade do vale do Rio Indo, mais de mil aglomerados humanos se estabeleceram nessa região, tendo sete deles se destacado, por suas populações maiores e pela concentração de recursos materiais. Harappa pode ter sido a maior cidade da antiguidade, e foi a primeira cidade a ser descoberta pelos ingleses, que construíam uma ferrovia na região. Foi descrita inicialmente por Charles Masson, em 1842, e mais bem estudada pelo engenheiro e arqueólogo britânico Alexander Cunningham, 30 anos depois. Porém, só a partir de 1922 foram feitas escavações no sítio arqueológico de Harappa por *Sir* John Hubert Marshall e dez anos mais tarde em outra cidade, Mohenjo-Daro, por Marshall e *Sir* Mortimer Wheller, revelando uma cultura extremamente avançada para a época.

Essas cidades apresentavam planos urbanísticos sofisticados, com sistemas de água e esgoto separados, noção de drenagem e irrigação. Também se usavam para a construção tijolos cozidos a lenha e não secados ao sol como os da cultura mesopotâmica, que eram mais frágeis e de uso bem mais restrito.

O povo que habitava o vale do Indo dominava a manufatura de objetos em metal (cobre, bronze, estanho e chumbo), apresentava uma escrita (até hoje não decifrada), um sistema de medidas de comprimento e massa detalhado e padronizado, utilizava moedas em metal e construía portos para naus de grande porte à beira do rio, provavelmente para escoar mercadorias para comércio por serem exímios artesãos.

Nas escavações foram encontrados diversos sinetes feitos de argila que se supõem terem sido usados como carimbos de mercadorias, identificando seu produtor. Porém, um sinete, em especial, chama a atenção. Nele se encontrava uma figura humana, sentada em posição de meditação (utilizada até hoje nas práticas de ioga), rodeada por animais e com inscrições indecifráveis, que pode corresponder a *Prashupati* ("Senhor dos animais"). Essa divindade, adorada nos antigos cultos do *Rig Veda*, pode ser associada a *Shiva*, entidade tardia do panteão védico. Embora não seja possível afirmar com certeza, provavelmente já dominavam nessa época alguma prática de ioga e de meditação.

Especula-se também a adoração de uma divindade feminina, cultuada para sucesso na fertilização da terra e fartura na produção de alimentos agrícolas, mas não há registros ou artefatos que confirmem essa suposição. Outras inscrições apresentam a cruz *svastica*, usada mais tarde no budismo, no jainismo e no próprio hinduísmo (além do nazismo de Hitler), mas sem um relato que esclareça seu significado naquele contexto. Essas evidências, associadas aos tanques de água das casas e a um tanque maior no centro dessas cidades, pressupõem um culto ritualístico, baseado em alguma religião.

Não se encontrou nas escavações realizadas nas diferentes cidades qualquer construção que sugerisse haver um templo ou local de adoração, cultos ou sacrifícios. Não temos registros ou documentos confiáveis que descrevam esses rituais nem bases de uma religião praticada por esse povo ancestral.

O complexo de cidades de Harappa e Mohenjo-Daro passou por três fases de desenvolvimento: uma fase inicial, de desenvolvimento e crescimento de Harappa (3300 a.C. a 2600 a.C.), uma fase de estabilidade comercial (2600 a.C. a 1900 a.C.) e a fase tardia, de declínio e desaparecimento dessa civilização (1900 a.C. a 1300 a.C.). As duas primeiras fases, como já visto, deram-se em função das linhas de comércio entre os produtos dessa região, como ornamentos em metais e pedras semipreciosas, além de produtos agrícolas que eram comercializados com outras civilizações contemporâneas, como a Mesopotâmia e o Egito antigo.

Com relação à terceira fase, de declínio e desaparecimento, são encontradas duas explicações que necessariamente não se excluem, mas podem ter se associado para esse desfecho. A primeira delas acredita que fenômenos naturais causaram o declínio, como uma mudança no regime de chuvas (com deslocamento das monções para leste) e o desaparecimento ou mudança de curso dos rios, principalmente o Rio Sarasvati, que hoje não existe mais, em função de um terremoto ocorrido há aproximadamente quatro mil anos.[8] Isso teria diminuído drasticamente o suprimento de água, por desviar o sistema do Rio Ghaggar Hakra para a planície do Ganges, provocando a quebra das safras e a fome.[9]

Outro fator natural que pode ter contribuído para o desaparecimento da civilização de Harappa está baseado em estudos feitos em esqueletos que sugerem ter havido um surto de malária nessa ocasião. Especula-se também que um fator humano, decorrente do aumento da população das cidades maiores, pode ter provocado uma mudança climática, com a diminuição das chuvas pelo desmatamento para uso de lenha na queima de argila feita em grandes fornos, para a fabricação de tijolos usados na construção das casas e expansão do sistema de água e esgoto. Para nosso estudo importa mais saber que a ocupação do território realmente existiu e buscar entender como a influência mútua dos dois povos determinou as várias etapas do hinduísmo.

Expansão do povo *arya* e do hinduísmo no subcontinente indiano

Acredita-se que desde o início da invasão *arya*, por volta dos séculos XX a XV a.C., pelo noroeste da Índia, até o domínio total de todo o território, chegando a leste e ao sul do continente, tenham sido necessários 15 séculos.[10] Isso se deve a questões geográficas, como a grande extensão do território e um relevo com altas montanhas e florestas para ser vencido. Outro importante motivo é a resistência do povo nativo, os *drávidas*, que não aceitavam amigavelmente esse domínio.

O mais importante é compreendermos que, embora haja evidências de alguns confrontos violentos, sobretudo no início da invasão, também há relatos de que os *aryas* conviveram de forma pacífica, fundindo e assimilando em sua cultura usos e costumes do povo nativo. O sincretismo do hinduísmo pode ser explicado pela expansão lenta de seus domínios, passando por inúmeras regiões com crenças e ritos completamente diferentes e incorporando muitos elementos locais.[11]

Se por um lado houve imposição cultural sobre o povo dominado, por outro a expansão ariana consolidou, ao menos em parte, uma unificação religiosa ritualística com um sistema de cultos com sacrifícios de animais, uma estrutura social dividida em castas e um padrão de valor cultural baseado em duas grandes obras literárias, os *Vedas* e os *Brahmanas*, que serão detalhadas mais adiante.

A cultura *arya* soube também assimilar vários elementos culturais autóctones, certamente porque lhe era oportuno ser hospitaleira à entrada de novas crenças, principalmente em locais em que a resistência a seus padrões era maior. Com isso, o hinduísmo foi se constituindo em uma religião de base *arya*, porém com infinitos traços culturais locais que incluíam aspectos teológicos, mitológicos e ritualísticos. O que era heterodoxo, mas com muitos seguidores, passava a ser de interesse da casta dominante brâmane (casta sacerdotal), e com ligeiras modificações acabava absorvido pela ortodoxia brâmanica. Assim, diversas divindades autóctones, quando consideradas muito populares, eram incorporadas ao panteão, que chega atualmente a mais de 300 milhões de deuses.

O bramanismo, baseado nos *Vedas* e nos *Brahmanas* produzidos pela casta sacerdotal, não era acessível ao povo *drávida* (que era conhecido pelos dominadores como *Shudras* ou casta servil). Além da casta sacerdotal (*brâmanes*), apenas a casta guerreira (*kshatryas*) e a casta dos comerciantes (*Vaishyas*), de linhagem *arya*, tinham acesso ao conhecimento. Dessa forma, o que era chamado bramanismo, com a assimilação permanente e progressiva dos elementos populares, foi imperceptivelmente se constituindo no hinduísmo, que até hoje mantém essa tradição assimiladora. Mesmo dentro da própria cultura brâmanica, vários deuses foram perdendo o prestígio, sendo substituídos por outros novos, a partir do interesse dos próprios brâmanes.

No início da dominação *arya*, eram muito exaltados os deuses guerreiros de gênero masculino. Gradualmente foram surgindo as divindades femininas, muito provavelmente por influência das divindades autóctones femininas de culto à fertilidade da terra.

O conceito de Deus teve várias flutuações no decorrer do desenvolvimento do hinduísmo. *Brahman*, o Deus Supremo é a forma mais comum de adoração. A maioria dos hinduístas acredita que todos os seres tenham uma alma, o *atman* individual, que, a exemplo de *Brahman*, é eterno e que, segundo o monismo do *Advaita Vedanta*, idêntico e indistinto e cuja identificação conduz à *moksha*, libertação.

Para as escolas dualistas como o *Dvaita Vedanta* e as escolas devocionais (*Bhakti*), a Personalidade do Ser Supremo pode ser adorada como *Brahman*, ou como suas três principais formas de manifestação: *Brahma*, *Vishnu* e *Shiva*, mas também *Ganesha* (filho de *Shiva* e *Parvati*), com corpo de criança e cabeça de elefante. Outra forma comum de adoração das escolas dualistas são as três divindades femininas, consortes da tríade masculina de manifestação de *Brahman*, genericamente chamadas de *Shakti*: *Sarasvati*, *Lakshmi* e *Duurga*.

Nas linhas dualistas o objetivo da devoção é buscar a graça divina e a salvação pela adoração de sua divindade pessoal "escolhida" (*Ishta devata*), determinada pelo batismo, pela astrologia, pela tradição regional ou familiar ou por escolha pessoal. No conceito dualista, mesmo o Absoluto pode ser "amado" por vários nomes, como *Parameshvara*, o "Senhor Supremo", *Purusha*, o "Primordial", *Ishvara*, o "Senhor", Bhagavan, o "Auspicioso", e outros avatares das principais divindades, como *Rama* e *Krishna*, avatares de *Vishnu*, e suas consortes, *Sita* e *Radha*, respectivamente. Avatares são deuses que assumem a forma humana e descem à Terra quando o caos ameaça desestabilizar a Ordem Cósmica, o *Dharma*, para reencaminhar os humanos no rumo da libertação.

Não se pode dizer que o sincretismo deu aos brâmanes sacerdotes uma vida fácil no topo do poder da estratificação por castas. A religião, como elemento vivo e em constante mudança, produziu ideias novas e muitas vezes reacendeu cultos ou práticas filosóficas antigas que voltaram a ter prestígio, fora dos cultos ortodoxos. Mesmo dentro da própria ortodoxia, havia práticas que divergiam dos ritos mais comuns dos brâmanes cosmopolitas.

Fora dos grandes centros existiam os ascetas das florestas, descritos nos textos antigos como místicos extáticos que renunciavam a todos os prazeres da vida e aos bens tangíveis para alcançar a libertação dos grilhões do mundo material. Andavam nus e tinham práticas totalmente diferentes daquelas dos sacerdotes brâmanes. Embora não se possa afirmar, não eram de origem *arya*, mas provavelmente eram antigos remanescentes de uma prática *dravídica* (povo autóctone) que manteve suas tradições de posturas de ioga e práticas de meditação, desde a mais longínqua data até os dias de hoje, sem praticamente nenhuma alteração. Viviam à margem da sociedade, isolados nas florestas e nas montanhas, sem contestar valores culturais e religiosos, não representando risco para a estratificação do poder teocrático dos brâmanes, o que explica terem coexistido com pouca interferência com o poder bramânico.

Porém, referências no hino X.136 do *Rig Veda* dão conta de um tipo de brâmane que praticava ascetismo, "que usava os cabelos longos, vestido só com sua pele (nus) e cingido pelo vento, no qual 'entravam' os deuses". Essa talvez seja uma referência aos estados de êxtase produzidos pelas meditações em brâmanes dissidentes adoradores de *Shiva* que abandonaram as cidades, suas vestes brancas, seu corte característico de cabelo (como os *Hare Krishna* atuais), seus ritos e êxtases religiosos alcançados com o uso de bebidas estupefacientes. O Soma pavamana, uma bebida feita com folhas e cipó, descrita no *Rig Veda*, era usada pelos brâmanes em seus rituais para despertar estados extáticos e alucinações que, acreditavam, comunicavam-nos com as forças das divindades.

Esses brâmanes diferentes também buscavam o êxtase, porém por meio das práticas de meditação dos ascetas da floresta, sem o uso de qualquer substância. Possuíam poderes especiais de "voar pelos ventos" e, como descreve o *Atharva veda* XI.5 e 6, conseguiam compreender os sons e pensamentos dos animais selvagens, além de dominar as técnicas de uma disciplina respiratória que os ligava ao macrocosmo.

Acredita-se que o movimento de abandono por esses sacerdotes brâmanes das práticas ritualísticas ortodoxas tenha dado o impulso para que a filosofia *Samkhya* e o ioga, dois pilares de filosofia e prática psicofísica de provável origem dravídica, fossem mais tarde incorporados ao hinduísmo, como *darshanas* (pontos de vista filosóficos) ortodoxos. Outras tradições ascéticas que viviam à margem da religião ortodoxa com ritos, práticas extáticas, protoióguicas, mágico-religiosas e soteriológicas também foram gradualmente sendo incorporadas.

O abandono dos centros urbanos e a reclusão nas florestas em busca de práticas meditativas só aumentou ao longo do tempo, demonstrando certa crise no âmago da religião hinduísta, com seus infinitos rituais de sacrifício. Os brâmanes mais tradicionais acreditavam que apenas os ritos realizados exatamente como prescritos nos *Vedas* e nos *Brahmanas* eram suficientes para garantir ao oficiante e aos praticantes a salvação de sua alma. Porém, mesmo dentro da casta sacerdotal isso passou a ser questionado, e os deuses védicos adorados nos ritos de sacrifício passaram a ser substituídos por *Prajapati*, o "Senhor das Criaturas", em uma tendência a centralizar o poder em um deus único, mais popular entre os ascetas da floresta. Nesse ponto começa uma transição do hinduísmo védico, marcado pelos textos dos quatro *Vedas* e dos *Brahmanas*, para o hinduísmo *Upanishádico*, com elaboração de dois grupos de textos, os *Aranyakas* e os *Upanishads*.

A própria designação dos textos retrata a realidade do período em que foram produzidos. *Aranyaka* significa "o que provém da floresta", e *Upanishad* significa "sentado próximo e um pouco abaixo de". O significado de *Aranyaka* é mais óbvio, já que o conhecimento desenvolvido nessa época era resultado das experiências oriundas das práticas extáticas dos ascetas da floresta. Como nessa tradição se instituiu uma relação de transmissão direta de conhecimento de mestre a discípulos, o significado da palavra *Upanishad* representa a figura do discípulo sentado próximo e, em sinal de reverência, um pouco abaixo de seu mestre, recebendo ensinamentos para a conscientização do sentido da vida e da salvação de sua alma.

Os *Upanishads* foram escritos ao longo de milênios e não só impactaram de forma determinante o desenvolvimento da filosofia indiana e da religião hinduísta, mas também interferiram nas culturas dos sufistas persas e na doutrina mística teosófica do Logos (dos filósofos neoplatônicos), chegando em períodos mais recentes a influenciar pensadores ocidentais, como Schopenhauer, no século XIX.[12]

O *Maitri Upanishad* I.1 chega a afirmar que, sem meditação sobre o *Atman* (o Si mesmo que vive dentro de todos os seres), nenhum sacrifício atinge seus verdadeiros objetivos. O *Chandogya Upanishad* assevera que, "assim como perece o mundo obtido pelas ações não conscientes (*karman*), da mesma forma perecerá o mundo obtido pelos ritos sacrificiais", em clara alusão à inutilidade da execução dos ritos na meta de obtenção da libertação da alma dos sofrimentos do mundo. O conhecimento necessário e útil para que se alcançasse a libertação não estaria, então, apenas nas boas ações, ou no cumprimento de deveres religiosos, mas na compreensão do verdadeiro *Brahman* que vive dentro de cada um de nós.

A alma desencarnada, para o oficiante dos ritos, alcançava o mundo dos deuses apenas pelos efeitos salutares do sacrifício. Essa ideia já não cabia na crença do período *upanishádico*, que defendia a transmigração da alma em tantas existências quanto as que fossem necessárias para a realização do Si mesmo e para a libertação dos desejos pelas coisas do mundo. O objetivo dos *Upanishads* não era alcançar algum paraíso ou renascer em um lugar melhor de seres mais elevados como prêmio a um bom comportamento, mas, entendendo que a vida é dor e sofrimento, interromper os ciclos de morte e renascimento (*samsara*), atingindo a iluminação. Isso já estava descrito no *Brhadaranyaka Upanishad*,[13] um dos mais antigos dos *Upanishads*, verso I.3.28: "Do não Ser, conduze-me ao Ser, da escuridão, conduze-me à Luz, da morte, conduze-me à Imortalidade" (*Asato maa sad gamaya, tamaso maa jyotir gamaya, mrtyor maamartam gamaya*).

A ignorância metafísica e o desconhecimento dos mecanismos mais íntimos de funcionamento da vida eram as causas principais da manutenção da roda da vida e do sofrimento. Cabia aos sábios e místicos dos *Upanishads* determinar as novas estratégias para a libertação (*moksha*) e, assim, meditando sobre o conhecimento, poder percebê-lo de um modo esotérico, fora do contexto ritualístico, associando-o à busca da realidade última do Absoluto, o Real, em contraposição a tudo o que fosse do mundo relativo, o irreal ou ilusório. Assim se fechava o círculo de causa e efeito entre a ignorância, as ações não conscientes e os ciclos transmigratórios de reencarnação (*Avidya, karman* e *samsara*) e se estabeleciam os vários caminhos de libertação, principalmente por meio do Conhecimento metafísico (*vijñana*), que incluía práticas físicas e a meditação.

A ignorância não se referia à falta de conhecimento, mas ao conhecimento errôneo, que não era eficiente para nos livrar do aprisionamento dos ciclos de renascimento. Toda a experiência vivida, mental ou física, deixa uma memória (*samskara*). Memórias positivas e prazerosas nos prendem às coisas do mundo e nos fazem querer voltar à vida, para desfrutar novos prazeres efêmeros que trazem consigo cargas de dor e sofrimento. Se pensarmos que, mesmo enquanto vivemos um maravilhoso momento de prazer, já sentimos medo de que ele termine, concluímos que, nesta vida, tudo é dor.

Assim, outro caminho no hinduísmo foi se consolidando mais tarde como uma via ortodoxa de libertação incluindo o uso das práticas psicofísicas do ioga, sobre as quais trataremos mais tarde. O conhecimento dos sábios do passado soube enfeixar todas as novas tendências de caminhos de libertação, dentro dos textos dos *Vedas* e dos *Brahmanas*, para manter um fio condutor que mantivesse válidas as ideias primeiras do hinduísmo relativas a um Ser único e indivisível. Isso está descrito na *mandala* X.129 do *Rig Veda*, no Hino da Criação chamado "Não o inexistente" (*Nasadiya Sukta*). Nesse hino se afirma que o Uno indivisível (*tad ekam*) era o único que poderia explicar o mundo, já que não havia nada antes dele. Questiona o que poderia ser dito dEle, se nada antes dEle existiu, ou algo que pudesse observá-Lo e nos contar sobre Si. No Hino o sábio chega a questionar se mesmo Ele saberia contar sobre sua origem. Era chamado de *Prajapati* e mais tardiamente *Brahman*.

Esse hino ou *mandala* era tido como base para justificar a importância do sacrifício e dos rituais do período védico, já que o Uno teria se sacrificado pela criação de todo o cosmo, pois teria saído de seu silêncio para se expressar na criação. Na literatura dos *upanishads*, em vez dEle ser adorado por meio dos ritos, deveria ser alcançado com o auxílio das práticas de meditação e realizado na identificação da alma individual com a Alma Universal. Nada se podia afirmar sobre Ele, por ser Impensável, Ilimitado, Eterno, às vezes identificado com o universo criado, com a manutenção da existência, com a determinação do propósito de cada ser existente, com o sentido da vida e da morte.[14]

O *Brahman* também era descrito no *Chandogya Upanishad* III.14.2 "como o pensamento, tendo a vida como o corpo, tendo a forma da Luz, tendo por concepção a Verdade, por alma o Espaço, contendo todas as ações, os desejos, contendo todos os aromas, todos os sabores, englobando todo o mundo e existindo sem palavras e sem preocupações" (*Manomayah pranasariro bharupah satyasamkalpa akasatma sarvakarma sarvakama sarvagandhah sarvarasah sarvam idam abhyatto vaky anadarah*). O que determina a diferença entre o conceito de um Ser Supremo que deve ser adorado (do período védico) e a ideia de que o mesmo Ser deve ser buscado pela meditação está na estrofe 14.4 do mesmo texto que afirma que o Ser Supremo "sou eu mesmo dentro do meu coração, o *Brahman*, dentro do qual eu posso penetrar ao partir daqui, e para quem acredita, não sobra a menor dúvida" (*Esa ma atmaantar hrdaye etad brahma etam itah pretyabhisambhavitasmiti yasya syat addha na vicikitsastiti*). Aquele que acredita não tem dúvida por experimentar diretamente o contato com o Absoluto em suas práticas. O grande mistério é compreender que *Brahman* é o imanente e o transcendente, o todo e o vazio. Aquele que entende esse mistério, no fim da vida, funde seu *atman* a *Brahman*; aquele que não entende, aprisionado pelas coisas do mundo, retornará, pela lei de transmigração, ao mundo que deseja.

A identificação de *atman* e *Brahman*, única maneira de compreender o mistério da criação, é também o único caminho para compreender a si próprio. Justifica também todas as circunstâncias da vida que antes eram incompreensíveis. Um eu retratado em um corpo físico perecível, sujeito ao *karman*, e outro Eu interior, imortal e livre das amarras do mundo concreto. Como *Brahman* é onipresente, embora puro e sem atributos em sua realidade absoluta, pode também, no mundo material, ter uma manifestação relativa, porém livre de todo atributo.

Aparentemente, estar presente em duas realidades tão incompatíveis pode parecer impossível a partir da ótica daqueles que, por limitação de sua consciência, não têm alcance para compreensão desse mistério. Somente aos sábios, por meio de suas práticas de meditação sobre a unidade das realidades aparentemente paradoxais, será dado o privilégio de compreender esse mistério, atribuir um sentido à sua vida e superar todas as suas angústias existenciais. A iluminação permite ao sábio, na medida em que desvenda os véus que encobrem a luz, desvencilhar-se também das amarras que o prendem ao mundo e que o fazem transmigrar em infindas vidas.

Existe no *Katha Upanishad* I.3.3 e 4 a parábola da carruagem, uma analogia que nos ajuda a entender essas ideias: "Conheça o Ser como o Senhor da carruagem e o corpo, verdadeiramente, como a carruagem; conheça o Intelecto como o cocheiro e a mente como as rédeas. Os cinco sentidos, se diz, são os cavalos e os objetos percebidos pelos sentidos, os caminhos. O Ser quando perfeitamente associado com o corpo, com os sentidos e com a mente, os sábios o declaram, Aquele que desfruta" (*Aatmaanam rathinam viddhi, sariiram ratham eva tu. Buddhim tu saaradhim viddhi manah pragraham eva ca. indriyaani hayaan aahur visayaams tesu gocaraan, aatmendriya mano yuktam bhoktety aahur maniisinah*). No mesmo texto, no verso I.3.7 e 8, diz-se:

> Aquele, todavia, que não tenha entendimento disso, que não tenha controle sobre a sua mente, que esteja sempre impuro, que não alcança o seu objetivo na vida, sempre retorna à vida mundana. Por outro lado, aquele que tem entendimento, aquele que tem controle sobre a sua mente e é sempre puro, alcança o seu objetivo na vida e não terá um novo nascimento (*Yas tvavijñaanavan bhavaty amanaskas sada'sucih na sa tat padam apnoti samsaram caadhigacchati. Yas tu vijñanavan bhavati samanaskas sadaa sucih sa tu tat padam aapnoti yasmaat bhuuyo na jaayate*).

O hinduísmo não ficou apenas no caminho do Conhecimento, a gnose, como forma de alcançar a libertação. As técnicas psicofísicas do ioga e a metafísica da filosofia *Samkhya* também apareceram como importante ferramenta de libertação, sobretudo no *Katha Upanishad*, no *Svestasvatara Upanishad*, no *Mandukya Upanishad* e no *Maitri Upanishad*. Isso será mais bem compreendido na explanação sobre os *darshanas*, especializados em detalhar o Absoluto e seu desdobramento progressivo de manifestação na realidade relativa da existência.

A libertação como objetivo final não é alcançada de imediato, mas em etapas. Assim que nascemos e cortamos o contato com nossas mães, rompendo nosso cordão umbilical, instintivamente sentimos um enorme desejo de respirar e logo em seguida de nos alimentarmos, porque perdemos nossa fonte original de oxigênio e nutrientes. E que enorme prazer nos dá receber o alimento e o carinho de nossas mães. São necessidades prementes de sustento e prazer que nos fazem chorar de sofrimento quando estamos distantes delas. Também são nossos primeiros e imediatos objetivos de vida. Aparentemente eles são instintivos, ou pelo menos instantaneamente aprendidos.

Com o passar do tempo, mesmo sem percebermos, novos objetivos nos são colocados, ora elaborando e sofisticando os básicos descritos acima, ora gerando outros realmente novos, diferentes do prazer e do sustento. Aqui entra o entendimento não só das regras da vida enquanto leis e regras, mas também algo mais sofisticado e mais difícil de perceber, que são as leis que regem a vida, mas a vida de cada um. Essas regras não estão em manuais ou livros de legislação, mas despertam em cada um e para cada um de nós um sentido para a vida. Aqui são colocadas também nossas buscas espirituais, enquanto justificativas para nossas escolhas. Escolhas diferentes para um mesmo objetivo.

Os *Purusarthas* (objetivos do homem) do hinduísmo incluem quatro objetivos da vida humana: *artha*, "objetivos materiais", que garantem nossa sobrevivência como os valores materiais que nos permitem obter alimentos, riqueza, agasalho e proteção; *kama*, o "prazer dos sentidos", que promove bem-estar e satisfação, garantindo também a perpetuação da espécie, pelo prazer sexual; *dharma*, "ordem cósmica", que nos faz perceber nosso papel como peça da máquina cósmica, o sentido e o propósito da vida, incluindo a vida espiritual. Quando se consegue o equilíbrio perfeito dos três primeiros propósitos (*artha, kama, dharma*), encontrando prazer apenas no desenvolvimento espiritual e na expansão da consciência, impedindo que os apelos materiais prevaleçam, atinge-se instantaneamente o quarto objetivo, *moksha*, a "libertação" das rodas da transmigração. Nessa etapa não há mais nada da vida material que represente um novo aprendizado e o prazer mundano; embora ainda possa existir, não acrescenta nada mais ao espírito que tenha um valor real.

As várias facetas do hinduísmo imaginam a libertação de forma diferente, embora essa seja a meta final de todos os hinduístas. Palavras diferentes são usadas para descrevê-la: *moksha, Samadhi, Mukti, Nirvana,* e, embora sugiram a mesma ideia, libertação das amarras da dor e do sofrimento, podem ter sutis diferenças de significado: liberdade das coisas do mundo, alcançar um paraíso de paz eterna, ter um equilíbrio mental perfeito, ter pleno conhecimento do Eu essencial, desapego total do mundo, estar eternamente na presença de Deus, dissolução de um eu pessoal no Eu divino.[15]

A "não identificação" de um eu pessoal e a dissolução total dele em *Brahman* é o objetivo final dos monistas, como o *Advaita Vedanta*, enquanto os pensadores dualistas esperam passar a eternidade na presença de sua divindade escolhida, como recompensa por uma vida dedicada à sua devoção e à correção de princípios.[16] Os primeiros querem ser o oceano, enquanto os outros buscam ser a gota que retorna ao oceano.

Os *Darshanas* da filosofia hinduísta

O hinduísmo foi uma morada permeável de várias linhas de pensamento, na maior parte das vezes, por conveniência e não por generosidade, e ao longo do tempo incorporou em seu âmago uma série de pontos de vista que tentavam explicar a relação entre o Absoluto e o relativo. O objetivo comum dos diferentes conteúdos do hinduísmo era propor caminhos de libertação da dor e do sofrimento inerentes à própria existência. Esses pontos de vista, alguns adaptados aos formatos hinduístas para serem reunidos como ortodoxos, receberam o nome de *darshanas*, "pontos de vista" (da raiz sânscrita *Drsh*, visão). Esses diferentes *darshanas* propuseram textos que seguiam ideias antigas do hinduísmo, porém com algumas inovações que buscavam explicar melhor o sentido, às vezes incompreensível, dos *Vedas* e dos *Brahmanas*.

A rigor, poderíamos agrupar qualquer linha de pensamento da Índia sob o título de *darshana*, porém se convencionou que apenas os pontos de vista filosóficos que reconhecessem os *Vedas, Brahmanas* e *Upanishads* como conhecimento revelado e que aceitassem a existência de uma divindade e de um objetivo supremo da vida poderiam ser classificados nesse grupo. Eram também por isso chamados de *Astikyas,* por serem aqueles que defendiam a existência de uma divindade. Embora as ideias contidas nos *darshanas* fossem antigas, parecem ter sido reorganizadas tardiamente, provavelmente entre os séculos II a V da nossa era.

Para ser entendida a necessidade dessa reorganização precisamos colocar alguns pontos relacionados às várias invasões que a Índia sofreu por volta do século V a.C. que modificaram seus padrões culturais, políticos, religiosos e filosóficos. No século VI a. C. o norte do subcontinente indiano foi invadido pelo Império Persa Aquemênida, governado por Dario, e, no final do século IV a.C., pelos gregos do exército de Alexandre, o Grande. Essas invasões repercutiram fortemente na civilização indiana, criando uma cultura que era uma mescla dos persas, gregos e indianos.

Com as invasões, a casta guerreira, por sua importância nos períodos de guerra, ganhou um grande impulso na escala de poder político, antes comandada pelos brâmanes (sacerdotes). Na literatura, os temas ligados à religião perderam a força e foram produzidos os dois grandes épicos da Índia, o *Ramayana* e o *Mahabharata*, textos mítico-histórico-filosóficos com grande exaltação da força e do poder da casta guerreira (*kshatryas*), mas com muitos valores éticos e filosóficos do hinduísmo de permeio. Desde então, a Índia se organizou politicamente em vários reinados, como os da dinastia *Maurya* e mais tarde da dinastia *Gupta*.

A dinastia *Gupta*, que iniciou com o reinado de Sri Gupta a partir de 240 A.D., unificou a Índia setentrional e mais tarde estendeu ainda mais seus domínios. Desde o início, todos os reis dessa dinastia se dedicaram a recuperar as tradições indianas depois do declínio da cultura, ocorrido depois das várias invasões nos cinco séculos anteriores. Mas foi a partir do reinado de *Chandragupta*, que ascendeu ao trono por volta de 319 e governou até 335, e principalmente de seu neto *Chandragupta* II, que assumiu o poder em 380 A.D., que a prosperidade no Império Gupta iniciou um período conhecido como a Idade de Ouro da Índia, marcado por grandes invenções e descobertas na ciência, medicina, engenharia, arte, dialética, literatura, lógica, matemática, astronomia, religião e filosofia. *Chandragupta* II merece destaque na recuperação de tradições ancestrais indianas graças ao fato de ter em sua corte o *Navaratna*, ou as Nove Joias, um grupo de eruditos de várias áreas do campo cultural, filosófico, artístico e religioso que resgatou ensinamentos antigos de todos os campos acadêmicos.

Na busca da revalorização das antigas tradições é que vemos os *darshanas* hinduístas serem reorganizados. Outro fato que pode ter exigido uma reformulação de conceitos e melhor sistematização dos princípios hinduístas organizados em *darshanas* foi o impacto e o crescimento de ideias não ortodoxas, que ganhavam popularidade muito rapidamente.

A circunstância que se originou dentro dos próprios domínios do hinduísmo foi o aparecimento, por volta do século VI a.C., das ideias de dois príncipes da casta guerreira, *Mahavira* e *Sidarta Gautama*, posicionando-se principalmente contra o regime de castas e contra os rituais com sacrifícios animais. *Mahavira* traz princípios antigos de não violência, da verdade, da não apropriação do que não nos pertence, da castidade e do desapego como a base do jainismo, enquanto Sidarta, o *Buddha*, nos traz a consciência de que tudo é dor e sofrimento, ensinando que somente os rituais brâmanes, sobretudo com a matança de animais, não nos libertariam da dor.

Muitos ensinamentos budistas são apoiados na filosofia *Samkhya* e nas técnicas de meditação dos ascetas da floresta, caminhos percorridos por Sidarta Gautama antes de se tornar o *Buddha*, o "desperto". Apenas a conscientização do sofrimento e o caminho dos preceitos do budismo poderia ser libertador. Essas ideias, que surgem no seio do próprio hinduísmo, colocam em xeque premissas básicas que mantinham a casta sacerdotal no poder, já que apenas os sacerdotes dominavam a execução de todos os ritos que regiam as castas. A supremacia de poder já estava em risco pela ascensão da casta guerreira, como dito anteriormente.

A expansão do budismo foi muito rápida porque Buda e seus discípulos faziam suas pregações em língua pali, uma língua popular que atingia um número muito maior de ouvintes, enquanto os sacerdotes brâmanes oficiavam os ritos em sânscrito, uma língua erudita que restringia os ensinamentos apenas aos *aryas*. Buda acreditava que seus ensinamentos sobre a libertação do sofrimento deveriam alcançar todos os seres, sem restrição. O budismo pregava contra a estratificação social por castas, questionava o poder dos brâmanes e se opunha aos sacrifícios animais em ritos que, além de violentos, não levavam realmente a qualquer alívio do sofrimento por quem os praticasse. Isso explica a implacável perseguição brâmane a Buda e a seus seguidores, justificando o motivo de hoje termos apenas 2% de budistas na Índia e tantos em países vizinhos e distantes de sua origem.

Os *darshanas* indianos ortodoxos são seis, que se combinam e se complementam dois a dois: o *Samkhya* e o *Yoga*, o *Vaisheshika* e o *Nyaya* e o *Mimamsa* e o *Vedanta*. Embora tenham uma base de conhecimento comum, partiram para caminhos diferentes e se especializaram em áreas específicas, buscando explicar a existência por visões distintas. Tomados em conjunto, explicam tanto o Universo manifesto como o imanifesto, o relativo e o Absoluto.

O *Samkhya* enumera todos os elementos do universo espiritual e material, determinando dois planos: um fenomenal, *Prakriti*, representado pelo mundo material e seus desdobramentos, e outro plano transcendental, *Purusha*, imaterial e sem atributos, ambos eternos e inseparáveis. Por isso se diz que o *Samkhya* é dualista, por entender que o Absoluto se manifesta em duas realidades, uma imanente e outra transcendente. Muitos consideram o *Samkhya* ainda mais antigo que o próprio hinduísmo, mas não temos evidências que provem essa ideia.[17] O sistema *Samkhya* foi compilado por *Maharishi Kapila* entre os séculos VII e VI a.C., mas essa filosofia já existia há muito tempo.

O *Yoga*, sua contraparte, utiliza a base metafísica do *Samkhya* para apresentar práticas psicofísicas que determinam um domínio físico e psíquico capaz de levar o praticante do plano material ao transcendental. Embora seja difícil precisar quando suas ideias começaram a ser difundidas, certamente é um dos *darshanas* mais antigos, por ser citado em vários *Upanishads*. Foi compilado por *Maharishi Patañjali* em sua obra *Yoga Sutra* por volta do século I a.C.[18] No verso 1.23 do texto, o autor indica que a total consagração ao Senhor (*Ishvara*) é um dos modos de se atingir o estado de plena integração (*samadhi*) na meditação. No sutra seguinte nos explica quem é *Ishvara*: "– O Senhor é um Ser Incondicionado diferente dos outros por ser intocado pelo resíduo das aflições, das ações e da maturação dos seus frutos".

Entendemos que, como o texto de *Patañjali* é técnico e não religioso, *Ishvara* pode corresponder ao protótipo do iogue perfeito, aquele que atingiu a perfeição nas práticas, e por isso está liberto das aflições do mundo e da transmigração e novos nascimentos, por ter esvaziado todos os seus *karmas*. Para isso, deve-se desenvolver um intelecto discriminador, que abandona a escravidão das coisas do mundo e escolhe o caminho da prática e do desapego para alcançar a libertação.

Algumas linhas de ioga são mais antigas, variando apenas no objeto que utilizam para suas meditações. O *Bhakti Yoga* trilha o caminho da devoção, e seu foco de meditação está nas figuras das divindades e seus atributos. O *Karma Yoga* tem seu foco na ação correta e no desapego aos frutos das ações. Foi desenvolvida mais explicitamente no *Bhagavad Gita*, texto filosófico da casta guerreira. O *Jñana Yoga* se concentra no estudo e na compreensão dos textos védicos, buscando a Sabedoria, obtida pelo conhecimento. O *Raja Yoga* é o caminho da atenção sobre os pensamentos e seus desdobramentos na construção do sofrimento. As meditações são seus principais recursos para atingir a libertação. Mais tarde surgiram outras linhas de prática, sobretudo com o aparecimento do *Tantra*. Uma escola tântrica moderna com bastante penetração em nosso país é o *Hatha Yoga*, cujo foco de atenção está no corpo e em suas manifestações e sensações.

O *Vaisheshika*, outro *darshana* indiano, ocupa-se do estudo da dimensão infinitesimal da matéria e todas as possibilidades de combinação dos elementos materiais. Expressa uma forma de atomismo, postulando que todos os objetos perceptíveis no Universo podem ser redutíveis a um número finito de átomos. Originalmente foi proposto pelo sábio *Kanada*, em torno do século II a.C.

O *Nyaya*, sua contraparte, aprofundou-se no estudo da lógica e da análise racional do espírito. Teve grande importância na lógica que está por trás de todas as linhas de pensamento indiano. Foi sistematizado por *Gautama*, autor do *Nyaya Sutra*, escrito por volta do século II a.C. Embora não tivesse sido muito aceito desde o início, serviu como base contra os autores heterodoxos, reafirmando-se como um sistema capaz de levar à salvação.

O *Purva Mimamsa* se ocupa do que não é nem material nem espiritual, mas da reflexão sobre o significado dos textos védicos mais antigos, como os *Vedas* e os *Brahmanas*, tratando das ações rituais, seus objetivos e significados. Por isso é chamado de *Purva*, ou "anterior", por se ocupar dos textos mais antigos. Também estabeleceu como os *Vedas* deveriam ser interpretados, já que grande parte de seus versos é muito simbólica e de difícil compreensão. O objetivo principal desse *darshana* é compreender as Leis Naturais que comandam todas as forças do Universo, o *Dharma*, que não pode ser compreendido apenas pela observação direta ou pelo raciocínio lógico, porque seus mais profundos significados estão além desse nível de compreensão, somente acessível nas revelações contidas nos *Vedas* e nos *Brahmanas*.

O *Vedanta* ou *Uttara Mimamsa* também trata da reflexão sobre os textos, mas, como complementar ao *Purva Mimamsa*, cuida dos textos mais recentes, os *Upanishads*, que buscam caminhos para alcançar o Absoluto. Ambos fazem uma investigação crítica sobre o objetivo das ações humanas, porém diferem um pouco sobre seu foco nas ações ritualistas ligadas aos sacrifícios litúrgicos que determinam o *Dharma*. Em seu conjunto, todos têm o objetivo de reproduzir um conhecimento que leve os adeptos à salvação.[19] Muitas mudanças implementadas pelo *Vedanta* trouxeram também uma compreensão mais profunda dos textos, e novas técnicas meditativas foram desenvolvidas centrando grande parte de suas ideias em um novo desenvolvimento do hinduísmo, menos ritualista e social e mais filosófico e meditativo, com foco na identificação com o Uno.

Os comentários de *Badarayana* sobre os *Upanishads* e os de *Shankaracharya* sobre o *Brahma Sutra*[20] são peças fundamentais para compreensão do *Advaita Vedanta* e do próprio hinduísmo. O *Advaita Vedanta* ou "não dualista" foi consolidado por *Shankaracharya* e inspirado por *Gaudapada*, seu mestre. Em sua compreensão, o *atman* individual e o *Brahman* são idênticos, o que está expressado na máxima "Tu és aquilo" (*Tat tvam asi*, em sânscrito), que, muito mais do que um conceito, é a base do *Vedanta* e usado muitas vezes como um mantra para técnicas de meditação. O que surpreende é que, sendo brâmane, *Shankaracharya* se coloca contra o regime de castas, concentrando seus ensinamentos muito mais na busca da Verdade Última e nas técnicas de meditação para esse fim. O *Vedanta* teve também no século XIII A.D. uma escola dualista orientada por *Madhya*, que defendia que, além de um Deus Absoluto, existia também a realidade de uma alma individual.

Além dos *darshanas* ortodoxos, são descritos também os heterodoxos, como o budismo, o jainismo e o materialismo da Escola ateísta de *Carvaka*. Sobre os dois primeiros já discorremos brevemente. O terceiro, por não ter causado qualquer impacto ou influência importante no hinduísmo e por fugir do escopo deste capítulo, não será comentado.

Textos do hinduísmo

Pela antiguidade da religião e pela assimilação de tantas crenças diferentes, a produção de textos dos vários autores hinduístas é muito longa. Historicamente, pode-se dividir os textos em dois grandes grupos: *Shruti*, "revelados", e *Smrti*, "lembrados". Os primeiros, considerados sagrados, além da antiguidade, gozam de muita autoridade por terem sido revelados aos sábios videntes, "*Rishis*", diretamente pelos deuses. O outro grupo é composto de literatura que discute teologia, filosofia e mitologia hinduísta, fornecendo informações sobre a prática do *Dharma*. São considerados textos revelados os quatro *Vedas* e os *Upanishads*.

Todos os outros textos principais do hinduísmo, como os *Puranas*, os épicos *Ramayana* e *Mahabharata* (incluindo o *Bhagavad Gita*) e As Leis de Manu, primeiro tratado de leis da humanidade, são considerados textos para serem lembrados, recebidos por instrução de um mestre, mas não revelados por uma divindade.

Práticas hinduístas

A principal finalidade das práticas hinduístas é estabelecer o contato com a Consciência Divina, ou, nas linhas dualistas, a busca pelas bênçãos de suas divindades de escolha. Embora existam templos para várias diferentes divindades, todo hinduísta tem em casa um altar pessoal em que faz o *Puja*, sua comunicação com Deus, algumas vezes ao dia, com oferenda de incensos e alimentos, além da recitação de mantras.

Puja, literalmente "nascido da Totalidade ou do Absoluto", pode ser traduzido também como reverência, da raiz sânscrita *PUJ*, que significa curvar-se. A visita aos templos não é obrigatória, já que o Absoluto habita nosso coração, mas é comum a frequência em datas festivas.

Os templos são, em geral, dedicados a uma divindade, mas pode-se encontrar outras divindades em um mesmo templo, sempre com suas imagens (*murtis*) em nichos, muito semelhantes às igrejas católicas, porque as divindades são também imanentes e, portanto, presentes nos objetos que a representam.[21] Porém, nem todos os hinduístas adoram imagens. A seita reformista hindu *Arya Samaj* não usa imagens em suas adorações, mas pratica a maioria dos outros ritos.[22] Há também templos dedicados a animais, que apresentam alguma relação com a divindade principal. Assim, o templo dos ratos em *Deshnok*, Rajastão, é dedicado a *Karni Mata*, uma princesa considerada um avatar da deusa *Durga* que, não podendo trazer de volta uma criança que havia morrido, pede a *Yama*, o deus da Morte, que todos os mortos daquele clã tenham um nascimento como ratos, até que possam ser ressuscitados. O templo dos macacos em *Galtaji*, Jaipur, é dedicado ao Deus *Ganesha*, adorado por ser protetor das casas e guerreiro, vencedor de barreiras intransponíveis. O maior templo hinduísta da Índia em *Tiruchirapalli*, dedicado a *Shiva*, tem um elefante vivo como guardião.

Em suas orações, é tradicional o praticante recitar mantras que são tradicionais desde o *Rig Veda*. São frases, ou textos recitados em verso ou em prosa, que teriam o papel de despertar forças propiciatórias para determinados objetivos. Muitas vezes seu sentido não é literal, mas utiliza o poder de determinadas combinações de sons, como os *bija mantras*, "sementes", sem qualquer sentido literal, mas importantes para muitos ritos.

Os ritmos de recitação também têm seu significado. São úteis para concentrar a mente, portanto muito usados em meditações. É comum a recitação do *Gayatri mantra* todas as manhãs enquanto se faz a purificação do banho ritual. Esse *mantra* é dedicado ao Sol como luz interior e a *Sarasvati*, a deusa da Sabedoria (*Om Bhuur Bhuuvah Svah Om Tat Savitur Varenyam Bhargo Devasya Dhii Mahi Dhyo Yonaah Pracho Dayateh*). Outro *mantra* de grande prestígio e que confirma a entrega do devoto a *Shiva* pede sua proteção contra a morte, as doenças e a superação de todos os obstáculos. É chamado de *Mahamrtyunjaya* (*Om Tryambakam Yajamahe, Sugandhim Pushti Vardhanam Urva Rukamiva Bandhanat Mrtyor Mukshiya Mamrtat*). Muitos utilizam o *Japa Mala*, um terço de 108 contas para a recitação de *mantras*.

O hinduísmo é rico em simbolismos, tendo objetos que o representam tanto na iconografia como nas marcas distintivas de seus praticantes. A sílaba sagrada "OM", que representa o *Parabrahman*, o "Supremo", a cruz *svástika*, a flor de lótus e a roda da transmigração aparecem frequentemente como símbolos da própria religião hinduísta. A *tilaka*, a marca vermelha na testa, serve como sinal distintivo do devoto hinduísta.

Seguindo a tradição védica, os ritos são realizados diariamente, começando com o acender do fogo, uma oferenda a *Agni*, o deus purificador do fogo. Os ritos mais tradicionais incluem o rito do nascer do sol, depois do banho ritual, com a oferenda de essências e alimentos para as divindades de devoção, cantos de *mantras* e recitação de textos sagrados, após purificações feitas com água e a queima de uma pedra de cânfora, para purificar os instrumentos e o ambiente. Sacrifício de animais raramente são utilizados nos dias de hoje. Fazem parte das oblações diárias os bons atos, a caridade, como forma de atenuar nossos *karmas* para um próximo nascimento.[23]

Cerimoniais de batizados, casamentos e morte são sempre realizados com *Yagyas*, recitações de *mantras* específicos para cada ocasião, com músicas como prevenção de infortúnios ou para promover diferentes áreas da vida, como a saúde, prosperidade, harmonia e evolução espiritual ou material. São geralmente associados à elaboração de cartas astrológicas por um brâmane especializado. Além desses cerimoniais, são muito tradicionais os ritos da primeira ingestão de alimentos sólidos do bebê (*annaprashana*) e o recebimento do fio sagrado de proteção pela criança brâmane (*upannayanam*). O *dvija*, cerimônia feita aos oito anos para os brâmanes (sacerdotes), aos 11 para os *kshatryas* (guerreiros) e aos 12 para os *vaishyas* (comerciantes), representa o nascimento do corpo espiritual e o início dos estudos. Nessa cerimônia a criança recebe seu nome verdadeiro, que é mantido em segredo por toda a vida.[24]

Entre centenas de outras cerimônias, uma que merece destaque é a de cremação no fim da vida, obrigatória a todo brâmane, com exceção de mulheres grávidas, crianças menores de cinco anos, homens santos (*sannyasin*) e *hijras*, homens que são emasculados na infância em oferenda à deusa *Bahuchara Mata*. Os corpos são envoltos em tecidos e banhados com óleos aromáticos e madeira de sândalo antes de serem colocados na pira de cremação.

Embora não seja obrigatória no hinduísmo, a peregrinação para cidades sagradas, como *Allahabad*, *Haridwar*, *Varanasi*, *Puri*, *Jagannath*, *Vrindavan* e outras, é muito frequente. Morrer em *Varanasi*, por exemplo, traz um glorioso renascimento. A maior e mais sagrada de todas as peregrinações, que se realiza a cada quatro anos na cidade de *Allahabad*, o *Kumbha Mela*, mobiliza milhões de homens santos (*sadhus*) de toda a Índia, que se reúnem para rituais no encontro dos três rios sagrados: *Ganges*, *Yamuna* e *Sarasvati*. Outros festivais são igualmente importantes na Índia, como o *Diwali*, o festival das luzes, comemorado uma vez por ano, normalmente em outubro ou novembro. Celebra a vitória do bem sobre o mal dentro de cada ser humano. Nesse dia se acendem lamparinas, se usam roupas novas e se presenteiam amigos e parentes. Muitos festivais coincidem com mudanças de estação ou eventos da mitologia hindu.

Algumas considerações finais são importantes para melhor compreensão do hinduísmo. Embora não seja um dogma, o princípio da não violência (*ahimsa*) apareceu inicialmente nos *Upanishads* e era um forte componente do hinduísmo (sobretudo no *darshana* do *Yoga*), mas com o tempo veio perdendo parte da sua importância. Só voltou a ser relevante quando o budismo e o jainismo (sobretudo este último) colocaram em evidência esse princípio. Depois dessa influência, quase metade da população hinduísta se tornou vegetariana. Se considerarmos regiões mais ortodoxas da Índia, como o sul e a região de *Guzerat*, essa porcentagem pode chegar a 90%.

Para evitar a morte dos animais, muitos hinduístas também não usam couro, porque a relação do hindu com alguns animais, sobretudo com as vacas, é de muita gratidão. Uma vaca pode fornecer alimento e ajuda (manteiga, leite, iogurte, queijo, aragem da terra e estrume para construção, para fertilizante e combustível) para quatro famílias. Se fosse permitido o consumo de carne bovina, em poucos anos grande parte da população passaria fome. As vacas são adoradas por todos os benefícios que propiciam, merecendo um lugar especial na cultura hindu. Seu abate é proibido em praticamente toda a Índia.

Hoje os hinduístas representam quase 80% da população indiana. Fora do território indiano são encontrados no Nepal, nas Ilhas Maurício, em Bali, Bangladesh, Myanmar, Sri Lanka, Paquistão, África do Sul, Malásia, Reino Unido, Estados Unidos, Canadá, Ilhas Fiji, Trinidad e Tobago, Suriname, Holanda e Singapura em escala significativa.

Como vimos, a religião hinduísta é complexa, mas fascinante. Por ter aberto espaço para a maioria das crenças de cada período, expandiu não só seu domínio religioso e político, mas sobretudo suas possibilidades de ajuda, na superação do sofrimento. Oferece ainda hoje uma infinidade de recursos filosóficos, religiosos e técnicos que garantiram que atravessasse milênios, sendo útil a seus devotos. Soube ser permeável e rígida quando foi necessário, conquistando adeptos mesmo fora de seus domínios.

Referências

1. Vaz P. Coexistence of secularism and fundamentalism in India. In: Handbook of global social policy. 2001.
2. Beversluis J. Sourcebook of the world's religions: an interfaith guide to religion and spirituality, 3rd ed. Novato, Calif, New World Library: 2000.
3. Bowker J. The concise Oxford dictionary of world religions. Oxford, Oxford University Press, 2000.
4. Lorenzen D. Who invented hinduism?. New Delhi, Rajatarangini de Yonaraja. "Hinduka": 2006.
5. Kenoyer JM. Ancient cities of the Indus valley civilization. Karachi, Oxford University Press: 2011.
6. Kenoyer JM. Indus Valley archaeology. Madison, Wis., Prehistory Pr.: 2006.
7. Allchin Bm, Allchin R. The rise of civilization In India and Pakistan. Cambridge, Cambridge University Press: 2003.

8. Sehgal M. Saraswati river sprouts to life after 4,000 years in Haryana. India Today, May 9 2015. Disponível na Internet: https://www.indiatoday.in/mail-today/story/saraswati-river-sprouts-life-haryana-years-252085-2015-05-09.
9. Dales GF, Kenoyer JM. Preliminary report on the fifth season at Harappa, Pakistan, January 1-March 31, 1990. Berkeley, University of California: 1990.
10. Eliade M, Lacerda RC. História das crenças e das ideias religiosas. Rio de Janeiro, Zahar, 1978.
11. Gonda J. Les religions de l'Inde. Paris, Payot.
12. Winternitz M, Ketkar S. A history of Indian literature. Calcutta, University of Calcutta: 1963.
13. Madhavananda S. The Brhadaranyaka Upanisad, 5th ed. Calcutta, Advaita Ashrama Publication Department: 1975.
14. Radhakrishnan S. The Principal Upanisads, 3rd ed. New Delhi, HarperCollins Publishers India: 1996.
15. Rinehart FA, Ortiz SJ. Beyond the reach of time and change. Tucson, University of Arizona Press by arrangement with Haskell Indian Nations University: 2004.
16. Nikhilananda. Man in search of immortality. New York, Ramakrishna Vedanta Center: 1992.
17. Zimmer H. Philosophies of India. Taylor & Francis: 2013.
18. Baba B. Yogasutra of Patañjali Delhi. Motilal Banarsidass Publishers. ISBN: 81-208-0155-5.
19. Renou L, Filliozat J. L'Inde classique: manuel des études Indiennes. Hanoi, École Française D'Extrême-Orient: 1953.
20. Sankaracarya S. Brahma Sutra Bhasya. Gambhirananda S, translator. 6th ed. Calcutta, Advaita Ashrama Publication Department: 1996.
21. Das P. Padma Purana by Srila Krishna Dvaipayana Vyasadeva. Vrindaban, U.P., India, Rasbihari Lal & Sons: 2004.
22. Kumar R, editor. Essays on social reform movements. New Delhi, Discovery Pub. House: 2004.
23. Heitzman J, Worden RL. India: a country study. Washington, D.C., The Division: 1996.
24. Olivelle P, Davis DR. Hindu law: a new history of Dharmasastra. London, Oxford University Press, 2018.

Nova Era

Everton de Oliveira Maraldi
Mateus Donia Martinez

Introdução

O termo Nova Era ou *New Age* é abrangente e utilizado para se referir a uma série de formas sincréticas e contemporâneas de espiritualidade que tipicamente combinam terapias alternativas ou complementares, práticas adivinhatórias (que vão da astrologia à numerologia e ao tarô) e uma variedade de princípios filosóficos e práticas religiosas orientais adaptadas ao contexto ocidental.[1] Também se incluem nesse bojo diversas crenças e práticas, não necessariamente relacionadas em suas origens, que passaram a interagir como parte das fusões e hibridismos múltiplos que caracterizam o que Maraldi[2] definiu como "mentalidade ou visão de mundo *New Age*", incluindo-se aqui elementos da moralidade cristã e do budismo, a crença na existência de vida extraterrestre inteligente e em sua interação com os seres humanos, reencarnação, mediunidade e outras variadas concepções extraídas de diferentes tradições esotéricas, a exemplo da Teosofia e da Rosacruz.

Com efeito, a Nova Era pode ser caracterizada como "um fenômeno de amplo espectro", uma nebulosa conjunção de "bricolagens de visões de mundo" na fronteira entre religião e ciência, um exemplo de religiosidade caracteristicamente pós-moderna.[3]

Parte do interesse generalizado por assuntos dessa natureza remonta à década de 1960, época da chamada revolução cultural. Tal década foi marcada pela emergência da contracultura e do movimento *hippie*, tendo representado um período de contestação ao *establishment* e de grande curiosidade ante as experiências místicas e o uso de psicodélicos, sendo ainda caracterizada pela venda significativa de livros relacionados à parapsicologia.[4] Sabe-se, todavia, que as raízes históricas da *New Age* são ainda mais antigas, remontando ao surgimento do espiritualismo moderno e da sociedade teosófica, no final do século XIX.[5] A ascensão do interesse popular pela meditação e a atenção científica dada na última década aos efeitos das práticas meditativas e de outras práticas ditas integrativas ou complementares na saúde física e mental sugerem que as crenças *New Age* e as práticas espirituais dela derivadas se tornaram, em grande parte, culturalmente *mainstream*, embora tenham sido por muito tempo caracterizadas como crenças espirituais não convencionais.[6]

Em razão de um crescente processo de globalização e pluralismo culturais que têm caracterizado o mundo contemporâneo, observam-se fortes desenraizamento e horizontalidade em diversas crenças e práticas religiosas. Tais características não só refletem a diversidade do campo religioso brasileiro como também sugerem uma significativa influência da mentalidade *New Age*, o que Magnani[5] denomina *neoesoterismo*. Trata-se de uma forma de identidade religiosa fluida, nômade, que se liga a tudo e não se liga a coisa alguma em particular, mas que carrega consigo, a cada passo dado, tudo aquilo que adquiriu ao longo de seu caminho. Nesse contexto, parece mais adequado referir-se a uma *identificação* do que propriamente a uma *conversão* nos moldes tradicionais da concepção de conversão religiosa cristã. As identificações com diferentes sistemas de pensamento e de prática representam processos de transição e experimentação que nos dizem muito mais de uma subjetividade seletiva (própria da sociedade de consumo) do que de uma adesão efetiva a um sistema particular de valores e práticas, conquanto se possa pensar em gradações as mais variadas entre afiliações fortes e fracas.[2]

Diversos estudos sugerem que o conceito de espiritualidade se sobrepõe consideravelmente às crenças e práticas *New Age*, a exemplo da crença em fenômenos e habilidades paranormais, como curas espirituais e premonição.[7,8] Em um estudo conduzido por Lindeman *et al.*,[9] as crenças paranormais se revelaram melhores preditores da espiritualidade do que construtos como bem-estar e propósito na vida. Da mesma forma, MacDonald[10] verificou que as crenças paranormais constituem uma das principais dimensões subjacentes a diferentes escalas que medem espiritualidade. Por sua vez, o termo "espiritualidade" é frequentemente empregado por indivíduos que seguem práticas e visões de mundo convergentes com a *New Age*, o que torna a expressão "espiritualidade *new age*" bastante adequada à nossa definição do tema neste capítulo.

Aspectos históricos e dimensões sociológicas da espiritualidade *New Age*

Mas o que caracteriza, de fato, a Nova Era? São seus participantes, grupos, formas de organização, preceitos, estrutura e práticas? Quais seriam esses elementos e como eles podem ser identificados? Para responder a essas questões, Guerriero *et al.*[11] apresentam um levantamento dos componentes constitutivos da Nova Era, como crenças, valores e práticas. Os autores partem do pressuposto de que, sendo ou não uma religião, a Nova Era se constitui a partir daquilo que seus participantes fazem. Os elementos constitutivos da Nova Era não aparecem de forma coesa e clara, como em religiões tradicionais. Com efeito, os valores oriundos da Nova Era perpassam a sociedade moderna, integrando a cultura, de forma mais ampla, e se misturando com outras crenças e valores.

A Nova Era surgiu inicialmente sob a denominação de Era de Aquário, um movimento contracultural na Europa e nos Estados Unidos em meados da década de 1960. O nome "Nova Era" remete à expectativa da vinda de uma nova época, melhor que a atual, com a virada do milênio e o apocalipse. O movimento foi organizado, em grande parte, em comunidades alternativas, baseadas na crença astrológica da transição da Era de Peixes para a Era de Aquário. Sobre valores dualistas, materialistas e a separação entre os mundos material e espiritual, prevaleceriam na Era de Aquário o espiritualismo, a paz, a união entre os mundos material e espiritual e o holismo. No entanto, como o apocalipse não chegava, uma atitude mais ativa se desenvolveu. Nela, os indivíduos das comunidades alternativas buscavam viver a Nova Era já presente, ao invés de aguardar passivamente a chegada do "grande evento".

As visões de mundo compartilhadas na Nova Era remetem suas raízes ao esoterismo ocidental e à concepção de uma espiritualidade baseada na experiência pessoal e interior. O pensamento esotérico foi historicamente rejeitado pela Igreja Católica, pelo protestantismo, iluminismo e pelos estudos acadêmicos. No entanto, pessoas que se interessavam pelos conceitos e valores esotéricos passaram a se agrupar, o que gerou um senso de pertencimento comunitário e a esperança de uma nova era. Por sua vez, a ideia psicológica de que seres metaempíricos seriam criações humanas, projetados, foi incorporada pela Nova Era, e Deus pôde ser visto como parte integrante do *self*.[11]

A ideia da Nova Era já presentificada foi a que mais se difundiu na cultura em geral, com manifestações de intensidades distintas, adquirindo o aspecto de bem de consumo. Em oposição a esse *status*, Heelas e Woodhead[12] utilizam o termo "Espiritualidade de Vida", apontando quatro fases do movimento:

- A primeira fase foi marcada pela busca, por indivíduos que não mais encontravam sentido nos padrões religiosos e culturais dominantes, por significados a partir de uma espiritualidade e expressividade da vida interior.

- Em seguida, na década de 1970, houve a divulgação sistemática de valores da Nova Era por meio de seminários, ministrados por ex-integrantes da contracultura que se integraram à sociedade convencional.
- O terceiro momento foi marcado pelo exercício da espiritualidade visando à prosperidade individual e profissional.
- A quarta e última etapa é marcada pela busca por bem-estar, cura e sabedoria por meio das práticas espirituais em qualquer setor da vida. Essa fase baseia-se na visão holística que proporcionaria harmonia e equilíbrio, na busca de conexão com a vida interior, integrando corpo-mente-espírito.

Embora os indivíduos não necessariamente se relacionem com o sagrado na *New Age* por uma via institucional, forma-se uma espécie de rede de compartilhamento das experiências e sentidos, na medida em que o indivíduo é parte do todo, de acordo com a visão holística. A somatória das consciências individuais em evolução geraria uma consciência planetária em harmonia. A ênfase, portanto, recai sobre o indivíduo, como uma espécie de "colcha de retalhos", na qual são amalgamados e unidos vários pedaços de cores e tecidos diversos. Em analogia, os indivíduos inseridos no movimento da Nova Era tendem a incorporar conceitos, ideias, símbolos e valores de diferentes crenças e culturas com as quais entram em contato, formando um "campo de discursos variados que se entrecruzam numa espécie de sincretismo em movimento".[11] Assim, a partir das possíveis combinações e sínteses sincréticas, em um todo maior que é a soma das partes (holismo), formam-se campos de sentidos e significados pelos indivíduos. Essa composição, que adquire uma organização particular e até idiossincrática, é permeada pela assimilação das culturas. Umas são mais facilmente assimiláveis e outras não, a depender também do país que assimila, além da cultura a ser assimilada. É como uma mescla contínua de crenças, culturas e tradições que geram hibridismos diversos e identidades peculiares. Unem-se esoterismo, terapias orientais (principalmente da Índia e do Tibete) e xamanismo (dos índios norte-americanos e da América do Sul), por exemplo. Uma espécie de resgate de tradições desvalorizadas, do ponto de vista ocidental, nesse movimento de mescla constante.[6,11]

Devido à interpenetração de referenciais e à proficuidade de releituras de definições, conceitos e práticas que caracterizam o neoesoterismo, o termo *xamanismo* é notavelmente polissêmico nesse cenário. É possível encontrar diversas correntes de pensamento e práticas ditas xamânicas em contextos urbanos atuais,[13] até mesmo no Brasil, que se pretendem representantes ou herdeiras de tradições nativas brasileiras, norte-americanas, africanas, orientais, australianas, de tribos do Pacífico etc. Nos circuitos neoesotéricos, sob a prerrogativa de uma espiritualidade livre e acessível, o xamanismo tradicional, até então visto como um dom e restrito a certos membros de um grupo étnico e praticado em contextos não cosmopolitas, com o processo de transculturalização, passa a ser ensinado nas cidades em cursos e oficinas na Nova Era. Da mesma maneira, os indivíduos passam a ter a oportunidade de participar *in loco* de cerimônias e rituais tribais, originando um turismo novaerista. Dessa maneira, a espiritualidade Nova Era é transformada em bem de consumo e comercializada na indústria de entretenimento para o grande público. Elementos da Nova Era são então integrados a filmes no cinema, programas de televisão e campanhas publicitárias, o que, concomitantemente, estimula a disseminação e a propagação de crenças, valores e ideias novaeristas entre os mais variados indivíduos e faixas etárias.[11]

Kehoe[14] critica, no entanto, as tentativas novaeristas de apropriação cultural, uma vez que diluem, ao invés de preservar, toda uma série de práticas indígenas tradicionais. Kehoe também contesta a noção antropológica e psicológica de xamanismo por constituir uma tentativa de amalgamar diferentes manifestações culturais e históricas em um único conceito, o que tende a neutralizar suas particularidades. Outros autores, como Carrette e King,[15] criticam a *New Age* como forma de espiritualidade materialista, que corrobora um modelo de sociedade neoliberal, individualista e mercadológica.

Independentemente das críticas de autores como Carrette e King,[15] sabe-se que o movimento de mercantilização da espiritualidade novaerista se fez possível, entre outras coisas, devido à secularização do esoterismo. Pode-se consumir "*à la carte*" as mercadorias espirituais que mais apetecem e combiná-las de diversas maneiras, criando e recriando sentidos e significados de acordo com as necessidades individuais. Mas, apesar da influência consumista do mercado empresarial, editorial e de autoajuda, princípios básicos e valores essenciais da Nova Era se mantêm. Eles são "o poder da magia, a busca espiritual para além das instituições religiosas, a integração holística entre ser humano e universo",[11] a busca por iluminação espiritual, por uma consciência pessoal superior, alicerçada na ideia do desenvolvimento da alma pessoal por meio de múltiplas encarnações, bem como o pensamento positivo.

Conhecimentos tidos como profundos e secretos por grandes instituições se propagaram midiaticamente e mercantilmente, como uma onda, difundindo o conhecimento novaerista pela sociedade. No Brasil, essa propagação encontrou solo fértil devido à grande heterogeneidade cultural e religiosa brasileira. Se por um lado a Nova Era se utiliza de elementos das religiões tradicionais, essas tradições religiosas, por sua vez, também passaram a utilizar práticas das novas formas de espiritualidade. É como um movimento dialético, dinâmico e fluido na realidade brasileira. A Nova Era, "ao mesmo tempo em que incorpora elementos da religião em que está momentaneamente, também deixa, nesta, marcas passadas".[11] Nesse processo de entrecruzamento, as religiões, crenças, discursos e práticas se interpenetram, o que gera novas características e composições religiosas plurais. Como exemplos tipicamente brasileiros, "essas marcas podem ser percebidas no Espiritismo, no meio evangélico, nas ressignificações do Santo Daime e outras ayahuasqueiras, no Catolicismo e, talvez mais fortemente na Umbanda".[11] Também há o caso do Vale do Amanhecer, revelando um sincretismo vigente da Nova Era e, em contraste com o individualismo típico novaerista, marcado por uma prática religiosa essencialmente comunitária.[16]

No trabalho de Toniol[17] acerca das terapias alternativas e complementares no Brasil, o fenômeno da Nova Era é abordado a partir da sua associação com políticas públicas na área da saúde. Para justificar essa associação, dois argumentos relacionados entre si são apresentados. Primeiro, as terapias alternativas estão associadas historicamente à contracultura, que popularizou a Nova Era e, consequentemente, as terapias alternativas no Ocidente. Segundo, "haveria uma compatibilidade ontológica entre os princípios da Nova Era e o modo de entendimento da relação saúde-doença que fundamenta as terapias alternativas".[17] O terapêutico e o espiritual estariam, nessa perspectiva, em íntima relação.

Do ponto de vista da institucionalização e da disseminação social, Toniol argumenta que, contrariamente ao que parece uma marginalidade das terapias alternativas, alguns processos apontam para uma inserção social e institucionalização em meios hegemônicos dessas práticas terapêuticas. Assim, desde 1990 vem ocorrendo a emergência de sindicatos de terapeutas holísticos, agendas políticas no Congresso Nacional, cursos em universidades e a inclusão no SUS (Sistema Único de Saúde). Os *new agers* ou novaeristas, para além da classe média (inserida em zonas urbanas e escolarizadas), são os usuários do SUS e frequentadores das UBS (Unidades Básicas de Saúde). Nessa perspectiva, Toniol propõe discutir o fenômeno da Nova Era a partir de políticas públicas e legislações sobre as terapias alternativas na condição de oficializadas, e não a partir de uma linguagem místico-esotérica (como a maioria das pesquisas em ciências sociais da religião tem feito).

Como parte de um processo de oficialização (inserção política e legal), as terapias alternativas/complementares foram transformadas em práticas integrativas e complementares por meio da criação de regulações legais (leis e portarias) para oferta no SUS. Em contrapartida ao reconhecimento oficial dessas práticas, elas passaram a ser regulamentadas. Para isso, foram debatidos os termos componentes da nomenclatura da Política Nacional de Práticas Integrativas e Complementares (PNPIC) e a própria Política (aprovada pelo Conselho Nacional de Saúde em fevereiro de 2006). Os norteadores desse debate foram os princípios técnicos e de racionalização burocrática do Estado e o poder da classe médica no Brasil.

Termos como "medicina tradicional" (ou natural) e "alternativas" foram vistos como incompatíveis, pois "medicina" se refere exclusivamente a práticas exercidas por quem possui registro em Conselho de Medicina, enquanto o que é alternativo apareceria como uma opção paralela às práticas biomédicas já instituídas. Há, assim, uma relação hierárquica implícita e condicionante da escolha do termo "complementar", pois se passa, então, a compreender uma prática enquadrada nessa categoria como subjugada ao saber biomédico, em um monopólio assegurado pelo Estado. A escolha pelo termo "complementar" em detrimento de "alternativa" denota também um deslocamento da associação histórica no Brasil entre terapias alternativas e práticas esotéricas, que possuem pouca comprovação científica e baixa aceitação entre profissionais de saúde. Por fim, "esses termos nada dizem sobre as características das terapias em si. Ao invés disso, estabelecem como elas devem se relacionar com outras modalidades terapêuticas".[41]

O que está em jogo é observar como a categoria integrativa, utilizada na PNPIC, opera em pelo menos três níveis. Primeiro, está relacionada com as avaliações que o Conselho Nacional de Saúde (CNS) fez acerca dessa política. Originalmente, conforme a sugestão inicial dos conselheiros do CNS, o caráter integrativo da PNPIC faria referência à qualidade integradora dessas práticas terapêuticas que poderiam aliar conhecimento tradicional e científico. No texto da Política, no entanto, "integrativo" associa-se como princípio de integralidade do SUS, de modo que a PNPIC encontraria, nos próprios termos que instituem a oferta de saúde pública no Brasil, respaldo e legitimidade. A esses dois sentidos sobrepõe-se ainda um terceiro, que relaciona as categorias integrativo e integralidade ao "holismo".[17] O termo holismo, por sua vez, "indica oposição às terapias e perspectivas médicas que concebem a possibilidade de tratamento dos sujeitos de forma fragmentada, por especialidades, numa única parte do corpo".[17]

Outro marco da regulamentação e legitimação do uso das práticas alternativas/complementares ou medicina complementar (MC), como da medicina tradicional (MT), são os debates e documentos produzidos pela Organização Mundial da Saúde (OMS) desde 1978 sobre o assunto. Nesse sentido, a Política brasileira de PICs (Práticas Integrativas e Complementares) é uma ação que acompanha processos semelhantes realizados em outros países. Um motivador importante para a OMS promover a MC e a MT no mundo e recomendar a formulação de políticas e regulamentações nacionais foi o reconhecimento da indisponibilidade e escassez de recursos médicos e tecnológicos para cuidados em saúde em dois terços das nações do globo. Tais medidas propostas pela OMS visam a incorporar, nos países que sofrem da escassez de recursos, a MC e a MT às atividades de atenção primária em saúde. Com isso, ao mesmo tempo que promove, também regula, de acordo com os preceitos da biomedicina.[17]

A MC diz respeito, conforme a OMS, à "soma total de conhecimentos, habilidades e práticas baseadas em teorias, crenças e experiências nativas de diferentes culturas, explicáveis ou não, usadas na manutenção em saúde, bem como na prevenção, nos diagnósticos e no tratamento de adoecimentos físicos e mentais".[17] Ela é parte de um sistema cultural e de tradições milenares, anteriores ao desenvolvimento da medicina moderna ocidental. A outra categoria forjada no contexto da OMS para lidar com práticas terapêuticas não alinhadas à biomedicina ocidental é a MAC (medicina alternativa e complementar), que, embora esteja articulada à MT, refere-se "às práticas de cuidados com a saúde que, realizadas em países desenvolvidos, não compartilham dos mesmos princípios epistemológicos e terapêuticos que a biomedicina".[17]

No geral, o termo MT está mais associado ao contexto em que essa medicina é praticada, enquanto a MAC está mais relacionada à pluralidade de ofertas alternativas de cuidado em saúde. Na China, por exemplo, a medicina tradicional chinesa não é considerada alternativa, enquanto nos Estados Unidos é. Esses termos, portanto, denotam menos o tipo e modalidade da prática e mais a relação dessas práticas com o contexto e cultura, sendo por vezes utilizados de forma intercambiável. Contudo, elas permanecem subjugadas hierarquicamente aos conceitos da biomedicina como seu principal elemento de referência, independentemente do tempo e do espaço. Por fim, Toniol argumenta que nem sempre é possível e necessário associar as terapias alternativas/complementares à Nova Era, dada a importância de considerarmos as "configurações históricas e conjunturais que tornam essas práticas possíveis, sem presumir a Nova Era um *a priori* absoluto"[17] e uma categoria analítica fundamental para compreensão sobre essas terapias. Nesse sentido, por meio dos exemplos e fatos históricos descritos, o autor se dedicou a contrariar a ideia de que as terapias alternativas/complementares seriam "a expressão de um traço herdado das sensibilidades religiosas, morais e estéticas dos sujeitos e dos grupos comprometidos com os princípios esotéricos da

Era de Aquários e com os ideais da contracultura".[17] Apesar da ressalva, ele recomenda que não precisamos abdicar das pesquisas com a Nova Era.

Perfil demográfico da espiritualidade *New Age*

Os chamados *new agers* ou novaeristas, pessoas vinculadas a práticas e concepções características da noção de Nova Era, têm sido descritos na literatura (tanto nacional quanto internacional) como pertencendo predominantemente à classe média / média alta, sendo, em sua maioria, mulheres brancas com elevada escolaridade e residentes dos meios urbanos.[5,18] Todavia, há poucos estudos quantitativos mais recentes acerca do perfil demográfico dos novaeristas para confirmar os achados das pesquisas mais antigas. Por sua vez, os dados disponíveis não são necessariamente homogêneos quanto ao perfil anteriormente delineado. Alguns estudos verificaram que os novaeristas estão representados ao longo de todo o espectro socioeconômico.[19,20] Em uma amostra de britânicos assinantes de uma revista de espiritualidade *New Age*, Rose[19] encontrou, em termos de idade, que o interesse maior na *New Age* se concentrava em pessoas de meia-idade, apesar de alguns autores terem inicialmente definido os adultos jovens como mais propensos a adotarem práticas e concepções novaeristas. Os dados de Rose confirmaram a predominância das mulheres entre os assinantes da revista e demonstraram uma variedade de perfis socioeconômicos, com predominância da classe média baixa.

Na pesquisa de Mears e Ellison[20] sobre consumo de produtos *New Age* em uma amostra de texanos, nos Estados Unidos, os autores se propuseram a investigar variáveis como a ideologia política dos participantes; seu local de residência; fatores religiosos individuais, como o tipo de afiliação religiosa, o grau de participação em atividades religiosas, se eles adotavam ou não crenças *New Age* e como essa adesão poderia relacionar-se com a afiliação religiosa dos participantes; se as redes sociais em que estavam inseridos envolviam número considerável de outras pessoas aderentes às crenças *New Age* e, por fim, o próprio contexto comunitário religioso. A pesquisa foi conduzida por telefone com procedimento de discagem randômica. A amostra utilizada foi de 911 residentes do Texas, sendo o consumo de produtos *New Age* a variável dependente. Dentre os participantes, 22% afirmaram ter adquirido materiais *New Age* no último ano, o que foi interpretado pelos pesquisadores como um dado curioso, diante do caráter mais conservador do Estado do Texas. O suporte para a assunção de determinadas crenças paranormais (como a "comunicação com os mortos" e "vidas passadas"), também foi significativo – considerando que a maioria dos respondentes afirmou provir de derivações do protestantismo ou do catolicismo. Outros achados relativamente ao perfil demográfico desses consumidores incluíram: a) pessoas desempregadas ou afastadas por invalidez ou doença, bem como indivíduos que não atingiram a universidade, revelaram-se mais propensas a adquirir produtos *New Age*, assim como aquelas com ideologias mais liberais; b) similarmente, os mais saudáveis e bem-educados não se mostraram mais propensos a comprar materiais *New Age*; c) as mulheres, nesse estudo, não apresentaram maior predisposição que os homens ao consumo desses produtos; d) pessoas que nunca se casaram denotaram maior consumo; e) hispânicos e norte-americanos de ascendência africana mostraram-se mais propensos à compra de materiais *New Age* em comparação com brancos e não hispânicos; f) pessoas na faixa etária dos 20 anos consumiram mais do que os indivíduos na faixa dos 40 aos 50 anos ou mais; g) por fim, os residentes urbanos não se mostraram mais predispostos do que residentes rurais ou suburbanos ao consumo desses produtos. De modo geral, constatou-se que os fatores de adesão religiosa (individual ou comunitária) nenhuma interferência exercia, estatisticamente, no consumo desses produtos por parte dos respondentes.

O estudo apresentou, porém, limitações metodológicas, algumas delas observadas pelos próprios autores: a) seus resultados só podem ser generalizados para os residentes no Texas; b) a definição do que é uma crença *New Age*, ou quais tipos de crença poderiam adentrar essa ampla categoria, não foi suficientemente explicitada aos participantes quando perguntados sobre o quanto haviam consumido de tais produtos, levando-os a basearem suas respostas em critérios imprecisos; c) a variável dependente talvez não reflita tão adequadamente o nível de adesão às crenças *New Age* por parte dos respondentes, e os resultados poderiam ser distintos se o período abarcado pela pesquisa fosse maior – se, em vez do ano anterior ao levantamento, fossem considerados os dois ou três últimos anos, por exemplo. De qualquer maneira, trata-se de uma pesquisa cuidadosa e bem elaborada em termos metodológicos, com uma amostra elevada de participantes, constituindo assim um possível modelo para outras investigações quantitativas.

É preciso considerar, ainda, que, dependendo da definição de *New Age*, o estabelecimento de um perfil demográfico único pode ser particularmente difícil ou mesmo não plenamente alcançável. Isso se deve ao fato de que, em um sentido sociológico mais amplo, a *New Age* é mais do que um conjunto definido de práticas ou crenças; ela constitui uma forma de entrecruzamento de visões de mundo que pode impactar até mesmo os adeptos de doutrinas religiosas mais tradicionais e pessoas autoproclamadas ateístas. Eis a razão de os critérios de amostragem variarem consideravelmente de um estudo para outro, baseando-se ora no consumo de produtos catalogados como *New Age* (a exemplo de livros, revistas e artigos religiosos), ora na busca por serviços espirituais (de astrologia, tarô ou outros) ou na frequência de visitas a grupos ou contextos esotéricos.

Estudos psicológicos da espiritualidade *New Age*

Como seriam as características psicológicas de pessoas que frequentam contextos e se vinculam às crenças e práticas *New Age*? Poucas investigações exploraram as características de personalidade e os processos cognitivos envolvidos na adesão às concepções *New Age*.[21-23] Um subconjunto desses estudos é focado em problemas de saúde mental. Usando de regressão hierárquica, Farias, Underwood e Claridge[24] mostraram que experiências excepcionais ou incomuns são o preditor mais importante do engajamento nas práticas espirituais modernas. Ansiedade, indicadores de depressão e experiências de apego inseguro na infância não foram preditores significativos de espiritualidade ou correlacionados com eles. Por sua vez, os resultados mostram que os *new agers* relatam alta satisfação com o apoio social, e essa variável prediz o envolvimento na espiritualidade *New Age*. De modo geral, os resultados fortalecem a associação entre espiritualidade *New Age*, boa saúde mental e bem-estar geral.

Mas, apesar de evidências indicando seguidores da espiritualidade Nova Era como mentalmente saudáveis (p.ex., Farias et al.[24]), há também achados divergentes. Por exemplo, King et al.[25] encontraram que esses indivíduos estariam mais vulneráveis a uma série de indicadores e condições psicopatológicos, desde dependência de drogas até transtornos de ansiedade. Aird et al.[26] também verificaram que a assunção de crenças *New Age* está relacionada a um número elevado de experiências psicóticas, como delírios de grandeza e sintomas de persecutoriedade. De qualquer modo, é preciso ter em mente que sintomas psicóticos não necessariamente indicam a presença de *transtornos* psicóticos, podendo se encaixar no que a literatura define como *esquizotipia*, uma propensão a experiências incomuns, mas sem associação com déficits cognitivos e interpessoais característicos dos quadros psicóticos.[24] Parte desses resultados talvez reflita o caráter mais individualizado e menos convencional das concepções *New Age*, sobretudo em países seculares e historicamente cristãos, como o Reino Unido.

Farias e Granqvist[1] apresentam e discutem achados de diversas pesquisas que buscam compreender, psicologicamente, a espiritualidade *New Age*. Os estudos abrangem aspectos sociais, de personalidade, cognitivos, de desenvolvimento, biológicos, evolutivos e etológicos. Os métodos utilizados pelos estudos vão de entrevistas, questionários e escalas a tarefas realizadas em contexto experimental/laboratorial. Além de estudarem o perfil psicológico dos próprios "indivíduos *New Age*" (INA), consideram e comparam também com o perfil de não religiosos (ateus e agnósticos) (NR) e religiosos tradicionais (católicos) (RT). Assim, os resultados ora se assemelham, ora se diferenciam em relação ao perfil psicológico dos indivíduos de cada grupo estudado.

Farias e Lalljee,[21] ao estudarem os valores, em relação aos tipos de motivação e autopercepção, verificaram que pessoas ligadas à *New Age* tendem a uma orientação mais individualista, assim como NR. Os RT, pelo contrário, tendem ao coletivismo. Também NR e INA sustentam mais valores de autodirecionamento, hedonismo e busca por estimulação. INA descrevem-se usando conceitos abstratos e holísticos, evitam metas competitivas e apoiam valores universalistas (compreensão, tolerância, bem-estar da natureza e da humanidade). Indivíduos com essas características são chamados de "indivíduos holísticos", pois mesclam valores individualistas com percepções altamente abstratas de si mesmos (ser parte de uma força universal, processo, metáfora). O individualismo holístico representa uma condição paradoxal, pois os INA se enxergam conectados a um todo maior, no entanto a natureza dessa conexão é altamente pessoal e abstrata, e não socialmente compartilhada como em RT, que valorizam o grupo e a hierarquia. Ao mesmo tempo que se orientam por valores individualistas, os *New Agers* estão também preocupados com a autotranscendência.

Farias e Lalljee[27] também investigaram descrições dos próprios indivíduos sobre eventos significativos em suas vidas, os tipos de explicações e interpretações dadas a esses eventos e como eles percebem e interagem com o mundo. A partir das análises dos relatos, constatou-se que INA consideram suas ideias e sentimentos motivados por forças paranormais. A conexão com uma realidade não material e maior levaria os INA ao engajamento com forças abstratas e processos, e não com outras pessoas em interações diretas. Também, INA recorrem majoritariamente a explicações mágicas e não naturalistas, como RT fazem. Recorrer a explicações mágicas denota um estilo cognitivo associativo, nomeado de pensamento mágico, que está relacionado à propensão de estabelecer interconexões entre eventos, experiências, forças e entidades sobrenaturais.

O pensamento mágico, bem como as experiências incomuns, estão relacionados a traços de personalidade esquizotípica (que em sua forma benigna é associada às experiências espirituais e à criatividade). Para explicar as percepções e experiências incomuns são apresentados os seguintes conceitos: transliminaridade (capacidade de ideias e emoções cruzarem o limiar da consciência) e fronteiras da consciência grossas ou finas.[28] Hartmann se refere a indivíduos cujas fronteiras entre o estado acordado e o sono, o estado de alerta e o sonhar acordado são menos rígidas. Essas pessoas tendem a se lembrar mais de seus sonhos e a utilizar mais a imaginação. Por sua vez, as fronteiras finas possibilitariam uma hipersensibilidade a diversos conteúdos, fluidez entre pensamentos e sentimentos, tendência a associar eventos, maior sensibilidade emocional e propensão à fantasia.

Por meio de um experimento de associação visual combinado com escalas sobre orientação *New Age*, religiosidade tradicional e questionários de personalidade, Farias, Claridge e Lalljee[7] investigaram a personalidade e preditores cognitivo-comportamentais em 99 indivíduos. Os resultados indicam correlações significativas entre adesão e práticas *New Age* com presença de esquizotipia, "fronteiras finas", pensamento mágico e um estilo perceptual "solto/afrouxado". Essas características remetem à propensão, característica de INA, a perceberem padrões complexos entre eventos aparentemente desconexos. Além dessas características, o gênero feminino é considerado um fator preditor de *New Age*. Outros aspectos relevantes são a propensão que INA tem a experienciar percepções incomuns ou paranormais, e a associação de tendência à absorção/envolvimento imaginativo com experiências alegadamente paranormais ou anômalas (ver o capítulo *Experiências Anômalas e sua Relação com a Espiritualidade* neste livro).

É notória, na Europa, a migração substancial de adeptos de religiões cristãs tradicionais para formas mais privadas e individualizadas, como o movimento *New Age*.[29,30] Estudos sobre apego e religião foram conduzidos na Suécia, um país altamente secular. Estudos sobre desenvolvimento religioso e apego emocional defendem a hipótese da correspondência e a hipótese da compensação. A primeira afirma que pessoas com base de apego seguro com os pais durante a infância tendem a seguir a religião da forma que seus pais seguiam durante seu período educacional, estabelecendo-se, assim, uma relação segura com Deus que corresponde à relação segura com as figuras parentais. A segunda hipótese considera que pessoas com base de apego inseguro buscariam Deus e uma religião para compensar as inseguranças em relação às figuras de apego primárias (ou os pais).

Estilos de apego desorganizado estão associados ao abuso infantil,[31] experiências paranormais e anômalas em adultos[32-34] e crianças.[35] Por sua vez, essas experiências estão relacionadas com alta pontuação na escala de orientação *New Age*.[36] Juntos, o apego desorganizado e a orientação *New Age* se relacionam com propensão por absorção e estados dissociativos. Estilos de apego ambivalente são relacionados a maior receptividade às "psicologias populares" (p. ex., autoajuda), características da *New Age*.[37]

Dois estudos sobre apego e orientação *New Age*, um empírico, de caráter retrospectivo,[38] e outro longitudinal (prospectivo),[39] apesar dos possíveis vieses de resposta e desejabilidade social, sustentam a hipótese da compensação. Na mesma direção, altas pontuações em um questionário de orientação *New Age* se mostraram relacionadas à solidão, ansiedade, depressão, ao apego desorganizado (inclusive em relação a parceiros românticos) e a traumas. Por sua vez, formas inseguras de apego são associadas à ansiedade, estados dissociativos, diagnósticos psiquiátricos e à transmissão do mesmo padrão de apego para as gerações seguintes. Contraditoriamente, INA tendem a se relacionar com atividades que implicam determinismo, como adivinhação e astrologia, mas buscam liberdade e individualidade, desenvolvimento pessoal e livre-arbítrio.

Farias e Granqvist[1] destacam a necessidade da realização de estudos genéticos e neurológicos sobre as relações entre o engajamento *New Age* e o apego. As diferenças psicológicas encontradas entre INA, NR e RT não são apenas quantitativas, mas estão profundamente associadas ao modo de ver e interpretar o mundo. Apesar desses resultados, não podemos afirmar que o envolvimento com a *New Age* é fruto exclusivo das características e do padrão psicológico observados, uma vez que apresentar disposição para pensamento mágico e personalidade esquizotípica não significa haver, necessariamente, o envolvimento com *New Age* (mas sim uma propensão, visto que as experiências de vida desde a infância, bem como fatores socioculturais, são também importantes nesse sentido).

Considerações finais

A *New Age* constitui um importante elemento de estudo da espiritualidade no mundo contemporâneo. Sua história, seus desenvolvimentos recentes, seus correlatos demográficos e psicológicos nos ajudam a desvendar como as pessoas têm vivido sua espiritualidade em nossa época, mesmo quando não vinculadas a organizações filosóficas e religiosas. Mais do que uma nova forma de religião, a Nova Era reflete certa mentalidade, uma forma particular de viver a relação com algo transcendente que não é necessariamente mediada por doutrinas estabelecidas, mas pela bricolagem criativa de crenças e práticas diversas.

Pode-se questionar se o conceito de Nova Era não englobaria elementos demais e se não seria, portanto, amplo demais para servir como um conceito científico útil. Muitos indivíduos engajados em práticas e concepções que os pesquisadores desse campo consideram como novaeristas talvez não se vejam como pertencentes à *New Age*. Mas um problema conceitual semelhante tem sido enfrentado por diversos pesquisadores, dentro e fora do campo da saúde, no que tange à definição do conceito de espiritualidade. Também aqui a dificuldade de atingir um consenso é notória. Todavia, acreditamos que tal desafio se deva não tanto à incapacidade da comunidade científica de chegar a uma definição mais objetiva, mas sim à própria natureza do objeto de estudo. A pluralidade de caminhos culturais e religiosos que se abriu ao mundo ocidental nos últimos três séculos nos levou a uma diversidade de visões de mundo possíveis, uma diversidade tão grande que já não se poderia resolver no campo coletivo. Coube, assim, a cada indivíduo buscar sua síntese da melhor forma que pudesse, o que se refletiu, entre outros aspectos, na busca dos novaeristas por um conhecimento construído a partir das experiências individuais, a partir de uma vivência reflexiva e mais ou menos direta com o transcendente.

Ao tratar da temática dos novos movimentos religiosos, Machado[40] reconhece que tais movimentos geralmente envolvem projetos de proporção transnacional, articulando um discurso individualista. Todavia, se olharmos a questão mais de perto, veremos que uma adequada abordagem do tema é praticamente *obrigada* a desviar o olhar dos grupos para o indivíduo. Não se trata somente da identificação de um aspecto discursivo, mas de um deslocamento metodológico necessário. Já não estamos lidando aqui com vínculos simples a determinados grupos, mas com uma experimentação de visões de mundo diversas operadas por sujeitos relativamente livres de categorizações únicas ou muito fixas. *O objeto de análise, portanto, não é propriamente a religião, mas a noção transnacional de sujeito que dá base a um processo de múltiplas identificações.* A categoria de "novos movimentos religiosos" obscurece, dessa forma, a transição metodológica, colocando a ênfase nos coletivos, quando o foco se dirige cada vez mais para o sujeito e sua relação com sistemas variados de crença. Aqui, as fronteiras entre "novos" e tradicionais movimentos se mostram, aliás, de difícil estabelecimento.

A resposta precisa ser buscada nas razões que levam hoje à formação de um sujeito ao mesmo tempo universalista e "nômade" em termos de suas afiliações religiosas ou filosóficas. Não seria esse indivíduo pretensamente livre de categorizações, sonhador de uma integração entre os saberes, que escolhe seus grupos, cria sua própria visão de mundo a partir dessa bricolagem, um produto diverso do mesmo processo de secularização que garante à ciência e à democracia sua legitimidade? Nesse ponto, sempre se pode fazer uma distinção entre o adepto comum e o "especialista" religioso, o teólogo etc. Mas essa distinção talvez seja muito mais difícil de estabelecer, na prática, do que pensamos usualmente. O que fazer dela em uma realidade em que o espírita comum também se interessa por física quântica e parapsicologia? E qualquer pessoa pode comprar na livraria mais próxima um livro acessível e de poucas páginas sobre a discussão do então cardeal Joseph Ratzinger e um ateu acerca da existência de Deus e outros problemas religiosos?[41] As origens históricas e a formação e perpetuação de muitos movimentos religiosos novos, mas também de certas religiões tradicionais em constante transformação, caminham para um emaranhamento e entrecruzamento cada vez maiores, paralelamente a um arrefecimento das fronteiras entre ciência e religião.

Em proximidade com o pensamento de autores como Talal Asad, nossa suposição é a de que tais emaranhamentos são mais bem compreendidos sob a chave da secularização. Uma vez que diversas religiões hoje buscam sua legitimidade na ciência, como o espiritismo e diversas tradições esotéricas, já não se podem estabelecer limites tão claros entre esses saberes, ao menos se tomarmos como pressuposto um olhar sociológico ou psicossocial, fazendo abstração de suas necessárias diferenciações epistemológicas. Nesse sentido, Asad[42] afirma que: "a religião é, de fato, hoje, opcional de um modo que a ciência não é. Práticas científicas, técnicas, conhecimentos permeiam e criam as fibras da vida social de um modo que a religião não mais pode igualar. Nesse sentido, a religião *é* uma perspectiva (ou uma 'atitude', como Geertz a chama, às vezes), mas a ciência não o é". Para Asad,[43,42] a secularização não é invariavelmente oposta ao discurso religioso, mas uma forma de ele se expressar e se manifestar. As religiões se utilizam desse sistema de justificação como o fazem a ciência e diversos outros atores e porta-vozes no interior do espaço público.

Enquanto expressão das formas pós-modernas de religiosidade, a *New Age* é, assim, parte constituinte de uma reflexão mais ampla sobre como a subjetividade contemporânea tem se constituído e afetado a maneira de as pessoas viverem sua religiosidade, incorporando elementos tanto de discursos tradicionais quanto do discurso científico. Talvez possamos avançar nas definições e discussões terminológicas quando deixarmos de analisar a *New Age* e a espiritualidade como categorias sólidas e apriorísticas. Melhor seria se pudéssemos entendê-las como processos, como construções em constante movimento, próprias do mundo líquido em que vivemos.[44] Trata-se de um esforço que apenas iniciamos aqui, mas que as pesquisas vindouras terão de levar adiante.

Referências

1. Farias M, Granqvist P. The psychology of the New Age. In: Kemp D, Lewis JR, editors. Handbook of New Age (v.1, p.123-50). (Brill Handbooks on Contemporary Religion; v.1). Brill Academic Publishers: 2007.
2. Maraldi (2016).
3. Moravčíková M. Post New Age – Next Age: juxtaposition or spiritual basics of future?. In: Moravčíková M, editor. New Age, Bratislava: 2005.
4. Lewis CM. Investigating students' beliefs in the paranormal [dissertação – Mestrado em Psicologia Aplicada]. University of Wisconsin-Stout, Wisconsin: 2002.
5. Magnani JGC. El neoesoterismo en Brasil. In: Moravčíková M, editor. New Age, Bratislava: 2005.
6. Bainbridge WS. New age policy. In: Moravčíková M, editor. New Age. Bratislava: 2005.
7. Farias M, Claridge G, Lalljee M. Personality and cognitive predictors of New Age practices and beliefs. Personality and Individual Differences. 2005;39:979-89.
8. Willard AK, Norenzayan A. "Spiritual but not religious": cognition, schizotypy, and conversion in alternative beliefs. Cognition. 2017;165:137-46.
9. Lindeman et al. (2014).
10. MacDonald DA. Spirituality: description, measurement, and relation to the fivefactor model of personality. Journal of Personality. 2000;68:153-97.
11. Guerriero S, Mendia F, Oliva da Costa M, Bein C, Leite ALP. Os componentes constitutivos da Nova Era: a formação de um novo ethos. Rever. 2016;16(2):10-30.
12. Heelas P, Woodhead L. The spiritual revolution: why religion is giving way to spirituality. London, Blackwell Publishing: 2005.
13. King SK. Xamã urbano. São Paulo, Vida e Consciência: 2010.

14. Kehoe A. Shamans and religion: an anthropological exploration in critical thinking. London, Waveland Press: 2000.
15. Carrette J, King R. Selling spirituality: the silent takeover of religion. Routledge, London/New York: 2005.
16. Ribeiro RN. (Id)entities: psychosocial aspects of the varieties of the mediumistic experience. São Paulo, Brazil. 274 p. Master's Thesis, Institute of Psychology, University of São Paulo: 2015.
17. Toniol R. Cortina de fumaça: terapias alternativas/complementares além da Nova Era. Rever. 2016;16(2):31-54.
18. Weiss RAA, Rosado-Nunes MJ. New age policy. In: Moravčíková M, editor. New Age, Bratislava: 2005.
19. Rose S. An examination of the New Age movement: who is involved and what constitutes its spirituality. Journal of Contemporary Religion. 1998;13(1):5-22.
20. Mears DP, Ellison CG. Who buys new age materials? Exploring sociodemographic, religious, network, and contextual correlates of new age consumption. Sociology of Religion. 2000;61(3):289-313.
21. Farias M, Lalljee M. Holistic individualism in the Age of Aquarius: measuring individualism/collectivism in New Age, Catholic, and Atheist/Agnostic groups. Journal for the Scientific Study of Religion. 2008;47:277-89.
22. Lindeman M, Aarnio K. Paranormal beliefs: their dimensionality and correlates. European Journal of Personality. 2006;20:585-602.
23. Peltzer, 2008.
24. Farias M, Underwood R, Claridge G. Unusual but sound minds: mental health indicators in spiritual individuals. British Journal of Psychology. 2012;104(3):364-81.
25. King M, Marston L, McManus S, Brugha T, Meltzer H, Bebbington P. Religion, spirituality and mental health: results from a national study of English households. The British Journal of Psychiatry. 2013;202:68-73.
26. Aird et al. (2010).
27. Farias M, Lalljee M. Empowerment in the New Age: a motivational study of autobiographical life stories. Journal of Contemporary Religion. 2006;21(6):241-56.
28. Hartmann E. Boundaries: a new way to look at the world. California, EverPress: 2011.
29. Hammer O. På spaning efter helheten: New Age – en ny folktro? [On the search for totality: New Age – a new folklore?]. Stockholm, Wahlström e Widstrand: 1997.
30. Houtman D, Mascini P. Why do churches become empty, while New Age grows? Secularization and religious change in the Netherlands. Journal for the Scientific Study of Religion. 2002;41:455-73.
31. Main M, Morgan H. Disorganization and disorientation in infant strange situation behavior: phenotypic resemblance to dissociative states. In: Michelson L, Ray E, editors. Handbook of dissociation: theoretical, empirical, and clinical perspectives. New York, Plenum: 107-38, 1996.
32. Eisen ML, Carlson EB. Individual differences in suggestibility: examining the influence of dissociation, absorption, and a history of childhood abuse. Applied Cognitive Psychology. 1998;12:47-61.
33. Lynn SJ, Rhue JW. Fantasy proneness: hypnosis, developmental antecedents, and psychopathology. American Psychologist. 1998;43:35-44.
34. Reinert DF, Smith CE. Childhood sexual abuse and female spiritual development. Counseling and Values. 1997;41:235-45.
35. Kaplan N. Individual differences in 6-years olds' thoughts about separation: predicted from attachment to mother at age 1. Unpublished doctoral dissertation, Department of Psychology, University of California, Berkeley, Berkeley, California: 1987.
36. Granqvist P, Fredrikson M, Unge P, Hagenfeldt A, Valind S, Larhammar D et al. Sensed presence and mystical experiences are predicted by suggestibility, not by the application of weak complex transcranial magnetic fields. Neuroscience Letters. 2005;375:69-74.
37. Main M. Metacognitive knowledge, metacognitive monitoring, and singular (coherent) vs. multiple (incoherent) models of attachment: findings and directions for future research. In: Parkes CM, Stevenson-Hinde J, Marris P, editors. Attachment across the life cycle. London, Tavistock/Routledge: 1991.
38. Granqvist P, Hagekull B. Seeking security in the New Age: on attachment and emotional compensation. Journal for the Scientific Study of Religion. 2001;40:529-47.
39. Granqvist P, Ivarsson T, Broberg AG, Hagekull B. Examining relations among attachment, religiosity, and new age spirituality using the adult attachment interview. Developmental Psychology. 2007;43(3):590-601.
40. Machado C. Novos movimentos religiosos, indivíduo e comunidade: sobre família, mídia e outras mediações. Religião e Sociedade. 2010;30(2):145-63.
41. Ratzinger J, d'Arcais PF. Deus existe?. São Paulo, Planeta: 2009.
42. Asad T. A construção da religião como categoria antropológica. Cadernos de Campo. 2010;19:263-85.
43. Asad T. Formations of the secular: Christianity, Islam, Modernity. Stanford, Stanford University Press: 2003.
44. Bauman Z. Vida líquida. Medeiros CA, translator. Rio de Janeiro, Zahar, [s. d.].
45. Peltzer K. Paranormal beliefs and personality among black South African studies. Social Behavior and Personality. 2002;30:391-8.

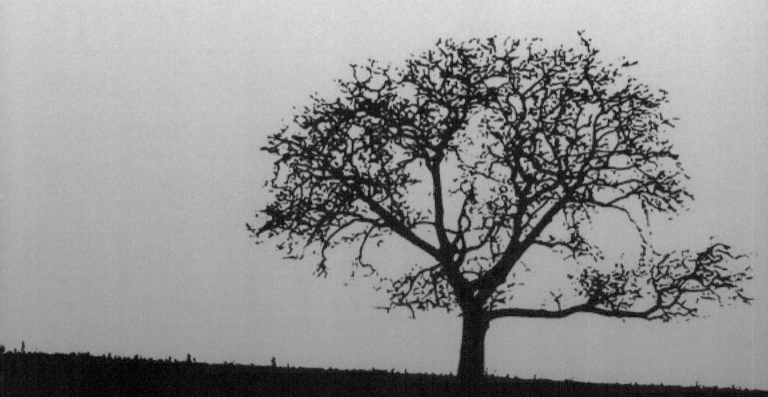

PARTE III
Práticas de Cuidado em Espiritualidade

Anamnese Espiritual – Ferramentas e Aplicação

Camilla Casaletti Braghetta
Frederico Camelo Leão

O processo de adoecimento, a introdução de tratamentos e terapêuticas, a admissão no sistema de saúde e a situação de internação hospitalar são frequentemente encarados como eventos traumáticos. Esses eventos estão frequentemente associados a sentimentos como incerteza sobre o futuro, medo, solidão e desamparo. A partir desse cenário, muitos pacientes podem querer recorrer a recursos religiosos/espirituais de enfrentamento.[1]

Atualmente, o bem-estar espiritual dos pacientes tem sido mais fortemente considerado por profissionais de saúde. No entanto, é preciso que os profissionais tenham elementos sobre como iniciar essa abordagem na prática clínica a fim de promover cuidados em saúde compassivos e culturalmente sensíveis.[2,3]

Diversos estudos mostram que o perfil de religiosidade/espiritualidade, valores, crenças e necessidades espirituais dos pacientes devem ser identificados em serviços de saúde por meio da realização de uma história espiritual.[4]

Pode-se citar algumas razões pelas quais os profissionais devem avaliar a espiritualidade de seus pacientes. Um dos motivos é o fato de religião e espiritualidade serem dimensões importantes para muitas pessoas, principalmente levando em consideração o contexto cultural da população brasileira, que é bastante religiosa.[5] Além disso, a religião influencia desfechos de saúde. Koenig[4] aponta que esse impacto se apresenta principalmente em desfechos positivos, apesar de ser possível observar efeitos negativos em alguns estudos. Outra razão para colher uma história espiritual é esclarecer a associação que alguns profissionais ainda reproduzem, da "religião como psicopatologia". Pacientes frequentemente relatam vivências às quais atribuem uma causa espiritual (por exemplo, a escuta da voz de Deus, possessão pelo demônio ou por espíritos, doença atribuída a uma punição divina, entre outros), o que exige do profissional de saúde uma compreensão sensível sobre o contexto do indivíduo e seu sistema de crenças. Identificar comportamentos religiosos normais e patológicos, assim como mecanismos de *coping* religioso e espiritual, pode fornecer uma compreensão mais ampla da natureza de relação entre a religião e a sintomatologia do paciente, e de como isso pode beneficiar ou prejudicar o tratamento.[6]

A história espiritual pode ser entendida como um roteiro desenvolvido para convidar pacientes a compartilharem suas crenças e práticas, além de verificar o que promove sentido e significado a suas vidas. É recomendado que seja centrada no paciente e cuidadosa o suficiente para ser realizada no melhor momento de exposição das necessidades espirituais do entrevistado.[7] De maneira sintética, os objetivos de colher esse histórico são levantar um perfil religioso/espiritual do paciente, o que produz significado para sua vida, verificar como lida com situações de vida e com sua doença, identificar redes de apoio na comunidade religiosa e avaliar crenças que possam impactar em seu tratamento médico.[8]

A avaliação espiritual também permite que os pacientes identifiquem recursos espirituais que podem afetar positivamente sua saúde. Perguntas sobre práticas espirituais, como orar, meditar, ouvir música ou ler textos sagrados, e um estímulo à realização ou retomada dessas atividades, pode ter um efeito útil e reconfortante. Fazer parte de uma comunidade religiosa pode proporcionar recursos como programas de visitas domiciliares, doação de alimentos ou acompanhamento em exames ou tratamentos de saúde.

Borneman e Puschalski[7] ainda afirmam que uma boa história espiritual requer um amplo inquérito das crenças e valores do paciente, sua capacidade de encontrar esperança no meio do sofrimento, reconhecimento do papel da espiritualidade ou religião na vida do paciente, a importância dos rituais e a avaliação do impacto que a doença atual do paciente está exercendo sobre o bem-estar espiritual.

Os membros da equipe de saúde também podem reforçar comportamentos positivos de enfrentamento espiritual e, com a autorização do paciente, oferecer contato com a comunidade espiritual deste para mobilizar os recursos, conforme apropriado.[9]

Outro ponto relevante das avaliações é que estas podem ajudar os pacientes a reconhecer desafios emocionais ou espirituais que estão afetando sua saúde física e mental. Abordar questões espirituais é facilitar a exploração e o aprofundamento em uma fonte eficaz de cura ou enfrentamento.

Já existem roteiros de entrevistas e históricos espirituais desenvolvidos por diversos pesquisadores e grupos de estudo. Para que se tenha um panorama desses roteiros, foi realizada uma revisão sobre históricos espirituais, que identificou pelo menos 25 instrumentos. Nesse estudo são apresentadas e analisadas entrevistas como FICA (*Faith, importance and influence, community, and address*), *Spiritual history*, FAITH, HOPE e *Royal College of Psychiatrists assessment*.[10] Esses históricos espirituais são apontados pelos autores como os mais relevantes. Trata-se de abordagens breves, facilitadas e que apresentam temas de importância no estudo do campo da espiritualidade.

Comentando brevemente sobre as entrevistas identificadas pelo estudo, o FICA – *Faith, Importance and Influence, Community, and Address* – um dos históricos mais conhecidos e utilizados, desenvolvido por Borneman e Puchalski,[7] aborda as dimensões fé, importância/influência, comunidade e endereçamento. Foi desenvolvido para o contexto oncológico e de cuidados paliativos para abordar necessidades espirituais dessa população.

O histórico FAITH foi elaborado por médicos e estudantes de medicina em diversos contextos de saúde e tem como objetivo avaliar os domínios fé, crenças, aplicação, influência e importância, eventos terminais e apoio.[11]

O instrumento HOPE analisa aspectos como esperança, significado, conforto, impacto na assistência médica e questões de fim de vida.[12]

O *Royal College of Psychiatrists Assessment*[13] foi construído para uso de profissionais de saúde mental e procura analisar aspectos espirituais e religiosos no passado, presente e futuro da vida do paciente, relacionando estes à saúde do indivíduo. Também aborda o lado punitivo/negativo da religião.

Já o *Spiritual history* foi desenvolvido no âmbito da medicina de família e tem como objetivo ser utilizado para todo tipo de paciente, pois se propõe a ser uma ferramenta abrangente.[10]

Os roteiros já elaborados podem ser bastante úteis em contextos que precisam de um referencial para realizar a entrevista espiritual. Mas é importante ressaltar que o profissional com mais vivência pode se permitir ir além das ferramentas e desenvolver seu próprio estilo de história.[6]

Para citar uma experiência com o desenvolvimento de um roteiro, o Programa de Saúde, Espiritualidade e Religiosidade (ProSER) elaborou sua própria entrevista para avaliação das necessidades espirituais dos pacientes, que denominou "anamnese espiritual". Esse histórico foi elaborado com base em levantamento bibliográfico e a partir da experiência obtida no cuidado de pacientes no contexto de saúde mental.

Quadro 19.1	Questões da anamnese espiritual do ProSER.
1. Nos momentos difíceis da vida, a que você se apega e o faz seguir adiante?	
2. Você faz parte de alguma comunidade religiosa? Sim _____ Não _____	
2a. Se sim: Frequenta templo? De quais atividades participa? Qual a frequência? De que modo suas crenças influenciam sua vida? Você tem alguma crença ou prática independente da sua religião?	
2b. Se não: Quais são os seus valores diante da vida? De que modo seus valores influenciam sua vida? Mesmo sem uma religião formal, você tem alguma crença ou prática espiritual?	
3. O que é Deus para você?	
4. Você costuma refletir sobre aspectos espirituais, como o sentido da existência, a vida após a morte?	

5. Você já teve alguma vivência espiritual que julga importante?
6. Ficar doente afetou suas crenças, valores e práticas religiosas? De que forma?
7. Sobre seu problema de saúde, qual a: I) Sua visão II) Da sua família III) Da sua religião? Como isso causa influência?
8. Sobre o tratamento médico psiquiátrico, qual: I) Sua visão II) Da sua família II) Da sua religião Como isso causa influência?
9. Você já pensou em suicídio, ou tentou? Sobre o Suicídio, qual: I) Sua visão II) Da sua família II) Da sua religião
10. Sobre o uso de drogas e álcool, qual a: I) Sua visão II) Da sua família II) Da sua religião Como isso causa influência?
11. Existe alguma prática religiosa ou crença que pode influenciar seu tratamento médico?
12. Como profissional de saúde, há algo que eu possa fazer para ajudar a acessar seus recursos que geralmente dão apoio nesses momentos difíceis?
13. Você acha importante ter este tipo de conversa durante seu tratamento?

Fonte: Braghetta et al.

Conforme pode ser verificado, com base na anamnese espiritual é possível realizar questionamentos sobre crenças e valores, princípios norteadores de vida e o contexto cultural no qual o paciente está inserido, que é a base da entrevista. Caso o paciente não tenha envolvimento com a questão religiosa, é necessário investigar outros tipos de crenças e o que dá significado à sua vida.

Ao colher uma história espiritual, é fundamental manter uma postura de respeito pelo sistema de crenças do indivíduo entrevistado e realizar uma escuta empática.[16] Oferecer cuidado espiritual efetivo não é apenas colocar as questões certas: é saber acolher, mostrar-se disponível e aberto, livre de estereótipos sobre diferentes culturas e religiões.[17]

Não existe uma só forma de abordar a espiritualidade, assim como não existe uma forma correta. É importante enfatizar que a utilização de cada histórico espiritual deve ser adaptada a cada contexto, de acordo com a realidade profissional, o tempo disponível para a aplicação, o perfil do paciente e a configuração do serviço.

Profissionais devem evitar fazer suposições sobre como práticas particulares dos pacientes podem afetar seus cuidados médicos. É necessário perguntar claramente como diferentes tradições e crenças podem impactar as práticas de saúde. Por exemplo, pacientes da tradição das Testemunhas de Jeová tendem a recusar transfusão de sangue; pessoas que creem na cura pela fé podem evitar os cuidados médicos convencionais na esperança de um milagre; mulheres muçulmanas e hindus tendem a recusar exames por médicos do sexo masculino. Pacientes com certas crenças podem sofrer um estresse substancial se acreditarem que determinada condição é causada por falta de crença ou transgressões da parte deles. Como outros exemplos, muitos muçulmanos jejuam durante o Ramadã, o que pode afetar o controle glicêmico e outros fatores fisiológicos no ambiente ambulatorial e hospitalar. Pessoas de algumas religiões possuem rígidos códigos alimentares, como leis *halal* e *kosher*, que podem exigir que os profissionais alterem as orientações nutricionais convencionais. Conforme verificado, é fundamental investigar como a dimensão religiosa afeta quaisquer cuidados que possam ser recebidos.[9]

Apesar dos vários roteiros existentes, ainda se verificam dificuldades para sua utilização. Em um estudo realizado no ProSER, Chequini *et al.*[18] verificaram se os psiquiatras perguntavam a respeito da religião/espiritualidade de seus pacientes e se as crenças dos próprios médicos influenciavam seu trabalho. Como resultados, observaram que a maioria dos profissionais possuía uma afiliação religiosa (67,4%), porém mais da metade (55,5%) não questionava a espiritualidade dos pacientes. Psiquiatras mais religiosos eram os mais propensos a perguntar sobre a religião/espiritualidade de seus pacientes.

Enquanto profissionais ainda têm limitações para perguntar a respeito do tema, pacientes manifestam que gostariam que os profissionais de saúde assumissem um papel mais ativo na provisão de cuidados espirituais.

Nos Estados Unidos, um estudo realizado demonstrou que 77% dos pacientes consideravam que os médicos deveriam abordar suas necessidades espirituais e 48% gostariam que seu médico orasse com eles. Apesar disso, a maioria dos pacientes ambulatoriais e hospitalizados relata que seu médico nunca discutiu suas crenças, mesmo que 85% a

90% dos médicos opinem que devem estar cientes da orientação espiritual do paciente.

Os profissionais apontam diversas barreiras e limitações para obterem uma história espiritual do paciente. Eles colocam a questão da falta de tempo, preocupação sobre ser uma atividade que saia do escopo de suas profissões, desconforto com o assunto, preocupação com a imposição de crenças aos pacientes e, por fim, falta de interesse. No estudo realizado com psiquiatras, estes relataram que as principais dificuldades foram "ter medo de ultrapassar o papel de médico' (30,2%) e "falta de treinamento" (22,3%).[18]

Como um contraponto às dificuldades enfrentadas para aplicar essas entrevistas, um estudo mostrou que, para os membros de uma equipe de saúde, abordar a espiritualidade também proporcionou mais sentido ao trabalho. Esse estudo, realizado no contexto de cuidados paliativos, entrevistou profissionais que apontaram que abrir uma possibilidade de escuta sobre dimensão contribuiu para seu próprio fortalecimento como indivíduo, trouxe maior tranquilidade e levou a uma ressignificação de ações da equipe, o que impactou a atuação profissional de cada um.[19]

Para profissionais de saúde, incorporar a espiritualidade do paciente pode trazer um potencial de renovação, resiliência e crescimento, mesmo em encontros difíceis. Às vezes, os médicos têm poucas soluções para problemas que causam sofrimento, como doenças incuráveis, dor crônica, transtornos mentais graves e relacionamentos familiares conflituosos. Nessas situações, proporcionar conforto aos pacientes pode aumentar a satisfação profissional e evitar o desgaste.[9]

Educação em saúde e espiritualidade devem ser incentivadas para preparar profissionais de saúde e estudantes para avaliar mais frequentemente questões espirituais em seu cotidiano. Como sugestão, os treinamentos devem focar conceitos fundamentais sobre espiritualidade/religiosidade e saúde, realização supervisionada de entrevistas espirituais e discussão sobre a aceitação dos pacientes em relação à intervenção.

São inúmeras as implicações de um treinamento para a prática clínica. É uma possibilidade de oferecer aos membros de equipes de saúde uma nova lente através da qual eles podem entender as preocupações de seus clientes, estabelecer conexões entre seus problemas atuais e os antecedentes espirituais, estimular esperança e usar a dimensão espiritual do indivíduo como recurso para resiliência e força.[20]

Conforme verificamos neste capítulo, existem roteiros preparados para facilitar a obtenção de uma história espiritual pela equipe, mas também é possível (e até desejável) adaptá-los às características próprias de cada serviço de saúde. O essencial é a identificação adequada das necessidades espirituais para que os profissionais possam tomar atitudes que proporcionem aos pacientes o respeito e a possibilidade de prática de suas crenças, sobretudo diante de um momento de extrema vulnerabilidade que é o adoecimento físico ou mental. Além disso, considerar a espiritualidade um componente de uma avaliação biopsicossocial-espiritual é uma prática que contribui para melhorar a eficácia da prestação de serviços na área da saúde.[21]

Realizar a coleta de uma história espiritual é uma intervenção imprescindível para se adotar práticas profissionais culturalmente sensíveis no cotidiano dos serviços de saúde. A história espiritual pode ser um meio de implementar um exercício de escuta empática e aprender sobre as necessidades dos pacientes. Buscar fortalecer o vínculo de confiança por meio de perguntas sobre o que é importante para sua vida e sua saúde é exercer um cuidado mais compassivo. O contrário – evitar perguntar sobre a espiritualidade – pode levar o profissional de saúde a perder uma gama de informações sobre crenças e valores importantes capazes de influenciar o tratamento dos pacientes.[22]

Utilizando as ferramentas citadas neste capítulo, o profissional pode determinar as forças e necessidades espirituais do paciente, e determinar como essas forças podem ser usadas para melhorar sua adesão ao tratamento, até promover a cura. Além disso, esses roteiros de avaliação podem ajudar o profissional a planejar intervenções no campo da espiritualidade.

Referências

1. Nelson-Becker H. Religion and coping in older adults: a social work perspective. Journal of Gerontological Social Work. 2005;45(1/2):51-67.
2. Bhugra D. World Psychiatry. 2014;13:328.
3. Moreira-Almeida A, Sharma A, van Rensburg BJ, Verhagen P, Jook CC. WPA position statement on spirituality and religion in psychiatry. World Psychiatry. 2016;15(1):87-8.
4. Koenig HG, King D, Carson VB. Handbook of religion and health, 2nd ed. Oxford University Press: 2012.

5. Moreira-Almeida A, Pinsky I, Zaleski M, Laranjeira R. Envolvimento religioso e fatores sociodemográficos: resultados de um levantamento nacional no Brasil. Rev Psiq Clin. 2010;37(1):12-5.
6. Payman V. The importance of taking a religious and spiritual history. Australasian Psychiatry. 2016;24(5):434-6.
7. Borneman T, Ferrell B, Puchalski CM. Evaluation of the FICA tool for spiritual assessment. Journal of Pain and Symptom Management. 2010;40(2):163-73.
8. Koenig HG. Taking a spiritual history. Jama. 2004;291(23):2881-2.
9. Saguil A, Phelps K. The spiritual assessment. American Family Physician. 2012;86(6):546-50.
10. Lucchetti G, Bassi RM, Lucchetti ALG. Taking spiritual history in clinical practice: a systematic review of instruments. Explore: The Journal of Science and Healing. 2013;9(3):159-70.
11. Neely D, Faith ME. Spiritual history-taking made easy. Clin Teach. 2009;6:181-5.
12. Anandarajah G, Hight E. Spirituality and medical practice: using the HOPE questions as a practical tool for spiritual assessment. Am Fam Physician. 2001;63:81-92.
13. Culliford L, Powell A. Spirituality and mental health. 2006. Disponível na Internet: http://www.rcpsych.ac.uk/mentalhealthinformation/therapies/spiritualityandmentalhealth.aspx.
14. Maugans TA. The spiritual history. Arch Fam Med. 1996;5:11-16.
15. Braghetta CC, Pereira FMT, Leão FC. Coleta de uma história espiritual: fundamentos para uma prática profissional culturalmente sensível. HU Revista (UFJF – impresso). 2020;44:455-40.
16. Hodge DR. Administering a two-stage spiritual assessment in healthcare settings: a necessary component of ethical and effective care. Journal of Nursing Management. 2015;23(1):27-38.
17. Paal P, Helo Y, Frick E. Spiritual care training provided to healthcare professionals: a systematic review. Journal of Pastoral Care & Counseling. 2015;69(1):19-30.
18. Chequini et al., 2016.
19. Arrieira ICDO, Thofehrn MB, Porto AR, Moura PMM, Martins CL, Jacondino MB. Espiritualidade nos cuidados paliativos: experiência vivida de uma equipe interdisciplinar. Revista da Escola de Enfermagem da USP. 2018;52.
20. Dansby RA, Hayes ND, Schleiden C. A guide for assessing clients' attachment to the sacred: the spiritual attachment history. Contemporary Family Therapy. 2017;39(1):1-11.
21. Hodge, 2013.
22. Puchalski C, Romer AL. Taking a spiritual history allows clinicians to understand patients more fully. Journal of Palliative Medicine. 2000;(3):129-37.
23. Exline JJ, Rose ED. Religious and spiritual struggles. In: Paloutzian RF, Park CL, editors. Handbook of the psychology of religion and spirituality, 2nd ed. New York, Guilford: 380-98, 2013.
24. Koenig HG, Perno K, Erkanli A, Hamilton T. Effects of a 12-month educational intervention on clinicians' attitudes/practices regarding the screening spiritual history. Southern Medical Journal. 2017;110(6):412-8.
25. Lucchetti G, Granero AL, Bassi RM, Latorraca R, Nacif SADP. Espiritualidade na prática clínica: o que o clínico deve saber. Rev Bras Clin Med. 2010;8(2):154-8.
26. Stauner N, Exline JJ, Pargament KI. Religious and spiritual struggles as concerns for health and well-being. Horizonte – Revista de Estudos de Teologia e Ciências da Religião. 2016;14(41):48-75.

Diagnósticos em Espiritualidade

Tiago Pugliese Branco

> "O sofrimento ocorre quando existe a possibilidade de uma destruição iminente da pessoa, continua até que essa ameaça de desintegração passe ou até que a integridade da pessoa seja restaurada novamente de outra maneira. Aponto que o sentido e a transcendência oferecem duas pistas de como o sofrimento, associado com destruição de uma parte da personalidade, pode ser diminuído. Dar um significado à condição sofrida frequentemente reduz ou mesmo elimina o sofrimento associado a ela. A transcendência é provavelmente a forma mais poderosa pela qual alguém pode ter sua integridade restaurada, após ter sofrido a desintegração da personalidade."[1]
>
> *Eric J. Cassel*

Introdução

A literatura médica reconhece o papel da espiritualidade na abordagem dos pacientes e de sua importância como uma necessidade do indivíduo enfermo, afetando o processo de tomada de decisão, bem como desfechos em saúde, incluindo a qualidade de vida. A espiritualidade também pode ser fonte de sofrimento, aumentando o incômodo gerado por uma doença.[2]

Este capítulo abordará o aspecto da espiritualidade na condução de diagnósticos. Apesar de o sofrimento de cunho espiritual ser mais raro que a utilização dessa esfera como ferramenta de enfrentamento, muitas vezes as duas condições podem coexistir. A identificação e o direcionamento do sofrimento espiritual são tão importantes quanto a validação da espiritualidade como recurso positivo.

O acompanhamento de pacientes acometidos por doenças graves requer abordagem holística, que abranja esferas de sofrimento não apenas físico, mas também psíquico, social, existencial e espiritual. A prática de uma avaliação sistemática em todas essas esferas resulta em maior qualidade de cuidados oferecidos, alinhados aos valores e desejos do paciente. Esse modelo, reconhecidamente mais eficiente, eleva a assistência à saúde a um nível de excelência que resulta em maior satisfação por parte do paciente e de todos aqueles envolvidos em sua enfermidade (modelo holístico e centrado no paciente).[3-5]

A dor de um indivíduo portador de um câncer metastático é influenciada por uma série de fatores, como o medo de piora da doença, o medo de morrer, o luto da perda da capacidade de realização de tarefas imposta pela dor, a preocupação com entes queridos e o significado de todos esses eventos no contexto de valores do indivíduo. Todas essas questões têm caráter íntimo e, em última análise, levam a reflexões a respeito de sentido da própria vida e legado.

Viktor Frankl[6] focou seu trabalho na habilidade do indivíduo de encontrar sentido na própria vida, especialmente em uma situação adversa, como o diagnóstico de uma doença grave. Segundo Frankl, o diagnóstico de um câncer, por exemplo, pode ser visto como uma restrição temporária e uma oportunidade última para o entendimento do sentido da vida. Destaca que "a busca do indivíduo por um sentido é a motivação primária em sua vida". E acrescenta que "esse sentido é exclusivo e específico, uma vez que precisa e pode ser cumprido somente por aquela determinada pessoa".[6]

Com isso, Frankl classifica o sofrimento espiritual em seu aspecto existencial e chama de "angústia existencial" a frustrada vontade pelo sentido. Define o termo *existencial* de três maneiras: "referindo-se (1) à existência em si mesma, isto é, ao modo especificamente do ser humano de ser; (2) ao sentido da existência; (3) à busca de um sentido concreto na existência pessoal, ou seja, vontade de sentido". Para lidar com esses dilemas, Frankl desenvolveu a logoterapia (*logos*, do grego, significando sentido), que visa ajudar o indivíduo a encontrar o sentido da própria vida. Frankl descreve que "Esta busca, certamente, causa tensão interior em vez de equilíbrio interior. Entretanto, justamente esta tensão é um pré-requisito indispensável para a saúde mental", lembrando da sabedoria nas palavras de Nietzsche: "Quem tem um *porquê* viver suporta quase qualquer *como*".[6]

Portanto, o sofrimento espiritual, de acordo com a teoria de Frankl, é traduzido pelo vazio existencial, manifestado principalmente em um estado de tédio, citando a frase de Schopenhauer: "a humanidade está fadada a oscilar eternamente entre os dois extremos de angústia e tédio". A logoterapia aborda esse sofrimento, "ampliando e alargando o campo visual do paciente de modo que todo o espectro de sentido em potencial se torne consciente e visível para ele".[6]

Essa terapia descreve o sentido da vida em

[...] três diferentes formas:

1. Criando um trabalho ou praticando um ato;
2. Experimentando algo como a bondade, a verdade e a beleza presentes na natureza ou na cultura; ou experimentando outro ser humano em sua originalidade única por meio do amor;
3. Pela atitude que tomamos em relação ao sofrimento inevitável, como no enfrentamento de uma doença incurável; quando o indivíduo não pode mudar uma situação, é desafiado a mudar a si próprio.[6]

Frankl descreveu os três fatos existenciais da vida que todos devem enfrentar em seu curso, chamando-os de tríade trágica. São eles: culpa, sofrimento e morte. Aqui, "culpa" se refere à culpa existencial – poucas pessoas sentem que realmente viveram suas vidas em sua absoluta singularidade e em seu pleno potencial. Assim, sempre existem tarefas incompletas, arrependimentos e lacunas que produzem essa culpa existencial. Uma tarefa central no morrer é aliviar essa culpa completando tarefas da vida, pedindo perdão, perdoando a si mesmo por ter sido um ser humano imperfeito, tentando criar um sentido coerente à própria vida, aceitando quem é e, com sorte, aceitando a vida vivida. O sofrimento é vivido quando se encontra qualquer limitação ou violação da própria liberdade, sendo a morte a limitação final. Por outro lado, todos esses assuntos podem causar sofrimento, tornando a vida sem sentido. Em contrapartida, eles também podem ser fontes de busca por sentido na vida. Encontrar propósito e significado pode ajudar a aliviar o sofrimento que esses fatos causam.[7]

Com base nos estudos de Frankl, o psiquiatra norte-americano William Breitbart desenvolveu a psicoterapia centrada no sentido para pacientes com câncer avançado, alertando que o diagnóstico de um câncer traz essas questões existenciais com grande foco, e de maneira rápida e intensa.[7]

A avaliação espiritual nos revela sentimentos do paciente que oscilam entre dois polos que muitas vezes se confundem: o auxílio no enfrentamento e o sofrimento espiritual ou religioso. Esses achados podem estar em um mesmo paciente, em um mesmo encontro. Cabe ao profissional que executa a avaliação espiritual identificar qual dos polos é predominante.

A doença abala mais que o funcionamento interno do corpo humano. Ela afeta famílias e ambientes de trabalho, destrói padrões preexistentes de enfrentamento e leva a questionamentos a respeito da relação de cada um com o sagrado ou com aquilo que dá significado à própria vida.[4]

A anamnese espiritual diz respeito à história dos valores do paciente, podendo revelar um contexto de determinada tradição religiosa, aspectos filosóficos ou experiências vividas. Por meio dessas informações, o profissional é capaz de entender o indivíduo portador da enfermidade e, dessa maneira, traçar um plano individualizado de cuidados para este.

A avaliação espiritual permite a identificação de sofrimento espiritual ou luta religiosa, que devem ser tratados com a mesma intenção e urgência que uma dor não controlada ou um problema social.[2] Para tanto, essa avaliação deve ser aplicada a todos os pacientes, de maneira sistemática e integrada à rotina das equipes, e não apenas de maneira errática. Situações de sofrimento que sejam identificadas devem gerar encaminhamento a profissional especializado de capelania ou atendimento pastoral, conforme os recursos locais.

Perguntas simples de triagem podem servir como ferramenta que indique uma abordagem mais aprofundada. Exemplos dessas perguntas podem ser:

- "A espiritualidade e/ou religiosidade são importantes em sua vida?"
- "Como esses recursos estão atuando na sua vida nesse momento?".[2]

A despeito da necessária presença de profissionais com maior qualificação na área da espiritualidade em equipes de saúde que tratam de pessoas seriamente enfermas, no Brasil esses profissionais são escassos. É essencial, portanto, que parte da equipe de saúde, ao menos, tenha treinamento básico em espiritualidade para incluir essas demandas no plano de cuidados do paciente.

O diagnóstico espiritual

Uma questão espiritual leva a um diagnóstico se contempladas as seguintes características:

1. leva a um desconforto ou sofrimento;
2. é causa de diagnóstico físico ou psíquico, como depressão, ansiedade, dor;
3. é causa secundária ou afeta um diagnóstico físico ou psíquico já presente.[2]

A partir de um diagnóstico espiritual é necessário que essa demanda seja registrada em prontuário e incluída no plano de cuidados do paciente. Caso haja equipe multiprofissional com capelão, este fica responsável por analisar esse aspecto. Caso não haja, os profissionais existentes devem se encarregar dessa função. Esses profissionais devem buscar assistência espiritual especializada para atender demandas complexas. Demandas mais simples, como desejo por práticas como ioga, meditação, arte ou musicoterapia, podem ser tratadas por meio de encaminhamento adequado, se os profissionais estiverem disponíveis.[2]

Após a indicação de determinada intervenção, esta deve ser periodicamente reavaliada, com análise de seu impacto e necessidade de ajuste no plano e cuidados.[8]

A documentação do cuidado espiritual efetuado permite o entendimento a respeito das intervenções realizadas e dos desfechos esperados. Esse registro deve ser feito em prontuário, na parte de anamnese social. A descrição da intervenção realizada, mostrando seu valor e eficácia, é essencial para uma assistência de qualidade e permite a ciência dos outros membros da equipe multiprofissional que também assistem o paciente. A parte espiritual pode estar contida na avaliação biopsicossocial e espiritual. O detalhamento dessas informações deve ser avaliado de maneira criteriosa pelo profissional que as registra, pois informações compartilhadas pelo paciente de maneira confidencial devem ser documentadas apenas se interferem na assistência oferecida por outros membros da equipe.[2]

Dentre os aspectos presentes em pacientes oncológicos em sofrimento espiritual, os mais frequentemente descritos na literatura são: desesperança, falta de sentido, busca pelo sentido, busca por coerência, propósito em vida, esperança, dignidade, transcendência, bem-estar espiritual, paz, fé, crise com a fé, desejo de morte.[9]

O sofrimento espiritual é um diagnóstico de enfermagem de acordo com a Classificação Internacional de NANDA (North American Nursing Diagnosis Association) e é caracterizado pela habilidade reduzida de vivenciar e integrar sentido e propósito na vida por meio da conexão individual consigo mesmo, com os outros, com a arte (música, literatura), com a natureza ou com uma força maior.[10]

Ferramentas para o diagnóstico do sofrimento espiritual

O campo da espiritualidade e religiosidade é complexo e pessoal, possuindo diferentes significados, para diferentes indivíduos. O profissional precisa estar determinado a adentrar esse campo, pois essa avaliação deve ser agregada à sua já extensa rotina. Para tanto, além de treinamento ao profissional da saúde, a escolha de uma ferramenta de medida que seja factível de ser aplicada no escasso tempo de atendimento é um desafio ainda distante de ser solucionado.

Ademais, a maioria das escalas foi criada para avaliar o bem-estar espiritual, e escores baixos de bem-estar espiritual não configuram, necessariamente, sofrimento espiritual.

A escala FACIT-Sp-12 (*functional assessment of chronic illness therapy-spiritual well-being 12-item scale*) é uma das mais usadas para medir o bem-estar espiritual, possuindo três subescalas: paz, sentido e fé. É validada em diferentes contextos culturais.[11]

Outra escala, não tanto usada, é a SIS (*spiritual injury scale*), que examina expressões potenciais de sofrimento espiritual por meio de itens como culpa, raiva ou ressentimento, tristeza ou luto, falta de sentido, desespero, injustiça, ser perturbado por falta de fé, ou fixação na morte.[12]

A dor espiritual também é termo originalmente descrito por Mako *et al.*, composta por três principais componentes, divididos em intrapessoal (desespero e isolamento), interpessoal (isolamento) e transpessoal (desespero e ansiedade).[13]

Os elementos-chave para o diagnóstico de sofrimento espiritual são perda de sentido e cisão nos relacionamentos consigo mesmo, com os outros, com o mundo e com o sagrado. Desespero e isolamento acrescidos de perda do sentido da vida e quebra das relações. A fé retrata a relação do indivíduo com o sagrado. O sentimento de paz denota a relação do indivíduo consigo mesmo. Injustiça e ressentimento refletem uma quebra na relação com o mundo ou com o Sagrado.[14]

Estudo brasileiro[15] com pacientes portadores de doença renal crônica em hemodiálise avaliou a correlação entre o diagnóstico de sofrimento espiritual feito por enfermeiros especializados e o resultado de três escalas de bem-estar espiritual. Houve correlação positiva entre a opinião do profissional e a escala de espiritualidade de Pinto e Pais-Ribeiro[16] e a subescala de bem-estar existencial da escala de bem-estar espiritual.[17] A prevalência de sofrimento espiritual na amostra variou de 27,5% a 35,8%, considerando diferentes critérios adotados, havendo concordância satisfatória com a opinião do paciente a respeito de sua própria espiritualidade.

A seguir, as escalas que mais se relacionaram à condição de sofrimento espiritual:

A **escala de espiritualidade**, criada pelos autores portugueses Pinto e Pais-Ribeiro[18] avalia duas dimensões espirituais: "uma dimensão vertical, associada à relação com o transcendente, e que numa sociedade judaico-cristã está muito relacionada com a prática da religião; e uma dimensão horizontal, existencialista, na qual se enquadra o sentido da esperança, a atribuição de sentido e significado da vida decorrente da relação com o eu, os outros e o meio". Trata-se de escala simples e de fácil aplicação, usada inicialmente em pacientes oncológicos, contendo cinco perguntas, graduadas em escala Likert de 1 a 4 (variando de "não concordo" a "concordo plenamente"):

1. Minhas crenças espirituais/religiosas dão sentido à minha vida.
2. Minha fé e minhas crenças dão-me forças nos momentos difíceis.
3. Vejo o futuro com esperança.
4. Sinto que minha vida mudou para melhor.
5. Aprendi a dar valor às pequenas coisas da vida.

A **escala de bem-estar espiritual** (EBE), criada por Paloutzian e Ellison em 1982, foi adaptada e validada em português por Marques, Sarriera e Dell'Aglio em 2009.[19] Nesse estudo de adaptação se lê que os autores originais

> [...] tomaram por base o estudo de Moberg e Brusek (1978) que apontava uma dimensão vertical e outra horizontal para o bem-estar espiritual. Essas dimensões se tornaram os dois fatores medidos pela escala: o bem-estar religioso, dimensão vertical, traduzido pela satisfação na conexão pessoal com Deus ou com algo que se considere como absoluto; e o bem-estar existencial, dimensão horizontal, que se refere à percepção da pessoa em relação ao propósito da vida independente de uma referência religiosa.[19]

A EBE consiste em 20 perguntas (dez para medir bem-estar religioso e dez para medir bem-estar existencial) que devem ser respondidas por meio de escala Likert de 6 opções (concordo totalmente, concordo mais que discordo, concordo parcialmente, discordo parcialmente, discordo mais que concordo e discordo totalmente). Metade das questões tem conotação positiva e metade tem conotação negativa.[19]

1. Bem-estar religioso:[19]
    a) Minha relação com Deus contribui para minha sensação de bem-estar.
    b) Creio que Deus me ama e se preocupa comigo.
    c) Sinto-me plenamente realizado quando estou em íntima comunhão com Deus.
    d) Meu relacionamento com Deus me ajuda a não me sentir sozinho.
    e) Acredito que Deus se preocupa com meus problemas.
    f) Tenho uma relação pessoal significativa com Deus.
    g) Não tenho uma relação pessoal satisfatória com Deus.
    h) Não encontro muita satisfação na oração pessoal com Deus.
    i) Não recebo muita força pessoal e apoio de meu Deus.
    j) Acredito que Deus é impessoal e não se interessa por minhas situações cotidianas.

2. Bem-estar existencial:[19]
    a) Sinto-me bem acerca de meu futuro.
    b) Tenho uma sensação de bem-estar a respeito do rumo que minha vida está tomando.
    c) Sinto-me bastante realizado e satisfeito com a vida.
    d) A vida não tem muito sentido.
    e) Não aprecio muito a vida.
    f) Sinto que a vida está cheia de conflito e infelicidade.
    g) Sinto que a vida é uma experiência positiva.
    h) Sinto-me inquieto quanto ao meu futuro.
    i) Acredito que existe algum verdadeiro propósito para minha vida.
    j) Não sei quem sou, de onde vim ou para onde vou.

No âmbito da pesquisa, é válido citar a escala de enfrentamento religioso (RCOPE) criada por Pargament e posteriormente resumida para uma forma breve (RCOPE *brief*).[20] Essa escala, traduzida e validada em sua forma completa no Brasil por Panzini e Bandeira,[21] considera aspectos positivos e negativos do enfrentamento religioso e espiritual. É interessante notar os itens avaliados em sua forma breve (14 itens), essenciais na identificação do sofrimento espiritual.[20]

1. Enfrentamento religioso positivo:[20]
    a) Procurei uma forte conexão com Deus.
    b) Busquei o amor e o cuidado de Deus.
    c) Busquei ajuda divina para diminuir minha raiva.
    d) Tentei colocar meus planos com Deus em ação.
    e) Tentei enxergar como Deus poderia me dar forças nesta situação.
    f) Pedi perdão por meus pecados.
    g) Concentrei-me na religião para tentar reduzir minha preocupação com meus problemas.

2. Enfrentamento religioso negativo:[20]
    a) Imaginei que Deus havia me abandonado.
    b) Senti-me punido por Deus por minha falta de fé.
    c) Imaginei o que fiz para Deus para ser punido desta forma.
    d) Questionei se Deus me amava.
    e) Imaginei se minha Igreja havia me abandonado.
    f) Decidi que o mal havia feito isso acontecer comigo.
    g) Questionei o poder de Deus.

Características do sofrimento espiritual

A partir da anamnese espiritual, diversas situações podem ser identificadas e divididas conforme o quadro a seguir.[2]

Quadro 20.1 Diagnósticos espirituais.

Diagnóstico (primário)	Dado da história	Exemplos de declaração
Preocupações existenciais	■ Falta de sentido. ■ Questões sobre o sentido da própria existência. ■ Preocupações com pós-morte. ■ Questões sobre significado do sofrimento. ■ Procura por assistência espiritual.	■ "Minha vida não tem sentido". ■ "Sinto-me inútil."
Abandono por Deus e pelos outros	■ Falta de amor, solidão. ■ Não ser lembrado. ■ Falta de senso de ligação.	■ "Deus me abandonou." ■ "Ninguém vem mais me ver."
Raiva de Deus ou de outros	■ Raiva de lideranças religiosas. ■ Incapacidade de perdoar.	"Por que Deus levaria minha filha? Não é justo!"
Preocupação sobre a relação com a divindade	Desejo por aproximação com Deus, aprofundamento na relação.	"Desejo ter uma relação mais profunda com Deus."
Contestação ao sistema de crenças	■ Conflitos internos ou questões referentes a crenças e fé. ■ Conflitos entre crenças e tratamentos recomendados. ■ Questiona implicações morais e éticas do regime terapêutico. ■ Expressa preocupações com vida/morte ou sistema de crenças.	"Não estou certo se Deus está comigo."
Desespero e desesperança	■ Desesperança sobre futuro da saúde, vida. ■ Desespero com absoluta desesperança. ■ Não acredita no valor da vida.	■ "A vida está sendo interrompida." ■ "Não há mais nada para eu viver."
Luto e perda	Sentimento e processo associado a perda da pessoa, saúde, relação.	■ "Eu sinto tanta saudade." ■ "Eu gostaria de poder correr novamente."
Culpa ou vergonha	■ Sentimento de que tenha feito algo ruim ou errado. ■ Sentimento de ter sido ruim ou errado.	"Eu não mereço morrer sem dor."
Reconciliação	Necessidade do perdão ou de reconciliação consigo mesmo ou com outros.	■ "Preciso ser perdoado." ■ "Gostaria que minha esposa me perdoasse."
Isolamento	Separação da comunidade religiosa ou de outros.	"Desde de que fui internado, não fui mais à igreja."
Específicos de religião	■ Rituais pendentes. ■ Incapaz de realizar práticas religiosas.	"Não posso mais rezar."
Luta religiosa/espiritual	■ Perda da fé ou do sentido. ■ Crenças religiosas e espirituais ou comunidade que não ajuda no enfrentamento.	"E se tudo em que eu acreditei não for verdade?"

Fonte: Adaptado de Puchalski et al.

Eric Cassel, em seu famoso artigo publicado no *The New England Journal Medicine* em 1982 intitulado "*The nature of the suffering and the goals of medicine*", considerou a transcendência um dos aspectos do indivíduo mais ameaçados pela doença e também

> [...] provavelmente a maneira mais poderosa na qual o indivíduo é recuperado em sua plenitude após uma injúria à sua pessoa. Quando vivenciada, a transcendência coloca a pessoa em um cenário muito mais amplo. O sofredor não fica isolado em sua dor, é trazido para próximo de uma fonte transpessoal de sentido e à sua comunidade que compartilha dos mesmos significados.[22]

A medicina moderna é bem desenvolvida no sentido de curar ou aliviar enfermidades, assim como amenizar o sofrimento físico e psíquico que acompanha doenças incuráveis.[23] Quando esse sofrimento persiste, um componente existencial frequentemente está presente.[23] Apesar de não haver consenso a respeito da definição de sofrimento existencial, quatro temas comuns são presentes: ausência de significado, solidão/isolamento existencial, liberdade e morte.[24] Esses sofrimentos podem exacerbar sintomas físicos e psicológicos e podem levar ao suicídio, ou ao pedido por suicídio assistido/eutanásia.[25,26]

Em situações de terminalidade, são comuns os seguintes questionamentos: "Por que estou aqui?";

"Qual o propósito da minha vida?"; "O que acontecerá comigo depois que eu morrer?". Outros temas presentes são: senso de conexão, esperança e desesperança, sentimento de solidão, medo de ser um fardo para os outros, sentimento de isolamento e intenso medo ou terror da morte.[23]

Em revisão sistemática da literatura médica conduzida por Morita *et al.* foram listados todos os desconfortos psíquicos considerados como dor espiritual ou sofrimento existencial. Baseado em um consenso entre pesquisadores, os autores redefiniram 13 categorias:

1. perda de sentido na vida atual;
2. perda de sentido da vida no passado;
3. perda do papel social;
4. sentimento de irrelevância;
5. dependência;
6. medo de ser um fardo para os outros;
7. desesperança;
8. luto pela separação iminente;
9. questionamento "Por que eu?";
10. culpa;
11. negócios não acabados;
12. vida após a morte;
13. fé.[27]

Yalom traçou quatro temas básicos da luta existencial, como processo de uma luta pessoal: *morte*, que traz ansiedade; *liberdade*, que envolve escolhas, responsabilidade e culpa; *isolamento*, como o abismo intransponível entre o indivíduo e os outros; e a *ausência de significado*, que força o ser humano a procurar ou criar um sentido individual.[28]

As necessidades do paciente em sofrimento existencial são pouco exploradas em literatura. Uma revisão que avaliou estudos qualitativos aponta que os temas predominantes são: solidão existencial, necessidade de estar em presença de outros e sensação de conectividade.[23]

Segundo Chochinov, o sofrimento existencial e seus correlatos estão associados ao desejo do paciente pela vida.[29] Aplicando seu extenso trabalho empírico em dignidade e morte, Chochinov *et al.* argumentam que a área dos cuidados paliativos pode ser bem servida por um instrumento que permita aos pacientes reportar as várias fontes de estresse que enfrentam quando estão próximos à morte. Para tanto, esses autores desenvolveram o inventário de dignidade do paciente, em que os aspectos existenciais citados pelos pacientes são: "não se sentir digno", "não ser capaz de executar funções importantes", "sentimento de que a vida não tem mais sentido" e "sentir-se um fardo".[30]

Outra revisão de literatura de Sinclair *et al.* a respeito de espiritualidade e cuidados paliativos observa que, apesar de pacientes em cuidados paliativos expressarem a importância da compaixão, do respeito, do autoconhecimento, da empatia e do não abandono como qualidades necessárias a seus cuidadores, a pesquisa sobre como profissionais desenvolvem essas habilidades é escassa.[31] Existem opiniões semelhantes na literatura para o sofrimento existencial, e a limitada documentação a respeito de como profissionais respondem às preocupações existenciais de seus pacientes.[23] Outros estudos apontam que os profissionais de cuidados paliativos não abordam preocupações existenciais dos pacientes. Os autores desses estudos sugerem que a equipe deve "se atrever a ouvir" e não "fechar-se" para essas difíceis questões.[32]

Pessini,[33] em seu livro *Espiritualidade e arte de cuidar*, cita a relação do sofrimento com a espiritualidade cristã: "No famoso livro bíblico de Jó, escrito há mais de 2.500 anos, temos uma apresentação do mistério do sofrimento e sua relação com Deus. É a mesma pergunta que tantos 'Jós' (sofredores) se fazem hoje. Por que Deus faz isso comigo?". Pessini cita a resposta do rabino Kushner:

> [...] as palavras de Jó nem de longe contêm uma indagação de ordem teológica – elas são um grito de dor. Depois daquelas palavras, caberia um ponto de exclamação, não de interrogação. O que Jó queria de seus amigos [...] não era teologia, mas simpatia. Não desejava que lhe explicassem Deus, tampouco estava querendo mostrar-lhes que sua teologia era insatisfatória. Ele queria somente dizer-lhes que era realmente um bom homem e que as coisas que lhe estavam acontecendo eram terrivelmente trágicas e injustas. Mas seus amigos empenharam-se tanto em falar de Deus que quase esqueceram de Jó, a não

ser para observar que ele deveria ter feito alguma coisa de muito ruim para merecer aquele destino das mãos de um Deus justo.[34]

Pessini[33] segue explicando que:

> Na história da espiritualidade cristã católica, em época não muito distante de nós, enfatizava-se exageradamente a importância do sofrimento, caindo-se em uma mentalidade dolorista da valorização do sofrimento por si mesmo. A expressão do povo: "se a gente não sofre, não ganha o céu" espelha bem essa mentalidade. Na busca da superação dessa religião do sofrimento e da culpa precisamos beber da fonte da primeira, redescobrindo nos Evangelhos que no centro não está a dor e o sofrimento, mas o amor. O mandamento não é para sofrer, mas para amar.[33]

Um estudo norte-americano chamado *The religion and spirituality in cancer care* (RSCC) avaliou como a espiritualidade atua na experiência de um câncer terminal. Foram entrevistados pacientes em quatro centros, na cidade de Boston, com uma população identificada à tradição cristã de maneira predominante.[35]

Três observações interessantes emergiram do estudo:

1. a religiosidade e a espiritualidade se intensificam durante uma experiência de doença ameaçadora à vida;
2. apesar de haver queda na presença a cerimônias em templos religiosos, em razão da dificuldade de locomoção à medida que a doença avança, atividades espirituais privadas aumentam em frequência;
3. esse e outros estudos confirmam que boa parte das pessoas se considera espiritualizada ou religiosa em diferentes regiões dos Estados Unidos.[35]

O estudo revela que a espiritualidade se manifestou nos pacientes de cinco formas principais: enfrentamento, práticas, crenças, transformação e comunidade. Contudo, preocupações espirituais apareceram em 86% da amostra. A busca pela espiritualidade, presente em 83% da amostra, refere-se ao reconhecimento de um déficit na espiritualidade, que gerou uma procura por recursos existenciais e espirituais para preencher esse vazio. Isso é expressado pelos pacientes como "procura por uma relação mais próxima com Deus ou com a fé", "encontro de sentido na experiência de adoecimento", "o que dá sentido à vida", "pensamento sobre perdão".[35]

A luta espiritual se refere à presença de tensão ou conflito espiritual em relação a assuntos referentes ao sagrado. A citação mais comum (colocada por 30% dos entrevistados) é "imaginar por que Deus deixou isso acontecer". Quarenta e três por cento descreveu algum dos 6 itens de enfrentamento negativo descritos por Pargament. A frequência de alguns é notória, incluindo experiência de abandono por Deus (29%), questionamento do poder e do amor de Deus (25%), sentimento relacionado à punição divina (22%). O único preditor significativo para preocupações espirituais foi idade mais jovem, talvez por essa população estar menos preparada para a finitude, possuir menos recursos espirituais e ter com mais frequência crianças sob sua responsabilidade.[35]

A grande maioria da amostra (93%) considerou religiosidade e espiritualidade importantes e vivenciou preocupações espirituais, mostrando que aspectos de enfrentamento positivo e sofrimento coexistem no mesmo indivíduo. E dois terços dos que disseram que religiosidade e espiritualidade não eram importantes apresentaram preocupações espirituais. Algumas vezes, o desinteresse por essas questões pode mascarar um sofrimento oculto, que precisa ser explorado de maneira sensível.[35]

Considerações finais

Um dos maiores desafios impostos ao profissional da saúde que cuida de pessoas em sofrimento é adentrar a seara do sofrimento espiritual, pois este foge à rotina de correção de distúrbios ou medicalização de sintomas. O diagnóstico espiritual expõe a fragilidade do indivíduo e de sua existência, seja ele paciente ou profissional. A hierarquia existente na relação formal entre o vulnerável (doente) e o cuidador (profissional) é substituída pelo encontro entre dois seres humanos. O produto disso é o estreitamento do vínculo entre ambos e a elevação da assistência à saúde ao seu estado de arte. A assistência à saúde após o alívio de um sofrimento espiritual eleva o profissional envolvido a um estado de transcendência, preenchendo sua atuação com significado e propósito.

Referências

1. Cassel, EJ. The nature of suffering and the goals of medicine. New York: Oxford University Press: 1998. In: Pessini L. Espiritualidade e arte de cuidar: o sentido da fé para a saúde. São Paulo, Paulinas/Centro Universitário São Camilo: 2008.
2. Puchalski C, Ferrell B, Virani R, Otis-Green S, Baisd P, Bull J et al. Improving the quality of spiritual care as a dimension of palliative care: the report of the consensus project. Journal of Palliative Medicine. 2009;12(10):885-909.
3. Barnum BS. Spirituality in nursing: from traditional to new age. New York, Springer: 1996.
4. Sulmasy DP. A biopsychosocial-spiritual model for the care of patients at the end of life. Gerontologist. 2002;42(Spec n. 3):24-33. 30. Institute for Alternative Futures: Patient-centered Care 2015: Scenarios, Vision, Goals & Next Steps. Disponível na Internet: www.altfutures.com= pubs=Picker%20Final%20Report%20May%2014%202004.pdf (2 abr. 2009).
5. Ramsey P. The patient as person. New Haven, CT, Yale University Press: 1970.
6. Frankl VE. Em busca de sentido: um psicólogo no campo de concentração. Schlupp WO, Aveline CC, translators. 25th ed. São Leopoldo/Petrópolis, Sinodal/Vozes: 2008.
7. Breitbart WS, Poppito SR. Individual meaning-centered psychotherapy for patients with advanced cancer: a treatment manual. New York, Oxford University Press: 2014.
8. Fitchett G. Assessing spiritual needs: a guide for caregivers. Lima, OH, Academic Renewal Press: 2002.
9. Best M, Aldredge L, Butow P, Olver I, Price M, Webster F. Assessment of spiritual suffering in the cancer context: a systematic literature review. Palliative and Supportive Care.2015;13:1335-61.
10. Herdman T, editor. North American Nursing Diagnosis Association International – nursing diagnoses: definitions and classification 2009-2011. Oxford, Wiley-Blackwell: 2009.
11. Selman L, Harding R, Gysels M, Speck P, Higginson IJ. The measurement of spirituality in palliative care and the content of tools validated cross-culturally: a systematic review. J Pain Symptom Manage. 2011;41:728-53.
12. Berg G. The relationship between spiritual distress, PTSD and depression in Vietnam combat veterans. J Pastoral Care Counsel. 2011;6:1-11.
13. Mako C, Galek K, Poppito SR. Spiritual pain among patients with advanced cancer in palliative care. J Palliat Med. 2006;9:1106-13.
14. Schultz M, Meged-Book T, Mashiach T, Bar-Sela G. Distinguishing between spiritual distress, general distress, spiritual well-being, and spiritual pain among cancer patients during oncology treatment. J Pain Symptom Manage. 2007;54(1):66-73.
15. Chaves ECL, Carvalho EC, Beijo LA, Goyatá SLT, Pillon, SC. Eficácia de diferentes instrumentos para a atribuição do diagnóstico de enfermagem sofrimento espiritual. Rev Latino-Am Enfermagem. 2011;19(4):1-9.
16. Chaves ECL, Carvalho EC, Dantas RAS, Terra FS, Nogueira DP, Souza, L. Validação da escala de espiritualidade de Pinto e Pais-Ribeiro em pacientes com insuficiência renal crônica em hemodiálise. Rev Enferm UFPE. 2010;4(2):268-74.
17. Paloutzian RF, Ellison CW. Loneliness, spiritual well-being, and quality of life. In: Peplau LA, Perlman D, editors. Loneliness: a sourcebook of current theory, research and therapy. New York, Wiley: 1982.
18. Pinto C, Pais-Ribeiro JL. Construção de uma escala de avaliação de espiritualidade em contextos de saúde. Arq Med. 2007;21(2):47-53.
19. Marques LF, Sarriera JC, Dell'Aglio DD. Adaptação e validação da escala de bem-estar espiritual (EBE). Avaliação Psicológica. 2009;8(2):179-86.
20. Pargament K, Feulli M, Burdzy D. The brief RCOPE: current psychimetric status of a short measure of religious coping. Religions. 2011;2:51-76.
21. Panzini RG, Bandeira DR. Escala de coping religioso-espiritual (escala CRE): elaboração e validação de construto. 2005. Psicologia em Estudo. 2005;10(3):507-16.
22. Cassel EJ. The nature of suffering and the goals of medicine. N Engl J Med. 1982;306:639-45.
23. Boston P, Bruce A, Schreiber R. Existential suffering in the palliative care setting: an integrated literature review. J Pain Symptom Management. 2011;41(3):604-18.
24. Kissane DW. The relief of existential suffering. Arch Intern Med. 2012;172(19):1501-5.
25. Callahan D. Reason, self-determination, and physician-assisted suicide. In: Foley K, Hendin H, editors. The case against suicide: for the right to end-of-life. Baltimore, Johns Hopkins University Press: 2002;337:52-62.
26. Amonoo HJ, Harris JH, Murphy WS, Abraham JL, Peteet JR. The physician's role in responding to existential suffering: what does it mean to comfort always? J Palliative Care. 2019;20(5):1-5.
27. Morita T, Tsunoda J, Satoshi I, Chihara S. An exploratory factor analysis of existential suffering in Japanese terminally ill patients. Psychooncology. 2000;9:164-8.
28. Yalom ID. Existential psychotherapy. New York, Simon and Shuster: 1980.
29. Chochinov HM, Hack T, Hassard T et al. Understanding the will to live in patients nearing death. Psychosomatis. 2005;46:7-10.

30. Chochinov HM, Hassard, T, McClements S et al. The patient dignity inventory: a novel way of measuring dignity related distress in palliative care. J Pain Symptom Manage. 2008;36:559-71.
31. Sinclair S, Pereira J, Raffin S. A thematic review of the spirituality literature within palliative care. J Pain Symptom Manage. 2006;32:13-26.
32. Albinsson L, Strang P. A palliative approach to existential issues and death in end of stage dementia care. J Palliat Care. 2002;18:168-74.
33. Pessini L. Espiritualidade e arte de cuidar: o sentido da fé para a saúde. São Paulo, Paulinas/Centro Universitário São Camilo: 2008.
34. Kushner HS. Quando coisas ruins acontecem a pessoas boas. São Paulo, Nobel: 1999. In: Pessini L. Espiritualidade e arte de cuidar: o sentido da fé para a saúde. São Paulo: Paulinas/Centro Universitário São Camilo: 2008.
35. Balboni TA, Balboni MJ. The spiritual event of serious illness. J Pain Symptom Management. 2018;56(5):816-22.

Abordagem Inicial da Espiritualidade

Felipe Moraes Toledo Pereira

Introdução

A abordagem da espiritualidade é uma tarefa de toda a equipe multiprofissional e não apenas do capelão, profissional especializado na assistência espiritual e religiosa. Mesmo em instituições que dispõem de capelanias ecumênicas e inter-religiosas, todos os profissionais de saúde envolvidos no cuidado devem dispor dos recursos empáticos e técnicos mínimos para a triagem e encaminhamentos das demandas no campo da espiritualidade. Nesse sentido, é salutar que sejam treinados no uso das ferramentas necessárias a esse atendimento, além de serem estimulados ao desenvolvimento de vínculos de cuidado marcados pela integralidade e pela empatia.

Um estudo norte-americano multicêntrico mostrou que médicos e enfermeiros oncológicos, apesar de considerarem o suporte espiritual e religioso importante, raramente o fazem, e a falta de treinamento é apontada como a principal barreira, daí a necessidade de atenção permanente ao processo de formação nesse tema. Outras barreiras são a falta de tempo, a não percepção de que se trata de assunto pertinente ao cuidado em saúde, o medo do proselitismo e preocupações com a desigualdade de poder na relação médico-paciente.[2]

Princípios da abordagem em espiritualidade

O primeiro princípio do cuidado em espiritualidade é a comunicação adequada. A abordagem do tema deve dar-se de modo sensível, honesto e empático, buscando ofertar acolhimento e esperança diante das adversidades e a partir da vivência espiritual do paciente. A abordagem da espiritualidade deve ser uma das metas iniciais da assistência em saúde, a ser desenvolvida conforme se aprofundam os vínculos entre o paciente e a equipe. Nesses atendimentos, o profissional designado deve assumir um papel de escuta, validação e identificação de estratégias de enfrentamento positivo baseadas na espiritualidade.

O que se quer, na abordagem inicial da espiritualidade, é facilitar o acesso do paciente a seus recursos de espiritualidade, identificando e valorizando seus pontos fortes e buscando suporte para que seja auxiliado a lidar com suas fragilidades.[3]

O melhor modelo para ofertar cuidados em espiritualidade ainda é tema de intenso debate na literatura. Na realidade brasileira o cuidado espiritual é bem pouco integrado ao conjunto da equipe assistente, mesmo dentro de serviços de cuidados paliativos, ficando quase que exclusivamente a cargo de grupos religiosos denominacionais. Uma estratégia validada pela experiência de diversos grupos de cuidados de suporte/paliativos que se mostra bastante aplicável no contexto ambulatorial e hospitalar é a de uma abordagem de rastreamento com modelos de anamnese padronizados, seguida da identificação de demandas, do desenvolvimento de estratégias e de encaminhamentos pós-anamnese.[4]

A anamnese espiritual inicial é um instrumento de fácil aplicação que permite um primeiro contato com a espiritualidade do paciente, trazendo à tona o cuidado espiritual. Deve ser realizada em ambiente tranquilo, que permita cumplicidade e privacidade. Pode ser realizada por qualquer profissional de saúde treinado e deve ser documentada em prontuário para a adequada partilha dos dados obtidos.

Os principais objetivos da anamnese espiritual são:

- propiciar um espaço de partilha dos conceitos de espiritualidade e religiosidade vividos;
- permitir o conhecimento sobre as crenças e valores do paciente, avaliar fontes de sofrimento e de força espiritual;
- oferecer oportunidade de cuidado compassivo;
- encorajar o paciente a encontrar os próprios recursos para aceitação e conforto;
- identificar crenças que afetarão a tomada de decisões em relação aos cuidados de saúde;
- permitir a identificação daqueles que necessitarão de encaminhamentos posteriores.[5]

É importante que o paciente e seus familiares tenham clareza quanto aos objetivos da anamnese espiritual. Deve-se esclarecer que serão feitas algumas perguntas sobre as crenças espirituais, e que isso nada tem a ver com a condição do paciente, mas reflete um desejo de ser mais sensível a suas necessidades espirituais.

Como define o médico Tiago Branco, a chave desse diálogo é a empatia, "entendida enquanto exercício de se colocar no lugar da pessoa e entender como está a vida dela naquele momento, o que pode permitir a avaliação da espiritualidade no contexto de doença. Na realidade, a prática da empatia pode ser uma maneira eficaz de acessar o conteúdo emocional do paciente. A espiritualidade está intrinsecamente ligada a este conteúdo".[6]

O reconhecimento das emoções e resposta a elas durante o atendimento podem-se realizar, didaticamente, da seguinte forma:

- Observar e utilizar o conteúdo emocional em sua comunicação.
- Levar em conta as emoções e as nomear para si mesmo.
- Não interferir nas emoções do paciente, não atuando sobre elas imediatamente.
- Manifestar-se após o reconhecimento das emoções do paciente por meio de diferentes formas: não verbal (olhar nos olhos, mudar de posição, tocar) e verbal (expressões de entendimento, suporte, respeito). Explorar melhor essas emoções se estiver incerto sobre o que está ocorrendo.[7]

Ferramentas de anamnese espiritual inicial

Existem diversas anamneses semiestruturadas para facilitar essa primeira abordagem. Dentre as mais citadas na literatura, destaca-se a publicada por Puchalski e Romer conhecida pelo acrônimo FICA (*Faith, Importance, Community, Address* – Quadro 21.1). Trata-se de um instrumento norteador, cujo objetivo é introduzir o assunto e padronizar a primeira aproximação ao tema.

Outro modelo bastante prático para essa triagem inicial é a ferramenta HOPE (Esperança, Organização, Prática, Efeitos – Quadro 21.2).

Quadro 21.1 Questionário FICA.

Faith (Fé)	- Você se considera espiritualizado ou religioso? - Você tem crenças que o ajudam a lidar com momentos de dificuldades? - O que dá propósito à sua vida?
Importance (Importância)	- Qual a importância da espiritualidade em sua vida? - Suas crenças influenciam na forma como enfrenta a doença? - Qual a importância dessas crenças em relação à sua saúde?
Community (Comunidade)	- Você pertence a alguma comunidade religiosa? - Recebe alguma ajuda de algum grupo ou líder religioso? Qual? - Existe algum grupo importante para você? Inclusive que deseje que seja chamado?
Address (Abordagem)	- Como você gostaria que incluíssemos estas questões em seu cuidado à saúde? - Nesse sentido, há algo que eu possa fazer por você nesse momento?

Fonte: Adaptado de Puchalski e Romer.

Quadro 21.2 Questionário HOPE.

H (Esperança)	Identificar fontes de esperança, força, conforto, significado, paz, amor e conexão.
O (Organização)	Identificar o papel de religiões organizadas na espiritualidade do paciente.
P (Prática)	Identificar práticas espirituais e religiosas pessoais.
E (Efeitos)	Identificar o efeito das crenças espirituais sobre a assistência em saúde do paciente.

Fonte: Adaptado de Anandarajah and Hight.

Por fim, sugere-se ainda outro instrumento, o SPIRIT.

Quadro 21.3 Questionário SPIRIT.

Spiritual belief system (Afiliação religiosa)	Qual a sua religião?
Personal spirituality (Espiritualidade pessoal)	Descreva as crenças e práticas de sua religião ou sistema espiritual que você aceita ou não.
Integration within spiritual community (Integração em comunidades espirituais e religiosas)	Você pertence a alguma igreja, ou outra forma de comunidade espiritual? Qual a importância que você dá a isso?
Ritualized practices and restrictions (Rituais e restrições)	Quais são as práticas específicas de sua religião ou comunidade espiritual (p. ex., meditação ou reza)? Quais os significados e restrições destas práticas?
Implications for medical care (Implicações nos cuidados de saúde)	A qual desses aspectos espirituais ou religiosos você gostaria que eu estivesse atento?
Terminal events planning (Planejamento de fim de vida)	No planejamento de final da sua vida, como sua fé interfere nas suas decisões?

Fonte: Adaptado de Maugans.

Ressalta-se que esses instrumentos são apenas roteiros iniciais, que devem servir para iniciar e padronizar o diálogo, tornando-o objetivo e claro. Conforme a equipe de saúde adquira experiência na lida com o tema da espiritualidade, os questionamentos e a investigação tornam-se mais fluidos e eficazes.

Nessa abordagem deve ser respeitada a vulnerabilidade do paciente, e a comunicação deve contemplar os valores e conflitos trazidos à tona por ele. No cuidado espiritual, diferentemente de uma prescrição medicamentosa ou de uma orientação de comportamento saudável, o profissional deve assumir o papel de escuta, validação e identificação de estratégias de enfrentamento ou de fontes de sofrimento.

Anamnese terapêutica

Para além das ferramentas de triagem, diversos grupos assistenciais têm desenvolvido anamneses mais longas e bem estruturadas que, ao mesmo tempo que permitem maior conhecimento sobre a espiritualidade e religiosidade do paciente, abrem espaço para uma reflexão profunda sobre o tema, servindo elas próprias como instrumentos terapêuticos.

Somente profissionais capacitados e experientes em cuidado espiritual devem participar desse tipo de abordagem, haja vista que sofrimentos e questionamentos complexos podem aflorar, dificultando o manejo por profissionais com pouca experiência.

Na realidade brasileira, o Núcleo de Estudos e Pesquisa em Espiritualidade e Saúde da Beneficência Portuguesa de São Paulo (Nepes-BP) realiza um interessante trabalho sobre a abordagem da espiritualidade.

Em um primeiro esforço, promove um intenso trabalho de educação dos grupos assistenciais do hospital, particularmente naqueles vinculados à oncologia, onco-hematologia e cuidados paliativos, treinando os profissionais para a triagem e identificação de demandas em espiritualidade como o uso de ferramentas como o questionário FICA.

Após esse atendimento inicial, os pacientes com maiores necessidades de cuidados espirituais são encaminhados para avaliação no ambulatório de cuidados em espiritualidade e saúde, onde são atendidos sempre por dois profissionais de saúde com experiência e treinamento em abordagem da espiritualidade. Necessariamente, um deles é um psicólogo.

Os atendimentos são individuais e têm duração prevista de cerca de uma hora. Podem ocorrer também com pacientes em regime de internação, estando essa abordagem dependente do consentimento da equipe titular e da aprovação do próprio paciente.

A anamnese utilizada está representada no Quadro 21.4, adaptada da utilizada no Programa de Saúde, Espiritualidade e Religiosidade do Instituto de Psiquiatria da Faculdade de Medicina da Universidade de São Paulo.

Quadro 21.4 Anamnese terapêutica do Nepes-BP.

1	Você se considera uma pessoa espiritualizada? ( ) Sim ( ) Não
2	Você se considera uma pessoa religiosa? ( ) Sim ( ) Não
3	Você faz parte de alguma comunidade religiosa? ( ) Sim ( ) Não
Se sim	3.1. Frequenta algum local de culto ou de atividade religiosa ou espiritual? De quais atividades participa? Com qual frequência? 3.2. Você acredita que suas crenças religiosas influenciam sua vida? Explique. 3.3. Você tem alguma prática espiritual ou religiosa que não seja da sua religião? Explique.

Se não	3.4. Quais são os valores mais importantes para sua vida?
	3.5. Como esses valores influenciam sua vida?
	3.6. Ainda que você não tenha uma religião formal, tem alguma crença ou prática espiritual?
4	O que é Deus para você?
5	Você tem por hábito refletir sobre aspectos espirituais, como o sentido da existência, a vida após a morte? Se sim, o que tem pensado a respeito?
6	Nos momentos difíceis da vida, ao que você se apega para seguir adiante?
7	Você já teve alguma experiência ou vivência espiritual que considere importante? Explique.
8	Adoecer afetou suas crenças, valores e práticas religiosas? De que forma?
9	Sobre seu problema de saúde, você acredita que ele tem alguma ligação com sua espiritualidade e/ou religião? (Exemplos: castigo, aprendizado, evolução etc.)
10	Sobre o seu tratamento de saúde, você acredita que sua espiritualidade ou religiosidade pode ajudá-lo de alguma forma? Como?
11	A equipe de saúde pode fazer alguma coisa para ajudar você com sua espiritualidade e/ou espiritualidade nestes momentos difíceis? O que poderíamos fazer?
12	Você acha importante conversar como a equipe de saúde sobre esses temas durante seu tratamento? Por quê?
13	Você gostaria de ter encontros regulares com algum capelão ou provedor de cuidados em espiritualidade durante seu tratamento?

Fonte: Núcleo de Estudos e Pesquisa em Espiritualidade e Saúde da BP – A Beneficência Portuguesa de São Paulo.

Após o atendimento inicial, os pacientes passam a ser acompanhados pela equipe do Nepes-BP com periodicidade semanal, quinzenal ou mensal a depender do grau de demanda. Para além do vínculo terapêutico com a equipe, são feitos encaminhamentos pós-anamnese baseados nas necessidades e particularidades de cada atendimento. O trabalho é realizado em intensa parceria com a capelania hospitalar de forma a propiciar, sempre que necessário, suporte religioso ou espiritual específico.

Exame físico em espiritualidade

A avaliação da espiritualidade, tal qual qualquer avaliação na área da saúde, envolve uma observação rigorosa do paciente, de sua dinâmica familiar e de seus arredores. A identificação de determinados objetos religiosos, de tatuagens e adornos pessoais pode fornecer relevantes informações sobre a religiosidade e a espiritualidade do paciente, fornecendo subsídios para o aprofundamento dos vínculos estabelecidos na anamnese espiritual.

Nos casos de pacientes internados, deve-se dar atenção ao ambiente do paciente em primeiro lugar. Comumente estão presentes símbolos religiosos, ícones e estampas que simbolizam certa sacralidade. Com esses objetos o que se quer é criar um ambiente no qual se identifica a presença do transcendente, do divino, que deverá estar ao lado daquele que padece, como auxílio e conforto permanente. Desprezar essa presença do Sagrado é estar profundamente desatento ao conjunto das circunstâncias que definem o indivíduo enquanto ser digno, único e irrepetível.

Os sinais da presença do Sagrado podem e devem ser utilizados como ganchos para diálogos sobre a espiritualidade. Comumente, os objetos colocados nos quartos contam histórias, e questionar sobre elas pode fornecer importantes subsídios para uma compreensão mais ampla do indivíduo como ser religioso e espiritual.

O exame físico direto observa particularmente adornos e tatuagens, pois habitualmente representam marcos da vida e da história dos pacientes, por vezes entrelaçando família, religião, vida interior e contexto social. Há um mundo por detrás de cada ser humano, e esses pequenos detalhes podem ser fios de lã que desenovelam ricas e fascinantes histórias.

Primeiros socorros em espiritualidade

Realizada essa primeira investigação, deve-se propor medidas para a valorização da espiritualidade/religiosidade tais como:

- Estimular a oração pessoal e comunitária.
- Valorizar a leitura e o estudo dos textos sagrados.
- Facilitar o acesso a serviços religiosos.
- Ofertar práticas meditativas.
- Viabilizar momentos de silêncio e privacidade para práticas espirituais.
- Permitir momentos familiares que valorizem sentimentos como o amor e o perdão, além de buscar fortalecer o senso de esperança e enfrentamento.

Esses primeiros cuidados podem ser realizados ao longo do processo terapêutico e não requerem, necessariamente, um assessor espiritual específico. No entanto, em determinadas situações de conflitos ou de necessidades religiosas específicas é fundamental o acesso a um líder religioso, que preferencialmente possua experiência com cuidados em saúde. A inclusão do capelão deve sempre dar-se em clima de respeito mútuo e de troca de informações de modo a evitar discursos e atitudes dessincronizados.[11]

Os benefícios desse cuidado são muitos, e tanto a espiritualidade quanto a religiosidade podem ajudar o paciente de diversas maneiras na forma como lida com o adoecer e promove a própria saúde,[12] podendo:

- Regular comportamentos de saúde e estilo de vida.
- Oferecer suporte social, característica ainda mais importante em países nos quais os órgãos de seguridade social não colaboram para adequado suporte aos pacientes.
- Cumprir o papel de oferecer ambiente propício para a recuperação, além de permitir relações pessoais de significado, que reduzem o estigma da doença.
- Promover uma autopercepção positiva. Nesse sentido, as religiões podem promover a autoestima pela incorporação da pessoa a uma rede relacional segura, de afirmação e aceitação.
- Ofertar recursos específicos de enfrentamento.
- Ser caminhos para a manifestação de sentimentos positivos como amor e perdão.
- Ser fontes de esperança.

Considerações finais

Tornar a espiritualidade um tema frequente na assistência em saúde é um desafio que se impõe em uma prática médica cada vez mais tecnicista e cartesiana. Trata-se de um resgate das origens do ato de cuidar, objetivo maior de toda assistência em saúde. Trata-se de um exercício de compaixão, de um apelo à humanização.

Referências

1. Balbon MJ. Why is spiritual care infrequent at the end of life? Spiritual care perceptions among patients, nurses, and physicians and the role of training. Clin Oncol. 2013; 31:461.
2. Balboni MJ. Nurse and physician barriers to spiritual care provision at the end of life. J Pain Sympton Manag. 2013;48:400.
3. Best M. Spiritual support of cancer patients and the role of the doctor. Support Care Cancer. 2014; 22: 1333.
4. Safra G. A espiritualidade no adoecimento e na terminalidade. In: Pereira F M T. Espiritualidade e oncologia: conceitos e prática. São Paulo, Atheneu: 53, 2018.
5. Silva C C. A Importância da anamnese espiritual no cuidado ao paciente em cuidados paliativos. Scientific Research and Reviews. 2018;1:5.
6. Branco T P. Como abordar a espiritualidade do paciente oncológico na prática diária. In: Pereira F M T. Espiritualidade e oncologia: conceitos e prática. São Paulo, Atheneu: 109, 2018.
7. Back A. No mastering communication with seriously ill patients: balancing honesty with empaty and hope. New York, Cambridge University Press: 2009.
8. Puchalski C. Taking a spiritual history allows clinicians to understand patients more fully. J Palliat Med. 2000; 3:129.
9. Anandarajah G. Spirituality and medical practice: using the HOPE questions as a practical tool for spiritual assessment. Am Fam Physician. 2001 Jan 1;63(1):81-9.
10. Maugans T. The spiritual history. Arch Farm Med. 1996;5(1):11-6.
11. El Nawawi NM. Palliative care and spiritual care: the crucial role of spiritual care in the care of patients with advanced illness. Curr Opin Support Palliat Care. 2012; 6:259.
12. Ellison CG. The religion-health connection: evidence, theory, and future directions. Heal Educ Behav. 1998;25(6):700-20. Disponível na Internet: http://heb.sagepub.com/cgi/doi/10.1177/109019819802500603.

Encaminhamentos Pós-Anamnese

Maria Cristina Monteiro de Barros
Katya S. Stübing

Introdução

Como já visto em outros capítulos desta obra, a anamnese desenvolvida pela equipe do Programa de Saúde, Espiritualidade e Religiosidade (ProSER) tem como objetivo principal compreender o que se passa na dimensão espiritual dos pacientes, a fim de oferecer um diálogo terapêutico ou o encaminhamento para um processo terapêutico adequado às necessidades que foram encontradas.

Para um encaminhamento apropriado, é importante reconhecer a necessidade espiritual/religiosa (E/R) de acordo com os padrões estabelecidos para processos terapêuticos nessa área por autores envolvidos em pesquisas e discussões acadêmicas sobre o tópico.

O ProSER se apoia em autores consagrados como Harold Koenig, Kenneth Pargament, Christina Puchalski, Alexander Moreira-Almeida, entre outros. Não faz parte do escopo deste capítulo estender-se em definições dos conceitos básicos, mas é importante lembrar de alguns parâmetros que precisam ser considerados para um adequado encaminhamento. Assim sendo, é preciso reconhecer o perfil E/R do indivíduo com base em alguns critérios estabelecidos que considerem os três elementos a seguir:[1]

1. **Orientação religiosa:** é preciso reconhecer que, atualmente, muitos indivíduos buscam significado e sentido fora de instituições religiosas. Assim, uma abordagem E/R deve acolher uma ampla gama de orientações, incluindo crenças e valores agnósticos e até mesmo ateístas.

2. **Caminhos religiosos:** identificar as formas que o indivíduo usa ou poderia usar como expressão prática de sua orientação religiosa.

3. **Destinos religiosos:** reconhecer com que fim o indivíduo faz uso de seus valores, crenças e comportamentos espirituais/religiosos. E ajudá-lo a fazer uso de sua dimensão E/R para buscar sentido, conforto, saúde, senso de comunidade ou conexão com algo maior.

Uma vez identificados esses pontos fundamentais, pode-se entender se eles estão integrados e coerentes com a busca pelo bem-estar físico e mental – se estão ajudando ou interferindo negativamente no processo de solução de problemas. Para tanto, citamos definições iniciais de enfrentamento E/R como detalhados em Pargament:[2]

1. **Autodirecionado:** essa forma de enfrentamento se relaciona com uma postura perante os problemas em que a própria pessoa se percebe como responsável pela resolução das questões. É um modo proativo de lidar com problemas, sendo Deus (ou uma força maior), aquele que dá forças ao indivíduo para lidar com suas dificuldades. Essa forma de enfrentamento está alinhada com visões humanistas, acreditando que o poder de resolver conflitos reside no próprio indivíduo.

2. **Delegativo:** nessa forma de enfrentamento, o indivíduo delega para Deus ou uma força maior a responsabilidade de resolver problemas, adotando assim uma atitude passiva.
3. **Colaborativo:** aqui a atitude do indivíduo é caracterizada por uma relação de parceria com Deus ou uma força maior. Entende-se que é preciso assumir um papel ativo na solução dos problemas, tendo Deus ou uma força maior como fonte de orientação e motivação.

As formas de enfrentamento – ou *coping* religioso/espiritual (CRE) – serão discutidas e detalhadas em outra parte deste livro. Aqui, serão citados apenas os três eixos maiores de classificação: positivo, negativo ou equilibrado. Eles ajudam a compreender o que se deve ter em mente ao pensar em possíveis abordagens terapêuticas que possam beneficiar o paciente/cliente.

As terapias descritas a seguir são abordagens complexas que se tornam boas opções de encaminhamento para desenvolver um processo terapêutico que reconheça e incorpore a dimensão espiritual/religiosa dos clientes/pacientes.

Terapias baseadas em *mindfulness*

Mindfulness é uma palavra de origem inglesa, traduzida para o português como "atenção plena", que se refere a um conceito expresso pela palavra em sânscrito *sati*. Em seu significado original, *sati* é um estado de consciência no qual o indivíduo presta atenção voluntária e consciente em tudo o que se passa no momento presente, tanto no corpo como no ambiente. Contudo, para se alcançar esse grau de atenção é preciso treino.

Originalmente, *mindfulness* é uma técnica de meditação que engloba vários tipos de práticas que visam a cultivar esse estado de consciência. Pode-se encontrar descrições e orientações de práticas em textos hinduístas antigos, mas o *Sattipatthana Sutta*[3] é reconhecido como o texto mais importante, contendo orientações claras sobre a prática de *mindfulness* atribuída ao próprio Buda.

No entanto, práticas meditativas podem ser encontradas em diferentes tradições religiosas, assumindo diversas formas. Por essa razão, a meditação, claramente, promove o contato com a dimensão espiritual e transcendente e se torna um instrumento terapêutico com amplas possibilidades.[4]

Em seu livro *Minding closely: the four applications of mindfulness*, Wallace[5] escreve que:

> as práticas de *mindfulness* não existem isoladas, mas estão imersas em uma matriz de diversas técnicas com vários propósitos e pré-requisitos. Estes podem ser agrupados em cinco categorias primárias: 1) refinar a atenção, 2) alcançar o *insight* por meio do *mindfulness*, 3) cultivar um bom coração, 4) explorar a natureza última da realidade e 5) realizar a Grande Perfeição – o culminar do caminho para a iluminação.

Como abordagem terapêutica, a meditação *mindfulness* utiliza tanto práticas formais quanto exercícios informais variados com a intenção de desenvolver a atenção e uma forma de ser mais equilibrada e tranquila. A definição acadêmica do conceito de *mindfulness* tem sido alvo de diversas publicações, desde a definição inicial do pioneiro Jon Kabat-Zinn, em 1994:[6] "*Mindfulness* significa prestar atenção de uma forma particular: com intenção, no momento presente, sem julgamentos". A definição continuou a evoluir com um grupo de psicólogos liderados por Bishop[7] e depois com Shapiro *et al.*,[8] até que foram reconhecidos três aspectos fundamentais da abordagem:

1. **Atenção:** que é treinar por meio de exercícios.
2. **Atitude:** que é cultivar uma postura de abertura para as experiências, evitando julgamentos, com aceitação e reconhecimento do que acontece, desenvolvendo gentileza para com os outros e para consigo mesmo.
3. **Intenção:** *mindfulness* é um ato voluntário.

No final da década de 1970, o americano Jon Kabat-Zinn conduziu um estudo utilizando técnicas meditativas em pacientes com dor crônica, testando a hipótese de que menores índices de estresse reduziriam a percepção da dor. Os resultados foram publicados em 1982, confirmando melhora de sintomas: 50% dos 51 pacientes alcançaram redução de 50% na percepção da dor, assim como melhoras significativas em outras condições psicológicas. Essa é considerada a primeira publicação do protocolo que recebeu o nome de *Mindfulness-Based*

Stress Reduction (MBSR) e se tornou a referência para futuros trabalhos e pesquisas.

O *mindfulness* tem sido muito estudado em diversos contextos, e podemos ver pelo crescente número de pesquisas em saúde que a tendência é que as práticas de *mindfulness* se estabeleçam tanto como nova abordagem terapêutica quanto sejam absorvidas por outras abordagens.

Segundo dados recentes da *American Mindfulness Research Association* (AMRA), as pesquisas com *mindfulness* começaram a ser publicadas em 1982 com os trabalhos de Jon Kabat-Zinn e tiveram impulso a partir de 2000, relacionado com a publicação do protocolo *Mindfulness-Based Cognitive Therapy* (MBCT), de Teasdale, Williams e Segal, voltado para pacientes recorrentes de depressão maior. Desde então as pesquisas cresceram de forma impressionante, chegando a 842 publicações em 2018.

Desde sua implementação, as abordagens que utilizam *mindfulness* foram se expandindo e sendo adaptadas para diversas condições clínicas e mentais. Hoje tem-se uma grande variedade de protocolos baseados em *mindfulness*.

1. *mindfulness-based stress reduction* (MBSR) – Jon Kabat-Zinn, 1982;[9]
2. *mindfulness-based eating awareness* (MB-EAT) – Kristeller e Hallet, 1999;[10]
3. *mindfulness-based cognitive therapy* (MBCT) – Teasdale, Williams e Segal, 2000;[11]
4. *mindfulness-based relapse prevention* (MBRP) – Witkiewitz, Marlatt e Walker, 2005;[12]
5. outros.

As adaptações continuam, e, atualmente, reconhece-se um grande leque de protocolos que, de forma geral, têm sido chamados de "intervenções baseadas em mindfulness" (*mindfulness-based interventions* – MBIs).

Em 2010, Hoffman *et al.*[13] publicaram um artigo de revisão sistemática e metanálise sobre os efeitos das MBIs em transtornos de ansiedade e depressão. os resultados mostraram efeito terapêutico moderado para sintomas ansiosos (Hedges's $g = 0,63$), assim como para sintomas depressivos (Hedges's $g = 0,59$). Já no caso de transtornos de ansiedade e depressão, o efeito terapêutico encontrado foi robusto (Hedges's $g = 0,97$ e $0,95$, respectivamente), com os resultados se mantendo no *follow-up*.

Em um artigo de revisão de estudos empíricos utilizando *mindfulness* e seus efeitos em saúde psicológica, Keng, Smoski e Robins[14] concluem que as abordagens que se apoiam em *mindfulness* apresentam resultados positivos que incluem bem-estar subjetivo, sintomas psicológicos reduzidos, menos reatividade emocional e melhor regulação de comportamento.

Além das MBIs, abordagens cognitivo-comportamentais têm absorvido o conceito de *mindfulness*, afirmando mesmo que as terapias baseadas em mindfulness são a *terceira onda* da linha de psicologia que se iniciou como terapia comportamental (behaviorismo). Hayes[15,16] nomeia três fases: 1) terapia comportamental tradicional, 2) terapia cognitivo-comportamental e 3) terapias cognitivo-comportamentais mais fundamentadas no contextualismo. Em Herbert e Forman[17] encontram-se oito abordagens diferentes dentro do grande "guarda-chuva" das terapias cognitivo-comportamentais (TCC) que incorporaram ou foram criadas com base no construto de *mindfulness* e seus mecanismos (aceitação).

Além do protocolo MBCT, que se assemelha mais à estrutura proposta por Kabat-Zinn em seu MBSR, podemos citar duas abordagens cognitivo-comportamentais que se apoiam em *mindfulness*. Esse grupo de terapias tem recebido o nome de terapias comportamentais baseadas em aceitação (*acceptance-based behavioral therapies* – ABBTs; Hayes *et al.*;[16] Roemer *et al.*[18]).

A primeira é a terapia de aceitação e compromisso (*acceptance and commitment therapy* – ACT), desenvolvida por Steven Hayes e Kelly Wilson, da Universidade de Nevada, nos Estados Unidos.[19] A ACT se inspira nos conceitos de *mindfulness* sem utilizar práticas meditativas formais nem exigir que os profissionais tenham uma prática pessoal de *mindfulness*. Focando em processos cognitivos e de linguagem, a ACT trabalha a aceitação e a flexibilidade cognitiva com intenção de mudar esquemas psicopatológicos. Não é um protocolo com número fechado de sessões, e, em geral, é realizado individualmente. O conceito de flexibilidade psicológica é um dos eixos centrais dessa abordagem e engloba seis aspectos aqui polarizados:

1. fusão cognitiva × *defusão*;
2. esquiva experiencial × aceitação;
3. falta de valores × valores bem definidos;
4. perder-se em lembranças ou preocupação × estar no momento presente;
5. inação, impulsividade × comprometimento com ação;
6. apego a um *self* idealizado × "eu" no contexto atual.

Uma segunda abordagem a ter o *mindfulness* como embasamento teórico é a *dialectical behavior therapy* – DBT,[20] desenvolvida para pacientes com transtorno de personalidade *borderline*. A DBT integra elementos da TCC e do zen budismo, sem no entanto ensinar práticas formais de meditação. O protocolo tem duração de seis meses a um ano, com encontros semanais individuais e em grupo. O atendimento individual prioriza o desenvolvimento de habilidades para solucionar problemas, equilibrando técnicas de suporte com reflexão, empatia e aceitação. A ênfase recai sobre ensinar os pacientes a lidar com traumas emocionais, diminuindo a reatividade em vez de reduzir crises. Em atendimentos em grupo, o formato segue um modelo psicoeducacional, em que são ensinadas habilidades interpessoais, regulação emocional e habilidades para aceitar situações de estresse.

Em um ensaio clínico controlado pioneiro no Brasil, com o apoio do ProSER, Stubing[21] conduziu o desenvolvimento de um protocolo baseado em *mindfulness* para pacientes adultos internados com transtornos alimentares (TA). O protocolo de oito semanas é semiestruturado e consiste em práticas formais de *mindfulness*, discussão das experiências usando a teoria de *mindfulness* como referencial e outros exercícios terapêuticos, inspirados na psicologia transpessoal, para sedimentar o aprendizado. O objetivo é trabalhar os conceitos de aceitação, não julgamento, não reatividade e autocompaixão de forma ampla, sem necessariamente se referir ao TA. As duas hipóteses primárias do estudo foram confirmadas: a) redução significativa em medidas de ansiedade e efeito terapêutico robusto (BAI – *beck depression inventory*; $p < 0,001$ e $d = 1,26$); b) redução significativa em medidas de depressão e efeito terapêutico robusto (BDI – *beck depression inventory* I; $p < 0,001$ e $d = 1,06$). Outras medidas aplicadas também apresentaram resultados promissores, com efeito terapêutico moderado, assegurando assim a continuidade do trabalho.

Além das terapias baseadas em *mindfulness*, a psicologia (e especialmente a psicoterapia) transpessoal também se mostra como uma abordagem a ser utilizada em conjunto com a investigação religiosa e espiritual realizada em contextos de saúde. A anamnese espiritual desenvolvida pelo ProSER pode ser utilizada antes ou durante um processo de acompanhamento psicológico baseado na abordagem transpessoal.

A psicologia transpessoal

A psicologia transpessoal surgiu nos Estados Unidos, em 1968, a partir do encontro de Abraham Maslow, Anthony Sutich, Stanislav Grof e outros importantes psicólogos e teóricos, entusiasmados com o desenvolvimento de uma psicologia que caminhasse para além das concepções filosóficas e ontológicas da corrente humanista, incluindo a dimensão transcendente ou espiritual, reconhecida e presente na vida de indivíduos autorrealizados.[22] Dessa forma, denominada "a quarta força da psicologia" (tendo sido o behaviorismo, a psicanálise e a psicologia humanista as três forças anteriores), a transpessoal se dedica ao estudo, reconhecimento e conscientização das experiências humanas excepcionais criativas e dos comportamentos associados à capacidade humana de transformação. A psicologia transpessoal leva em conta o trabalho com estados ordinários e não ordinários de consciência, e estuda sua estrutura, funções e desenvolvimento, estendendo sua atuação para além dos limites de consciência do ego e até mesmo transcendendo as limitações convencionais do espaço e do tempo, o que explica o termo *transpessoal*.[23]

Fazendo pontes entre as muitas escolas ocidentais de psicologia e as tradições espirituais do Oriente, a psicologia transpessoal chegou a ser criticada como uma abordagem sincrética,[24] desprovida de consistência conceitual e empírica ou mesmo uma nova forma alternativa de vida, identificada com o fenômeno *new age* e, mais atualmente, com os sistemas de autoajuda, facilmente compreendidos e consumidos na forma de livros, vídeos e cursos rápidos de formação e imersão. No entanto, a psicologia transpessoal segue se afirmando e amadurecendo como uma abordagem importante dentro da história da psicologia, primeiramente por ter encaminhado o olhar e a escuta psicológica para além da patologia, propondo maior abrangência no próprio conceito de saúde e de cuidar, percebendo a complexidade e a natureza multidimensional da consciência humana. O enfoque no estudo dos estados saudáveis que colaboram para a promoção do bem-estar se iniciou com a psicologia humanista, para então se estender para a quarta força da orientação transpessoal. De forma pioneira, Abraham Maslow direcionou a atenção do psicólogo para a compreensão das metanecessidades ou da busca do Ser por sua autorrealização a partir do sentido existencial, do amor, respeito, felicidade e transcendência[25] – um caminho natural que, ao ser impedido, pode gerar adoecimento.

Em segundo lugar, a transpessoal segue se afirmando pela presença de importantes associações ao redor do mundo e no Brasil, pela multiplicação de cursos de pós-graduação em nível de especialização, mestrado e doutorado, além de publicações em revistas científicas, da produção de teses e da realização de congressos científicos, que vêm aumentando ao longo dos anos. Podemos citar como exemplo a International Transpersonal Association (ITA), fundada em 1978 por Stanislav Grof, que oferece várias linhas de cursos presenciais e on line e integra-se a outras importantes iniciativas por meio de parcerias transculturais, com o objetivo de ampliar o conhecimento acerca do campo de atuação da transpessoal e suas possibilidades. Também na Europa, a Eurotas é uma associação que congrega mais de 35 países e oferece uma certificação única reconhecida em todos os países afiliados, garantindo a qualidade de atuação de seus profissionais. Mais recentemente, a Asociación Iberoamericana de Transpessoal (ATI) firmou-se como uma associação que dá voz a movimentos anteriormente desconhecidos que têm feito crescer essa abordagem em países como México, Argentina, Chile, Venezuela e mesmo o Brasil. Aqui, a Alubrat (Associação Luso-Brasileira de Transpessoal) desponta como uma entidade que já ganhou a maioridade, sendo fundada em 1995 e desenvolvendo, entre outras atividades, uma metodologia denominada AIT ou abordagem integrativa transpessoal, ensinada em cursos pioneiros de pós-graduação por todo o país.

Uma análise retrospectiva sobre os caminhos e definições da psicologia transpessoal, ao longo de sua existência, aponta para uma importante mudança em sua identidade. Logo que foi instituída, a transpessoal enfatizava o estudo dos estados alterados ou não ordinários de consciência, e passou mais tarde a ser identificada como a área da psicologia que pesquisa a transcendência, a totalidade ou integralidade do ser e sua capacidade de transformação. Essa visão mais expandida da psicologia transpessoal sugere sua aproximação com a psicologia integral e parece fundamental para o entendimento da condição humana nos dias atuais.[26]

Em relação às intervenções na área da saúde, é importante ressaltar que a psicologia transpessoal não estuda apenas o potencial humano do futuro, mas relaciona-se com uma busca por sentido no momento presente. Transcender ou ir além do pessoal, do ego, não significa buscar lugares subjetivamente distantes no espaço-tempo, mas, como afirma Hartelius,[26] diz respeito a uma presença maior no "aqui-agora", capaz de colocar o indivíduo em contato com um "eu" ou *self* mais profundo e sempre presente, ainda que raramente notado. Essa busca natural da existência humana, traduzida por Frankl como a busca por sentido,[27] reflete o impulso que Maslow descreve como "pulsão de transcendência"[28] e garante que esse ser encontre seus próprios caminhos de cura.

A psicologia transpessoal valida o conhecimento subjetivo do ser humano, posicionando-o como um observador participativo e consciente e não como um observador distante e desinteressado. O prefixo "trans-" vem do latim e, no contexto da transpessoal, significa além do ego, por meio dos conteúdos pessoais e além deles. Talvez sejam mesmo essas as definições que mais completamente caracterizam os diferentes papéis da transpessoal: o estudo e o interesse na investigação dos estados além do ego por meio das experiências dos estados não ordinários de consciência, a ampliação do contexto de estudo da experiência humana visando à integralidade e, por fim, a visão da dimensão transpessoal como catalisadora das transformações mais profundas que o ser humano pode realizar.

Como se pode depreender, a psicologia transpessoal está relacionada, em sua própria definição, aos conceitos de transcendência e espiritualidade, que caracterizam a dimensão além do ego ou transpessoal. Nesse sentido, a inclusão no DSM-IV-TR e no DSM-V dos problemas religiosos e espirituais como categoria diagnóstica[29] reflete não apenas o aumento da sensibilidade para a diversidade cultural por parte dos profissionais de saúde mental, mas também o impacto das práticas clínicas dos psicólogos transpessoais. Entre outros, Boorstein,[30,31] por exemplo, tem dado extensas contribuições a partir de suas pesquisas e práticas que propõem o tratamento de transtornos psiquiátricos por meio da psicoterapia transpessoal.

Em seu aspecto clínico, a orientação transpessoal enfatiza a importância de que o indivíduo seja capaz de integrar à sua existência e ao seu repertório pessoal as experiências transpessoais (também conhecidas como experiências místicas), interpretadas pelas diversas culturas, por meio de seus sistemas de crenças e valores, como experiências religiosas ou espirituais.

Diversos são os nomes empregados para descrever experiências que estão na base da formação de todas as religiões e tradições espirituais e que são muito mais prevalentes na população geral do que se supunha.[32] A possibilidade de integração de aspectos sombrios ou traumáticos da vida a partir do reconhecimento e do trabalho clínico com essas experiências é o grande diferencial da psicologia transpessoal. Trabalham-se os estados não ordinários de consciência com técnicas de indução baseadas em relaxamento, e, com isso, em estado relaxado e mais permissivo, o indivíduo realiza investigações subjetivas de maneira compassiva, com menos julgamento. Dessa maneira, alicerçado em seu próprio sistema de crenças (espirituais, religiosas) e valores (éticos, humanitários), o indivíduo consegue ver a situação-problema (sua dor, o trauma, a doença etc.,) de um ângulo diferenciado, e permite que respostas criativas e autênticas sejam produzidas. Para que esse percurso seja realizado, a psicologia transpessoal conta com a utilização de ferramentas clínicas tais como as visualizações criativas, as imaginações ativas, o trabalho com mandalas, recursos expressivos artísticos, meditações, entre outros. De forma resumida, podemos afirmar que para a psicologia transpessoal a mudança psicoterapêutica ocorre por meio da integração das experiências vivenciadas em estados não ordinários de consciência, proporcionando uma transformação mais profunda no indivíduo, que promove a integração de seus aspectos sombrios, de seu sofrimento. Os psicoterapeutas transpessoais assumem que o que pode ser amplamente chamado de espiritualidade é uma dimensão importante e natural da identidade humana, que pode ser trabalhada e desenvolvida para que se promova o sentido ou propósito das experiências da vida.

Embora a psicologia transpessoal seja um amplo campo de estudos e práticas diversificadas e desenvolvidas em várias partes do mundo, o formato utilizado no atendimento a pacientes ambulatoriais do Instituto de Psiquiatria do HC-FMUSP, por intermédio do ProSER, baseia-se em metodologia criada no Brasil, denominada abordagem integrativa transpessoal (AIT).

A AIT[22] traz uma visão antropológica ampla que nos permite cuidar do outro sob uma perspectiva que integra a dimensão espiritual, com uma linguagem demarcadamente psicológica. Nessa abordagem, os principais conceitos que embasam a aplicação da transpessoal na psicoterapia são articulados de forma dinâmica por meio da integração, pelo indivíduo, dos elementos perceptivos da razão, da emoção, da intuição e da sensação (presentes em todas as experiências vividas, mas de forma parcial ou não explorada). A exploração desses elementos facilita a percepção de um nível mais sutil e inclusivo da realidade além do pessoal.

As técnicas e recursos (verbais e não verbais), utilizados na clínica e sinalizados anteriormente ganham especial sentido quando utilizados no contexto que a AIT denomina dinâmica interativa.[22] Trata-se de um mapeamento dinâmico do paciente e de seus processos psíquicos ao longo da terapia que proporciona ao terapeuta uma visão específica da etapa psicodinâmica em que o paciente se encontra no processo de enfrentamento de seu problema ou conflito. Dessa forma, o terapeuta pode propor a ferramenta mais apropriada a cada momento. As etapas da dinâmica interativa são sete:

1. **Reconhecimento:** é o momento da mobilização interna, quando questionamentos podem emergir. O indivíduo experimenta a sensação de que há algo que não vai bem, começa a olhar com mais propriedade para sua dor.

2. **Identificação:** o sujeito passa a "vivenciar" o processo que emerge, identificando-se com ele. As funções psíquicas da razão, emoção, intuição e sensação (REIS) podem

ser estimuladas pelo terapeuta, no sentido de facilitar a identificação. O indivíduo sente sua dor, pensa sobre ela, experimenta todos os aspectos a ela relacionados de forma vivenciada.

3. **Desidentificação:** essa etapa depende da anterior, não há como se desidentificar do que não foi identificado. Caracteriza-se pelo "ver de fora". O sujeito consegue distinguir entre vivenciar um conflito ou dor circunstancialmente e "ser o conflito" (isto é, interpretá-lo de forma permanente). Nessa etapa emerge a análise, o discernimento crítico e a reflexão, como também a percepção de que ele não "é" a dor ou a doença. O terapeuta deve evitar o risco da racionalização excessiva que pode ocorrer nessa etapa caso a etapa anterior (identificação) não tenha sido bem trabalhada.

4. **Transmutação:** ativa-se o processo de ampliação da consciência e transcendência; a dinâmica psíquica se amplia por meio da utilização de técnicas que favoreçam essa expansão. A percepção mais ampliada favorece novas inter-relações. Há uma percepção paradoxal do conflito, na qual o indivíduo percebe que nada é inteiramente bom ou mau, certo ou errado, e aspectos funcionais e disfuncionais fazem parte de uma mesma realidade. O indivíduo vivencia o conflito e a possível solução simultaneamente.

5. **Transformação:** todo o percurso de superação e enfrentamento é percebido pelo sujeito de forma positiva e não fragmentada. Nessa etapa ocorre a aquisição de um novo repertório, há uma resposta adequada para uma situação antiga e/ou um sentimento de prontidão para novos desafios. O indivíduo consegue fazer uso de seus recursos pessoais anteriormente obscurecidos pela identificação com o sofrimento ou doença. Consegue ver além e sentir-se pronto para mudar.

6. **Elaboração:** o sujeito traz um novo olhar e se sente em uma nova posição, isto é, o estado mental é outro e a percepção da situação é outra. Os *insights* se manifestam e há apreensão global do conhecimento adquirido por meio do processo vivenciado, bem como de seu sentido na vida do indivíduo.

7. **Integração:** a nova percepção produzida na etapa anterior gera novas atitudes e ações. As perspectivas se ampliaram e o indivíduo integra a mudança em seu "ser" com reflexo positivo em seu cotidiano.

Para favorecer a emergência de cada etapa assim como sua resolução rumo à seguinte, o terapeuta escolhe algumas das técnicas não verbais já descritas, entendendo que as etapas da dinâmica interativa devem ser completadas pelo paciente ao término do trabalho terapêutico, ou seja, o paciente deve, preferencialmente, caminhar pelas sete etapas descritas para que o conflito trabalhado seja resolvido e integrado por ele.

Um modelo de atendimento em psicoterapia breve transpessoal no ProSER

A partir da realização da anamnese espiritual (AE) produzida pelo ProSER, são propostas 12 sessões semanais individuais, com duração de 1 hora, aos pacientes ambulatoriais. De acordo com as respostas encontradas na AE realizada anteriormente, o paciente é encorajado a identificar seus recursos pessoais positivos para transformar as dificuldades de seu diagnóstico, entrando em contato com sua dimensão espiritual por meio do reconhecimento de seus valores essenciais. Para tanto, são utilizados o grafismo, a visualização criativa e a imaginação ativa, que trabalham com imagens mentais, sempre precedidos de breves relaxamentos.

As sessões trabalham as sete etapas da dinâmica interativa, até que o paciente possa, ao final da 12ª sessão, conseguir maior aceitação de suas dificuldades e melhor capacidade de lidar com elas, a partir do uso dos pontos de apoio espiritual desenvolvidos nas sessões. Cada sessão deve terminar de forma a proporcionar ao paciente a elaboração dos conteúdos trabalhados, garantindo que este saia dela equilibrado e consciente do processo de cura em andamento. Para melhor ilustrar o processo de atendimento na AIT como um encaminhamento após anamnese espiritual, os quadros a seguir retratam três sessões "modelo", com as técnicas e objetivos pretendidos: a sessão inicial, uma sessão intermediária (na metade do tratamento) e a sessão final.

Parte III – Práticas de Cuidado em Espiritualidade

Quadro 22.1 Sessão inicial.

Sessão 1	Atividade	Tipo de técnica	Objetivos
1	Apresentação e contrato a partir da anamnese espiritual.	Interação verbal e estabelecimento do *rapport*.	Buscar aderência do paciente ao trabalho terapêutico. *Etapa do reconhecimento.*
2	Identificação dos aspectos a serem trabalhados no percurso do tratamento.	Interação verbal e releitura de trechos da anamnese espiritual.	Identificar os pontos de apoio espiritual descritos na anamnese e os pontos deficientes que causam sofrimento. *Etapa do reconhecimento.*
3	Exercício de sensibilização.	Relaxamento e visualização do sábio/mestre interior Estimulação do REIS (razão, emoção, intuição e sensação).	Identificar a fonte pessoal de apoio e conexão com o transcendente. Fazer a relação com os objetivos do acompanhamento. *Etapa da identificação.*
4	Elaboração das qualidades/recursos e desafios encontrados a partir do exercício do sábio. Pede-se um símbolo.	Grafismo e interação verbal.	Ampliar a percepção de si mesmo e de sua capacidade de resolução de problemas. Facilitar a conexão com o transcendente por meio do símbolo. *Etapas da identificação/desidentificação.*
5 Finalização	Combinações para a semana e tarefas	Interação verbal e escrita.	Estimular a aderência do paciente às sessões e sua corresponsabilidade no tratamento. *Etapa da elaboração.*

Quadro 22.2 Sessão intermediária.

Sessão 6	Atividade	Tipo de técnica	Objetivos
1	Aquecimento e resgate do conteúdo trabalhado previamente.	Breve visualização da semana anterior e interação verbal.	Reafirmar as intenções de autocuidado e valorizar o momento. Resgatar o foco/tema trabalhado e as metas já atingidas até aqui. *Etapa do reconhecimento.*
2	Identificação dos aspectos a serem trabalhados na sessão presente.	Interação verbal e uso da anamnese espiritual.	Identificar aspectos da relação do paciente com sua doença que precisam ser transformados. *Etapas do reconhecimento/identificação.*
3	Exercício de sensibilização.	Relaxamento e Imaginação ativa: "o tronco, a árvore e a cabana". Estimulação do REIS (razão, emoção, intuição e sensação).	Ampliar a consciência e transformar sua relação com os aspectos envolvidos em sua doença. Fazer a relação com as respostas da anamnese espiritual. *Etapa da desidentificação.*
4	Elaboração das qualidades/recursos e desafios encontrados a partir do exercício anterior. Pede-se um grafismo.	Grafismo e interação verbal.	Ampliar a percepção de si mesmo e afirmar sua capacidade de transformar-se. *Etapas da transmutação e transformação.*
5 Finalização	Combinações para a semana e tarefas.	Interação verbal e escrita.	Estimular a sensibilidade do paciente para a percepção do processo de transformação em andamento durante a semana. *Etapa da elaboração e integração.*

Quadro 22.3 Sessão final.

Sessão 12	Atividade	Tipo de técnica	Objetivos
1	Aquecimento e resgate do conteúdo trabalhado previamente.	Breve visualização da semana anterior e interação verbal.	Reafirmar as intenções de autocuidado e valorizar o momento de finalização do trabalho. Resgatar as metas já atingidas até aqui. *Etapa do reconhecimento/identificação.*
2	Identificação dos aspectos que foram consolidados e daqueles que podem ser ainda trabalhados.	Interação verbal e uso da anamnese espiritual.	Identificar aspectos da relação do paciente com sua doença/família/trabalho que foram transformados. *Etapas do identificação/transmutação.*
3	Exercício aplicado: construindo um vir a ser mais saudável	Relaxamento e Imaginação ativa: encontro com o sábio/mestre interior para um "renascer" com consciência Estimulação do REIS (razão, emoção, intuição e sensação).	Consolidar metas existenciais. Fortalecer conexão com valores essenciais e com sua saúde. *Etapas da transmutação/transformação.*
4	Elaboração das percepções do exercício anterior. Relação com os objetivos iniciais do trabalho. Pede-se um grafismo.	Grafismo: desenhe seu ser atual	Favorecer o compromisso com a realização das metas existenciais visualizadas. Valorizar as conquistas do trabalho. *Etapas da transformação/elaboração.*
5	Finalização	Interação verbal	Estimular a integração dos benefícios do trabalho em todas as áreas da vida. Garantir a continuidade do autocuidado. *Etapas da elaboração/integração.*

Considerações finais

A investigação religiosa e espiritual, tal como realizada por meio da anamnese espiritual desenvolvida pelo ProSER, pode ser potencializada e garantir resultados terapêuticos quando explorada pelas abordagens aqui descritas. O *mindfulness* e as terapias baseadas em *mindfulness* possibilitam a atenção e aceitação compassivas daquilo que se apresenta ao indivíduo a cada momento, permitindo a redução de pensamentos automáticos e comportamentos reativos. A psicologia transpessoal, por sua vez, favorece a percepção dos aspectos saudáveis do indivíduo e o sentido que ele pode dar às experiências de sofrimento na vida. Por meio de recursos terapêuticos e da inclusão da dimensão espiritual no bojo do tratamento, a criação de novos repertórios de enfrentamento é facilitada e o indivíduo tem a possibilidade de integrar aspectos difíceis relacionados à sua doença ou diagnóstico, levando em consideração suas crenças espirituais e/ou valores existenciais mais profundos.

Referências

1. Pargament KN. The psychology of religion and coping: theory, research and practice. Guilford Press, 1997.
2. Pargament KI, Kennell J, Hathaway W, Grevengoed N, Newman J, Jones W. Religion and the problem-solving process: Three styles of coping. J Sci Study of Relig. 1988;27(1):90-104.
3. Thera S. The way of mindfulness. The Sattipatthana Sutta and its commentary [online]. 1998. Disponível na Internet: http://www.accesstoinsight.org/lib/authors/soma/wayof.html#comment (mar 2019).
4. Arias AJ, Steinberg K, Banga A, Trestman RL. Systematic review of the efficacy of meditation techniques as treatments for medical illness. J Altern Complement Med. 2006;12(8):817-32.
5. Wallace BA. Minding closely: the four applications of mindfulness [Kindle edition]. New York, Snow Lion Publication: 2011.
6. Kabat-Zinn J. Wherever you go, there you are: mindfulness meditation for everyday life [Kindle version]. London, Piatkus: 1994.
7. Bishop RS, Lau M, Shapiro S, Carlson L, Anderson ND, Carmody J et al. Mindfulness: a proposed operational definition. J Clin Psychol: Science and Practice. 2004;11(3):230-41.
8. Shapiro S, Carlson LE, Astin JA, Freedman B. Mechanisms of mindfulness. J Clin Psychol. 2006;62(3):373-86.
9. Kabat-Zinn J. An outpatient program in behavioral medicine for chronic pain patients based on the practice of mindfulness meditation: theoretical considerations and preliminary results. J Gen Hosp Psychiatry. 1982;4:33-47.
10. Kristeller JL, Hallett CB. An exploratory study of a meditation-based intervention for binge eating disorder. J Health Psychol. 1999;4(3):357-63.
11. Teasdale JD, Segal ZV, Williams JMG, Ridgeway VA, Soulsby JM, Lau MA. Prevention of relapse/recurrence of major depression by mindfulness-based cognitive therapy. J Consult Clin Psychol. 2000;68(4):615-23.
12. Witkiewitz, Marlatt e Walker, 2005.
13. Hoffman SG, Sawyer AT, Witt AA, Oh D. The effects of mindfulness-based therapy on anxiety and depression: a meta-analytic review. J Consult Clin Psychol. 2010;78(2):169-83.
14. Keng SL, Smoski MJ, Robins CL. Effects of mindfulness on psychological health: a review of empirical studies. Clin Psychol Rev. 2011 Aug. 31;(6):1041-56.
15. Hayes SC. Acceptance and commitment therapy, relational frame theory, and the third wave of behavioral and cognitive therapies. Behavior Therapy. 2004;35:639-65.
16. Hayes SC, Luoma JB, Bond FW, Masuda A, Lillis J. Acceptance and commitment therapy: model, process and outcomes. Behavior Research and Therapy. 2006;44:1-25.
17. Herbert JD, Forman EM, editors. Acceptance and mindfulness in cognitive behavior therapy: understanding and applying the new therapies [Kindle version]. New Jersey, John Wiley & Sons: 2011.
18. Roemer L, Williston SK, Eustis EH, Orsillo SM. Mindfulness and acceptance-based behavioral therapies for anxiety disorders. J Curr Psychiatry Rep. 2013;15:410.
19. Hayes SC, Wilson KG. Acceptance and commitment therapy: altering the verbal support for experiential avoidance. The Behavior Analyst. 1994;17:289-303.
20. Linehan MM, Armstrong HE, Suarez A, Allmon D, Heard HL. Cognitive-behavioral treatment for chronically parasuicidal borderline patients. Arch Gen Psychiatry (JAMA). 1991;48:1060-4.
21. Stubing KS. Uma intervenção com meditação para pacientes internados com transtorno alimentar [dissertação]. São Paulo, Faculdade de Medicina da Universidade de São Paulo/Programa de Psiquiatria; 2015.
22. Saldanha V. Psicologia transpessoal: abordagem integrativa. Um conhecimento emergente em psicologia da consciência. Ijuí, Ed. Unijuí: 2008.
23. Cunningham PF. A primer of transpersonal psychology [monografia]. Nashua, EUA, Departamento de Psicologia de Rivier College: 2011.
24. Parizi VG. Psicologia transpessoal: algumas notas sobre sua história, crítica e perspectivas. Psic Ver. 2006;15(1):109-28.
25. Barros MCM. A travessia dos momentos críticos vitais: a abordagem transpessoal e a resignificação do sofrimento causado pelo adoecimento. In: Margaret R, organizer. Cuidado integral: ações contemporâneas em saúde. Campinas, Mercado das Letras: 2012.

26. Hartelius G, Caplan M, Rardin MA. Transpersonal psychology: defining the past, divining the future. The Humanistic Psychol. 2007;35(2):1-26.
27. Frankl VE. Em busca de sentido: um psicólogo no campo de concentração. Petrópolis, Vozes: 1991.
28. Maslow AH. Toward a psychology of being, 2nd ed. New York, Van Nostrand: 1968.
29. Lukoff D, Turner R, Lu F. Transpersonal psychology research review. The J Transpersonal Psychol. 1992;24(1):41-60.
30. Boorstein S. Clinical studies in transpersonal psychotherapy. Albany, State University of New York Press: 1997.
31. Boorstein S. Transpersonal psychology. Am J of Psychother. 2000;54(3).
32. Machado FR, Zangari W, Maraldi EO, Martins LB, Shimabucuro AH. Contribuições da psicologia para a compreensão das relações entre a espiritualidade, a religiosidade e as experiências anômalas. Clareira – Revista de Filosofia da Região Amazônica. 2016;3(2).
33. Kabat-Zinn, J. Full catastrophe living: using the wisdom of your body and mind to face stress, pain and illness [Kindle version]. Cambridge (England), Delta Books: 1990.
34. Kabat-Zinn J, Massion AO, Kristeller J, Peterson LG, Fletcher KE, Pbert L et al. Effectiveness of a meditation-based stress reduction program in the treatment of anxiety disorders. Amer J Psychiatry. 1992;149:936-43.
35. Witkiewitz K, Bowen S. Depression, craving, and substance use following a randomized trial of mindfulness-based relapse prevention. J Consult Clin Psychol. 2010;78(3):362-74.
36. Zylowska L, Ackerman DL, Yang MH, Futrell JL, Horton NL, Hale TS et al. Mindfulness meditation training in adults and adolescents with ADHD: a feasibility study. J Attention Disorders. 11(6):737-46; 2008.

Meditação e *Mindfulness* como Recursos em Espiritualidade

Maria Fernanda Silva

> "Todo ser humano tem um anseio íntimo que vai além do anseio pela satisfação emocional e criativa. Esse anseio vem da percepção de que é preciso haver um estado de consciência ainda mais satisfatório e uma capacidade maior de viver a vida."
> *Susan Thesenga, 1999.*

Para começar a refletir

Ao falarmos a palavra "meditação", imediatamente nos vêm à mente questões de cunho filosófico e/ou religioso e, automaticamente, somos convidados a lembrar das mensagens e lições deixadas pelas tradições culturais do Oriente, afinal foram elas que melhor descreveram e relataram as práticas meditativas que, ao longo dos tempos, despertam a curiosidade e ganham força no Ocidente.[1,2]

De modo geral, a meditação pode ser definida como um conjunto de práticas milenares, presente nas civilizações antigas como China, Índia e em outras tradições religiosas, que datam de 1.500 a 300 antes de Cristo. Em cada uma dessas linhagens, a meditação se constitui como caminho espiritual para alcançar a transcendência ou a espiritualidade.[1,3] Ou ainda:

> Técnica que produz deliberadamente formas de êxtase, estados experimentais de consciência que podem ser usados para aprendermos a respeito de nós mesmos e do mundo, para desenvolver o nosso potencial mental e ampliar as suas possibilidades (Johnson[4]).

Comenta-se que há uma enorme diversidade de práticas meditativas que nasceram das tradições religiosas orientais, sendo as mais conhecidas a hinduísta, a zen budista e a transcendental. Além dessas, determinados exercícios utilizam linguagens e posturas, como a ioga e atualmente o *mindfulness*. As técnicas meditativas, em geral, buscam treinar a mente com foco na atenção por meio da respiração. Por essa razão, podem ser consideradas um processo de aperfeiçoamento da atenção. A intenção primordial é que o indivíduo se conecte consigo mesmo no momento presente.[5,6] A meditação pode ser descrita como um "treinamento mental capaz de produzir maior integração entre mente, corpo e mundo externo".[5]

Meditação não é religião, embora tenha surgido de tradições religiosas. Muitas pessoas, atualmente, buscam a meditação com o objetivo de obter mais felicidade, obter maior bem-estar psicológico, melhorar a concentração, perceber e manejar de modo menos reativo as emoções, ter mais paz interior, melhorar a saúde e diminuir o estresse.[7,8]

Porém, na perspectiva das filosofias do Oriente, entre elas o budismo, a meditação é uma disciplina espiritual que favorece os praticantes a alcançar algum nível de controle sobre os pensamentos e emoções. "O budismo esclarece que o nosso estado mental normal, nossos pensamentos e emoções são descontrolados e rebeldes; e como nos falta disciplina mental para dominá-los, [...] são eles que nos controlam".[9] De acordo com o Dalai-Lama, nós necessitamos inverter esse ciclo para que possamos adquirir saúde física e mental e nos libertar de ações negativas impulsivas, ganhando estabilidade e harmonia sobre nossa própria mente. Meditar é educar a mente.[9]

Meditar não implica assumir compromissos religiosos. No entanto, as pessoas que meditam adotam atitude mais compassiva. Meditar é ter mais clareza, cultivar uma consciência profunda que nos permite agir de acordo com nossos valores. A meditação é vista como caminho para chegar a si mesmo, ao autoconhecimento, ao desenvolvimento da consciência, da espiritualidade e da felicidade, que é desejo de todo ser humano.[7,2]

Acompanhando esse raciocínio, Gyatso[10] pondera que para o ser humano alcançar a felicidade desejada ele precisa desenvolver paz interior. "Sem paz interior, não existe verdadeira felicidade". Ele adverte que o verdadeiro caminho para a felicidade é controlar a própria mente. Os problemas e o sofrimento humano, na visão das tradições filosóficas orientais, residem na mente e não fora dela. A ideia de que a felicidade depende das condições exteriores da vida é equivocada. Ele afirma que o progresso material não trouxe mais felicidade nem reduziu os problemas. Ao contrário, hoje existem mais sofrimentos e mais adoecimentos. Dentro da tradição filosófica espiritual, atingir a iluminação é o único meio de satisfazer o desejo profundo de felicidade. E a meditação é um caminho que ajuda a cultivar a consciência plena e a alcançar a iluminação.[10]

Josef Pieper, teólogo americano mencionado por Wallace,[2] esclarece:

> [...] o principal elemento envolvido no conceito de contemplação é a percepção silenciosa da realidade. Essa é [...] a forma de conhecimento alcançada não por meio do pensamento, mas da visão. [...] diferente do conhecimento objetivo, a contemplação não se dirige meramente para o seu objeto; ela já repousa nele.[2]

Na visão científica, a meditação é descrita como um treinamento mental que busca desenvolver habilidades autorregulatórias, traz clareza mental, reduz os níveis dos hormônios estressores (cortisol e adrenalina) e atua também nas dimensões emocional e cognitiva, melhorando o humor, trazendo bem-estar.[11,7]

Seguindo o mesmo raciocínio, Demarzo,[12] de modo simplificado, expõe: "Pode-se definir meditação como uma prática de integração mente-corpo baseada na vivência do momento presente, com consciência plena e não julgadora a cada instante". O autor menciona e expõe a definição de um dos responsáveis pela ocidentalização das práticas de meditação focada na saúde, John Kabat-Zinn. Ele afirma que meditação é "a simplicidade em si mesma". Basta parar e ter atenção ao momento presente.[12]

Demarzo[12] complementa sua explanação com a definição de outros autores, pontuando que eles definem a meditação segundo cinco parâmetros:

- É um estado autoinduzido, autoaplicável.
- É um estado obtido por uma técnica específica, claramente definida.
- Algum tipo de foco (âncora) é utilizado para evitar o envolvimento com as sequências de pensamentos, sensações ou distrações.
- Envolve "relaxamento da lógica", ou seja, uma estado de "não analisar", "não julgar", "não criar expectativa".
- Em algum ponto do processo, instala-se um relaxamento muscular mensurável.[12]

Jon Kabat-Zinn, no início de seu livro *Viver a catástrofe total: como utilizar a sabedoria do corpo e da mente para enfrentar o estresse, a dor e a doença*,[13] lançado em 2017, expõe sua concepção sobre o que é meditar: "As práticas meditativas valem por si mesmas. Sua lógica, sua validade empírica e sua sabedoria intrínseca só podem ser conhecidas por meio do cultivo proposital e intencional da meditação na nossa vida e ao longo do tempo".[13]

Atualmente, devido à grande divulgação da ciência, as pessoas buscam diversas técnicas e variações das práticas meditativas pela necessidade de encontrar formas de sobreviver dignamente em um mundo tão caótico, criado pelo próprio ser humano. Aos poucos, as pessoas percebem que olhar para dentro de si é o único caminho para lidar com as metamorfoses do mundo e de se adaptar a elas.[8]

Mesmo que algumas pessoas sejam céticas e se distanciem das crenças espirituais, elas percebem que a prática meditativa é um caminho saudável e pacífico que não se restringe aos monges ou religiosos, mas pode ser trilhado e experimentado por todos os que desejam melhorar a qualidade de vida, a saúde e ganhar mais serenidade.[1,11]

Na cultura ocidental, ainda não estamos acostumados com a noção de caminho ou trilha. Esse conceito veio do oriente antigo, da China. A noção de uma lei universal que rege todas as coisas, o ser ou não ser. Viver desse conceito é aceitar a vida que se apresenta a cada momento. "O desafio é conseguir ver dessa maneira e viver de acordo com o modo como as coisas são, entrar em harmonia com todas as coisas momento a momento".[13]

Considerando que as informações introdutórias são significativas para começarmos a discorrer sobre o tema meditação, é relevante trazer um pouco do percurso histórico das práticas meditativas. Onde surgiram? Quem foram os precursores? Como chegaram até nós?

Meditação: da antiguidade à atualidade

Buscar a história das práticas e atividades meditativas, como bem comenta Cardoso,[14] não é tarefa fácil. De todo modo, Cardoso apresenta o professor de estudos religiosos da Universidade Estadual de San Diego, na Califórnia, Willard Johnson, autor do livro *Do xamanismo à ciência: uma história da meditação*,[4] um pesquisador que trouxe dados históricos ilustrativos sobre o tema.

Esse pesquisador expõe que, na pré-história, os homens entravam em estado alterado de consciência, ou êxtase, quando da experiência sexual, do trauma e do exercício da caça, principalmente pela descoberta do fogo, sendo esses os fatores que propiciaram o estado meditativo espontâneo e as primeiras experiências de estado alterado de consciência. Johnson afirma também que por meio do estado de êxtase houve o despertar da espiritualidade, ou seja, o primeiro contato da evolução da consciência espiritual se deu com a adoração ao fogo.

Johnson,[4] citado por Cardoso,[14] explica que pelo menos há mais de 800 mil anos os homens primitivos se sentavam em volta do fogo e, atraídos pelas chamas, entravam em estado de êxtase, apenas fixando a atenção. Nesse estado de fixação da atenção, conseguiam inibir os estados de ansiedade e estresse, as reações de luta e fuga e o contato com o transcendente, algo maior que eles.

Outra dedução do mesmo autor sugere que os homens primitivos poderiam ter experienciado estados meditativos também nas atividades da caça. Eles necessitavam acalmar a mente e manter atenção total ao se aproximarem das presas. O estado mental silencioso tornava-os indiscerníveis, diminuía as reações e permitia o controle das emoções e dos comportamentos impulsivos. Assim, os homens primitivos desenvolveram essas habilidades de esvaziamento da mente como estratégia de defesa e proteção. (Johnson, *apud* Cardoso[14]).

Cardoso,[14] continuando a referência a Johnson,[4] comenta que as doenças e os acidentes traumáticos podem ter gerado um processo autoinduzido de defesa contra o sofrimento. Ou seja, as doenças graves, os sofrimentos advindos de traumas, podem ter levado a mudanças do estado de consciência de nossos antepassados, levando-os a estados alterados de experiências fora do corpo, ou êxtase e provocando mudanças no estado de espírito que podem ter gerado outros estilos de práticas meditativas.

Além dessas atribuições, há uma enfática afirmação sobre as culturas xamânicas. Parece que estas davam grande importância às experiências meditativas pela autotransformação que delas decorria, pois proporcionavam aos indivíduos contato com o divino, com o poder interior. Sem essas experiências, as pessoas eram vistas como incompletas e incapazes de aproveitar fontes de bem-estar (Johnson, *apud* Cardoso[14]).

Assis[15] também faz alusão a Johnson (1982) informando que, além dos dados já apresentados, os guerreiros primitivos precisavam desenvolver habilidades para enfrentar os inimigos. Da mesma maneira que precisavam manter a atenção para caçar, eles necessitavam silenciar a mente de todos os pensamentos, principalmente os ansiosos, antes de enfrentar os inimigos. Com esse dado, o pesquisador supõe que as artes marciais procedentes do Oriente seriam decorrentes dessa atitude de autocontrole.

Nas antigas civilizações da Ásia, como a Índia, e também da África, os povos se utilizavam das práticas meditativas (Johnson, *apud* Assis[15]). Os membros de uma tribo do deserto de Kalahari denominada Kun San se reuniam semanalmente com o objetivo de buscar a cura, preservar a saúde e o bem-estar. A atividade dessa tribo sobrevive e se mantém até os dias atuais, passando de geração a geração. Essas práticas curativas são partilhadas por outras tribos, sendo denominadas culturas "xamanísticas" por ser o "xamã" (normalmente um ancião) o membro responsável pela cura das doenças. Porém, o que diferenciava as outras tribos da dos Kalahari, além da cura das doenças, era a busca pelos benefícios psicossomáticos, por manter a disciplina para a caça e para lidar com os desafios na luta pela sobrevivência. Dessa forma, acredita Johnson, os xamãs são os antepassados da meditação, de práticas espirituais que foram disseminadas para seus discentes a fim de preservar a cultura, podendo chegar até os dias de hoje por meio do desenvolvimento da escrita.

Complementando o caminho histórico das práticas meditativas, é essencial referir dados encontrados por Cardoso[14] ao citar Benson, Beary e Carol (The relaxation response. *Psychiatry*. 1974). Esses pesquisadores encontraram citações das práticas meditativas na cultura ocidental – em textos cristãos, judaicos e muçulmanos. Contam que o método meditativo era realizado a partir de repetições de orações, palavras, sons ou mantras, sendo a igreja bizantina responsável pelo maior incremento das práticas meditativas no Cristianismo. Textos da tradição judaica (Cabala) do século II a.C. também pregavam iniciações por meio de ritos que buscavam a comunicação com o divino. Os sufis, de tradição muçulmana, usavam repetições de nomes místicos, música e dança com o mesmo objetivo (Benson, Beary e Carol, *apud* Cardoso[14]).

Como chegaram até nós?

No Ocidente, as práticas meditativas ganharam impulso a partir do século XIX, por meio de círculos e estudos espiritualistas na Europa e nos Estados Unidos. Particularmente na cidade de Chicago, em 1883, houve um encontro religioso (*World Parliament of Religions*) em que pela primeira vez ensinamentos foram apresentados por orientais. Desde então, diversos mestres têm sido chamados para passar seus ensinamentos, e gradativamente foram surgindo os primeiros *ashrams* (templos hindus) no Ocidente.[3]

Percebe-se que a chegada das práticas meditativas ao Ocidente foi inicialmente voltada para o campo religioso. No entanto, na década de 1960, cientistas, acadêmicos e intelectuais deram atenção ao tema, principalmente psicólogos, psicanalistas e alguns médicos.[1]

Menezes e Dell'Aglio[16] referem Erich Fromm e Karen Horney sendo os primeiros psicanalistas que se empenharam nesses estudos e que perceberam que tanto a fala (associação livre) quanto a escuta flutuante eram beneficiadas pela atitude compassiva e contemplativa gerada pela meditação. Jung também teve interesse em estudar o tema, pois acreditava que as práticas meditativas eram favoráveis ao acesso das imagens arquetípicas. Na perspectiva da psicologia transpessoal, a meditação é uma ferramenta para alcançar outros níveis de consciência.[17]

Posteriormente, surgiram as pesquisas do Dr. Herbert Benson, cardiologista e professor de Medicina na Universidade de Harvard.[1] O Dr. Benson lançou, em 1975, o livro *The relaxation response*, que se tornou um *best-seller*. Nessa obra, o médico retrata a recuperação de seus pacientes por meio dos exercícios da meditação. No entanto, vale comentar que houve dificuldade para o ambiente científico aceitar as propostas do Dr. Benson. Somente depois de comprovar que o estresse era causa do agravamento de diversas doenças e que a meditação favorecia mudanças emocionais positivas para a redução ou mesmo para a cura de diversas doenças é que outros pesquisadores tomaram iniciativas nesse sentido.

Comprovando e fortalecendo os laços entre a ciência ocidental e as práticas orientais, Goleman[1] observou que pessoas que meditavam regularmente eram menos ansiosas, tinham menos problemas psicológicos e menos adoecimento psicossomático. Em contrapartida, pode-se constatar que pessoas ansiosas, quando enfrentam dificuldades comuns e rotineiras, assumem uma postura que aumenta a tensão, mobiliza o corpo para enfrentar, seja qual for o problema, como se fosse uma "grande catástrofe", ocasionando desgaste emocional e físico. Por sua vez, pessoas que meditam regularmente lidam com o estresse de forma a quebrar a espiral da reação de enfrentamento, luta e fuga.

Em síntese, os efeitos da prática contínua oferecem efeitos cumulativos, melhora do humor e redução da fadiga crônica e da ansiedade, acentuando capacidades cognitivas como atenção e memória, contribuindo para o desenvolvimento de habilidades para lidar de forma consciente com as emoções e eventos traumáticos. "Meu estudo talvez explique a menor incidência de ansiedade e distúrbios psicossomáticos entre aqueles que meditam".[1]

Atualmente, estudos e pesquisa científica se entrelaçam com as filosofias orientais e comprovam significativas contribuições. Jon Kabat-Zinn tem sido visto como um importante representante desses estudos. Ele experimentou e desenvolveu práticas e ensinamentos que recebeu de mestres e monges budistas para serem aplicados em pacientes na sua clínica nos Estados Unidos. Na década de 1970, na Universidade de Massachusetts, Kabat-Zinn, juntamente com seus colaboradores, criou o programa MBSR (*mindfulness-based stress reduction*), redução do estresse baseada em *mindfulness*. Nesse programa foram comprovadas redução da dor crônica; redução do afeto negativo; diminuição dos sintomas de estresse, ansiedade e, principalmente, dos sintomas da depressão; melhora dos padrões atencionais. Comprovados também humor positivo e aumento das sensações de bem-estar físico e psicológico.[11,18]

O Dr. Jon Kabat-Zinn verificou que, após a utilização das práticas meditativas junto com a ioga, dispensando inclusive o uso de medicamentos analgésicos, os pacientes mantiveram os benefícios até quatro anos após terem sido treinados.[1]

Os benefícios da meditação estão além da saúde física

Wallace[2] acredita que, ao cultivar e adotar um estilo de vida mais ético, as pessoas poderão alcançar o bem-estar psicológico que advém de uma mente saudável e equilibrada, sendo as práticas meditativas um meio de obtê-las.

O Professor Marcelo Demarzo, da Universidade Federal de São Paulo, refere que estudos experimentais e ensaios clínicos controlados e randomizados realizados por neurocientistas, psicólogos e psiquiatras investigam e fazem comparações das atividades cerebrais entre praticantes e não praticantes. Os resultados revelam que as pessoas que fazem uso regular de atividades meditativas apresentam níveis mais baixos de ansiedade, recuperam mais rapidamente o equilíbrio ante situações estressoras, desenvolvem habilidades de autorregulação corpo/mente, vivem com mais qualidade de vida, alcançam mais saúde, bem-estar e se sentem mais felizes do que as pessoas que não praticam meditação.[12]

Em 2005, Goleman[1] já havia constatado esses benefícios em seus estudos. Como anteriormente citado, o referido autor destacava que o organismo humano não distingue entre um perigo real e um iminente, portanto a reação neurofisiológica ao estresse compromete todo o sistema emocional e fisiológico, independentemente de o evento estressor ser real ou imaginário. Em suma, a meditação agiria como ação preventiva, protegendo o organismo e favorecendo a mente. Os praticantes de meditação se tornam mais felizes que as pessoas que não meditam, independentemente de serem pessoas comuns ou religiosas.[1,19,10]

A meditação contribui para o autoconhecimento e reduz pensamentos disfuncionais automáticos, promovendo estados emocionais mais positivos que caracterizam a condição de maior saúde mental e bem-estar.[17,20] Pode também "ajudar a diminuir o sofrimento, uma vez que desencadeia uma série de processos que se associam a uma vida emocional saudável". O que vem se percebendo é que, por meio da sustentação da atenção advinda da meditação, as habilidades autorregulatórias são aprimoradas, melhorando a cognição e as respostas emocionais ao estresse.

Modos e caminhos das práticas meditativas

Como mencionado no início do capítulo, e segundo alguns teóricos, Cardoso,[14] Demarzo[12] e Menezes,[11] as práticas meditativas possuem características específicas, porém um objetivo comum: a autorregulação da atenção.

Gyatso, mestre de meditação, professor de budismo e autor de diversos livros, explica que há dois tipos de meditação: a analítica e a posicionada. A analítica consiste em contemplar uma instrução que tenha sido passada por um instrutor espiritual, o que pode ser realizado com base em algo lido ou ouvido. Após contemplar profundamente a instrução, um estado mental virtuoso nasce, e, nesse momento, tal estado virtuoso passa a ser o objeto da meditação posicionada. Gyatso esclarece que a concentração unifocalizada é a meditação posicionada. Ou seja, a meditação posicionada depende da analítica e esta depende da leitura ou de alguma instrução espiritual.

Algumas dessas técnicas podem ser realizadas de olhos abertos ou semifechados, e nesse caso a orientação pode ser se concentrar em algum objeto externo ou simplesmente manter o olhar em um ponto fixo. Em outros casos, a orientação é manter os olhos fechados, preservando uma imagem mental nítida, que pode ser de algum símbolo sagrado ou não. Algumas práticas que também podem variar de posicionamento: sentado (em diferentes posturas), deitado, caminhando, dançando, girando etc.[6]

Dentre as muitas técnicas ensinadas pelo budismo, treinar a atenção na respiração é a mais amplamente praticada. "A pessoa começa focando nas sensações táteis da respiração, passando pelos orifícios das narinas. Com o tempo, a pessoa passa a sentir o corpo leve e a respiração vai se tornando cada vez mais sutil. Finalmente, ao concentrar atenção nesse ponto da respiração, bem ali surge espontaneamente uma imagem mental, na qual a pessoa se mantém focada".[2]

De qualquer modo o "ponto de concordância mais forte entre as escolas de meditação é o da importância de se exercitar a atenção".[1] O critério de classificação segue a técnica: *concentração ou estado consciente*. Na primeira, a mente se concentra em um objeto mental fixo, que pode ser um mantra, a respiração ou uma oração, ou ainda a fixação de uma imagem. Nesse caso, meditar é fixar o foco em um único ponto, e sempre que a mente se dispersar deve voltar ao ponto. Exemplos das técnicas concentrativas: *bhakti*, cabala, *sufi*, *raja ioga*, meditação transcendental, *kundalini ioga*.

A tipologia *consciente, ou atenção plena*, consiste em observar a mente, percebendo o que acontece no momento presente, sem expectativas, julgamentos, ou críticas, sendo compassivo consigo mesmo. Exemplos: *Gurdjieff, Krishnamurti* e *mindfulness*.

"Em essência, a atenção plena permite que você capte os padrões dos pensamentos negativos antes que eles o lancem numa espiral descente."[7] Ou seja, essas técnicas nos habilitam a lidar com os pensamentos negativos, tornando-nos conscientes de nossas atitudes, gerando mudanças sobre nossa própria vida e não permitindo que a mente seja a controladora, como menciona o Dalai-Lama no livro *Transformando a mente*.[9]

Ainda há escolas, chamadas de integradas, que utilizam as duas formas – budismo tibetano, *theravada*, e o zen[1] –, o que confirma a explicação anterior de monge Gyatso.

Mindfulness: o encontro da ciência ocidental com a espiritualidade oriental

O *mindfulness* pode ser considerado um conceito em construção, que envolve a perspectiva do autoconhecimento, do autocuidado ampliado, ao integrar a unicidade corpo-mente. Embora procedente de filosofias orientais de meditação, sendo algumas originárias do budismo, as práticas não demandam qualquer crença religiosa, podendo ser empregadas por religiosos ou não. Todas as pessoas que quiserem melhorar suas capacidades atencionais podem ser praticantes de *mindfulness*.[21]

> [...] as práticas de *mindfulness* não existem isoladas, mas estão imersas em uma matriz de diversas técnicas com vários propósitos e pré-requisitos. Estes podem ser agrupados em cinco categorias primárias: 1) refinar a atenção. 2) alcançar *insight* através de *mindfulness*, 3) cultivar um bom coração, 4) explorar a natureza última da realidade, 5) realizar a Grande Perfeição – o culminar do caminho para iluminação" (Wallace, *apud* Stubing[6]).

O termo *mindfulness* advém da tradução da língua pali para a palavra *sati*, que significa recordar, lembrar. Apesar de ter base nas tradições budistas e de utilizar métodos meditativos, não tem intenção de pregar, de catequizar pessoas ou difundir ensinamentos religiosos. "É uma terapia secular sem qualquer reminiscência religiosa ou cultural, com uma sólida base científica."[12]

De acordo com Demarzo e Campayo,[8] *mindfulness* refere-se a um estado da mente humana, presente em todos os indivíduos, em maior ou menor intensidade. Um estado que pode ser treinado e reaprendido. As práticas de *mindfulness* buscam manter o estado mental no presente, momento a momento, de forma intencional, sem julgamentos nem críticas e sem reagir de modo equivocado, apenas aceitando o que houver, com curiosidade, sendo compassivo consigo mesmo.[12]

O *mindfulness* pode ser considerado também um estilo de vida, um modo de ser que nos permite viver com mais consciência na realidade presente; é a capacidade de analisar serenamente e sem julgamentos as experiências da vida, sejam elas internas (pensamentos, emoções ou sensações do corpo) ou externas (relação com o meio, as pessoas, a natureza e situações em geral), tendo a oportunidade de escolher como responder a cada momento sem agir no modo "piloto automático".

Essa qualidade de consciência é a base de qualquer vida criativa e nos torna mais honestos, atentos, corajosos, com maior capacidade de fazer melhores escolhas e de nos comportarmos momento a momento conscientemente. Desse modo, é possível viver com um profundo senso de iniciativa e de presença plena em nossas vidas.[7]

Os praticantes de *mindfulness* não necessitam se abster da vida ou ficar retirados para a realização das práticas; ao invés disso, são ensinados que é possível experienciar a vida de forma *mindful* em qualquer lugar onde estejam. Kabat-Zinn explica que todos nós, seres humanos, temos recursos internos que nos são inerentes, que precisamos reconhecer para acessá-los. "Os recursos que podem ser aproveitados e utilizados, trazidos à tona – como a incessante capacidade de aprender, crescer, recuperar a saúde integral e transformar a nós mesmos."[13]

Observa-se que, assim como budismo, as práticas meditativas, entre elas o *mindfulness*, podem ser consideradas caminhos que possibilitam o autoconhecimento, o autocuidado e o desenvolvimento pessoal. Por meio do treinamento da atenção plena ou *mindfulness*, os objetivos principais das práticas meditativas podem ser alcançados: "maior lucidez, percepção clara de si mesmo e dos fatos, e de que é possível libertar-se de emoções consideradas perturbadoras, como apego, raiva, ignorância, e ainda cultivar qualidades positivas, como compaixão, alegria e equanimidade".[17]

Outra proposta apresentada na metodologia do *mindfulness* é vivenciar e valorizar o momento presente. Esse é um dos aspectos mais reforçados pelos mestres, monges, professores, instrutores ou orientadores das filosofias espiritualistas, orientais ou não, que ensinam e praticam meditação. A orientação de perceber e sentir a realidade da forma como é, no aqui e agora, é uma das condições para conseguir reduzir o estresse e a ansiedade, alcançar a paz interior, a saúde mental e melhorar os relacionamentos a partir do cultivo da paciência e da aceitação da realidade.[13,7]

Essa é uma proposta de vida que foi mencionada pelo mais importante mestre da era cristã, Jesus: "Não vos preocupeis, portanto, demasiadamente com o dia de amanhã. A cada dia basta o seu cuidado" (Mt, 6,34).

Assim como essa mensagem, outro importante ensinamento diz respeito aos sentimentos de apego e desapego. O apego é considerado um desejo incontrolável de posse, que oprime e destrói a vida das pessoas. Esse sentimento é tido como um prejuízo à saúde mental e emocional das pessoas. Na filosofia oriental, o apego é visto de maneira tão negativa quanto os sentimentos de raiva e orgulho, prejudicial aos relacionamentos e causa de inúmeros sofrimentos. Jon Kabat-Zinn refere:

> O cultivo da atitude de "soltar" ou o não apego, é fundamental para a prática de *mindfulness*. Quando começamos a prestar atenção à nossa experiência interior, logo descobrimos que há certos pensamentos, sentimentos e situações aos quais a mente para de querer se agarrar. [...] O desapego é uma forma de deixar as coisas serem como são, de aceitar as coisas como são.[13]

Por meio do treino da atenção plena, *mindfulness*, outros benefícios podem ser alcançados. De acordo com Kabat-Zinn, a essência natural do *mindfulness* é permitir aos indivíduos olhar profundamente para dentro de si mesmos com um espírito de autoinvestigação, autocompreensão e autoaceitação. Para se transformar é preciso se olhar.[13]

> Em poucas palavras, *mindfulness* é a consciência de momento a momento sem julgamento. É cultivada quando prestamos atenção de modo intencional a coisas que normalmente desconsideramos. É uma abordagem sistemática para o desenvolvimento de novos tipos de intencionalidade, autonomia e sabedoria, com base na capacidade interna de prestar atenção.[13]

Stubing se refere à profundidade do conceito de *mindfulness* na perspectiva budista, chamando a atenção sobre a importância do cultivo de comportamentos éticos, de estados afetivos baseados na gentileza, paciência, tolerância, aceitação sem expectativas, empatia e abertura.[6]

> *Mindfulness* é a viagem de uma vida inteira ao longo do caminho que, em última instância, não leva a lugar nenhum, apenas a quem somos. O caminho da consciência está sempre aqui, sempre acessível para nós a cada momento.[13]

Ciência, meditação e espiritualidade

Alan Wallace, autor do livro *Ciência contemplativa: onde o budismo e a neurociência se encontram*,[2] menciona que, embora o enorme crescimento científico possa ter sido essencial para o desenvolvimento econômico e social, principalmente na área da saúde, não trouxe crescimento ético, sabedoria, felicidade e muito menos compaixão entre os indivíduos, que são os objetivos principais das filosofias contemplativas.[2]

Na perspectiva das práticas meditativas espirituais do Oriente, "meditar é se concentrar num objetivo virtuoso e é a causa principal da paz interior. A prática de meditação é um método para nos acostumarmos com as virtudes".[10] Sempre que meditamos, podemos realizar uma atividade que gerará paz interior. O propósito fundamental da meditação é acalmar a mente. Quando nossa mente está em paz, estamos livres dos sofrimentos e preocupações, experimentando a verdadeira felicidade. O treinamento contínuo da meditação torna a mente mais serena, e vagarosamente começaremos a compreender que somos dotados de possibilidades infinitas, e que esse é o conhecimento que precisamos compartilhar, para que, mesmo em situações adversas, possamos nos sentir, por mais tempo, mais felizes.

A meditação promove a iluminação espiritual, que é um caminho para o ser humano alcançar a almejada felicidade pura e duradoura. Essa prática traz sabedoria e a compreensão de que a felicidade não consiste na obtenção de bens materiais. "Se não estivermos em paz, não seremos felizes ainda que as condições exteriores sejam perfeitas".[10] Gyatso explica que o progresso material não trouxe mais felicidade ou reduziu os problemas, perigos e sofrimentos humanos. Pelo contrário, a ignorância sobre as questões espirituais distanciou o ser humano do contato consigo mesmo e com o divino em si mesmo. A meditação nos aproxima de nós mesmos, e, quando passamos a nos entender melhor, torna-se mais simples compreender o sentido e o propósito de nossa existência.[22]

Meditar é nutrir a mente de energias, é se unir e se integrar. Quando a mente consciente abraça a mente inconsciente (atenção plena à própria mente), passamos a sentir energias de fontes divinas fluindo através de nós. Meditar é sintonizar-se com a natureza do espírito do amor. "É, lentamente, recolher-se e escutar o som da paz interior, conectando-nos pacificamente com tudo, unindo-nos a tudo, tornando-nos um com todos".[22]

A mente humana é uma ferramenta que deve ser usada a nosso favor, e não para nos controlar. Essa percepção nos coloca perante o desafio de agir de maneira nova, assegura o equilíbrio mental, nos motiva a cultivar a consciência plena, a praticar o perdão e a gratidão. Essas atitudes favorecem o despertar para a espiritualidade e a consequente felicidade.[19,9]

Hapeé[22] acredita que existem três caminhos que levam a uma vida mais conectada com a espiritualizada e, portanto, mais feliz:

1. O primeiro é o caminho do sofrimento. Nele, as pessoas sofrem as próprias negatividades, que surgem dos pensamentos e comportamentos inadequados, além da crença de que para se iluminar é necessário sofrer. O autor acredita ser esse um grande equívoco, pois cada ser humano possui um poder criador que já é iluminado e passível de ser acessado pela introspecção. Se nos conectarmos com essa luz dentro de cada ser humano, seremos guiados pela consciência espontânea para o que é melhor e mais apropriado para nós.

2. O segundo caminho do desenvolvimento espiritual é o do servir. Por meio do desenvolvimento de hábitos de atenção a si mesmo e aos outros; da qualidade dos trabalhos que desenvolvemos em benefício próprio e para os outros, desfrutando do contentamento pelo que realizamos em prol da construção de um mundo melhor para todos.

3. O terceiro caminho espiritual, e segundo o autor, o mais rápido, é caminho de transformação da consciência. "Esse é o caminho alquímico no qual podemos nos enxergar e também as nossas atitudes para decidir por mudanças, quando observamos uma vibração que não nos serve, nem aos outros."[22] Nesse caminho é possível identificar crenças negativas e apegos, e então discernir e abrir mão daquilo que nos tira a paz e nos afasta das leis universais do amor e do perdão.

O desafio desse caminho é viver a vida em *mindfulness*. Ou seja, concentrar a atenção no aqui e no agora, no presente. A vida é sempre o agora. Quando nossa mente nos leva demasiadamente para o passado ou futuro, os pensamentos nos afastam de nós e do que acontece no momento presente, provocando sofrimento e infelicidade. É necessário aprender a deixar o passado e as expectativas do futuro, "deixar o velho e mudar para o novo", nos preparar para a transformação. A consciência do agora acessa nossa percepção e capacidades intuitivas, que nos comunicam com fontes inesgotáveis de bem-estar. "Tal processo é chamado de redespertar, e nele tudo se torna impregnado de bom sendo e propósito; nele velhas crenças e opiniões, que não mais se ajustam à nova consciência, rendem-se a ela."[22]

Cada vez que meditamos, percebemos o que acontece em nossas mentes momento a momento, criando equilíbrio e paz. A harmonia conquistada nos eleva, imediatamente, a energias superiores. No momento em nos damos conta de nós mesmos, como seres capazes e dotados de possibilidades ilimitadas, nos tornamos uno com Deus, Grande Espírito, Cristo, Buda, enfim, com o sagrado dentro de nós. Quem se propõe a buscar a espiritualidade a partir do equilíbrio e a exercitá-la como prática de vida estará vivendo mais plenamente feliz.[22]

O caminho da consciência é um caminho que deve ser percorrido, cultivado na prática do dia a dia. Viver com consciência é um modo de ser, uma maneira de viver cada momento plenamente. Esse é um caminho pessoal e único.[13]

Podemos então observar que tanto a meditação quanto o *mindfulness* (atenção plena) podem contribuir para o desenvolvimento espiritual, sendo a espiritualidade definida como a propensão humana a buscar sentido e significado para a vida, por meios que podem transcender o tangível. Um sentido de conexão com algo maior que si mesmo, que pode ou não incluir participação ou filiação religiosa formal. É essencial esclarecer que religião e espiritualidade, embora tenham pontos de ligação, não são a mesma coisa. Religião envolve a sistematização de cultos e doutrinas compartilhadas em grupos.[23]

O conceito mais recente sobre espiritualidade, que parece consensual, expõe que espiritualidade é um sentimento de aproximação e ligação com o sagrado, que pode ser uma conexão com a natureza, as pessoas ou consigo mesmo, estimulando respeito e admiração por si, pelos outros e pela vida. É a unificação com a natureza divina, superior, ou frequência cósmica e transcendente.[24]

Partindo desse conceito, Susan Thesenga[25] atribui ao ser humano uma vocação da alma para viver a espiritualidade. Ela afirma que todo ser humano anseia por algo maior que ele mesmo e que lhe traga sentido de vida. Pode ser o desejo da satisfação espiritual, de uma relação profunda com Deus, com Cristo, com a Terra etc. Esse desejo evoca outro estado de consciência, mais satisfatório, e uma capacidade maior de perceber a vida.

> No núcleo mais íntimo do eu, você encontra a presença eterna de Deus... Nesse universo (interior) tudo está bem e não há nada a temer. Nele, você encontrará o senso de totalidade e de vida eterna, o poder de curar e a satisfação emocional no nível mais profundo possível.[25]

Unindo os conceitos formulados, observa-se que as práticas meditativas favorecem, como comentam Demarzo e Capayo,[18] o desenvolvimento de capacidades e habilidades úteis ao autoconhecimento, que por sua vez sugere o aprofundamento da busca pelo sentido da existência.

Dentro de cada ser humano, afirmam Pierrakos e Thesenga,[26] há um anseio por felicidade. As autoras entendem que esse desejo, para as pessoas espiritualmente maduras, está na busca pelo sentido, que reside no encontro com Deus. Para ter acesso a Deus é imprescindível o autoconhecimento. Encontrar Deus quer dizer encontrar o eu verdadeiro. Encontrar a si mesmo significa estar em harmonia, percebendo e compreendendo as leis universais. Dessa forma, o ser humano é capaz de ser feliz, de amar, de relacionar-se consigo mesmo e com os outros, experimentando alegria e sentido de existência. "O único modo de encontrar a felicidade é encontrando Deus".[26]

O objetivo do desenvolvimento espiritual é se aproximar do Eu Superior, que para essas autoras significa a parte divina que reside em todo ser humano. Elas, porém, advertem que, assim como temos uma centelha divina (Eu Superior), também possuímos o Eu Inferior, que consiste nas falhas comuns e fraquezas individuais que variam de pessoa para pessoa, e que residem na ignorância e na indolência. Essa parte presente não gosta de mudar nem de dominar a si mesma. É a parte do orgulho, do egoísmo e da vaidade pessoal. Todas essas são características do Eu Inferior. As autoras complementam apontando uma única solução, um único caminho: para chegar à felicidade desejada ou ao encontro com Deus é necessário meditar em si mesmo, conhecer-se por meio da introspecção.[26]

Os praticantes da meditação, de modo geral, conseguem desenvolver as habilidades propostas por essas duas autoras. A partir do entendimento de que pensamentos, emoções e sentimentos são compreendidos como produção da própria mente humana e de que, por isso, a mente precisa ser observada, um novo estilo de vida é construído, devendo ser regido por atitudes benevolentes, compaixão, sentimentos de respeito e por ações que seguem os valores mais profundos da pessoa.[13]

Gyatsu[10] acredita que o estilo de vida referido por Kabat-Zinn é um bom caminho para atingir a iluminação ou espiritualidade, meios de obter a felicidade duradoura:

> O objetivo de entender a preciosidade da vida humana é nos encorajar a extrair o verdadeiro significado da nossa vida humana, e não desperdiçá-la em atitudes sem sentido. A vida humana será muito preciosa e significativa, apenas se for usada para alcançar a libertação permanente e a felicidade suprema da iluminação.[10]

Considerações finais

> Entregue-se à nova consciência que aguarda sua acolhida para manifestar-se em novas visões. Abandone as opiniões, crenças e atitudes que o prendem a maneiras pouco amorosas de estar na vida. Prepare-se, assim, para a transformação e, certamente, ela virá. Gaste mais tempo com você mesmo e apenas observe o que acontece, sem críticas ou julgamentos. Aí, então, aceite, equilibre tudo e crie a paz. Isso é possível para cada um de nós que o desejar.[22]

Parece evidente, entre os teóricos apresentados, que o caminho para a espiritualidade, a paz interior e a felicidade perpassa o autoconhecimento, que tem como princípio comum as práticas meditativas e ou de auto-observação, sejam essas práticas decorrentes ou ligadas a filosofias orientais, como o budismo, ou não.

Os conceitos de meditação, *mindfulness* e espiritualidade são considerados parte da dimensão humana, que inclui valores, atitudes, perspectivas, crenças e emoções.

Surgem entrelaçamentos entre esses conceitos. Observa-se, por exemplo, que as práticas de meditação e *mindfulness* podem oferecer experiências humanas de aproximação com o sagrado, que é o propósito final da espiritualidade. E ambas as práticas podem ser cultivadas dentro ou fora de preceitos religiosos e ou filosóficos.

A atitude da busca pela espiritualidade depende do exercício, da disciplina e das propostas feitas tanto pelas filosofias orientais como pelos filósofos e teóricos do Ocidente, relacionando-se com a observação constante da mente no momento presente, da aceitação da vida que ocorre a cada momento, da curiosidade de se autoperceber, do exercício do não julgamento, praticando a abertura para o caminho do autoconhecimento.

Seria interessante se as pessoas dedicassem mais tempo para aprofundar conhecimentos e ganhar experiências por meio das práticas meditativas, sejam elas cristãs, da cabala, do sufi, de matriz africana, ou das práticas que o *mindfulness* (atenção plena à mente) nos oferece. Todas essas práticas meditativas favorecem o autoconhecimento, e podem ser um caminho de aproximação seguro para o despertar da espiritualidade.

A meditação e as práticas de *mindfulness* se mostram como uma experiência propícia para alcançar maior conexão com a espiritualidade. A meditação favorece o florescimento do encontro espiritual com Deus, com Cristo, com a Terra, com o sol, enfim, com o sagrado que há dentro de nós.

Referências

1. Goleman, 2005, p.20-39.
2. Wallace B A. Ciência contemplativa: onde o budismo e a neurociência se encontram. São Paulo, Cultrix: 13, 2009.
3. Prudente B. História da meditação: das tradições do antigo Oriente à ciência do século XXI. Scientiarum História. 2014;VIII.
4. Johnson W. Do xamanismo à ciência: uma história da meditação. São Paulo, Cultrix: 14, 1990.
5. Menezes CB; Dell'Aglio DD. Os efeitos da meditação à luz da investigação científica em psicologia: revisão de literatura. Psicol Cienc Prof. 2009 Jun;29(2):276-89. Disponível na Internet: http://pepsic.bvsalud.org/scielo.php?script=sci_arttext&pid=S1414-98932009000200006&lng=pt&nrm=iso (27 fev. 2019).
6. Stubing KS. Uma intervenção com meditação para pacientes internados com transtorno alimentar [dissertação]. São Paulo: Faculdade de Medicina da Universidade de São Paulo; 2015. doi:10.11606/D.5.2016.tde-03022016-094452 (3 jan. 2019).

7. William M, Penman D. Atenção plena, mindfulness: como encontrar a paz em um mundo frenético. Rio de Janeiro, GMT: 13, 2015.
8. Demarzo M, Campayo JG. Manual prático de mindfulness: curiosidade e aceitação. São Paulo, Palas Athena: 7, 2015.
9. Dalai-Lama. Transformando a mente. São Paulo, Martins Fontes: 2000.
10. Gyatso GK. Novo manual de meditação: meditações para tornar nossa vida feliz e significativa. São Paulo, Tharpa Brasil: 12-39, 2009.
11. Menezes CB. Evento científico sobre meditação e mindfulness no Brasil: relato de experiência. Temas em Psicologia. 2017;25(1):143-52.
12. Demarzo MMP. Meditação aplicada à saúde. In: Programa de Atualização em Medicina de Família e Comunidade. Porto Alegre, Artmed: 1-18, 2011. v.6.
13. Kabat-Zinn J. Viver a catástrofe total: como utilizar a sabedoria do corpo e da mente para enfrentar o estresse, a dor e a doença. São Paulo, Palas Athena: 19-647, 2017.
14. Cardoso R. Meditação: a origem da meditação. Rede Psi – Conversando e Apendendo. São Paulo, 3/2/2009. Disponível na Internet: http://www.redepsi.com.br/2009/02/03/a-origem-e-a-hist-ria-da-medita-o/.
15. Assis D. Os benefícios da meditação: melhora na qualidade de vida, no controle do stress e no alcance de metas. Interespe – Interdisciplinaridade e Espiritualidade na Educação. 2013;1(3):73-83.
16. Menezes CB, Dell'Aglio DD. Por que meditar? A experiência subjetiva da prática de meditação. Psicologia em Estudo. 2009 Jul/Sep;14(3):565-73. Disponível na Internet: http://www.redalyc.org/articulo.oa?id=287122125017.
17. Menezes CB. Por que meditar? A relação entre o tempo de prática de meditação, o bem-estar psicológico e os traços de personalidade. Porto Alegre, Universidade do Rio Grande do Sul: 13, 2009.
18. Demarzo M, Campayo JG, Mart. A.C. Mindfulness e ciência: da tradição à modernidade. 2017.
19. Borysenko J. Cuidando do corpo, curando a mente. Rio de Janeiro, BestSeller: 2012.
20. WALLACE, 2017.
21. WALLACE, 2011.
22. Hapeé R. Consciência é a resposta. São Paulo, Talento: 13-76, 1997.
23. Guimarães HP, Avezum Á. O impacto da espiritualidade na saúde física. **Rev Psiquiatr Clín.** **2007**; 3(Suppl.1):88-94. Disponível na Internet: http://www.scielo.br/scielo.php?script=sci_arttext&pid=S0101-60832007000700012&lng=en&nrm=iso (27 fev. 2009). doi:http://dx.doi.org/10.1590/S0101-60832007000700012.
24. Puchalsky C, Ferrell B, Ottis-Green S, Handzo G. Overview of spirituality in palliative care. UpToDate. 2016 Jun; 8.
25. Thesenga D. O eu sem defesas: o método Patchwork para viver uma espiritualidade integral. São Paulo, Cultrix: 27, 1994.
26. Pierrakos E, Thesenga D. Não temas o mal: o método Pathwork para transformação do eu interior. São Paulo, Cultrix: 24, 2013.
27. Campayo J G. La práctica del " estar atento" (mindfulness) en medicina: i mpacto en pacientes y profesionales. Atención Primaria. 2008; 40 (7):363-6.
28. Goleman D. A mente meditativa, 4ª ed. São Paulo, Ática: 1997.
29. Gyatso GK. Como entender a mente: a natureza e o poder da mente. São Paulo, Tharpa Brasil: 2014.
30. Vandenberghe L, A ssunção A B. Concepções de mindfulness em Langer e Kabat-Zinn: um encontro da ciência ocidental com a espiritualidade oriental. **Contextos Clínicos.** 2009; 2 (2):124-35.

Cuidados em Espiritualidade Não Religiosa

Fabíola Furlan

Um pouco de mim para o leitor

Um dos grandes ensinamentos que minha formação em psicologia me proporciona, além da indelével experiência na prática clínica, é que estar aberta para ouvir, exercer a escuta clínica no que chamamos de "a dor do outro", aprendo todos os dias sobre as possíveis reações emocionais diante da doença e da ameaça trazida em função dessa ruptura com a condição de plena saúde.

Observo que durante as maiores crises ou situações de extrema dificuldade, o apelo religioso é quase sempre o mais óbvio. Vezes pelos milagres, outras pela salvação, e não raramente como a única fonte de explicações e possibilidades de encarar o fenômeno do adoecer físico. Repetidas vezes ouço a seguinte frase: "Parece que a gente só lembra de Deus e de rezar nessas horas". Não raramente, também, as pessoas associam o adoecer físico às desordens emocionais – aqui as possibilidades são muitas, e posso afirmar que, por vezes, manter o entendimento de que a doença física tem fundo exclusivamente emocional gera ainda mais desconforto e incompreensão por parte das pessoas envolvidas.

Nesse cenário de tantas transformações e crises em praticamente todas as esferas da vida, fica muito evidente a vulnerabilidade humana. Basta observar que o homem já não encontra supridas suas necessidades mais profundas, mesmo diante da atualidade científico-tecnológica, que não finda a incessante busca pela "felicidade" e pelo sentido da vida.[1]

Estudar e aprender sobre espiritualidade tem sido fundamental, não somente para os atendimentos e por reconhecer que a formação de um psicólogo nunca cessa, mas também por entender que estamos sempre em movimento no aprender e no reconsiderar o que já vimos antes, a fim de nos atualizarmos e nos aproximarmos cada vez mais daquele que nos procura, de quem cuidamos.

Introdução

O cenário que se formou na pós-modernidade, principalmente nos contextos social e cultural, deu início a uma crise de identidade. Apesar da sensação de soberania e de independência provocada pela ciência e técnica, ainda assim os indivíduos experimentam uma sensação de desamparo e de ansiedade por explicar sua própria existência.[2]

Inicia-se uma reação em busca de superar essa situação desconfortável, e é daí que nasce uma intensa e real inclinação pela busca de valores sobrenaturais, que superam e transcendem o humano. Trata-se de uma busca pelo mundo da religiosidade. Esse novo movimento Bleger[3] chamou de "o fenômeno – o rumor dos anjos".

Por resultar em qualidade de vida e bem-estar para as pessoas, esse fenômeno se torna de interesse para pesquisas acadêmicas. Para Moreira-Almeida,[3] a relação que existe entre saúde e religiosidade/espiritualidade torna-se campo fértil e promissor, proporcionalmente ao quanto é desafiador e controverso.

Cabe afirmar que o ser humano, em todos os tempos, sejam quais forem os cenários, independentemente das crises, busca ser feliz e acredita saber qual o seu real sentido, ainda que o real sentido do que representa a felicidade seja algo muito amplo e, de certa forma, indefinido.[1]

Ainda que a busca pelo sentido da felicidade nunca chegue a ser algo universal, entende-se que um dos caminhos pelos quais essa busca acontece é a religiosidade e a espiritualidade. Segundo Krindges,[1] temos:

> A religião, nesse cenário de modernidade tardia, redefiniu seu papel e o lugar que ocupa na sociedade, porém o que se dava outrora na ordem das representações religiosas sofre novas articulações sociais e subjetivas, e, com isso, o conteúdo das crenças religiosas é profundamente afetado. E o fenômeno religioso é um aspecto importante na compreensão do ser humano no contexto histórico-social, sendo que todas as formas de discurso humano tornam-se objeto especialmente da Psicologia.

Observa-se que a psicologia vem estudando de forma mais próxima e sistematizada a relação existente entre saúde mental e espiritualidade, bem como a introdução de uma visão terapêutica biopsicossocioespiritual do ser humano.[4]

Ainda segundo os mesmos autores:

> Esta mente saudável seria um movimento contínuo do sujeito em busca de um bem-estar, de modos de vida que o sustentem diante das adversidades do cotidiano e que o ajudem num processo de mudança e produção da subjetividade, e não como mera ausência de doença.

A OMS (Organização Mundial da Saúde) aplicou, em 1998, a dimensão espiritual ao conceito multidimensional de saúde, indicando questões importantes como sentido e significado de vida e não mais se restringindo a tipos de crença ou de prática religiosa. Com isso, a espiritualidade seria um conjunto de todas as emoções e convicções de natureza não material, com a suposição de que há mais no viver do que pode ser percebido ou plenamente compreendido (Oliveira e Jungles, *apud* Volcan, Sousa, Mari e Lessa[5]).

Conceitos sobre religião e espiritualidade

Segundo Koening,[6]

> Religião pode ser definida como um sistema de crenças e práticas observado por uma comunidade, apoiado por rituais que reconhecem, idolatram, comunicam-se com, ou aproximam-se do Sagrado, do Divino, de Deus (em culturas ocidentais), ou da Verdade Absoluta da Realidade, ou do nirvana (em culturas orientais). A religião normalmente se baseia em um conjunto de escrituras ou ensinamentos que descrevem o significado e o propósito do mundo, o lugar do indivíduo nele, as responsabilidades dos indivíduos uns com os outros e a natureza da vida após a morte.

Segundo o WHOQOL Group:[7]

> Tem-se por espiritualidade o conjunto de todas as emoções e convicções de natureza não material, com a suposição de que há mais no viver do que pode ser percebido ou plenamente compreendido, remetendo a questões como o significado e o sentido da vida, não se limitando a qualquer tipo específico de crença ou prática religiosa.

Espiritualidade é algo amplo e pessoal, alinhado com os valores que a pessoa constrói durante a vida, isso somado à forma como se relaciona com as pessoas, seus interesses e, principalmente, com o foco no que lhe dá o real sentido de vida. Assim, a espiritualidade seria uma construção muito íntima, formada pelo dualismo entre sentido e fé, e na qual o elemento fé estaria ligado às crenças e à religião. Já o sentido é algo mais generalista, que pode ser identificado em pessoas que seguem ou não algum tipo de religião.[8]

Já para Guimarães e Avezum:[9]

> A espiritualidade, em sua abordagem, procura facilitar a compreensão do diálogo apresentado nas diversas formas vivenciais da sociedade, a partir da perspectiva da fé religiosa, alcançando até os ateus mais convictos. O debate sobre o tema geralmente encontra dificuldades no meio acadêmico pela forma apaixonada com que muitas vezes é

tratado. O termo espiritualidade vem do latim *spiritus* ou *spirituali*, significa sopro, respiração, ar ou vento, e nela se reflete a busca de significados, de conceitos que transcendem o visível, num sentido de conexão com algo maior que si próprio, incluindo ou não a participação religiosa.

Assim, os conceitos de espiritualidade e de religião seriam complementares, porém não se podem fundir, tampouco seria possível a transposição de valores ou de importância entre ambos. Nesse contexto, a espiritualidade daria conta de ser uma vivência do homem, algo natural, enquanto a religião é uma instituição humana.[10]

Psicoterapia e espiritualidade

Para Jung, a psicologia e o sujeito que a exerce devem estar aptos e orientados para a necessidade de saber lidar e manejar questões que envolvam a espiritualidade. Segundo esse autor, a prática da psicologia não pode ser validada sem considerar a espiritualidade. Assim, afirma:

> [...] os conhecimentos que exigem do médico não constam de seu currículo de faculdade. Não foi preparado para cuidar da alma humana, pois ela não é o problema psiquiátrico ou fisiológico e muito menos biológico. É um problema psicológico. A alma é um território em si, com leis que lhe são próprias. A essência da alma não pode ser derivada de princípios de outros campos da ciência, caso contrário viola-se a natureza do psiquismo.[11]

Seria ir contra a totalidade do humano se o psicólogo fosse displicente com a espiritualidade humana. Ainda para Jung, a espiritualidade é uma passagem natural e esperada, um tema não só *para a* psicologia, mas *da* psicologia. Para tanto, não cabem doutrinas ou rótulos, verdades ou mentiras, noções do certo ou do errado. Trata-se de contemplar o ser humano.

Qualquer que seja a publicação que trate de psicologia e de espiritualidade, deve ser cuidadosamente exposta ao crivo do bom senso e do entendimento de que a espiritualidade não deve ser reduzida a um processo de racionalização, transformando-se em algo que é cativo do ego.

Em 1984, Fabry, em seu livro *A busca do significado*,[12] afirmou:

> [...] a ciência moderna fez a razão consciente aquela que determinava sua conduta, porém a concepção de inconsciente fez com que fosse necessário um movimento de transformação em sua forma de ser e agora uma nova revolução se faz necessária: a de não mais se negligenciar o espírito do homem.

Por sua vez, Paulo Rogério da Motta,[13] no artigo "Espiritualidade e psicologia: novos passos", explica:

> Na psicologia, o inconsciente proposto por Freud será complementado pelo inconsciente espiritual proposto por Frankl e haverá espaço tanto para uma religiosidade inconsciente quanto para a busca inconsciente de Deus, e então o homem encontrará num *setting* psicoterapêutico também um caminho para a busca de sua totalidade, e a psicoterapia será ainda mais uma ferramenta para o autoconhecimento e o autodesenvolvimento do ser humano.

> Ao psicólogo não caberá o papel de crença ou conversão religiosa, mas caberá o papel de compreender o seu cliente através de uma empatia plena, irrestrita e verdadeiramente transcendente, pois havendo resistências egoicas provindas de suas crenças ou descrenças no psicoterapeuta, este se verá impossibilitado de compartilhar a condição existencial do outro.

O mesmo autor, em outro artigo, "A espiritualidade na prática clínica", conclui:

> A psicologia precisa da espiritualidade, pois é desta forma que o indivíduo tenderá à organização e totalidade e poderá, por fim, lidar com a espiritualidade da alma e com a materialidade do corpo e, assim, não fragmentar a sua própria natureza.

> A psicoterapia é mais do que um processo que busca a cura de sintomas, ela consiste na promoção do autoconhecimento e do autodesenvolvimento. Isso pode ser compreendido como espiritualidade.

Júlio Peres,[15] sobre a psicologia, esclarece:

> Todavia, o termo psicologia, onde reside a raiz etimológica *psiché* (alma) + *logos* (razão,

estudo), surge no final do século XVI com Rodolfo Goclénio e a publicação *Psychologia, hoc est de hominis perfectione, animo et in primis ortu eius, commentationes ad disputationes*. A proposta essencial da psicologia foi em sua origem o estudo e a compreensão do espírito. Possivelmente, a psicologia ocidental traria contribuições mais profundas e importantes a todo o universo científico se o espírito permanecesse como tema central dos seus estudos, pesquisas e investigações. O distanciamento do tema fundamental que essa ciência pretendia originalmente estudar deve-se em parte à resistência dos métodos científicos ocidentais em investigar o não "palpável". Espírito, do latim *spiritus*, significa literalmente respiração. O conceito está ligado à essência não material que se manifesta como o princípio animador da vida orgânica. Atualmente, os termos "alma", "espírito", "eu" e também "mente" são encontrados como definição de psyché.

A inclusão dos "problemas religiosos ou espirituais" como categoria diagnóstica inserida no DSM-IV[16] faz reconhecer os assuntos e os temas religiosos e espirituais como focos da consulta e do tratamento psiquiátrico/psicológico.[17] Existem diversas recomendações acerca da indicação de que os médicos perguntem rotineiramente sobre a espiritualidade e a religião de seus pacientes, sempre que estiverem colhendo a história médica.[18]

Na prática da psicoterapia, para que se possa agregar as dimensões religiosas e espirituais que os clientes trazem durante as sessões, é necessário profissionalismo, ética e razoável conhecimento sobre crenças, valores da religião (do cliente) e de si, para então sustentar o lugar terapêutico e, com isso, adquirir repertório profissional para manejar, de forma hábil, tais informações e conteúdo.

Somente a partir desse ponto é que se poderá ir em direção a estratégias terapêuticas em espiritualidade. Particularmente nas pessoas com componentes religiosos menos expressivos, essa abordagem torna-se mais desafiadora, pois não estão presentes estruturas organizadas sobre ritos, tradições e visões cosmológicas. As intervenções deverão, então, estar centradas no indivíduo e no repertório próprio de espiritualidade que ele construiu ao longo de sua jornada.

Primeiramente é necessário que se desenvolvam técnicas de comunicação terapêutica para a realização desse tipo de atendimento. O primeiro pilar dessa estratégia em pacientes espiritualizados e pouco religiosos é a presença compassiva, ou seja, um estar presente de forma altruísta e com um profundo senso de empatia pelas necessidades do outro.

Estabelecido esse vínculo, segue-se uma revisão de vida terapêutica. É necessária uma longa e ativa oitiva da caminhada de fé do paciente, ressaltando e valorizando os momentos-chave de experiência do Sagrado e da transcendência. Esse momento pode ser repleto de pausas, das quais podem florescer certo silêncio compassivo e inspirador, precioso para fomentar reflexões espirituais.

A título de exemplo de estratégia a ser adotada, Chochinov propôs uma terapia centrada na dignidade, que consiste em dois principais momentos. No primeiro, o paciente é convidado a dialogar com o terapeuta sobre os aspectos mais importantes de sua vida, como elementos de sua história, esperanças, aprendizados e desejos expressados

O momento seguinte consiste na criação de um documento a ser editado pelo terapeuta, tendo como meta capturar a essência das respostas do paciente. O paciente revisará esse documento e poderá compartilhar com quem desejar. Esse é denominado documento generativo ou de legado e será ele próprio um momento e espaço de encontro com a própria espiritualidade, à medida que o terapeuta seja capaz de, adequadamente, ressaltar os momentos essenciais de transcendência dentro da narrativa do paciente.[19]

Referências

1. Krindges S M. A religião na contemporaneidade e o olhar da psicologia. Métis: História & Cultura. 2015; 14 (28):13.
2. Giddens A. Modernidade e identidade. Rio de Janeiro, Zahar: 2002.
3. Bleger 1997.
4. Moreira-Almeida, 2007.
5. Oliveira, Jungles, 2012.
6. Volcan, Sousa, Mari e Lessa, 2003.
7. Koenig HG. Medicina, religião e saúde: o encontro da ciência e da espiritualidade. Abreu I, translator. Porto Alegre, L&PM: 11, 2012.
8. WHOQOL Group. Instrumento de avaliação de qualidade de vida da Organização Mundial da Saúde (WHOQOL-100). USP – Revista de Saúde Pública. 1998;33(2):198-205.

9. Breitbart W. Espiritualidade e sentido nos cuidados paliativos. O Mundo da Saúde. 2003;27(1) 45-57.
10. Guimarães HP, Avezum A. O impacto da espiritualidade na saúde física. Revista de Psiquiatria Clínica. 2007;34(Supl.1):88-94. Disponível na Internet: http://www.scielo.br/pdf/rpc/v34s1/a12v34s1.pdf.
11. Silva JB, Silva LB. Relação entre religião, espiritualidade e sentido da vida. Logos & Existência – Revista da Associação Brasileira de Logoterapia e Análise Existencial. 2014;3(2):203-15.
12. Jung CG. A prática da psicoterapia. Petrópolis, Vozes: 22, 2011.
13. Fabry JB. A busca do significado. São Paulo, ECE: 1984.
14. Motta PR. Espiritualidade e psicologia: novos passos. 2006. Disponível na Internet: https://paulorogeriodamotta.com.br/psicologia-e-espiritualidade/.
15. Motta PR. A espiritualidade na prática clínica. 2016.
16. Júlio Peres, 2004, p. 149-50, psicoterapia e espiritualidade: convergência possível e necessária.
17. American Psychiatric Association, 1994.
18. Lukoff *et al.*, 1995.
19. Ehman *et al.*, 1999.
20. Chochinov HM. Dignity therapy: final words for final days. New York, Oxford University Press: 2012.
21. Berger P L. Um rumor de anjos: a sociedade moderna e a redescoberta do sobrenatural. Petrópolis, V ozes: 1997.
22. Campos RMM. A fé religiosa no contexto hospitalar: possibilidades e limites de intervenções. In: Bruscagin C, Savio A, Fontes F, Gomes DM. Religiosidade e psicoterapia. São Paulo, Roca: 157-71, 2008.
23. Dalgalarrondo P. Estudos sobre religião e saúde mental no Brasil: histórico e perspectivas atuais. Revista de Psiquiatria Clínica. 2007;34(1):25-33. Disponível na Internet: http://www.scielo.br/scielo.php?script=sci_arttext&pid=S0101-60832007000700005&lng=en&nrm=iso.
24. Dalgalarrondo P. Religião, psicopatologia e saúde mental. Porto Alegre, Artmed: 2008.
25. Lispector C. Uma aprendizagem ou o livro dos prazeres, 19. ed. Rio de Janeiro, Francisco Alves: 1993.
26. Mazzarolo I. Religião ou espiritualidade. Revista Brasileira de História das religiões. 2011 Jan; 3 (9).
27. Peres J F P, Simão M J P, Nasello A G. Espiritualidade, religiosidade e psicoterapia. Revista de Psiquiatria Clínica. 2007; 34(Supl.1):136-45.
28. Savio A, Bruscagin C. A religiosidade na prática clínica: construindo diálogos com o cliente religioso. In: Bruscagin C, Savio A, Fontes F, Gomes DM. Religiosidade e psicoterapia. São Paulo, Roca: 19-36, 2008.
29. Stroppa A, Moreira-Almeida A. Religiosidade e saúde. In: Salgado MI, Freire G, organizers. Saúde e espiritualidade: uma nova visão da medicina. Belo Horizonte, Inede: 427-43, 2008.

Barreiras à Abordagem da Espiritualidade

Caio Henrique Vianna Baptista

> "Quando não houver saída, quando não houver mais solução...
> Ainda há de haver saída!
> Nenhuma ideia vale uma vida! [...]
> Quando não houver desejo, quando não restar nem mesmo dor...
> Ainda há de haver desejo em cada um de nós onde Deus colocou."
> "Enquanto houver sol", canção de Sérgio Britto interpretada pela banda Titãs

Introdução

Falar sobre as barreiras à abordagem da espiritualidade tende a ser uma tarefa particularmente delicada, tendo em vista que elas podem ser muitas e, por vezes, de difícil identificação no cotidiano com pacientes no contexto da saúde. As barreiras podem surgir a partir de diversas situações que aqui serão abordadas e devidamente ilustradas.

As barreiras podem ser entendidas com base em uma revisão crítica diante das abordagens previamente preconizadas. Não se configuram apenas como um impedimento a ser sanado, mas também problematizado e alvo de reflexão constante.

Quando nos referimos às supostas barreiras a serem diluídas para acessar a espiritualidade dos indivíduos, devemos começar pelos significados atribuídos a essa palavra. As barreiras podem ser definidas como aquilo que impede, represa, limita e/ou inibe o exercício ou acesso a determinado conteúdo ou objetivo entre nós e alguém ou alguma coisa.

Pensar nas barreiras à abordagem da espiritualidade significa considerar que, para praticar uma abordagem eficaz diante de pacientes e familiares, o profissional de saúde deve despir-se de suas próprias crenças. Por vezes, partimos de pressupostos essencialmente intrínsecos a nossas vivências ao abordar o tema com os pacientes. Incorrer nesse erro pode gerar repercussões particularmente nocivas ao psiquismo do paciente, na crença que ele pode ter como fundante de sua personalidade, no desenvolvimento do tratamento de saúde, em sua adesão, no vínculo criado com o profissional e, principalmente, na expressão de sua espiritualidade.

A espiritualidade é um ponto sensível do paciente e de sua história. Por esse motivo, a abordagem deve ser cuidadosa e frequentemente questionada pelo profissional que se propõe a cuidar da saúde integral dos sujeitos, independentemente do contexto.

Diante desse cenário, este capítulo pretende abordar as possíveis e mais comuns barreiras já sinalizadas na literatura sobre o assunto, bem como aquelas identificadas na prática cotidiana em ambientes de saúde.

Barreiras sociais para a abordagem da espiritualidade

Não é raro identificarmos falas distintas sobre aquilo que o senso comum traz sobre o tema da espiritualidade como um todo. Essas falas muitas vezes estão atreladas ao conceito de religiosidade que trazemos desde a nossa tenra infância e que carregamos conosco até a velhice.

A religiosidade tem expressão importante em nossa cultura, sendo alicerce para nossas condutas diante de situações vividas em nosso cotidiano.

Partindo de falas comuns como: "Fique com Deus!" quando nos despedimos de uma pessoa ou "Credo!" quando achamos que algo saiu de um contexto esperado, trazendo uma ideia de negatividade que deveria ser abolida; ou "Deus me livre" quando nos referimos a uma situação à qual não gostaríamos de pertencer – também com uma conotação negativa a ser afastada de nós –, empregamos no cotidiano hábitos que estimulam uma visão da existência de algo que vai além do nosso alcance, algo que transcende nossa compreensão e que supostamente nos livraria ou nos protegeria das intempéries da vida.

Aqui, o "Deus" evocado não diz respeito necessariamente à expressão da religiosidade ou da espiritualidade, mas sim a maneiras de se expressar socialmente construídas que podem denotar proteção, carinho, apreço, medo, rejeição, dentre outros sentimentos e ideias que ajudam a construir representações sociais de determinados objetos sociais, no caso, da religião e das múltiplas expressões da espiritualidade.

Nesse sentido, vale destacar o conceito do que poderia ser uma representação social. De acordo com Aiello-Vaisberg,[1] o conceito de representação social estaria diretamente atrelado à necessidade humana de diminuir as angústias existenciais, tornando o desconhecido algo familiar, ou seja, uma tentativa de organização da experiência emocional. A representação social atribui a um objeto social um significado e o incorpora ao cotidiano das relações a fim de apresentar respostas sobre esse objeto.

Ainda nesse sentido, pode-se dizer que a religiosidade e a espiritualidade têm sido objeto social de múltiplas significações, até mesmo para a instauração de guerras religiosas, modelos de relações conjugais e parentais, para tomadas de decisão nos mais diversos âmbitos, para a instauração de modelos políticos e econômicos de um país e, até mesmo, em diversos aspectos relacionados à saúde e à maneira de julgá-la, exercê-la e conhecê-la.

Hoje podemos observar a diversidade de centros religiosos que partem de pressupostos distintos e que acolhem pessoas com necessidades espirituais igualmente distintas. Logo, a maneira de lidar com o transcendente também conta com ideias socialmente construídas e recheadas de significados dados para explicar os eventos de vida de indivíduos nas mais diversas condições existenciais.

Por esse motivo, podemos observar que sociedades diferentes podem sentir suas necessidades espirituais de maneiras diferentes. Uma pessoa que vive no Japão, com 70 anos de idade, do sexo masculino, que passou por eventos sociais e políticos específicos, provavelmente terá necessidades espirituais diferentes de outra pessoa do sexo feminino, de 17 anos, nascida em uma cidade do interior do Rio Grande do Sul, com acesso a mídias sociais específicas e que vivenciou uma catástrofe natural em uma cidade vizinha.

Tendo em vista esse viés social comprovadamente presente, podemos pensar que as construções que fazemos sobre os objetos ligados à religiosidade e à espiritualidade são diferentes, e que o acesso ao transcendente pode se dar por vias completamente distintas. Diante disso, há a necessidade de observar que as particularidades sociais do outro são prementes para a abordagem adequada à espiritualidade, a fim de propiciar o acolhimento também adequado a elas.

Ainda sobre essa questão, as sociedades tendem a ter representações sociais e culturais sobre outros pontos sensíveis que podem afetar o exercício e a abordagem da espiritualidade. Devemos primar pela reflexão quando nos deparamos com situações socialmente construídas que podem nos impedir de abordar adequadamente a espiritualidade dos indivíduos nos contextos de saúde. Dentre elas, podemos destacar os fatores idade, gênero, etnia, estilo de vida, apresentação pessoal, dentre outros que podem nos fazer construir ideias sobre as pessoas antes mesmo de abordá-las sobre espiritualidade.

Nesse sentido, vale a advertência: ter ideias preconcebidas sobre sujeitos, a partir de nossas crenças socialmente construídas, pode representar uma barreira social capaz de vir a dificultar o acesso à espiritualidade do indivíduo.

As barreiras sob a ótica de Koenig

Koenig, um dos maiores estudiosos sobre espiritualidade e religiosidade da atualidade, também versou sobre as barreiras encontradas para acessar a espiritualidade de pacientes. Em sua perspectiva de médico, conseguiu quebrar barreiras importantes, trazendo à tona a necessidade de abordar a espiritualidade por parte do profissional de medicina. Em sua trajetória como educador na área da espiritualidade, soube conduzir seus estudos de maneira que a classe médica fosse capaz de compreender – por vezes com base em dados estatísticos – que a abordagem da espiritualidade de pacientes poderia trazer benefícios à saúde dos pacientes e transformar a medicina em uma verdadeira ciência em prol do ser humano como ser biológico, psicológico, social e espiritual.

Ao falar das barreiras observadas na prática médica, Koenig destaca pontos como:

- a falta de conhecimento sobre o assunto;
- a falta de treinamento;
- a falta de tempo;
- o desconforto com o tema da espiritualidade;
- o medo de impor pontos de vista religiosos aos pacientes;
- o conhecimento sobre religião como algo não relevante ao tratamento médico;
- a sensação experimentada por esses profissionais de que o tema não faz parte do trabalho a ser desenvolvido por um médico.[2]

Ao falar sobre a falta de conhecimento sobre espiritualidade e religiosidade, o autor comenta que esta pode ser uma barreira importante e que deve ser ultrapassada na prática médica. Refere que o fato de médicos desconhecerem as necessidades religiosas e espirituais dos pacientes e a importância dessas práticas e crenças pode fazê-los negligenciar o desejo dos pacientes sobre o assunto. Este último, por sua vez – quando bem abordado e devidamente manejado –, pode propiciar melhor relação médico-paciente e ajudar sobremaneira nas decisões médicas a serem tomadas.

Ainda sobre a falta de conhecimento sobre o tema, vale destacar que tal fato não se aplica apenas a médicos, mas também aos outros profissionais da saúde presentes nos ambientes em que se propõem a tratar de pessoas. Por vezes o enfermeiro, o assistente social, o farmacêutico, o psicólogo e o fisioterapeuta, por exemplo, pela falta de conhecimento sobre o assunto, também podem negligenciar a necessidade de lidar com as demandas advindas desse campo, permitindo que a relação com o paciente seja prejudicada. O fato de os profissionais não estarem conscientes dos benefícios que podem ser agregados ao tratamento do paciente, por si, configura-se como uma barreira inicial a ser diluída.

O outro fator apontado por Koenig é a falta de treinamento ou educação em espiritualidade e religiosidade na abordagem com o paciente.[2] Apesar de falar sobre a prática do médico, vale destacar que todos os profissionais de saúde também podem e devem ser treinados para realizar a abordagem adequada desse tema junto ao paciente e seus familiares. Koenig aponta que, por mais que haja disciplinas oferecidas nas faculdades de medicina, muitos médicos nem sequer sabem abordar a história espiritual do paciente.

Partindo desse ponto de vista, é possível chamar a atenção para os outros cursos na área da saúde. No curso de psicologia, por exemplo, é comum observarmos o distanciamento de estudantes de questões religiosas e espirituais do paciente nos primeiros anos da graduação, pois a psicologia, como ciência laica (assim como todas as outras na área da saúde), tende a perceber o tema diretamente atrelado à assistência religiosa e não como ferramenta efetiva no acesso ao psiquismo do paciente, que se encontra, por vezes, em sofrimento psíquico intenso acarretado por questões espirituais.

Ainda sobre esse caso, não é incomum observar a confusão de profissionais da psicologia no que diz respeito à abordagem da espiritualidade do paciente. Nessa ciência, há que verificar que a espiritualidade constitui um dos pontos que podem ser mais importantes na história do paciente. Conflitos espirituais são capazes de se configurar como sofrimento psíquico e de sinalizar conflitos das mais diversas ordens, indicando intervenções e acompanhamento. A abordagem da espiritualidade do paciente eventualmente é delegada a religiosos ou capelães das instituições de saúde, sendo feita de modo desintegrado da assistência de outros profissionais.

A falta de tempo também é um aspecto estudado por Koenig. Atualmente se percebe que o tempo entre o profissional de saúde e o paciente tende a ser cada vez mais curto.

No entanto, Koenig[2] aponta que uma abordagem da espiritualidade pode ter de 2 a 5 minutos e que, diante das informações coletadas do paciente, pode ser possível encaminhá-lo para o capelão da instituição ou promover o vínculo entre paciente e profissional de saúde, tornando essas informações úteis para novas abordagens e tomadas de decisão durante o tratamento.

Koenig também destaca como barreira à abordagem o desconforto com o tema da espiritualidade. Destaca que o desconforto interpessoal em abordar questões espirituais e religiosas é comum no meio médico. No entanto, salienta que essa não é uma razão plausível para não abordar um tema que pode ser significativo para a adesão ao tratamento e que, por sua vez, pode estar diretamente ligado à saúde física e a decisões sobre o tratamento.[2]

Diante disso, vale pensar que a temática da espiritualidade deve ser vista como ferramenta fundamental para a vinculação com o paciente e para a promoção da adesão àquilo que será proposto durante o tratamento. Não se sentir confortável em conversar sobre a espiritualidade pode ser comparado à dificuldade que muitos profissionais enfrentam em comunicar más notícias ou, até mesmo, em tratar de pacientes que apresentam prognósticos mais restritos.

Neste ponto, a educação na área da saúde ainda prima por um modelo biomédico focado na cura do paciente, fazendo com que a morte ou a cronicidade das doenças sejam vistas como algo a ser negado ou causador de desconforto interpessoal, tanto no profissional de saúde como no paciente e em seus familiares.

O medo de impor pontos de vista religiosos aos pacientes é outro tema apontado por Koenig, e pode ser um reflexo do despreparo técnico dos profissionais de saúde.

O autor destaca, com base em uma pesquisa, que esse aspecto não foi sinalizado pela maioria dos médicos avaliados. No entanto, o medo de impor uma visão religiosa pessoal ao paciente pode ter duas conotações distintas. A primeira, pode configurar um medo limitante, que bloqueia o profissional. Essa barreira pode ser sanada com estratégias educativas. A segunda, configura-se como um medo "protetor". Este pode, até mesmo, ser considerado saudável no trato com o paciente, e pode se caracterizar pelos limites encontrados pelos próprios profissionais em abordar o tema. Pensemos em uma situação em que o médico é umbandista e se depara com um paciente também umbandista, mas que traz uma interpretação da crença diferente daquela

que o médico tem sobre o assunto. Nesse caso, deve-se considerar aquilo que Koenig afirma sobre a contratransferência, em que a melhor maneira de reagir vai ao encontro da reflexão e do reconhecimento sobre as próprias limitações diante de determinada situação. Diante disso, o medo "protetor" pode assumir um caráter de respeito às questões exteriorizadas pelo paciente, protegendo-as, assim como protege as questões do médico/profissional. Diante desse tipo de situação, vale pensar no encaminhamento do paciente a um profissional que consiga abordar as questões de maneira mais adequada ou a um capelão quando o fato ocorrer em uma instituição que conte com essa figura como integrante da equipe multidisciplinar.

Koenig também aponta o fato de o conhecimento sobre religião não ser relevante ao tratamento médico. O autor revela que, na década de 1980, muitos médicos não acreditavam que as crenças e práticas religiosas exercem impacto na saúde do paciente ou nos resultados das intervenções médicas. No entanto, Koenig indica que isso vem mudando com as pesquisas já realizadas na área.

Vale destacar que o conhecimento médico sobre os valores religiosos sempre foi sobremaneira importante para as práticas em saúde, pois não é incomum pacientes recusarem tratamentos propostos pela equipe por valores religiosos ou por uma conduta religiosa pouco adaptada e funcional no hospital, por exemplo, recusar uma cirurgia alegando que uma entidade superior poderia curá-lo sem qualquer tipo de intervenção médica.

Por fim, um último ponto abordado por Koenig é o fato de muitos profissionais da medicina acreditarem que a abordagem da espiritualidade não faz parte do trabalho desenvolvido por eles. O autor sinaliza que essa questão vem sendo alvo de discordância entre os médicos que participaram de pesquisa sobre o tema. No entanto, vale citar que a espiritualidade não está dissociada das práticas em saúde e que muitas vezes esta pode ser negada pelo desconhecimento dos profissionais sobre o tema, levantando novamente a questão da educação e da formação dos profissionais de saúde para abordar questões religiosas e espirituais com seus pacientes.

Diante do exposto, o autor faz referência à maneira de ultrapassar essas barreiras por meio da educação adequada dos profissionais e também apontando a necessidade de reestruturação dos modelos vigentes a fim de que as barreiras sejam derrubadas no que diz respeito ao tempo.

Também destaca que obter o consentimento do paciente para a abordagem é uma das providências mais importantes, e que a responsabilidade dos profissionais sobre esses aspectos deve ser bem entendida, assim como as limitações percebidas por eles diante das demandas do paciente.[2]

As etapas do desenvolvimento e as barreiras para a abordagem da espiritualidade

Outro ponto que pode se configurar como uma possível barreira para a abordagem da espiritualidade refere-se às etapas do desenvolvimento humano.

A espiritualidade vem sendo trabalhada por profissionais de saúde atuantes em diferentes contextos, desde unidades básicas de saúde até hospitais gerais, centros de referência do idoso, hospitais pediátricos e, até mesmo, hospitais psiquiátricos, demonstrando efetividade importante nesses ambientes.

Vale destacar que cada etapa da vida do sujeito é permeada por diversos aspectos sociais, espirituais, psicológicos e biológicos que devem ser considerados quando nos propomos a trabalhar com alguma faixa etária em especial. Por exemplo, não é possível comparar o nível de compreensão de uma criança de oito anos de idade com o de uma pessoa de 35 anos, ambos em boas condições de saúde e sem indícios de déficits cognitivos e intelectuais. Porém, é possível dizer que um desses sujeitos é menos espiritualizado que o outro? Ou que um não compreende tão bem a espiritualidade quanto o outro?

Nesse sentido, deve-se pensar que abordar a espiritualidade com diferentes faixas etárias pode ser um desafio na prática, pois por vezes podemos nos deparar com barreiras importantes.

Inicialmente, é preciso discorrer sobre a abordagem da espiritualidade com crianças.

Boldrini e Geronutti,[3] ao abordarem a questão da espiritualidade em crianças com câncer, revelam que esta deve levar em conta uma série de fatores, por exemplo, a maneira como a criança lida com a experiência do adoecimento, a inserção e influência dos pais e/ou cuidadores diante da situação de adoecimento e da espiritualidade e da necessidade da avaliação e inserção da equipe multidisciplinar no contato com o paciente.

A criança pode se beneficiar do contato com a espiritualidade, e não é raro lançar mão de recursos próprios para lidar com a experiência de adoecimento e transcendência. O acesso à espiritualidade de crianças pode se dar por meio de brincadeiras, jogos e desenhos. A maneira de se expressar da criança é tida como diferente daquela das demais faixas etárias. Por mais que a capacidade de elaboração de conteúdos abstratos seja diferente em cada idade, a criança pode demandar cuidados espirituais tanto quanto adultos, idosos e adolescentes.

Por esse motivo, uma barreira nesse campo pode se dar pelo fato de profissionais de saúde e até mesmo familiares acreditarem que a criança não seria capaz de contar com a espiritualidade como forma de recurso de enfrentamento do processo de adoecimento.

Em diversos momentos a espiritualidade da criança pode ser ignorada ou negligenciada em razão de crenças preconcebidas por adultos que a cercam.

Em estudo realizado por Felipe et al.[4] sobre adolescentes, espiritualidade e riscos do uso e abuso de substâncias psicoativas, verificou-se que a espiritualidade pode ser muito importante nessa faixa etária, tendo em vista que pode colaborar para melhorar o senso de autoeficácia e autorrespeito.

Não raro tendemos a nos inclinar diante de pensamentos sobre o adolescente contemporâneo que podem ser caracterizados como barreiras no momento de abordar a espiritualidade desses indivíduos. A adolescência é um momento permeado por dúvidas e descobertas que ajudam a formar a personalidade, e a espiritualidade parece ocupar um espaço diminuído nessa etapa do desenvolvimento, pois é comum observarmos características comportamentais atreladas à ideia de onipotência e onisciência sobre aspectos da vida social, psicológica e espiritual. Contudo, a barreira que pode nos ser colocada é o fato de presumirmos que os adolescentes rejeitarão a espiritualidade.

Já quanto à vida adulta, é constituída, em grande parte das vezes, por uma fase de produção na vida de trabalho e frequentemente permeada por responsabilidades atreladas à família, à vida social e aos anseios e ambições relacionados à consolidação de projetos existenciais. Adultos podem ter mais intimidade com a questão da espiritualidade em comparação aos adolescentes. A falta de "tempo" para acessar a espiritualidade pode ser uma queixa contemporânea do adulto; contudo, diante de uma situação de adoecimento, é comum haver início ao estímulo à espiritualidade.

Diante disso, o contato com o adulto deve ser diferenciado das demais faixas etárias. A doença nessa etapa pode causar repercussões inclusive financeiras que podem culminar em sofrimento psíquico.

No entanto, uma barreira que pode se erguer para o cuidado espiritual com o paciente dessa faixa etária seria negligenciar sua espiritualidade com o intuito de solucionar o problema de saúde vigente, a fim de restabelecê-lo para a continuidade das atividades, observando apenas a demanda biológica em detrimento das demais.

Já na velhice, alguns estudos comprovam que o benefício dessa faixa etária são as religiosas e da espiritualidade.[5-7]

Sabe-se que os idosos podem ser mais propensos a procurar práticas religiosas e exercer sua espiritualidade em razão de uma variedade ampla de aspectos, entre eles a necessidade de compreender o que poderia vir depois da morte.

Os estudos também apontam que a espiritualidade tem sido considerada um dos maiores recursos de enfrentamento diante de perdas inerentes ao envelhecimento, sendo estas relacionadas à viuvez, perdas funcionais e destituição de papéis sociais antes desempenhados.

Porém, é de extrema importância ressaltar que uma barreira que se constitui diante da abordagem da espiritualidade com idosos se dá pelo fato de os profissionais terem preconcebida a ideia de que esses indivíduos, por serem idosos, estejam ou sejam mais espiritualizados, como se a espiritualidade fosse algo inerente ao envelhecimento.

Preconceitos: uma grande barreira a ser quebrada

É urgente pensar sobre os preconceitos com os quais podemos nos deparar na abordagem da espiritualidade com o paciente.

Podemos pensar que o preconceito pode ser caracterizado como comportamentos ou falas que utilizamos no cotidiano para julgar, comparar ou apontar práticas e comportamentos de outrem que supostamente não condizem com nossas crenças pessoais ou com a maneira como lidamos com determinados assuntos e situações. O preconceito pode ter conotação agressiva, e por vezes é direcionado a grupos específicos da sociedade.

Atualmente não é incomum nos depararmos com práticas preconceituosas advindas dos mais diversos contextos. Estas, por sua vez, podem se constituir como uma barreira importante na abordagem da espiritualidade nos ambientes de saúde, tanto diante do paciente e de seus familiares, como da própria equipe multidisciplinar.

Os seres humanos são sujeitos multifacetados, com vivências diferenciadas e concepções também muito distintas sobre todos os assuntos que os cercam.

O indivíduo que se propõe a cuidar de pessoas em situação de adoecimento deve trazer consigo a ideia de que irá se deparar com pessoas diferentes, que levam estilos de vida também diferentes e, por consequência, com repercussões biológicas, psicológicas, sociais e espirituais igualmente distintas. Trabalhar com a saúde do outro é lidar permanentemente com a fragilidade existencial daquele indivíduo e consequentemente com as repercussões de suas escolhas e condições de vida.

Diante disso, algumas reflexões devem ser levantadas. É comum nos depararmos com pessoas com crenças distintas em relação às do profissional de saúde.

Nesse sentido, podemos iniciar a reflexão proposta, trazendo o que Koenig[2] aponta quanto às divergências religiosas com as quais os profissionais de saúde devem lidar no trato com seu paciente. O autor alega que a contratransferência do profissional necessita ser adequadamente manejada para que não haja influência negativa sobre as crenças espirituais do sujeito que está em avaliação. Essa contratransferência diz respeito às características pessoais do profissional de saúde em detrimento das apresentadas pelo paciente, bem como aos sentimentos suscitados no profissional diante das demandas do paciente.

Discordâncias de ordem religiosa podem existir quando tratamos de pacientes, no entanto é importante destacar que a religião e as crenças de cada um são fundantes no psiquismo e na maneira como esse sujeito concebe sua existência.

Pode-se dizer que o preconceito religioso ou a intolerância religiosa podem constituir grandes barreiras no tratamento dos pacientes. O profissional de saúde necessita do entendimento e das responsabilidades inerentes ao papel que desempenha, mesmo diante de possíveis divergências religiosas que possa vir a ter com seus pacientes.

O profissional não deve julgar o que é certo ou não diante das crenças que o paciente traz como expressão legítima de sua espiritualidade. A intolerância religiosa pode impactar sobremaneira os cuidados prestados, e precisa ser ponto de atenção no contexto da saúde e constantemente alvo de reflexão a fim de evitar possíveis negligências e, até mesmo, violências nesse sentido.

Ainda sobre os preconceitos observados nas práticas em saúde e na abordagem da espiritualidade, é preciso atentar para as representações sociais que fazemos de determinados grupos da sociedade.

Partindo do princípio de que os profissionais de saúde são pessoas com crenças pessoais engendradas e socialmente construídas, podem eles ter concepções preconceituosas sobre questões como sexualidade, gênero, raça, nível socioeconômico e faixa etária, por exemplo, fazendo com que cuidados com a questão espiritual sejam reforçados erroneamente ou excluídos em uma anamnese.

Analisemos o caso de um paciente atendido em um dispositivo de saúde após ideação suicida acarretada por questões espirituais amalgamadas com situações de preconceito quanto à sexualidade:

O paciente T., de 23 anos, solteiro e que se manifesta evangélico, procurou atendimento psicológico após começar a pensar em suicídio. Nos primeiros contatos mostrava-se deprimido diante de suas crenças espirituais, que supostamente não eram condizentes com sua condição sexual. Revelou ser homossexual e ter dificuldade em integrar-se a sua igreja, que, por sua vez, era chamada de "lugar onde encontro a minha paz". Dizia sofrer com os olhares e julgamentos de outros frequentadores pelo fato de ter assumido recentemente sua condição de homossexual. Após um ano de atendimento e intervenções, o paciente encontrou o entendimento de que sua crença em seu Deus não era desvalorizada pelo fato de ser homossexual e vice-versa. Continuou crente em sua fé após começar a frequentar outra igreja da mesma religião, que o aceitava como homossexual. Assim, T. não necessitou afastar-se das práticas religiosas para expressar sua condição de existência homossexual.

A queixa inicial que ia ao encontro do desejo de findar com a própria vida, girava em torno da dificuldade de entender que T. poderia ser, ao mesmo tempo, evangélico e homossexual, e que nenhuma das duas condições precisaria ser mudada ou abandonada.

Após atendimentos frequentes, mostrou-se mais espiritualizado, conseguindo acessar seu Deus e experimentar o acesso ao transcendente e ao sagrado, afirmando: "como nunca antes experimentado".

O caso relatado revela que a espiritualidade de um paciente pode ser experimentada mesmo diante de crenças disfuncionais e socialmente construídas que este carregava de si e sobre o fato de que a homossexualidade poderia impedir seu acesso a Deus.

Outros exemplos negativos que aqui podem ser apontados são as crenças que temos de que "idosos tendem a ser mais religiosos do que pessoas mais jovens", ou de que pessoas "orientais provavelmente devem ter religiões próprias do oriente", ou, até mesmo, que as "crenças religiosas atrapalhariam os tratamentos propostos" aos pacientes. Essas e muitas outras situações denotam o preconceito que pode ser praticado no cotidiano, construindo imagens preconcebidas sobre pessoas e situações, o que, por consequência, pode acarretar impactos negativos sobre os cuidados em saúde e espiritualidade.

Pontos críticos e outras barreiras importantes na abordagem da espiritualidade

Algumas outras barreiras que eventualmente temos dificuldade de enxergar vão de encontro a práticas cotidianas que os profissionais de saúde exercem em seus locais de trabalho. Essas barreiras devem ser ponto de reflexão e de atenção constante a fim de evitar iatrogenias e danos concretos às questões espirituais de pacientes.

Em um primeiro momento, algo que pode se configurar como uma barreira à abordagem da espiritualidade de pacientes é o fato de haver a necessidade de autocuidado biopsicossocial e espiritual consigo mesmo (o profissional de saúde).

Uma pessoa que se propõe a trabalhar com indivíduos em situações que envolvem o adoecimento, a hospitalização ou as consequências de ambos deve ter cuidado com o próprio corpo e com as próprias necessidades, sejam elas as mais variadas, a fim de evitar que o cuidado direcionado às questões espirituais do paciente seja negligenciado.[3]

Atualmente não é incomum ouvir falar ou ver profissionais de saúde cuidando de diversas demandas de muitos pacientes em uma instituição, equilibrando dois empregos para conseguir aumentar a renda mensal. A estafa emocional e física pode fazer os profissionais que se propõem a cuidar das demandas dos pacientes deixarem de cuidar de suas próprias demandas, o que, por sua vez, é capaz de impactar a assistência prestada, constituindo barreiras importantes no trato com a espiritualidade dos pacientes.

A temática da espiritualidade independe da especialidade do profissional de saúde, seja ele médico ou pertencente a equipe multiprofissional. Não é um impeditivo um nutricionista abordar, avaliar e tratar de questões espirituais do paciente, nem mesmo intervir ativamente sobre elas. Uma barreira a ser transposta nesse campo é a compreensão de que todos os profissionais de saúde – desde que devidamente habilitados e treinados – precisam abordar a espiritualidade de pacientes e familiares. Isso também se aplica a médicos de quaisquer especialidades, não apenas a paliativistas, geriatras ou pediatras.[8]

O fato de profissionais não conseguirem realizar uma distinção adequada entre os termos "espiritualidade" e "religiosidade" também pode ser observado como uma barreira importante.[9] O fato de não saber fazer essa distinção pode impactar sobremaneira na avaliação e nas intervenções diante das demandas espirituais do paciente. Essa particularidade deve ser sanada por meio de ações educativas, desde a graduação ou cursos técnicos dos profissionais até ações de educação continuada nas instituições de saúde.

Outra preocupação muito comum entre profissionais de saúde é o medo de suscitar a ideia da morte. Quando a abordagem se der em algum momento inoportuno, por exemplo, logo após a comunicação de más notícias (como o diagnóstico de uma doença de difícil tratamento), a ideia da morte iminente pode surgir para o paciente. Por esse motivo, vale destacar novamente a questão da educação dos profissionais para saber como e quando abordar o tema.

Considerações finais

Conclui-se que as barreiras para a abordagem da espiritualidade podem ser muitas no contexto da saúde, necessitando de constantes reflexões sobre as práticas a serem desenvolvidas.

A questão da educação dos profissionais também se mostrou relevante, denunciando o fato de que, sem o preparo adequado, pacientes podem sofrer impactos e consequências negativas.

Por fim, também vale destacar que não existem roteiros prontos para que uma abordagem mais eficiente seja realizada, tendo em vista que o aspecto espiritual é algo particular e singular. No entanto, existem formas que podem ser estudadas com maior cuidado para que as barreiras que se colocam entre pacientes e profissionais de saúde sejam constantemente superadas a fim de proporcionar melhor cuidado espiritual àquele que se encontra em situação de vulnerabilidade psíquica e física, acarretada pelo processo de adoecimento.

Referências

1. Aiello-Vaisberg TMJ. Investigações de representações sociais. In: Trinca W, organizer. Formas de investigação clínica em psicologia. São Paulo, Vetor: 1997.
2. Koenig H. Espiritualidade no cuidado com o paciente. São Paulo. Fé: 2005.
3. Boldrini E, Geronutti DA. A espiritualidade na criança com câncer. In: Pereira FMT, Toloi DA, Andrade PAS, Branco TP. Espiritualidade e oncologia: conceitos e práticas. Rio de Janeiro, Atheneu: 2018.
4. Felipe AOB, Carvalho AMP, Andrade CUB. Espiritualidade e religião como protetores ao uso de drogas em adolescentes. Revista Eletrônica Saúde Mental Álcool e Drog. 2015;11(1): 49-58.
5. Lucchetti G, Lucchetti ALG, Bassi RM, Nasri F, Nacif SAP. O idoso e sua espiritualidade: impacto sobre diferentes aspectos do envelhecimento. Rev Brasileira de Geriatria e Gerontologia. 2011; 14(1): 159-67.
6. Gutz L, Camargo BV. Espiritualidade entre idosos mais velhos: um estudo de representações sociais. Rev Brasileira de Geriatria e Gerontologia. 2013; 16(4): 793-804.
7. Teixeira JJV, Lefèvre F. Significado da intervenção médica e da fé religiosa para o paciente idoso com câncer. Ciência e Saúde Coletiva. 2008;13(4): 1247-56.
8. Esperandio MRG. Theology and the research on spirituality and health: a pilot study among health professionals and chaplains. Belo Horizonte. 2014; 12(35): 805-32.
9. Borges MS, Santos MBC, Pinheiro TG. Representações sociais sobre religião e espiritualidade. Revista Brasileira de Enfermagem. 2015; 68(4):609-16.

Apoio Espiritual nos Sistemas de Saúde

Paulo Celso Nogueira Fontão

Introdução

A incorporação do cuidado, da atenção espiritual, nas práticas em saúde e de forma institucionalizada nos sistemas é uma construção que vem buscando seu lugar, "chegando" de múltiplas formas com resultados desejados e necessários.

Este capítulo e todo este Tratado serão mais uma singela contribuição para abrir "novos horizontes" nessa prática, na sistematização desse conhecimento na área da saúde. Vamos fazer um breve trajeto do modo mais objetivo possível, identificando maneiras de realizar a incorporação na prática, algumas já evidentes e aceitas; outras, como *insights*, como propostas.

Nada é tão desconhecido, nada é tão conhecido, nada é tão óbvio, trazendo sempre a dimensão do Mistério que está no cerne da Espiritualidade.

Embora a Organização Mundial da Saúde (OMS) não tenha modificado ainda a definição oficial de saúde, em muitos documentos oficiais encontra-se o termo "espiritual" entre os fatores que possam interagir em sua promoção. Em 1971, em um documento da Conferência da Casa Branca sobre o envelhecimento, foi adotado oficialmente o termo "bem-estar espiritual", mostrando ser necessário considerar a espiritualidade entre os indicadores de qualidade de vida.

Deve-se notar que o termo "espiritualidade" pode ser entendido como a necessidade de significado, de propósito, de realização que caracterizam a vida humana, a esperança e a vontade de viver, as convicções, eventualmente a fé em uma crença religiosa. Portanto, como está sendo trazido de maneira clara neste Tratado, espiritualidade não coincide necessariamente com religiosidade, que pode nem estar presente.

Desde o início da década de 1970 a atenção à dimensão espiritual na saúde passou a ser aprofundada. Multiplicaram-se as pesquisas demonstrando os efeitos benéficos da espiritualidade e da fé religiosa sobre o estado de saúde.

Mas, se espiritualidade é importante para a saúde da pessoa, deveria ser também para aqueles que realizam o tratamento. Com efeito, a atenção à espiritualidade é cada vez mais reconhecida como parte fundamental de um atendimento de qualidade. A própria OMS inseriu a dimensão espiritual no tratamento, no documento sobre cuidados paliativos. Ainda, no documento publicado na Segunda Assembleia Mundial sobre o Envelhecimento, em 2002, cita-se várias vezes a palavra "espiritual".[1]

O princípio da fraternidade, aquele terceiro da Revolução Francesa, que ficou de certa forma relegado em relação aos outros dois, o chamado "princípio esquecido", é trazido com força pela Declaração Universal dos Direitos Humanos e deve se tornar categoria e prática social também no cuidado em saúde – fraternidade entendida como respeito pleno à dignidade da pessoa, ao pertencimento comunitário, respeito às identidades, busca da partilha, da comunhão também de saberes, não só material, da reciprocidade nas relações entre os membros das equipes multiprofissionais, gratuidade no compartilhamento de novas descobertas para o bem comum, empatia.[2]

Há sempre a interconexão inseparável entre a dimensão individual e a social. A sociedade é formada por indivíduos com características peculiares. Além disso, o tempo de vida leva a uma progressiva e ulterior diferenciação: quando se trata da saúde da pessoa é necessário pensar no entrelaçamento entre a biologia e a biografia dela.

É evidente, então, que o uso de modelos padronizados de atendimento não serve para responder a uma necessidade que se modifica e é influenciada por muitos fatores, não podendo ser fragmentada em modelos simples. Esse "incômodo" de muitos profissionais da medicina é trazido de maneira brilhante pela pesquisadora da Medicina Preventiva da USP, Dra. Lilia Blima Schraiber, em vários artigos e publicações, porque as clássicas respostas tecnicistas são insuficientes para os pacientes, mas também para os profissionais, que não sentem respondidas todas as suas questões existenciais mais profundas. Lilia nos traz esse desconforto por uma quebra de confiança entre a pessoa cuidada e o médico, e do profissional consigo mesmo:

> O difícil, hoje, parece ser, para o médico, a retomada, ainda que em outros moldes, do exercício de sujeito no interior da prática técnica, reconhecendo que as ciências e as tecnologias produzem conhecimentos e intervenções boas sim, mas detêm também aquelas qualificações em si mesmas: a incerteza do conhecimento, ou seu caráter de verdade relativa e temporariamente válida, e tecnologias arriscadas.[3,4]

E compartilha o forte depoimento de um colega médico, quase um desabafo:

> Sou um cara muito mais preocupado hoje em dia com o paciente. Quando eu me formei, era muito mais preocupado com o conhecimento do que com o paciente especificamente, quer dizer – é meio grave dizer isso – o paciente era um instrumento. Sou um indivíduo que vive constantemente essa distinção entre a pessoa e o médico, por ter uma atividade que, teoricamente, exige um grau de dedicação muito grande, senão exclusiva... Essa questão não está resolvida para mim.[3,4]

Como nos lembra Alexandre Andrade Martins em uma publicação, "A arte do cuidado não está apenas na aplicação da técnica correta".[5]

Os desafios dos tempos de hoje parece não serem tanto os das altas tecnologias, que avançam de qualquer modo, ajudando muito em nossa prática do cuidado, com cirurgias robóticas feitas mesmo a distância, instrumentos diagnósticos cada vez mais simples e, ao mesmo tempo, mais sofisticados e precisos, mas muito mais na necessidade do advento do "homem-mundo", capaz do olhar e do coração necessários para ultrapassar os estreitos limites que já alcançamos no entendimento de nossas práticas, perspectivas porém muitas vezes já superadas e ineficazes.[6]

O ser humano é uma grande obra inacabada: a vida constrói constantes mudanças no biológico, no somático, no psicológico, no relacional, no espiritual, nunca chegando a um ponto final, conclusivo. Na verdade, nem mesmo a morte representa uma conclusão, porque pode desencadear novas perspectivas nas esferas ética, espiritual e religiosa.

Sabe-se, então, que, ao elaborar um plano de assistência, os cuidados personalizados devem ser respeitados como característica fundamental para alcançar a meta de uma cura eficiente.

Gosto de pensar na linha de um grande filósofo e teólogo italiano, inspirado pela "espiritualidade da unidade", de Chiara Lubich, Giuseppe Zangui, que nos lembra: "cada momento histórico é grávido do futuro, ele gera em si e amadurece o novo".[7] E penso neste verdadeiro "testamento" deixado por Chiara Lubich em um de seus últimos pronunciamentos públicos, em 2007, em um Congresso Médico Internacional na Itália, como um desejo que deve ser de todos nós profissionais de saúde, cada um o adaptando a sua crença, seus valores, seus ideais de vida:

> Desejo a cada um de vocês que se tornem homens e mulheres capazes de fazer nascer e crescer uma Medicina segundo o coração de Deus, e que este Congresso sirva de estímulo e empenho renovado no trabalho de construir relacionamentos verdadeiros de fraternidade, para que o esforço intelectual seja sustentado por uma autêntica experiência de vida comunitária.[8]

A relação do cuidado em saúde, buscando luzes na espiritualidade, me parece que vai nessa linha neste início do século XXI: está-se gestando coletivamente algo novo, ainda não completamente explicado.

Segue-se que, em nível organizacional, a palavra-chave é "desfragmentação": qualquer tratamento nunca pode ser fracionado em setores ou em momentos diferentes. Portanto, é necessário, em um território, superar a fragmentação na assistência à saúde mediante ações continuadas. O papel fundamental é a rede de serviços de atenção primária, destacando os nós e as inter-relações funcionais em um sistema de gestão e de relacionamentos entre os profissionais com funções claras e projetos que definem as ações assistenciais. Muitas vezes, porém, é necessária a transferência para o atendimento secundário ou terciário.

É fundamental, nesse contexto, que alguém faça o que se denomina na atenção primária coordenação do cuidado, que se apresenta como um de seus princípios estruturantes.[9]

Que saúde queremos? Como podemos repensar a saúde agora diante de tantos desafios? Um dos eventos mais importantes para a política de saúde internacional foi realizado em Alma-Ata, em 1978, procurando responder a essas questões. A meta era então o ano 2000, mas tudo continua superatual.[10]

Na Declaração conclusiva, enfatizou-se, entre outras coisas, a necessidade da participação comunitária por meio de uma educação adequada, na promoção da saúde envolvendo os agentes sanitários para trabalharem juntos e responderem às necessidades expressas pela comunidade. Problemas muito atuais ainda hoje e que devem ser considerados entre os objetivos a serem alcançados:

- rever a formação dos profissionais, dando-lhes maior capacidade de diálogo com outros membros das equipes e com as pessoas sob seus cuidados;
- rever o papel dos pacientes, para que se tornem protagonistas de seu cuidado, portanto mais críticos, mais colaborativos;
- estimular espaços de trabalho mais criativos, de compartilhamento, de construção de vínculos, para que os ambientes oferecidos se tornem ambientes terapêuticos, pelo próprio clima organizacional;
- promover o diálogo e a cooperação de todas as esferas da vida humana, buscando harmonizar os aspectos técnicos e as possibilidades econômicas, sociais e culturais das pessoas e populações.

Estimular uma construção do diálogo, que incentive a iniciativa da pessoa, seja qual for o papel que desempenhe, como titular da mudança. Pode-se assim esperar a realização de uma experiência de saúde integral, em suas dimensões biopsicossocial e espiritual.[1]

Também nesses nossos tempos estamos vivendo uma "globalização da cultura do desperdício e do descarte", de coisas e da vida em um sentido ampliado, conforme traz à reflexão o Papa Francisco:

> A pessoa humana está em perigo: isto é certo. Hoje, a pessoa humana está em perigo, eis a urgência da ecologia humana! No entanto, homens e mulheres são sacrificados aos ídolos do lucro e do consumo: é a "cultura do descarte". Alguém que morre não é notícia, mas se a bolsa de valores diminui dez pontos é uma tragédia! Assim, as pessoas são descartadas, como se fossem lixo. A vida humana, a pessoa já não é sentida como um valor primário a respeitar e salvaguardar, especialmente se é pobre ou deficiente, se ainda não é útil — como o nascituro — ou se deixou de servir — como o idoso.[11]

Então, como se faz? Incorporando à formação em saúde a importância do treinamento dessa abordagem

O tema da pesquisa e do ensino está presente neste Tratado em capítulo específico, mas nunca é demais reforçar que, se queremos que os profissionais de saúde assumam novas práticas, temos de pensar em sua formação. A prática dessa abordagem encontra obstáculos, a maior parte deles ligada à falta de preparo dos profissionais médicos para essa abordagem, que se justificam com a falta de tempo, a preocupação de não seguirem por este ou aquele caminho a partir das próprias convicções, o medo de "não ser científico", de estar fugindo do próprio papel. Mas, de fato, existe falta de treino para a operacionalização e avaliação da influência dessa dimensão nos resultados em saúde. Busca-se melhorar a pessoa por meio da formação; melhorar a mente e o coração; amadurecer e aprofundar o pensamento, transformando-o em ações concretas e relevantes.

Um artigo publicado no *Journal of Religion and Health*, em 2016, sobre a incorporação da espiritualidade à atenção primária, traz a afirmação do Instituto Nacional de Saúde dos Estados Unidos de que esse tipo de competência cultural reduz desigualdades nos cuidados em saúde e favorece uma entrega de serviços mais respeitosa e que responde mais adequadamente às necessidades de saúde dos pacientes.[12] A espiritualidade, como aspecto de identidade cultural, tem sido sempre mais evidenciada como fator decisivo na tomada de decisões em saúde.

A atenção ao aspecto da espiritualidade torna-se gradativamente necessária na prática de assistência à saúde. Cada vez mais a ciência se curva diante da grandeza e da importância da espiritualidade na dimensão do ser humano. Ser humano é buscar significado em tudo que está em nós e em nossa volta, pois somos seres inacabados por natureza e estamos sempre em busca de nos completar. Assim, a OMS e a Comissão conjunta de Acreditação de Organizações de Saúde recomendam que as questões espirituais devam ser inseridas no ensino do profissional de saúde.

Traz uma verdade forte, lembrando que o adoecimento é sempre mais que um dado, um fato clínico, é sempre uma condição de uma pessoa, em todas as suas dimensões. E é com esse olhar integral que os médicos devem se relacionar com seus pacientes.

Essa atitude deve vir no bojo de um código de valores e significados que devem acompanhar a necessária competência técnica, mas que não se basta. Deve existir o respeito absoluto pela vida humana, em oposição à cultura do descarte, lembrando que nenhum médico pode ser o guardião executivo de um direito inexistente, de arbitrar contra a vida.

Propor essa disciplina, parte no primeiro semestre, parte no quarto, fez sentido para uma faculdade que traz em sua essência e valores a questão religiosa, mas um enorme desafio quanto a como propor a alunos, jovens adultos, vindos de uma sociedade plural, laica, com uma enorme marca de individualismo, relativismo, imediatismo, que não coloca a pessoa em primeiro lugar em suas escolhas.[13]

O último fruto, após 14 semestres de experiência, foi a sistematização, com a ajuda dos alunos, residentes de Medicina de Família do nosso serviço e convidados especiais, do material do curso, em um livro que permite essa difusão a tantos mais.

Temos sido demandados a compartilhar em vários cenários o que estamos fazendo: ligas acadêmicas, seminários, simpósios, jornadas, congressos.

Buscamos trazer a dimensão da religiosidade e da espiritualidade como Competência Cultural, princípio acessório da Atenção Primária à Saúde, como nos propõe Barbara Starfield, necessária para que o profissional de saúde ofereça atenção de fato integral.[12]

Trabalhar essa dimensão na formação do futuro profissional médico, mantendo o olhar plural do cenário do curso, com alunos das mais diversas tradições religiosas e ateus, é um desafio do curso, que busca espelhar essa pluralidade e riqueza.[14]

Nosso curso de Medicina tem por objetivo a formação de médicos com atitudes e comportamentos éticos, compromisso social, focados na valorização e defesa da vida humana, com compreensão integral do ser humano, de forma crítica, reflexiva e cristã.

Devemos buscar egressos de nossos cursos de formação em saúde capazes de desenvolver uma medicina centrada na pessoa, instrumentalizada para o processo decisório compartilhado com o doente e sua família, com espírito crítico e participativo, integrando o aluno e futuro médico e profissional de saúde no contexto de sua comunidade, promovendo a responsabilidade social, ambiental, ética, procurando educar integralmente o ser humano, resguardando o direito de liberdade, de consciência e respeito aos direitos individuais e coletivos em sua maior diversidade. Esperamos que, com essa colaboração, possamos aparelhar o profissional para o olhar integral, que não deixa de fora o aspecto da espiritualidade.[15]

Valorizando a espiritualidade e as práticas religiosas das pessoas cuidadas – necessária competência cultural[9]

Reforço o conceito de que não importa de qual tradição viemos, se temos, nós profissionais de saúde, alguma fé religiosa ou alguma prática da espiritualidade: assumimos, quando nos formamos, alguns compromissos em nossos "juramentos" que pedem que nos preparemos com todo o instrumental necessário para a melhor prática médica, a melhor assistência, e nesse processo devemos agregar "competências culturais", que nos permitam conhecer quem são, o que pensam, em que acreditam, qual a rede social de apoio, qual linguajar integram os pacientes. Isso é necessário para que se estabeleça uma boa e correta parceria, a fim de que se consiga construir um pacto terapêutico com bons frutos entre o paciente e seu terapeuta.[16]

A fé está entrelaçada com a cultura local e sobreposta por crenças pessoais e religiões organizadas.[17]

O cuidado espiritual em saúde (ações de apoio espiritual, ações de capelania) [18,19]

A importância da espiritualidade e do necessário apoio se faz mais presente nos momentos de maior fragilidade, de adoecimento, da possibilidade do morrer, quando deixamos nossa rotina em uma internação ou um tratamento mais intensivo, como em uma série de sessões de radio ou quimioterapia, ou de diálise, por exemplo. É nesses momentos em que nos afastamos de nossas redes de apoio familiares, de amigos, de nossos recursos comunitários, de nossas práticas religiosas. O serviço de saúde tem a obrigação de atender a essas necessidades, e a capelania hospitalar ou capelania em saúde – vale para todos os serviços de saúde – pode atender a essa demanda.

Está prevista em lei federal – Lei n. 9.982/2000 – a prestação de assistência religiosa, assegurando a entrada no Brasil de religiosos de todas as confissões a serviços de saúde.

Compartilho um trecho do Manifesto do Coalizão Inter-fé em Saúde e Espiritualidade, grupo de profissionais da saúde e lideranças religiosas do qual faço parte, que, desde 2015, vem buscando, em intenso diálogo inter-religioso, um caminho comum para oferecer, da forma mais justa possível, esse apoio espiritual, a partir da experiência de muitos de nós em grandes instituições de saúde públicas e privadas, na cidade de São Paulo:[19]

> O cuidado da saúde deve sempre contemplar todas as dimensões humanas, o que inclui a dimensão espiritual. Esta engloba elementos transcendentes de significado, propósito e conectividade, e é tão importante para a qualidade de vida quanto as dimensões física, mental, social, entre outras.
>
> Muitas pessoas expressam sua espiritualidade por meio de suas religiões formais ou de suas crenças tradicionais. Outras ainda fortalecem sua dimensão espiritual com elementos não religiosos, como a prática de ações éticas ou o contato com a natureza [...] A fé é ainda mais importante em momentos de intensa fragilidade de saúde, como durante uma internação hospitalar. A perspectiva da doença, da incapacidade e da morte tendem a despertar o medo, a sensação de impotência e a ideia de finitude. A fé pode iluminar positivamente essas realidades, atribuindo-lhes um sentido de transcendência, sendo, portanto, fonte de conforto, esperança e fortalecimento. Toda instituição de saúde deveria enxergar o ser humano além da doença e do tratamento do corpo, buscando todas as formas possíveis para compensar as carências espirituais do paciente.

Entendemos que haja várias formas de fornecer apoio a essas necessidades e sustentação da fé. A experiência de tratamento clínico pode ser humanizada em várias frentes, como conforto ambiental e profissionais empáticos. A intervenção psicossocial é fundamental para o equilíbrio emocional e também, em muitos casos, a necessidade de apoio espiritual.

O apoio espiritual pode ser por uma denominação religiosa específica, ecumênico, inter-religioso ou inter-fé. Pode ser oferecido por ministros religiosos e/ou por voluntários especialmente preparados [...] existe uma necessidade de organizar os recursos para que ocorra o apoio espiritual adequado no maior número possível de instituições de saúde. Embora haja elementos incontestáveis da importância da fé na saúde, as iniciativas de apoio ainda acontecem de forma tímida e lenta, porque todo o conhecimento está fragmentado e disperso [...]

Conhecendo essas necessidades, os participantes propuseram a criação da **Coalizão Inter-fé em Saúde e Espiritualidade**. Desejamos construir e apontar formas para aprimorar a compreensão da interface saúde-espiritualidade, atuando no tripé assistência, ensino e pesquisa. Fomentaremos a troca de experiências e de competências para apontarmos caminhos capazes de superar os obstáculos atuais [...]

A Coalizão Inter-fé em Saúde e Espiritualidade reconhece todas as religiões históricas, as juridicamente constituídas e tradições de fé que possuem valores éticos e universais. Sempre que há respeito e abertura, o intercâmbio desses preciosos valores é possível.

Humanização em saúde – a fraternidade vivida em equipe

No Brasil, temos a Política Nacional de Humanização, proposta em 2003,[20] bastante interessada em inserir no Sistema Único de Saúde (SUS) dimensões da espiritualidade "encarnadas" no cotidiano dos profissionais e dos serviços, propondo um sistema de gestão participativa, sempre com representantes dos profissionais e usuários, como indica a Lei n. 8.142/90. Entre outras medidas a serem construídas, são sugeridas:

a) criar um sistema de saúde em rede, que supere o isolamento dos profissionais e serviços, garantindo racionalidade na assistência e continuidade no cuidado;

b) fortalecer processos de políticas de saúde regionais e cooperativas solidárias – modelo de fraternidade política;

c) considerar e valorizar as diversidades humanas e culturais das diversas regiões brasileiras;

d) trazer uma corresponsabilização nos modelos de redes de atenção de todos os serviços que compõem a rede do SUS – públicos e complementares;

e) ampliar o conceito de saúde e, portanto, das ações em saúde, buscando superar a fragmentação nos processos de trabalho das equipes multiprofissionais que atuam em saúde;

f) propor a humanização como política transversal no SUS, orientando decisões da gestão, a experiência concreta dos profissionais, a relação entre estes e as pessoas e comunidades atendidas, a construção de trocas solidárias e comprometidas por todos os atores do processo, contagiando por atitudes e ações humanizadoras toda a rede.

Na construção de bons cenários de prática, da assistência à saúde a pessoas e comunidades, deve-se pensar nos ideais que animam, motivam, que servem de modelo para os profissionais que ali atuam; a iniciativa da boa atitude, do sorriso, do respeito, da escuta sincera deve partir de alguém; se parte de muitos, melhor ainda, pois gera a reciprocidade e então uma ação individual se torna um movimento coletivo. Como lembra o cientista social Valdir Fernandes, falando de economia de comunhão, mas que se aplica perfeitamente bem ao nosso agir em saúde:

> A reciprocidade somente adquire valor se for suscitada por uma atitude de gratuidade [...] porém torna-se uma atitude coletiva e recíproca quando muitos indivíduos agem de maneira análoga, com base na mesma racionalidade. Como consequência, a eficácia da ação individual, gratuita, tende a ser maximizada, porque se torna ação coletiva.[21]

E nos lembra Suzana Matiello:

> A reciprocidade transforma todo elemento do mundo da saúde em sujeito, em protagonista, cada um orientado a viver o outro, a compreender suas necessidades, suas carências, a dividir sua dor, a reconhecer sua competência. Daqui decorre um novo modelo da organização da saúde em vários níveis: da vivência da doença da pessoa à relação entre os agentes até os aspectos de gestão e economia e aos desdobramentos legislativos e políticos que dizem respeito à saúde.[22]

Complementando, uma reflexão do Professor Mateus Rotta, cirurgião e professor da Faculdade de Medicina de Mogi das Cruzes, apresentada em um congresso internacional em Roma:[23]

> A integração entre as várias figuras profissionais pode acontecer somente se mantendo uma comunicação respeitosa a partir do papel de cada um. A ação comunicativa precisa da partilha não somente dos conhecimentos técnicos, mas sobretudo de um horizonte de escolhas éticas. As interações humanas no trabalho devem ser permeáveis a mudanças, novidades, à reconstrução, abertas também à interferência do não técnico, à sabedoria prática, que pode enriquecer o nosso profissionalismo. Trabalhar em equipe não significa anular a especificidade de cada um, ao contrário, as diferenças técnicas, de papéis, são um contributo fundamental à qualidade do serviço a ser oferecido [...]. A qualidade da assistência em saúde é diretamente proporcional à qualidade das relações interpessoais entre os diferentes profissionais da equipe integrada e das relações com os pacientes.

A arte de amar no agir clínico

Chiara Lubich (1920-2008) tem inspirado, com seu legado espiritual, de alcance ecumênico e inter-religioso, inclusive o âmbito da saúde. A partir de um texto espiritual construiu-se essa pequena "cartilha" com o passo a passo da construção de um processo de trabalho nos serviços de saúde capaz de transformar nossa atuação e nossos ambientes em verdadeiros lugares e práticas terapêuticos:

A Arte de Amar no nosso agir clínico – inspirada na Espiritualidade de Chiara Lubich:[24]

- cada paciente como único;
- tomar a iniciativa no relacionamento com o paciente;
- o "Fazer-se um";
- a Escuta;
- o valor do perdão;
- o trabalho em equipe na perspectiva da fraternidade, da comunhão, gerando ideias e pessoas novas e um "ambiente terapêutico".

Cada paciente como único

Considerar a pessoa que temos diante de nós como se fosse a única que encontraremos naquele dia, dar nossa melhor energia, toda a nossa competência, todo o nosso empenho. Viver o momento presente nos liberta da pressa (mesmo se tivermos só 15 minutos). Não considerar a pessoa mais uma "usuária do serviço", e sim como *outro eu mesmo*. Para os cristãos, uma referência é "amar o próximo como a si mesmo", ou, como Gandhi afirmava: "Você e eu somos uma coisa só. Não posso machucar você sem ferir-me". Não podemos ter preferências, fazer distinções, agir baseados em preconceitos: não deve existir diferença na intensidade do meu agir com um paciente dócil e um hipercrítico. Meu ponto de partida deve ser o entendimento de que cada paciente tem o mesmo direito à minha atenção!

Tomar a iniciativa no relacionamento com o paciente

Cabe a nós tomar a iniciativa de um relacionamento que faça o paciente perceber nosso interesse por ele, a estima, o carinho, a confiança, o desejo sincero de lhe ser útil, o que pode facilitar um comportamento semelhante no paciente que induz à reciprocidade, uma sintonia de motivações, uma verdadeira "aliança terapêutica", com os melhores resultados. Estabelecer-se-á uma ligação funcional, uma espécie de adaptação recíproca entre os dois cérebros, que se conectam e se influenciam reciprocamente. O princípio dos "mirrors neurons" (neurônios-espelho). Foi observado que cada um dos dois cérebros pode dar início a esse intercâmbio, a essa troca. Uma vez que uma pessoa se "sintoniza", as probabilidades de um entendimento mútuo aumentam.

O "fazer-se um" com o outro

Hoje se usa muito, até de forma banalizada, o termo "empatia", o relacionamento empático, profissionais de saúde com o olhar centrado na pessoa etc. O "fazer-se um" é um passo a mais, tem o sentido de entrar mais profundamente no coração do outro, procurar colocar-se na situação do outro, entender realmente seus problemas, suas exigências, seus sofrimentos, sua maneira de ver e compreender cada situação. A partilha da dor do outro tem efeito terapêutico.

A escuta

Escuta no sentido de perceber não somente as palavras, mas os pensamentos, o estado de ânimo, o significado pessoal, o mais oculto da mensagem que nos é transmitida. Isso exige da nossa parte esquecer nossos próprios interesses, nossos próprios esquemas de pensamento e de vida para nos introduzirmos, gradualmente e com respeito, no *mundo do outro*. Indispensável para isso não julgarmos o outro, não nos colocarmos em atitude de aprovação ou reprovação, mas sim de aceitação incondicional do outro.

A escuta deve ser feita em nível individual e em equipe.

O valor do perdão

O valor do perdão é demonstrável cientificamente. Alguns estudos sobre as consequências fisiológicas da violência e da hostilidade evidenciam que basta a lembrança do inimigo ou do malfeitor para provocar reações físicas, com o consequente aumento dos hormônios do estresse, da pressão arterial e a diminuição das defesas imunológicas. O perdão age como um antídoto libertador, invertendo a reação biológica.

O trabalho em equipe na perspectiva da fraternidade

A equipe é o primeiro espaço no qual podemos trabalhar os pesos psicológicos e espirituais que o trabalho assistencial traz consigo com o passar do tempo. A possibilidade de partilha joga luzes novas sobre as situações, revela-se terapêutica para os profissionais, com reflexos imediatos na qualidade da assistência, tem um efeito de inundação, de transbordamento do novo clima criado. Somente com essa disponibilidade recíproca de cada membro da equipe de saúde se pode pensar em realizar um verdadeiro "cuidado" para os pacientes.

O próprio exercício de cada uma de nossas profissões específicas no campo da saúde deve ser entendido como a busca das soluções que nascem das próprias competências e ideias, mas em diálogo com o outro, com vantagens enormes para o conjunto, para a assistência. Não deixo de ser eu mesmo, mas nessa relação de amor com o outro, com o campo de competência do outro, chego a "lugares novos" de entendimento, a mais elevados padrões de qualidade, a um real "bem-estar" para todas as pessoas envolvidas no processo terapêutico.

Realizar um ambiente assistencial realmente "terapêutico"

Permite-se então realizar um ambiente assistencial realmente "terapêutico", uma atmosfera serena de atenção, de escuta, de cura no sentido mais global, para os pacientes que nos procuram e para que cada profissional de saúde se sinta mais em sua "vocação" e valorizado por seu trabalho.

Experiência do paciente

Nos processos de "melhoria contínua", vários serviços de saúde públicos e privados ao redor do mundo têm criado o que se convencionou chamar de "escritórios de experiência do paciente", que vão muito além dos tradicionais serviços de ouvidoria, os SACs (serviços de atendimento ao cliente), procurando introduzir na avaliação do serviço elementos ligados à emoção, à sensibilidade, à satisfação interior, que vai além da técnica corretamente aplicada, dentro das melhores evidências clínicas e científicas.[25,26]

A "experiência" quer refletir a partir de uma avaliação 360 graus a visão de satisfação a partir da ótica do usuário, uma análise de demanda, procurando compreendê-la, buscando o real motivo de busca do serviço, suas reais necessidades e se foram plenamente atendidas. Nesse processo de avaliação, a espiritualidade vivida pela equipe em várias de suas dimensões está muito presente:

a) É uma "oportunidade" para nossos serviços? Temos a humildade de acolher as críticas e de nos reavaliar?

b) Valoriza-se a cordialidade, presteza, agilidade, mas temperada com um atendimento humanizado, que leva em conta o olhar do outro no ato de cuidar.

c) Valorizam-se as habilidades de comunicação, para que o resultado seja o esperado, portanto diálogos qualificados, empatia, colocar-se no lugar do outro, "fazer ao outro o que gostaria que fosse feito a mim" – "regra de ouro", presente em diversas tradições religiosas.

d) Transparência, simplicidade nas orientações, a partir da competência cultural que permite entender o ponto de vista do outro, inclusive religioso.

e) Ajustar um lugar comum, na ação do cuidar, envolvendo o paciente nas tomadas de decisões.

f) Levar em conta na avaliação de um serviço de saúde se há como valores:

- ação transparente e justa;
- compromisso;
- empenho;
- atitude de acolhimento e cuidado fraterno;
- um ambiente de boa convivência humana, terapêutico;
- simplicidade;
- honestidade;
- sustentabilidade;
- ética;
- espírito de equipe;
- unidade respeitando as diversidades;
- clareza;
- firmeza com o tempero da mansidão e da docilidade.

A vivência da espiritualidade proporciona ao indivíduo a capacidade de gerir a própria situação de vida, trazendo aceitação interior. Além disso, há uma sintonia de objetivos que permite o que se chama de adaptação recíproca, "sintonizar o outro", empatia – profissionais orientados para o outro.

Com a espiritualidade se estabelecem "estratégias para a escuta", e isso reflete claramente na experiência da pessoa cuidada.[15]

O caminho necessário do diálogo nas equipes e com as pessoas e comunidades atendidas – o "radicalismo do diálogo"

O diálogo é uma forma de fazer circular sentidos e significados. Quando o praticamos, a palavra liga ao invés de separar. Reúne ao invés de dividir.

O diálogo não é para defender e manter posições, como acontece na discussão e no debate. Sua prática está voltada para estabelecer e fortalecer vínculos e ligações, e para a formação de redes; para identificar, explicitar e compreender os pressupostos que dificultam a percepção das relações. Daí o nome de "redes de conversação", propostas para as experiências de reflexão conjunta, geração de ideias, educação mútua e produção compartilhada de significados.

O diálogo é, por excelência, o processo por meio do qual identificamos e questionamos ideias e posições cristalizadas – os pressupostos sobre os quais se apoiam nossos julgamentos, escolhas, preferências, ações. É mais do que uma técnica: é uma maneira de conduzir conversações que traz uma nova visão de mundo, de relacionamentos e de processos. Ao mesmo tempo, retoma práticas ancestrais de contato e de integração de grupos.

Para dialogar, o essencial é reaprender a ouvir. O excesso crônico e desequilibrado de ação no mundo atual nos deixa com um déficit nessa capacidade de realmente ouvir o outro. Ouvir é um processo ativo, em que aquele que ouve participa da qualidade da fala que está sendo construída; uma fala que é ouvida empaticamente atinge profundidades muito maiores. A qualidade ativa do ouvir fica evidente na pergunta: você já tentou falar alguma coisa a alguém que realmente não quer ouvir?

O diálogo busca suprir uma lacuna profunda das conversações da nossa civilização atual. Aprendemos a pensar, e consequentemente a falar, competitivamente, cartesianamente, de maneira narcisista, sem verdadeiramente incluir a subjetividade e o outro, que é diferente de nós.

Julgamos, e assim nos afastamos radicalmente da empatia e da compaixão. Nossa fala é usada mais para separar do que para unir.

A riqueza do diálogo consiste em ser uma conversação que tem como característica aproximar pessoas, grupos, fortalecer os vínculos a partir da experiência autêntica.

E como médicos? Como me disse um aluno em sala: "Os neurônios de um médico têm que estar no coração".

Mais uma vez, nos dias atuais nos encontramos, no Brasil e no mundo, em um movimento de polarização que nos afasta, que desagrega, que radicaliza posições, que divide e dificulta também o trabalho em saúde, além de ser gerador de adoecimentos, particularmente quadros graves de depressão, uma epidemia de desamor pela vida, da perda de esperança. E temos, como profissionais da saúde, também de enfrentar e lidar com essas situações e com pessoas vítimas desse sofrimento.

O conflito, a violência, a fome, a sede dominam amplas áreas do planeta, vitimando pessoas inocentes. O diálogo nesse contexto é fundamental, é o caminho necessário para a construção da paz, da justiça e harmonia sociais, portanto de mais saúde também! Sem arrogância religiosa, sem estar diante do outro se achando melhor, sem olhar "por cima", ficando "ao lado"... A experiência religiosa deve ser transformadora, construtiva, formando laços de unidade, de aproximação, de amor.

Conhecer o outro cada vez mais, para amar mais o outro...

Como atuamos em territórios e com pessoas e comunidades diversas, social e culturalmente variadas, o profissional de saúde deve se aproximar com delicadeza e respeito e se envolver com o universo cultural e religioso da pessoa e comunidade que deve cuidar. É preciso habilidade e preparo para trabalhar em todos os cenários.

Vivendo momentos de radicalismos, muitas vezes negativos, também religiosos, a vivência da espiritualidade nos impulsiona em direção a um diálogo construtivo.

Nesse cenário de desafios, fica uma provocação necessária aos profissionais e instituições que têm "missão, visão, valores", raízes na espiritualidade, de responder constantemente, de fazer o exame de consciência diário de como suas convicções e práticas da espiritualidade impactam a gestão, a prática do cuidado, os processos de trabalho de sua organização, suas decisões, suas falas, suas ações.

O trabalho com a saúde precisa considerar a pessoa inteira, em toda a sua essência, para que tenhamos uma prática ampliada, com vista a nos preparar melhor para o cuidado.[27,28]

Em busca de um cuidado integral, do cuidar de pessoas, especialistas em gente

A espiritualidade completa o conceito de bem-estar, permitindo ao paciente enfrentar as adversidades, cria e mantém relações, estreita e conduz a relação entre pacientes e profissionais de saúde. Tem um efeito individual, na vivência do cuidador, e tem um efeito coletivo, fruto das relações em diferentes níveis.

Espera-se, em qualquer serviço de saúde, pela vivência da dimensão da espiritualidade, uma relação entre as pessoas mais humanizada, uma familiaridade: o usuário refere muitas vezes que deixa de se sentir um paciente e passa a se sentir como se fosse um amigo do médico ou da equipe de cuidado. Vínculo e acolhimento: o profissional acaba se tornando referência de gerações da mesma família.

Não só as boas práticas clínicas diferenciam o serviço, mas o modo como as pessoas são atendidas. Independentemente do motivo da busca pelo serviço de saúde, o que o retém, em geral, é a humanização, a visão integral e a espiritualidade presente na ação e nas palavras dos profissionais que faz a diferença; o acolhimento das pessoas em todas as suas necessidades, abrindo espaço à escuta qualificada, plena.

Os pacientes devem se sentir livres para se expressar em relação ao que sentem, ao que pensam, sem o receio de serem julgados, tornando-se protagonistas em seu processo de cura.[15]

O cuidado integral, que traz a Espiritualidade no DNA, não é visto como um estado, mas é compreendido como um processo, em um equilíbrio dinâmico, a cada momento da vida.

A saúde é o resultado de fatores ambientais, culturais, sociais, além de fatores ligados ao indivíduo, como seu estilo de vida, comportamentos, valores espirituais, convicções religiosas.

A espiritualidade é "o fator esquecido da medicina", como já foi citado na revista *Lancet* há alguns anos.[26] Na série da *Lancet* de julho de 2015, dedicada à espiritualidade e à saúde, fica claro que as religiões são mais do que bondades: inspiram comportamentos e ações como uma expressão de fé, que pode beneficiar outras pessoas, deixa reflexos... respeito pela diversidade do mundo natural e a preservação de seus recursos e hábitats. O serviço, particularmente cuidar dos doentes, é outra característica. Nesse cuidado, a fé está regularmente presente, mesmo que possa ser silenciosa.[29]

Ainda podemos considerar outros "passos", outras categorias para pensar na introdução da espiritualidade em nossas práticas, em nosso agir. São quase infinitas as possibilidades. Nosso agir é muito complexo! Ficam mais reflexões: o apoio espiritual aos profissionais de saúde – o conceito "cuidando do cuidador"; o *burnout*; a busca do sentido da vida – fazer sua "escolha primordial, essencial"; a espiritualidade nas práticas de educação em saúde; a medicina centrada na pessoa.

Boas reflexões e bom trabalho a todos! Continuemos a construir juntos essa inserção em nossas práticas!

Referências

1. Caretta F. Saúde integral. São Paulo, 2019. Disponível na Internet: http://www.healthdialogueculture.org/pt/182-news/583-a-saude-integral.html.
2. Baggio AM. O princípio esquecido/1. First. São Paulo, Cidade Nova: 2008.
3. Schraiber LB. Racionalidade biomédica e transformações históricas da prática médica ao longo do século XX: breves apontamentos para a reflexão crítica. In: Pinheiro R, Ag SJ, organizers. Rio de Janeiro, Cepesc /IMS / Uerj/ Abrasco, 1-13, 2010.
4. Schraiber LB. O médico e suas interações: a crise dos vínculos de confiança. São Paulo, Hucitec: 2008.
5. Martins AA. É importante a espiritualidade no mundo da saúde? São Paulo, Paulus: 2009.
6. Morán J. Fidelidade criativa – o desafio da atualização de um carisma. First. Galindo AC, organizer. São Paulo, Cidade Nova: 2019.
7. Zangui G. Il pensare come amore: v erso un nuovo paradigma culturale. Nuova Um. 2003;XXV(145): 1-19.

8. Lubich C. Messaggio di Chiara Lubich per il Congresso: "Comunicazione e Relazionalità in Medicina". 2007;2007:16-7. Disponível em: http://www.mdc-net.org/images/pdf/mes_chiara.pdf.
9. Starfield B. Atenção primária: equilíbrio entre necessidades de saúde, serviços e tecnologia. Unesco Brasil/Ministério da Saúde. Unesco Brasil, 2002.
10. World Health Organization [WHO]. Declaração de Alma-Ata. Conf Int Cuid Primarios. 1978;3.
11. Apost C, Desenvolvimento P, Sumo DO, Jo F, Ii P, Respons AOS et al. A Santa Sé. 2013;2-4. Disponível em: http://w2.vatican.va/content/francesco/pt/audiences/2013/documents/papa-francesco_20130605_udienza-generale.pdf.
12. Isaac KS, Hay JL, Lubetkin EI. Incorporating spirituality in primary care. J Relig Health. 2016;55(3):1065-77.
13. Appleby A, Swinton J, Wilson P. What GPs mean by "spirituality" and how they apply this concept with patients: a qualitative study. BJGP Open. 2018;(Jul):bjgpopen18X101469.
14. Appleby A, Swinton J, Wilson P. Spiritual care training and the GP curriculum: where to now? Educ Prim Care. 2019;30(4):194-7. Disponível na Internet: https://doi.org/10.1080/14739879.2019.1600383.
15. Fontão PCN. Saúde e espiritualidade. Martins AC, organizer. São Paulo, Martinari: 2017.
16. August H, Esperandio MRG, Escudero FT. Brazilian validation of the attachment to god inventory (IAD-Br). Religions. 2018;9(4).
17. Karam A, Clague J, Marshall K, Olivier J. The view from above: faith and health. Lancet. 2015;386(10005):e22-4.
18. Hefti R, Esperandio MRG. O modelo interdisciplinar de cuidado espiritual – uma abordagem holística de cuidado ao paciente. Horizonte. 2016;14(41):13-47. Disponível em: http://periodicos.pucminas.br/index.php/horizonte/article/view/P.2175-5841.2016v14n41p13.
19. Saad M. Coalizão Inter-Fé em Saúde e Espiritualidade: uma experiência de diálogo Interfaith Coalition on Health and Spirituality: an interreligious dialogue experience. 2017;27-34.
20. Ministério da Saúde. Secretaria de Atenção à Saúde. HumanizaSUS: documento base para gestores e trabalhadores do SUS, 4ª ed. Brasília, Editora MS: 2010.
21. Fernandes V, Sant'Anna FSP. A racionalidade da economia de comunhão e responsabilidade socioambiental: a gestão organizacional influenciada por valores espirituais. Desenvolv e Meio Ambient. 2010;21(0):157-71.
22. Matiello ST. Chiara Lubich: o radicalismo do amor para uma ética do encontro. Galindo AC, organizer. São Paulo, Cidade Nova: 2018.
23. Atti del Congresso Internazionale di Medicina Dialogo Comunione. Comunicazione e relazionalità in medicina: nuove prospettive per l'agire medico. Roma: Università Cattolica del Sacro Cuore/Città Nuova Ed., 2007. Disponível na Internet: http://www.healthdialogueculture.org/it/convegni/congresso-internazionale-2007.html.
24. Mettendorf G. O amor, síntese de todas as palavras: a arte de amar. Reflexões para a conduta médica Gabrielle Mettendorf. 5-11.
25. Austin P, Macdonald J, Macleod R. Measuring spirituality and religiosity in clinical settings: a scoping review of available instruments. Religions. 2018;9(3).
26. Yan AF, Stevens P, Holt C, Walker A, Ng A, McManus P et al. Culture, identity, strength and spirituality: a qualitative study to understand experiences of African American women breast cancer survivors and recommendations for intervention development. Eur J Cancer Care (Engl). 2019;28(3):1-15.
27. Batista PS S. A espiritualidade na prática do cuidar do usuário do Programa Saúde da Família, com ênfase na educação popular em saúde. Rev APS. 2007;10(1):74-80.
28. Mariano AVBO. Em busca de uma teologia pública da saúde. Horizonte. 2016;14(41):89.
29. Duff JF, Buckingham WW. Strengthening of partnerships between the public sector and faith-based groups. Lancet. 2015;386(10005):1786-94. Disponível na Internet: http://dx.doi.org/10.1016/S0140-6736(15) 60250-1.

Impacto Negativo da Abordagem em Religiosidade/ Espiritualidade e Fundamentalismo

Marcelo Borges

O objetivo deste capítulo é apresentar um panorama da dimensão espiritual/religiosa dos indivíduos que recebem cuidados dos profissionais da saúde. Com base nas evidências disponíveis atualmente e visando ao suporte da prática em saúde, serão enfatizados o fundamentalismo e os impactos negativos da utilização de recursos espirituais e religiosos para lidar com situações de crise. Esses impactos serão considerados em três instâncias (eixos): a perspectiva do paciente, do profissional de saúde e a relação que se configura nesse cenário. Em um contexto cada vez mais exigente em relação à excelência na capacitação dos profissionais, o capítulo pretende suscitar reflexões que possam contribuir para a atenção integral à saúde.

Estudos recentes apontam que aproximadamente 90% da população mundial declara possuir envolvimento espiritual/religioso.[1] No Brasil, segundo o censo do IBGE 2010 de (<https://censo2010.ibge.gov.br>), aproximadamente 8% dos brasileiros declararam não possuir qualquer afiliação religiosa. Os estudos censitários ou de opinião geral não foram desenvolvidos especificamente para avaliar questões relacionadas à dimensão espiritual/religiosa, e podem ocorrer vieses por se tratar de dados colhidos "face a face". Conforme estudo[2] de abrangência nacional desenhado para abordar a dimensão espiritual/religiosa, publicado em 2018, apenas 12,4% da população brasileira declarou não possuir nenhuma afiliação religiosa. Isso demonstra a necessidade crescente de integrar tal dimensão no cuidado integral à saúde. Visando a atender essa questão, diversas organizações profissionais e de saúde reconhecem a dimensão espiritual/religiosa como um importante componente da saúde humana.

A Organização Mundial da Saúde (OMS) e a *Joint Commission on Accreditation of Healthcare Organizations* (JCAHO) recomendam incluí-la na prática clínica e educacional.[3] Especificamente na saúde mental, a *World Psychiatric Association*, a *American Psychological Association*[4] e o *Royal College of Psychiatrists*[1] possuem seções dedicadas à dimensão espiritual/religiosa.

Portanto, crenças, práticas e experiências espirituais/religiosas podem influenciar nas decisões que envolvem o tratamento médico,[5,6] como a aceitação ou rejeição das recomendações.[7] Podem também influenciar importantes mudanças nos hábitos que afetam a saúde (uso/abuso de álcool,[8] tabagismo[9]). Portanto, relacionam-se estreitamente com o conceito de processos individuais de saúde/doença.[10]

Os estudos considerando a dimensão espiritual/religiosa evidenciam a associação com as dimensões física, mental e social, contudo os mecanismos envolvidos nessa relação ainda não são totalmente compreendidos. Em parte, esse fenômeno está relacionado à dificuldade em estabelecer consenso acerca dos conceitos de espiritualidade e religiosidade e à tendência de valorização de publicações com resultados positivos, deixando em segundo plano as que demonstraram resultados mistos ou negativos. Algumas questões referentes às características das pesquisas publicadas devem ser observadas. A maioria delas acontece nos Estados Unidos. Parte dos resultados apresentados é obtida a partir de avaliação de populações específicas ou comparando indivíduos que possuem afiliação religiosa com indivíduos que declaram não possuir. Em outros casos, são feitas comparações entre denominações religiosas. Um estudo global envolvendo 93 países e mais de 100 mil questionários indicou que a maior participação em atividades religiosas está relacionada a melhores desfechos de saúde em países caracterizados como diversificados religiosamente. Aspectos como a importância de Deus e a ponderação acerca do significado da vida estão mais associados a melhor saúde em países com índices de desenvolvimento humano mais baixos. Em países que impõem restrições mais rigorosas às práticas religiosas, ponderar o significado da vida também está associado a melhores indicadores de saúde.[11]

A crescente atenção à dimensão espiritual/religiosa (E/R) em diversos contextos da sociedade pode difundir erroneamente o conceito de que qualquer abordagem e/ou intervenção nessa direção é sempre benéfica. Nem todo envolvimento espiritual/religioso é saudável. Muitas vezes pode tornar-se prejudicial, principalmente quando a relação do indivíduo com sua dimensão E/R está permeada por culpa ou impotência para lidar com as situações da vida cotidiana ou estados de adoecimento. A forma como o indivíduo vivencia sua espiritualidade/religiosidade pode oferecer um efeito protetivo ou nocivo, dependendo de como são utilizados esses recursos nos processos de saúde-doença.[12] O indivíduo pode reconhecer-se como ativo na busca por um corpo saudável, e suas práticas cotidianas podem ser alinhadas com suas crenças, até mesmo oferecendo suporte social para o enfrentamento de suas dificuldades. O indivíduo também pode apresentar a tendência a permanecer sem recursos para enfrentar seu processo de adoecimento, ou até mesmo apresentar dificuldades em reconhecê-lo, podendo considerá-lo um "castigo de Deus" ou delegar a "Deus" a resolução de seu sofrimento.[13]

Diante desse cenário, o profissional de saúde precisa estar capacitado na abordagem da dimensão espiritual/religiosa do paciente, acolhendo, identificando e endereçando suas necessidades, uma vez que a compreensão de suas práticas, crenças e experiências pode contribuir com o cuidado integral à saúde.

Religiosidade

No que se refere às crenças, práticas e experiências do indivíduo, a religiosidade pode expressar-se no contexto público, social e institucional; esta é denominada religiosidade organizacional, caracterizada pela participação em serviços religiosos, reunião de grupos para estudo de escrituras, organização com outras pessoas com a finalidade de evangelização ou arrecadação de fundos, por exemplo. Pode ser expressada de maneira privada, pessoal e individual, e nesse caso é denominada religiosidade não organizacional, caracterizada pela realização de rituais individuais ou particulares. Meditar, orar em casa, assistir a programas religiosos e acender velas são exemplos dessas práticas.[14] Quanto à motivação, denomina-se religiosidade intrínseca quando o indivíduo encontra sua maior motivação na religião e busca alinhar suas atitudes a suas crenças, relegando a segundo plano outras questões de forma deliberada.[15] Já a religiosidade extrínseca caracteriza-se quando o indivíduo encontra uma função para a religião no âmbito de suas próprias necessidades, sejam elas de segurança, apoio ou posição social.[16]

O fato de o sistema de crenças ser o alicerce do grupo torna-o incomparável com outros grupos sociais. No entanto, essa singularidade pode ter impactos igualmente negativos[17] quando a própria identidade religiosa é impulsionadora de preconceito e hostilidade. Nesse caso inclui-se o que é expresso como racismo, homofobia, intolerância em relação às mulheres e aviltamento de grupos externos, sejam eles políticos ou religiosos,[18] podendo, nessas circunstâncias, incentivar rígidas disciplinas comportamentais e favorecendo que indivíduos com sofrimento psicológico desenvolvam estratégias de enfrentamento disfuncionais ou pouco adaptativas.[19]

Contudo, a religiosidade é habitualmente um fator de proteção de saúde, além de estar associada à boa qualidade de vida. Em relação à saúde mental, a adoção de estilos de vida saudáveis, o suporte social, a maior aceitação de si, a promoção de resiliência e o alívio do sofrimento psicológico são fatores que podem contribuir para melhores desfechos em quadros de depressão, ansiedade e abuso de substância e também para um bem-estar espiritual, que, nesse contexto, diz respeito à sensação experimentada quando um propósito que justifica o compromisso com o significado de vida é vislumbrado.[19] Assim sendo, o desenvolvimento da identidade religiosa pode oferecer uma visão de mundo sagrada e imenso valor emocional dentro de um grupo religioso, satisfazendo a necessidade de pertencer, oferecendo confiança em meio à incerteza e aumentando a autoestima.

Fundamentalismo

Frequentemente, no senso comum, o conceito de fundamentalismo religioso tem equivalência ao conceito de radicalização violenta e recebe uma caracterização unicamente negativa. É também muitas vezes associado, intrinsecamente, a determinadas denominações religiosas ou a determinadas faixas etárias.

A radicalização violenta não é resultado direto do fundamentalismo religioso. Ela decorre da junção de alguns fatores, como: fraco envolvimento político, aculturação adversa, alienação, discriminação, educação deficitária, emprego insatisfatório e pobreza, que geram isolamento social e vulnerabilidade.

O etnocentrismo religioso é definido como a tendência a criar "grupo dentro de grupo *versus* grupo externo", fenômeno predominantemente gerador de preconceito. Apesar de o fundamentalismo e de o etnocentrismo estarem relacionados em alguns cenários, um não é definido pelo outro, uma vez que diferenças individuais de personalidade e crenças/atitudes associadas à participação em grupos religiosos podem influenciar a expressão de comportamentos preconceituosos. Portanto, identificar essas diferenças individuais, seja de personalidade seja de crenças, é um primeiro passo importante para entender os fatores que moldam ou influenciam a atitude perante outros grupos e/ou comportamentos.

O fundamentalismo é caracterizado por ser a crença em determinada denominação religiosa, cujo conjunto de ensinamentos contém, inequivocamente, e de forma clara, básica, intrínseca e fundamental, a verdade essencial sobre a humanidade e a divindade. Também prevê que as mesmas práticas e ensinamentos do passado são imutáveis e devem ser seguidos no presente.[21]

Estudo realizado com universitários[18] de uma única denominação religiosa demonstrou que a orientação de domínio social (tipificada pela preferência de que as relações com outros grupos sejam hierárquicas, e não igualitárias) e o fundamentalismo religioso tinham relações positivas diretas. Paradoxalmente, dada a perspectiva de aceitação defendida em muitas doutrinas religiosas, pode não ser a religião em si, ou a adesão a seus preceitos, o principal aspecto preditor de preconceito aos grupos externos.

Assim, a orientação religiosa pode ser entendida como uma lente através da qual os indivíduos interpretam as doutrinas e os ensinamentos religiosos e desenvolvem julgamentos de outras pessoas com base nesses ensinamentos.[18] A partir dessa perspectiva, é possível perceber que, em essência, vivências positivas ou negativas são determinadas pela maneira singular como o indivíduo utiliza seus recursos ao lidar com situações de crise.

A fim de lidar com a situação de crise de maneira positiva, o fundamentalismo poderia ser fonte provedora de um senso de coerência para a vida (uma maneira pela qual são atribuídos sentidos e significados para o mundo), sustentando uma visão de que as situações de crise são uma vontade divina (poder divino) e uma oportunidade de crescimento e reavaliação (redefinindo a crise como uma oportunidade de desenvolvimento espiritual). Privilegiando, em certa medida, a percepção de regras claras para o enfrentamento (conforto e segurança) e distinções nítidas do que é ou não previsto nos preceitos, facilitam ao indivíduo permanecer focado em suas crenças.[22] Essas posturas podem produzir efeitos benéficos, como procurar o amor e/ou proteção divina, aumentar a conexão com o transcendente, encontrar conforto na literatura religiosa e lidar com a crise de forma colaborativa com o divino.[23] O fundamentalismo religioso também pode estar associado a maior religiosidade intrínseca e, portanto, inversamente relacionado à depressão e ansiedade.[24]

Em contrapartida, o fundamentalismo também pode privilegiar percepções e comportamentos rígidos que dificultam flexibilizar respostas que estejam disfuncionais em determinadas situações de crise e, consequentemente, maior intolerância ao que seria considerado "erro" ou "pecado", ocasionando aumento de ansiedade e angústia,[25] além de produzir efeitos negativos como o questionamento das próprias crenças, da existência ou do amor do divino; incentivar a delegação da resolução ou redefinindo a crise para uma conotação de punição.[23] Em alguns contextos, o fundamentalismo pode levar a um conflito diante do processo de adoecimento, favorecendo a não aceitação do quadro clínico, o questionamento de métodos profiláticos e a dificuldade em seguir condutas médicas.[26]

O impacto negativo na abordagem da dimensão espiritual/religiosa

O impacto negativo na abordagem da dimensão espiritual/religiosa possui três eixos. O primeiro, refere-se ao contexto do profissional de saúde (suas crenças, práticas e experiências); o segundo, refere-se ao paciente; o terceiro, à relação entre o profissional e o paciente. Um equilíbrio entre os três eixos é necessário quando desfechos favoráveis em saúde global são objetivados. Esse equilíbrio é obtido quando os conflitos de percepções são dirimidos, sem necessidade de que se excluam mutuamente e favorecendo que sejam integradas na direção comum de facilitar a vivência do processo de adoecimento. Nesse caso, a saúde precisa ser compreendida de forma dinâmica, inserida e influenciada pelo contexto social. Saúde e doença são, nessa perspectiva, polaridades passíveis de serem integradas, ou seja, a presença de uma não exclui a outra. Esse cenário torna possível aos envolvidos perceber alternativas saudáveis mesmo durante seu processo de adoecimento. Uma vivência saudável do processo de adoecimento implica compreender que a busca de suporte e conforto transcende os próprios sintomas que são expressados.

O profissional de saúde precisa estar preparado, adquirindo e atualizando conhecimentos específicos acerca da abordagem da dimensão E/R. Esses conhecimentos estão além dos princípios bioéticos (abordados de forma mais abrangente em outro capítulo deste tratado) da beneficência (que consiste basicamente na necessidade de considerar os benefícios que podem resultar de uma intervenção em comparação com os riscos potenciais) e da não maleficência.

A capacitação do profissional de saúde que pretende abordar a dimensão E/R do paciente é permeada pelo reconhecimento dessa dimensão como componente da saúde integral, e pela compreensão dos processos saudáveis e nocivos envolvidos na vivência das crenças, práticas e experiências espirituais e religiosas. A integração dessa dimensão exige qualidade de conhecimento, ética e postura de acolhimento. Um profissional da saúde que está atento e compreende sua própria dimensão espiritual/religiosa pode perceber e modular a maneira como utiliza seus recursos no cuidado ao paciente.

Considerando como exemplo um cenário em que o profissional da saúde tenha características fundamentalistas, uma situação de crise em sua prática profissional pode levá-lo a questionar as próprias crenças, sentir-se incentivado a delegar a resolução a outrem, ou questionar a existência do divino e entender a situação de crise como punição, perceber-se "sem saída", sofrer com a possibilidade de erro e por consequência experienciar angústia e ansiedade.[27] Se por um lado é possível que esses fenômenos o conduzam a posturas de intolerância diante das escolhas dos pacientes que não estejam alinhadas a suas crenças, dificultando o reconhecimento da autonomia destes, por outro, é possível que esse mesmo profissional tenda a estimular práticas espirituais/religiosas utilizadas pelo paciente para lidar com a situação de crise somente a partir de crenças corroboradas por ele.

Pesquisa realizada com mais de mil profissionais médicos nos Estados Unidos[28] demonstrou que cerca de 50% deles entendem que suas crenças religiosas influenciam suas práticas. Mais de 70% consideram o exercício profissional um chamado. Aproximadamente 15% declararam que a prática clínica promoveu um questionamento de suas crenças, e 20% consideraram um desafio a manutenção de suas crenças no exercício profissional. As crenças individuais também influenciam as decisões de encaminhamentos dos pacientes a outros profissionais de saúde ou líderes religiosos. No Brasil, o quadro é similar. Dos psiquiatras entrevistados, 70% declararam ser importante considerar a dimensão espiritual/religiosa dos pacientes. Para o quesito "dificuldades de abordar o tema", 30,2% declararam receio em exceder os limites da relação médico/paciente. Mais de 22% mencionaram falta de conhecimento adequado e cerca de 16% declararam falta de tempo para abordar o tema com os pacientes em seus atendimentos. Mesmo assim, quase a metade declarou que, de alguma maneira, aborda questões relacionadas à dimensão E/R.[29]

Todo esse contexto pode dificultar a manutenção da clareza dos limites da relação profissional de saúde/paciente, dificultar decisões de conduta, de diagnóstico e de encaminhamento que atenda às necessidades de atenção à dimensão espiritual/religiosa do paciente a fim de compor uma atenção global à saúde. A religiosidade/espiritualidade deve ser rotineiramente incluída na lista de recursos potenciais de que os pacientes dispõem para lidar com sua doença. Os pacientes devem ser questionados se possuem recursos espirituais/religiosos que possam acessar.

É importante examinar se a religiosidade/espiritualidade é fonte de conflitos. Muitas vezes, uma pergunta simples como "Seus problemas afetaram suas crenças?" pode abrir caminho para essa abordagem. A religiosidade envolve questões altamente sensíveis que estão no cerne da identidade, compromissos, valores e visão de mundo do indivíduo. É improvável que os pacientes se envolvam espontaneamente com essas questões, a não ser que o profissional de saúde demonstre abertura, interesse e apreço pela religiosidade deles. Uma abordagem sensível à dimensão E/R exige uma compreensão ampla do contexto cultural do paciente, e muitas vezes é adequado consultar membros da comunidade religiosa a fim de entender de que maneira seu conjunto de crenças influencia seu estado atual. A excelência em cuidados de saúde envolverá a criação e a manutenção de relacionamentos respeitosos e colaborativos entre os profissionais de saúde, membros e líderes de comunidades religiosas, a fim de que todos estejam orientados no sentido de promover uma vivência saudável para aqueles que recebem seus cuidados.[30] Portanto, a abordagem da dimensão espiritual/religiosa sem essa ampla compreensão pode conduzir a uma religiosidade vivenciada de maneira negativa.

Reconhecendo que a religiosidade pode ser angustiante, desde o DSM-IV-TR está prevista a categoria de problemas religiosos e espirituais, como perda ou questionamento da fé, emergência espiritual e novos movimentos religiosos. Os pacientes podem experienciar sua religiosidade de maneira negativa quando estão presentes sentimentos religiosos imaturos, fanáticos e impulsivos, convergindo para uma baixa influência sobre suas condutas e valores. Além disso, a religiosidade pode ser marcada pela intolerância, por fantasias repressivas, pela incapacidade de tolerar a liberdade de estilos de enfrentamento, denotando um instrumental inadequado para lidar com a gama de demandas internas e externas da vida, principalmente pela falta de profundidade, abrangência, dinamismo, equilíbrio e coerência. A vivência conflituosa da religiosidade pode estar associada a declínio de saúde mental e física, até mesmo maior risco de morrer.[30]

Estudo conduzido com a população brasileira[31] avaliou a relação entre os níveis de religiosidade e espiritualidade e qualidade de vida, otimismo e felicidade. Os resultados revelaram que indivíduos que se declararam com alta religiosidade e alta espiritualidade obtiveram melhores resultados do que o contrário. Em seguida, ter alta religiosidade e baixa espiritualidade também foi associado a melhores resultados quando comparados com os outros grupos. O grupo que possui baixa religiosidade e alta espiritualidade apresentou melhores resultados na qualidade de vida social e ambiental, entretanto apresentou maior ansiedade. Os níveis mais baixos de religiosidade e de espiritualidade foram associados a piores resultados. Isso indica que a religiosidade organizada (pública ou privada), formalmente estruturada, com doutrinas a serem seguidas e grupos comuns, aumenta o suporte social, comportamentos saudáveis e melhor estilo de vida. Outro aspecto refere-se às frequências de práticas religiosas. Níveis maiores de práticas podem ser associados à qualidade de vida e à saúde mental. Esses resultados corroboram estudos internacionais que indicaram maior incidência de transtornos mentais em pessoas sem religiosidade ou com baixa religiosidade. Uma possibilidade de compreender esse fenômeno é o fato de que pessoas com maior espiritualidade e menor religiosidade são mais propensas a apresentar dissociação, crenças de natureza mágica e supersticiosa e alta abertura para experiências místicas, podendo apresentar dificuldade em seguir práticas organizadas, o tradicionalismo e as relações coletivas.

Com base em um amplo material de revisão sistemática,[7] estudos que relacionaram a dimensão espiritual/religiosa com a saúde mental abordaram os temas emoções positivas (bem-estar, esperança e otimismo, significado e finalidade, autoestima e controle pessoal) e emoções negativas (depressão, ansiedade, abuso de álcool e drogas). No quesito bem-estar, apenas 1% dos estudos indicou menos bem-estar entre indivíduos com maior envolvimento espiritual/religioso. Dos estudos sobre autoestima, 3% indicaram associação negativa entre os indivíduos com envolvimento espiritual/religioso. Nos outros quesitos das emoções positivas, foram apresentados apenas resultados positivos. Os indivíduos com maior envolvimento espiritual/religioso apresentaram maior depressão em 6% dos estudos relacionados ao tema. De 299 estudos que avaliaram a relação de envolvimento espiritual/religioso e ansiedade, 33 mostraram níveis maiores de ansiedade nos grupos com maior envolvimento espiritual/religioso. Para o Uso/abuso de álcool, 1% dos estudos apresentou relação direta.

Apesar de a ampla maioria dos dados apontar para os efeitos de proteção da dimensão E/R, ainda há muito a ser compreendido acerca dos mecanismos envolvidos nesse processo, fundamentalmente quando os resultados são negativos, uma vez que há tendência a receber menos interesse para as publicações. Na temática envolvendo saúde física, dos estudos que abordaram o envolvimento E/R e prática de exercícios, 16% mostraram que tal prática é menor para esse grupo quando comparado a outros. Em relação ao peso/dieta, 39% mostraram que o maior envolvimento espiritual/religioso está relacionado ao maior peso. Na avaliação da relação entre hipertensão arterial e envolvimento E/R, 11% dos estudos apresentaram resultados negativos.

Uma questão levantada em diversos estudos é se uma abordagem que contemple a dimensão espiritual/religiosa é de fato tão eficaz ou até mais eficaz que os métodos tradicionais de cuidado. A primeira barreira para responder a essa pergunta é a escassez de publicações com metodologia adequada. Uma revisão sistemática avaliando intervenções espirituais/religiosas complementares[32] que teve início com mais de 7 mil publicações verificou que apenas 30 atendiam a todos os critérios de estudos clínicos randomizados.

Os desfechos avaliados incluíram qualidade de vida, atividade física, dor, desfechos cardíacos, promoção de comportamentos de saúde, prática clínica dos profissionais de saúde e satisfação com os protocolos. Os resultados demonstraram que essas intervenções tinham pequenos benefícios em comparação com outras terapias complementares de saúde, promovendo comportamentos saudáveis, reduzindo dor e peso e melhorando a qualidade de vida. Entretanto, há necessidade de mais estudos para melhorar o entendimento sobre os papéis dessas intervenções nos cuidados de saúde.

Uma questão bastante discutida nas práticas cotidianas é a utilização de recursos espirituais/religiosos em detrimento dos tratamentos convencionais, principalmente quando o tema da morte está presente no processo de adoecimento. Estudo[33] dividido em cinco tarefas, avaliando a relação do fundamentalismo com a recusa ao tratamento médico, demonstrou que maiores níveis de fundamentalismo religioso por parte dos profissionais da saúde estariam associados a maior incentivo a intervenções baseadas na fé quando o tema da morte está presente. Estes relutaram em informar aos pacientes que as práticas E/R não são substitutivos para o tratamento profissional, indicando que endossar as práticas espirituais/religiosas, em certa medida, auxilia os profissionais que possuem crenças fundamentalistas a administrar suas próprias questões diante da possibilidade de finitude. Em contraste com estes, os que apresentaram menores níveis de fundamentalismo tenderam a descartar as práticas E/R do paciente como meio eficaz de tratamento. Possivelmente, segundo o estudo, porque esses indivíduos estavam tentando reforçar a fé em uma visão da realidade que sustenta que a fé por si só não é uma via aceitável para intervenções profissionais.

Embora os resultados sustentem a hipótese de que indivíduos com maior fundamentalismo estariam mais dispostos a apoiar as práticas E/R do paciente como substituto do tratamento profissional quando estão diante da possibilidade de morte, um viés precisa ser destacado. Aparentemente, isso também reflete a tolerância crescente para a utilização de recursos espirituais/religiosos por parte do paciente de profissionais da saúde que possuem crenças similares e não necessariamente uma percepção de que esses recursos utilizados pelo paciente são adequados. Na sequência do experimento, as preocupações acerca da mortalidade foram aumentadas. Os indivíduos com maior fundamentalismo apresentaram maior tendência a perceber práticas E/R como um tratamento mais eficaz que as intervenções profissionais, indicando que, para os que possuem maior fundamentalismo, a preocupação com a morte intensifica a percepção de eficácia das práticas espirituais/religiosas e que, quanto mais intensa a situação de crise, maior a confiança e apego a suas crenças, possivelmente pela busca de conforto e proteção. Os indivíduos com maiores níveis de fundamentalismo também apresentaram maior propensão a apoiar a recusa do tratamento profissional por parte do paciente quando essas decisões foram incentivadas pelas crenças. Esses comportamentos foram observados mesmo quando a resposta mais provável era a de combinar as duas intervenções (intervenção profissional e práticas E/R), demonstrando que os indivíduos com maior nível de fundamentalismo tornam-se mais sensíveis aos processos decisórios dos pacientes em substituir tratamentos quando lidam com as preocupações acerca da mortalidade. Finalmente, quando confrontados com maior consciência da mortalidade pessoal, os indivíduos mais fundamentalistas são mais propensos a fazer julgamentos relevantes para a saúde consistentes com a crença de que a fé é uma opção de tratamento viável e que tais julgamentos solidificam um sentido existencial. Fornecendo, assim, suporte convergente para a hipótese de que a necessidade de amortecer as preocupações existenciais sobre a morte, em parte, fundamenta o apoio a recusas médicas religiosamente motivadas.

Entretanto, apesar de este trabalho refletir questões encontradas empiricamente na prática profissional cotidiana, enfrenta uma ressalva importante. Todos os participantes foram expostos a situações hipotéticas, e suas respostas foram baseadas nas crenças presentes. Esse é um viés importante, uma vez que os processos de adoecimento exercem impacto sobre as crenças, práticas e experiências.

O sensível equilíbrio dos três eixos

A abordagem da dimensão espiritual/religiosa é um desafio para os profissionais da saúde, podendo ter efeito saudável ou nocivo. Esse desfecho é influenciado pela maneira como o profissional conduz a abordagem. São necessários conhecimentos aprofundados para uma aproximação adequada. Quando um paciente vivencia o processo de adoecimento, atribui muito poder ao profissional de saúde, e o gerenciamento desse fenômeno exige cautela. Ao abordar a dimensão E/R do paciente, invariavelmente o profissional de saúde toma contato com suas próprias crenças, práticas e experiências. Da mesma maneira, quando o paciente é questionado acerca de sua dimensão espiritual/religiosa, também toma contato com esses elementos. Esses movimentos podem tanto ser fonte de alívio quanto de sofrimento. Considerando um cenário fictício (porém com bastantes elementos comuns na prática profissional cotidiana), o profissional de saúde simplesmente incentiva o paciente a recorrer ou aumentar seu envolvimento E/R a fim de incrementar o enfrentamento do processo de adoecimento. Enfim, a literatura já demonstrou que o maior envolvimento espiritual/religioso está associado a melhores desfechos de saúde. Porém, em alguns casos, esse paciente vive um conflito em sua comunidade religiosa. Ele também pode estar questionando a existência do divino, pois adoeceu mesmo realizando todas as práticas propostas. Inadvertidamente, o profissional o conduz na direção do aumento de sua angústia e ansiedade, incentivando-o aos aspectos negativos do uso dos recursos espirituais/religiosos para lidar com a crise atual. Nesse exemplo, o profissional não conseguiu reconhecer o contexto que envolve as crenças, práticas e experiências espirituais/religiosas do paciente e, como ele, de forma singular, percebe-as na crise presente.

Quando o paciente faz uso do *coping* de delegação da resolução da situação de crise ao divino e/ou transcendente, a tendência a buscar "curas milagrosas" a qualquer custo (legitimamente visando aliviar o sofrimento) poderia provocar o abandono do tratamento profissional. Ainda no mesmo cenário, o profissional de saúde que desencoraja o paciente na utilização de seus recursos espirituais/religiosos para lidar com o processo de adoecimento pode incrementar os conflitos internos e promover a delegação da resolução da crise ao profissional, deixando o paciente sem nenhum outro recurso.

Em outros casos, um paciente em cuidados paliativos pode deparar-se com sua finitude e encontrar conforto em seu sistema de crenças, cujos preceitos compreendem o processo de adoecimento e morte como parte inerente da vida, sendo as intervenções exclusivamente para alívio de dor, nesse estágio, desnecessárias. O profissional de saúde que permanece rígido em seu próprio sistema de crenças (diferente das crenças do paciente) entende esse fenômeno como sofrimento e tenderá a fornecer alívio, por exemplo, por meio de intervenção medicamentosa. Para o paciente, a impossibilidade de vivenciar o processo de forma plena trará sofrimento maior que a dor que está experienciando.

Partindo do pressuposto de que não é tarefa do profissional de saúde realizar intervenções espirituais/religiosas, em muitos casos é necessária a aproximação da liderança religiosa na qual o paciente está inserido a fim de juntos buscarem o suporte (da religião, do contexto familiar e social) necessário para a situação de crise que muitas vezes ocorre durante o processo de adoecimento, mas que também é frequente no momento de diagnóstico.[34]

Quando o profissional de saúde se coloca disponível para acolher, identificar e endereçar as questões E/R do paciente, já atua como facilitador a fim de que o próprio paciente identifique seus possíveis conflitos e também seus recursos diante do processo de adoecimento.

E é diante desse complexo cenário que o cuidado exigirá atenção para uma dinâmica de fazer **com** o paciente. O profissional, momentaneamente, coloca suas crenças, práticas e experiências em segundo plano e deixa espaço para que o paciente exponha suas questões. A escuta cuidadosa, acolhedora e compreensiva privilegia o engajamento do paciente em seu processo de saúde e de doença, e isso auxilia no suporte de sintomas do adoecimento, além de facilitar a percepção das maneiras pelas quais é possível "lançar mão" de recursos espirituais/religiosos. O reconhecimento dessas potencialidades do paciente possibilita que este se responsabilize por seus próprios recursos de enfrentamento e se coloque em postura ativa diante da situação momentânea, uma vez que cada nova situação exige novas respostas e atualizações.[35]

Este capítulo trouxe a possibilidade de reflexões acerca de alguns elementos envolvidos na abordagem da dimensão espiritual/religiosa na atenção integral à saúde. Entendendo que ainda há um longo caminho a ser percorrido, essas contribuições pretendem favorecer aos profissionais de saúde a tarefa de inclusão sistemática e fundamentada da espiritualidade/religiosidade em suas práticas cotidianas.

Referências

1. Moreira-Almeida A, Koenig HG, Lucchetti G. Clinical implications of spirituality to mental health: review of evidence and practical guidelines. Rev Bras Psiquiatr. 2014;36(2):176-82.
2. Peres MFP, de Oliveira AB, Leão FC, Filho HPV, Moreira-Almeida A, Lucchetti G. Religious landscape in Brazil: comparing different representative nationwide approaches to obtain sensitive information in healthcare research. SSM – Population Health. 2018.
3. Lucchetti G, Lucchetti AL, Puchalski CM. Spirituality in medical education: global reality? J Relig Health. 2012;51(1):3-19.
4. Vieten C, Scammell S, Pilato R, Ammondson I, Pargament KI, Lukoff D. Spiritual and religious competencies for psychologists. Psychology of Religion and Spirituality. 2013;5(3):129-44.
5. Borras L, Mohr S, Brandt PY, Gillieron C, Eytan A, Huguelet P. Religious beliefs in schizophrenia: their relevance for adherence to treatment. Schizophrenia Bulletin. 2007;33(5):1238-46.
6. Grossoehme DH, Ragsdale JR, Cotton S, Meyers MA, Clancy JP, Seid M et al. Using spirituality after an adult CF diagnosis: cognitive reframing and adherence motivation. Journal of Health Care Chaplaincy. 2012;18(3-4):110-20.
7. Koenig HG. Spirituality and health research: methods, measurements, statistics, and resources. Templeton Press, 2012.
8. Kogan SM, Luo Z, Murry VM, Brody GH. Risk and protective factors for substance use among African American high school dropouts. Psychol Addict Behav. 2005;19(4):382-91.
9. Hussain M, Walker C, Moon G. Smoking and religion: untangling associations using English survey data. J Relig Health. 2017.
10. Lucchetti G, Lucchetti AL. Spirituality, religion, and health: over the last 15 years of field research (1999-2013). Int J Psychiatry Med. 2014;48:199-215.
11. Zimmer Z, Rojo F, Ofstedal MB, Chiu CT, Saito Y, Jagger C. Religiosity and health: a global comparative study. SSM Popul Health. 2019;7:006-6.
12. Marsden P, Karagianni E, Morgan JF. Spirituality and clinical care in eating disorders: a qualitative study. The International Journal of Eating Disorders. 2007;40(1):7-12.
13. Panzini RG, Bandeira DR. Coping (enfrentamento) religioso/espiritual. Archives of Clinical Psychiatry (São Paulo). 2007;34:126-35.
14. Koenig HG, Abreu I. Medicina, religião e saúde: o encontro da ciência e da espiritualidade. Porto Alegre, L&PM: 2012.
15. Koenig HG, Zaben FA, Khalifa DA. Religion, spirituality and mental health in the West and the Middle East. Asian J Psychiatr. 2012;5(2):180-2.
16. Taunay TC, Cristino ED, Machado MO, Rola FH, Lima JWO, Macêdo DS et al. Development and validation of the intrinsic religiousness inventory (IRI). Revista Brasileira de Psiquiatria. 2012;34:76-81.
17. Ysseldyk R, Matheson K, Anisman H. Religiosity as identity: toward an understanding of religion from a social identity perspective. Personality and social psychology review: an official journal of the Society for Personality and Social Psychology. 2010;14(1):60-71.
18. Banyasz AM, Tokar DM, Kaut KP. Predicting religious ethnocentrism: evidence for a partial mediation model. Psychology of Religion and Spirituality. 2016;8(1):25-34.
19. Taunay TCDE, Gondim FdAA, Macêdo DS, Moreira-Almeida A, Gurgel LdA, Andrade LMS et al. Validação da versão brasileira da escala de religiosidade de Duke (DUREL). Archives of Clinical Psychiatry (São Paulo). 2012;39:130-5.

20. Bhugra D, Ventriglio A, Bhui K. Acculturation, violent radicalisation, and religious fundamentalism. The Lancet Psychiatry. 2017;4(3):179-81.
21. Altemeyer B, Hunsberger B. Authoritarianism, religious fundamentalism, quest, and prejudice. The International Journal for the Psychology of Religion. 1992;2(2):113-33.
22. Phillips RE, Ano GG. A re-examination of religious fundamentalism: positive implications for coping. Mental Health, Religion & Culture. 2015;18(4):299-311.
23. Pargament KI, Koenig HG, Perez LM. The many methods of religious coping: development and initial validation of the RCOPE. J Clin Psychol. 2000;56(4):519-43.
24. Blazek M, Besta T. Self-concept clarity and religious orientations: prediction of purpose in life and self-esteem. J Relig Health. 2012;51(3):947-60.
25. Senderecka M, Kossowska M, Sekerdej M, Szewczyk J. Religious fundamentalism is associated with hyperactive performance monitoring: ERP evidence from correct and erroneous responses. Biological Psychology. 2019;140:96-107.
26. Oniszczenko W, Rzeszutek M, Firlag-Burkacka E. Religious fundamentalism, satisfaction with life and post traumatic stress symptoms intensity in a Polish sample of people living with HIV/AIDS. J Relig Health. 2019;58(1):168-79.
27. Braghetta CC, Lucchetti G, Leão FC, Vallada C, Vallada H, Cordeiro Q. Aspectos éticos e legais da assistência religiosa em hospitais psiquiátricos. Revista de Psiquiatria Clínica. 2011;38:189-93.
28. Curlin FA, Odell SV, Lawrence RE, Chin MH, Lantos JD, Meador KG et al. The relationship between psychiatry and religion among U.S. physicians. Psychiatr Serv. 2007;58(9):1193-8.
29. Menegatti-Chequini MC, Goncalves JP, Leao FC, Peres MF, Vallada H. A preliminary survey on the religious profile of Brazilian psychiatrists and their approach to patients' religiosity in clinical practice. BJPsych Open. 2016;2(6):346-52.
30. Pargament KI, Lomax JW. Understanding and addressing religion among people with mental illness. World Psychiatry. 2013;12(1):26-32.
31. Vitorino LM, Lucchetti G, Leao FC, Vallada H, Peres MFP. The association between spirituality and religiousness and mental health. Scientific Reports. 2018;8(1):17233.
32. Goncalves JPB, Lucchetti G, Menezes PR, Vallada H. Complementary religious and spiritual interventions in physical health and quality of life: a systematic review of randomized controlled clinical trials. PloS One. 2017;12(10):e0186539.
33. Vess M, Arndt J, Cox CR, Routledge C, Goldenberg JL. Exploring the existential function of religion: the effect of religious fundamentalism and mortality salience on faith-based medical refusals. Journal of Personality and Social Psychology. 2009;97(2):334-50.
34. Koenig HG. Religião, espiritualidade e transtornos psicóticos. Archives of Clinical Psychiatry (São Paulo). 2007;34:95-104.
35. Fukumitsu KO, Cavalcante F, Borges M. O cuidado na saúde e na doença: uma perspectiva gestáltica. Estudos e Pesquisas em Psicologia. 2009;9:0.

Princípios Éticos do Cuidado em Espiritualidade

Guilherme Avanço

Introdução

O cuidado de saúde tem evoluído em direção a práticas com abordagem centrada no paciente, com cuidado holístico e atenção integral às dimensões físicas, emocionais e espirituais.[1] Uma parcela significativa de pessoas utiliza crenças e práticas religiosas como forma primária de enfrentamento de uma doença e estressores relacionados a ela. Durante esse processo, preocupações espirituais e religiosas podem surgir ou se intensificar, principalmente em casos de enfermidades graves, debilitantes, ameaçadoras à vida ou que gerem sofrimento, mesmo se práticas religiosas previamente não faziam parte da vida do paciente. Além disso, a relação do paciente com sua espiritualidade pode constituir a base de decisões sobre cuidados médicos, incluindo medidas sustentadoras de vida.[2-5]

Embora profundamente interligadas, ética e espiritualidade não são sinônimos. A espiritualidade é um conceito amplo que geralmente descreve a dimensão pessoal envolvida com significado, propósito, transcendência, conectividade e energia do indivíduo. Já a ética envolve princípios morais que governam ou influenciam o comportamento e as escolhas que fazemos como indivíduos e como comunidade.[6-8] Em outras palavras, a ética define atitudes consideradas corretas perante indivíduos e sociedade. Um ponto de partida para a ética do cuidado espiritual é o estabelecimento do dever moral para a avaliação espiritual, como parte do cuidado integral do paciente, conhecendo melhor seus valores, recursos, preferências e propósito de vida, fornecendo um cuidado mais respeitoso e compreensivo.[9]

Justificativa ética para o cuidado espiritual

O consentimento por parte do paciente é um ato fundamental para a realização de qualquer cuidado em saúde, porém somente a obtenção deste não define uma justificativa ética para realizar algum tipo de cuidado. Diversos estudos bem conduzidos demonstraram benefícios da religiosidade na saúde mental, na adaptação e no enfrentamento de problemas de saúde, na qualidade de vida, inclusive podendo gerar um benefício na saúde como um todo.[10] Porém, é necessário ter cautela ao interpretar esses dados. Eles não estabelecem definitivamente que as práticas religiosas por si trazem tais benefícios à saúde. Talvez esses efeitos sejam mediados por uma mistura complexa de explicações seculares, como suporte social, redução do estresse, entre outros. O que se demonstra por esses estudos retrospectivos é uma associação estatística, porém não definitiva, de causalidade. A única prova concreta de que frequentar serviços religiosos seria, por si só, uma causa de menor mortalidade necessitaria de um estudo no qual metade dos pacientes seriam randomizados a frequentar serviços religiosos e a outra metade, não. Claramente, tal estudo seria antiético e absurdo.

Ademais, tais dados não seriam suficientes para prescrever a religião como tratamento médico. Discutir necessidades espirituais com os pacientes pode identificar estressores, fornecer conforto e identificar a necessidade de encaminhamento para atenção especializada (p. ex., capelania). Porém, é importante salientar a diferença entre indagar sobre e estimular a prática espiritual como intervenção médica.[11] Frequentar serviços religiosos por uma razão extrínseca de melhora na saúde talvez não gere os mesmos benefícios – poderiam estes ser associados apenas à religiosidade "intrínseca", isto é, aquela naturalmente desenvolvida pelo indivíduo, sem influência de fatores externos? Além disso, dificilmente algum líder religioso desejaria que seu culto fosse frequentado por membros com interesse secundário exclusivamente em sua saúde. A prática religiosa autêntica requer comprometimento da pessoa como um todo – coração, mente, corpo e alma – de forma muito diferente da prática regular de exercícios, por exemplo. Além disso, a pressão por realizar práticas religiosas pode ser um estressor e piorar preocupações já estabelecidas.[12,13]

Corroborando a importância do tema do cuidado espiritual, o Conselho Federal de Medicina (CFM) posicionou-se ressaltando que "Não há que existir incompatibilidades entre a fé e a razão, entre a crença e o conhecimento científico no ensino, nem no exercício da profissão médica, desde que respeitados os princípios básicos irrefutáveis da boa prática médica".[14]

Caso a escuta não seja suficiente para remediar os sofrimentos espirituais encontrados, os profissionais de saúde podem procurar suporte de capelães e/ou membros da religião do paciente. Muitas vezes uma interpretação equivocada das tradições de sua comunidade religiosa pode trazer sofrimento aos pacientes. Uma abordagem teológica a respeito das dúvidas e angústias pode ajudar os pacientes a compreender e enfrentar o sofrimento religioso subjacente.[2,15]

Confidencialidade e ética no cuidado em equipe

O princípio do cuidado centrado no paciente requer confidencialidade. Não há dúvidas de que existam assuntos sobre os quais os pacientes desejam falar com os representantes religiosos, mas não com seu médico, e vice-versa. Ainda assim, os capelães também são comprometidos, pelo princípio holístico, com a política do trabalho em equipe. Capelães e médicos devem sempre se apresentar como membros de uma equipe que frequentemente divide informações, a não ser que haja alguma objeção por parte do paciente. Porém, o julgamento clínico pode ditar a necessidade de maior detalhamento sobre consentimento. Os médicos, por exemplo, podem se deparar com necessidades espirituais sérias, relativas ao paciente, devendo solicitar a permissão dele para partilhar essas informações delicadas com o capelão da equipe. Do mesmo modo, os capelães podem descobrir necessidades espirituais com importância clínica, e devem pedir permissão ao paciente antes de dividir a informação com os demais membros da equipe. Exceções a essas confidencialidades podem surgir para todos os membros da equipe em casos de ideação suicida ou homicida. O dever moral é então o de reportar estes achados com os demais membros da equipe para que atitudes sejam tomadas para prevenir danos ao paciente ou outras pessoas.

Os profissionais de saúde devem estar atentos às necessidades espirituais de seus pacientes, porém devem ter cuidado para não impor nenhum tipo de opinião ou crença, permitindo que seus pacientes discutam suas convicções fundamentais livremente. Os pacientes depositam imensa confiança em seus cuidadores de saúde. O poder que provém dessa confiança pode causar desequilíbrio na relação médico-paciente, mesmo que não intencionalmente. O objetivo do cuidado integral é o de empoderar o paciente para que expresse seus valores e exerça sua autonomia.[16] Isso também envolve evitar qualquer ação que dê a impressão de que a qualidade ou a disponibilidade de seu tratamento dependa do quanto ele aceitar certos comprometimentos religiosos.[2]

O trabalho em equipe, por si só, pode despertar seus próprios dilemas éticos. Todos os profissionais de saúde têm seus próprios códigos de ética, que os tornam responsáveis pelo cuidado proporcionado por eles. Nenhum membro da equipe pode solicitar que outro viole seu próprio código de ética profissional. Qualquer membro que coopere ou que se omita perante um ato danoso é um cúmplice moral da ação. Caso, por exemplo, os profissionais não consigam resolver desentendimentos morais sérios dentro da equipe, pode haver a necessidade de recorrer a aconselhamento ético externo.

Outro ponto importante a ser considerado refere-se às anotações do cuidado espiritual em prontuário. As equipes funcionam melhor quando as linhas de comunicação, como prontuários, estão disponíveis a todos os membros da equipe. Contudo, as notas do cuidado espiritual devem ser cuidadosas no sentido de preservar a confidencialidade do paciente entre as várias disciplinas participando no time de cuidado.

Avaliação espiritual

Muitos pacientes desejam conversar sobre espiritualidade com seus médicos, porém esse tópico ainda é infrequente no cuidado, interferindo na satisfação e na percepção da qualidade do cuidado prestado. Pode, inclusive, influenciar desfechos de fim de vida, como encaminhamento a *hospice*, por exemplo.[17-19] Alguns pacientes podem levantar explicitamente tais questões enquanto outros podem não as discutir, embora experimentem sofrimento relacionado à espiritualidade – o fato de alguns pacientes não conversarem espontaneamente sobre o assunto não indica que não têm convicções religiosas significativas ou que preferem que estas não sejam levadas em conta. Além disso, o fato de um paciente recusar avaliação espiritual em um momento não impede que ele possa necessitar dela em um momento futuro. É papel da equipe manter a disponibilidade para essa reabordagem conforme a vontade do paciente. Os pacientes que não desejam esse tipo de avaliação indicarão isso.[2]

A avaliação de necessidades espirituais e religiosas envolve não mais do que simples questionamentos a respeito das crenças dos pacientes. Não é necessário que membros da equipe de saúde substituam capelães ou membros do culto religioso, nem se envolvam em discussões teológicas. Também não se pressupõe que o profissional de saúde aceite as crenças do paciente. O simples fato de ouvir o paciente e demonstrar estar presente já permite construir empatia e pode fornecer conforto.[17] Alguns profissionais, por não se sentirem confortáveis em realizar avaliação espiritual, por falta de familiaridade ou receio de invadir a privacidade do paciente, tendem a evitá-la, dificultando, assim, um melhor cuidado. É dever da equipe de saúde realizá-la como parte do cuidado integral do paciente.[13,20]

A responsabilidade pela abordagem pode ser compartilhada pela equipe, porém não é necessário que cada membro avalie sucessivamente as demandas espirituais dos pacientes – a responsabilidade primária desse aspecto pode ser delegada a um membro da equipe.[12,20] Contudo, apesar da competência específica de cada profissional no cuidado de saúde, a avaliação e o cuidado espiritual podem ser partilhados entre os diferentes profissionais, de acordo com sua familiaridade com o assunto e o vínculo com o paciente e familiares. Um paciente pode ter rejeitado a visita de um capelão anteriormente devido a preocupações espirituais que só os médicos e a equipe de enfermagem poderão acessar. Novas necessidades espirituais também poderão aparecer ao longo do cuidado do paciente. Todos devem desempenhar seu papel, mesmo que a avaliação formal tenha sido delegada a outro membro. Não seria permitido, porém, forçar um cuidado espiritual ao paciente, ou mesmo rotular um paciente que consistentemente recusou o cuidado espiritual.

Familiares e entes queridos

O enfrentamento da doença de muitos pacientes é influenciado pelos relacionamentos com familiares, amigos, locais de trabalho e outras interações sociais. O cuidado holístico requer atenção a esses diferentes tipos de relacionamentos, já que muitas vezes podem surgir demandas que são temas centrais do sofrimento espiritual dos pacientes. Na maioria dos casos, com a permissão do paciente, o cuidado espiritual envolve também cuidar dos que são próximos a ele, cujas reações podem inclusive induzir a outras preocupações espirituais profundas. Quando o paciente está incapacitado, o foco do cuidado pode se alternar com a família e os entes queridos, mas ainda deve ser levado em conta que pacientes incapazes de decisão nunca sejam considerados sem necessidades espirituais. Eles ainda necessitam de orações, presença, toque e rituais de acordo com as tradições de sua fé e conforme os interesses e valores expressos previamente pelo paciente.

Por fim, deve-se levar em conta que as crenças e práticas religiosas podem ser diferentes entre o paciente e seus familiares, mesmo se pertencentes ao mesmo grupo religioso, necessitando de avaliação atenciosa para estressores que possam ser gerados por essas diferenças.[20]

Rezando com os pacientes

Os pacientes podem questionar o profissional de saúde sobre sua crença em Deus ou sobre sua religião.

Alguns profissionais de saúde veem sua profissão como uma extensão de seus próprios valores e crenças espirituais, podendo ou não querer dividir suas opiniões com os pacientes.[3] Embora nenhum profissional seja obrigado a partilhar suas crenças religiosas caso não esteja confortável para tanto, deve ser cuidadoso ao não desencorajar assuntos sobre espiritualidade que possam vir à tona.[15] Esse tipo de questionamento pode ser decorrente de dúvidas mais profundas, por exemplo, se é seguro conversar sobre assuntos espirituais ou religiosos com o profissional de saúde – o paciente pode necessitar sentir segurança no profissional de saúde antes de discutir preocupações de cunho religioso. Ocasionalmente, a confidência de uma pessoa pode dar abertura à confidência de outra, fortalecendo o vínculo. Uma alternativa é indagar o paciente sobre a razão da importância dessa questão para ele. Importante salientar também que a pergunta do paciente não deve ser interpretada como um convite ao profissional para explicar suas próprias crenças.[16]

O cuidado espiritual dos pacientes algumas vezes pode incluir o pedido de rezar conjuntamente. Geralmente esse pedido aumenta em frequência conforme a gravidade da doença ou em cuidados de fim de vida.[15] A oração nunca deve ser algo imposto, mas sim decorrente de um convite do paciente ou de familiares, ou ao menos deve ser oferecida de maneira não coercitiva. Embora seja geralmente realizada por capelães, não obrigatoriamente deve ser restrita a esse profissional. Outros membros da equipe podem escolher estarem presentes no momento da oração realizada pelo capelão ou pelo paciente, ou até mesmo rezar juntamente com este. Diferentemente da obrigação da equipe quanto ao cuidado espiritual, não há obrigação de realizar oração com os pacientes caso um membro da equipe se sinta desconfortável nesse ato.

Também não deve haver receio moral caso um membro da equipe queira orar reservadamente pela saúde e bem-estar de seu paciente, assim como não deve haver preocupação quanto ao capelão ou membro do grupo religioso ora publicamente pelo bem-estar dos pacientes, desde que nenhum paciente seja citado especificamente. Mais uma vez, deve-se salientar que essas orações não devem ter o objetivo de conversão religiosa.

Milagres

Um número razoável de pessoas acredita em milagres. A despeito do fato de a crença em milagres ter potencial influência na tomada de decisões na assistência à saúde, é raro que essas crenças se tornem problemas morais no cuidado. Um problema ético pode surgir quando essas crenças entram em conflito com o bem-estar do paciente como um todo. Os casos que geram maior tensão entre familiares e equipe de saúde são aqueles em que os pacientes não podem responder por eles mesmos e seus familiares demandam medidas sustentadoras de vida, embora sejam consideradas fúteis pelos profissionais de saúde. Esses casos são extraordinariamente complicados e delicados, devendo ser analisados com muita cautela.

Em primeiro lugar, a crença em milagres não deve ser considerada imutável e impassível de investigação. O cuidado espiritual tem papel fundamental em compreender os motivos subjacentes ao impasse quanto ao tratamento e expectativas dos familiares, por meio de escuta ativa, ajudando pacientes e familiares a encontrar os recursos necessários para o enfrentamento da condição de saúde.

Os familiares podem estar manifestando desconfiança, raiva ou frustração quanto ao cuidado médico prestado; carregando falsas crenças sobre detalhes de suas próprias tradições religiosas; expressando luto antecipado; apresentando síndrome de negação; expressando esperança e otimismo diante de uma recuperação inesperada; ou mesmo expressando fé autêntica em milagres, nos quais uma intervenção divina sobrepuja as leis da natureza.[20]

Em segundo lugar, a tentativa dos membros da equipe de reformular as crenças do paciente ou da família, ou mesmo tentar interpretar sua religião por eles, quando não são membros da mesma religião, pode ser danosa e muitas vezes ofensiva, aumentando a tensão entre família e equipe.[20] A fé autêntica em milagres permite que Deus seja Deus, não o profissional de saúde, podendo agir independentemente da intervenção – ou não – do profissional. Além disso, os milagres, por definição, são improváveis, portanto não dependem de sua probabilidade para ocorrer.

Em terceiro lugar, é necessário definir quando tais crenças são estratégias de enfrentamento benéficas ou prejudiciais, necessitando de intervenção. Deve-se reconhecer a importância da religião para a família, alinhando as esperanças do profissional junto às dela, garantindo conforto sem reforçar expectativas irreais.[19] Uma escuta respeitosa não significa que haja concordância do profissional com as crenças da família. Apenas por ouvir, um profissional de saúde pode ajudar o paciente ou família a adotar uma abordagem diferente, menos conflituosa, tornando-se mais disposto a considerar outros pontos de vista sobre o prognóstico e o cuidado. Assim são conquistadas metas compartilhadas entre equipe, paciente e família.

Em quarto lugar, deve-se tentar diferenciar o tipo de futilidade biomédica em questão. Uma medida é considerada fútil quando são indicados tratamentos que não funcionarão em um paciente que deve falecer em curto período de tempo, independentemente do tratamento proposto. Outra situação que também pode ser considerada fútil ocorre quando o tratamento não tem efetividade e não gera melhora na qualidade de vida. Esse aspecto deve ser tratado com mais atenção, já que a qualidade de vida é um ponto subjetivo entre diferentes pessoas. Além disso, uma crença ou dogma pode ser tão fundamental para o paciente, influenciando seu ser, que o desrespeito a esses valores pode gerar grande prejuízo.

Acima de tudo, esses casos devem ser tratados com paciência, compaixão e respeito. É preferível uma escuta ativa a uma atuação rígida.

Aprendizados para a vida

Todos os membros da equipe têm a obrigação moral de manter educação profissional continuada. Isso é baseado nos princípios holísticos, de cuidado centrado no paciente, já que o cuidado ideal requer competência para tanto. Conforme a tecnologia médica avança, o cuidado espiritual inevitavelmente muda. Os questionamentos, sofrimentos e angústias dos pacientes, os problemas éticos, as opções dos pacientes, tudo depende muito do que a medicina tem a oferecer.

É importante que todos os membros da equipe tenham atenção a sua própria necessidade espiritual. Isso obviamente assumirá formas únicas em cada pessoa, em sua própria jornada espiritual, porém o princípio holístico necessita ser aplicado a cada membro da equipe do mesmo modo que é aplicado aos pacientes. A compreensão de sua própria espiritualidade, incluindo fraquezas espirituais, abre caminho para um cuidado espiritual respeitoso a outra pessoa.[19] O treinamento continuado do profissional de saúde melhora sua consciência para reconhecer as necessidades espirituais e corresponder a elas, subsequentemente até mesmo melhorar a satisfação profissional quando são atendidas as necessidades dos pacientes.[12]

Considerações finais

O objetivo do cuidado espiritual é facilitar o desenvolvimento de sentido, fornecendo orientação para lidar adequadamente com situações difíceis. Este capítulo forneceu justificativas éticas para o cuidado espiritual baseado na natureza da espiritualidade, não somente destacando preferências no paciente ou desfechos de saúde. Cinco princípios éticos para guiar o cuidado espiritual foram aqui apresentados:

1. cuidado centrado do paciente;
2. holismo;
3. discrição;
4. acompanhamento;
5. tolerância.

Diversos aspectos éticos foram debatidos e abordagens foram oferecidas baseadas nesses princípios. O bom cuidado espiritual será sempre ético, e espera-se que as considerações ajudem a melhorar esse cuidado continuamente.

Deve-se tentar ouvir mais do que falar. Não é necessário ter todas as respostas às indagações dos pacientes: o mais importante é fornecer suporte para que estes encontrem suas próprias respostas, respeitando seus valores e seguindo suas aberturas para explorar o modo como as questões sobre espiritualidade afetam suas decisões sobre cuidado médico, causam estresse ou conforto. Nunca tentar realizar conversão religiosa e evitar realizar discussões teológicas, caso não esteja preparado para tanto.

Nem sempre um profissional de saúde escolherá se engajar em discussões sobre espiritualidade com os pacientes, porém estas podem vir à tona durante o cuidado com eles. O profissional de saúde deve entender os limites de sua competência, treinamento e seu papel na equipe, buscando sempre o aperfeiçoamento pessoal e profissional. Deve também manter a própria integridade, a consciência de seus valores e crenças, evitando tomar atitudes contrárias à própria visão espiritual ou religiosa. À medida que o profissional leva em conta os aspectos éticos no cuidado em espiritualidade, fornece um cuidado mais significativo e mais centrado. O cuidado ético em espiritualidade é, acima de tudo, o melhor cuidado possível que pode ser oferecido aos pacientes.

Referências

1. Koenig HG. Religion, spirituality, and medicine: application to clinical practice. JAMA. 2000; 284:1708
2. Cohen CB, Wheeler SE, Scott DA, Edwards BS, Lusk P. Anglican Group of Bioethics. Prayer as therapy: a challenge to both religious belief and professional ethics. Hastings Center Report. 2000; 30 (3): 40-7.
3. Koenig HG, Idler E, Kasl S, Hays JC, George LK, Musick M et al. Editorial: religion, spirituality, and medicine: a rebuttal to skeptics. Int J Psychiatry in Medicine. 1999; 29(2):123-31.
4. Winslow GR, Wehtje-Winslow BJ. Ethical boundaries in spiritual care. MJA. 2007; 186: S63-S66.
5. Gijsberts MJHE, Liefbroer AI, Otten R, Olsman E. Spiritual care in palliative care: a systematic review of the recent European literature. Med Sci. 2019;7:25.
6. Savulescu J. Two worlds apart: religion and ethics. Journal of Medical Ethics. 1998;24:382-4.
7. McLaughlin C. Ethics and spirituality are not synonyms. Family Medicine. 2005 Nov; 37(10):686.
8. Casarez RLP, Engebretson JC. Ethical issues of incorporating spiritual care into clinical practice. Journal of Clinical Nursing. 2012; 21:2099-107.
9. Koenig HG. Religion, spirituality, and health: the research and clinical implications. ISRN Psychiatry. 2012; v2012: 278730.
10. Post SG, Puchalski CM, Larson DB. Physicians and patient spirituality: professional boundaries, competency and ethics. Ann Intern Med. 2000 Apr 4;132(7):578-83
11. Sloan RP, Bagiella E, Powell T. Religion, spirituality and medicine. Lancet. 1999; 353: 664-67
12. Sloan RP, Bagiella E, Vande Creek L, Hoover M, Casalone C, Jinpu T et al. Should physicians prescribe religious activities?. N Engl J Med. 2000 Jun; 22;342(25):1913-6.
13. Smyre CL, Tak HJ, Dang AP, Curling FA, Yoon JD. Physicians' opinions on engaging patients' religious and spiritual concerns: a national survey. J Pain Symptom Manage. 2018 Mar; 55(3):897-905.
14. Processo-Consulta CFM n. 4.043/10. Parecer n. 2/2011. Assunto: Relação entre a ciência (Medicina) e a espiritualidade no Brasil. Relatores Cons. Júlio Rufino Torres e Cons. Gerson Zafalon Martins, de 12 de janeiro de 2011.
15. McCord G, Gilchrist VJ, Grossman SD, King BD, McCormick KF, Oprandi AM et al. Discussing spirituality with patients: a rational and ethical approach. Ann Fam Med. 2004;2:356-61.
16. Lo B, Ruston D, Kates LW, Arnold RM, Cohen CB, Faber-Langendoen K et al. Discussing religious and spiritual issues at the end of life. JAMA. 2002 Feb 13;287 (6).
17. Oliveira GR, Neto JF, Salvi MC et al. Rev Bras Clin Med. 2013 A pr / Jun;11(2):140-4.
18. Astrow AB, Kwok G, Sharma RK. Spiritual needs and perception of quality of care and satisfaction with care in hematology/medical oncology patients: a multicultural assessment. J Pain Symptom Manage. 2018 Jan;55(1):56-64.e1.
19. Wildera EW, Rosenfeld KE, Fromme EK, Sulmasy DT, Arnold RM. Approaching patients and family members who hope for a miracle. J Pain Symptom Manage. 2011 Jul;42(1):119-25.
20. Kruizinga R, Scherer-Rath M, Schilderman HJBAM, Puchalski CM, van Laarhoven HHWM. Toward a fully fledged integration of spiritual care and medical care. J Pain Symptom Manage. 2018 Mar;55(3):1035-40.

Questões de Bioética em Espiritualidade e Religiosidade

Valdir Reginato

Introdução

A reflexão sobre a vida, particularmente nas etapas do nascimento e da morte, continua a ser um dos grandes temas da história da humanidade. Nos últimos séculos, um tema mais enriquecido pelos conhecimentos adquiridos pela ciência, mas não menos misterioso do que sempre foi. Em décadas recentes, um novo campo se desenvolveu para acolher esse tema, diante das preocupações emergentes com as alterações comportamentais no âmbito ético-moral que comprometem a sobrevivência da vida no planeta, assim como das circunstâncias que envolvem a vida futura de cada ser humano. Dessa forma surge a bioética, para aprofundar-se nessas questões, organizando-se a partir de uma visão multidisciplinar em que diferentes saberes são convidados a participar e colaborar, incluídas as áreas de exatas e humanidades.[1] Expande-se para além no raciocínio científico tecnicista, que orientava com certa exclusividade nos últimos tempos as decisões do assim chamado progresso, abrindo espaço para uma visão menos cartesiana e com a flexibilidade dos humanistas.

Dentro da visão humanística, excluir a espiritualidade seria destituir o humano de sua dimensão transcendental, em que habitam suas crenças e religiões. Portanto, incluir a participação da espiritualidade e religiosidade nos dilemas da bioética, mais do que uma colaboração, torna-se uma necessidade imprescindível nos dias atuais quando os assuntos abrangem a saúde, o adoecer e o morrer.

Remonta à antiga Grécia, representada pela figura de Hipócrates (460-377 a.C.), o início de uma nova metodologia, semente da ciência moderna, para abordar a saúde e o adoecer. Desvincula-se a doença da ação divina-misteriosa e passa a ser considerada como um processo decorrente da interação do homem com o meio, em sua dimensão mais ampla, incluindo desde o clima, estações do ano, o ambiente, alimentação, vestuário, hábitos etc. O lento e progressivo desenvolvimento científico-tecnológico acelera, a partir dos séculos XVI-XVII, e de modo mais significativo após meados do século XX, quando se avolumaram as descobertas pelas pesquisas no campo científico. Os resultados das pesquisas assumem proporções que fogem aos limites de controle dos laboratórios, alcançando repercussões sociais, com implicações nos parâmetros éticos e morais e chegando a atingir antigos paradigmas sobre a própria existência humana. Surge um novo rumo para o comportamento humano em seu sentido mais amplo e holístico, com consequências significativas no campo da saúde.

A descoberta da intimidade do início da vida, pelo seu código genético, o controle e a manipulação da reprodução sexual, a capacidade de adiar por tempo indefinido os últimos suspiros, controlados pelo avanço da tecnologia, desafiaram o misticismo da espiritualidade, considerada até então a dimensão da qual procedem os mistérios da vida e da morte, assim como da própria concepção da gênese da humanidade. A profecia científica da "morte da *morte*" passa a ser anunciada, por alguns, como uma possibilidade para um futuro próximo.

Contudo, paradoxalmente, as respostas aos problemas da saúde humana oferecidas pela ciência são acompanhadas de dilemas crescentes. A "eternidade desta vida", não alcançada até agora, suscita questões ainda mais complexas do que a morte natural. A crescente longevidade universal, a decisão de preservar a vida por ações paliativas diante da terminalidade, a angústia pela morte precoce por doença ou acidente traumático, o dilema dos transplantes, a justa equidade de recursos para todos a custos crescentes, entre outros, geram novos embates bioéticos do mundo contemporâneo. Surgem novas questões existenciais, cujas soluções não encontram respostas satisfatórias pelo desenvolvimento científico tecnológico.

> Ao longo da história da humanidade, a prática da medicina sempre esteve associada à religião. A associação de divindades aos diferentes processos de cura e com práticas ou compromissos profissionais, como o Juramento de Hipócrates, é exemplo disto. Com o Iluminismo houve uma progressiva separação destas duas áreas. A cientifização da medicina fez com que as questões religiosas fossem dissociadas da prática médica por um longo período. Mais recentemente, contudo, tem havido um crescente interesse pelo estudo das relações entre religiões e saúde. [...] Vários ensaios clínicos randomizados têm sido publicados em periódicos de referência sobre as relações entre as ações de saúde e as práticas de diferentes religiões.[2]

As consequências daquilo que se denomina ação da *fé* em determinada religião são observadas no dia a dia, em acontecimentos mais ou menos marcantes, chegando a se caracterizar, de modo incontestável, por uma manifestação do sobrenatural, que se denomina *milagre*. No entanto, em muitas dessas manifestações, quando analisadas de maneira mais oportuna, verifica-se que o ocorrido é fruto de outros procedimentos que ocorriam simultaneamente na forma de tratamentos e que poderiam perfeitamente explicar a evolução alcançada, ainda que para a pessoa aquilo passe a se configurar como um "milagre" que não necessariamente ocorreu. Essas atitudes, habitualmente, não encontram resistência por parte dos profissionais que atuam, desde que com isso não comprometam as diretrizes do tratamento prescrito.

Apesar do crescimento, que permanece, de artigos publicados na literatura científica médica e de fortes argumentos baseados na comprovação da experiência de fatos do cotidiano de modo incontestável, ainda se busca uma metodologia adequada para as pesquisas na área da espiritualidade, em que, a exemplo das pesquisas científicas, se possa ter uma reprodutibilidade comparativa dos resultados. Dessa forma, a segurança da "comprovação científica" da interferência das atitudes religiosas, envolvendo a espiritualidade, no acometimento da saúde humana, ainda permanece inaceitável para os céticos.[3]

Segundo Ferrer, "Nem a oração necessita ser justificada pela medicina, nem a medicina pela religião. Ambas são atividades genuínas e valiosas, que se justificam a si mesmas em sua própria esfera".[4] Portanto, não são questões que possam gerar conflitos éticos, desde que cada um respeite seu campo de atuação: o médico prescrevendo e o paciente rezando, meditando, tomando passes, água-benta etc.

Diante disso, a humanidade mais uma vez desperta para a espiritualidade, combalida nas últimas décadas. Revigorada, mediante as manifestações religiosas de diferentes credos, é procurada como um caminho de cura, o auxílio para o tratamento, ou o consolo pelo que fazer no futuro. A esperança no transcendente retoma seu lugar na existência da vida humana provocando, em diversas situações e circunstâncias, conflitos significativos entre a fé e a orientação científica, quer afetando a conduta terapêutica, quer interferindo na pesquisa científica.

É exatamente nesse palco que se deseja abrir caminhos, alertando para a necessidade de um estudo mais aprofundado no campo da espiritualidade para a formação dos profissionais que avançam no estudo da bioética, ou convivam com tais dilemas em sua prática clínica.

O homem: uma criatura diferenciada

A história apresenta como tendência na maioria de seus povos, assim como das grandes religiões, registros e considerações inequívocos de que um grande percentual da humanidade sempre acreditou que a decomposição do corpo não implica o fim da existência de uma pessoa, que, além de uma biografia registrada em fatos, é também um personagem vivo para uma eternidade em que, de alguma forma, a convivência se restabelecerá. Quanto a isso ser matéria que se coloque à prova de documentação científica, se classifique como lenda ou represente a fé de religiões, fica na dependência do que cada ser humano tem por esperança em seu destino. Mas é inegável que nessas questões a reflexão sobre a dimensão da espiritualidade no homem esteja presente.

> O Personalismo Ontologicamente Fundado afirma que a pessoa é, antes de tudo, um corpo espiritualizado, um espírito encarnado que vale por aquilo que é e não somente pelas escolhas que faz, o que significa que o valor da pessoa é dado pelo simples fato de existir, e a ela deve-se atribuir a sua dignidade. [...] Se ela está em uma etapa do desenvolvimento primário ou se já está em uma etapa de desenvolvimento adulto, ela vale pelo que é. A pessoa é muito mais do que a circunstância material em que se encontra.[5]

Segundo esse autor, a pessoa é um exemplar único porque "ninguém pode ser o que eu sou". Essa pessoa, por meio de suas decisões, exerce sua liberdade e vai, conjuntamente às circunstâncias do ambiente e cultura que a envolve, construindo sua *personalidade*. Fica então estabelecido que, enquanto a pessoa é, a personalidade se constrói. Contudo, adverte o mesmo autor que, atualmente, a diferenciação entre os dois conceitos, "pessoa" e "personalidade", torna-se confusa, acarretando repercussões significativas na interpretação de determinados acontecimentos, conduzindo a uma conclusão equivocada. Quando aceitamos que a pessoa se *faz* e não *é*, em analogia à personalidade, admite-se que a pessoa vai se construindo em etapas de desenvolvimento até que alcance determinado patamar, e antes disso haveria a possibilidade de um grande equívoco de não considerá-la pessoa, portanto não seria um ser humano.

Essa reflexão conduz a considerações que reforçam a ideia de que a análise simplesmente genética da constituição corpórea do ser humano como pessoa, ainda que tenha contribuído para o reconhecimento de sua identidade, não pode ser a responsável por toda a explicação do que vem a ser uma pessoa em seu crescimento individual contextualizado da personalidade. Mesmo quando o enfoque se restringe, única e exclusivamente, ao âmbito da genética, pesquisas recentes reforçam a ideia de que a simples análise de bases na composição genética parece responder a um mecanismo mais complexo que o compreendido até então:

> Muito do que sabíamos sobre a biologia dos organismos mudou nos últimos anos. Por exemplo, há alguns anos, acreditávamos que a informação hereditária se encontrava exclusivamente na sequência de nucleotídeos que compõem o genoma. Hoje, já pensamos de modo diverso: há também informação hereditária na forma como o material genético está empacotado nos cromossomas ou é "marcado" quimicamente por certas moléculas ligadas ao DNA. Isso implica uma mudança dramática no pensamento biológico: até pouco tempo, a herança era entendida como um processo apenas genético e, hoje, está bem estabelecida a existência de mecanismos epigenéticos de herança, situados acima do nível da sequência dos nucleotídeos no DNA.[6]

A espécie humana, dotada de uma inteligência própria e diferenciada das demais criaturas, com capacidade de percepção e questionamentos mediante mecanismos de maior complexidade e ainda não esclarecidos totalmente, passa a apresentar o elemento de imprevisibilidade no comportamento decorrente da ação livre de seus membros. Portanto, a participação em sociedade, tendo em consideração o homem, não pode ser condição que anule a existência de sua atuação isoladamente. Existe um relacionamento com o meio, de modo a este interferir no "gerenciamento celular" (epigenética), em uma dimensão ainda pouco conhecida, mas já reconhecida.

Para que esse crescimento se faça dentro de uma estrutura organizada, surge a necessidade de um comportamento que permita não só a interação dos participantes, mas também uma ação de sinergismo para seu crescimento, o que viria a constituir no pensamento grego como *ethos*. O comportamento de um povo, que se faz pelos seus costumes e valores incorporados, promove o estabelecimento de normas que permitam essa convivência.

Moral e ética lidam com valores. Moral (do latim "costumes") se volta para os valores consagrados pelos usos e costumes de uma determinada sociedade, podendo, pois, variar, eventualmente, de uma sociedade para outra e, mesmo dentro de uma dada sociedade, com o decorrer do tempo.[7]

Para Ernest Mayr, Darwin também proporcionou uma proposta com fundamentação científica para a ética, que como teoria pode sofrer questionamentos e divergências:

> Com frequência levanta-se a questão – normalmente rechaçada – sobre se a evolução explica de maneira adequada éticas humanas saudáveis. Muitos se perguntam como – se a seleção recompensa o indivíduo apenas pelo comportamento que aumenta a sua própria sobrevivência e sucesso reprodutivo – tal egoísmo puro pode levar a qualquer ética sólida. A tese muito difundida do darwinismo social, promovida no final do século XIX por Spencer, era que as explicações evolucionárias estão em conflito com o desenvolvimento da ética.
>
> Nós agora sabemos, no entanto, que numa espécie social não apenas o indivíduo deve ser considerado – todo um grupo social pode ser alvo da seleção. A sobrevivência e prosperidade de um grupo social dependem em grande parte da cooperação harmoniosa de seus membros, e esse comportamento precisa ser baseado no altruísmo. Tal altruísmo, ao promover a sobrevivência e prosperidade do grupo, também beneficia, indiretamente, a aptidão dos indivíduos desse grupo. O resultado é que a seleção favorece o comportamento altruísta.
>
> É possível talvez encapsular a relação entre a ética e a evolução dizendo que a propensão para o altruísmo e a cooperação harmoniosa num grupo social são favorecidas pela seleção natural. A velha tese do darwinismo – puro egoísmo – era baseada num entendimento incompleto dos animais, particularmente das espécies sociais.[8]

Essas palavras provocam o desafio de aceitarmos o surgimento do altruísmo, em seu comportamento ético, como defesa da espécie, quando incluídos seus representantes doentes, em condições de sobrevivência ou reprodução desfavoráveis. Fica o questionamento sobre a razão de isso acontecer na espécie humana, sendo essa mais uma criatura no processo de evolução. Da mesma forma, surge uma "consciência" de colaboração para a sobrevivência da espécie. Seria, sem dúvida, um grande salto em termos de desenvolvimento percebermos que, mediante essa ação em comunidade, o homem aprende e busca, cada vez mais em sua história, a recuperação de seus representantes doentes. Essa ação humanitária resultou no surgimento e desenvolvimento do que veio a se denominar medicina. O fato de encontrarmos civilizações que contrariam esse processo não anula o raciocínio universal, visto que foram povos que não firmaram credibilidade desses costumes no caminho da História.

É fato que nenhuma outra espécie conhecida até hoje foi capaz de construir uma sociedade tão organizada e complexa que gerasse uma civilização com as características encontradas na espécie humana, decorrente de um processo que tenha sido patrocinado pela imprevisibilidade e pelo acaso.

> Poucos duvidam de que os seres humanos sejam as criaturas mais inteligentes do planeta. Muitos animais têm habilidades cognitivas especiais, que lhes permitem se dar bem em seus habitats, mas eles não resolvem problemas novos com muita frequência. Alguns o fazem, e nós os consideramos inteligentes, mas nenhum é tão perspicaz quanto os humanos.[9]

Essa constatação, inquestionável, inicia-se pelos achados que atestam que o homem começou a ser capaz de modificar o meio a seu redor segundo necessidades e desejos próprios, e a elaborar instrumentos confeccionados por ele que até então não faziam parte da natureza, ainda que produzidos a partir dela. De certa forma se torna um agente "criador" ainda que de fato nada faça do "não existir", ou seja, do nada, mas somente os transforme. Isso é afirmado por Sgreccia de modo sucinto e sem margem de dúvida:

> Que represente o homem um vértice na vida do universo e no reino constituído pelas diversas formas de vida é um fato que não é negado por ninguém, cientista ou filósofo, de cultura evolucionista ou fixista, de corrente filosófica materialista ou espiritualista.[10]

A essa ação transformadora que acarreta mudanças em si e no ambiente por intermédio de uma ação consciente, decorrente de uma ação livre e determinada, alicerçada em valores, costumes, tradições e crenças, denomina-se *cultura*. A palavra *cultura*, dentro da concepção de uma ação inteligente e consciente, que distingue um grupo social mediante seus valores morais e espirituais, não está relacionada a nenhuma outra espécie que não seja o homem.[11] Ele é um ser que constrói cultura, dentro de um conceito dinâmico, de origens imprecisas no tempo, mas que certamente apresenta a característica de ser progressiva tanto em seu alcance transformador da natureza como em sua complexidade de desdobramentos e relacionamentos de atividades diversas.

Uma nova "deusa"

Com o crescimento na aquisição do conhecimento e de maior desenvolvimento pela capacidade inerente à inteligência humana, o homem começa a se perceber próximo da "natureza divina", que perde a força. À medida que as possíveis ajudas esperadas procedentes dos deuses em quem se colocava a fé frustram as solicitações de seus seguidores, que passam a satisfazê-las ou a compreendê-las mediante o desenvolvimento da ciência, a credibilidade dos deuses começa a desabar.

Historicamente, o que se constata em uma passagem cronológica pelas civilizações é a queda de inúmeros ídolos que deixavam de corresponder às necessidades de seus admiradores. Por outro lado, os últimos séculos, mediante os recursos tecnológicos, aceleraram o conhecimento da ciência por lugares até então considerados inatingíveis ou até mesmo inimagináveis pela mente humana, construindo-se assim uma nova força de natureza humana que parece em alguns instantes vislumbrar a possibilidade do próprio endeusamento!

Foi principalmente com o Iluminismo que a força do poder do desenvolvimento científico-tecnológico passou a tornar mais popular a "autoridade da ciência". Seu crescimento passou a entrar em conflito com os paradigmas vigentes até então, e esses atritos resultaram no que seria necessário para afastar do poder a força da religião, que condenou à morte, à força da Inquisição, muitos que se dedicaram à ciência. Decididamente, a partir de então, o confronto entre religião e ciência, iniciado nos anos do Renascimento, quando se assumiu um campo de batalha onde, diante da impossibilidade de um vitorioso, para que a ciência pudesse crescer, e a religião não tivesse que se calar, dividiu-se o homem. Pela primeira vez em sua história biográfica, com processo desencadeado por Descartes, passaram a existir em definitivo "duas naturezas humanas", distintas: a natureza espiritual para a religião e a natureza corpórea para a ciência.

Para grande parte dos cientistas contemporâneos, a espiritualidade passou a ser reconhecida como manifestação anacrônica, resquício de um homem primitivo e ignorante que, temeroso, deve rogar aos deuses sua salvação. Alicerçada em lendas e mitos em suas tradições, frutos da magia que não tem mais espaço diante da realidade do desenvolvimento científico, a ação da espiritualidade não permite a comprovação experimental, alicerçando-se no empirismo, movido por reações sentimentais, abstratas, destituídas de razão. O coração, ícone do homem por tantos séculos, é banido da razão, restando-lhe o lugar de um consolo para os sentimentais. O cérebro passa a assumir o carro-chefe, como o único possível de comandar com a autoridade necessária para alcançar a verdade, na busca das questões existenciais inquietantes que permanecem sem resposta: a origem e o destino do homem, bem como seu sentido de vida.

A ciência experimental cresce nas bancadas de laboratórios. Os experimentos se multiplicam e surgem novas áreas do conhecimento que, em velocidades espantosas e especializadas, parecem caminhar para objetivos que estavam à espera do homem por séculos, estagnados pela trava dos mil anos de trevas submetidos à "verdade religiosa revelada e dogmática". Insatisfeita com sua ação restrita aos seminários e congressos de pesquisadores, a ciência abre suas frentes para avançar no campo cultural, social, político, econômico e até religioso, em que passa a exercer uma influência proselitista de suas teorias celebradas nos altares dos templos de seus centros de pesquisas e bancas examinadoras acadêmicas.

> Nesse sentido, deve-se notar que o progresso científico e técnico não favoreceu ao mesmo tempo um progresso nas ciências especulativas (filosóficas), pelo contrário, foi um obstáculo para esse tipo de saber. Poderíamos afirmar, em linhas gerais, que na sociedade moderna foram realizadas duas operações: a primeira tentou reduzir o conhecimento

ao "conhecimento científico", procurando unificar todas as ciências sob o denominador comum daquilo que é positivo, histórico, controlável; a segunda operação foi realizada dentro da primeira, mediante o reconhecimento de limites estritos da competência e da possibilidade de conhecer "cientificamente".[12]

Uma nova força emerge ainda no fim da primeira metade do século XX, em que, independentemente da permissão da pesquisa livre e indiscriminada, destituída de limites estabelecidos pelos remanescentes de uma moralidade arcaica que insiste em permanecer obediente a deuses desconhecidos, impossíveis de confirmação científica e, portanto, considerados inexistentes, é necessário avançar com plena liberdade de atuação. Assim se cumpriu nos campos de concentração nazistas, onde os fins justificavam os meios, e o preço do conhecimento se tornou maior do que preservar a dignidade humana ou a própria vida. É a declaração da morte de uma realidade possível, espiritual, da existência de uma via alicerçada na revelação divina, mas ignorada pela impossibilidade de enxergar quando se está cego no comando apaixonante do poder. É preciso afastar os deuses em definitivo, que ainda atrasam a velocidade na aquisição de novos e fundamentais conhecimentos para o "bem da humanidade".

Tamanha atrocidade desencadeou no próprio meio científico uma revolta, iniciada pelo julgamento de Nuremberg em 1947, no qual se estabeleceram, pela primeira vez na história, limites para os pesquisadores, salvaguardando os direitos dos participantes no que veio a ser o Código de Nuremberg. A partir de então, sucessivos encontros são realizados para a atualização dos limites da pesquisa, oferecendo a melhor segurança possível aos envolvidos, diante dos constantes avanços da ciência, envolvendo temas cada vez mais complexos para serem submetidos à realização de trabalhos científicos. Os Comitês de Ética em Pesquisa se espalham por todo o mundo, e nenhum trabalho passa a ser aceito para publicação sem que ocorra avaliação e autorização por parte desses comitês, atualizados permanentemente de acordo com os novos desafios propostos pela ciência e tecnologia.

O modelo científico assume a responsabilidade por estabelecer o que é a verdade, em todos os campos de atuação humana, não somente na área da pesquisa, mas também pelo padrão de seu comportamento, de suas crenças, de seus sonhos e ilusões, e até de seus sentimentos. Tudo deve ser referendado pela autoridade científica para poder ser considerado verdade e até mesmo passível de existir, tornando-se suspeito se não conseguir ser interpretado dentro da linguagem científica, ou devendo aguardar o avanço do conhecimento, experimental e comprovado por metodologia irrepreensível, para poder ser considerado um fato. Em outras palavras, surge a "adoração" a uma nova deusa: a *ciência tecnológica*.

Uma "deusa" que cresce mediante um comportamento de modo antropofágico, matando a todo instante os seus pares que se tornam obsoletos em suas teorias, cada vez mais depressa, para alimentar novas ideias que se julgam melhores que as anteriores até que alguém venha demonstrar o contrário.

> Teorias e mitos, ciência e religião se tornam conhecimentos complementares, ora com ênfase em um, ora em outro, presentes em todos os momentos da história da humanidade. Os seres humanos atuais, como os pré-históricos, vivem de teorias e mitos, os constroem e os destroem, sempre que o conhecimento exigir um método mais adequado ou uma crença mais bem fundamentada. Numa perspectiva cronológica, podemos afirmar que as teorias são abandonadas mais rapidamente do que os mitos.[13]

Esse mecanismo gera uma busca pela verdade que precisa admitir, para a própria sobrevivência, um pluralismo ilimitado de realidades e verdades, conforme as concepções sociais, regionais e individuais, em que você constrói sua verdade com duração de tempo e realidade indefinidos. Uma superposição de universos, em que não existe mais uma origem, um norte, uma direção, um objetivo. Adentra-se por um caminho cujo destino parece apontar para o *caos*.

> Quando se menciona a "Ética da Reflexão Autônoma", quer-se significar a hierarquização de valores, por uma pessoa de forma tão livre quanto possível. Trata-se de uma ética visivelmente libertária, na qual o "bioeticista" procura escolher o que ele considera de maior ou menor valor, em toda situação, diga

ela respeito a uma outra pessoa, à comunidade, ou até mesmo ao planeta. Falamos de um enfoque ético (Ética no sentido de algo que emerge "de dentro de cada ser humano"), que procura não partir de princípios ou conceitos aprioristicos, como Bem e Mal, Certo e Errado, Virtude e Pecado. É um enfoque ético no qual nós tentamos chegar a uma "visão" do que seja adequado, ou não (evitamos, propositadamente, a palavra Bom e Mau), segundo nosso pensar e nosso sentir.[14]

As influências dessas mudanças acarretam transformações fundamentais do comportamento humano, de seu *ethos*, e consequentemente estabelece novas regras para os códigos de moralidade. A reflexão sobre o que é ético necessita de uma reavaliação que respeite o novo paradigma da ciência, único e "verdadeiro" referencial que merece credibilidade a partir de então. Um referencial em que a própria essência se torna cada vez mais difícil de enxergar ou compreender, comprometida com uma "ética libertária" que não tem como fugir ao julgamento como processo anárquico.

Essa combinação de acontecimentos, a queda dos ídolos (deuses) e a previsão do crescimento do conhecimento científico e desenvolvimento tecnológico futuro reforçaram a ideia de que a nova deusa *Ciência* deve, em um intervalo de tempo determinado, superar a todos os demais deuses.

Peter Ward, paleontólogo, em seu artigo "Que futuro espera pelo *Homo sapiens*?", cita o autor Nick Bostrom, que publicou um ensaio sobre o futuro do homem, diante do avanço da tecnologia, prevendo o seguinte curso de eventos:

> Algumas pessoas fariam a transferência e muitas cópias de si mesmas. Enquanto isso, ocorreria um progresso gradual em neurociência e inteligência artificial, e finalmente se tornaria possível isolar módulos cognitivos individuais e conectá-los a módulos de outras mentes transferidas... Módulos que estivessem de acordo com um padrão comum seriam mais capazes de se comunicar e cooperar com outros módulos e, portanto, economicamente mais produtivos, criando uma pressão para a padronização... Pode não haver um lugar apropriado para construções mentais do tipo humano.[15]

Essa ideia reforça que a verdade, aquilo que determinava em última instância o norte que dirigia o comportamento humano, não pode e não deve mais ser vista como algo procedente de fora para dentro, conforme a crença em determinado deus. A verdade está para ser alcançada pela ciência, em que o conhecimento é mutável, de acordo com as descobertas. Portanto, não há *uma* verdade, mas *verdades*, que se multiplicam e divergem conforme as circunstâncias de tempo e lugar. Esse é o raciocínio que, como já discutido, leva a um *relativismo* por meio do qual tudo passa a ser permitido.

Chega-se, assim, aos tempos atuais, em que, passados 400 anos de dissociação entre a ciência e a religião, permanece a polêmica sobre quem estaria com a verdade.

Bioética: uma esperança de reconciliação

O comportamento obediente somente à "verdade científica" não parece contemplar a plenitude do fato observado, visto que o avanço tecnológico permite que a ciência obtenha um caminho de revelações que se apresentam de modo ordenado e compreensível para aqueles que a querem enxergar, ouvir e sentir somente em sua manifestação de natureza física. Mas é preciso considerar que há mais a descobrir nas dimensões ocultas aos sentidos. O que pode ser limitado são os olhos pelos quais a mente humana, limitada, percebe e interpreta este universo em que vivemos.

Jorge Pimentel Cintra recolhe em *Deus e os cientistas* uma coletânea de afirmações de personalidades famosas do mundo científico, de reconhecimento inquestionável, e que se destacaram nos últimos séculos, falando a respeito do que consideram o avanço científico diante de uma inteligência superior. Algumas delas ilustram o que foi discutido no parágrafo anterior:

> A maravilhosa disposição e harmonia do universo só pode ter tido origem segundo o plano de um Ser que tudo sabe e tudo pode. Isto fica sendo a minha última e mais elevada descoberta (Isaac Newton, 1642-1727).*

---

* Fundador da física clássica e descobridor da lei da gravidade.

Estamos cercados de assombrosos testemunhos de inteligência e benévolo planejamento; eles nos mostram através de toda a natureza a obra de uma vontade livre e ensinam-nos que todos os seres vivos são dependentes de um eterno Criador e Senhor (William Thompson Kelvin, 1824-1907).*

A grande quantidade de descobertas modernas destruiu por completo o antigo materialismo. O universo apresenta-se hoje ao nosso olhar como um pensamento. Ora, o pensamento supõe a existência de um pensador (John Ambrose Fleming 1849-1945).**

Para onde quer que se estenda o nosso olhar, em parte alguma vemos contradições entre ciências naturais e religião, antes encontramos plena convergência nos pontos decisivos. Ciências naturais e religião não se excluem mutuamente, como hoje em dia muitos pensam e receiam, mas complementam-se e apelam uma para a outra. Para o crente, Deus está no começo; para o físico, Deus está no ponto de chegada de toda sua reflexão (Max Planck, 1858-1947).***

Não se pode, de maneira nenhuma, justificar a opinião, de vez em quando formulada, de que na época das viagens espaciais temos conhecimentos da natureza tais que já não precisamos de crer em Deus. Somente uma fé em Deus pode provocar a mudança que salve da catástrofe o nosso mundo. Ciência e religião são, pois, irmãs, e não polos antiéticos. [...] Quanto mais compreendemos a complexidade da estrutura atômica, a natureza da vida ou o caminho das galáxias, tanto mais encontramos razões novas para nos assombrarmos diante dos esplendores da criação divina (Werner von Braun, 1912-1977).[16]****

Para tanto, destituir o homem das potencialidades de sua plenitude para o estudo da ciência é, simplesmente, impedi-lo de poder avaliar a natureza em sua constituição completa. A observação dos fatos não explica necessariamente a compreensão do motivo dos fatos. Não dá respostas a suas origens e a seus destinos. Para tanto, é necessário transcender, ir além do experimental que geram teorias que respondem a movimentos parciais, sem responder à causa primeira.

O homem encontra na dimensão da espiritualidade, que transcende os caminhos da ciência tecnológica, sem excluí-la, pelo contrário, incorporando-a e oferecendo um engrandecimento em sua investigação, um caminho que vai em busca dos anseios da pessoa pela felicidade. A maneira como ele vive essa espiritualidade vai configurar-se em diferentes crenças com caminhos distintos, mas que querem alcançar uma mesma via: saber-se feliz. Para isso, não está implícito que seja imprescindível todo o conhecimento existente, mas que saiba o necessário. E o necessário não pode ser construído por diferentes teorias que vão desmoronando como uma cadeia de dominós pelo tempo.

O necessário deve ser acessível a todo homem, em todo tempo e lugar, pois a felicidade não depende de descobertas científicas, não está alicerçada em bases científicas, não exige demonstrações ou modelos experimentais, de aparelhos com maior tecnologia para alcance do microcosmo ou das galáxias, pois ela se pretende estar em cada um, em sua individualidade, em seu eu irrepetível, tenha este existido no passado sem letras, no berço da filosofia, no Renascimento, no presente ou em um futuro possível. A felicidade deve estar disponível para todos em cada um como meta pelo fato de existir, de estar vivo, da condição do ser humano.

A crise em que o mundo se encontra nesse início de novo milênio se assenta em algo mais profundo do que em formas específicas de organização de sistemas políticos e de economias. De modos diferentes, Oriente e Ocidente estão passando por uma crise que lhes é comum e cuja causa é a condição espiritual do mundo moderno. Essa condição se caracteriza pela perda – a perda das certezas religiosas e da transcendência com seus horizontes mais amplos. A natureza dessa perda é estranha, mas enfim bastante lógica. Quando, com o início da cosmovisão científica, os homens passaram a se considerar detentores do significado mais elevado do

---

* Astrônomo alemão, descobridor do planeta Urano.
** Físico britânico, descobridor da válvula e do diodo.
*** † Físico alemão, criador da teoria dos quanta, prêmio Nobel em 1928.
**** Físico alemão radicado nos Estados Unidos, especialista em foguetes e principal diretor técnico da NASA.

mundo e medida de todas as coisas, o sentido começou a retroceder e a estrutura da humanidade a diminuir. O mundo perdeu sua dimensão humana, e nós iniciamos um processo de perda do controle sobre ele.[17]

As evidências das alterações promovidas na sociedade e no ambiente de modo global, procedente das escolhas e atitudes humanas, diante dos avanços do conhecimento científico e do desenvolvimento tecnológico, assumiram proporções muito significativas a partir da segunda metade do século XX. Em todos os pontos do planeta começaram a surgir vozes que interpelavam a velocidade e o custo do chamado progresso, além de suas consequências já registradas em sequelas sociais e ambientais de difícil controle e recuperação. Quando a multiplicação de atitudes humanas passa a colocar a própria vida em jogo, não só a vida da população presente, mas principalmente deixando um panorama tenebroso para seus filhos em uma geração futura, cresce o número de organizações que passam a fazer um alerta sobre três questões fundamentais:

1. Todo avanço científico realmente é progresso?
2. Para onde estamos avançando?
3. Para que estamos avançando?

"A vida do planeta está em jogo." Essa passou a ser a frase da vez em todos os continentes. Não mais a vida de uma espécie em extinção, não mais um lago que morre pela poluição, não mais uma região que terá sua flora e fauna desaparecidas por uma represa, nem mesmo o risco de uma aldeia ou cidade vir a desfalecer por um vírus incurável: a *condição de ser vivo está em risco*. Esse cenário leva a um questionamento fundamental: "Em qual verdade se está acreditando para que se dê continuidade ao chamado progresso?" "Quais critérios determinam esse progresso?".

Na reflexão sobre essas possíveis respostas surge a bioética, uma ciência nascida na década de 1970 que engatinha em seus primeiros cinquenta anos com a proposta de reavaliar qual é o melhor caminho que se deve escolher. Evidentemente, uma questão complexa que merece uma abordagem multidisciplinar na qual não só as disciplinas científicas, nas áreas da matemática, física, química e biologia, devem ocupar lugar, mas também as ciências humanas da filosofia, da sociologia, da história, da economia, do direito, das artes e, seguramente, a visão teológica, que abarca os aspectos espirituais e religiosos da transcendência do ser humano.

Nos anos 1970-1971, Van Rensselaer Potter, bioquímico e bioeticista, cunha o neologismo "*bioethics*", utilizando-o em dois escritos. Primeiramente em um artigo intitulado "Bioethics, science of survival", publicado em *Persp Biol Med*. 14:27-153, em 1970, e, em 1971, no livro *Bioethics bridge to the future*, Englewood Cliffs: Prentice-Hall. Nesses trabalhos, apresenta o que entende ser essa nova ciência.[18]

> Esta nova consciência, *bioethics*, combina o trabalho dos humanistas e cientistas, cujos objetivos são sabedoria e conhecimento. A sabedoria é definida como o modo de usar o conhecimento para o bem social. A busca da sabedoria tem uma nova orientação porque a sobrevivência do homem está em jogo. Os valores éticos devem ser testados em termos de futuro e não podem ser divorciados dos fatos biológicos. Ações que diminuem as chances de sobrevivência humana são imorais e devem ser julgadas em termos do conhecimento disponível e no monitoramento de parâmetros de sobrevivência que são escolhidos pelos cientistas e humanistas.[18]

Se o *ethos* já demonstrava sua complexidade há mais de 2.500 anos na cultura grega, o que pensar nos tempos atuais, com a gama de linhas de raciocínio e acontecimentos! Porém, não se pode omitir, muito menos fugir do problema, sendo preciso analisá-lo dentro de uma atmosfera de respeito, sem paixões, o que não significa deixar as questões afetivas, procedentes do coração, se calarem diante do domínio aparentemente neutro da razão.

Admitir que na mesma mesa dialoguem os experimentos científicos demonstráveis, as evidências matemáticas e a linguagem da física quântica e molecular, sem que estes desprezem os sentimentos revestidos de sonhos, de magia, que habitam as mentes humanas, as crenças em fenômenos milagrosos das religiões e a convicção esperançosa em uma eternidade que se cumpre em um mundo futuro, na morada dos deuses, deve ser o primeiro passo para que se possa tentar conciliar o que de fato constitui o homem em sua plenitude, em seu desejo insaciável de alcançar a felicidade.

Considerando que "O termo bioética diz respeito ao campo de estudo sistemático, plural e interdisciplinar, envolvendo questões morais teóricas e práticas, levantadas pela medicina e ciências da vida, enquanto aplicadas aos seres humanos e à relação destes com a biosfera".[19] Nesse conceito, é preciso que os aspectos que envolvem a plenitude do homem estejam presentes, inclusive em sua dimensão espiritual, conforme admite a Organização Mundial da Saúde (OMS).

Os desdobramentos da bioética fizeram com que, rapidamente, muitas decisões estivessem envolvidas por essa nova ciência, direta ou indiretamente, de modo particular aquelas que apresentam envolvimento mais próximo com situações conflituosas do bem-estar para a qualidade de vida, em que a polêmica é a pauta por séculos. O crescente desenvolvimento científico-tecnológico provocou o surgimento de novas situações envolvendo essa pauta, que em passado recente não eram sequer imagináveis, como cuidados na finitude da vida, transplantes de órgãos, utilização de células-tronco, clonagem e outros. Questões que envolvem particularmente as crenças das pessoas. Como se posicionaria a bioética diante dessas circunstâncias?

Não se pode ter a ousadia de contemplar uma via única para todos os aspectos polêmicos, que ainda hoje estão no palco das discussões, sem definições comuns nem para um nem para outro lado, com argumentações antagônicas que querem chegar ao mesmo fim: oferecer à dignidade humana a felicidade melhor possível. Contudo, a bioética veio com a proposta de ser o caminho para uma melhor qualidade de vida para todos no planeta, ou mesmo no universo, se ampliada. Assim sendo, deve-se avaliar *por que* e *como* levar em consideração *os aspectos da espiritualidade nas questões bioéticas polêmicas que dizem respeito à vida quando consideradas à luz da ciência atual*.

A bioética: um espaço para a espiritualidade

A bioética tem propiciado um campo de debates no qual a conscientização da necessidade de convivermos com as adversidades do meio ambiente não pode prescindir de melhor integração da diversidade de opiniões entre os homens e mulheres que atuam nos diferentes campos do saber, inclusive a espiritualidade. A bioética surge como uma ampla assembleia na qual todos têm lugar de assento. Assim sendo, a participação de especialistas diversos ao mesmo tempo que concorrem para o aumento do conhecimento deve acautelar-se para que não se crie uma torre de Babel no processo de comunicação.

É de senso comum (se assim se pode fazer essa *perigosa* afirmação), que uma pessoa não pode deter o conhecimento do todo de nossos tempos. É preciso uma linguagem que permita a comunicação entre as partes, e não se entenda isso como dialetos ou línguas, mas sim a compreensão de conceitos que estão enraizados na história da humanidade, mais difíceis de serem "traduzidos", muitas vezes pelas transformações que deterioram, ou modificam radicalmente seus significados ao longo do tempo e na transmissão pelos povos.

Não se está diante de uma pequena tarefa, mas de um grande e enorme desafio. A manifestação de qualquer pessoa deve ser respeitada e ouvida, o que não significa estar de acordo. O acordo parece cada vez mais se colocar no terreno das utopias, onde a esperança se torna inatingível. A velocidade de dados e informações não permite muitas vezes a construção de uma ideia em tempo suficiente para ser registrada, sendo antes disso já considerada obsoleta por alguns e, simultaneamente, revolucionária por outros.

Portanto, a formulação de hipóteses requer cada vez mais uma crítica apurada e refletida, com a conscientização de que se caminha em terreno pantanoso. É fundamental que se revista de humildade e modéstia diante de temas tão gigantescos e complexos, conscientes dos limites que impedem um avanço maior, quer pela falta adequada do conhecimento, quer pela impossibilidade de alcançar o pretendido pela própria natureza do assunto:

> Todo esclarecimento entre os humanos tem que partir da experiência humana, daquilo que vemos, ouvimos, sentimos, percebemos e desejamos. Partir da experiência é adotar o procedimento indutivo, tão velho quanto o próprio pensamento humano. Somos induzidos a construir o conhecimento a partir da experiência.[20]

Não há dúvida de que, respeitando seu berço de origem, que embala a vida humana, foi exatamente nesse campo que as questões existenciais da humanidade passaram a encontrar os grandes conflitos da polêmica gerada entre os recentes avanços do progresso científico-tecnológico e as crenças milenares enraizadas na origem da humanidade. Acreditar que a "luz" do Iluminismo, associado às propostas do Positivismo, finalmente abriram os "caminhos corretos" para a inteligência humana e o progresso do homem, que estavam ocultos por milênios, seria de uma prepotência jamais imaginada, admitindo-se que até então apenas uma visão obscura do mundo pertencia ao conhecimento. Seria no mínimo desprezar a capacidade de filósofos e sábios da ciência que viveram uma espiritualidade profunda e que dava sentido a suas vidas, e que ainda sobrevivem em suas propostas e reflexões até os dias atuais.[21,22]

> Erro seria pensarmos que falando de mito estamos falando do passado. Mito é uma realidade presente, é a maneira como definimos aquilo em que cremos, é a verdade que tem como base a força da crença – e podemos dizer que a crença humana é uma força poderosa. Portanto, muitos mitos antigos e novos estão vivos, ou porque as comunidades que creem neles continuam crendo, ou porque eles continuam ajudando as pessoas a dar sentido às coisas ao seu redor, sentindo-se vivas e em sintonia com as potencialidades espirituais da vida humana. Aceitar as teorias atuais a respeito da origem da vida, e ao mesmo tempo aceitar os mitos, é possível para o ser humano que precisa compreender como a Natureza funciona e ao mesmo tempo saber qual o sentido da Natureza, que precisa responder como chegamos até aqui e ao mesmo tempo por que existimos.[13]

Não é adequado aceitar uma bioética que, apesar de admitir suas bases humanísticas, apresente uma tendência alicerçada na argumentação das realizações científicas para suas decisões humanísticas, com atitudes que conflitam frontalmente com as razões das crenças espirituais das pessoas envolvidas em determinada questão, por não apresentarem uma "justificativa racional". Nesse campo, o encaminhamento das questões para a solução dos problemas polêmicos exige respeito à autonomia dos envolvidos, permitindo que seja dada a estes a liberdade de escolha, quer pelas argumentações científicas, assim ditas racionais, quer pelas justificativas em suas crenças religiosas, por alguns consideradas irracionais, ou até mesmo como "fundamentalistas", para não dizer fanáticas. Seja como for, mesmo quando somente os implicados sofrem as ações de suas decisões, o assunto merece uma minuciosa análise de fato e contexto, visto estar em jogo a própria capacidade de deliberação (autonomia) de quem o faz, e também pelo fato de o contexto poder ser interpretado por diferentes ângulos, que podem comprometer a decisão final. Assim sendo, é notório que essas situações merecem uma análise individualizada, em uma atmosfera de serenidade e prudência, a fim de se alcançar a decisão adequada.

A busca dessa racionalidade, no entanto, tem apresentado manifestações conflituosas com o campo da espiritualidade, exatamente pelo fato de ter atingido, em determinados casos, uma explicação baseada em evidência científica para questões aceitas anteriormente apenas por crença, mas que agora são negadas pela ciência com a argumentação de que são decisões "religiosas" ou "dogmáticas". O grande mérito da bioética está nesta oportunidade de se manifestar sem que os preconceitos nos fechem as portas, sem que a insegurança nos impeça de caminhar, oferecendo a esperança de que a humanidade ainda tem tempo para poder ser melhor. É preciso querer e fazer.

As influências das religiões nas decisões bioéticas

Quando se fala da transcendência na pessoa, é frequente que esta corresponda a determinada crença, livremente escolhida, ou mesmo àqueles que afirmam ter "a minha religião". O ateísmo puro, constatado em certo crescimento, principalmente naqueles envolvidos intimamente no progresso científico-tecnológico, apresentam um olhar crítico pelo envolvimento religioso que possa interferir na liberdade por novas experiências que comprometam a dimensão da espiritualidade. Assim, criam-se dois campos bastante distintos quando ocorre ou não a consideração da base religiosa nas decisões bioéticas. A esse respeito Francisco Alarcos, analisando a relação entre ética e religião, afirma:

> A ética é anterior à religião, pois faz parte da estrutura constitutiva do ser humano, quer seja ele crente, quer não. A exigência moral não nasce do fato de ser crente ou ateu, mas da condição simplesmente humana de querer ser uma pessoa autêntica e cabal. Não

existe nada em nível moral que um crente deva fazer e um ateu não, contanto que um e outro queiram ser honestos. [...] Reduzir a religião à ética é empobrecê-la e reduzir a ética à religião constituiria um gravíssimo problema numa sociedade secular e pluralista como a nossa. A ética e a religião são duas realidades intimamente ligadas, mas não devem ser identificadas nem reduzidas uma à outra.[23]

As palavras acima podem sugerir que questões éticas e bioéticas não deveriam se misturar com questões religiosas. Contudo, o fato de serem duas realidades que não devem ser identificadas como semelhantes não implica que não estejam "intimamente ligadas". E nessa intimidade encontra-se a pessoa que deve tomar uma decisão. López Aranguren, citado por Alarcos, esclarece essas atitudes, que podem colaborar para o conflito científico religioso que ocorre em determinadas situações.

> Entendemos por atitude ética o esforço ativo do homem para ser justo, para implantar a justiça. Entendemos por atitude religiosa a entrega crente, confiada e amorosa, à graça de Deus. São, pois, dois movimentos, de certo modo de sentido contrário. O primeiro, de demanda e exigência (sobre si mesmo); o segundo, de entrega e rendição (de si mesmo). O primeiro está assentado sobre um sentimento de suficiência – suficiência, pelo menos, para praticar a virtude ou para cumprir o dever – e de liberdade. O segundo, sobre um sentimento de carência total e envolvimento numa realidade suprema.[23]

Quando se admite existir uma entidade superior na transcendência, pode-se chegar a uma verdade que não é definida pelo conhecimento limitado do homem, mas pela crença na onisciência de Deus. A atitude religiosa, manifestada de acordo com a fé nesse Deus, ou deuses, leva a buscar uma verdade que não se encontra pela descoberta do homem, mas a ele pode ser revelada. Quando se permanece na verdade pela crença, e não na verdade "construída" pelo conhecimento (ciência), a atitude ética, nessa condição, estará de acordo com o que se acredita ser a verdade, e não a construída por uma visão parcial do conhecimento, que pode se tornar obsoleto em tempo breve, revelando "novas verdades" que favorecem o relativismo.

O conhecimento adquirido não é constituído de moral ou ética; ele apenas é. A maneira como se conseguiu esse conhecimento e o modo como passa a ser interpretado, mediante os instrumentos que são utilizados de maneira a interferir no processo existente, assim como nas teorias desenvolvidas decorrentes desse processo, faz com que ele assuma uma "personalidade" a favor de uma ou outra corrente de pensamento.

No terceiro milênio, no berço da bioética, as questões maiores não possuem respostas, e permanece o confronto entre estes dois mundos: ciência x religião. Neste estudo, as questões dizem respeito especificamente à área da saúde, em que tanto a ciência como a espiritualidade se encontram em conflito, ao invés de caminhar na busca de uma reconciliação na qual o grande beneficiado é o ser humano.

Os avanços tecnológicos alcançaram os limites da vida humana, nas condições do nascer e do morrer, e já não podem promover um julgamento das decisões desta vida, ignorando as crenças de seus pacientes.

Da mesma forma, fornecer critérios estabelecidos no rigor científico como procedimentos "moralmente aceitáveis ou corretos", independentemente do conhecimento da crença pessoal dos implicados, pode acarretar informações enganosas que conduzirão a procedimentos que posteriormente serão reavaliados em outras condições, gerando sentimento de culpa.

Nesse aspecto, revisitar as antigas crenças, lendas e mitos pode favorecer a compreensão de fenômenos com os quais o homem se relaciona em seu dia a dia e não encontra explicações pela metodologia científica.

Estudar as raízes da espiritualidade e suas consequências não como curiosidade cultural, mas como aspecto decisivo a ser levado em consideração na opção que terá de fazer em procedimentos e atitudes que dizem respeito ao paciente, é uma necessidade atual. Por outro lado, o paciente deve estar informado dos conflitos possíveis entre suas crenças e suas escolhas para determinados tratamentos e procedimentos, a fim de manter-se tranquilo, não somente para os dias que se seguem nessa vida, mas para o que pode estar em jogo na eternidade.

Problemas bioéticos na sociedade atual

As principais polêmicas, invariavelmente, decorrem do conflito existente entre as pesquisas para o desenvolvimento científico-tecnológico e os paradigmas estabelecidos pela fé nas convicções religiosas.

Dentre esses pontos de atrito, aqueles que envolvem a morte levam a considerações sobre o destino do ser humano e, consequentemente, a crenças pessoais para a eternidade. Assim, questões como aborto, eutanásia, distanásia, ortotanásia, paliatividade, malformações congênitas, transplantes, transfusões e outros caminham em um terreno pantanoso, onde, para sua movimentação cautelosa, não se poderia restringir as considerações a um simples raciocínio científico. O temário se amplia quando envolve o início da gestação da vida, com a manipulação genética, interrupção da gravidez, clonagem e implantes cerebrais que possam alterar o comportamento. Esses procedimentos não devem estar centrados em protocolos construídos em base de resultados obtidos somente por experimentação técnica. Quando assim aprovado, deixa-se de lado a existência da espiritualidade do ser humano e se passa a admitir apenas sua constituição biológica.

O laicismo, tão defendido pelos que assim desejam proceder, principalmente pela bandeira do ateísmo, não pode suprimir da existência humana a dimensão da espiritualidade, tão intimamente ligada à pessoa, como já apresentado nas linhas deste capítulo. A espiritualidade faz parte de todo ser humano, crente ou não, como já discutido. O ser laico está dentro de uma linha de atuação, perfeitamente respeitada para determinados assuntos. Se por um lado pode determinar um regime de comportamento de governo, não possui a autoridade de determinar a existência humana, ou de impedir que as pessoas tenham em suas crenças parâmetros que discordem do "endeusamento científico".

A visão reducionista e anacrônica de ver a participação da espiritualidade nas discussões bioéticas como manifestação de um fanatismo infundado, de uma minoria retrógrada em extinção, precisou ser substituída e atualizada, a exemplo do que ocorre com qualquer conhecimento que perpassa a barreira do tempo. A participação da espiritualidade deve ser aceita dentro do mais amplo conceito bioético de alteridade, acolhimento e respeito à manifestação com autonomia de seu conhecimento para que a reflexão concorra para uma equidade de direitos e deveres dos profissionais da saúde na relação com o paciente e familiares.

Exemplo disso é a polêmica do aborto. Está demonstrado pela ciência, com o avanço da tecnologia, que a vida de um novo ser inicia-se no zigoto, decorrente da união dos gametas masculino e feminino, em uma nova unidade genômica única, que não se repete, e dela partem as informações que orientam todo o desenvolvimento embrionário e fetal, em um diálogo intrauterino, em que a interação com a mãe e o ambiente são, a cada dia, mais evidenciados e constatados como ocorrendo entre dois seres individuais.

Paradoxalmente, decide-se afastar desse instante – a concepção – o momento de princípio de um novo ser. Instaura-se toda uma nova nomenclatura para "estágios embrionários", que outrora nunca foram reconhecidos, para que agora se possa agir "ética" ou até "moralmente de forma correta", sem o risco de eliminar um *ser humano*. O que era aceito pela fé, nas religiões de maior representatividade, em vez de ser reforçado pela evidência científica, agora gera uma polêmica bioética quanto ao conceito. A proibição do aborto, aceita pela maioria das grandes religiões, passa a ser uma atitude fanática. Em função disso, aparecem novos problemas, por exemplo, a manipulação de células embrionárias, que para a ciência é um "terreno de pesquisa", no qual a religião não deve se intrometer, e para a religião é uma questão de solidariedade ao feto (humano), indefeso.

Outro exemplo é a questão da *distanásia*, na qual, mediante esforços sem perspectivas, mantém-se a vida de um paciente com o emprego de aparelhos e toda a estrutura de suporte. A morte natural foi sempre aceita como um fato a ser encarado e vivenciado pelos que perdem seus entes queridos. Recentemente, a morte deixou de ser considerada um acontecimento inevitável da vida, deflagrando procedimentos que seriam evitados se houvesse melhor abordagem no campo da espiritualidade, mostrando um caminho mais ético para o paciente e familiares. Para o profissional da saúde é a luta contra a morte, cuja derrota pode e leva, com frequência, a uma sensação de impotência e frustração, enquanto para os familiares é a perda de um ente querido. Para estes, que não avaliam "números", mas enxergam a pessoa que é querida, a disposição a sacrifícios desesperadores compromete o equilíbrio emocional e financeiro.

"– A Medicina não pode fazer mais nada..."

Essa é a frase que choca, decepciona, e para muitos familiares se apresenta como um veredito inaceitável, quer pelas condições que provocaram o episódio, como um acidente traumático para uma jovem, uma infecção de evolução fulminante em uma criança, um infarto agudo do miocárdio em um bom chefe de família... "A Medicina não pode fazer mais nada".

No outro extremo existem aqueles a quem o anúncio gera um consolo quando se expira a vida de uma idosa há muitos anos com Alzheimer; o ancião que padecia de câncer com metástases; ou alguém que vivia há meses graças aos recursos de uma terapia intensiva, em coma. Nesses casos, cresce a discussão sobre a *eutanásia*, que envolve desde situações clínicas gravíssimas e dolorosas até aquelas implicadas pela falta de sentido na vida, em que praticamente se está solicitando um pedido de ajuda para pacientes que, por falta de uma abordagem em outra dimensão, não encontram mais motivação para viver.

Para estes, "a Medicina também não pode fazer mais nada". O alívio, contudo, não apaga a existência de uma história de vida, de seu passado, e talvez do que ainda se planejava e esperava para o futuro. Nessas circunstâncias, é inevitável que, para muitos que sofrem suas perdas, as questões existenciais de sempre venham ocupar suas mentes. As mesmas que existem desde os tempos em que se estima que os homens passaram a enterrar seus mortos. Busca-se um sentido para tudo isso, para a sensação de que aquele que nos deixou não desapareceu, mas deve estar em algum lugar. Um lugar onde aqueles que o amam esperam um dia encontrá-lo novamente, sendo que o caminho para poder chegar lá está nos rituais das crenças religiosas que se acredita ser a via da verdade.

A condição dos transplantes é outro exemplo marcante para compreender a importância da participação da espiritualidade, no sentido de clarear a compreensão do comportamento humano, que fica em uma atmosfera lúgubre quando analisado somente sob a ótica da tecnologia científica. Nas situações de doadores vivos, a autorização livre de quem doa de certa maneira estabelece uma decisão de autonomia indiscutível. Mas, quando o doador é alguém que necessita ser considerado morto, esse processo implica outra discussão, que diz respeito à morte encefálica ser aceita pelos familiares.

A questão dos transplantes, já iniciada em meados do século XX para os rins, recebeu maior atenção quando do primeiro transplante cardíaco, em 1967, pelo Dr. Christian Barnard na Cidade do Cabo, exigindo uma reflexão em seus aspectos éticos e legais. Naquela oportunidade se percebeu que um posicionamento das religiões a esse respeito se fazia necessário, principalmente nos casos envolvendo a questão da morte encefálica. Neste aspecto, a Igreja Católica, mediante a palavra do papa Pio XII, ofereceu uma grande contribuição inicial em favor dos transplantes, recorrendo ao princípio evangélico de que "ninguém tem mais amor que aquele que dá a vida – ou parte do seu corpo – por seus amigos" (Jo 15,13), dissipando muitos questionamentos feitos até então. João Paulo II, papa, também voltou a abordar o assunto várias vezes, afirmando que o "diagnóstico de morte cerebral constitui um dilema ético básico nos transplantes de órgãos de cadáveres, já que o sucesso da intervenção depende da rapidez com que os órgãos são extraídos do doador depois de sua morte. Em que momento ocorre o que nós chamamos de morte? Esse é o ponto crucial do problema". Quanto a isso, Pio XII já declarara que "compete ao médico determinar clara e precisamente a morte" e o "instante da morte" de um paciente. A resposta não pode ser induzida por princípios religiosos e morais e, consequentemente, é uma questão que foge à competência da Igreja. João Paulo II ainda acrescentou: "os cientistas, os pesquisadores e os especialistas devem continuar suas pesquisas e estudos a fim de determinar o mais precisamente possível o exato momento e o sinal mais inequívoco da morte. Porque, com essa determinação, o conflito aparente entre o dever de respeitar a vida de uma pessoa e o dever de cuidar ou mesmo salvar a vida de outrem desaparece". Esse posicionamento da Igreja é o que é aceito nas grandes religiões, motivo pelo qual foi possível afirmar que "as restrições religiosas são mais imaginárias do que reais". Assim, as três grandes religiões ocidentais – o judaísmo, o cristianismo e o islamismo – são favoráveis à doação de órgãos, bem como, mais recentemente, à utilização dos critérios de morte cerebral.[24]

O procedimento de transplante demonstra que a questão da humanização não pode se limitar a um conjunto de técnicas aplicadas desde a procura dos familiares, que deverão autorizar a doação de órgãos, até o paciente que receberá o órgão. Dentro desse processo, no intervalo entre conseguir a autorização e realizar o transplante, os profissionais se angustiam em uma luta contra o tempo que foge, e pode comprometer o sucesso da cirurgia. Percebe-se que o que está em jogo não é simplesmente uma técnica, um órgão, mas uma pessoa que faleceu. E, nesse âmbito do falecido e da família, frequentemente estão presentes crenças religiosas, seu futuro perante a eternidade, que merece ser considerado. Considerações que devem ser feitas em uma velocidade para a qual os familiares não estão preparados, pois a maioria dos doadores é formada por vítimas de mortes violentas, sem qualquer expectativa prévia quanto ao ocorrido. A meditação sobre o futuro do doador, embora falecido, está viva no destino de sua pessoa, que não mais está neste mundo, mas, acredita-se, em algum lugar. Um lugar que transcende, onde não mais o corpo conhecido habita, mas a esperança alimenta uma existência no campo da espiritualidade. Nesse sentido, apesar de as religiões com maior número de adeptos agirem em favor da doação para o transplante, podemos encontrar crenças com divergência de opiniões.

Vencida a etapa da autorização, não está concluído o processo do transplante. A pessoa que recebe o órgão, principalmente se este for o coração, órgão que sempre foi considerado na história como ícone da vida e da personalidade, não está somente recebendo uma "bomba muscular" propulsora de sangue no aparelho circulatório. O receptor pode, e não é raro que assim aconteça, transformar esse órgão, solto e isolado do corpo a quem pertence, como uma nova vida que passa a influenciar em sua história pessoal. Isso não ocorre por ser o coração um órgão muscular, mas por representar alguém que foge à materialidade daquela estrutura e transmite algo para uma dimensão transcendental. Tanto assim que, sempre que possível, procura-se manter em anonimato o relacionamento entre doadores e receptores. Não faltam os casos, ainda na questão dos transplantados cardíacos, em que os familiares do doador passam a ver no paciente, agora salvo pelo novo coração, a presença, de certa forma, do ente querido. Além disso, não é raro que a data do transplante passe a ser considerada uma nova data de aniversário.

A complexidade de decisões bioéticas envolvendo a espiritualidade cresce quando da ação a ser tomada por algum profissional da saúde implica um confronto com a crença de quem está envolvido; e se agrava ainda mais quando o envolvimento é de terceiros, que poderão ou não estar em condições de argumentar pelo paciente em questão. São vítimas dessas condições os pacientes denominados, de modo impróprio, "terminais". Pacientes que não são necessariamente idosos, mas portadores de doenças incuráveis para os recursos existentes.

É fato inquestionável que a cada ano se verifica um percentual cada vez maior de idosos com todas as implicações que contextualizam essa condição. Implicações que comprometem sua autonomia, que colocam seu estado de saúde crônico nos limites da vida, ou mesmo a insatisfação de viver diante do quadro clínico presente. O desenvolvimento da medicina paliativa trouxe uma nova luz a essas situações, em que a inexistência de recursos para a cura ou os riscos de maior sofrimento por tratamentos ineficientes concorrem para uma decisão de maior conforto ao paciente, valorizando-se a qualidade de vida em detrimento do tempo de sobrevida. Nesses casos, particularmente, a espiritualidade tem demonstrado ser recurso eficaz para a finitude da vida com maior dignidade ao ser humano.

Nessas situações se vivenciam o embate entre a tecnologia dos recursos à disposição e a condição limítrofe de um ser humano. São casos em que, frequentemente, a espiritualidade pode e deve ser abordada, como um caminho em favor de uma decisão bioética adequada. Deve-se substituir a "Medicina não pode fazer mais nada" por uma atitude profissional que aborde a questão da esperança, que, sem alimentar falsos progressos, valorize um sentido para vida, que pode estar esquecido pelos familiares, ou mesmo pelo próprio paciente, comprometidos pela dor e sofrimento.

O que está em jogo em toda esta reflexão não é somente a vida que se delimita entre o nascer e o morrer, como iniciada neste capítulo. O que se está avaliando é a existência da vida de uma pessoa única, que dentro de determinada crença nunca mais vai deixar de existir. O sentido da vida não expira no último suspiro, ou batimento cardíaco, mas se prolonga por uma eternidade onde se alimenta a esperança de alcançar a morada da felicidade.

Testemunha de Jeová: coerência ou fanatismo?

Nessa linha de raciocínio, um exemplo marcante do cotidiano pode ser verificado quando da necessidade das transfusões sanguíneas em pessoas que professam sua fé como Testemunhas de Jeová. Cientificamente, torna-se inexplicável, por não dizer para alguns uma "irresponsabilidade", uma pessoa optar por uma possível morte sem o tratamento pela transfusão, quando imperativo, ao receber o sangue de um doador. Até os dias de hoje a questão não apresenta uma resposta satisfatória a ambas as partes, ou seja, ao crente e ao médico. Torna-se ainda mais complexa quando um grupo significativo de profissionais, perfeitamente capacitados a exercer a medicina de maneira profissional e responsável, apoia o parecer dos fiéis. Sem que se introduza um diálogo que permita a avaliação da espiritualidade em jogo no processo, não se alcançará nunca uma definição desse impasse, incorrendo em questões de natureza jurídica pelo desrespeito à autonomia livre e consciente, ou provocando situações de grave culpabilidade na consciência, quando a transfusão é realizada à revelia, ou com conhecimento posterior do fiel.

Quando se "salva" uma vida por transfusão, de que vida se está falando? Certamente a vida em questão é aquela compreendida entre o nascer e o morrer. Como admitir que com essa atitude se possa comprometer o que o fiel acredita ser sua vida em plenitude, dentro de uma atitude consciente, livre, responsável e coerente com sua crença?

A questão da sobrevivência é certamente o parâmetro mais forte que existe no contexto fisiológico, inclusive humano. A constituição e a regência do corpo físico, biológico, são de tal natureza a não permitir que uma pessoa, ou um animal, morra sem que lute, ou seja, sem que coloque todos os recursos fisiológicos existentes até a exaustão para que o corpo sobreviva. Sabe-se, contudo, que os mecanismos fisiológicos não são regulados somente por reações bioquímicas que funcionam independentemente. A constatação da influência de aspectos no âmbito emocional, afetivo, psicológico de modo geral, interfere de maneira significativa, ainda que muitas vezes de maneira incompreensível aos recursos atuais da ciência. Na mesma linha, os hábitos e costumes que constroem uma cultura influenciam no comportamento fisiológico na dependência da influência de um processo durante determinado tempo. A verificação de uma parcela significativa da população que passa a responder fisiologicamente de maneira "hipertensiva", "diabética", "ansiosa" e "depressiva", nas grandes megalópoles, centros nervosos do planeta, é fato incontestável dessa situação. Assim a sobrevivência torna-se refém do contexto social e cultural que cerca o homem. E como relacionar a dimensão espiritual na questão da sobrevivência? Estaria a espiritualidade na contramão do desejo da sobrevivência no caso particular dos adeptos da Testemunha de Jeová?

A abordagem não pode ser simplista. Sobreviver significa permanecer vivo diante de situações de grave risco, quando a vida teve sua existência ameaçada. O sobreviver implica que se permaneceu vivo apesar das condições totalmente desfavoráveis para viver. Sobrevivente é quem, em situações nas quais muitos não conseguiram, venceu. Contudo, o sobreviver dentro de uma dimensão espiritual é a indicação de que se acredita que se continuará além, depois da morte, que encerra o período iniciado no nascimento. A existência, ou seja, a vida, não termina, prolonga-se na indefinição da eternidade, para a qual se deve apresentar em condições de dignidade a fim de poder ser feliz, dentro dos critérios em que se acredita, e em que se coloca sua esperança.

Qual o tempo de uma vida entre o nascer e o morrer? De um instante de segundo a mais de 100 anos, os períodos diferentes são incontáveis. Qual é o tempo da eternidade? Considerando eternidade a qualidade do que não tem início nem fim, ou seja, é um estado atemporal, onde sempre não é mais tempo mas condição de ser. A eternidade supera qualquer período de tempo de vida que eu possa imaginar para um corpo que mais cedo ou mais tarde alcançará, pelo envelhecimento ou pela doença, o seu fim. A pergunta que se segue nessa lógica é: Com qual vida se deve preocupar mais? Para os que acreditam na vida eterna após a morte, parece que a resposta fica evidente; para os que não acreditam que exista o *depois*, permanecerá a dúvida enquanto viverem. A diferença encontra-se na atitude de fé, que não é demonstrável pela ciência, quantificável pelos aparelhos da tecnologia, nem transferida por ingestão de medicamentos. Ela existe na dimensão espiritual e pode ser constatada em resultados inexplicáveis, quando a explicação se limita aos olhos da ciência.

Assim, para o crente na Testemunha de Jeová encontra-se uma evidência a mais da dimensão espiritual na natureza humana, sem que se resolva a questão bioética enquanto ser omissão ou aceitação da vontade do crente: deixá-lo falecer sem a utilização de transfusão de sangue. Admite-se com honra que alguém arrisque a própria vida para salvar um pai, um filho, um amigo. Admite-se com aplausos que alguém coloque a vida em risco pela demonstração de "coragem" (parece não ser esse o termo correto) na apresentação de um espetáculo banal de saltos, travessia de fogo ou mergulhos acorrentados. Admite-se com críticas que se arrisque a vida por um modelo de governo, ou por um líder megalomaníaco. Não se admite, porém, deixar alguém partir desta vida por suas convicções religiosas. Questão complexa, sem dúvida, para um homem contemporâneo que cada vez mais se agarra a uma "eternidade temporal" entre o nascer e o morrer. Aos que ficam, permanece o forte desejo de que os que partiram tenham ido para um lugar melhor.

> Efetivamente, temer a morte, atenienses, não é mais que julgar ser sábio, sem o ser, porque é imaginar que se sabe o que não se sabe. É que ninguém sabe o que é a morte nem se, por acaso, será para o homem o maior dos bens. Mas temem-na como se soubessem com segurança que é o maior dos males. Não será esta ignorância mais censurável, julgar que se sabe o que não se sabe?[25]

Espiritualidade: um caminho para a humanização

Para essa realidade apresentada, vivida e assistida por pacientes, familiares e amigos, como se encontra preparada a população dos profissionais da saúde que prestam atendimento a eles? O descompasso entre a vivência dos fatos reais e uma preparação centrada nas "verdades científicas", limitando contra outras possibilidades de respostas ou sentimentos, resultou na segunda metade do século XX em uma sequência de acontecimentos envolvendo o relacionamento profissional com os pacientes, atingindo-se um comportamento de distanciamento da pessoa em sua plenitude. Em outras palavras, passou-se a atender as pessoas como portadores de doenças que deveriam ser inseridas em um protocolo previamente conhecido a fim de se submeter a um tratamento com determinado percentual de riscos para morte ou para cura. A essa condição de deixar de olhar, ouvir, tocar e sentir a pessoa assistida se denominou *desumanização*.[26]

Os resultados dos exames passaram a ser mais importantes do que as queixas dos pacientes. Mais significativo do que o sintoma que incomodava a pessoa passou a ser o achado acidental que não importunava. O prontuário deixa de ser a história de vida de uma pessoa para se tornar uma sequência de números que avaliam parâmetros que muitas vezes não dizem respeito ao que de fato é a razão que conduziu a pessoa a procurar ajuda. Se essa maneira de proceder passou a elevar a detecção de casos iniciais de prováveis graves problemas futuros, muitas vezes deixou de dar a solução para o que realmente interessava à pessoa no instante presente.

No âmbito da sociedade, especificamente voltado para o tema que nos ocupa – a saúde –, as mudanças ocorridas, quer nas condições de ambiente com moradias mais adequadas pelo saneamento público, quer pelos recursos terapêuticos alcançados, conduziram à melhora da saúde da população de modo geral, verificado na expectativa de vida, que quase dobrou, em um século, o que não ocorrera em mais de 5 mil anos de história documentada. Além disso, não só cresceu a expectativa de vida como a qualidade desta naqueles que se aproximam da idade centenária, mediante os recursos que favorecem uma condição mais digna e com menor sofrimento para os males que acometem essa faixa etária em razão do desgaste natural dos anos.

A abordagem curativa na medicina, que a partir da segunda metade do século XX passou a contar com recursos fantásticos em função da tecnologia, propiciou que, paulatinamente, programas de ações preventivas pudessem ter maior desenvolvimento, o que, se por um lado leva a diagnósticos mais precoces com intervenções em tempo oportuno para resolver o problema para o paciente, está promovendo um custo financeiro praticamente insustentável para a sociedade de modo geral, provocando polêmicas éticas que estão no cenário atual, com enormes dificuldades para optar pela condição mais justa. Não bastasse isso, a convivência com uma condição social em que ser sexagenário está se aproximando da média populacional em alguns países do velho continente europeu, com perspectivas de se tornar realidade em outras áreas do planeta, já é fato constatado, e não futuro, a ser analisado com enorme preocupação pelos administradores governamentais.

O velho adágio de que "uma vida não tem preço" saiu dos livros de poesia humanística e foi colocado nos gráficos de estatísticas da contabilidade de sistemas de gestão cuja administração transforma o ser humano em um resultado numérico dependente do quanto está gastando para poder viver, com baixo custo ao sistema de saúde.

A salvação prometida a todos pela "deusa" da ciência, mediante seus recursos tecnológicos, não só não resolveu todos os problemas como gerou novos que não se pode negar, e muito menos considerou em sua projeção as graves consequências previstas para as próximas décadas, em um futuro que bate às portas. Problemas que desafiam conceitos éticos milenares, que deram sustentabilidade às civilizações sucessivas e que hoje são abalados por uma realidade de futuro imprevisível. Conceitos éticos pertinentes ao respeito à vida e à aceitação da morte, da dignidade do doente, das condições e possibilidades de tratamento; da distribuição justa e com equidade de recursos para uma assistência à saúde. Todos eles se manifestando de maneira conflitante em uma sociedade que cresce em assumir compromissos com parâmetros como o hedonismo, o individualismo, o niilismo, em uma atmosfera de ceticismo para o transcendental.

Como resultado do panorama apresentado, no fim do século XX, a área da saúde passa a ter uma palavra de ordem: *humanização*. Uma das expressões mais ouvidas nos meios pertinentes às ações de saúde, nas últimas décadas, é a *humanização na assistência*. A humanização tornou-se um título de salvação para o resgate de uma atitude do profissional da saúde compatível com aquilo que se espera de um profissional consciente diante de seu paciente. Um exercício que foi "esquecido" pela multiplicação de especialidades que passaram a ver o órgão, o tecido, a célula, ou o gene, em vez do paciente em seu todo. Ser um "profissional humanizado" passou a ser uma bandeira daqueles que vieram "salvar" a saúde da impregnação exagerada da tecnologia, que, seduzindo o profissional, separou-o do paciente.[27,28,29]

Uma infinidade de projetos e programas passa a ser desenvolvida no sentido de humanizar o atendimento, fruto das reclamações manifestadas em queixas crescentes da população, e por que não dizer de erros profissionais evitáveis. Hoje, apesar de passadas algumas décadas, a palavra *humanização* ainda ocupa destaque nos principais hospitais, ambulatórios e serviços assistenciais de modo geral.

Humanizar é voltar a assistir a pessoa como um ser humano em sua plenitude e não como uma parte doente. Humanizar é corresponder-se com a pessoa e não com uma doença. Humanizar é buscar conhecer quem foi, quem é, e o futuro que espera por alguém. E não se pode humanizar a assistência se o próprio ser que assiste não está humanizado, não somente em sua formação profissional, mas enquanto pessoa que presta assistência a alguém. Portanto, a humanização necessita de uma via de mão dupla, na qual o assistido e quem assiste possam trafegar em uma via comum, não se esquecendo a diversidade de ocorrências que estão presentes nesse caminho.[27,28]

Na construção do processo humanizador, a constatação dos problemas mencionados anteriormente, pertinentes à vida e à morte, à dignidade e aos direitos, não pode ser evitada. Mais do que isso, passa a crescer em conflitos que, paradoxalmente, em uma atitude *desumanizada,* estavam aparentemente mais ocultos, ou acomodados, até mesmo desamparados, o que não significa uma condição de maior dignidade; que, pelo fato de serem trazidos ao palco das reflexões pela humanização, tornam-se mais visíveis e conduzem a discussões cada vez mais acirradas e acaloradas, chegando próximo do belicoso.

Ainda que se admita que um percentual dos seres humanos não acredite na participação da espiritualidade no processo de desenvolvimento humano, ou até mesmo negue sua existência, é fato que nos dias de hoje, nos cinco continentes do planeta, o número de pessoas que acreditam, convivem e aceitam a espiritualidade como existente é muito superior quando comparado ao primeiro grupo. Dessa forma, não se está transcorrendo sobre um tema que seja irrelevante na vida da grande maioria das pessoas, muito menos de um fenômeno esporádico que já teve sua importância histórica e que agora está superado diante dos acontecimentos revelados à luz da ciência pelo desenvolvimento tecnológico, conforme já discutido anteriormente. Refletir sobre a espiritualidade é tão importante, e até imprescindível, nos dias atuais quanto foi ao longo de toda a caminhada da humanidade.

De forma concreta, a espiritualidade nunca saiu do cotidiano dos povos, e sim da observação de alguns cientistas. Para os diferentes povos, com culturas, crenças e histórias distintas, nunca se observou uma fuga da espiritualidade, exceto em países que foram submetidos à força de uma ditadura sanguinária, que negava a possibilidade de a população manter os cultos religiosos que alimentavam a espiritualidade do povo em suas tradições.

A novidade que se apresenta no tempo presente, século XXI, é que, neste novo palco de reflexões, está-se redescobrindo uma espiritualidade que deve voltar a se inserir nas bases da modernidade, e sair do quarto escuro em que foi colocada por vários cientistas, não todos, nos últimos séculos, e incluí-la na formação profissional não como alternativa do *crente*, mas um conhecimento a ser adquirido para uma assistência mais humanizada ao paciente.

A introdução do estudo da espiritualidade para uma formação bioética mais ampla acarretaria o crescimento e o enriquecimento para uma reflexão que contemplasse a plenitude do ser humano, não somente nos limites do nascer e do morrer, mas também respeitando suas atitudes nesta vida, que está intimamente relacionada com o que acredita existir depois. Colocar um basta no critério científico utilizado por alguns cientistas que julgam como um obscurantismo medieval qualquer alusão que se faça no século XXI a questões envolvendo a espiritualidade torna-se urgente, assim como permanecer na dualidade ciência x religião (espiritualidade, fé), como se o homem pudesse ser dividido ora como um corpo de objeto de estudo científico, ora como ser que apresenta suas crenças, é inadmissível tanto para as justificativas ditas racionais como nas embasadas na transcendência.

A bioética é essa grande mesa de conversações, em que pelo diálogo se alcança uma reconciliação das duas faces de uma mesma moeda: ciência e tecnologia – espiritualidade e humanidades. Devem estar conscientes que não existem isoladamente, e que, mais do que unidas, constituem uma única unidade que anima o homem na busca da Verdade que responda às questões da sua existência, para que vislumbre o sentido da vida, e Vida em plenitude.

Encerra-se este capítulo com o relato de um jornalista, Curtis Pepper, narrando o fato envolvendo uma religiosa do século XX, conhecida por seu trabalho na Índia com moribundos procedentes das condições mais miseráveis que a vida humana pode percorrer. Aqui se manifesta a ética humana por excelência, envolvida com a atitude espiritual respeitosa.

> Chamava-o pelo seu nome, Onil, e sussurrava-lhe, em língua bengali, palavras de conforto. Nenhum hospital queria recebê-lo. Ninguém, naquela cidade [Calcutá] de cinco milhões de habitantes, onde estão recenseados oficialmente três mil bairros pobres, tinha tido tempo de estender-lhe a mão enquanto estava para expirar. "Como te sentes, Onil?" – pergunta Madre Teresa. Para o velho já não havia esperança alguma: a desnutrição tinha-o levado ao ponto de onde já não é possível voltar atrás. Nem o alimento, nem a ciência, nem nada o podia salvar. Clinicamente, Onil estava morto, se bem que conseguisse falar ainda: "Vivi como um animal, mas agora morro como um ser humano…" Logo a seguir, expirou nos braços da Irmã que rezava por ele em bengali.[30]

Referências

1. Potter van R. Bioethics: bridge to the future. Englewood Cliffs, Prentice-Hall: 1971.
2. Goldin JR [organizer], Salgueiro JB, Raymundo MM et al. Bioética e espiritualidade. Porto Alegre, PUCRS: 13, 2007.
3. Savioli RM. Oração e cura: fato ou fantasia? In: Pessini L, Barchifontaine CP, organizers. buscar sentido e plenitude de vida: bioética, saúde e espiritualidade. São Paulo, Paulinas/Centro Universitário São Camilo: 125-41, 2008.
4. Ferrer J. Medicina y espiritualidad: redescubriendo una antigua alianza. In: Bioética; uno diálogo plural. Homenaje a Javier Gafo Fernández. Madrid: Ed. Univ. Pontificia Camillas: 891-917, 2002.
5. Paula Ramos DL, organizer. Bioética: pessoa e vida. São Caetano do Sul, Difusão: 39-55, 2018.
6. El-Hani C, Meyer D. A evolução da teoria darwiniana. In: O homem em busca das origens – Scientific American História. São Paulo, n.7, p.77-85.
7. Hossne WS. Prefácio. In: Pessini L, Barchifontaine CP. Problemas atuais de Bioética, 10ª ed. rev. e ampl. São Paulo, Centro Universitário São Camilo/Edições Loyola: 13, 2012.
8. Mayr E. O impacto de Darwin no pensamento moderno. In: Como nos tornamos humanos: a evolução da inteligência. Scientific American. Edição especial. São Paulo, n.17, p.92-7.

9. Schaik C van. Por que alguns animais são tão inteligentes?. In: Como nos tornamos humanos: a evolução da inteligência. Scientific American. Edição especial. São Paulo, n.17, p.32-9.
10. Sgreccia E. Manual de bioética: I – Fundamentos e ética biomédica. São Paulo, Loyola: 2002.
11. Houaiss A. Dicionário da língua portuguesa. Rio de Janeiro, Objetiva: 2001.
12. Terrin NA. Introdução ao estudo comparado das religiões. São Paulo, Paulinas: 2003.
13. Sanches MA. Uma perspective mitológica. In: O homem em busca das Origens, – Scientific American História. n.7, São Paulo, p.9-15.
14. Segre M. Conceitos de ética e bioética: bioética e suas tendências. In: Segre M, organizer. A questão ética e a saúde humana. São Paulo, Atheneu: 1, 2006.
15. Ward P. Que futuro espera pelo Homo sapiens? In: A ascensão do Homem – Scientific American. Edição especial. São Paulo, n.37, 2009, p.78-82.
16. Cintra JP. Deus e os cientistas. São Paulo, Quadrante / Sociedade de Publicações Culturais: 1990.
17. Houston S. Por que a religião é importante: o destino do espírito humano num tempo de descrença. São Paulo, Cultrix: 2001.
18. Pessini L, Barchifontaine CP. Problemas atuais de bioética, 10ª ed. rev. e ampl. São Paulo, Centro Universitário São Camilo/Loyola: 37, 2012.
19. Unesco. Elaboration of the Declaration on Universal Norms on Bioethics: Fourth Outline of a Text. Paris, 12-14/12/2004.
20. Catão F. Em busca do sentido da vida: a temática da educação religiosa. São Paulo, Paulinas: 1993.
21. Collins FS, A linguagem de Deus: um cientista apresenta evidências de que Ele existe. São Paulo, Gente: 2007.
22. Carvalho EA. Darwinismo social e a arte da reconciliação. In: O homem em busca das origens. Scientific American História. São Paulo, n.7, p.86-91.
23. Alarcos Martinez FJ. Bioética e pastoral da saúde. São Paulo, Paulinas: 96-8, 2006.
24. Gafo Fernandez J. Transplante de órgãos. In: 10 palavras-chaves em bioética: bioética, aborto, eutanásia, pena de morte, reprodução assistida manipulação genética, Aids, drogas, transplantes de órgãos, ecologia. São Paulo, Paulinas: 281-306, 2000.
25. Platão. Apologia de Sócrates. Brasília, Universidade de Brasília: 1977.
26. Gallian DMC, Reginato V. Relação assistencial e sua humanização. In: Paula Ramos DL, organizer. Bioética: pessoa e vida. São Caetano do Sul, Difusão: 2018.
27. Gallian DMC. A (re) humanização da medicina. Psiq Prat Méd. 2000;33(2):5-8.
28. De Marco MA. A face humana da medicina: do modelo biomédico ao modelo biopsicossocial. São Paulo, Casa do Psicólogo: 2003.
29. Drane J, Pessini L. Bioética, medicina e tecnologia: desafios éticos na fronteira do conhecimento humano. São Paulo, Loyola: 2005.
30. Solidariedades. Disponível na Internet: http://caminhos-de-solidariedade.blogspot.com/2007/06/madre-teresa-de-calcut.html (30 jan. 2012).
31. Peres MFP, Arantes ACLQ, Lessa PS, Caous CA. A importância da integração da espiritualidade e da religiosidade no manejo da dor e dos cuidados paliativos. Rev Psiq Clin. 2007;34(Supl.1):82-7.
32. Pessini L. A espiritualidade interpretada pelas ciências e pela saúde. In: Pessini L, Barchifontaine CP, organizers. Buscar sentido e plenitude de vida: bioética, saúde e espiritualidade. São Paulo, Paulinas/ Centro Universitário São Camilo: 48-9, 2000.

30

Cuidando da Espiritualidade de Crianças e Adolescentes

Ricardo Ghelman
Julianni Bernardelli Lacombe
Maria Isabel Amando de Barros

"Espiritualidade" constitui um termo que se enquadra entre os "conceitos emergentes"[1] e, portanto, de difícil definição. A grande maioria das definições relacionadas ao *construto* se refere a uma busca pessoal de respostas sobre o significado da vida e o relacionamento com o sagrado e/ou transcendente, e não estaria necessariamente relacionada com determinada religião formal. Segundo o *Handbook of religion and health*:

> Espiritualidade é uma busca pessoal para entender questões relacionadas ao fim da vida, ao sentido da vida, sobre as relações com o sagrado ou transcendente que pode ou não levar ao desenvolvimento de práticas religiosas ou formações de comunidades religiosas.[2]
>
> Religiosidade é o quanto um indivíduo acredita, segue e pratica uma religião. Pode ser organizacional (participação na igreja ou templo religioso) ou não organizacional (rezar, ler livros, assistir a programas religiosos na televisão).[2]
>
> Religião é um sistema organizado de crenças, práticas, rituais e símbolos projetados para auxiliar a proximidade do indivíduo com o sagrado e/ou transcendente.[2]

Isso posto, ao se considerar a vivência da religião e da espiritualidade das crianças e suas famílias, é preciso ter claro que, comumente, a criança não tem religião em seus primórdios de idade. A vivência religiosa é da família, que incentiva a criança a vivenciar a espiritualidade por meio de uma religião.

Considerando a família brasileira, 95% dos brasileiros declaram ter religião, 83% consideram a religião muito importante para suas vidas e 37% frequentam um serviço religioso pelo menos uma vez por semana. Portanto, o ambiente familiar é favorável ao desenvolvimento de uma religiosidade e espiritualidade precoces na infância, pelo estímulo que os rituais promovem no seio familiar.

Assim como o desenvolvimento neurológico e psicomotor, a criança desenvolve a espiritualidade e a religiosidade de acordo com estágios. Segundo Elkind,[3,4] a compreensão das crenças e práticas religiosas não está presente em crianças pequenas, mas se desenvolve ao longo da infância. Elkind propôs que há três estágios de desenvolvimento religioso na infância e na adolescência que se assemelham aos estágios pré-operacionais, operacionais e operacionais concretos do desenvolvimento cognitivo descritos por Piaget.

O estágio I é característico de crianças em idade pré-escolar. Nesse estágio, as crianças estão começando a usar sinais e símbolos para representar objetos em suas vidas reais. São capazes de usar o raciocínio categórico, mas têm pouca capacidade de entender o que distingue categorias entre si, ou que um indivíduo ou objeto podem ser classificados em mais de uma categoria ao mesmo tempo. As crianças pequenas, por exemplo, não entendem que um indivíduo pode ser católico e americano ao mesmo tempo. Crianças que são criadas em uma comunidade religiosa podem saber o nome de sua religião, e que o nome da religião representa algo sobre indivíduos que pertencem a essa denominação, mas têm pouca compreensão do que distingue uma religião de outra.

O estágio II, que abrange os anos do ensino fundamental, representa um aumento no nível de compreensão sobre religião e crenças religiosas. De acordo com o pensamento operacional concreto que caracteriza as crianças dessa idade, no entanto, pensar sobre religião também é baseado em comportamento observável, e não em pensamentos, sentimentos e motivações. As crianças entendem que as diferentes religiões diferem em suas atividades religiosas, mas não têm compreensão sobre as diferenças nas crenças religiosas subjacentes às diferentes atividades. Da mesma forma, quando nessa idade, é pedido que descrevam a oração, concentram-se na atividade da oração, e não nos sentimentos e crenças interiores que os indivíduos mais velhos podem explorar e expressar em oração.[3]

Finalmente, no estágio III, o pensamento religioso torna-se possível com o advento do pensamento operacional formal. Tipicamente começando na pré-adolescência ou no início da adolescência, o estágio III é caracterizado pela capacidade de compreensão de conceitos abstratos, de reflexão pessoal e de exploração de crenças, valores e práticas religiosas. As religiões são entendidas como diferentes por causa das diferenças subjacentes nas crenças, e a oração é entendida como uma experiência pessoal e privada de comunhão com Deus.[4]

A criança deve ser estimulada também a vivenciar sua própria espiritualidade, vinculada ou não a uma atividade religiosa, pois isso pode contribuir para que ela possa se perceber como sujeito e entender seu lugar na família e na comunidade. A espiritualidade é um caminho para o desenvolvimento do senso de responsabilidade coletiva e de confiança em seu valor intrínseco, o que poderá ajudá-la a ter resiliência em tempos difíceis e nutrir sentimentos de gratidão, respeito e cuidado.

A busca por significado e transcendência envolve, necessariamente, a tentativa de dar resposta a questões difíceis como sofrimento, dor e perda. Trata-se de um aspecto da espiritualidade infantil com que os adultos, comumente, têm dificuldade de lidar. Isso em razão do desejo de proteger as crianças, buscando fornecer respostas definitivas e reconfortantes.

No entanto, todas as crianças são e serão confrontadas com o que é difícil de compreender. Tais preocupações podem variar de aparentemente pequenas, como a perda de um brinquedo, até preocupações mais dramáticas, como as relacionadas à separação daqueles que amam. Independentemente disso, as crianças precisam tentar dar sentido a tudo o que vivenciam. Ao tentarmos protegê-las, nós, como adultos, não as ajudamos a reconhecer que algumas perguntas não têm respostas fáceis ou definitivas, e podemos desencorajá-las a continuar fazendo essas perguntas.

Então, deve-se almejar um equilíbrio entre proteger as crianças e provê-las dos desafios implícitos na aprendizagem espiritual. Para que floresçam, é necessário explorar, pesquisar e refletir. Muitas das atividades que promovem isso são as de que as crianças mais gostam, de modo que a felicidade e o bem-estar fluem a partir disso, em vez de serem fornecidos por adultos.

Outro aspecto da espiritualidade na infância se refere à natural indagação sobre os mistérios do universo. Uma busca pelo sentido subjacente às coisas naturais que não envolvem sofrimento, mas que, pelo contrário, são fonte de prazer e bem-estar, pois promovem um sentimento de conexão com um mundo mais amplo que o núcleo familiar.

A religiosidade e espiritualidade podem influenciar o bem-estar da criança e do adolescente.[5] Alguns mecanismos dessa associação foram estudados com mais detalhes e estão associados à provisão de um sentido de propósito e significado para a vida. Entre os possíveis mecanismos estão a criação de capital social e a provisão de apoio social, a promoção de comportamentos saudáveis, a promoção do comportamento pró-social e a inibição do comportamento antissocial.

A espiritualidade intrínseca desenvolvida ao longo da infância e adolescência pode promover saúde mental e orgânica como recursos de enfrentamento criativo diante das situações de estresse físico e emocional.[6] O envolvimento em alguma religião ou mesmo o senso de espiritualidade das crianças podem promover enfrentamento positivo e a resiliência no processo de saúde-doença. Muitas vezes a própria experiência do sofrimento ajuda a criança a aproximar-se da dimensão espiritual, e nela encontrar a força necessária para a esperança no futuro. Caso a resiliência esteja comprometida, crianças e adolescentes podem passar por uma fase de estresse pós-traumático.[7]

Esses recursos agem contrabalançando, "tamponando", bloqueando os impactos negativos de agentes estressores, assim prevenindo quebras da homeostase, por meio de uma heterostase rítmica. O médico e sociólogo norte-americano Aaron Antonovsky (1923-1994), estudando mulheres judias, sobreviventes de campos de concentração, após a Segunda Guerra Mundial, demonstrou a importância da resiliência em situações desafiadoras. Antonovsky definiu para os indivíduos resilientes o senso de coerência, que se manifesta em três níveis:

- **Inteligibilidade:** a extensão em que o indivíduo considera ou estrutura seu mundo de forma a torná-lo compreensível, cheio de sentido, ordenado e consistente, em vez de caótico, aleatório e imprevisível.
- **Significado:** um sentimento profundo de que a vida faz sentido emocionalmente, de que as demandas da vida são plenas de envolvimento e comprometimento.
- **Manuseio:** a extensão do sentimento de que existem recursos para atender às demandas e a capacidade de executá-las.

Esses três níveis estão associados diretamente a três inteligências que se desenvolvem ao longo da infância e adolescência. O manuseio depende de uma inteligência bem primitiva, motora e sensorial, da primeira infância, relacionada a nosso cérebro reptiliano; o significado depende de uma inteligência emocional, que se desenvolve mais na região do cérebro mamífero (sistema límbico) após os sete anos; e a inteligibilidade se relaciona mais ao neocórtex, que só na pré-adolescência começa a ser capaz de compreender os nexos complexos entre os fatos.

Portanto, para um desenvolvimento saudável, a relação da criança e adolescente deveria ser com um mundo compreensível, manuseável e repleto de significado, e a percepção de um mundo hostil, incompreensível e absurdo tende a promover a redução desses recursos de resiliência. Nesse sentido, estão abertos amplos caminhos para a inserção da espiritualidade no universo infantil.

Para o desenvolvimento da espiritualidade na infância e adolescência, deveriam ser apresentados modelos dignos (pais, educadores), desafios que sejam encarados como possibilidades de experiência e aprendizado, movimentos em direção à ação, com forte positividade e estímulo à vontade.

Com mais especificidade na primeira infância, devemos orientar os educadores à oferta de certos "invólucros", tais como o toque quente e carinhoso, a experiência do bem-estar, da alimentação e do sono de forma regrada, a possibilidade de estímulo ao movimento e ao equilíbrio corporal, necessários para o desenvolvimento. Nessa fase bem precoce do desenvolvimento especialmente do sistema nervoso, criam-se as bases para a capacidade futura de cuidar dos outros e do manuseio de situações concretas.

Na segunda infância existe um foco maior no desenvolvimento dos sentimentos, do senso estético e do sistema cardiorrespiratório. É uma fase em que a percepção sensorial se aprofunda no paladar e no olfato, em que as relações afetivas se tornam mais expandidas e o encontro afetivo e o diálogo se multiplicam. Nessa fase a figura de uma autoridade amorosa empática do mundo adulto e a socialização em ambientes fora do núcleo familiar exercem um enorme papel protetor, vivenciado como segurança e confiança no mundo transcendente e como ganho de significado na vida em geral. São lançadas as bases da empatia, que podem ser nutridas por uma vivência religiosa e espiritual em família.[8]

Na terceira infância, ou adolescência, o foco se dá no desenvolvimento da inteligência cognitiva. Pela ação dos hormônios, ocorre uma enorme modificação corporal e comportamental, crescimento corporal, aumento da libido e do interesse por compreender a vida e o mundo ao redor.

Um bom modelo de desenvolvimento para esse período é o preconizado pela Escola dos Peripatéticos de Aristóteles (século III a.C.), que incentivava o ato de filosofar e caminhar ao mesmo tempo, sinapses e pernas crescendo simultaneamente. Para essa fase é muitíssimo importante estimular a capacidade de ouvir e de perceber o outro. Também é extremamente relevante a promoção de experiências de expansão da consciência, crescimento pessoal, autoestima, por meio de desafios psicomotores esportivos e artístico-criativos sem uso de drogas. O uso de substâncias modificadoras do estado de consciência é natural, especialmente as drogas consideradas lícitas pela sociedade (álcool, tabaco, chocolate, antidepressivos), no entanto a tendência à dependência química e a adição de drogas lícitas e ilícitas vai depender da estrutura de personalidade construída até a adolescência na teia familiar e social. Nesse cenário, está bem estabelecido o papel protetor das religiões e de uma vida espiritual intensa.

Religiosidade e espiritualidade são recursos que podem diminuir os comportamentos de risco relacionados ao uso de álcool por adolescentes e adultos jovens. A atividade espiritual desde a infância é um dos fatores protetores para o uso de drogas ou o abuso de álcool na adolescência e na juventude, especialmente durante o período de transição da adolescência para a fase adulta.[9] O envolvimento com padrões de religiosidade e espiritualidade favorece a adesão do jovem a um conjunto de valores, de símbolos, de comportamentos e de práticas sociais que inclui a recusa do uso de álcool e outras drogas. Dessa forma, estratégias que envolvam a espiritualidade poderiam atuar como proteção para o comportamento de risco relacionado ao uso de drogas.[10]

Um desenvolvimento saudável do *self* ao final da adolescência vai promover o estado de salutogênese, resiliência (resistência ao estresse), autorregulação orgânica e psíquica e um sentimento de confiança em si mesmo.

Experiências da espiritualidade em contato com a natureza

Há muita informação sobre como a conexão com a natureza contribui para o desenvolvimento físico, social, intelectual e emocional das crianças e adolescentes. Um amplo e consistente conjunto de pesquisas e evidências aponta os benefícios do convívio com a natureza no desenvolvimento integral de crianças e jovens. Contudo, essa ênfase no desenvolvimento integral não está completa sem discutir o aspecto da espiritualidade.

De fato, pesquisas recentes indicam uma ligação clara entre espiritualidade, saúde e bem-estar das crianças, mostrando que aquelas que sentem que suas vidas têm significado e valor e que desenvolvem relacionamentos profundos e de qualidade – ambos indicadores de espiritualidade – são mais felizes[11] e que a espiritualidade é um fator relevante na relação entre natureza e saúde.[12]

Outro estudo relaciona o que muitos já experimentaram pessoalmente: a influência da natureza no desenvolvimento espiritual durante a infância. A pesquisa explorou o desenvolvimento espiritual das crianças pequenas e o papel das experiências baseadas na natureza nesse desenvolvimento espiritual, conforme interpretado por especialistas no campo da educação infantil. O autor desenvolveu uma teoria construtivista fundamentada no modo como a espiritualidade se desenvolve na infância por meio de experiências diretas com a natureza e com a noção do outro. Esse cenário, por sua vez, fornece um ponto de partida para a capacidade das crianças de se envolver em comportamentos sociais benéficos. A natureza oferece um espaço tangível no qual as crianças podem se engajar com algo diferente de si, de uma maneira que incentiva a observação, o envolvimento e as relações. Se, como o autor aponta, a espiritualidade inclui um sentimento de admiração e respeito, então a natureza é um cenário quase perfeito para desenvolver esses valores. O estudo descobriu que, quando a natureza é explorada com um cuidador ou com outras crianças pequenas, formam-se um vínculo social e uma ligação importante, estabelecendo assim uma base para o desenvolvimento espiritual completo com uma série de benefícios relacionados.[13]

De fato, Richard Louv, em seu livro *A última criança na natureza*, descreve o trabalho do psicólogo Edward Hoffman, autor de *Visions of Innocence: spiritual and inspirational experiences of children*. Seus estudos mostram que uma ampla variedade de experiências místicas e transcendentais ocorre na infância. Entre os desencadeadores estão a oração sincera ou momentos religiosos mais formais. No entanto, Hoffman aponta que a maioria das experiências transcendentes das crianças acontece na natureza. O resultado pode ser "um episódio visionário, uma experiência onírica ou, simplesmente, um momento comum na vida diária que, de repente, se tornou um ponto de entrada para o êxtase".[14]

Quando as crianças começam a descobrir a si mesmas e o seu lugar neste mundo maravilhoso, o processo de autoconhecimento é aprimorado. Suas vidas deixam de ser definidas por influências externas e passam a ser influenciadas por suas próprias decisões. A possibilidade de vivências longas e contínuas na natureza, especialmente por meio do brincar livre, permite que a criança tenha tempo para ouvir e descobrir sua intuição. Gradualmente a natureza apresenta às crianças a ideia de que elas não estão sozinhas no mundo e de que existem realidades e dimensões paralelas às delas. Os valores então descobertos ajudarão a formar a pessoa em desenvolvimento. É importante notar que esses valores nunca podem ser aprendidos. Eles são descobertos e, finalmente, tornam-se um com a criança e o adulto que se segue.

Ainda assim, segundo Richard Louv, a necessidade espiritual da natureza para os jovens é um assunto que recebe pouca atenção. Segundo ele, a ausência de pesquisas pode sugerir certo incômodo, afinal a experiência espiritual de uma criança na natureza – especialmente na solitude – está além do controle institucional ou dos adultos.[14]

Outro aspecto interessante sobre esse tema abordado por Louv é a relação entre espiritualidade e ambientalismo. Segundo esse autor, há evidências de que os argumentos espirituais em prol do meio ambiente, raramente usados pelo movimento ambientalista, podem ser bem mais eficazes do que os argumentos utilitários. A consideração do direito das futuras gerações à criação divina – com suas qualidades formadoras e restauradoras – é um ato espiritual, porque vai além das necessidades de nossa própria geração. Esse argumento espiritual, feito em nome das crianças do futuro, é a arma emocionalmente mais poderosa que podemos usar em defesa da Terra e de nossa espécie.[14]

A natureza fornece experiências significativas que permitem o desenvolvimento de valores muito importantes em crianças. Os pais devem apoiar essas descobertas e podem usar o tempo na natureza para ajudar os filhos a encontrar harmonia e equilíbrio, mostrando que as mesmas leis que funcionam na natureza também funcionam na vida e na sociedade humanas. Também para diversas religiões, o encontro com a natureza é uma oportunidade de encontro com a criação e com a perfeição do Sagrado.

Juntamente com certo abandono dessas experiências, presenciamos uma redução gradual da experiência da religiosidade e o aumento de certo ateísmo combatente associado à crítica racional. Nós, como cultura pós-lógica, conquistamos a precisão e o domínio do mundo material, e agora temos de fazer o caminho inverso, do materialismo para uma nova relação com a espiritualidade, permeando o mundo prático material com os valores transcendentais. A tecnologia e o consumismo separam-nos da natureza a tal ponto que, quando nos encontramos com os diferentes reinos que a compõem, não conseguimos estabelecer uma profunda e imediata ligação. A criança ainda mantém essa sabedoria e conexão, que lhe permite sentir-se parte desse ambiente natural e vibrar empaticamente diante de uma planta ou de um animal.

Quanto aos fatores promotores de saúde (salutogênicos), segundo Abraham Maslow, para o desenvolvimento humano foram descritos sete deles, dos quais um é a vida espiritual, que gera a experiência de transcendência, autocultivo e capacidade de veneração de muita importância. Os outros fatores são ritmo vital saudável (dormir, lazer), boa alimentação (incluindo habitação e ar puro), relação harmoniosa com a natureza, integração afetivo-social (amigos, amor), felicidade e alegria (incluindo bom humor e autoestima) e expressão cultural e estética.

Nossa experiência assistencial

Em nossa Unidade de Pediatria Integrativa do Instituto da Criança e Adolescência, que pertence ao Hospital das Clínicas da Faculdade de Medicina da Universidade de São Paulo, incluímos junto ao tratamento convencional uma atividade de intervenção multimodal com a participação de profissionais de saúde capacitados, divididos em três grupos: saúde corporal, saúde mental e *self*-resiliência.

A equipe de saúde corporal atua diretamente na promoção de saúde:

- por meio do toque terapêutico, do reiki e de terapias externas antroposóficas, que promovem o bem-estar com a liberação de oxitocina;
- por meio da nutrição integrativa, que promove a boa alimentação;
- por meio da relação harmoniosa com a natureza, a partir da terapia de apreciação da natureza e da terapia assistida por animais;
- por meio da expressão cultural-estética e de felicidade-alegria pela arte, com ênfase na musicoterapia;
- pelo carinho empático da equipe.

Para atingirmos, na prática, essa dimensão da espiritualidade na infância e na adolescência, empregamos a meditação *mindfulness* e a raja ioga. Para os cuidadores, o aconselhamento biográfico da antroposofia a fim de que possam ressignificar suas vidas.

Referências

1. Gladis et al., 1999.
2. Koenig; McCulloug; Larson, 2001.
3. Elkind D. Age change and religious identity. Review of Religious Research. 1964; d:36-40.
4. Elkind D. The origins of religion in the child. Review of Religious Research. 1970;12:35-42.
5. George L K, Larson D B, Koenig H G, McCullough M E. Spirituality and health: what we know, what we need to know. Journal of Social and Clinical Psychology. 2000;19:102-16.
6. Santos RZ. A espiritualidade e a religiosidade na prática pediátrica [dissertação]. Sorocaba: Pontifícia Universidade Católica de São Paulo, Faculdade de Ciências Médicas e da Saúde; 2013.
7. Vasques RCY, Bousso RS, Mendes-Castillo AMC. A experiência de sofrimento: histórias narradas pela criança hospitalizada. Rev Esc Enferm USP. 2011;45(1):122-9.
8. Hurlemann R, Patin A, Onur OA, Cohen MX, Baumgartner T, Metzler S et al. Oxytocin enhances amygdala-dependent, socially reinforced learning and empathy in humans. J Neurosci. 2010 Apr 7;30(14):4999-5007.
9. Distal and proximal religiosity as protective factors for adolescent and emerging adult alcohol use. Religions. 2015;6(2):365-84. doi:https://doi.org/10.3390/rel6020365.
10. Abdallah AG, Rodrigues WG, Torres A, Rios MC, Brasil MS. A religiosidade/espiritualidade como influência positiva na abstinência, redução e/ou abandono do uso de drogas. Form Vivências Estud (Impr). 2009;2(3):447-60.
11. Holder MD, Coleman B, Wallace JM. Spirituality, religiousness, and happiness in children aged 8-12 years. Journal of Happiness Studies. 2008. doi: 10.1007/s10902-008-9126-1.
12. Kamitsis I, Francis A J. Spirituality mediates the relationship between engagement with nature and psychological well-being. Journal of Environmental Psychology. 2013;36:136-43.
13. Schein D. Nature's role in children's spiritual development. Children, Youth and Environments. 2014;24(2):78-101.
14. Louv R. A última criança na natureza: resgatando nossas crianças do transtorno do déficit de natureza. São Paulo, Aquariana: 2016.

Particularidades da Espiritualidade no Envelhecimento

Caio Henrique Vianna Baptista

> "Se você está desejando juventude, acho que isso te faz ser aquele velho estereotipado, porque você só vive na memória, você mora em um lugar que não existe. O envelhecimento é um processo extraordinário em que você se torna a pessoa que sempre deveria ter sido."
>
> *David Bowie*

Introdução

O envelhecimento populacional se tornou uma realidade em todo o mundo. O que há pouco tempo era apontado na literatura, que a velhice das pessoas nascidas nas décadas de 1940 e 1950 chegaria, não só se concretizou como também começamos a observar a entrada daqueles que nasceram nos anos 1960 nessa "nova-velha" etapa de vida.

Envelhecer traz consigo demandas sociais, biológicas, psicológicas, políticas e, especialmente, espirituais que devem ser notadas e trabalhadas de maneira mais adequada, tanto pelos próprios idosos como pelos familiares e profissionais de saúde.

Este capítulo tem como maior intuito abordar as particularidades da espiritualidade na velhice, passando por questões primordiais da gerontologia e relacionando-as à espiritualidade. É importante sinalizar as questões da espiritualidade no envelhecimento, principalmente diante das perdas que esses sujeitos sofrem durante o processo, mas prezando muito as demandas ligadas à saúde física no envelhecimento.

Sabe-se que a prática profissional com idosos deve zelar pela qualidade de vida e autonomia destes, mesmo diante de limitações que surgem com o passar do tempo. É necessário encontrar também uma linguagem que evite construções sociais disfuncionais acerca da velhice, tendo em vista que trabalhar e conviver com essa população requer um olhar realista e não limitante para as demandas que aparecerão nos próximos anos, quando os "novos velhos" serão os que nasceram nos anos 1970, 1980, 1990 e 2000.

Sobre um corpo velho

O envelhecimento é um fenômeno relativamente novo se observado nos países em desenvolvimento como o Brasil. Chainmowicz (2006)[1] afirma que esse fenômeno foi mais bem observado a partir da década de 1960, quando se tornou notória a queda nas taxas de natalidade e o aumento expressivo de pessoas entrando na "terceira idade". Aponta também que a queda nas taxas de mortalidade infantil e as altas taxas de fecundidade possibilitaram que pessoas que nasceram entre os anos 1940 e 1960 completassem 60 anos por volta de 2005, propiciando, com isso, o início de um processo de envelhecimento mais acelerado.

Obviamente que os avanços tecnológicos nas áreas da saúde também colaboraram ativamente para esse processo, trazendo consigo modelos de envelhecimento muitas vezes pouco adequados e funcionais no que diz respeito ao prolongamento da vida a qualquer custo. Nesse sentido, é importante ressaltar a questão bioética que envolve o corpo da pessoa idosa, considerando que o processo de envelhecer e a velhice requerem cuidados a fim de propiciar um envelhecimento que não esteja atrelado apenas a um prolongamento da vida em detrimento do direito que o sujeito tem de vivenciar a velhice de maneira plena, mesmo diante das limitações que podem ocorrer nessa etapa.

Diante disso, cabe aqui explicitar que o cuidado com o idoso envolve a ética com seu corpo e com seus aspectos pessoais mais profundos (dentre eles o aspecto psicossocial, político e espiritual), que, por sua vez, tendem a promover um envelhecimento mais compatível com a ideia de "qualidade de vida" na plenitude desse termo. Logo, discorrer sobre corpo e envelhecimento é falar do sujeito integral, de algo que se faz impossível dissociar.

Em geriatria e gerontologia faz-se mister dizer que garantir saúde é prezar pela qualidade de vida, pelo respeito e tratamento das limitações físicas e cognitivas e considerar questões sociais, espirituais e emocionais que possam surgir. O trabalho em gerontologia deve compreender a atuação ativa da equipe multidisciplinar engajada e comprometida com as demandas integrais daquele que envelhece.

Lançando luz sobre a questão fisiológica, sabe-se que a velhice é uma etapa da vida que conta com mais perdas do que ganhos.

Dois conceitos parecem ser importantes quando falamos de velhice: a senescência e a senilidade. Papaléo Netto (2016)[2] destaca que a senescência (ou senectude) é caracterizada pelas perdas normais do processo de envelhecimento e por doenças próprias da velhice, enquanto a senilidade diz respeito a uma gama de afecções que frequentemente acometem idosos, trazendo as ideias, respectivamente, de perdas "programadas" para essa etapa de vida e, supostamente, de perdas "adquiridas". No entanto, o autor revela a dificuldade de discernir o limite entre esses dois estados, pois existe uma pluralidade nas formas de envelhecer que, por sua vez, é influenciada por comportamentos, hábitos, cultura e pela impossibilidade de definição de idade biológica (ou seja, a impossibilidade de definir uma idade exata com marcadores fisiológicos específicos).

Ainda nesse sentido, o autor traz a necessidade de observar que fatores sociais podem implicar o processo de envelhecimento fisiológico tendo em vista que populações mais carentes podem ter determinada a velhice biológica de acordo com o acesso aos tratamentos adequados de saúde, embora sujeitas a vivenciar um desgaste corporal antes mesmo da idade que consideramos atualmente o marco de entrada na velhice propriamente dita (por volta dos 60 ou 65 anos).

Por fim, outro ponto importante está no fato de que a velhice é uma etapa de vida marcada por doenças (ou por um acúmulo de doenças) que necessitam de atenção e manejo específicos. Moreira (2016),[3] ao falar sobre os efeitos da senescência no corpo de idosos, revela que é na velhice que se verifica um aumento da taxa de mortalidade, tanto pela descompensação de doenças crônicas (dentre elas, cardíacas e neoplásicas, por exemplo) como por alterações bioquímicas, pelo declínio progressivo das respostas fisiológicas e habilidades de adaptação ao ambiente e pelo aumento da suscetibilidade a doenças.

Sobre o que se passa embaixo dos fios brancos: o psiquismo e a velhice

Embaixo dos fios brancos da cabeça reside uma história individual e coletiva que nos ajudará a pensar na população idosa de um jeito diferente...

A velhice, como sinalizado anteriormente, é uma fase que compreende mais perdas do que ganhos. As perdas que abordaremos aqui dizem respeito não apenas a um declínio cognitivo próprio do passar do tempo, declínio este que afeta a memória, a percepção e os sentidos, mas também às perdas sociais daqueles que vivem por muito tempo e, por fim, à maneira como isso afeta o estado psicoemocional do sujeito.

Messy (1993)[4] traz a questão do "velho que não existe". Nesse ponto o autor revela as dificuldades de envelhecer, trazendo a ideia de que é difícil nos concebermos "velhos" e que esses "velhos" não chegam a acessar nosso íntimo, pois o "velho seria sempre o outro". Papaléo Netto (2016), ao falar sobre idade cronológica e psicológica, também aponta para algo comum que podemos perceber em nosso cotidiano: os mais velhos tendem a indicar que teriam uma mente mais jovial do que seu corpo, pretendendo manter a autonomia e o *status* de pessoa ativa em seu meio social.

Quando falamos de envelhecimento e velhice, falamos sobretudo da questão do *tempo*, conforme aponta Goldfarb (1998).[5] Aqui nos referimos ao tempo cronológico, mas também à absorção deste pelo psiquismo do sujeito, ou seja, na velhice, a retrospectiva é inevitável, e lidar com a passagem do tempo e com os sentimentos que podem emergir talvez seja particularmente angustiante ou, ao contrário, um gerador especial de prazer e satisfação.

Chegar à velhice suscita no idoso a ideia de proximidade da morte, da consciência de finitude, que, por vezes, pode ser negada pelo sujeito, mas não afastada dele em termos reais. É inegável falar de envelhecimento e não relacioná-lo aos sentimentos ligados à passagem do tempo e à chegada da morte, sabendo que esta seria a próxima e derradeira etapa.

No entanto, pontos sensíveis devem ser abordados, por exemplo, a questão da personalidade daqueles que envelheceram, as construções sociais que formam o imaginário coletivo sobre "o que é ser velho nos dias de hoje", a questão da autoimagem introjetada pelos idosos e a maneira como os eventos de vida podem incidir no psiquismo dos sujeitos, levando-os a procurar por recursos de enfrentamento das perdas vivenciadas.

No que diz respeito à personalidade de pessoas idosas, podemos pensar que – assim como em outros estágios do desenvolvimento humano – não existe uma personalidade única de sujeitos que envelhecem. O conceito de personalidade pode ser definido, em linhas gerais, como um conjunto de características pessoais e de comportamentos que ajudam a experimentar uma vida própria, bem como organizá-la, e que tem por finalidade qualificar a inserção social dos sujeitos em seu ambiente de convívio, considerando suas condições.

Stuart-Hamilton (2002),[6] ao falar sobre a personalidade de sujeitos velhos sob a perspectiva da psicanálise, sinaliza a necessidade de observar esse conceito de maneira mais ampla e indica que existem teorias que podem categorizá-la, mas que ela se dá de maneira essencialmente qualitativa pelo fato de trazer dificuldades para encaixar sujeitos em determinados modelos.

Por intermédio do referencial psicanalítico, o autor traz a teoria ericksoniana como uma das formas de explicar as questões que ocorrem na personalidade do idoso. Nessa perspectiva, Erickson empregava o conceito de *integração do ego x desespero* para traduzir a etapa da velhice em que a integração do ego funcionaria como uma retrospectiva feita pelo sujeito. Ao vivenciar as etapas anteriores do desenvolvimento e seus respectivos conflitos, o idoso se depararia com a compreensão e resolução destes, ou seja, conseguiria, supostamente, compreender e aceitar que a velhice chegou e que aquilo que foi feito durante a vida teria servido como base para que essa compreensão e aceitação ocorressem. Nesse caso, o idoso entenderia que, mesmo vivenciando momentos mais bem-sucedidos que outros, a satisfação com a vida ainda seria possível e a etapa que antecede a morte pode ser vivida de maneira plena, mesmo diante de possíveis limitações corporais, cognitivas e sociais.

Já o *desespero* diz respeito a essa mesma "viagem" ao passado, mas sem uma compreensão de que a vida teria sido válida. No *desespero* ou *desesperança*, o idoso teria maiores dificuldades de compreensão e aceitação da velhice e do que foi vivido. Nesses casos, seria possível a observação de idosos mais deprimidos, melancólicos ou ansiosos no envelhecimento, demonstrando maiores dificuldades de elaboração dos conflitos emocionais anteriores e atuais inerentes à velhice. Aqui, o medo da morte e a necessidade de revisão e ação sobre a vida em um período mais curto também seriam esperados.

No que diz respeito às construções sociais acerca do envelhecimento, vemos que são comuns referências feitas por idosos e pela população geral sobre o velho em nossa sociedade. Envelhecer parece ser algo a ser negado e afastado, comumente relacionado à senilidade, feiura, dependência e demência. Tal fato também é indicado por Goldfarb (1998)[5] quando ressalta que o velho não existe sob signos positivos, sendo sempre apontado como alguém "incapaz" ou "impotente" diante da maneira como a sociedade se organiza; a valorização está no jovem, naquele que detém o poder ou a força física.

Tais construções podem estar engendradas no psiquismo das pessoas idosas, fazendo com que seu autoconceito seja afetado além dos sinais do corpo envelhecido e atravessado por preconceitos e olhares de reprovação. Sentimentos de inadequação e de não pertencimento são comuns em idosos. Por vezes, esses sentimentos emergem a partir dos olhares de quem os cerca, denotando o quanto nossa sociedade não se encontra preparada para abarcar as diversas demandas dessa população de maneira produtiva.

Sob outro ponto de vista, também necessário para a compreensão da questão da espiritualidade no envelhecimento, analisam-se os eventos de vida. Esses eventos dizem respeito a determinados acontecimentos na existência de uma pessoa idosa.

Alguns exemplos podem ser a aposentadoria, a avosidade (termo utilizado para caracterizar e qualificar a relação existente entre netos e avós, bem como suas repercussões sociais e psicológicas), a viuvez, a sexualidade, a institucionalização, as quedas e a perda funcional, a demência, as violências, o adoecimento e a morte.

Rabelo e Neri (2005)[7] tratam da questão dos impactos causados nos idosos em decorrência de eventos de vida potencialmente negativos e sobre a forma como os idosos podem lidar com estes de maneira funcional. Ao falarem sobre a perda da funcionalidade, as autoras chamam a atenção para a importância da disponibilidade de recursos psicológicos no enfrentamento dos eventos de vida negativos. Referem que a necessidade de acessar esses recursos pode melhorar a qualidade de vida do idoso. Dentre os recursos que verificaram, o suporte social, as crenças e estados emocionais positivos, a regulação afetiva, o mecanismo de comparação social, o senso de autoeficácia percebida e os mecanismos de *coping* parecem ser especialmente importantes.

Vale ressaltar que o bem-estar psicológico do idoso requer uma série de recursos emocionais produzidos por ele para propiciar melhor adaptação aos eventos estressantes ou adversos. O convívio social e familiar, o exercício, a autonomia, a independência e o exercício da religiosidade e da espiritualidade podem ser bons exemplos de recursos de enfrentamento eficazes de que os idosos podem lançar mão diante de eventos de vida que tendem a causar sofrimento psíquico.

Espiritualidade e velhice

A espiritualidade é um conceito que vem sendo explorado na literatura com certa frequência. Estudos nessa área vêm sendo desenvolvidos para sinalizar a relação estreita entre o exercício da espiritualidade e pessoas idosas. Sommerhalder e Goldstein (2006)[8] revelam que a espiritualidade e a religiosidade têm lugar importante na vida de idosos, pois o fato de envelhecer suscita nos sujeitos a necessidade de revisão da vida e, consequentemente, de acesso ao sagrado ou transcendente.

Na velhice é mais comum observarmos pessoas idosas lançando mão da espiritualidade para lidar com conflitos da vida cotidiana. Isso pode se dar por uma série de fatores que têm raízes na vida psíquica, social e cultural. Por esse motivo também é importante questionar se nós, seres humanos, teríamos a capacidade de não sermos espiritualizados. Tendo em vista que é na velhice que encontramos o espaço mais frutífero para exercer nossa espiritualidade a partir da revisão da vida e diante da proximidade da morte, seríamos espiritualizados? Ou somos espiritualizados em níveis diferentes?

Partindo do princípio de que aquele que em *nada acredita* tem dentro de si a necessidade de *não acreditar em nada* para lidar com sua existência, o que o torna menos espiritualizado? O que é o transcendente para esse sujeito? Tais pontos não podem contar com respostas simples e objetivas. Embora existam teorias sobre a espiritualidade, ainda não temos um consenso na literatura científica que possa fornecer um conceito uno e matriz para responder a essa e outras perguntas.[9]

No entanto, cabe aqui adotar um conceito para viabilizar a discussão desse tema. Koenig e George *et al.* (2001),[10] ao discorrerem sobre o conceito da espiritualidade, revelam que este está atrelado à reflexão sobre a transcendência, sobre o sagrado em busca do significado da vida, trazendo também a ideia de que a espiritualidade pode não estar associada diretamente a uma instituição religiosa e a ritos específicos das religiões. Já a religiosidade seria caracterizada como um conjunto de práticas atreladas a uma religião para facilitar a expressão da espiritualidade do sujeito.

No que tange ao envelhecimento, vale destacar, a título de reflexão, que algumas religiões estão associadas a um impacto especial sobre a pessoa idosa na sociedade. A figura do velho é representada nos meios de comunicação de maneiras distintas, sendo diretamente atrelada a histórias das religiões. Figuras como o Papa para o catolicismo, os pretos velhos para a umbanda, Gandhi, Chico Xavier para os espíritas kardecistas, dentre outros, trazem a ideia da imagem da pessoa idosa como líder espiritual e detentor das palavras, conceitos, conselhos e diretrizes para o exercício da fé. É na religião que ainda reside a figura do velho sábio, ativo diante da sociedade e representante dos mistérios da vida e da fé.

É possível observar um grande número de idosos que frequentam templos, igrejas, sinagogas, valendo-se de práticas religiosas pelos mais diversos motivos. Na velhice, como visto anteriormente, os sujeitos tendem a se deparar com mais perdas;

consequentemente, nessa etapa da vida o impacto das perdas pode ser ainda maior, tendo em vista que a população idosa não dispõe de perspectivas semelhantes às das pessoas mais jovens. Não é incomum ouvirmos de idosos discursos autodepreciativos, referindo-se a si mesmos como pessoas incapazes e sem novas possibilidades de atuação para com seu círculo social e diante da vida pessoal. "Não tenho mais idade para fazer isso", "Se eu fosse mais novo poderia tentar", "Não sirvo pra mais nada", "Não quero dar trabalho aos meus filhos", "Meu corpo não obedece à minha cabeça" são frases que denotam a falta de perspectiva de vida na velhice. Tais pressupostos também estão associados às representações sociais cultivadas com o passar dos anos, impedindo que o idoso se valorize e levando-o a questionar sua existência e função na vida.

É importante ressaltar que envelhecimento não é sinônimo de "incapacidade", "improdutividade", "passividade" ou correlatos. A velhice pode ser uma etapa da vida dotada de novos conhecimentos sobre si e sobre o mundo, apesar das decorrentes limitações. Recursos de enfrentamento como a espiritualidade e a prática religiosa podem trazer novas perspectivas para melhor viver e para promover a reinserção social do idoso em uma comunidade, por exemplo.

Sob a perspectiva da prática da espiritualidade, a literatura demonstra que o contato com o transcendente predispõe o idoso a lidar com a aproximação da morte de maneira mais adequada. Envelhecer em busca do sentido da vida ou do que existe além dela pode trazer conforto e a sensação de ação sobre a vida e sobre as próprias escolhas diante da etapa final da existência. Logicamente, o idoso pode sentir tanto medo da morte como as pessoas de outras idades e de estágios anteriores à velhice. Afinal, a velhice, que supõe a iminência da morte, ainda é uma fase da vida.

Embora tenhamos a impressão de que os sujeitos mais velhos devem estar mais bem preparados para lidar com o desfecho inevitável, tal impressão não se concretiza, pois cada um envelhece à sua maneira, com seus próprios recursos. Por vezes vemos pessoas que podem ter dificuldade para lidar com as marcas da velhice no corpo e na vida (eventos de vida). Por exemplo, temos em mente que o fato de tornar-se avô ou avó pode ser algo positivo e que isso ajudaria o idoso a lidar com o processo de envelhecimento; no entanto, para alguns, a avosidade pode ser um momento aversivo, e a chegada do neto pode ser vista como a entrada "efetiva" na velhice, uma ameaça à existência, trazendo a real sensação de que o tempo passou e que nada poderá freá-lo.

Esse contexto denota que todo evento de vida na velhice pode ter dois lados, a depender da estrutura interna de cada sujeito para lidar com a situação de maneira mais adaptada e adequada para a promoção e manutenção de seu próprio bem-estar emocional. Nesse sentido, valer-se da espiritualidade tem se mostrado um elo com a própria vida. O idoso que inclui práticas espirituais mais efetivas em seu cotidiano tende a aceitar o envelhecimento, as perdas, a proximidade da morte e os eventos de vida de maneira mais funcional.

Alguns estudos sobre saúde, espiritualidade e velhice

É importante mostrar, por intermédio de estudos realizados sobre a espiritualidade, o impacto que esta exerce sobre a saúde de pessoas idosas, principalmente no que diz respeito às psicopatologias como a depressão e a ansiedade, mas também à aceitação das limitações advindas do processo de envelhecimento como um todo e à aproximação da morte. Em linhas gerais, todos os estudos aqui abordados referem benefícios à saúde física e mental dos idosos mais espiritualizados.

Um estudo realizado por Moraes e Souza (2005)[11] sobre os fatores associados ao envelhecimento bem-sucedido de idosos ativos, em Porto Alegre, revelou que idosos que tinham crenças pessoais, que atribuíam um valor maior à vida, tinham dez vezes mais chance de ter um envelhecimento considerado bem-sucedido em comparação com aqueles que não tinham ou cultivavam crenças pessoais.

Katsuno (2003),[12] ao estudar a qualidade de vida em idosos demenciados, observou que a espiritualidade nesses pacientes poderia agregar melhor qualidade de vida. Em seu trabalho o autor verificou a incidência da espiritualidade em idosos com demência leve, sinalizando a melhora na qualidade de vida desses sujeitos. Outro estudo, realizado na cidade de Botucatu-SP, contou com 365 idosos. Neste, Vecchia e Ruiz et al. (2005),[13] ao perguntarem o que seria qualidade de vida, observaram que uma das respostas mais frequentes seria "ter religião e fé", sendo esta a sétima resposta mais frequente entre os entrevistados.

Um estudo que também versou sobre pacientes demenciados, em especial sobre a doença de Alzheimer, demonstrou que níveis elevados de espiritualidade tiveram impacto no andamento do processo demencial, fazendo com que a progressão desta fosse menor.[14]

Diversos estudos comprovaram que a influência da espiritualidade no enfrentamento da depressão também é comum no meio científico. Um exemplo que estes estudos têm demonstrado é que idosos menos espiritualizados ou sem qualquer religião tendem a ser mais deprimidos ou estariam mais predispostos a desenvolver depressão nessa etapa da vida. Koenig (2005)[15] faz reflexões sobre esses estudos acerca da depressão e ainda pondera que a espiritualidade tende a amenizar os sintomas da ansiedade de pacientes idosos e diante da possibilidade concreta de morrer. Nessa mesma obra o autor aponta grandes estudos realizados com idosos, correlacionando o envelhecimento, melhor qualidade de vida e melhora na saúde física experimentada por esses sujeitos. Koenig destaca os dez melhores estudos sobre saúde física, cinco deles tendo sido explicitamente realizados com idosos. Nesses estudos, observou-se melhor saúde física, menor propensão ao desenvolvimento de doenças como a depressão, melhor pressão arterial e melhor enfrentamento de limitações físicas.

Estudos realizados com idosos no fim de vida também demonstram a eficácia do exercício da espiritualidade no processo de finitude e terminalidade. Eles mostram que existe essa necessidade por parte de idosos, principalmente nesse momento de aproximação da morte. Pesquisa realizada por McClain, Rosenfeld et al. (2003)[16] indicou que pessoas que se encontravam em cuidados paliativos, em situação de finitude, sentiam-se mais protegidas lançando mão de recursos espirituais.

Lucchetti e Lucchetti et al. (2011),[17] ao realizarem uma revisão de literatura sobre o impacto da espiritualidade em diferentes aspectos do envelhecimento, observaram benefícios da prática espiritual e influência significativa no envelhecimento bem-sucedido, na qualidade de vida, nas doenças crônico-degenerativas, nas doenças neuropsiquiátricas, na funcionalidade e no fim de vida. Os autores concluíram que a etapa de vida da velhice estaria intimamente ligada à espiritualidade e que esta realmente impacta, de forma ativa, a vida do idoso.

A família e o cuidador: o que eles têm a ver com a espiritualidade do idoso?

Um ponto sensível no cuidado com o idoso é a família e, por vezes, o cuidador. Essas pessoas se tornam referência importante não só para o exercício do cuidado dispensado à pessoa idosa, mas também no que diz respeito ao estímulo da espiritualidade e na promoção da autonomia desse sujeito.

Em um primeiro momento vale contextualizar os tipos de cuidadores existentes. Atualmente falamos de cuidadores formais e informais. Os formais são aqueles contratados e que contam com uma remuneração para o desempenho do trabalho com o idoso; já os cuidadores informais são membros da família e da comunidade que colaboram no cuidado dispensado aos idosos, situação normalmente atrelada a motivações pessoais ou sociais preexistentes na dinâmica familiar ou da comunidade.

Atualmente, com a entrada da mulher no mercado de trabalho e a diminuição do número de filhos por família, a figura do cuidador de idosos formal se tornou mais comum. Esses profissionais, por vezes, não contam com uma formação específica (algo que também vem sendo trabalhado não só pela comunidade científica, mas também pelas políticas públicas relacionadas ao idoso). Há pouco tempo, enfermeiros, auxiliares e técnicos de enfermagem desenvolviam o papel de cuidador de idosos nas horas vagas, contribuindo para a ideia de que a mesma profissão poderia desenvolver o trabalho de cuidador de forma tão eficaz como o cuidador formal. Porém, devido às iatrogenias e à diferença entre as práticas e conhecimentos técnicos de cada um, o espaço do cuidador de idosos tomou maior proporção, transformando-se e mostrando que o cuidador deveria deter uma gama de conhecimentos específicos para desempenhar suas atividades.

A imagem social do cuidador é algo que vem sendo construído no Brasil e no mundo, demonstrando a real necessidade de conhecimento na área gerontológica para o desempenho adequado do trabalho. Esse profissional colabora não só para o desempenho das ABVDs e AIVDs (atividades básicas de vida diária e atividades instrumentais de vida diária), por exemplo, mas também para o suporte social, o estímulo à socialização e interação, bem como à consolidação e exercício da autonomia do idoso mesmo em face de limitações funcionais e/ou cognitivas que a pessoa idosa já tenha desenvolvido.

Já a família traz consigo características diferentes quando falamos de sua interação com o idoso. Muitas famílias foram constituídas a partir de modelos heteronormativos, de base essencialmente católica e seguindo a ideia do pai como centro e provedor dos demais familiares. Vemos que os idosos dos quais falamos vêm exatamente desse segmento, porém tal fato também suscita novas maneiras de conceber a instituição familiar. As novas maneiras se dão em razão da entrada da mulher no mercado de trabalho ou de idosos que optaram por não constituir uma família a partir do modelo supracitado. No entanto, esse modelo ainda se faz predominante na sociedade ocidental e gera repercussões sociais, políticas, psicológicas, ideológicas e até espirituais. Após profundas transformações histórico-culturais, a família veio a se desenvolver em configurações diferentes, fazendo com que não existam velhices únicas, tampouco modelos familiares únicos.[18]

A família funciona para o idoso como um sistema integrado que deveria prestar o suporte social ao sujeito que envelhece, e ao mesmo tempo lhe serve como legado e retrato de sua própria história. No entanto, é possível observar modelos de família diversos, que tendem a inserir o idoso de maneiras distintas nesse contexto. Podemos verificar a existência de famílias essencialmente patriarcais ou matriarcais, regidas pelos pais, mães ou até mesmo pelos avós. Por vezes, vemos idosos que sustentam financeiramente os demais familiares com a aposentadoria, ou são sustentados por eles; idosos com voz e atividade na família em comparação com outros negligenciados pelos familiares, esquecidos e marginalizados.

Hoje também percebemos novos fenômenos no âmbito familiar, por exemplo, pessoas nonagenárias ou centenárias começando a ter a oportunidade de conviver com outras gerações (bisnetos ou tataranetos) ou tendo que lidar com a velhice, adoecimento, institucionalização e até a morte de seus próprios filhos também idosos; viuvez, recasamentos, novas práticas sexuais e novos modelos de relação; inserção nos meios de comunicação e tecnológicos e o estabelecimento de relações de todos os tipos via internet e redes sociais.

Vemos uma geração mais longeva, mais focada em seus anseios pessoais, espirituais, organizacionais, familiares, sexuais e intelectuais. Com isso, novas implicações no contexto familiar podem aparecer, tanto para o próprio idoso como para a família.

Diante desse panorama, é necessária a observação de que a espiritualidade é uma "via de mão dupla", pois contempla não apenas o idoso, mas também seus cuidadores e familiares. Idosos que são incentivados em seu meio familiar a manter práticas religiosas e espirituais podem manter melhor qualidade de vida e lançar mão de recursos de enfrentamento mais eficazes para lidar com suas questões de saúde e limitações fisiológicas, cognitivas e funcionais próprias da idade ou adquiridas com o passar do tempo. Da mesma forma, cuidadores e familiares que se ligam ao sagrado ou transcendente por intermédio de práticas espirituais também podem lidar melhor com as repercussões na vida do idoso.

É relevante para aquele que se propõe a cuidar de um paciente idoso o conhecimento sobre a espiritualidade. As tentativas de estímulo a essa prática podem ser fracassadas com pacientes idosos se não abordadas de maneira adequada. Nesse caso, a necessidade é ressaltada também para profissionais de saúde que trabalham em ILPI (instituições de longa permanência para idosos), ambulatórios de especialidades médicas, hospitais, centros-dia, entre outros.

Caso o cuidador não se sinta à vontade para estimular tal prática pela falta de conhecimento ou pela crença pessoal de que ela não propiciará benefícios ao idoso, pode acabar por não colaborar para melhor adaptação aos eventos adversos da vida que o paciente venha a experimentar. Cabe ao profissional de saúde que recebe seu paciente idoso e o cuidador instrumentalizá-los quanto às questões relacionadas à espiritualidade e ao envelhecimento (desde que o próprio profissional também conte com esse conhecimento, que, mesmo se mostrando primordial nas práticas profissionais em saúde, ainda não é de domínio de muitos médicos, psicólogos, enfermeiros, assistentes sociais e demais membros da equipe multidisciplinar).

Fragmentos de casos e reflexões sobre a espiritualidade, a velhice e a prática profissional

Como indicado anteriormente, são cada vez mais importantes o conhecimento e o manejo da espiritualidade por parte dos profissionais de saúde, principalmente quando esse estímulo é direcionado ao paciente idoso. Por vezes podemos ter dúvidas sobre o que fazer com a demanda de um paciente idoso que envolve a espiritualidade. Em muitos casos podemos "errar" por fazer "pouco" diante do medo de cometer uma suposta "falha", ou por fazer "demais" em situações em que simples intervenções podem ser bastante efetivas e ajudar ativamente um paciente que se vale de uma prática espiritual consistente.

Também podemos ser úteis quando conseguimos estimular o crescimento de uma prática espiritual que tinha pouca expressão na vida daquela pessoa, trazendo, assim, maiores benefícios físicos e psíquicos ao paciente que começa a acessar sua espiritualidade de forma mais efetiva e frequente.

Analisemos um caso prático. M.N., 89 anos, casada, evangélica, 2 filhos e 7 netos, natural da Paraíba, está internada em razão de uma suspeita de câncer de cólon. Em seu primeiro atendimento falou um pouco sobre a maneira como vê a presença de Deus em sua vida. Nesse primeiro contato, discorreu sobre a forma como a figura divina se inseriu em sua história, explicando que esse Deus se fez presente na primeira vez que viu o mar (a paciente morava no interior da Paraíba e teve o primeiro contato com o mar por volta dos nove anos de idade). Antes mesmo de falar sobre seu diagnóstico e sobre a maneira como via o fato de estar internada, a paciente sentiu a necessidade de se expressar sobre suas crenças espirituais. Durante seu discurso, foi pontuando os momentos em que conseguiu sentir essa presença, que, de acordo com sua fala, "dava um frio na barriga e uma sensação de paz. Às vezes parecia que o vento anunciava a chegada de Deus naquela hora". Revelou ter tido essa sensação em todas as ocasiões em que viveu momentos considerados importantes em sua vida, por exemplo, a chegada dos filhos, o dia do casamento, o dia em que conheceu o marido e a chegada do primeiro neto. Mas também afirmou que teve essa sensação durante as perdas importantes da vida, como o dia da morte de sua mãe, quando a paciente tinha apenas dezesseis anos. Ao falar sobre a morte da mãe, trouxe uma fala significativa que ajudou a nortear o restante do atendimento e do acompanhamento que se seguiu durante sua internação: "Sabe... Às vezes a gente acha que só sente a presença de Deus quando a gente ganha... Mas esquece que ele também tira! Mas, se tira, é porque tinha que ir... Perder também é obra de Deus, doutor!".

Esse caso se seguiu na enfermaria por mais três semanas, quando a paciente foi diagnosticada – confirmando sua doença oncológica – e posteriormente recebeu alta hospitalar para seguimento ambulatorial, que se deu somente pelas três semanas de permanência da paciente na internação em razão da maneira como o serviço de psicologia se estruturava na instituição.

Podemos observar nesse caso alguns aspectos que podem ser relevantes para a prática dos profissionais de saúde. O primeiro ponto é exatamente o fato de a paciente não desejar abordar a questão da doença e da hospitalização, mas sim suas experiências espirituais até aquele momento. Obviamente que em sua fala ela apresenta a linha de sua vida e seu processo de envelhecimento (e possíveis desfechos deste ao falar da questão da morte em um último momento do contato); no entanto, para explicá-los, recorre a sua relação com o sagrado. Enquanto conta sua história, a paciente apresenta a necessidade de trazer tudo aquilo que para ela é fundante. Logo, a prática do profissional de saúde está estreitamente ligada não só àquilo que diz respeito à doença, mas ao paciente como um todo.

Nesse caso também caberia uma anamnese espiritual por meio da aplicação de uma escala ou entrevista mais apurada acerca da religiosidade e da espiritualidade. Contudo, vale explicitar que existem aspectos negativos na tentativa de acessar a religiosidade ou espiritualidade do idoso. Um deles pode se apresentar quando o paciente sente sua intimidade invadida pelo profissional ou, até mesmo, quando falar sobre a espiritualidade pode despertar no idoso a fantasia de que o profissional pode estar anunciando algo ruim ou desfechos indesejados.[15]

Um exemplo desse fato e de aspectos negativos relacionados ao envelhecimento e à espiritualidade é o caso de A.A.P.

Paciente de 72 anos, católico, padre há mais de 40 anos, internado em enfermaria com doença cardíaca avançada. Após diversas intervenções cirúrgicas e reinternações frequentes, recebe seu primeiro atendimento psicológico na instituição. A queixa da equipe de saúde versava sobre a não adesão aos tratamentos propostos e sobre a rispidez ao lidar com a equipe.

No atendimento, o paciente mostrou-se, inicialmente, receptivo ao contato. Ao começar a contar sua história até aquele momento, identificou-se como padre e imediatamente proferiu palavras de revolta contra o Deus que escolheu para servir. Discorreu sobre os feitos em sua vida e sobre o fato de ter ajudado muitas pessoas durante sua trajetória na vida religiosa, mas, diante dessa fala, referiu não "merecer as dores do mundo no corpo" e que conheceu pessoas com falhas de conduta, morais e éticas que, supostamente, "mereceriam viver uma doença". Em diversos momentos mostrou-se pensativo e chorou ao falar de sua ligação com a vida religiosa. Afirmou ter sido "feliz" enquanto conseguia desempenhar suas atividades (desde as básicas da vida diária até as que envolviam o contato com a comunidade).

Nesse caso, foi possível observar que a limitação corporal ocasionada pela doença se mostrou como uma punição de Deus. Esses sentimentos são comuns em pacientes que se deparam com a doença; alguns podem questionar o poder da entidade religiosa que sempre seguiram ou alimentar um descontentamento espiritual.[17]

Sobre paliar, sobre a morte e o fim de vida do paciente idoso

Em um primeiro momento, é válido definir que "geriatria", "cuidados paliativos" e "cuidados de fim de vida" são práticas completamente diferentes. Nem todo geriatra é paliativista, assim como "cuidados paliativos" não se restringem aos cuidados feitos no fim de vida. Claramente os conhecimentos em cuidados paliativos podem ajudar em qualquer prática ou especialidade médica, não apenas na geriatria e na gerontologia, por isso valer-se desses conhecimentos pode ser um trunfo na hora de lidar com pacientes idosos em qualquer momento do envelhecimento, principalmente se o sujeito em questão estiver em situação de adoecimento.

No entanto, pensar em cuidados paliativos com o paciente idoso requer a desconstrução da noção de que a pessoa em questão estaria supostamente mais preparada para essa etapa da vida. Conforme explicitado anteriormente, cada um envelhece à sua maneira, em condições específicas que podem determinar a forma como o sujeito lidará com a morte.

Com o paciente idoso, é importante pensar nas questões fisiológicas, sociais, emocionais e espirituais vigentes quando este lida com uma doença crônica ou com uma doença com desfecho irreversível.

Segundo Burlá (2004),[19] esse momento pode ser permeado de angústias, medos e situações de conflito que podem piorar os sintomas já previsíveis da doença ou de sua evolução. A família e o cuidador do paciente também estão implicados nesse processo, passando por situações extremas que podem afetar sobremaneira a dinâmica familiar.

Viver o processo de morrer pode ser angustiante quando não é possível falar sobre isso e explicitar os desejos e anseios do momento. Para o idoso, a eliminação dessas angústias relacionadas às questões não resolvidas pode ser acessada mais facilmente em boa parte das vezes, tendo em vista que um envelhecimento bem-sucedido está atrelado à aceitação da morte e ao exercício adequado da espiritualidade.

Compreender-se velho e em fase final de vida não é tarefa fácil, mas é necessária diante da inevitabilidade da morte. Atualmente, a velhice tem sido vista pela sociedade como algo a ser afastado e negado, propiciando, assim, mortes mais difíceis e dolorosas. Por vezes vivemos como se fôssemos eternos e não nos preparamos para envelhecer e, posteriormente, morrer.

Nesse ponto, a tarefa da equipe de saúde está mais voltada a controlar os sintomas de uma doença terminal e propiciar a fala e a resolução de problemas que estejam ao seu alcance. Aqui, mostra-se de extrema importância a tarefa do psicólogo, a fim de propiciar melhores recursos de enfrentamento e a viabilização da expressão dos sentimentos do paciente e da família; a tarefa do médico e da enfermagem, proporcionando o cuidado adequado e o controle dos sintomas; do assistente social, a fim de avaliar as necessidades sociais atuais e de atuar na garantia de direitos do paciente e família; assim como a tarefa de outros profissionais envolvidos na assistência, sempre trabalhando de maneira interdisciplinar para promover uma experiência menos dolorosa para o paciente e para todos que o cercam.

Diante disso, a espiritualidade pode se apresentar como "carro-chefe" a depender da maneira como o idoso a cultivou durante a vida. Como visto, a espiritualidade pode ser mais aflorada para os sujeitos idosos, fazendo com que o processo de partida também envolva mais compreensão, aceitação e conforto.

Considerações finais

Alguns pontos se mostraram de extrema importância neste capítulo, mas talvez o maior deles esteja na visão que devemos ter sobre o idoso diante da espiritualidade. A velhice e a espiritualidade são temas que dificilmente deverão ser separados. Na prática com idosos, o acesso à espiritualidade deve ser rotineiro, principalmente por parte de cuidadores e profissionais de saúde em qualquer contexto.

Claro que cada contexto e cada pessoa pedem um cuidado diferente, uma forma diferente de abordar e avaliar a espiritualidade do paciente. Esse tema não deve ser ignorado, mas sim respeitado e tratado junto à equipe de saúde, envolvendo familiares e cuidadores a fim de estimular a espiritualidade do sujeito. Trata-se de um recurso eficaz de enfrentamento, tanto das perdas como do próprio processo de envelhecimento em si.

Vale pensar que pesquisas nessa área também devem ser rotina, pois a cada dia, a cada ano e a cada década depararemos com "novas velhices", com novas demandas e com maneiras diferentes de lidar com a existência, com o exercício da espiritualidade e com as questões bioéticas que envolvem o envelhecimento e a espiritualidade.

O profissional que se propuser a lidar com pacientes idosos, seus familiares e a espiritualidade destes necessita obter o conhecimento gerontológico por meio de formação adequada e também capacitar-se para o manejo da espiritualidade em saúde. O conhecimento apurado sobre a temática da espiritualidade é um diferencial muito importante para a abordar o paciente, pois possibilita mais eficiência ao profissional.

A fase final de vida merece uma atenção especial, pois a questão da espiritualidade pode estar aflorada nesse momento. A intervenção de uma equipe multidisciplinar que também enfatize a atenção espiritual é primordial, bem como a inserção da equipe de cuidados paliativos, a fim de abarcar essas e outras demandas que possam surgir do próprio idoso e de seus familiares.

Referências

1. Chainmowicz F. Epidemiologia e envelhecimento no Brasil. In: Freitas EV, Py L, Cançado FAX, Gorzoni ML, editors. Tratado de geriatria e gerontologia, 2nd ed. Rio de Janeiro, Guanabara Koogan: 106-30, 2006.
2. Papaléo Netto M. Estudo da Velhice: histórico, definição de campo e termos básicos. In: Freitas EV, Py L, Cançado FAX, Gorzoni ML, Doll J, editors. Tratado de geriatria e gerontologia, 4th ed. Rio de Janeiro, Guanabara Koogan: 3-13, 2006.
3. Moreira VG. Biologia do envelhecimento. In: Freitas EV, Py L, Cançado FAX, Gorzoni ML, Doll J, editors. Tratado de geriatria e gerontologia, 4th ed. Rio de Janeiro, Guanabara Koogan: 14-1, 2016.
4. Messy J. A pessoa idosa não existe. São Paulo, Aleph: 1993.
5. Goldfarb DC. Corpo, tempo e envelhecimento. São Paulo, Casa do Psicólogo: 1998.
6. Stuart-Hamilton I. Envelhecimento, personalidade e estilo de vida. In: Psicologia do envelhecimento: uma introdução, 3rd ed. Porto Alegre, Artmed: 125-48, 2002.
7. Rabelo D, Neri AL. Recursos psicológicos e ajustamento pessoal frente a incapacidade funcional na velhice. Rev Psicologia em Estudo. 2005;10(3):403-12.
8. Sommerhalder C, Goldstein LL. O papel da espiritualidade e da religiosidade na vida adulta e na velhice. In: Freitas EV, Py L, Cançado FAX, Gorzoni ML, editors. Tratado de geriatria e gerontologia, 2nd ed. Rio de Janeiro, Guanabara Koogan: 1307-15, 2006.
9. Duarte FM, Wanderley KS. Religião e espiritualidade de idosos internados em uma enfermaria geriátrica. Rev Psicologia: Teoria e Pesquisa. 2011;27(1):49-53.
10. Koenig HG, McCullough ME, Larson DB. Handbook of religion and health. New York, Universidade de Oxford: 2001.
11. Moraes JFD, Souza VBA. Fatores associados ao envelhecimento bem-sucedido de idosos socialmente ativos da Região Metropolitana de Porto Alegre. Rev Brasileira de Psiquiatria. 2005;27(4) 302-8.
12. Katsuno T. Spirituality of persons with early-stage dementia: is it related to perceived quality of life?. Dementia. 2003;2(3):315-35.
13. Vecchia RD, Ruiz T, Bocchi SCM, Corrente JE. Qualidade de vida na terceira idade: um conceito subjetivo. Rev Brasileira de Epidemiologia; 2005;8(3):246-52.
14. Kaufman Y, Anaki D, Binns M, Freedman M. Cognitive decline in Alzheimer disease: impact of spirituality, religiosity and QOL. Neurology. 2007;68(18):1509-14.
15. Koenig H. Espiritualidade no cuidado com o paciente. São Paulo, Fé: 2005.
16. McClain CS, Rosenfeld B, Breitbart W. Effect of spiritual well-being on end-of-life despair in terminally-ill cancer patients. Lancet. 2003;361(9369):1603-7.
17. Lucchetti G, Lucchetti ALG, Bassi RM, Nasri F, Nacif SAP. o idoso e sua espiritualidade: impacto sobre diferentes aspectos do envelhecimento. Rev Bras Geriatria e Gerontologia. 2011;14(1):159-67.
18. Medeiros, SAR. O lugar do velho no contexto familiar. In: Py L, Pacheco JL, Sá JLM, Goldman SN, organizers. Tempo de envelhecer: percursos e dimensões psicossociais. Rio de Janeiro, Nau: 185-98, 2004.
19. Burlá C. Envelhecimento e cuidados ao fim de vida. In: Py L, Pacheco JL, Sá JLM, Goldman SN, organizers. Tempo de envelhecer: percursos e dimensões psicossociais. Rio de Janeiro, Nau: 375-93, 2004.

Espiritualidade e Cuidados Paliativos – uma Relação Simbiótica

Luís Gustavo Langoni Mariotti
Janaina Lopes Evangelista
Rodrigo Modena Bassi

> "Quando um sentimento desolado de falta de sentido é encontrado pela pessoa no fim da vida, aqui se encontra a essência da dor espiritual."
> *Cicely Saunders*

Definição e princípios dos cuidados paliativos

O cuidar de alguém envolve estar atento às necessidades físicas, emocionais, sociais e espirituais. Isso porque o processo de adoecimento físico é influenciado pelas demais dimensões humanas. O próprio conceito de *dor total*, elaborado a partir da observação e atuação de Dame Cicely Saunders, a "mãe" do movimento *hospice* moderno, exemplifica o papel de cada componente dimensional no sintoma dor. Assistente social, enfermeira e posteriormente graduada em medicina, Cicely destacou a natureza multidimensional da experiência da dor provocada por fatores físicos (causada pelo câncer, comorbidades e efeito de tratamentos), emocionais (depressão, ansiedade), sociais (perda da independência, isolamento social, questões financeiras) e espirituais (medo de morrer, significado da morte).

Por definição, o cuidado paliativo é uma abordagem multidisciplinar que visa melhorar a qualidade de vida de pessoas (crianças ou adultos), que apresentam doença ou condição de saúde que ameaça a vida. Auxilia na prevenção e no alívio do sofrimento, na medida em que procura tratar de maneira impecável a dor e outros problemas físicos, emocionais, sociais e espirituais.[1] Dentre seus princípios, destacam-se:

1. **Promover o alívio da dor e de outros sintomas:** a dor é um dos sintomas mais prevalentes, e provoca sofrimento em diversas condições de saúde. A avaliação sistematizada, abrangente e multidimensional da dor e de outros sintomas é essencial.

2. **Reafirmar a vida e encarar a morte como um processo natural:** garantir a possibilidade de viver da melhor forma possível o tempo de vida disponível. Sensibilizar, apoiar e tornar acessível a compreensão do processo de terminalidade da vida junto aos pacientes, familiares e à própria equipe de saúde são condições fundamentais na prática clínica dos paliativistas.

3. **Não antecipar nem postergar a morte:** o foco é preservar a qualidade de vida, evitando procedimentos ou tratamentos desproporcionais à condição clínica do paciente. Levar sempre em consideração os objetivos dos cuidados, as vontades e os desejos manifestados por ele ou por seus familiares/representantes. Oferecer cuidados paliativos é garantir a dignidade da pessoa humana.

4. **Integrar aspectos psicossociais e espirituais ao cuidado:** o ser humano é um ser transdimensional, e o oferecimento de assistência interdisciplinar, integrada e focada no alívio do sofrimento emocional e espiritual é primordial.

5. Oferecer um sistema de suporte que auxilie o paciente a viver tão ativamente quanto

possível, até sua morte: conhecer profundamente a história de vida do paciente, suas crenças, seus valores, e o suporte social garante que as decisões médicas e os cuidados pertinentes sejam oferecidos no local adequado. Possibilita melhor controle de sintomas e um enfrentamento positivo da doença.

6. **Oferecer um sistema de suporte que auxilie a família durante todo o processo da doença:** a atenção à família é uma das bases do cuidado paliativo. Familiares, cuidadores e amigos também enfrentam múltiplas fontes de sofrimento. São sobrecarregados no oferecimento de cuidados e necessitam de informações para melhor compreender a evolução da doença e os possíveis tratamentos. É necessário acolher as demandas emocionais e outros problemas físicos, sociais e espirituais que emergem no contexto de adoecimento de um ente querido. A comunicação é fundamental, bem como o suporte ao luto.

7. **Iniciar o mais precocemente possível, junto a outras medidas de prolongamento de vida, como a quimioterapia e a radioterapia, e incluir todas as investigações necessárias para melhor compreensão e manejo dos sintomas:** receber cuidados paliativos não significa a não utilização de recursos diagnósticos e terapêuticos. Mas é preciso utilizá-los de maneira proporcional, considerando seus riscos e benefícios, desejos e valores dos pacientes e familiares, e por meio de um processo de deliberação. O foco é a qualidade de vida com base na melhor evidência científica disponível.

Portanto, o cuidado paliativo é um cuidado centrado na pessoa, sendo a consideração da biografia do paciente um fator indispensável para identificar fontes de sofrimento, conhecer valores, desejos e as maneiras de enfrentamento da doença. Conhecer os vínculos e crenças pessoais, o suporte social, as prioridades de vida; estabelecer uma comunicação empática, verdadeira e de confiança são ações fundamentais para que haja maior sucesso no alívio do sofrimento.

Contexto atual – a quem se destinam os cuidados paliativos?

O cuidado paliativo é requerido por muitos como um direito humano. Em 2014, a Associação Europeia de Cuidados Paliativos (EAPC), a Associação Internacional de Cuidados Paliativos (IAHPC), a Aliança Mundial de Cuidados Paliativos (WPCA) e o Observatório dos Direitos Humanos (HRW), por meio da *Carta de Praga*, procuraram sensibilizar governos e a comunidade em geral sobre a importância de garantir o acesso universal aos cuidados paliativos a pessoas e seus familiares que sofrem em decorrência de alguma condição ou doença que ameaça ou limita a vida.

Segundo o Atlas Global,[2] elaborado pela *Worldwide Hospice Palliative Care Alliance*, em 2014, cerca de 40 milhões de pessoas necessitam de cuidados paliativos anualmente, sendo 20 milhões delas no fim da vida. Setenta e oito por cento desses indivíduos moram em países em desenvolvimento e 18 milhões de pessoas sofrem com dor ao fim da vida desnecessariamente por falta de estrutura e disponibilidade de medicamentos para controle da dor.

São elegíveis para receber cuidados paliativos:

a) Adultos portadores de Alzheimer e outras demências, câncer, doenças cardiovasculares (excluindo mortes súbitas), cirrose hepática, doenças pulmonares obstrutivas crônicas, diabetes, HIV/Aids, insuficiência renal, esclerose múltipla, doença de Parkinson, artrite reumatoide, tuberculose resistente a medicamentos.

b) Crianças portadoras de câncer, doenças cardíacas, cirrose hepática, anomalias congênitas, desordens do sangue e do sistema imunológico, HIV/Aids, meningite, doenças renais, distúrbios neurológicos e condições neonatais.

Em 2017, a Sociedade Americana de Oncologia Clínica (Asco) reuniu um painel de especialistas para conduzir uma revisão sistemática atualizada de ensaios clínicos randomizados (ECRs) e metanálise.[3] O intuito foi fornecer as recomendações baseadas em evidências para oncologistas, pacientes, familiares, cuidadores e especialistas em cuidados paliativos sobre a integração destes aos cuidados oncológicos usuais para todos os pacientes diagnosticados com câncer. Foram avaliados nove ECRs, um ensaio quase experimental e cinco análises secundárias de ECRs prévios, utilizados nas recomendações da Asco em 2012. As principais recomendações foram:

1. Pacientes com câncer avançado devem ser encaminhados para equipes de cuidados paliativos que forneçam atendimento hospitalar e ambulatorial precoce no curso da doença,

juntamente com o tratamento ativo do câncer (com base em evidências; benefícios superam danos; qualidade da evidência: intermediária; força da recomendação: forte).

2. Cuidados paliativos para pacientes com câncer avançado devem ser oferecidos por equipes de cuidados paliativos, com consultas disponíveis em ambientes ambulatoriais e de internação (com base em evidências; benefícios superam danos; qualidade da evidência: intermediária; força de recomendação: moderada);

3. O painel de especialistas sugere o oferecimento de cuidados paliativos aos pacientes recém-diagnosticados com câncer avançado dentro de oito semanas após o diagnóstico (consenso informal; benefícios superam danos; qualidade da evidência: intermediária; força da recomendação: moderada).

4. Enfermeiros, assistentes sociais e outros provedores de cuidados paliativos podem iniciar apoio específico aos cuidadores de pacientes com câncer inicial ou avançado em domicílio ou ambulatorial (por meio de treinamento por telefone, educação, referenciação e reuniões presenciais) (com base em evidências; qualidade da evidência: baixa; força de recomendação: fraca).

Abordagem do sofrimento espiritual

A própria definição de cuidados paliativos evidencia a importância da abordagem dos aspectos espirituais. A identificação do sofrimento espiritual pode ser difícil sobretudo quando não há treinamento ou interesse por parte do profissional de saúde. A dimensão espiritual é inerente ao ser humano e se diferencia da dimensão religiosa.

Segundo Koenig,[4] religião é "um sistema organizado de crenças, práticas e símbolos projetados para facilitar a proximidade com o transcendente ou o divino, fomentando no indivíduo uma compreensão de sua relação e responsabilidades com outros que vivem em comunidade". Religiosidade é o quanto um indivíduo pratica ou vivencia alguns dos dogmas ou diretrizes da religião. Isso pode acontecer em nível não organizacional (fazer leituras de livros religiosos, preces, orações, assistir a programas religiosos de TV ou rádio) ou organizacional (frequência ou participação no templo religioso).

Para alguns autores,[5] espiritualidade

> [...] é um aspecto dinâmico e intrínseco de humanidade através da qual as pessoas buscam um significado maior, propósito e transcendência, uma relação de experiência consigo, com família ou outros, comunidade, sociedade e natureza, e o significativo ou sagrado. Espiritualidade pode ser expressa por convicções, valores, tradições e práticas.

O sofrimento espiritual inclui componentes existenciais (perda de sentido e desesperança), bem como preocupações religiosas. O sofrimento espiritual é prevalente entre pacientes com doença avançada e está associado à baixa qualidade de vida, desespero no fim da vida, pedidos de suicídio assistido e insatisfação com o atendimento.[6-8] Os familiares-cuidadores também podem apresentar altos níveis de sofrimento espiritual no contexto de uma doença que limita a vida.

O Quadro 32.1 exemplifica possíveis diagnósticos ou problemas espirituais identificados a partir da anamnese espiritual.

Quadro 32.1 Diagnósticos de sofrimento espiritual.

Diagnósticos primários	Características-chave	Exemplos de declarações
Preocupação existencial	■ Falta de significado existencial. ■ Indaga sobre o significado da própria existência. ■ preocupação com a vida após a morte. ■ Questiona o significado do sofrimento. ■ Procura assistência espiritual.	"Minha vida não tem sentido." "Eu me sinto inútil."
Abandono (por Deus ou outros)	■ Falta de amor. ■ Solidão. ■ Não se sente lembrado. ■ Sem sentido de relação.	"Deus me abandonou." "Ninguém vem me ver."
Raiva (de Deus ou de outros)	■ Desloca a ira contra os representantes religiosos. ■ Incapacidade de perdoar.	"Por que Deus levaria meu filho? Não é justo."

Preocupações sobre relacionamento com divindade	■ Proximidade com Deus. ■ Desejo de relacionamento profundo.	"Eu quero ter um relacionamento mais profundo com Deus."
Sistema de crença conflituosa ou desafiada	■ Verbaliza conflitos internos ou conflitos sobre crenças/fé. ■ Conflitos entre crenças religiosas e tratamentos recomendados. ■ Questiona implicações morais ou éticas de regime terapêutico. ■ Expressa preocupação com a vida/morte e/ou sistema de crença.	"Não tenho certeza se Deus ainda está comigo."
Desespero/desesperança	■ Desesperança sobre saúde futura, sobre a própria vida. ■ Desespero/desesperança absolutos. ■ Nenhuma esperança de valor na vida.	"A vida está sendo cortada." "Não há mais nada para eu viver."
Tristeza ou perda	Sentimento e processo associado à perda de uma pessoa, limitações na saúde etc.	"Sinto tanto a falta da minha amada." "Eu queria poder correr de novo."
Culpa ou vergonha	■ A culpa é um sentimento diante de algo que a pessoa tenha feito de "errado ou mal". ■ A vergonha é um sentimento em que a pessoa se vê como ruim ou malvada.	"Eu não mereço morrer livre de dor."
Reconciliação	Necessidade de perdão e/ou reconciliação consigo mesmo ou com outros.	"Eu preciso ser perdoado pelo que fiz" "Eu gostaria que minha esposa me perdoasse."
Isolamento	Comunidade religiosa ou outros.	"Desde que mudei para uma condição de vida assistida, não sou mais capaz de ir para minha igreja."
Necessidades rituais específicas religiosas	Incapaz de seguir as práticas religiosas habituais.	"Eu simplesmente não posso mais rezar."
Luta religiosa/espiritual	■ Perda de fé e/ou significado. ■ Crenças religiosas ou espirituais e/ou a comunidade não ajudam a lidar.	"E se tudo o que eu acredito não for verdade?"

Fonte: Modificado de: Puchalski C, Ferrell B, Virani R, Otis-Green S, Baird P, Bull J et al. Improving the quality of spiritual care as a dimension of palliative care: the report of the Consensus Conference. J Palliat Med. 2009;12:885-904.

O papel da espiritualidade em cuidados paliativos

As crenças religiosas e espirituais podem auxiliar ou influenciar no processo de adoecimento. A conexão entre o interesse do profissional de saúde em abordar as necessidades espirituais e o desejo dos pacientes em discutir crenças religiosas e espirituais pode facilitar a adesão e os resultados aos tratamentos propostos, promover a qualidade de vida dos pacientes e seus cuidadores, auxiliando-os a encontrar sentido e conforto perante o sofrimento inevitável.[9] Muitos pacientes são religiosos, e 50% a 95% dos doentes de câncer consideram que as crenças religiosas e espirituais são importantes em suas vidas e apresentam necessidades espirituais, sobretudo entre hispânicos e afro-americanos.[10,11]

Pesquisas demonstram uma associação entre as crenças religiosas e espirituais e melhor *coping* e qualidade de vida.[12] O *coping* (enfrentamento) religioso negativo (por exemplo, perceber a doença como punição divina) também pode surgir no contexto de doença e está associado à angústia e à pior qualidade de vida. Além disso, atenção às necessidades espirituais dos pacientes é um dos oito domínios de qualidade em cuidados paliativos, assim definido pelo *The National Consensus Project for Quality Palliative Care*, um consórcio de organizações que estabelecem diretrizes americanas de cuidados paliativos.

No contexto de fim de vida, é importante que os profissionais de saúde identifiquem os fatores considerados mais importantes para pacientes e familiares, entre eles os fatores psicossociais e espirituais. Uma pesquisa transversal, randomizada e estratificada verificou a importância de 44 atributos de qualidade de vida no fim da vida e o *ranking* de nove principais atributos entre pacientes, familiares enlutados, médicos e outros provedores de cuidados (enfermeiros, assistentes sociais, capelães e voluntários em cuidados paliativos).[13] Dentre os atributos mais importantes para os pacientes (> 70%) mas que foram significativamente menos importantes para médicos (p < 0,001), destacaram-se: estar mentalmente consciente, ter o funeral planejado, sentir que a vida estava completa, não ser um fardo para a família ou sociedade, ser capaz de ajudar os outros, estar em paz com Deus e orar. Essas diferenças persistiram após a realização de análises multivariadas (controladas por sexo, raça/etnia, *status* socioeconômico, composição familiar e religiosidade). As respostas do *ranking* mostraram que estar em paz com Deus e ter o controle da dor eram quase idênticos em importância para pacientes e familiares enlutados, diferentemente da percepção de médicos e outros profissionais.

Religiosidade, crenças religiosas e apoio oferecido pelas comunidades religiosas podem estar associadas à preferência por cuidados mais agressivos no fim da vida.[14] Um estudo que avaliou a importância da religião, da frequência religiosa e das atividades privadas (como oração) em pacientes com câncer avançado demonstrou que o aumento da religiosidade foi associado à preferência por todas as medidas para prolongar a vida (OR, 1,96; IC 95%, 1,08 a 3,57).[15]

Os cuidados espirituais oferecidos por uma equipe de saúde a pacientes com câncer avançado estão associados a menos intervenções no fim da vida. Um estudo prospectivo, multicêntrico, que envolveu 343 pacientes com câncer avançado até a morte procurou avaliar se os cuidados espirituais oferecidos pela equipe de saúde impactam na qualidade de vida (QV) no fim da vida (EOL) e examinar essas relações de acordo com o *coping* religioso do paciente (elevado ou baixo).[16] Os pacientes cujas necessidades espirituais foram muito ou completamente apoiadas pela equipe médica receberam mais cuidados paliativos em comparação àqueles que não receberam (*adjusted odds ratio* [AOR] = 3,53; IC 95%, 1,53-8,12, P =.003). Pacientes com *coping* religioso elevado cujas necessidades espirituais eram em grande parte ou completamente apoiadas foram mais propensos a receber cuidados paliativos (AOR = 4,93; IC 95%, 1,64-14,80; P = 0,004) e menos propensos a receber tratamento agressivo (AOR = 0,18; IC 95%, 0,04-0,79; P = 0,02) em comparação àqueles não apoiados. O apoio espiritual da equipe médica e as visitas de cuidado pastoral foram associados a maiores escores de QV perto do óbito (20,0 [IC 95% 18,9-21,1] × 17,3% [IC 95% 15,9-18,8], P = 0,007 e 20,4% [IC, 19,2-21,1] × 17,7 [95% CI, 16,5-18,9], P = 0,003, respectivamente).

A experiência de sofrimento de uma pessoa portadora de doença crônica, como o câncer, afeta a experiência emocional, física e espiritual dos familiares e/ou cuidadores, levando-os a maior sobrecarga.[17] Independentemente do sexo, idade ou etnia, os cuidadores estão em risco de maior estresse, ansiedade e depressão e são vulneráveis a repercussões físicas e financeiras. Cuidadores que experimentam tensão mental ou emocional têm um risco de mortalidade 63% maior do que aqueles que não experimentam.[18] Nesse contexto, muitos cuidadores encontram nos aspectos religiosos e espirituais uma forma de lidar com o estresse no cuidado.[19]

A participação religiosa pode influenciar no desfecho mortalidade. Em um grande estudo de coorte prospectivo e de longo prazo com mulheres americanas, o *Nurses' health study*, houve uma associação inversa entre a frequência em serviços religiosos e mortalidade geral, cardiovascular e por câncer.[20] Em comparação a mulheres que nunca frequentaram serviços religiosos, as mulheres que compareceram mais de uma vez por semana tiveram uma mortalidade geral 33% menor durante os 16 anos de acompanhamento. Quanto à mortalidade por tipo de câncer específico, a frequência em serviços religiosos está associada a um risco significativamente menor de mortalidade por câncer de mama e por câncer colorretal, mas não para outros tipos de câncer.

O sofrimento é uma construção biopsicossocial e espiritual, o que inclui a dor física, emocional, social e espiritual. O termo *dor espiritual* é definido como uma dor profunda na alma (do ser) e que não é física.[21] Pacientes com dor espiritual expressam níveis mais baixos de espiritualidade e religiosidade e podem ter agravamento de sintomas físicos e emocionais, com níveis mais altos de anorexia, sonolência, depressão e ansiedade.[22]

Não está claro como a dor espiritual afeta a manifestação dos sintomas físicos e emocionais e sua associação com espiritualidade e religiosidade. A compreensão da dor espiritual poderia permitir melhor abordagem pelos profissionais de saúde das necessidades espirituais e da QV de pacientes e familiares.

Um estudo transversal com a participação de 43 cuidadores de pacientes com câncer avançado avaliou a frequência e as associações entre espiritualidade, religiosidade e dor espiritual desses cuidadores.[23] Também investigou como esses fatores estavam associados à expressão dos sintomas e às estratégias de enfrentamento (*coping*) religioso e espiritual. Todos os cuidadores relataram que a espiritualidade e a religiosidade os ajudaram a lidar com a doença do seu ente querido, e muitos relataram que a espiritualidade e a religiosidade exerceram impacto sobre os sintomas físicos (58%) e emocionais (76%). Quarenta e um (95%) cuidadores relataram que era muito importante participar de atividades espirituais/religiosas em sua comunidade. A dor espiritual foi relatada por 23 (58%) cuidadores. Aqueles com dor espiritual apresentaram níveis mais elevados de ansiedade (mediana 10 *vs.* 4; p = 0,002), depressão (6 vs 2; p = 0,006) e negação (3 *vs.* 2; p = 0,01) e mais estratégias de enfrentamento disfuncional (19 *vs.* 16; p = 0,02) e pior QV (CQLS-C: 70 *vs.* 51; P < 0,001).

Quanto à dimensão da espiritualidade, os estudos existentes mostram uma associação positiva entre medidas de espiritualidade e de bem-estar espiritual e qualidade de vida no contexto de pacientes com câncer de próstata, câncer de mama, câncer ginecológico, depressão e ansiedade associadas ao câncer e aqueles submetidos à radioterapia.[24-32] Porém, há muitas limitações nos estudos: em grande parte são transversais, amostras pequenas, conceituação diversa e restrita em relação à mensuração multidimensional de domínios espirituais, controle inconsistente dos fatores de confusão, geralmente conduzidos no contexto de doença oncológica avançada e na população americana.

De forma geral, os profissionais de saúde não são capacitados para abordar e cuidar da dimensão espiritual dos pacientes e seus familiares.[33] Um estudo envolvendo fisioterapeutas mostrou que a maioria desses profissionais nunca recebeu treinamento para abordagem das necessidades espirituais. Outro estudo mostrou que a maioria dos enfermeiros e médicos que atuam em oncologia nunca recebeu treinamento em cuidados espirituais (88% × 86%; P = 0,83), mas tinha interesse em receber treinamento, sobretudo os enfermeiros (79% × 51%, P < 0,001).[34]

Estratégias para fornecimento de cuidados espirituais

Um grupo de *experts* forneceu uma visão geral das intervenções na abordagem do bem-estar espiritual do paciente e de seus familiares em cuidados paliativos.[35] São elas: cuidados espirituais prestados por capelães, intervenções por membros da equipe interdisciplinar e educação profissional.

Os capelães fornecem cuidados espirituais a pacientes e familiares, geralmente em ambiente hospitalar. Realizam intervenções como escuta empática, orações e rituais religiosos. Devido à evidência insuficiente em relação às atividades de capelania, é preciso haver mais estudos que mostrem quais as necessidades dos pacientes e familiares com doenças graves, qual a distribuição das atividades dos capelães e os desfechos da atividade de capelania (por exemplo, maior satisfação com o cuidado).

As intervenções de cuidados espirituais realizadas por outros membros da equipe de cuidados paliativos na assistência ao cuidado espiritual visam a melhorar a QV e podem influenciar o controle de sintomas físicos e psicossociais. As possíveis intervenções encontram-se no Quadro 32.2.

Quadro 32.2 Intervenções (cuidados espirituais) em cuidados paliativos.

Intervenções	Exemplos
Psicoterapêuticas Abordagem do domínio do significado/sentido. Intervenções ligadas a assuntos espirituais ou religiosos.	■ *Meaning-based psychotherapy.* ■ *Existential logotherapy.* ■ *Spiritually focused psychotherapeutic intervention.* ■ *Religious cognitive behavioral therapy.*
De revisão de vida (life review) Intervenções psicoespirituais envolvendo a integração de experiências de vida para preservar e melhorar a dignidade.	■ *Dignity therapy or interventions based dignity therapy.* ■ *Outlook life review intervention.*
De equipe multidisciplinar Intervenções incorporando o cuidado espiritual como um domínio-chave de um modelo de intervenção em cuidados paliativos.	■ *Interdisciplinary home-based palliative care intervention.* ■ *Structured multidisciplinary intervention for advanced cancer patients.*
Mente-corpo Meditação, massagem e artes curativas.	■ *Randomized controlled trial of meditation and massage.* ■ *Efficacy trial of guided meditation and massage.* ■ *Comparison of mindfulness-based stress reduction and healing arts.*

Fonte: Modificado de Steinhauser KE, Fitchett G, Handzo GF, Johnson KS, Koenig HG, Pargament KI et al. State of the science of spirituality and palliative care research part II: screening, assessment, and interventions. J Pain Symptom Manage. 2017;54: 441-53.

Apesar do cuidado espiritual ser um domínio de qualidade em cuidados paliativos, os profissionais de saúde recebem pouco treinamento para a prestação de cuidados espirituais.[36] Em 2009, a *Spiritual Care Consensus Conference* identificou competências-chave que todo profissional de saúde deve apresentar no cenário de cuidados paliativos:

1) receber treinamento em cuidados espirituais de acordo com sua atividade;
2) estar ciente dos fundamentos da triagem ou anamnese espiritual;
3) estar ciente dos recursos espirituais disponíveis aos pacientes (por exemplo, capelania);
4) ser treinado nos princípios de diferentes religiões e culturas para prestar cuidados de acordo com as diferentes crenças espirituais ou culturais;
5) receber treinamento básico sobre possíveis influências de valores espirituais e/ou crenças nas decisões médicas do paciente e da família;
6) ter consciência dos diferentes papéis do cuidado espiritual pelos diferentes provedores e de quando referir o paciente ou familiares;
7) ter treinamento em presença compassiva e em escuta ativa;
8) ter treinamento em autorreflexão e autocuidado espiritual.

A pesquisa da espiritualidade em cuidados paliativos

O campo de pesquisa sobre espiritualidade e sua interface com aspectos de saúde física e mental é amplo e crescente há quatro décadas. Porém, tem sido desafiador o desenvolvimento de medidas, observações e entendimentos da experiência individual em relação à dimensão espiritual, tanto de maneira distinta quanto relacionada a outras dimensões humanas (emocional, social e física), sobretudo em cuidados paliativos.[37] Algumas questões necessitam de respostas: como a gratidão e o perdão (aspectos de espiritualidade) podem estar associados a um maior bem-estar mental, emocional ou físico? Como o suporte oferecido pelas comunidades religiosas auxilia no enfrentamento, nas tomadas de decisão ou na promoção de bem-estar, considerando as diversas religiões e culturas em todo o mundo?

Alguns autores têm sugerido dimensões centrais da espiritualidade em cuidados paliativos que devem ser investigadas (Quadro 32.3).

Quadro 32.3 Dimensões centrais de espiritualidade em cuidados paliativos.

Dimensões de espiritualidade	Descrição
Importância da espiritualidade/ religiosidade	Importância geral e a extensão que a espiritualidade e a religião têm na experiência de vida diária do paciente, em seus valores e na abordagem da doença.
Filiação religiosa	Tradição religiosa e extensão da participação na comunidade.
Coping religioso / espiritual, positivo ou negativo	Enfrentamento religioso/espiritual contra o estresse da doença, incluindo fatores positivos (por exemplo, a parceria com Deus na doença) e negativos (por exemplo, doença é punição de Deus, espiritualidade provocando crise).
Experiências espirituais positivas (recursos) ou negativas (necessidades)	Sentido de profunda conexão, paz, significado, propósito, perdão e amor (recursos), ou a falta deles (necessidades).
Valores e crenças religiosas/espirituais relacionadas à doença	Estrutura religiosa/espiritual para entender a experiência da doença, tais como crenças sobre tecnologias que sustentam a vida, milagres, papel dos médicos na cura (p. exemplo, como instrumento de Deus).
Práticas religiosas ou espirituais	Rituais religiosos/espirituais pessoais e/ ou comunitários (por exemplo, meditação, leitura de textos sagrados, oração, exercícios contemplativos).

Fonte: Modificado de Steinhauser KE, Fitchett G, Handzo GF, Johnson KS, Koenig HG, Pargament I et al. State of the science of spirituality and palliative care research part I: definitions, measurement, and outcomes. J Pain Symptom Manage. 2017;54:428-44.

Em revisão recente,[38] os autores concluíram que, embora haja relações interessantes entre domínios espirituais dos pacientes e familiares e alguns desfechos no cenário de cuidados paliativos (luto, tomadas de decisão médica, qualidade de vida, cuidados de fim de vida), ainda existem "muitas limitações devido a lacunas críticas nas áreas de investigação e questões metodológicas que dificultam a clareza de interpretação".

Algumas prioridades em relação à pesquisa em espiritualidade e cuidados paliativos foram sugeridas:

1. **Quanto às definições:** estabelecer definições claras para os termos *religião*, *religiosidade*, *espiritualidade*, *cuidados espirituais* e *necessidades espirituais*. A definição de espiritualidade pode variar dentro do contexto avaliado (clínico ou de pesquisa). É preciso examinar os principais atributos da espiritualidade em diversas populações (religiosos tradicionais, grupos não religiosos, humanistas seculares, culturas diferentes).

2. **Quanto à medição:** o propósito da medição tem de ser claro (avaliação, melhoria da qualidade, intervenção). Empregar modelos conceituais claros, embasados na literatura atual, e com especificação definida dentro do modelo de relação entre as dimensões da espiritualidade e os resultados de interesse. Utilizar ferramentas combinadas às dimensões.

3. **Quanto aos desfechos:** conduzir pesquisa de estudos prospectivos, orientada por hipóteses, baseada *a priori* em modelos conceituais da dimensão espiritual e sua relação longitudinal com os principais desfechos em cuidados paliativos. Usar medidas validadas de preditores e resultados. Incluir uma avaliação rigorosa de potenciais variáveis de confusão.

4. **Quanto às disparidades em cuidados da saúde:** realizar estudos com populações e ambientes diversos (por exemplo, tipos de doença, raça/etnia, geografia). Avaliar fatores espirituais do paciente/família (crenças e valores religiosos) e sua relação com as tomadas de decisão médica, cuidados de fim de vida. Avaliar os mecanismos da relação entre aspectos espirituais (espiritualidade, enfrentamento, necessidades espirituais) e qualidade de vida do paciente e do cuidador.

Avaliar a provisão de cuidados espirituais por equipe de saúde e sua relação com desfechos para pacientes/familiares (qualidade de vida, luto, cuidados e tomadas de decisão em fim de vida).

Considerações finais

A espiritualidade é uma dimensão humana que influencia a qualidade de vida e é influenciada pelo processo de adoecimento físico, emocional e social. Crenças religiosas e espirituais podem influenciar positivamente ou negativamente nas situações de adoecimento. São relatadas como muito importantes para as condições limitantes ou doenças ameaçadoras da vida, tanto por pacientes quanto por familiares/cuidadores. Têm influência nas tomadas de decisão médica, nos cuidados no fim da vida e no luto.

A relação simbiótica entre os diversos aspectos espirituais/religiosos e os cuidados paliativos carece de estudos mais aprofundados para melhor compreensão de seus mecanismos e desfechos. Há a necessidade de formação e capacitação dos profissionais de saúde quanto à abordagem da espiritualidade na prática clínica para a efetiva prevenção e alívio do sofrimento espiritual de pacientes e seus familiares.

Referências

1. Sepúlveda C, Marlin A, Yoshida T, Ullrich A. Palliative care: the World Health Organization's global perspective. J Pain Symptom Manage. 2002;24:91-6.
2. Connor SR, Bermedo MCS. Global atlas of palliative care at the end of life. Geneva: WHO, Worldwide Palliative Care Alliance; 2014. Disponível na Internet: http://www.who.int/nmh/ Global_Atlas_of_Palliative_Care.pdf (1 mar. 2019).
3. Ferrell BR, Temel JS, Temin S, Alesi ER, Balboni TA, Basch EM et al. Integration of palliative care into standard oncology care: American Society of Clinical Oncology Clinical Practice Guideline Update. J Clin Oncol. 2017;35:96-112.
4. Koenig HG. Religion, spirituality, and health: a review and update. Adv Mind Body Med. 2015; 29:19-26.
5. Puchalski CM, Vitillo R, Hull SK, Reller N. Improving the spiritual dimension of whole person care: reaching national and international consensus. J Palliat Med. 2014;17:642-56.
6. Astrow AB, Wexler A, Texeira K, He MK, Sulmasy DP. Is failure to meet spiritual needs associated with cancer patients' perceptions of quality of care and their satisfaction with care? J Clin Oncol. 2007;25:5753-7.
7. McClain CS, Rosenfeld B, Breitbart W. Effect of spiritual well-being on end-of-life despair in terminally-ill cancer patients. Lancet. 2003;361:1603-7.
8. Breitbart W, Rosenfeld B, Pessin H, Kaim M, Funesti-Esch J, Galietta M et al. Depression, hopelessness, and desire for hastened death in terminally ill patients with cancer. JAMA. 2000;284:2907-11.
9. Balducci L. Geriatric oncology, spirituality, and palliative care. J Pain Symptom Manage. 2019;57:171-5.
10. True G, Phipps EJ, Braitman LE, Harralson T, Harris D, Tester W. Treatment preferences and advance care planning at end of life: the role of ethnicity and spiritual coping in cancer patients. Ann Behav Med. 2005;30:174-9.
11. Moadel A, Morgan C, Fatone A, Grennan J, Carter J, Laruffa G et al. Seeking meaning and hope: s elf-reported spiritual and existential needs among an ethnically-diverse cancer patient population. Psychooncology. 1999;8:378-85.
12. Tarakeshwar N, Vanderwerker LC, Paulk E, Pearce MJ, Kasl SV, Prigerson HG. Religious coping is associated with the quality of life of patients with advanced cancer. J Palliat Med. 2006;9:646-57.

13. Steinhauser KE, Christakis NA, Clipp EC, McNeilly M, McIntyre L, Tulsky JA. Factors considered important at the end of life by patients, family, physicians, and other care providers. JAMA. 2000;284:2476-82.
14. Balboni TA, Balboni M, Enzinger AC, Gallivan K, Paulk ME, Wright A et al. Provision of spiritual support to patients with advanced cancer by religious communities and associations with medical care at the end of life. JAMA Intern Med. 2013;173:1109-17.
15. Balboni TA, Vanderwerker LC, Block SD, Paulk ME, Lathan CS, Peteet JR et al. Religiousness and spiritual support among advanced cancer patients and associations with end-of-life treatment preferences and quality of life. J Clin Oncol. 2007;25:555-60.
16. Balboni TA, Paulk ME, Balboni MJ, Phelps AC, Loggers ET, Wright AA et al. Provision of spiritual care to patients with advanced cancer: associations with medical care and quality of life near death. J Clin Oncol. 2010;28:445-52.
17. Grunfeld E, Coyle D, Whelan T, Clinch J, Reyno L, Earle CC et al. Family caregiver burden: results of a longitudinal study of breast cancer patients and their principal caregivers. CMAJ. 2004;170:1795-801.
18. Schulz R, Beach SR. Caregiving as a risk factor for mortality: the Caregiver Health Effects Study. JAMA. 1999;282:2215-9.
19. Weaver AJ, Flannelly KJ. The role of religion/spirituality for cancer patients and their caregivers. South Med J. 2004;97:1210-4.
20. Li S, Stampfer MJ, Williams DR, VanderWeele TJ. Association of religious service attendance with mortality among women. JAMA Intern Med. 2016;176:777-85.
21. Mako C, Galek K, Poppito SR. Spiritual pain among patients with advanced cancer in palliative care. J Palliat Med. 2006;9:1106-13.
22. Delgado-Guay MO, Hui D, Parsons HA, Govan K, De la Cruz M, Thorney S et al. Spirituality, religiosity, and spiritual pain in advanced cancer patients. J Pain Symptom Manage. 2011:41:986-94.
23. Delgado-Guay MO, Parsons HA, Hui D, De la MG, Thorney S, Bruera E. Spirituality, religiosity, and spiritual pain among caregivers of patients with advanced cancer. Am J Hosp Palliat Med. 2013;30:455-61.
24. Brady MJ, Peterman AH, Fitchett G, Mo M, Cella D. A case for including spirituality in quality of life measurement in oncology. Psychooncology. 1999;8:417-28.
25. Krupski TL, Kwan L, Fink A, Sonn GA, Maliski S, Litwin MS. Spirituality influences health related quality of life in men with prostate cancer. Psychooncology. 2006;15:121-31.
26. Zavala MW, Maliski SL, Kwan L, Fink A, Litwin MS. Spirituality and quality of life in low-income men with metastatic prostate cancer. Psychooncology. 2009;18:753-61.
27. Choumanova I, Wanat S, Barrett R, Koopman C. Religion and spirituality in coping with breast cancer: perspectives of Chilean women. Breast J. 2006;12:349-52.
28. Samuelson BT, Fromme EK, Thomas CR Jr. Changes in spirituality and quality of life in patients undergoing radiation therapy. Am J Hosp Palliat Care. 2012;29:449-54.
29. Yanez B, Edmondson D, Stanton AL, Park CL, Kwan L, Ganz PA et al. Facets of spirituality as predictors of adjustment to cancer: relative contributions of having faith and finding meaning. J Consult Clin Psychol. 2009;77:730-41.
30. Johnson KS, Tulsky JA, Hays JC, Arnold RM, Olsen MK, Lindquist JH et al. Which domains of spirituality are associated with anxiety and depression in patients with advanced illness? J Gen Intern Med. 2011;26:751-8.
31. Tarakeshwar N, Vanderwerker LC, Paulk E, Pearce MJ, Kasl SV, Prigerson HG. Religious coping is associated with the quality of life of patients with advanced cancer. J Palliat Med. 2006;9:646-57.
32. Vallurupalli M, Lauderdale K, Balboni MJ, Phelps AC, Block SD, Ng AK et al. The role of spirituality and religious coping in the quality of life of patients with advanced cancer receiving palliative radiation therapy. J Support Oncol. 2012;10:81-7.
33. Turner H, Cook CCH. Perceptions of physiotherapists in relation to spiritual care. J Study Spiritual. 2016;6:58-77.
34. Balboni MJ, Sullivan A, Amobi A, Phelps AC, Gorman DP, Zollfrank A et al. Why is spiritual care infrequent at the end of life? Spiritual care perceptions among patients, nurses, and physicians and the role of training. J Clin Oncol. 2012;31:461-7.
35. Balboni TA, Fitchett G, Handzo GF, Johnson KS, Koenig HG, Pargament KI et al. State of the science of spirituality and palliative care research part II: screening, assessment, and interventions. J Pain Symptom Manage. 2017;54:441-53.
36. 36. Balboni MJ, Sullivan A, Amobi A, Phelps AC, Gorman DP, Zollfrank A et al. Why is spiritual care infrequent at the end of life? Spiritual care perceptions among patients, nurses, and physicians and the role of training. J Clin Oncol 2013;31:461-7.
37. Salsman JM, Pustejovsky JE, Jim HS, Munoz AR, Merluzzi TV, George L et al. A metaanalytic approach to examining the correlation between religion/spirituality and mental health in cancer. Cancer. 2015;121:3769-78.
38. Steinhauser KE, Fitchett G, Handzo GF, Johnson KS, Koenig HG, Pargament KI et al. State of the science of spirituality and palliative care research part I: definitions, measurement, and outcomes. J Pain Symptom Manage. 2017;54:428-44.

Medicina Integrativa e Sua Interface com a Espiritualidade

Maria Ester Massola
Denise Tiemi Noguchi Maki

> "Estou convencido de que se pode e se deve conviver com a incerteza. A vida é uma navegação num oceano de incerteza, através de arquipélagos de certeza. Estamos numa aventura coletiva desconhecida, mas cada um vive sua própria aventura."
> *Edgar Morin*

Cada paciente tem uma história, a sua história. Sempre única, repleta de sentidos, valores, sentimentos, pensamentos, emoções, desejos e crenças. Construções, esperanças e desilusões; estudo, trabalho, família, amigos, saúde, doença, vida, morte, amor e muito mais. A vida humana vem sendo tecida pelo pulsar da própria vida, diante da impermanência, das incertezas, vulnerabilidades e na busca interior de sentido.

Na história ocidental do século XX, após as grandes guerras desencadeadas, principalmente entre países cristãos, destruiu-se o *glamour* ilusório da Era Vitoriana. A ilusão de que a civilização e a prosperidade tinham superado de vez a barbárie das guerras produziu na sociedade um profundo desamparo metafísico. Hoje, observa-se na cultura uma tendência a modelar a subjetividade individual e coletiva, em tornar os indivíduos consumidores passivos e compulsivos, facilmente seduzidos pelos interesses comerciais.[1]

O isolamento do homem moderno, tão conectado com as tecnologias móveis, mas desconectado do olhar, do toque e da presença, pode trazer um vazio existencial, solidão e até mesmo uma sensação de falta de pertencimento em momentos críticos como o adoecer. Nesse momento, quando o corpo manifesta por meio de sinais e sintomas sua finitude, a pessoa pode ser convocada a pensar em sua espiritualidade.

A história da medicina ao longo dos tempos reflete essa transformação do todo em partes, com a superespecialização que trouxe muitíssimos benefícios. O conhecimento profundo obtido pelo estudo dos compartimentos do corpo humano, desde a anatomia até a genética. A inovação tecnológica continua com a robótica, a inteligência artificial e outros dispositivos que prometem acurácia e eficácia inimagináveis.

Mas, como há muito se percebeu, conhecer as minúcias das partes sem ver o todo não é suficiente, muito menos eficiente. A população ocidental hoje apresenta índices crescentes e preocupantes de obesos, hipertensos, diabéticos, que necessitam novamente do profissional da saúde capaz de ver a pessoa em seu todo.

No início do ano 2000, com a preocupação de uma medicina focada no tratamento da doença e não na prevenção, profissionais de saúde, gestores, cientistas e membros da indústria se reuniram para revisar as evidências científicas disponíveis no uso de inúmeras práticas, terapias, "medicamentos naturais" entre outros, dos quais a população em geral fazia uso para auxiliar em sua saúde, muitas vezes sem ao menos informar seu médico.[2]

Com base nessa demanda, surge o conceito:

> Medicina Integrativa é a prática da medicina que reafirma a importância da relação

de parceria entre paciente e profissional da saúde, é focada na pessoa em seu todo, é informada em evidências e faz uso de todas as abordagens terapêuticas e estilo de vida adequados, profissionais de saúde e disciplinas, para obter o melhor da cura e da saúde.[3,2]

A medicina integrativa (MI) tem como diferencial incluir práticas e técnicas das medicinas tradicionais (como a medicina aiurvédica indiana, a medicina tradicional chinesa, as técnicas fitoterápicas de índios brasileiros) na medicina convencional ou contemporânea ocidental, sempre com o rigor de exigir evidências mínimas sobre segurança e eficácia em seu uso.

Unir a tradição de povos milenares cuja visão de saúde e doença difere da cultura ocidental e, por meio da ciência atual, comprovar e indicar tais métodos é realmente desafiador. Os estudos com maior nível de evidência nessa área ainda são recentes e muitas vezes insuficientes, mas certamente podemos afirmar que algumas práticas e técnicas, como a acupuntura da medicina tradicional chinesa, o ioga da tradição indiana, a meditação, o *mindfulness* e o uso de certos suplementos e fitoterápicos já preenchem critérios de segurança, eficácia e conhecimento de mecanismos de ação.

A ideia de que a pessoa deva ser vista em seu todo traz de volta o conceito do olhar para o ser humano como uno, mente-corpo-espírito, respeitando sua história pessoal e não apenas a anamnese focada em sinais e sintomas, ampliando a abordagem da saúde para além da doença e além da cura.

Com a medicina integrativa, o paciente é convidado a olhar para si mesmo de forma atenta e consciente, com foco no autocuidado e na autonomia, em busca de seu bem-estar. Nessa abordagem, o profissional inclui no conceito de saúde a alimentação, a atividade física/movimento, os relacionamentos pessoais e profissionais, a relação com o ambiente/natureza, o estresse crônico, a conexão mente-corpo e a espiritualidade. Assim, na anamnese, além da parte voltada para a doença e os sintomas, deve-se abordar os elementos relacionados ao autocuidado, conforme citado.[2]

A espiritualidade pode ser abordada como um dos itens do autocuidado, relacionada ou não à religiosidade, de forma objetiva, com perguntas sobre valores, crenças ou religião. Entretanto, nesse universo da medicina integrativa, com o olhar ampliado para a pessoa, é possível experienciar a espiritualidade de outras maneiras, inclusive na relação paciente e profissional da saúde, como será descrito na experiência de nossa equipe.

Médico, enfermeiro, psicólogo, nutricionista, fisioterapeuta, terapeuta corporal ou qualquer outro profissional da MI deverá estar preparado para conversar com o paciente sobre espiritualidade.

Este capítulo aborda caminhos pelos quais a medicina integrativa pode apoiar o espírito humano, auxiliar no alívio do sofrimento e contribuir para o processo de cura. A medicina integrativa propõe o olhar para o todo, e, de modo individualizado, apoiada nos pilares da autonomia, a pessoa pode fazer escolhas e participar do processo, do autocuidado durante as fases de sua vida e do bem-estar gerado pela integração de todas as abordagens adequadas na promoção de sua saúde.

Dentre as terapias integrativas mais conhecidas na área da saúde temos: massagens, acupuntura, ioga, meditação, atividade física, arteterapia, musicoterapia, aromaterapia, suplementos alimentares, entre outros. Além de sua eficácia na redução de sintomas como náusea, dor, insônia, estresse e ansiedade, oferecem também meios não verbais e não cognitivos, facilitando que se alcance um estado de paz interior. Esse estado de calma frequentemente alcançado com algumas terapias integrativas é similar àquele observado durante a oração profunda ou meditação. Em um estado de consciência transcendente ou incomum, muitas pessoas experimentam novas percepções, a compreensão de suas vidas e escolhas que devem fazer, podendo obter maior percepção interior e encontrar paz por meio de abordagens simples. Assim, as abordagens integrativas permitem que pacientes e familiares alcancem maior autoconsciência, autonomia e possam satisfazer suas necessidades espirituais, sem necessariamente recorrerem a uma prática religiosa ou oração tradicional.

As terapias integrativas podem, portanto, dar apoio espiritual de um modo que as abordagens alopáticas convencionais geralmente não são capazes de alcançar. Assim, a inclusão da medicina integrativa como abordagem na prática clínica é potencialmente benéfica para a manutenção da saúde, no curso de enfermidades e nos cuidados de fim de vida, tanto para pacientes adultos como pediátricos.[4]

Pacientes com doenças crônicas ou potencialmente fatais como as oncológicas têm necessidades que vão além dos cuidados físicos e de tratamentos complexos, sendo necessário integrar aspectos existenciais que abrangem áreas emocionais, psicológicas e espirituais. Abordagens de cuidado centrado no paciente, como ocorre na prática da medicina integrativa, podem contemplar questões existenciais juntamente com a equipe multidisciplinar. Criar espaços de escuta empática, utilizar técnicas mente/corpo como ioga, meditação, *mindfulness*, arteterapia, musicoterapia, literatura, massagens suaves e contato com a natureza – que pode ser real, realizado por meio de imagens ou imaginado – é fundamental para que as necessidades emocionais, psicológicas e espirituais dos pacientes possam ser abordadas.[5]

Como entendemos a religiosidade e a espiritualidade na contemporaneidade? Não é o escopo deste capítulo aprofundar tal indagação, mas é preciso partir de algumas definições para prosseguirmos nessa reflexão. Segundo dois estudiosos da área, a religiosidade pode ser entendida como:[6,7]

- **H. Koenig:** religião é a busca pelo sagrado ou transcendente por meio de um sistema organizado de crenças, práticas, rituais e símbolos. Religiosidade é a crença e a prática dos fundamentos de determinada religião.
- **C. Puchalski:** religião é um tipo de expressão da espiritualidade, um conjunto de crenças organizadas sobre Deus que é compartilhado dentro de uma comunidade de pessoas.

Em relação à espiritualidade:[6,7]

- **H. Koenig:** espiritualidade é a aproximação do sagrado ou transcendente por meio da busca pessoal de compreensão das questões da vida, que pode não estar necessariamente vinculada a determinada religião.
- **C. Puchalski:** o aspecto da humanidade que se refere à maneira como os indivíduos buscam e expressam significado e propósito, e à maneira como experimentam sua conexão com o momento, com o eu, os outros, a natureza e o que é significativo ou sagrado.

A visão da MI e as técnicas utilizadas são potencialmente importantes para descobrir a riqueza e o significado da vida mesmo quando confrontados com adversidades, dor e sofrimento. Além dos impactos potenciais sobre o manejo de sintomas, essas abordagens podem ter efeitos profundos sobre a vida interior dos pacientes. Para aquelas pessoas que não têm uma história de devoção ou de participação em comunidades religiosas, a medicina integrativa pode fornecer momentos importantes para facilitar os momentos de fim de vida, resolver feridas e queixas e se preparar para essa transição, seja qual for a crença da pessoa. Nas palavras de David M. Steinhorn: "Quer firmemos a presença de uma alma ou não, a medicina integrativa pode ampliar o cuidado que oferecemos aos nossos pacientes, apoiando o espírito humano dentro dos frágeis organismos aos quais somos confiados".[4]

Muitas pessoas procuram os serviços de saúde para serem vistas como uma "doença que precisa ser corrigida" em vez de seres humanos com necessidades complexas, incluindo as de natureza espiritual. Sentem-se sobrecarregadas pelos inúmeros exames e medicamentos oferecidos como "reparos" em vez de terem a oportunidade de encontrar seus recursos internos de saúde e cura. Assim, na maioria das vezes, não vivem experiências em relação ao cuidado e à compaixão, valores que humanizam o atendimento e aliviam o peso e o estresse da doença.[7]

Na visão da MI, a saúde vai muito além da cura, pois mesmo em uma doença incurável o paciente pode ser curado em dimensões além da física, e isso traz conforto e paz na terminalidade.

Conclui-se que a abordagem da medicina integrativa vai muito além da prescrição de terapias integrativas. Trata-se de uma maneira de olhar e respeitar o outro, atuar em parceria, valorizando sua autonomia e incentivando seu autocuidado, sempre aliada com a medicina convencional para ofertar o que há de melhor para a pessoa. Nessa interface com a espiritualidade, a atitude do profissional da saúde que atua com a abordagem da MI é fundamental, pois o vínculo com o paciente é o que permitirá o início dessa relação para chegar ao sagrado, ao transcendente, ao que realmente importa.

A seguir será apresentada uma experiência pioneira no Brasil: desde 2007, em um hospital privado da cidade de de São Paulo, nas unidades de internação da oncologia, hematologia e transplante de medula óssea (TMO), são atendidos adultos, idosos, crianças, adolescentes e seus familiares.

A Equipe de Medicina Integrativa do Hospital Israelita Albert Einstein é formada por médicos e terapeutas corporais especializados, contratados pelo Centro de Onco-Hematologia. É pré-requisito que todos os profissionais tenham feito Pós-Graduação em Bases de Saúde Integrativa e Bem-Estar, oferecida pelo Instituto de Ensino e Pesquisa Albert Einstein.

As consultas médicas em MI são ambulatoriais e podem ocorrer também como interconsultas aos pacientes internados. Na anamnese são incluídos aspectos do autocuidado como alimentação, atividade física e outros, incluindo a espiritualidade. Entretanto, durante a consulta, com uma abordagem focada em conhecer a pessoa em seu todo, frequentemente é possível vivenciar depoimentos que vão além da queixa. O paciente é convidado a compartilhar seus valores, seus princípios, suas motivações e propósitos de vida para, junto com a equipe, encontrar caminhos para uma saúde além da ausência dos sintomas. E é nesse momento, quando o encontro faz sentido para ambos, que a espiritualidade também se faz presente. Transcender o motivo da consulta para encontrar a motivação da vida é algo possível quando se amplia o olhar.

Um senhor de 83 anos, médico, em tratamento oncológico, trazido pela sobrinha para ver se começava a praticar ioga a fim de diminuir a ansiedade, referiu, ao final da consulta, ter enxergado, pela primeira vez desde que adoeceu, o quanto ele era versátil. Durante sua longa trajetória na medicina, conseguiu manter hábitos fora dela, como jogar futebol, apreciar e estudar vinhos, canto lírico, e isso fez com que percebesse que era capaz de aprender algo novo nesse momento de doença. Mas, diferentemente do que desejava sua sobrinha, não concordou com ioga porque "não tem nada a ver comigo, oras". Preferiu a indicação de um grupo de meditação transcendental, recordando saudoso da época em que chegou a praticá-la enquanto ainda era um estudante. Durante a consulta, ele pôde resgatar sua própria história com uma linha do tempo com marcos significativos em sua vida.

A atuação da equipe de medicina integrativa acontece junto à equipe médica de onco-hematologia e à equipe multiprofissional, de forma que médico e terapeutas corporais participam das reuniões de discussão de casos e registram os atendimentos no prontuário eletrônico dos pacientes.

Os atendimentos dos terapeutas são feitos à beira-leito e em ambulatório aos pacientes de todas as idades. Cuidado especial é oferecido aos familiares, parceiros essenciais durante tratamentos de saúde complexos. A experiência de diagnóstico e tratamento do câncer é comumente percebida como um fator de estresse crônico, tanto para o paciente quanto para seus familiares.[8] Sintomas de estresse emocional como ansiedade, depressão, solidão, fadiga e problemas de sono são comumente sentidos por pacientes e cuidadores. Os atendimentos têm por objetivo trazer bem-estar e relaxamento. Utilizam-se técnicas que ativam a resposta de relaxamento,[9] reação fisiológica inata e oposta à reação de luta ou fuga, um mecanismo protetor natural contra o excesso de tensão e o estresse. Visa a criar condições para que os sistemas nervosos simpático e parassimpático se autorregulem, buscando o equilíbrio. Nos atendimentos, são utilizadas técnicas baseadas em cuidado compassivo, escuta empática, terapia do toque e técnicas de ioga: posturas gentis, respiração, relaxamento e meditação. Os objetivos da terapia integrativa Einstein[2] são:

- aprender a relaxar e a diminuir a tensão advinda do estresse;
- aprender a relaxar e a respirar profundamente, para diminuir a ansiedade decorrente de fatores estressantes, sejam estes emocionais ou físicos;
- aprender a acessar as próprias necessidades e a relatar os sintomas de forma clara, usando técnicas de atenção plena ao momento presente;
- aprender a utilizar ferramentas de gestão de estresse que possam ser utilizadas rotineiramente durante e após o tratamento.

O terapeuta avisa à equipe de enfermagem que entrará no quarto do paciente para prestar atendimento e segue todas as recomendações de higiene e precaução de contato que existirem.

O profissional da medicina integrativa desenvolve olhar cuidadoso ao ambiente, principalmente nos detalhes que informam sobre a história do paciente: fotos, desenhos, brinquedos, livros e símbolos religiosos. São observadas as pessoas presentes. Posteriormente, o paciente é questionado a respeito da presença de dor, problemas com o sono ou alguma sensação que queira relatar. A intervenção indicada é compartilhada entre os presentes, visando a trazer experiências de relaxamento e bem-estar. O paciente tem autonomia para aceitar ou não o atendimento. Familiares e acompanhantes presentes no momento do atendimento podem participar também da prática sugerida.

Os atendimentos na pediatria oferecem especial atenção aos pais, que geralmente deixam seu autocuidado em segundo plano, priorizando o cuidado exclusivo a seus filhos. Conseguir manter os pais mais calmos e menos estressados costuma ser um fator muito importante. Estudos demonstram que a capacidade dos pais de manter a criança calma indica menor índice de estresse na criança e sua maior cooperação durante os procedimentos.[10]

Crianças e adolescentes com câncer vivenciam não apenas a dor física, pois o contexto da doença é composto por dimensões biológicas, emocionais, sociais, comportamentais, existenciais e espirituais.[11]

Cuidar de crianças hospitalizadas traz desafios aos familiares, médicos e equipe multidisciplinar. O brincar deve continuar a fazer parte de suas vidas, pois auxilia a criança no enfrentamento da doença e influencia sua recuperação. Os atendimentos de MI na pediatria trazem o brincar como elemento essencial junto às técnicas oferecidas, respeitando a criança em seu todo.[12]

A atividade lúdica de deitar uma boneca sobre o abdome da criança para que ela execute mais facilmente os exercícios de respiração diafragmática é um exemplo: sentir a boneca subindo enquanto inspira e descendo enquanto expira. Contar histórias, usar jogos e brincadeiras, desenhar, cantar, usar aplicativos infantis no celular são estratégias empregadas para que a criança participe das atividades propostas, beneficiando-se de momentos de alegria e relaxamento.

Uma criança de oito anos, com diagnóstico de uma imunodeficiência grave e rara, submetida a transplante de medula óssea, apresentou complicações e falhas no tratamento. No início da internação, a paciente estava bem-disposta, apreciava as práticas de ioga e todas as brincadeiras oferecidas. A mãe, sempre presente e muito religiosa, acompanhava os atendimentos. Após mais de 30 dias, com as inúmeras intercorrências e dores presenciadas durante o tratamento, a paciente recebia apenas a terapia de toque com o relaxamento, que lhe proporcionava calma e a fazia adormecer. Com a progressão da doença, a criança passou a ser acompanhada também pela equipe de cuidados paliativos, e aos poucos foi sendo sedada. Dentro de sua crença religiosa, só Deus tem o poder de tirar a vida, então a família pediu que a equipe do transplante continuasse tentando "salvar" a menina até o fim. Ao mesmo tempo, a mãe fazia questão da continuidade dos atendimentos da equipe de medicina integrativa principalmente com o toque, que, segundo ela, trazia paz à sua filha. A mãe permanecia ao lado do leito, rezando. Após o óbito da filha, ela demonstrou gratidão a toda a equipe de cuidado pelo acolhimento e revelou ter a certeza de que todos haviam feito o melhor possível.

Frequentemente os atendimentos dos terapeutas da medicina integrativa facilitam a comunicação dos pacientes e familiares com a equipe médica e multiprofissional, principalmente com a equipe da psicologia, dos cuidados paliativos e da enfermagem, propiciando ainda mais uma atuação interdisciplinar.

A fase do fim de vida é um extremo em que a espiritualidade pode estar mais evidente. A equipe de MI continua o acompanhamento ao paciente independentemente do prognóstico, do tempo de sobrevida e de seu estado de consciência. O local pode ser a unidade de internação, a semi-intensiva ou mesmo a unidade de terapia intensiva, sempre respeitando o desejo do paciente e/ou seus familiares. Algumas vezes o atendimento do terapeuta acontece no dia ou mesmo momentos antes do óbito do paciente. Nessa fase, em geral, há alinhamento com a equipe de cuidados paliativos, mantendo o ambiente o mais tranquilo possível, procurando facilitar a relação entre paciente e familiares, seja por meio da comunicação verbal ou não verbal.

Certa vez, durante um atendimento, uma terapeuta de nossa equipe que conhecia a história de relação complicada entre dois irmãos sugeriu que o irmão da paciente acamada e já inconsciente tocasse sua mão levemente durante a sessão. No dia seguinte ao óbito da irmã, esse acompanhante agradeceu por ter tido a possibilidade de uma aproximação entre eles, mesmo que nesse momento final, sem palavras, mas com um gesto que ele guardaria para o resto da vida.

O vínculo afetivo entre terapeuta, pacientes e cuidadores é essencial para criar esses momentos de acolhimento, cuidado compassivo, bem-estar e relaxamento. Nos atendimentos, o terapeuta precisa estar focado no momento presente, desenvolvendo um estado de presença qualificada, a partir de suas práticas individuais de autocuidado. Com isso, será capaz de aperfeiçoar continuamente o olhar atencioso, a escuta empática, o cuidado e a compaixão.

A compaixão é a motivação altruísta de intervir em favor daquele que sofre ou está em necessidade. A compaixão dá um passo além da empatia, pois é acompanhada do desejo de aliviar o sofrimento, fazer algo para o bem da pessoa, sendo concretizada pela ação.[13]

A compaixão é uma atitude, uma maneira de abordar as necessidades dos outros e de ajudar em seu sofrimento. Porém, o mais importante é o fato de que a compaixão é uma prática espiritual, um modo de ser, um modo de servir aos outros e um ato de amor.[7]

Desenvolver o cuidado compassivo adiciona especial qualidade ao ato de cuidar, abrindo espaço para enxergar a pessoa em seu todo, premissa fundamental na abordagem da medicina integrativa. Também já tem sido demonstrado que a compaixão, sendo uma motivação altruísta, pode ser um fator protetor aos profissionais da saúde contra o estresse por empatia e o *burnout*. Por ser concretizada por uma ação que alivia o sofrimento do outro, nessa relação são beneficiados tanto quem recebe quanto quem pratica o ato compassivo.[13]

É preciso relembrar que a essência do cuidado tem o olhar voltado para duas esferas distintas: uma objetiva, que se refere ao desenvolvimento de técnicas e procedimentos; e outra subjetiva, que se baseia em sensibilidade, criatividade e intuição.[14]

Rubem Alves, parafraseando Alberto Caeiro afirmou: "Não é bastante ter ouvidos para se ouvir o que é dito. É preciso também que haja silêncio dentro da alma".

Nos atendimentos com terapias integrativas, o falar nem sempre é importante, pois falar não significa necessariamente importar-se ou prestar atenção. A capacidade de escutar empaticamente permite que identifiquemos o momento apropriado para a fala e para a abordagem adequada. Lembrar-se de que o silêncio também é um ato de cuidado.

A qualidade de presença do profissional da saúde é o mais importante nessa relação com o outro, que, em momentos de fragilidade diante de uma doença, está vulnerável e necessitando de acolhimento e especial cuidado.

A medicina integrativa também traz luz à importância do autocuidado para todos os cuidadores, todos os profissionais da saúde. Cuidar verdadeiramente de si mesmo implica saber renunciar e ir contra certas tendências que temos de nos colocarmos à prova. O cuidar-se está sempre nos convidando a elaborar um projeto de vida que confira centralidade às dimensões positivas e a manter sob controle nossas dimensões sombrias. A MI estimula e indica caminhos para aperfeiçoar o autocuidado, amar-se, acolher-se, reconhecer as próprias vulnerabilidades, saber perdoar-se e desenvolver a resiliência, que é a capacidade de "dar a volta por cima" e de aprender com os erros e contradições.[1] A espiritualidade na saúde traz a prática do amor, do servir, do cuidar, do conviver. Do olhar, do sorrir, do escutar, do se conectar. Estar consigo mesmo, conhecer as próprias luzes e sombras para conviver melhor com tudo e com todos.

Desafiadora seria a palavra para definir a proposta deste tema sobre a interface entre medicina integrativa e espiritualidade. Uma centra-se na pessoa em seu todo, e a outra implica transcender, ir em busca do sagrado, do propósito maior, do sentido da vida. Nesse meio entre o todo e o tudo estão os profissionais da saúde, em busca do que há de melhor para oferecer àquele que os procura.

Na busca do equilíbrio entre a impotência e a onipotência, tão comuns na área da saúde, é fundamental a responsabilidade assumida ao abordar esse tema com cada paciente e seus familiares. Reconhecer que cada ser é único em um universo infinito, que jamais será totalmente desvendado. Respeitar, até o último momento, sua vontade, suas crenças, sua verdade e sua história, única. Como escreveu Edgar Morin, "estamos numa aventura coletiva desconhecida, mas cada um vive sua própria aventura".

Referências

1. Boff L. O cuidado necessário. Petrópolis, Vozes: 2012.
2. Lima PTR, RD W, OGD F. Medicina integrativa, 2nd ed. Lima PTR, coordinator. RD W, OGD, F, organizers. Barueri, Manole: 2018 (Série Manuais de Especialização).
3. Academic Consortium for Integrative Medicine & Health. Disponível na Internet: https://imconsortium.org/about/introduction/ (20 abr. 2019).

4. Steinhorn DM, Din J, Johnson A. Healing, spirituality and integrative medicine. Annals of Palliative Medicine. 2017;6(3):237-47. doi:10.21037/apm.2017.05.01.

5. Kienle GS et al. On caring and sharing-addressing psychological, biographical, and spiritual aspects in integrative cancer care: a qualitative interview study on physicians' perspectives. Complementary Therapies in Medicine. 2018;40:126-32. doi:10.1016/j.ctim.2018.04.012.

6. Koenig HG. Religion, spirituality, and health: the research and clinical implications. ISRN Psychiatry. 2012;1-33. doi:10.5402/2012/278730.

7. Puchalski CM, Vitillo R, Hull SK, Reller N. Improving the spiritual dimension of whole person care: reaching national and international consensus. Journal of Palliative Medicine. 2014;17(6):642-56. doi:10.1089/jpm.2014.9427.

8. Bevans MF, Sternberg EM. Caregiving burden, stress, and health effects among family caregivers of adult cancer patients. JAMA. 2012;307(4):398-403. doi:10.1001/jama.2012.29.Caregiving.

9. Benson H, Beary JF, Carol MP. The relaxation response. Psychiatry. 1974;37(1):37-46. doi:10.1080/00332747.1974.11023785.

10. Peterson AM, Harper FWK, Albrecht TL, Taub JW, Orom H, Phipps S et al. Parent caregiver self-efficacy and child reactions to pediatric cancer treatment procedures. Journal of Pediatric Oncology Nursing. 2014;31(1):18-27. doi:10.1177/1043454213514792.

11. Espinha DCM, Lima RAG. Spiritual dimension of children and adolescents with cancer: an integrative review. Acta Paulista de Enfermagem. 2012;25(spe1):161-5. doi:10.1590/S0103-21002012000800025.

12. de Macedo L, da Silva G, Setúbal S. Pediatric hospital: the paradigms of play in Brazil. Children. 2015;2(1):66-77. doi:10.3390/children2010066.

13. Ricard M. A revolução do altruísmo. Brasil, Palas Athena: 2015.

14. Ayres JRCM. O cuidado, os modos de ser (do) humano e as práticas de saúde. Saúde e Sociedade. Saúde e Sociedade. 2004;13(3):16-29. doi:10.1590/S0104-12902004000300003.

15. Nunes MDR, Silva MCM, Rocha EL, Lima RAG, Nascimento LC. Measurement of fatigue in children and adolescents with cancer: an integrative review. Texto & Contexto – Enfermagem. 2014;23(2):492-501. doi:10.1590/0104-07072014003960011.

34

Coração e Espiritualidade, Perspectivas da Cardiologia

Elizabete Silva dos Santos

> "Na busca da verdade, a melhor estratégia pode ser começar criticando as crenças que nos sejam mais caras [...]. Eu acredito que valeria a pena tentar aprender algo sobre o mundo, mesmo se nessa tentativa aprendermos apenas que não sabemos muito. Esse estado de ignorância aprendida pode ser útil em muitos de nossos problemas. Pode servir para que todos nos lembremos que, mesmo diferindo amplamente nas várias pequenas coisas que sabemos, em nossa infinita ignorância somos todos iguais."
>
> *Karl Popper*

Introdução

A relação entre religiosidade e espiritualidade e o processo saúde-doença se faz de longa data, e a presença de crenças, práticas e experiências espirituais tem sido um dos componentes mais importantes da maioria das sociedades. Como descrito na história da Grécia, é possível encontrar relatos de deuses que promoviam o aparecimento de doenças, assim como, no período medieval, as licenças para a prática da medicina eram autorizadas pelas autoridades religiosas.[1]

No período da Renascença, houve uma separação entre religião e medicina que perdurou aproximadamente até a década de 1960, quando estudos epidemiológicos começaram a mostrar que pacientes mais religiosos apresentavam melhores desfechos clínicos que os que não praticavam uma religião.[1]

Por outro lado, com o acesso a uma visão microscópica das doenças, levou-se a uma interpretação bioquímica dos fenômenos, conduzindo, no campo da saúde, a uma interpretação fisiopatológica dos mecanismos patológicos, em que, por meio da ação de fármacos cada vez mais específicos, poderíamos promover a homeostase necessária ao organismo.

Da mesma forma, com a busca incessante pelo sucesso terapêutico baseado na linguagem bioquímica da vida, cuja ação é oferecida por drogas específicas e, mais recentemente, por possíveis interferências nos mecanismos, envolvendo, inclusive, o próprio código genético, tende-se à marginalização da ação do "sobrenatural" ou de qualquer outro elemento relacionado à transcendência como fator de influência no processo de cura das doenças.

Porém, mesmo com o desenvolvimento da ciência e o acelerado desenvolvimento tecnológico, ainda, atualmente, mantém-se um forte vínculo entre a cura do corpo e a condição de crença do paciente em um campo sobrenatural. O paciente, mediante a fé, poderia encontrar a saúde, principalmente quando esgotados todos os recursos conhecidos.[2]

Mais recentemente, verificou-se que 90% dos pacientes afirmam que crenças religiosas e suas práticas são importantes formas pelas quais eles podem enfrentar e ter maior aceitação de suas doenças físicas, e mais de 40% relatam que a religião é o fator mais importante que os ajuda nessas horas.[3]

Portanto, para muitas pessoas, nunca deixou de existir a participação fundamental, e não quantificável pela metodologia científica, da condição da fé. Dessa forma, é de grande importância para o profissional atuante na área da saúde estar atento a essa força poderosa presente nos pacientes.[4] Assim, observa-se a importância de uma reavaliação da influência da espiritualidade nas condições de vida cotidiana, incluindo sua participação no processo saúde-doença.[5,6]

A espiritualidade corresponde à abertura da consciência ao significado e totalidade da vida, abertura essa que possibilita uma recapitulação qualitativa do processo vital.[7] A busca de sentido ou significado para a vida envolve uma necessidade que somente pode realizar-se em um nível aparentemente não palpável aos olhos da ciência.

Apesar de não ser considerada uma tarefa fácil cuidar da dimensão espiritual do ser humano em um mundo dominado pela fragmentação e pela tecnologia, profissionais da área da saúde, pesquisadores e a população em geral têm reconhecido a importância da relação entre o campo religioso e o espiritual para a saúde.

Definições

Além dos conceitos já descritos neste livro (espiritualidade, religiosidade e religião), acrescenta-se o *humanismo*, importante para facilitar a compreensão do tema e a discussão sobre ele.

O *humanismo* foi um movimento intelectual iniciado na Itália no século XIV e difundido na Europa, rompendo com a forte influência da Igreja e do pensamento religioso da Idade Média. O teocentrismo (Deus como centro do universo) cede lugar ao antropocentrismo, passando o homem a ser o centro de interesse. Em sentido amplo, humanismo significa valorizar o ser humano e a condição humana acima de tudo. Está relacionado com generosidade, compaixão e preocupação em valorizar os atributos e realizações humanas. O humanismo procura o melhor nos seres humanos sem se servir da religião, oferecendo novas formas de reflexão sobre as artes, as ciências e a política. Além disso, o movimento revolucionou o campo cultural e marcou a transição entre a Idade Média e a Idade Moderna. Especificamente no campo das ciências, o pensamento humanista resultou em um afastamento dos dogmas da Igreja e proporcionou grandes progressos em áreas como física, matemática, engenharia e medicina.

Epidemiologia

A partir de estudos epidemiológicos, iniciou-se a pesquisa da associação entre a espiritualidade e o processo de cura e a influência de variáveis como a condição social, o estado de saúde e a dependência física. Vários estudos demonstraram que, mesmo havendo controle dessas variáveis, a relação entre espiritualidade e processo de cura permanece significante.[8] A partir da observação de que, mesmo havendo controle desses fatores, a relação entre saúde e religião permanecia significante,[8] as pesquisas passaram a ser conduzidas em pacientes com doenças cardiovasculares.[1]

Alguns desfechos clínicos também têm sido avaliados consistentemente, quando se observou, de forma surpreendente, que pacientes que frequentavam mais os serviços religiosos tinham menor mortalidade geral. Assim, estudos têm avaliado o papel da relação entre religiosidade e espiritualidade na mortalidade por causa cardiovascular. Enquanto estudos mostraram aumento de sobrevida por eventos cardiovasculares mediados por comportamentos saudáveis em relação à saúde,[9] outros não encontraram essa relação.[10] Portanto, são necessários mais estudos para esclarecer esse assunto.

Quanto aos estudos em hipertensão arterial, os dados são promissores.[11] Uma subdivisão do estudo *Nhanes III* (*Third National Health and Nutrition Examination Survey*), realizado de 1988 a 1994, que corresponde a uma série de pesquisas com o objetivo de fornecer estimativas nacionais do estado sanitário e nutricional da população civil não institucionalizada dos Estados Unidos, com idade de dois meses ou mais velhos, avaliou 14.475 americanos. O estudo constatou que aqueles que frequentavam mais os serviços religiosos apresentavam menor prevalência de hipertensão arterial e menores níveis de pressão arterial, mesmo após controle para outras variáveis.

Outro estudo, avaliando população de idosos, observou que aqueles que frequentavam serviços religiosos e rezavam ou liam regularmente literatura religiosa apresentavam 40% menor chance de ter hipertensão arterial diastólica (Figura 34.1).[12]

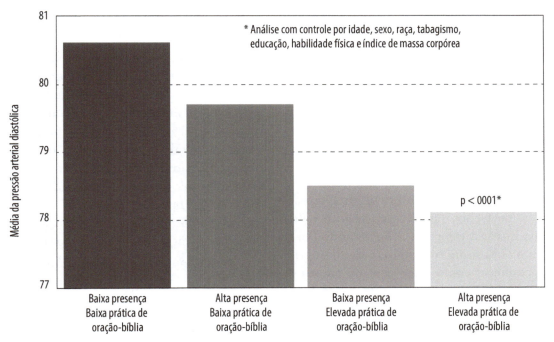

Figura 34.1 Atividade religiosa e pressão arterial diastólica em idosos.
Fonte: Koenig HG, George LK, Hays JC, Larson DB, et al.

Esses achados têm motivado estudos a respeito da etiopatogenia dessa associação por meio de reatividade pressórica e da desregulação de sistemas.[1]

A relação entre religião e espiritualidade também está associada a menor estresse psicológico, bem como a menor depressão, ansiedade e complicações no pós-operatório de pacientes submetidos a cirurgias cardíacas.[13,14]

Em relação à doença coronariana, alguns estudos têm mostrado que aqueles que apresentam maiores níveis de bem-estar espiritual evoluem com menor progressão da doença.[15]

Portanto, os pacientes mais religiosos têm menores níveis de hipertensão diastólica,[16] menor mortalidade por causas cardiovasculares[9] e menor mortalidade em geral.[17-19]

Apesar de a maioria dos trabalhos mostrar desfechos positivos, alguns apontam para relações inconclusivas ou ausência de relação entre religiosidade e espiritualidade e desfechos cardiovasculares. Algumas razões podem ser apontadas para esses resultados, como amostras pequenas, populações específicas e dificuldade na padronização de medidas de religiosidade.

Outros estudos, por sua vez, demonstram correlações negativas da religião que devem ser identificadas pelos profissionais de saúde, por exemplo, a sensação de abandono ou punição por parte de Deus, mostrando que nem todos os efeitos da religião são positivos. É importante que os médicos estejam atentos para o fato de que a religião pode desencadear problemas[3] e causar conflitos quanto às condutas médicas.

Portanto, por ser um tema ainda não completamente entendido, são necessárias mais pesquisas na área para elucidar essas questões.

Barreiras enfrentadas

A abordagem da espiritualidade é feita de forma rápida e com ótima aceitação.

Algumas barreiras, porém, são colocadas pelos médicos para não abordarem o tema com seus pacientes.[3] Pode-se citar: falta de conhecimento sobre o assunto, falta de treinamento, falta de tempo, desconforto com o tema, medo de impor pontos de vista religiosos ao paciente, pensamento de que o conhecimento da religião não é relevante ao tratamento médico e a opinião de que isso não faz parte do papel do médico.

Essa resistência é aceitável, haja vista que poucas escolas médicas brasileiras abordam o tema na graduação ou na pós-graduação. Porém, essas barreiras são quebradas à medida que o médico se aprofunda no tema e desvencilha-se de seus próprios medos e preconceitos.

Instrumentos para a obtenção da história espiritual

Os pacientes cardiológicos, por apresentarem doenças crônicas e muitas vezes estarem suscetíveis a desfechos fatais, podem se beneficiar de uma história espiritual.[1] Realizando uma abordagem global sobre o assunto, o cardiologista passa a conhecer como as crenças do paciente podem ter influências em seu tratamento, trazendo conforto ou, talvez, de forma contrária, mais sofrimento.[1]

Não existe uma só forma de abordar a espiritualidade, assim como não existe uma forma correta. Muitas vezes, a abordagem se faz de forma natural e tranquila, o que depende das próprias heranças culturais de cada médico.

Entretanto, pesquisadores têm criado meios de facilitar a abordagem da espiritualidade para os médicos que ainda enfrentam dificuldades com o tema.

Alguns cardiologistas brasileiros já lançam mão de questionários para conhecer mais sobre a espiritualidade do paciente durante a consulta.

Citem-se os mais comuns aqui, mais bem explorados em outros capítulos:

1. questionário FICA;[20]
2. questionário HOPE;[21]
3. história espiritual do ACP;[3]
4. CSI – MEMO.[22]

No caso de pacientes não religiosos,[3] em vez de se concentrar na espiritualidade, o médico pode atuar de maneira sutil ao perguntar como o paciente convive com a doença, o que promove significado e propósito à sua vida e quais crenças culturais podem ter impacto em seu tratamento.[8]

Espiritualidade e associação com doença cardiovascular

Um dos primeiros estudos a demonstrar associação entre religião/espiritualidade e doença arterial coronária foi publicado em 1986. Nesse estudo, após controle de fatores como idade, etnia, educação, tabagismo, atividade física e índice de massa corporal, os pesquisadores descobriram que os homens não religiosos tinham quatro vezes mais chances de ter infarto do miocárdio em comparação com os homens religiosos; da mesma forma, as mulheres não religiosas eram sete vezes mais propensas ao infarto do que as religiosas.[23]

Mesmo antes dessa publicação, outro estudo, em 1971, demonstrou um número significativamente menor de mortes por doença cardiovascular entre aqueles que frequentavam serviços religiosos semanalmente ou mais, em comparação com aqueles que os frequentavam menos que semanalmente.[24] Mesmo após o controle com fatores de risco para doença arterial coronária, o aumento do risco para aqueles que menos frequentavam os serviços religiosos permaneceu significativamente maior.

Da mesma forma, outro estudo realizado, envolvendo 10 mil funcionários públicos de Israel, seguidos por um período de 25 anos, demonstrou que ortodoxos viveram mais do que não religiosos (Figura 34.2).[25]

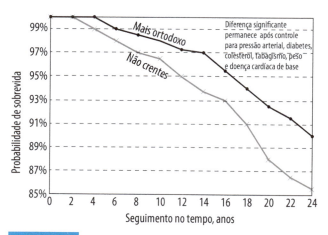

Figura 34.2 Mortalidade por doença cardíaca e religião ortodoxa.

Fonte: Goldbourt U, Yaari S, Medalie JH.

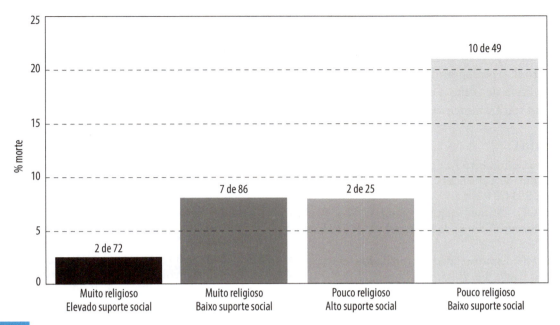

Figura 34.3 Mortalidade em seis meses após cirurgia cardíaca.
Fonte: Oxman TE, Freeman Jr DH, Manheimer ED.

Avaliando a mortalidade em seis meses em 232 pacientes idosos submetidos à cirurgia cardíaca, observou-se que pacientes religiosos e com suporte social tiveram maior sobrevida após o procedimento (Figura 34.3).[26]

Em relação à doença coronariana, alguns estudos têm mostrado que aqueles que apresentam maiores níveis de bem-estar espiritual evoluem com menor progressão da doença (Figura 34.4).[27]

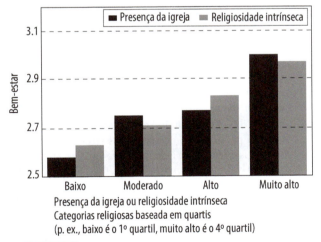

Figura 34.4 Religião e bem-estar em idosos.
Fonte: Koenig HG, MD, Kvale JN.

Perspectivas

As relações entre religiosidade e saúde têm sido cada vez mais investigadas, e as evidências apontam para uma relação habitualmente positiva entre indicadores de envolvimento religioso e de saúde mental.[28] O mesmo parece ocorrer em relação à saúde física. Contudo, esse é ainda um amplo e promissor campo de investigação.[5]

Sobre a perspectiva biopsicossocial, é possível levantar questões que envolvem as emoções tanto no aparecimento da doença cardíaca quanto na reabilitação. O ser humano, em situações em que se confronta entre a vida e a morte, faz aflorar aspectos que levam a muitos questionamentos. É nesse contexto que muitas vezes a espiritualidade surge e prevalece, explicando aquilo que a razão ou ciência não foi capaz de elucidar.

Embora a maioria dos médicos apenas enfatize os hábitos de vida dos pacientes, alguns especialistas assinalam que as crenças religiosas e suas práticas colaboram para o tratamento. E estamos cada vez mais próximos das chamadas evidências científicas sólidas que comprovem o relevante papel da espiritualidade sobre a ocorrência, prevenção e prognóstico das doenças cardiovasculares. Dessa maneira, é de extrema importância que os profissionais de saúde conheçam e reconheçam a importância da espiritualidade diante de pacientes e familiares que estejam em situação de sofrimento devido ao adoecimento e internamento em hospitais.[29]

Os pacientes cardiológicos, por estarem, em muitas situações, diante de doenças com risco de morte iminente, podem se beneficiar de uma anamnese espiritual, apresentando para o cardiologista uma perspectiva de como a espiritualidade pode influenciar em seu tratamento.

Referências

1. Lucchetti G, Lucchetti ALG, Avezum Jr. Religiosidade, espiritualidade e doenças cardiovasculares. Rev Bras Cardiol. 2011;24(1):55-7.
2. Lopes OC. A medicina no tempo. São Paulo, Melhoramentos/Editora da Universidade de São Paulo: 1970.
3. Koenig HG. Espiritualidade no cuidado com o paciente. São Paulo, Fé: 2005.
4. William O. The faith that heals. British Medical Journal. 1910 Jun 18; 1 470-2.
5. Guimarães HP, Avezum A. O impacto da espiritualidade na saúde física. Revista de Psiquiatria Clínica. 2007; 34 (s. 1):88-94.
6. Yamar A. Spirituality in medicine: what is to be done? Journal of Royal Society of Medicine. 2001; 94 (10):529-33.
7. Monteiro DMR. Espiritualidade e saúde na sociedade do espetáculo. In: Pissini L, Bachifontaine C, organizers. Buscar sentido e plenitude de vida: bioética, saúde e espiritualidade. São Paulo, Paulinas: 63-86, 2008.
8. Lucchetti G, Granero A, Bassi R, Latorraca R, Nacif SAP. Espiritualidade na prática clínica: o que o clínico deve saber? Rev Bras Clin Med. 2010;8(2):154-8.
9. Hummer RA, Rogers RG, Nam CB, Ellison CG. Religious involvement and U.S. adult mortality. Demography. 1999;36(2):273-85.
10. Feinstein M, Liu K, Ning H, Fitchett G, Lloyd-Jones DM. Burden of cardiovascular risk factors, subclinical atherosclerosis, and incident cardiovascular events across dimensions of religiosity: the multi-ethnic study of atherosclerosis. Circulation. 2010;121(5): 659-66.
11. Lucchetti G, Granero AL, Nobre F, Avezum A. Influência da religiosidade e espiritualidade na hipertensão arterial sistêmica. Rev Bras Hipertens. 2010;17(3):186-8.
12. Koenig HG, George LK, Hays JC, Larson DB, Cohen HJ, Blazer DG. The relationship between religious activities and blood pressure in older adults. Int J Psychiatry Med. 1998;28(2):189-213.
13. Ai AL, Ladd KL, Peterson C, Cook CA, Shearer M, Koenig H. Long-term adjustment after surviving open heart surgery: the effect of using prayer for coping replicated in a prospective design. Gerontologist. 2010;50(6):798-809.
14. Ai AL, Wink P, Tice TN, Bolling SF, Shearer M. Prayer and reverence in naturalistic, aesthetic, and socio-moral contexts predicted fewer complications following coronary artery bypass. J Behav Med. 2009;32(6):570-81.
15. Morris EL. The relationship of spirituality to coronary heart disease. Altern Ther Health Med. 2001;7(5):96-8.
16. Gillum RF, Ingram DD. Frequency of attendance at religious services, hypertension, and blood pressure: the Third National Health and Nutrition Examination Survey. Psychosom Med 2006;68(3):382-5.
17. Chida Y, Steptoe A, Powell LH. Religiosity/spirituality and mortality: a systematic quantitative review. Psychother Psychosom. 2009;78(2):81-90.
18. McCullough ME, Hoyt WT, Larson DB et al. Religious involvement and mortality: a meta-analytic review. Health Psychol. 2000;19(3):211-22.
19. Powell LH, Shahabi L, Thoresen CE. Religion and spirituality: l inkages to physical health. Am Psychol. 2003;58(1):3652.
20. Puchalski C, Romer AL. Taking a spiritual history allows clinicians to understand patients more fully. J Palliat Med. 2000;3(1):129-37.
21. Anandarajah G, Hight E. Spirituality and medical practice: using the HOPE questions as a practical tool for spiritual assessment. Am Fam Physician. 2001;63(1):81-9.
22. Koenig HG. An 83-year-old woman with chronic illness and strong religious beliefs. JAMA. 2002;288(4):487-93.
23. Friedlander Y, Kark JD, Stein Y. Religious orthodoxy and myocardial infarction in Jerusalem: a case control study. Int J Cardiol. 1986;10(1):33-41.
24. Comstock GW. Fatal arteriosclerotic heart disease, water hardness at home, and socioeconomic characteristics. Am J Epidemiol. 1971;94(1):1-10.
25. Goldbourt U, Yaari S, Medalie JH. Factors predictive of long-term coronary heart disease mortality among 10,059 male Israeli civil servants and municipal employees. Cardiology. 1993; 82: 100-21.
26. Oxman TE, Freeman Jr DH, Manheimer ED. Lack of social participation or religious strength and comfort as risk factors for death after cardiac surgery in the elderly. Psychosomatic Medicine. 1995; 57: 5-15.
27. Koenig HG, MD, Kvale JN, Ferrel C. Religion and well-being in later life. The Gerontologist. 1988; 28 (1): 18-28.
28. Moreira-Almeida A, Lotufo-Neto F, Koenig H G. Religiousness and mental health: a review. Rev Bras Psiquiatr. 2006; 28 (3): 242-50.
29. Barbosa RMM, Ferreira JLP, Melo MCB, Costa JM. A espiritualidade como estratégia de enfrentamento para familiares de pacientes adultos em cuidados paliativos. Revista da Sociedade Brasileira de Psicologia Hospitalar. 2017; 20 (1): 166-82.

35

Dor e Espiritualidade

Silvia Maria Machado Tahamtani
Angela Maria Sousa

> "Eu sustento que o mistério humano é incrivelmente degradado pelo reducionismo científico, com sua afirmação no materialismo promissor para explicar, eventualmente, todo o mundo espiritual em termos de padrões de atividade neuronal.
> Essa crença deve ser classificada como uma superstição. Temos que reconhecer que somos seres espirituais com almas existentes em um mundo espiritual, bem como seres materiais com corpos e cérebros existentes em um mundo material."
>
> *Sir John C. Eccles.*
> Ph.D. (1903-1997), neurofisiologista,
> Prêmio Nobel em Medicina e Fisiologia, 1963.

Introdução

A dor é uma experiência universal desde o nascimento até a morte. Desde as tábuas de argila da Babilônia podemos rastrear estudos sobre a dor.[1] Aristóteles, no século IV a.C., descreveu a dor como uma emoção oposta ao prazer, mas o fenômeno é mais complexo, envolvendo uma cascata de mecanismos e respostas comportamentais, pensamentos e emoções que, certamente, desempenham um papel importante em sua percepção.[1] Fatores não fisiológicos (atitudes psicológicas, familiares e sociais, estressores culturais ou espirituais da vida) contribuem para a experiência e a resposta à dor, e seu manejo deve envolver opções medicamentosas, cirúrgicas e comportamentais, que podem tangenciar componentes espirituais e religiosos.[2,3]

A dor e seus componentes

Segundo a International Association for the Study of Pain (IASP), a dor é uma sensação e experiência emocional desagradável associada a lesão tecidual, real ou potencial, ou descrita em termos dessa lesão.[4] Novas definições afirmam que "a dor é uma experiência angustiante associada a danos teciduais reais ou potenciais, com componentes sensoriais, emocionais, cognitivos e sociais",[5] ou seja, subjetivos.[6] Essa definição permite concluir que a dor não é apenas uma experiência puramente sensorial, mas também emocional e espiritual, podendo levar o indivíduo a um enorme sofrimento quando não reconhecida em todas as suas dimensões. Portanto, não há uma região única relacionada à dor, e sim uma rede complexa de regiões cerebrais frequentemente denominada matriz da dor, conforme originalmente conceituada por Melzack e Wall.[7,8]

Essa matriz consiste em múltiplas regiões que, por si sós, não estão apenas associadas à dor, mas também estão envolvidas em outras funções sensoriais, motoras e cognitivas, nas quais a informação é frequentemente processada em paralelo. A consciência da dor aparece nos últimos estágios do processamento da dor, quando a informação neural está sendo integrada em várias regiões do córtex.[9]

Loeser[10] criou um modelo para esclarecer a ligação que existe entre os componentes (sensorial, emocional e espiritual) que é bastante explicativo.

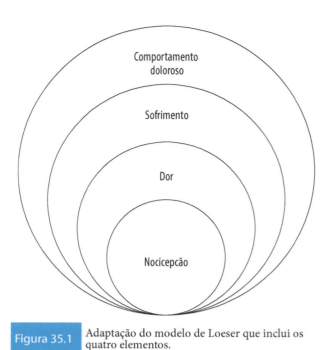

Figura 35.1 Adaptação do modelo de Loeser que inclui os quatro elementos.

Fonte: Loeser JD. 1980.

No centro dos círculos que se sobrepõem está a nocicepção, que é uma atividade nervosa causada por estimulação, sendo puramente fisiológica. Pode ser percebida como dolorosa ou não. O segundo círculo sobreposto é a dor em sua dimensão sensitivo-discriminativa. É importante enfatizar que a dor é uma experiência subjetiva. A mesma estimulação nociceptiva pode causar dor intensa ou nem ser sentida como dolorosa, portanto a dor é muito mais que uma simples sensação, é uma percepção modulada por vários fatores (estresse, ansiedade, depressão, medo). O terceiro círculo é o sofrimento, o qual está ligado à dimensão afetivo-motivacional da dor. O sofrimento é uma resposta negativa afetiva (emocional) que pode ser gerada pela dor ou por outra experiência desagradável, tal como a perda de um ente querido ou qualquer experiência geradora de ansiedade. Podemos sofrer com a simples memória de um acontecimento traumático ou mesmo por antecipação de algo potencialmente desagradável. O medo da dor pode causar mais incapacidade do que a própria dor,[11] gerando um padrão cíclico de dor crônica que leva à depressão e faz a depressão ser causa de aumento na dor crônica, criando uma relação de reforço mútuo. Finalmente, o último círculo se refere aos comportamentos dolorosos. São eles os comportamentos associados à presença da dor. São expressados de várias formas, variando do movimento brusco reflexo à expressão facial.[12]

Vários autores já explicaram que a dor crônica apresenta desafios para os pacientes, não simplesmente porque produz sofrimento e incapacidade significativos, mas porque eles devem lutar para legitimar esse sofrimento e incapacidade. A dor crônica não é visível, nem muitas de suas causas.[13] Isso significa que a dor crônica, seu sofrimento e deficiência associados nunca atingem a plena legitimidade das doenças verificáveis. A legitimidade da dor crônica implica a legitimidade de suas consequências e tratamentos. A dor aceita produz um sofrimento legítimo que garante o tratamento com várias classes de analgésicos, entre outras coisas.

Nessas circunstâncias, a chave para um tratamento bem-sucedido é olhar para o paciente de forma holística. Os pacientes estão no centro de uma estratégia de tratamento da dor multidisciplinar e individualizada que os exige e os capacita para tornarem-se participantes dinâmicos de seu próprio cuidado,[14] ajudando-os a aderir ao tratamento sugerido, a prevenir complicações evitáveis e a manter (ou melhorar) a qualidade de vida.[14] O controle e o manejo do componente físico da dor são essenciais para que seja possível a abordagem dos outros componentes que a definem.

Influência biológica na dor

Não podemos considerar a dor crônica um sintoma secundário de alguma outra doença, mas antes uma doença crônica em si.[14] Variáveis psicossociais e resultados adversos na saúde já foram identificados como os mecanismos biológicos potenciais subjacentes a essa relação.[15] O hipotálamo é ativado por uma percepção de sofrimento emocional, estimulando o aumento dos níveis de cortisol do córtex adrenal. Estresse psicológico crônico, depressão e solidão estão associados à desregulação do eixo hipotálamo-hipófise adrenal (HPA) e desempenham um papel fundamental na experiência da dor. Estudos mostraram que pessoas que vivem com dor crônica podem relatar dor mais intensa e incapacidade relacionada quando apresentam depressão, ansiedade ou ambos.[16,17] As desregulações fisiológicas ocorrem durante os períodos de estresse crônico e depressão, em que o corpo é incapaz de manter um equilíbrio eficiente, desencadeando um *feedback* negativo prejudicado do eixo HPA.[18] Ocorre um "envelhecimento biológico", e o dano celular resulta em aceleradas mudanças metabólicas notadas no corpo todo,[18] por exemplo, o hipercortisolismo associado ao estresse e à diminuição da função cognitiva em idosos.[19,20] Temos também um aumento da interleucina-1β (IL-1β), que é um biomarcador pró-inflamatório associado a resultados adversos de saúde física e cognitiva em adultos sob alto nível de estresse.[21,22]

Influência da resiliência na dor

A resiliência é uma construção complexa de múltiplos componentes e significa "a capacidade de resistir ou recuperar-se rapidamente de condições difíceis"[23] por meio da aceitação, sendo uma delas a experiência dolorosa (física e espiritual). Fernando Pessoa, por seu heterônimo Alberto Caeiro, apresenta, de forma poética, essa reflexão pertinente:

> Aceito as dificuldades da vida porque são o destino,
> Como eu aceito o frio excessivo no alto do inverno –
> Calmamente, sem me queixar, como quem meramente aceita,
> E encontra uma alegria no fato de aceitar –
> No fato sublimemente científico e difícil de aceitar o natural inevitável.[24]

No contexto de pesquisas biológicas e psicológicas recentes, a resiliência tem ganhado um significado mais específico. A ideia de resiliência como resistência ao estresse originou-se na década de 1970.[25] A cascata de respostas que compõem a resposta aguda ao estresse é extremamente adaptável na maioria das circunstâncias (aumento da frequência respiratória e cardíaca, aumento da pressão arterial, dilatação da pupila, mobilização de energia, atenção concentrada). Funcionam em conjunto para promover respostas bem-sucedidas de luta ou fuga e melhorar as chances de sobrevivência.

No início da década de 1990, a ênfase da pesquisa sobre resiliência mudou da identificação de fatores protetores (que envolvem emoções positivas e competência para a autorregulação) para um estudo de como os indivíduos superam adversidades.[26] Sugere que habilidades inerentes, habilidades/comportamentos de enfrentamento e apoio de fontes externas, como espiritualidade e família, são mais relevantes para a resiliência do que o processo de adaptação.[27]

A espiritualidade e a intervenção espiritual também estão associadas à menor intensidade da dor, de sua percepção, na redução de sua frequência e duração.[28] A capacidade de enfrentamento espiritual positiva em diferentes situações de estresse tem muita influência no manejo da dor e no impacto de sua cronificação.[29] Ajuda o paciente a aceitá-la na medida em que afeta tanto sua percepção como também a percepção do sofrimento.[30]

A dor espiritual

A dor espiritual tem sido definida de várias formas, como "uma ruptura no princípio que permeia todo o ser de uma pessoa que integra e transcende a própria natureza biológica",[31] como "uma dor causada pela extinção do ser e significado de si"[32] ou como "uma dor profunda em sua alma (ser) que não é física".[33]

A experiência da dor espiritual é complexa e pode fazer parte da experiência de vida do paciente diante de uma doença crônica quando percebe a perda de sua independência, naqueles com diagnóstico de câncer e nos pacientes em fase terminal, quando se conscientizam e confrontam a própria finitude.[3]

Sabemos que a morte é inevitável, mas, durante grande parte de nossas vidas, continua sendo uma possibilidade remota. Um diagnóstico de câncer provavelmente precipitará a reflexão espiritual. É comum ouvirmos dos pacientes perguntas ou expressões do tipo "Por que eu?", "Por que Deus permite esse sofrimento?", "Isso é castigo!", "Mas eu sempre fui tão correto e temente a Deus...".[34] Quando essas questões ficam sem resposta, surgem conflitos internos que criam uma ruptura entre as crenças espirituais e o que está acontecendo na vida real, levando a sentimentos de dor espiritual.[34] Ocorre quando uma pessoa é incapaz de encontrar fontes de significado, esperança, amor, paz, conforto, força e conexão na vida ou quando ocorre conflito entre suas crenças e o que está acontecendo consigo.[35] Pode precipitar questões teológicas, desafiando a compreensão de Deus, e certamente questões existenciais, quando confrontadas com a possibilidade da não existência "dEle". A morte nos força a contemplar nossa própria mortalidade. Diante de um diagnóstico como o câncer, tudo o que antes era familiar se torna desconhecido e desequilibrado, no entanto as tradições religiosas nos oferecem rituais e metáforas para entender e lidar com a possibilidade dela. À medida que se busca recuperar o equilíbrio, tais rituais/metáforas oferecem o familiar, enquanto se procura equilíbrio.[34]

Fatores de risco

Os sintomas da dor espiritual incluem desconexão ou falta de vontade de se envolver com os outros, preocupação consigo mesmo, expressar uma perda do futuro e sentir-se marginalizado, sozinho, abandonado, aprisionado, aflito, com raiva, vergonha, sensação de culpa, desespero.[17] A identificação da presença da dor espiritual proporcionará aos médicos a oportunidade de incorporar recursos como a oração, técnicas de relaxamento, rituais espirituais e outras modalidades complementares da tradição religiosa do paciente no plano de tratamento.[17]

A presença de alguns fatores de risco para dor espiritual, que incluem perda irreconciliável, diminuição da capacidade física ou mental, perda material, perda de um relacionamento afetivo, perda iminente da própria vida, sentimentos profundos de solidão, abandono, mágoa de entes queridos e isolamento social,[36] coloca-nos atentos.

Alguns estudos comportam a hipótese de que a dor espiritual se manifestaria mais intensamente com a presença de estresse, depressão e enfrentamento religioso negativo.[33] Tais estudos também mediram a dor espiritual em pacientes com câncer avançado em relação à expressão dos sintomas, estratégias de enfrentamento e qualidade de vida, e relataram resultados significativos e positivos de dor espiritual e sintomas físicos/emocionais.[33]

Outros relataram uma correlação significativa e positiva de dor espiritual e depressão, mas não dor física ou gravidade da doença, em uma amostra de pacientes com câncer avançado.[37] A solidão também está associada a uma condição emocional e física deficitária, incluindo aumento do risco de morbidade e mortalidade, limitações funcionais e más práticas de saúde.[15,38]

Abordagem e manejo

Uma avaliação espiritual abrangente promove uma abordagem holística para cuidar da pessoa como um todo e é importante para a equipe interdisciplinar, uma vez que estimula o envolvimento da pessoa no autogerenciamento da saúde, como já citado.[36] A insensibilidade às preferências baseadas na fé para discussão e tomada de decisão pode ampliar a dor e o sofrimento tanto dos pacientes quanto de suas famílias.[39]

Embora seja irrealista esperar que os médicos estejam familiarizados com as visões de todas as religiões mundiais em relação à morte, eles devem estar cientes de como os sistemas de crenças influenciam os cuidados no fim da vida.[40] Devem entender como a espiritualidade pode influenciar o enfrentamento, seja positiva ou negativamente,[39] e recomendar diferentes abordagens para situações semelhantes, dependendo de suas religiões e antecedentes culturais.[41,42]

Os resultados da avaliação devem ser incluídos no gerenciamento geral da saúde. A pessoa que realiza a avaliação da espiritualidade não precisa ser necessariamente a mesma que atende às necessidades espirituais, mas é a pessoa que as identifica e organiza recursos ou intervenções espirituais específicas.[36] No ambiente hospitalar, o capelão é o especialista em cuidados espirituais para abordar e processar o sofrimento existencial, realizando a revisão de vida e facilitando orações, rituais ou outras observâncias reconfortantes. Normalmente é a pessoa que irá atender às necessidades espirituais, realizando uma avaliação contínua do plano de tratamento espiritual e mantendo a equipe interdisciplinar informada sobre os resultados. Em uma casa de repouso ou ambiente doméstico, pode ser um amigo, membro da família ou enfermeiro que atenda às necessidades espirituais,[36] pois um capelão nem sempre é facilmente acessado e as necessidades espirituais podem não ser abordadas.[34]

A avaliação contínua da dor espiritual inclui o monitoramento do enfrentamento da pessoa, tranquilidade, cooperação e verbalização dos conflitos internos, necessidades de reconciliação, luto, perdas ou arrependimentos.[36]

O enfrentamento religioso refere-se ao uso de práticas religiosas ou espirituais para lidar com o estresse e outros sentimentos psicossociais. Podem incluir oração, meditação, apoio pastoral, ressignificação religiosa e fé.[43] O enfrentamento religioso positivo ocorre quando uma pessoa usa atividades religiosas e/ou crenças espirituais para encontrar significado, ganhar controle, obter conforto e proximidade a Deus ou a outra divindade religiosa em situações difíceis.[43] O resultado final do uso de estratégias de enfrentamento religioso positivo é a melhor capacidade para lidar com situações difíceis com menos sentimentos de estresse e depressão,[34] o que reflete em melhor controle da dor.

O enfrentamento religioso negativo ocorre quando uma pessoa acredita que está sendo punida, abandonada, não amada ou abandonada por Deus ou por outra divindade religiosa. Ela também pode acreditar que sua situação difícil ou estressante é o trabalho do Diabo ou outra divindade religiosa negativa. Nesse caso, o resultado é a menor capacidade de lidar com a situação difícil, mais sentimentos de estresse e depressão e piora do quadro doloroso.[43]

Considerações finais

A dor crônica causa sofrimento e incapacidade que devem ser gerenciados pelos indivíduos que a experimentam, mas também são administrados pela cultura em que esses indivíduos vivem. A maneira como uma cultura lida com a dor é como um fio que se pode usar para desvendar toda essa cultura. Cada pessoa vivencia a própria dor em um contexto biopsicossocial-espiritual, portanto a capacidade de enfrentar, tolerar e aceitar a doença e a dor (resiliência) envolve múltiplos níveis de experiência em um pensamento.[44] Quando o paciente recebe um atendimento pessoal e individualizado, apresenta melhor controle da dor, do sono, da dinâmica dos relacionamentos.[45]

Um dos objetivos da assistência médica é explorar os fatores psicossociais envolvidos na experiência da dor elucidando equívocos, modificando estratégias inúteis de enfrentamento e apresentando recursos positivos.

Conectar-se profundamente a partir de nossa humanidade compartilhada, não importando nossas diferenças, é um dos dons mais preciosos que oferecemos e recebemos como médicos.

Referências

1. White L, Duncan G. Medical surgical nursing: an integrated approach, 2nd ed. New York, Delmar Thomson Learning: 2002.
2. Franck LS, Greenberg CS, Stevens B. Pain assessment in infants and children. Pediatr Clin North Am 2000;47:486-512.
3. Galloway KS, Yaster M. Pain and symptom.
4. IASP, 1994. Part III: Pain terms, a current list with definitions and notes on usage. Classification of chronic pain, Second Edition, IASP Task Force on Taxonomy, edited by H. Merskey and N. Bogduk, Seattle, ISAP Press: 209-14, 1994.
5. Williams AK, Craig D. Updating the definition of pain. Pain. 2016; 157: 2420-3. Disponível na Internet: https://doi.org/10. 1097/j.pain.0000000000000613 PMID: 27200490.
6. Nilges P. Klinische Schmerzmessung. In: Baron R, Koppert W, Strupf M, Willweber-Strumpf A, editors. Praktische Schmerzmedizin. Heidelberg, Springer Verlag: 79-87, 2013.
7. Melzack R. From the gate to the neuromatrix. Pain Suppl. 1999; 6(1):121-6.
8. Melzack R, Wall PD. Pain mechanisms: a new theory. Science. 1965; 50(699):971-9.
9. Lee MC, Mouraux A, Iannetti GD. Characterizing the cortical activity through which pain emerges from nociception. J Neurosci. 2009;29(24):7909-16.
10. Loeser JD. Perspective on pain. In: Padgham C, Hedges A, Turner P, editors. Clinical pharmacology and therapeutics. Baltimore, University Park Press: 314, 1980.
11. Crombez G, Vlaeyen JW, Heuts PH, Lysens R. Pain-related fear is more disabling than pain itself: evidence on the role of pain-related fear in chronic back pain disability. Pain. 1999;80:329-39.
12. Kavaliers M. Evolutionary and comparative aspects of nociception. Brain Res Bull 1990;21:923-31.
13. Rhodes LA, McPhillips-Tangum CA, Markham C, Klenk R. The power of the visible: the meaning of diagnostic tests in chronic back pain. Soc Sci Med. 1999;48(9):1189-203.
14. Vargas-Schaffer G, Cogan J. Patient therapeutic education: placing the patient at the centre of the WHO analgesic ladder. Can Fam Physician. 2014 Mar;60(3):235-41.
15. Mahon N E, Yarcheski A, Yarcheski T J. Social support and positive health practices in young adults loneliness as a mediating variable. Clin Nurs Res. 1998;7:292-308.
16. Eccleston C. Role of psychology in pain management. BJA. 2001;87:144-52.
17. Means-Christensen AJ, Roy-Byrne PP, Sherbourne CD et al. Relationships among pain, anxiety, and depression in primary care. Depress Anxiety. 2008;25: 593-600.
18. Epel E S. Psychological and metabolic stress: a recipe for accelerated cellular aging? Hormones. 2009;8:7-22.
19. Beluche I, Carriere I, Ritchie K, Ancelin M. A prospective study of diurnal cortisol and cognitive function in community-dwelling elderly people. Psychol Med. 2010;40:1039-49.

20. Fiocco A, Wan N, Weekes N, Pim H, Lupien S. Diurnal cycle of salivary cortisol in older adult men and women with subjective complaints of memory deficits and/or depressive symptoms: relation to cognitive functioning. Stress. 2006;9:143-52.

21. Glaser R, Kiecolt-Glaser J. Stress-induced immune dysfunction: implications for health. Nat Rev Immunol. 2005;5:243-51.

22. Jaremka L, Fagundes C, Peng J, Bennett J, Glaser R, Malarkey W, et al. Loneliness promotes inflammation during acute stress. Psychol Sci. 2013;24:1089-97.

23. Fletcher D, Sarkar M. Psychological resilience: a review and critique of definitions, concepts, and theory. Eur Psychol. 2013;18:12-23. 10.1027/1016-9040/a000124.

24. Poemas inconjuntos. In: Poemas de Alberto Caeiro. Fernando Pessoa. Lisboa, Ática: 92, 1946 (10th ed. 1993).

25. Masten A S. Ordinary magic: r esilience processes in development. Am Psychol. 2001;56:227-38. 10.1037/0003-066x.56.3.227.

26. Cai W-P, Pan Y, Zhang S-M, Wei C, Dong W., Deng G-H. (2017). Relationship between cognitive emotion regulation, social support, resilience and acute stress responses in Chinese soldiers: exploring multiple mediation model. Psychiatry Res. 2017;256:71-8. 10.1016/j.psychres.2017.06.018.

27. Tan WS, Beatty L, Kemp E, Koczwara B. What contributes to resilience in cancer patients? A principal component analysis of the Connor-Davidson Resilience Scale. Asia-Pac J Clin Oncol. 2019;1-5.

28. Miller C, Newton SE. Pain perception and expression: the influence of gender, personal self-efficacy, and lifespan socialization. Pain Management Nursing: Official Journal of the American Society of Pain Management Nurses. 2006; 7: 148 52.

29. Büssing A, Michalsen A, Balzat HJ, Grünther RA, Ostermann T, Neugebauer EAM et al. Are spirituality and religiosity resources for patients with chronic pain conditions? Pain Medicine. 2009; 10: 327-39.

30. Siddall PJ, Lovell M, MacLeod R. Spirituality: what is its role in pain medicine? Pain Medicine. 2010; 16: 51-60.

31. North American Nursing Diagnosis Association (NANDA). NANDA nursing diagnoses: definitions and characteristics; NANDA: Philadelphia, PA, USA, 1992.

32. Murata, H. Spiritual pain and its care in patients with terminal cancer: construction of a conceptual framework by philosophical approach. Palliat Support Care. 2003;1:15-21.

33. Delgado-Guay M O, Hui D, Parsons H A, Govan K, de la Cruz M, Thorney S et al. Spirituality, religiosity, and spiritual pain in advanced cancer patients. J Pain Symptom Manag. 2011;41:986-94.

34. Koenig H, King D E, Carson V B. Handbook of religion and health, 2nd ed. New York, Oxford University Press: 2012.

35. Anandarajah G, Hight E. Spirituality and medical practice: using the HOPE questions as a practical tool for spiritual assessment. Am Fam Physician. 2001;63(1):81-9.

36. O'Neill M T, Mako C. Addressing spiritual pain. Health Prog. 2011;92:42-5.

37. Mako C, Galek K, Poppito S R. Spiritual pain among patients with advanced cancer in palliative care. J Palliat Med. 2006;9: 1106-13.

38. Penninx B W, van Tilburg T, Kriegsman D M, Deeg D J, Boeke A J, van Eijk J T. Effects of social support and personal coping resources on mortality in older age: The Longitudinal Aging Study Amsterdam. Am J Epidemiol. 1997;146: 510-9.

39. Sulmasy DP. Spirituality, religion, and clinical care. Chest. 2009;135:1634-42.

40. Bülow HH, Sprung CL, Reinhart K et al. The world's major religions' points of view on end-of-life decisions in the intensive care unit. Intensive Care Med. 2008;34:423-30.

41. Vincent JL. Forgoing life support in western European intensive care units: the results of an ethical questionnaire. Crit Care Med. 1999;27:1626-33.

42. Sprung CL, Cohen SL, Sjokvist P et al. End-of-life practices in European intensive care units: the Ethicus Study. JAMA. 2003;290:790-7.

43. Pargament K, Koenig H, Perez L M. The many methods of religious coping: development and initial validation of the RCOPE. J Clin Psychol. 2000;56:519-43.

44. Wachholtz AB, Pearce MJ, Koenig H. Exploring the relationship between spirituality, coping, and pain. J Behav Med. 2007;30:311-8.

45. Dalton JÁ, Keefe FJ, Carlson J, Yongblood R. Tailoring cognitive-behavioral treatment for cancer pain. Pain Manag Nurs. 2004;5:3-18.

Literatura e Outras Artes como Fontes Revigorantes

Iraci Nogueira

Quando observamos a escultura *Davi* (1502-1504), do italiano Michelangelo, é natural que nos espantemos diante de tanta perfeição e beleza. O grande artista conseguiu transformar um bloco de mármore em um homem que tem alma e pulsação. Entretanto, não é apenas isso que nos intriga ao olharmos para Davi. Nele reconhecemos nossa humanidade e nossa capacidade de desafiar o que se pensava impossível. Seja pelo fato de um artista ter "domado" um bloco de pedra e ter conseguido extrair dele feições tão humanas, seja pelo fato de Davi traduzir a coragem do personagem bíblico que enfrentou e venceu o gigante Golias, um inimigo considerado invencível.

Conhecer as grandes obras de arte, que resistem ao tempo e atravessam fronteiras, bem como as histórias que as inspiram, acaba por ser uma forma de mantermo-nos conectados com valores que nos sustentam e convidam à transcendência. Muitas vezes, as "batalhas" que travamos são desiguais, o que nos daria a sensação de impotência caso não houvesse, dentre outras alternativas, um vasto campo a ser explorado nas variadas manifestações artísticas que nos dão a ideia de plenitude, em oposição à solidão e ao vazio; de perenidade, em contraponto à brevidade da vida.

Quando lemos as páginas de *Dom Quixote*, que Cervantes escreveu na Espanha do século XVII, é possível que nos identifiquemos com esse homem alto, magro, perto dos 50 anos, idealista, delirante, montado em seu cavalo Rocinante. Ele tem em si o desejo febril por justiça, mas na mesma medida é ingênuo. Ele é a expressão da paixão, da generosidade e da coragem, mas na mesma medida é desarrazoado. Muitos de nós já erguemos a espada antiga, já vestimos a velha armadura imaginária para enfrentarmos, quixotescamente, os inimigos, as adversidades, a tirania, os monstros do cotidiano, que não são moinhos de vento, são peças reais da vida, que muitas vezes nos paralisam e nos colocam na boca o sabor amargo da impotência.

Além das belas construções dos artistas geniais, há também os seus desdobramentos. Peças, filmes, músicas, quadros... todos inspirados na obra original, que tem seu alcance e sentido ampliados ao longo do tempo e do espaço. Isso em razão de um diálogo inesgotável que nos permite revisitar e atualizar os grandes temas já explorados pelo gênio humano nessa travessia de séculos.

Um exemplo disso é a bela canção "The impossible dream", composta em 1965, por Joe Darion e Mitch Leigh, para o primeiro musical inspirado em *Dom Quixote*, de Miguel de Cervantes. No Brasil, Chico Buarque e Ruy Guerra fizeram a versão da música para esse musical, lançado aqui em 1972.

Sonho impossível

Sonhar
Mais um sonho impossível
Lutar
Quando é fácil ceder
Vencer o inimigo invencível

Negar quando a regra é vender
Sofrer a tortura implacável
Romper a incabível prisão
Voar num limite improvável
Tocar o inacessível chão
É minha lei, é minha questão
Virar esse mundo
Cravar esse chão
Não me importa saber
Se é terrível demais
Quantas guerras terei que vencer
Por um pouco de paz
E amanhã, se esse chão que eu beijei
For meu leito e perdão
Vou saber que valeu delirar
E morrer de paixão
E assim, seja lá como for
Vai ter fim a infinita aflição
E o mundo vai ver uma flor
Brotar do impossível chão.

Doses certas, sem medida

São incontáveis as relações intertextuais, diretas ou pressentidas, entre as obras de arte. Escolho alguns exemplos que julgo indispensáveis para compor esta análise, que pretende associar o bem-estar e o revigoramento de uma pessoa a partir do contato com histórias, músicas, cenas que mobilizem a capacidade de pensar e sentir.

A tragédia *Otelo*, de Shakespeare, da Inglaterra do século XVI, tem comovido a humanidade até os dias atuais, com uma abordagem corrosiva das relações humanas baseadas na inveja e no ciúme. Enganado e insuflado pelo ardiloso Iago, o príncipe mouro acredita-se traído pela esposa, a quem amava intensamente. Tomado pela fúria do ciúme cego e violento, assassina Desdêmona. Ao descobrir, mais tarde, que fora vítima de uma trama maligna, suicida-se.

Quase 300 anos se passaram até que, em 1900, um escritor brasileiro nos apresentou um romance de profunda sondagem psicológica que foi analisado pela estudiosa Helen Caldwell no seu livro *O Otelo brasileiro de Machado de Assis*, de 1970.

Sim, *Dom Casmurro* estabelece um diálogo com a tragédia *Otelo* não apenas pelo tema central, mas por apresentar capítulos que remetem diretamente à tragédia de Shakespeare: "Uma ponta de Iago", "Uma reforma dramática" e "Otelo".

Intrigante pensar que o autor não se apressou em nos dar todos os elementos. Foi jogando suas "iscas" para nos fisgar e surpreender. Até percebermos que no romance não há uma terceira pessoa fazendo a intriga que vai separar os amantes. O que temos é um Bentinho inseguro, dominável e ciumento. Ele próprio é Iago (aliás, seu nome é Bento de Albuquerque San**tiago**). Ele próprio é Otelo, que, em razão do excessivo ciúme, cria a trama em que apresenta sua amada Capitu como possível adúltera sem que ela tenha direito à palavra e à defesa, já que o livro é narrado em primeira pessoa. Ficamos sem saber se Capitu traiu ou não Bentinho, já que o mais importante, nesse caso, é a especulação sobre a condição humana: nossas fraquezas, angústias e duvidosas certezas. *Dom Casmurro* ganhou inúmeras análises e interpretações em vários lugares do mundo. Foi adaptado em diferentes tempos para cinema e teatro.

Alguns mais desavisados poderiam indagar: "Mas por que ensinar um livro do século XIX a um jovem do século XXI?" Ou ainda: "Por que o contato com a literatura, bem como outras artes, contribuiria para o restabelecimento de uma pessoa enferma?"

A resposta é simples:

O que fortalece nossa humanidade é a capacidade de ter memória, de perceber que alguns temas são atemporais, de analisar com perspicácia os acontecimentos que marcam a vida humana no decorrer dos séculos. Em *Dom Casmurro*, vemos os conflitos de um menino de 15 anos entre as tradições de sua família e a descoberta do primeiro amor. Vemos as inquietações de um homem entre a honra supostamente ferida e a perda da única mulher que amou na vida. Vemos uma mulher ser julgada por um grupo social conservador e privilegiado pelo fato de ela ter hábitos e gostos incomuns para o perfil feminino daquele tempo, além de pertencer a uma classe social desfavorecida. Vemos um autor discorrer sobre a condição humana com refinada análise, que envolve sondagem filosófica, psicológica e histórica.

Segundo Ignacio Morgado Bernal,[1] diretor do Instituto de Neurociências da Universidade Autônoma da Espanha,

> A leitura é um dos melhores exercícios possíveis para manter o cérebro e as capacidades mentais em forma. Isso é verdade porque a atividade de leitura exige colocar em jogo um importante número de processos mentais, entre os quais se destacam a percepção, a memória e o raciocínio. [...]
>
> Quando lemos, ativamos principalmente o hemisfério esquerdo do cérebro, que é o da linguagem e o mais dotado de capacidades analíticas na maioria das pessoas, mas são muitas outras áreas do cérebro de ambos os hemisférios que são ativadas e intervêm no processo. Decodificar as letras, as palavras e as frases e transformá-las em sons mentais requer a ativação de grandes áreas do córtex cerebral. Os córtices occipital e temporal são ativados para ver e reconhecer o valor semântico das palavras, ou seja, o seu significado. O córtex frontal motor é ativado quando evocamos mentalmente os sons das palavras que lemos. As memórias evocadas pela interpretação do que foi lido ativam poderosamente o hipocampo e o lobo temporal medial. [...]
>
> As narrativas e os conteúdos sentimentais do texto, seja ele ficcional ou não, ativam a amígdala e outras áreas emocionais do cérebro. O raciocínio sobre o conteúdo e a semântica do que foi lido ativa o córtex pré-frontal e a memória de trabalho, que é a que usamos para resolver problemas, planejar o futuro e tomar decisões. Está provado que a ativação regular dessa parte do cérebro desenvolve não apenas a capacidade de raciocinar, como também, em certa medida, a inteligência das pessoas. [...]
>
> A leitura, em última análise, inunda de atividade o conjunto do cérebro e, também, reforça as habilidades sociais e a empatia, além de reduzir o nível de estresse do leitor. A esse respeito, devemos destacar o excelente trabalho do romancista e psicólogo Keith Oatley, da Universidade de Toronto, que afirma que a literatura de ficção é a simulação de nós mesmos em interação. Depois de uma rigorosa e elaborada revisão de dados e considerações sobre psicologia cognitiva, Oatley conclui que esse tipo de literatura, sendo uma exploração das mentes alheias, faz com que aquele que lê melhore sua empatia e sua compreensão dos outros, algo de que estamos muito necessitados.

Dessa forma, não deve haver medida para que pessoas das mais variadas idades estejam expostas a doses cavalares de textos literários. Como foi dito, a linguagem trabalhada com arte, bem como seu poder de inspirar, favorece a saúde socioemocional do indivíduo.

As ricas associações imagéticas e as inúmeras sensações propiciadas pela leitura, como o espanto, o encantamento, a tristeza, a indignação, o sonho, a inspiração, o desejo de transformação, entre tantas outras, fortalecem o espírito humano, trazendo motivações para ampliar o conhecimento sobre outras manifestações artísticas, para enfrentar o desânimo e para agir sobre o mundo.

Sobre ficção, realidade e influência

Para termos uma ideia "palpável" do poder de uma língua e seu campo imenso de influência, imaginemos o latim, falado na região do Lácio, em Roma, e seu esfacelamento, dando origem às línguas neolatinas (francês, italiano, espanhol, romeno... e "a última flor do Lácio": o português). Agora, tentemos imaginar tudo o que foi produzido nessas línguas no decorrer dos séculos, principalmente depois do surgimento da imprensa, no século XV, pelo alemão Gutenberg.

Além das histórias publicadas, existem também as histórias sobre seus criadores e sobre suas motivações para criarem, muitas vezes igualmente estimulantes.

Victor Hugo, por exemplo, foi um dos escritores mais amados da França do século XIX, apresentando em sua escrita valores que regeram a sua vida, como os ideais humanitários, generosidade, desejo de justiça social e altruísmo. Dentre os romances que escreveu, destacamos *Nossa Senhora de Paris* e *Os miseráveis*. O primeiro causou o grande impacto de popularizar um personagem que, por seu aspecto deformado, vivia escondido na catedral Notre-Dame de Paris, onde trabalhava como sineiro.

379

A história foi adaptada pela Disney sob o título *O corcunda de Notre Dame*. Emocionou crianças e adultos pelo modo como descreve o sofrimento e a resiliência de Quasímodo, o corcunda, num tempo obscuro em que as próprias famílias abandonavam ou escondiam em porões os parentes que nasciam com doenças mentais ou deformações físicas.

O segundo coloca luz sobre o protagonista Jean Valjean, que passou sua juventude na prisão por roubar pão. Vendo sua vida desperdiçada, torna-se um homem revoltado e não tem esperança para prosseguir no caminho do bem, nem tem confiança na humanidade. Sua redenção ocorre quando um padre, agredido e roubado por ele, o inocenta e lhe oferece uma chance de recomeçar. Coloca luz também sobre Fantine e a condição da mulher no século XIX. Importante saber que essa personagem foi inspirada em uma prostituta que Victor Hugo conheceu. O escritor caminhava à noite pela rua, depois de seus encontros literários, quando testemunhou uma mulher ser agredida por um jovem que aparentava, pelos trajes usados, pertencer à alta classe social. A polícia foi chamada e, diferentemente do esperado, prendeu a mulher e pediu desculpas ao "cavalheiro". Inconformado, Victor Hugo, mesmo sabendo dos riscos da exposição, dirigiu-se à delegacia para testemunhar a favor da moça.

Uma cena muito parecida com essa acontece no seu livro *Os miseráveis*. Sim, a arte imita a vida e a vida imita a arte, pois muitos dos grandes artistas conseguem enxertar em suas obras, que muitas vezes se tornam imortais, acontecimentos vivenciados por eles próprios, denunciando dramas humanos que, lamentavelmente, são recorrentes na nossa História. Fantine é mãe solteira, tenta sobreviver como operária e sustentar a filha Cosette, que vive sob os cuidados de uma família. Na verdade, essa família é inescrupulosa e submete a moça a mentiras, chantagem e exploração. O resultado disso é a degradação de Fantine, entre a doença que a consome, a necessidade de se prostituir para enviar dinheiro para os remédios da filha (doença inventada pelos abutres que "cuidavam" da menina) e a intolerância de uma sociedade que a trata como condenada, não como vítima.

O romance *Os miseráveis* foi adaptado para cinema, teatro, musical da Broadway. Uma cena canônica que tem comovido o mundo é aquela em que Fantine vende os cabelos e canta "*I dreamed a dream*", canção-tema do musical, composta, em 1980, por Claude-Michel Schönberg e Alain Boublil.

Nessa pequena demonstração que coloca em evidência dois romances de Victor Hugo, tomamos contato com temas que perscrutam a alma humana. Vemos a força do bem, da redenção, da solidariedade, da resiliência vencendo a ambição cega, a intolerância, o ódio e a inveja. Nessa luta, ocorre perda de inocentes, mas em uma direção que parece corrigir as injustiças anteriores. Como se o futuro estivesse aberto a sentimentos melhores, ações mais altruístas e sistemas mais fidedignos. Essas constatações favorecem a formação de conceitos que incluem fé na vida e no outro, autoconfiança e alteridade, fundamentais no enfrentamento de doenças próprias ou de pessoas íntimas.

Por que se torna imprescindível percorrer esses temas e essas obras para tentarmos entender a função da arte no que diz respeito ao bem-estar? Porque a arte, com seu poder de influência e alcance, vai construindo os pilares da nossa vida, as bases da memória, das sensações, das emoções, do comportamento. Assim como a compreensão das figuras heroicas e míticas, a exposição à arte também pode ir criando noções que, arquetipicamente, moldam características tanto de indivíduos como de nações, perfilando vivências culturais e sociais.

Prognósticos e pulsações

Afirmou Felix Guattari:[2] "Para curar a subjetividade contemporânea... em vias de petrificação, seria preciso que receitássemos poesia como se receitam vitaminas".

A arte da síntese, dos sons e das sugestões desafia o poeta e o leitor. Por isso **Drummond** afirma: *Lutar com palavras / é a luta mais vã / entanto lutamos / mal rompe a manhã*. A poesia nutre, estimula, encoraja. É esse o motivo de muitos artistas e pensadores receitarem poesia como antídoto, bálsamo e alumbramento.

Os textos a seguir, também modernistas, aguçam os sentidos, estimulam para a apreensão de um mundo em profunda transformação.

Bertolt Brecht, com sua proposta contundente na peça *A exceção e a regra*, convoca para a necessária inquietação, para que não aceitemos passivamente o que nos é imposto. Sugere que tenhamos a capacidade de descobrir, sob o aparente habitual, a institucionalização de injustiças inaceitáveis.

> Nós vos pedimos com insistência:
> Nunca digam – Isso é natural –
> diante dos acontecimentos de cada dia.
> Numa época em que reina a confusão,
> em que escorre o sangue,
> em que se ordena a desordem,
> em que o arbítrio tem força de lei,
> em que a humanidade se desumaniza...
> Não digam nunca – Isso é natural! –
> Para que nada passe a ser imutável.
> Sob o familiar,
> Descubra o insólito,
> Sob o cotidiano, desvele o inexplicável.
> Que tudo o que é considerado habitual
> Provoque inquietação.
> Na regra, descubra o abuso,
> E sempre que o abuso for encontrado,
> Encontre o remédio.

Mário Quintana, com sua atrevida simplicidade, nos dá a leveza do lúdico e da ternura.

> Todos estes que aí estão
> Atravancando o meu caminho,
> Eles passarão.
> Eu passarinho!

Carlos Drummond de Andrade, com seu livro *A rosa do povo*, nos coloca diante da realidade nauseante da Segunda Grande Guerra, que limita e atormenta o indivíduo. Mas o autor sugere, em alguns textos, que, apesar dos horrores e da brutalidade da época, podemos manter a esperança e vislumbrar o futuro.

> A flor e a náusea
> Preso à minha classe e a algumas roupas,
> vou de branco pela rua cinzenta.
> Melancolias, mercadorias, espreitam-me.
> Devo seguir até o enjoo?
> Posso, sem armas, revoltar-me?
> Olhos sujos no relógio da torre:
> Não, o tempo não chegou de completa justiça.
> O tempo é ainda de fezes, maus poemas, alucinações e espera.
> O tempo pobre, o poeta pobre
> fundem-se no mesmo impasse.
> [...]
> Uma flor nasceu na rua!
> Passem de longe, bondes, ônibus, rio de aço do tráfego.
> Uma flor ainda desbotada
> ilude a polícia, rompe o asfalto.
> Façam completo silêncio, paralisem os negócios,
> garanto que uma flor nasceu [...]

Drummond apresenta-nos, também, no seu livro melancólico *Claro enigma*, uma ideia incomum sobre a condição de amar. Tão "infinita" nossa necessidade de amar que amamos o "inóspito", o "áspero", até mesmo "a nossa falta de amor".

> Amar
> Que pode uma criatura senão,
> entre criaturas, amar?
> amar e esquecer,
> amar e malamar,
> amar, desamar, amar?
> Sempre, e até de olhos vidrados, amar?
> Que pode, pergunto, o ser amoroso,
> sozinho, em rotação universal, senão
> rodar também, e amar?
> Amar o que o mar traz à praia,
> e o que ele sepulta, e o que, na brisa marinha,
> é sal, ou precisão de amor, ou simples ânsia?
> Amar solenemente as palmas do deserto,
> o que é entrega ou adoração expectante,
> e amar o inóspito, o áspero,
> um vaso sem flor, um chão de ferro,
> e o peito inerte, e a rua vista em sonho, e uma ave de rapina.
> Este o nosso destino: amor sem conta,
> distribuído pelas coisas pérfidas ou nulas,
> doação ilimitada a uma completa ingratidão,
> e na concha vazia do amor a procura medrosa,
> paciente, de mais e mais amor.

Amar a nossa falta mesma de amor, e na secura nossa

amar a água implícita, e o beijo tácito, e a sede infinita.

Adélia Prado, com sua verve que mistura elevação e o cotidiano simples, nos presenteia com estes versos, que nos colocam entre a força e a delicadeza, entre a calma e a sofreguidão.

[...]
Neste exato momento do dia vinte de julho,
de mil novecentos e setenta e seis,
o céu é bruma, está frio, estou feia,
acabo de receber um beijo pelo correio.
Quarenta anos: não quero faca nem queijo.
Quero a fome.

São apenas alguns exemplos dos percursos possíveis motivados pelo contato com a poesia. Quem navega por esses mares imensuráveis poderá encontrar a força e a sabedoria necessárias para o enfrentamento dos momentos adversos. Esse poder encantador da poesia fez, inclusive, que esse gênero literário estivesse presente nas tradições escritas de diversas religiões, por exemplo, na coleção de Salmos dos escritos cristãos.

Como afirmou o poeta **Fernando Pessoa**: "A literatura, como toda arte, é uma confissão de que a vida não basta".

Hospitais holísticos: sonho ou possibilidade?

Mesmo que empiricamente, sem o selo das comprovações científicas, alguns profissionais da saúde acatam a função das atividades artísticas como complemento nos processos de regeneração dos pacientes.

A reação inesperada de pessoas com Alzheimer que demonstram emoção ao ouvirem músicas que marcaram suas vidas; a expressiva evolução de pacientes nos Centros de Atenção Psicossocial (CAPS) que participam das oficinas de arte; a melhora de doentes mentais que, dedicados a produções artísticas, como a pintura, passam a necessitar de menos remédios; ou ainda a inclusão de crianças e jovens que, por meio de atividades teatrais e musicais, superam transtornos decorrentes da situação de precariedade e extrema vulnerabilidade são alguns exemplos de resultados favoráveis a partir de intervenções artísticas.

Na maioria das vezes, os pacientes hospitalizados vivem momentos marcados por abatimento, insegurança, dor, medo e desconforto. Equipe de cuidados e acompanhantes também ficam expostos a forte estresse.

Portanto, seria relevante considerar que a exposição de pacientes a eventos artísticos; a vivências contemplativas da beleza, por meio da música, do cinema, da literatura, das artes plásticas; a momentos de integração, leveza e reflexão seria extremamente benéfica para o seu revigoramento, seja pelo contato com as memórias afetivas, seja para despertar neles as epifanias que decorrem dessas descobertas.

Para que essas intervenções acontecessem de modo sistemático e planejado, não contando apenas com válidas, porém tímidas, iniciativas voluntárias, o ideal seria que os hospitais se reinventassem. A existência de um teatro, para apresentações de concertos, peças, palestras, rodas de leitura, exibição de filmes, bem como a existência de um ateliê, para atividades de artes visuais, seriam ótimas opções para os pacientes que têm condição de locomoção. Para os que não conseguem se movimentar, existe a opção de as intervenções ocorrerem no próprio quarto, mesmo quando o paciente já não demonstra capacidade de interação.

O ideal seria um projeto planejado por profissionais da saúde e das artes que contemplasse uma programação artística variada e interessante e que fosse pensado para fazer parte da rotina dos hospitais, não apenas de situações improvisadas e ocasionais. Esse cenário contribuiria imensamente para o bem-estar e redução de estresse dos pacientes, dos acompanhantes e das equipes de cuidados.

Afirma Claudia Mara de Melo Tavares[3] que "o valor da arte na reabilitação está na possibilidade de o paciente, como cidadão, utilizar os aspectos sadios de sua personalidade para conquistar espaços sociais".

Considerações finais

Há tempos nos deparamos com a ideia de que o contato com a arte fortalece o espírito humano, uma vez que possibilita a criação de um repertório por meio do qual construímos nossos valores, nossas referências, nosso contato com o mítico, com o sagrado, com a transcendência. Nossa forma de sentir e de pensar liga-se àquilo a que fomos e somos expostos.

Por isso, é preciso reiterar que a arte, nas suas múltiplas formas de envolver, pode influenciar positivamente as pessoas nos momentos adversos, de adoecimento, de fragilidade física e emocional, de perda de esperança.

A arte suscita os grandes temas universais e mobiliza as emoções e reflexões do ser humano, possibilitando o (re)encontro deste com situações inspiradoras, capazes de engendrar o sentido da vida. É, portanto, uma base consistente para nossa espiritualidade e nossa saúde.

Referências

1. Bernal IM. Cómo percibimos el mundo: una exploración de la mente y los sentidos. Barcelona, Ariel: 2012.
2. Guattari F, Rolnik S. Micropolítica: cartografias do desejo, 12th ed. Petrópolis, Vozes: 2013.
3. Tavares CMM. O papel da arte nos centros de atenção psicossocial – CAPS

Leituras complementares que embasaram este capítulo:

Antonio Candido: *Textos de intervenção*

Benedito Nunes: *Introdução à filosofia da arte*

Ernst Fischer: *A necessidade da arte*

Felix Guattari: *Um novo paradigma estético*

Tzvetan Todorov: *A beleza salvará o mundo*

Como Lidar com Milagres?

Roque Marcos Savioli

Milagres na prática clínica

Quem em sua vida como profissional de saúde não teve experiências com curas inexplicáveis? Quase todos já vivemos, em alguma ocasião, uma situação desse tipo, que, embora rara, revela-se como real, verdadeira e impossível de ser explicada pelo raciocínio cartesiano. São casos do dia a dia médico que, vistos pelo olhar da fé, são considerados milagres.[1]

O termo *milagre* vem do latim *miraculum*, que significa maravilhar-se. Ou seja, é um acontecimento extraordinário que aparentemente ou verdadeiramente viola as leis naturais que regem os fenômenos ordinários e que, à luz dos conhecimentos científicos, não é passível de uma explicação razoável conhecida. Na verdade, o milagre é uma situação extraordinária, na qual o divino interfere na criação, modificando fenômenos da natureza ou determinando curas físicas e emocionais inexplicáveis ou estatisticamente improváveis.[1]

Evidentemente, os "verdadeiros milagres", ou seja, aqueles submetidos a rigorosa investigação científica e avaliação, são bastante raros. Mas isso não impede que o paciente compreenda determinado evento por uma perspectiva milagrosa, ainda que o acontecimento não se enquadre em uma concepção fatual extraordinária.

O milagre, na condição de realidade a ser recebida como dom por meio da espiritualidade, pode ser um ponto de união ou de conflito entre o paciente, sua família e a equipe de saúde, dependendo de como se articulam as expectativas ao longo do tratamento de determinadas doenças.

Uma esperança em dissintonia com a realidade e excessivamente calcada na ação médica como instrumento milagroso pode levar a circunstâncias de distanásia e de sofrimento para todos os envolvidos. Ao mesmo tempo, no início de um tratamento oncológico particularmente difícil, pode ser que a ideia de um milagre permeie todo o imaginário dos envolvidos que desejem determinado desfecho, ainda que circunstancialmente improvável.

Para o alinhamento das expectativas e a adequação da esperança de um milagre dentro de um mecanismo positivo de enfrentamento é necessário que se construa um diálogo centrado no paciente e em sua família, no que pensam e em como compreendem a situação vivida. Para tanto, é necessário haver clareza nas palavras e nas indicações prognósticas.

A partir dessa base comum de informações é que se pode caminhar para a inserção da espiritualidade como recurso que alimentará a esperança e a expectativa de um milagre. Trata-se de transferir o eixo da confiança na eficácia de métodos tecnológicos para o campo da fé. Somente quando a ideia de milagre está enraizada na espiritualidade, e não na ação meramente humana, é que poderá tornar-se fonte de resiliência e não de conflitos entre os que cuidam e os que são cuidados.

A experiência da igreja católica com milagres

As diversas religiões possuem formas próprias de lidar com os milagres e explicá-los. Seria impossível, no escopo desta obra, propor uma abordagem que incluísse pensamentos e noções teológicos tão distintos e, por vezes, conflitantes entre si. Mas, a título de exemplo, será feita uma breve reflexão sobre como o cristianismo, particularmente dentro da Igreja Católica Apostólica Romana, lida com os milagres, validando-os em um contexto religioso e teológico apropriado.

Milagres verdadeiros são anunciados pela Igreja Católica somente depois de submetidos a rígidas investigações que duram muitos anos. Os eventos tidos como milagrosos passam por exaustivos processos de verificação, dos quais participam profissionais independentes, antes de serem validados do ponto de vista religioso. A seguir são mencionados casos de milagres que incluem não só ações de cura como interferências divinas na natureza. O que se quer, evidentemente, não é convencer o leitor da sobrenaturalidade dos eventos, pois isso sempre dependerá da fé, mas apenas ilustrar situações extraordinárias que colocam pontos de reflexão na relação entre as realidades materiais e a transcendência.

O Milagre do Sol em Fátima

Em 13 de outubro de 1917, 70 mil pessoas, incluindo jornalistas, testemunharam o milagre que havia sido anunciado pelas três crianças a quem Nossa Senhora aparecera, em Fátima, Portugal. Ao meio-dia, depois de uma forte chuva, que parou de repente, as nuvens se abriram diante dos olhos de todos e o sol surgiu no céu como um disco luminoso opaco, que girava em espiral e emitia luzes coloridas. O fenômeno durou cerca de dez minutos e consta na lista oficial de milagres reconhecidos pelo Vaticano. Os céticos, porém, tentam atribuir o evento ao fenômeno atmosférico do parélio, mas sem provas e sem explicar como foi que as crianças o "previram".[2]

Interessa observar nesse caso como o evento, em si real, pois visto por milhares de pessoas, pôde despertar reações plurais e diversas, mas que, quando inseridas em uma validação de fé, são capazes de desenvolver e influenciar a espiritualidade humana.

O Milagre do Sangue de San Gennaro

San Gennaro é o padroeiro de Nápoles. Foi martirizado no século IV, e um pouco do seu sangue foi guardado em um relicário. Devendo estar completamente seco após 1.700 anos, o que acontece é que todo ano, em 19 setembro, o sangue se liquefaz diante de milhares de fiéis. A liquefação começou a acontecer depois do terremoto de 1980, que matou mais de 2.500 pessoas em Nápoles. Os cientistas sustentam muitas teorias sobre o caso, mas até hoje não conseguiram explicar o fenômeno.[3]

Observe-se que o que valida o milagre não é a incapacidade da ciência de explicá-lo, mas sua capacidade de despertar o vislumbre por meio da fé, simbolizando assim a presença extraordinária do Sagrado. A fé e a razão não são mutuamente excludentes; são ambas asas que levam o homem à contemplação da verdade.

O Corpo de Santa Bernadete de Lourdes

O corpo de Santa Bernadete de Lourdes, que faleceu em 1879, continua em exposição na Capela de Santa Bernadete, em Nevers, na França, perfeitamente incorrupto. A primeira exumação foi feita em 1909, 30 anos após a sua morte, e os médicos que a realizaram ficaram surpresos ao constatar que o corpo não só não exalava qualquer odor como se encontrava em perfeito estado de conservação. A pele se mostrava macia e com consistência quase normal ao ser cortada, o que é inexplicável à luz do conhecimento atual. O corpo foi reavaliado em outras duas ocasiões, com as mesmas constatações de incorruptibilidade milagrosa.[4]

Se para a ciência permanece o desafio de esclarecer essa realidade, para os fiéis revela-se um sinal da presença do Sagrado e do divino que modifica, ontologicamente, as realidades profanas.

A Imagem da Virgem de Guadalupe no México

A imagem de Nossa Senhora de Guadalupe surgiu em 1531, quando o índio Juan Diego disse ter visto a Virgem Maria em um campo próximo à Cidade do México. Como prova, ele apresentou seu manto, um tecido feito de fibra de cacto e de qualidade bem pobre, no qual a imagem de Maria teria sido "impressa" depois da aparição. O material foi analisado em diversas ocasiões por cientistas, que nunca conseguiram determinar como a imagem surgiu sobre o tecido. Mais impressionante ainda: não é uma imagem pintada ou estampada "no" tecido: ela "flutua" ligeiramente "acima" do tecido! Igualmente sem explicação é a perfeita preservação do manto e da imagem mesmo depois de 500 anos. O ícone está exposto na Basílica de Guadalupe, no México,[5] e alimenta a fé de milhões de católicos em toda a América, de certa forma inculturando a fé cristã na realidade ameríndia.

Curas em Lourdes

Em várias religiões estão presentes locais que são considerados sagrados e especialmente propícios à ocorrência de milagres. No contexto católico, um dos mais frutuosos é o território do aparecimento da mãe de Jesus Cristo, em Lourdes, na França. Faço a seguir um relato pessoal sobre esse local tão singular.

Quando lancei meu livro, *La guérison des Trois Coeurs*,[6] na França, em 2006, tive a oportunidade de conviver com o médico responsável pelo Bureau Medical de Lourdes, Dr. Patrick Teiller, que, além de escrever o prefácio do livro, colocou-me a par de todo o protocolo existente, desde há muitos anos, para se proclamar uma cura como inexplicável.

Lourdes é uma pequena cidade localizada nos Pirineus franceses onde há mais de 150 anos vêm ocorrendo milagres. Mais de 7 mil casos de curas foram relatados, mas somente 70 deles foram considerados milagres; o mais recente foi oficialmente declarado milagre em 2018. Muitas curas têm sido atribuídas à água que jorra de uma fonte na gruta de Lourdes. Essa fonte surgiu em 1858, durante uma aparição de Nossa Senhora para Bernadete Soubirous, uma jovem camponesa, hoje conhecida como Santa Bernadete.

Milhões de peregrinos do mundo todo vão, todos os anos, a Lourdes, muitos em busca de curas para suas moléstias, de modo que se pode ver, quando se visita a cidade, muitos pacientes em cadeiras de rodas, em macas, sempre acompanhados por profissionais de saúde voluntários. Não é raro ver pessoas proclamando curas logo após saírem dos banhos nas piscinas, mas elas são aconselhadas a darem seus testemunhos no local onde se constatam as curas: Le Bureau des Cosntattations Medicales – Lourdes (FRA).

Le Bureau des Constatations Médicales

Localizado em um prédio em frente a fonte de Lourdes, esse é o local para onde vão os enfermos que se acham curados para darem seus testemunhos. Qualquer médico pode se apresentar e participar da verificação de supostas curas, como aqueles que acompanham peregrinações, bem como curiosos ou até os incrédulos.

Sempre que possível, aconselha-se que o enfermo traga consigo um relatório do seu médico assistente (raramente estes acompanham seus pacientes) fornecendo as informações necessárias sobre sua patologia, tanto para que o paciente possa ser mais bem atendido pelo Hospital de Lourdes em caso de urgência como para a eventualidade de, tendo ocorrido um milagre, os médicos do Bureau Medicale contarem com subsídios para iniciar um processo de constatação da cura. O paciente é então examinado pela equipe, que é variável, mas sempre supervisionada pelo médico chefe do *Bureau*. Após o exame, um dossiê é aberto, com as seguintes informações sobre o caso:[7]

1. A doença descrita pelo paciente ou pelos relatórios médicos apresentados realmente existia na época da peregrinação a Lourdes?
2. A doença cessou bruscamente quando não havia mais possibilidade de melhora?
3. Houve cura sem o emprego de medicamentos?
4. Existe alguma razão para se chegar à conclusão da cura?
5. Existe alguma explicação médica para a cura?
6. A cura foge das leis naturais?

Terminada essa primeira entrevista, o paciente é convidado a se apresentar ao Bureau Medical pelo menos uma vez, um ano após sua primeira passagem, para que se tenha certeza de que a cura não foi passageira e de que a doença não voltou. Os retornos devem se repetir por alguns anos, para se constatar se realmente houve a cura ou se aconteceu uma melhora passageira. Sempre que o paciente retorna, o processo de avaliação se repete. Na última visita que o paciente faz ao *Bureau*, se pelo menos dois terços dos participantes do exame admitirem que houve uma cura inexplicável sob o ponto de vista médico, o dossiê do paciente é enviado a uma instância médica superior, o Comité Médical International de Lourdes.[7]

Comité Médical International de Lourdes (CMIL)

O CMIL foi instaurado em 1954 pelo bispo de Tarbes-Lourdes com o objetivo de analisar os casos enviados pelo BML, sendo composto por 30 médicos, de várias especialidades, nacionalidades e religiões. A maior parte dos profissionais é agregada a universidades, onde são professores ou chefes de serviço de hospitais universitários. Esse comitê se reúne anualmente em Paris, sob a presidência do bispo de Tarbes-Lourdes, e nessa reunião o médico chefe do BML apresenta o caso do candidato como cura inexplicável. Várias reuniões são necessárias para que se confirme que *a cura do paciente foi inexplicável.*

Após isso, o caso é remetido às autoridades religiosas para se confirmar que houve um milagre de Nossa Senhora de Lourdes. Até hoje, mais de 150 anos após a aparição da Santa, somente 70 casos foram considerados milagres, embora se tenha conhecimento de milhares de curas no mundo todo.[8]

Dr. Alexis Carrel – o Prêmio Nobel que presenciou um milagre

Um dos casos mais significativos já registrados em Lourdes foi a cura de Marie Bailly, testemunhada por um médico então agnóstico, o Dr. Alexis Carrel. Ele mesmo acabou se convertendo à fé católica depois de estudar a inexplicável cura que tinha presenciado.[7]

Em 1902, um amigo médico do Dr. Carrel o convidou para ajudar a cuidar de pacientes doentes que eram transportados de trem de Lyon até Lourdes. Carrel, na época, não acreditava em milagres, mas concordou em acompanhar os peregrinos, pela consideração que tinha com o colega e também porque estava interessado em descobrir as causas naturais que permitiam curas tão rápidas como as que aconteciam em Lourdes.

No trem, ele conheceu uma mulher chamada Marie Bailly, que sofria de peritonite tuberculosa aguda. Seu abdome estava consideravelmente distendido, com grandes massas duras. Marie estava apenas parcialmente consciente. Carrel acreditava que ela morreria muito rapidamente depois de chegar a Lourdes – ou até antes. Outros médicos presentes no trem concordaram com esse diagnóstico.

Assim que o trem chegou a Lourdes, Marie foi levada até a gruta, onde três jarros d'água foram derramados sobre seu abdome distendido. Após o primeiro derramamento, ela sentiu uma dor lancinante, que diminuiu depois do segundo. Depois do terceiro derramamento d'água, ela experimentou o que descreveu como uma sensação agradável. Seu estômago começou a se achatar e seu pulso voltou ao normal.

Carrel estava em pé logo atrás de Marie, junto com outros médicos, tomando notas enquanto a água era derramada sobre seu abdome. Ele escreveu: "O abdome, enormemente distendido e muito duro, começou a se achatar. Em 30 minutos [a protuberância] havia desaparecido completamente. Nenhuma descarga foi observada do corpo".

Marie, pouco depois, sentou-se na cama, jantou (sem vomitar) e, no dia seguinte, saiu da cama sozinha e se vestiu. Embarcou no trem, sentou-se em um dos bancos duros e chegou a Lyon revigorada.

A cura de Marie Bailly se mostrou tão evidentemente milagrosa, por ter sido tão rápida, tão completa e tão inexplicável, que acabaria se tornando pública na mídia da França e do mundo todo. Um jornal de Lyon, local onde o Dr. Carrel trabalhava, publicou uma declaração dele admitindo o milagre. Esse artigo repercutiu negativamente na classe médico-científica local, motivo pelo qual ele teve de se mudar para o Canadá. Lá, conheceu o magnata Rockefeller, que o convidou para fazer parte do lançamento de sua nova fundação: The Rockefeller Institute for Medical Research, em New York. Nessa instituição Alexis Carrel fez uma brilhante carreira científica que lhe deu o Prêmio Nobel de Medicina em 1912. Converteu-se ao catolicismo e deixou escritos alguns livros, entre eles *La prière* (1944) e *Voyage à Lourdes* (1959, póstumo).[8]

Mas não foi Carrel o único Prêmio Nobel a reconhecer os milagres de Lourdes. Recentemente, Luc Montagnier, Prêmio Nobel de Medicina em 2008 e descobridor do vírus do HIV, em seu livro *O Nobel e o monge,* apresentou um diálogo com um monge cisterciense, afirmando:[9]

> Muitos cientistas cometem o erro de rejeitar o que não entendem. Não gosto dessa atitude. Frequentemente cito a frase do astrofísico Carl Sagan: "A ausência de prova não é prova de ausência" [...] Quanto aos milagres de Lourdes que eu estudei, creio que realmente se trata de algo inexplicável [...]. Não consigo entender esses milagres, mas reconheço

que há curas que não estão previstas no estado atual da ciência.

Considerações finais

Embora o reconhecimento público de um milagre dê-se, no contexto religioso, por vias longas e exigentes, a experiência pessoal do milagre tende a ser mais subjetiva e imediata, mas de maneira semelhante é dotada de um valor espiritual tremendo, pois se trata de um profundo ato de fé.

Infelizmente, a banalização do milagre tem sido muito frequente. A todo instante, na mídia televisiva, vemos "caroços que desaparecem, tumores que são curados, paralíticos que voltam a andar" e outras curas que são exploradas em seus aspectos afetivo e público, descaracterizando o fenômeno e, o pior, criando enorme descrédito no meio médico em relação a esses fenômenos.

A título de exemplo, tive a oportunidade, em um evento carismático da Igreja Católica, de conversar com um pregador que iria anunciar um milagre durante sua participação e que gostaria que eu visse os exames do paciente. Ele retirou de sua mochila dois ecocardiogramas em tempos diferentes, um anterior a sua oração para o paciente e outro após alguns meses, dizendo-me que tinha ocorrido um milagre, pois no segundo exame o problema tinha desaparecido. Ao analisar os exames, percebi que havia um erro no relatório do primeiro exame, no qual o especialista diagnosticara um "prolapso mitral" inexistente. Evidentemente, pedi a ele que não anunciasse o tal "milagre".

Encontrar um ponto de equilíbrio e de diálogo comum dentro do campo da fé e dos milagres não é um desafio simples, mas vale ser enfrentado no sentido de construir espaços comuns de encontro com o Sagrado e de valorização da espiritualidade como fonte de esperança e de resiliência.

Referências

1. Savioli R. Milagres que a Medicina não contou. São Paulo, Global: 2004.
2. 101 anos do Milagre do Sol ocorrido em Fátima. Aleteia, 2018. Disponível na Internet: https://pt.aleteia.org/2018/10/11/101-anos-do-milagre-do-sol-ocorrido-em-fatima/.
3. Aquino F. O milagre de San Genaro (São Januário) em Napoli. [Site da] Editora Cleófas, 19 de setembro de 2012. Disponível na Internet: https://cleofas.com.br/o-milagre-de-san-genaro-sao-januario-em-napoli/.
4. The body of St. Bernadete. Catholic Pilgrims. Disponível na Internet: http://www.catholicpilgrims.com/lourdes/bb_bernadette_body.htm.
5. Descrição do manto de Nossa Senhora de Guadalupe. https://cleofas.com.br/descricao-do-manto-de-nossa-senhora-de-guadalupe/
6. Savioli R M. La guérison des Trois Coeurs. Paris, Presses de la Renaissance: 2006.
7. Theiller P. Lourdes: des miracles pour notre guérison. Paris, Presses de la Renaissance: 2008.
8. Chiron Y. Enquête sur les miracles de Lourdes. Paris, Perrin: 2000.
9. Harrouard P, Montagnier L, Niaussat M. Le Nobel et Le moine. Paris, Editions Libra Diffusio: 2009.
10. Schienle A, Höfler C, Wabnegger A. Belief in the miracles of Lourdes: a voxel-based morphometry study. Brain and Behavior. 2019. doi.org/10.1002/brb3.1481.
11. Dichoso T V. Lourdes: a uniquely catholic approach to medicine. The Linacre Quarterly. 2015;82(1):8-12.

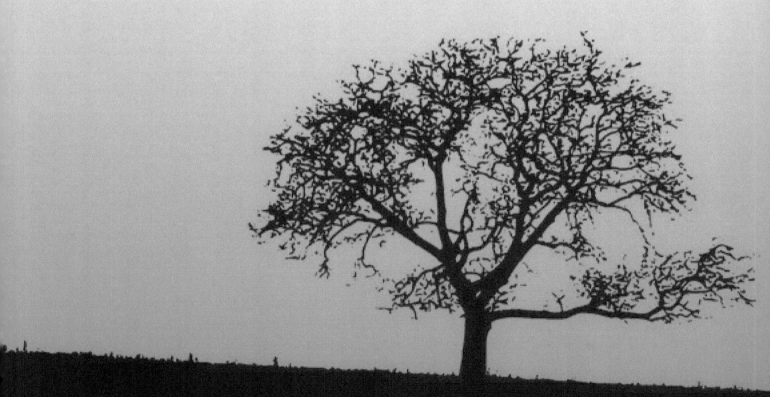

PARTE IV
Equipe Multiprofissional

Virtudes Necessárias ao Cuidado em Espiritualidade

Regina Paschoalucci Liberato

Introdução

Algumas adversidades significam crises que propõem mudanças essenciais no desenvolvimento humano e exigem reformulações no estilo de viver. Muitas vezes provocam verdadeiras transformações no mundo presumido por meio de revisões na identidade pessoal, no sistema de crenças e nas relações estabelecidas. A doença grave e crônica é um desses eventos, pois modifica completamente os planos e os sonhos, seja do paciente, de seu cuidador principal e de sua família.

O paradigma tecnocientífico na área da saúde humana facilitou o aparecimento de benefícios inigualáveis para a sociedade, além de ser uma garantia de tratamento seguro e de qualidade. Porém, o desenvolvimento científico, a eficiência técnica e a pretensão do lucro máximo direcionaram o foco da área da saúde de maneira prioritária para a doença e sua cura, além de transformar essa assistência tão complexa, pelo menos aparentemente, em "um negócio lucrativo e vantajoso" para alguns poucos atores desse cenário grandioso e tão específico.[1]

De outro lado, contrastando com esses avanços, verifica-se atualmente o alto grau de desinformação e preconceito da população em relação ao adoecimento e aos procedimentos de promoção de saúde, tais como as campanhas de vacinação; o fato de os usuários enfrentarem demora excessiva para diagnosticar uma doença, por falta de maquinário e de pessoal treinado para efetuar os exames específicos ou identificar a presença de uma doença específica no exame clínico; as condições precárias em que se encontram os postos de saúde públicos e a superlotação dos hospitais.

Não há nada mais lamentável do que isso. Do local de cuidado se esperam atenção e acolhimento aliados a recursos técnicos e competência – nada parecido com o que vemos diariamente nas páginas dos jornais, revistas e em nossas vidas.

O novo paradigma benigno-humanitário que permeia a área da saúde, e fundamenta a preocupação com relação ao processo de humanização, evidencia a necessidade de preservar a dignidade do ser humano e o respeito aos direitos humanos como prioridade no relacionamento com os pacientes.

É importante curar a pessoa doente, mas esse não é o único objetivo: cuidar dela da maneira mais abrangente possível é tão essencial quanto a cura.

Diante da premente necessidade de transferir o foco de atenção da doença e suas especificidades para o indivíduo e suas singularidades, o conceito de saúde distanciou-se da ausência de doenças e da cura como objetivos principais e passou a contemplar a atenção e o cuidado à pessoa em sua totalidade, em busca da qualidade de vida e do bem-estar geral. A dimensão espiritual passou a ter importância significativa para a compreensão do sentido do sofrimento existencial.

Oferecer assistência espiritual aos pacientes é aceitar a expansão da expressão existencial do ser humano. É admitir que este é muito mais do que se pode apreender dele, e que para interpretar e compreender essa complexidade que é a humanidade é preciso considerar todas as suas dimensões, inclusive a espiritual. Não é preciso que seja exclusivamente por meio das religiões, como tem sido ao longo dos anos, embora seja ainda hoje o campo de excelência para o desenvolvimento da espiritualidade, porém os profissionais da saúde têm a responsabilidade de incluir a dimensão espiritual no plano de cuidados oferecidos, no mesmo grau de importância de qualquer outra intervenção proposta.[2]

Embora seja viável que a formação religiosa/espiritual das pessoas envolvidas no atendimento do paciente possa interferir na subjetividade impressa nessa assistência, precisamos observar o fato de que essa questão depende, quase que exclusivamente, do processo de desenvolvimento efetivado por meio do autoconhecimento. Na verdade, o controle emocional é extremamente importante para quem presta serviços, para aquele que serve alguém, para aquele que cuida de alguém. No vínculo de cuidado, portanto, o que se estabelece é uma relação de mutualismo, na qual o cuidador e aquele que recebe o cuidado definem conjuntamente os limites e os objetivos da terapêutica, de forma dependente não só das informações que se têm, mas também do quanto se é capaz de compreendê-las e admiti-las.

Neste ponto, gostaria de lembrar um ensinamento de Edgar Morin, que ressalta da maneira mais sábia possível que informação não é conhecimento. E não é mesmo! Em razão desse fato, não adiantam tantas informações a que temos acesso sobre, por exemplo, os danos e doenças graves que decorrem do hábito de fumar se essas informações não são suficientes para impedir que pessoas evitem o risco tão comprovado por meio dos diversos estudos existentes. Enquanto a pessoa não absorver as informações, organizá-las, transformá-las em conhecimento e tomar a decisão de cuidar de si mesmo e, portanto, planejar ações para que possa se proteger da ameaça, e se retirar da zona de risco, mudando o estilo de vida, nada vai acontecer que faça diferença. Para Morin, o conhecimento é a organização das informações. Como estamos mergulhados em informações que chegam de maneira sucessiva e constante, de certa forma não temos como ter consciência plena a respeito de nós mesmos nem das relações que estabelecemos com os outros e com o mundo.[3]

As posturas pessoais, os sistemas de crenças, as práticas sociais e espirituais funcionam como componentes da identidade pessoal e interferem na maneira como o indivíduo enfrenta o mundo que o circunda e se relaciona com ele.[4]

O cuidado espiritual como princípio ético

Na atualidade, a emergência de um paradigma benigno-humanitário tem como prioridade a pessoa humana em sua integralidade, considerando todas as dimensões de expressão humana (biopsicossocial-espiritual e ambiental); pretende ampliar o diálogo entre profissionais de saúde e sociedade; pretende dispor da excelência em assistência em benefício da qualidade de vida, da dignidade e do bem-estar do indivíduo desde sua concepção até sua terminalidade.[7] Essa perspectiva está em consonância com a definição da Organização Mundial da Saúde (OMS), segundo a qual saúde é um estado de completo bem-estar físico, mental e social, e não a ausência de doença ou enfermidade.[8]

Assim, quando pensarmos naquilo que em nós permanece saudável e não somente naquilo que adoece; quando considerarmos os fatores promotores de saúde para podermos nos desenvolver melhor, e não considerarmos somente os fatores de risco que, certamente, nos trarão prejuízos diversos, aprenderemos a viver com qualidade, a despeito de todas as adversidades que a vida nos impõe.[9]

Para que os profissionais de saúde possam se adaptar às novas solicitações, é preciso preparo. Preparar-se para assistir alguém, atender a alguém, servir alguém é um projeto muito específico. Exige treino, aperfeiçoamento e envolve tanto a área da capacitação profissional quanto a formação pessoal.

Quando prestamos assistência espiritual, emerge dela uma aliança terapêutica cujas bases são confiança, colaboração e parceria entre os participantes da díade paciente-profissional de saúde. Esse será o caminho para o exercício da intimidade existente na empatia, no apoio, na compaixão, modificando os estilos de vida e gerando novos projetos existenciais, exigindo posturas e comportamentos em que os aspectos éticos serão revistos e reformulados.[10]

Essa experiência terapêutica é ampla e rica em particularidades, e fazer parte dela é lidar com crenças, convicções, afetos, esperanças e dúvidas. Nessa conexão se está sempre sob influência de uma carga afetiva, consciente ou inconsciente, fruto da interação com o aparelho psíquico do outro.

O cuidado espiritual, ao facilitar a expressão da espiritualidade, auxiliará o paciente no empenho de:

- retomar a percepção de sua completude;
- ampliar a autoestima por meio da relação com o transcendente ou o sagrado;
- reconectar-se com suas crenças espirituais;
- encontrar um significado no seu sofrimento (o que pode ajudar a encontrar um sentido positivo para o adoecimento);
- descobrir sentidos e objetivos existenciais;
- promover a empatia nos vínculos e a experiência da compaixão;
- propiciar oportunidades para que ocorram vínculos mais profundos com base no respeito e no amor.[11]

Para que possa, adequadamente, atender às exigências dessa relação terapêutica, o profissional de saúde terá de motivar-se a não apenas desenvolver suas habilidades técnicas, mas também a realizar uma profunda revisão de seus próprios valores, de tal forma que promova em si próprio determinadas virtudes necessárias ao cuidado espiritual.

A espiritualidade e sua relação com as virtudes humanas

A espiritualidade é um componente significativo da natureza humana, que engloba o domínio existencial, os valores do ser humano e o sentido atribuído aos acontecimentos de sua existência, para a integridade de sua vida, para a paz e a esperança, e até mesmo para a construção da individualidade.

A dimensão espiritual, como componente essencial da natureza humana, vem ganhando progressiva relevância com relação aos cuidados oferecidos na área da saúde.

É improvável que uma definição única desse construto rico e complexo venha a prevalecer, no entanto é preciso que alguns limites sejam determinados para que possamos organizar a literatura disponível.

A espiritualidade poderia ser definida como uma propensão humana a buscar significado para a vida por meio de conceitos que transcendem aquilo que é tangível: um sentido de conexão com algo maior, que pode ou não incluir uma prática religiosa formal.[12]

Para a psicologia transpessoal, alguns objetos de estudo são a natureza humana, a vida espiritual e o transcendente. A proposta é estudar aquilo que se refere a caminhos espirituais, aos fenômenos transcendentes, às metanecessidades, às experiências de cume (*peak experiences*), aos valores, às experiências místicas e ao espírito.

Roberto Assagioli, médico psiquiatra que desenvolveu a fundamentação que norteia a psicossíntese, uma das linhas da psicologia, ressaltou que a palavra "espiritual" se refere a todos os estados de consciência, às funções e atividades relacionadas aos valores éticos, estéticos, heroicos, humanitários e altruístas.[13]

O movimento científico da psicologia positiva contribuiu para o afastamento do modelo tradicional da doença e propôs uma visão apreciativa dos potenciais, das motivações e das capacidades humanas, sem com isso desprezar a existência do sofrimento humano, da dor e da doença. O estudo do dano e da doença é significativo, porém a compreensão do que acontece na área da saúde não pode ser interpretado apenas por esse prisma. Para a psicologia positiva é preciso levar em consideração o engajamento ativo no mundo, o sentido e o propósito na vida e a conexão com aquilo que está além das adversidades.[14]

As fortalezas de caráter (traços positivos presentes nos pensamentos, sentimentos e comportamentos) e as experiências positivas (emoções positivas que geram recursos de enfrentamento que por sua vez aumentam o repertório de respostas físicas e sociais) são o núcleo da psicologia positiva. Essa teoria pretende desenvolver conhecimentos sobre aspectos virtuosos tais como a esperança, a coragem, a sabedoria e espiritualidade, que podem atuar como fatores protetivos.[15]

Podemos considerar que essa fundamentação se preocupa com a construção, o reforço e a promoção das capacidades e das forças humanas, e com os diferentes comportamentos, incluindo os que denotam um foco emocional (p. ex., a inteligência emocional), um foco cognitivo (p. ex., a esperança), um foco interpessoal (p. ex., a gratidão) e um foco transcendente, como a espiritualidade.[16]

Martin Seligman, o pioneiro da psicologia positiva, referiu-se à espiritualidade como uma força e um traço positivo que têm sido geralmente desconsiderados na disciplina psicológica.[17]

As virtudes são características positivas do funcionamento humano, necessárias à sobrevivência, e os caminhos que conduzem a elas são chamados de forças de caráter.[18]

Nessa abordagem das fortalezas, o estudo das virtudes pretendeu ser amplo e abrangente. Analisaram-se textos básicos de várias das principais religiões e tradições filosóficas orientais e ocidentais, passando por Aristóteles e Platão, São Tomás de Aquino e Santo Agostinho, o Velho Testamento e o Talmude, Confúcio, Buda, Lao Tsé, o Alcorão e outras fontes de referência, e percebeu-se a constância de seis virtudes:[19]

1. sabedoria;
2. coragem;
3. humanidade;
4. justiça;
5. temperança;
6. transcendência.

A espiritualidade aparece como uma força pessoal que leva à virtude da transcendência, e é uma das mais sofisticadas forças de caráter, junto com a capacidade de perdoar e de ter abertura mental. É uma força típica das virtudes transcendentais que permite o estabelecimento de uma conexão com o universo, proporcionando sentido à vida. Poderíamos defini-la como a crença e o compromisso com aspectos transcendentais, e também a crença absoluta na existência de uma dimensão imaterial transcendente. Além disso, podemos encontrar o construto em alguns estudos científicos associados a comportamentos tais como gratidão e empatia.[20]

Ao considerarmos a espiritualidade como "virtuosa", podemos observar a existência de um terreno propício para o desenvolvimento concomitante de outras virtudes como a honestidade, a confiança, a temperança, a prudência, a honradez e a compaixão.[21]

Segundo Comte-Sponville, professor de filosofia, a "virtude é força que age, ou que pode agir. Assim, a virtude de uma planta ou de um remédio, que é tratar, de uma faca, que é cortar, ou de um homem, que é querer e agir humanamente".[22]

A virtude de um ser é um poder específico, e o que constitui o seu valor é a sua excelência: "a faca boa é aquela que corta bem, o bom remédio é aquele que cura bem".[22]

Portanto, a virtude de um homem é o que o faz querer e agir em sua humanidade da melhor maneira possível.

Comté-Sponville ainda ressalta que:[22]

> "Toda virtude é, pois, histórica, como toda a humanidade, e ambas, no homem virtuoso, sempre coincidem: a virtude de um homem é o que o faz humano, ou antes, é o poder específico que tem o homem de afirmar a sua excelência própria, isto é, a sua humanidade."

Entre a hominização (fato biológico) e a humanização (exigência cultural), a virtude surge como a maneira de ser e agir humanamente, ou seja, a capacidade de agir bem, portanto se caracteriza como um valor. Manifesta-se ao longo do tempo como uma disposição adquirida para fazer o bem.

Neste momento, interessa-nos fazer um pequeno resumo: o paradigma benigno-humanitário fundamenta a preocupação com a humanização na área da saúde, e a pessoa deve ser considerada a protagonista desse cenário. Sua dignidade, sua liberdade e seu bem-estar são fatores influentes na relação entre o profissional de saúde e o paciente. Os motivos científicos e os aspectos econômicos devem ser subordinados aos interesses da pessoa e não das instituições. Curar deve continuar sendo importante, porém é prioritário cuidar da pessoa que sofre. Essa pessoa deve ser acolhida em sua integridade, considerando todas as suas dimensões da expressão humana, inclusive a espiritual. Quando curar não for mais viável, e tratar continuar sendo a expressão qualitativa da assistência, continuaremos acolhendo um ser pleno de sua dignidade, que precisa ser amplamente amparado e cuidado com amor, até o último dia de sua vida.

É nesse contexto que vamos descobrir o que é "fazer o bem". Para tanto, precisaremos levar em consideração esses novos aspectos fundantes de uma nova ética da virtude, na qual se pretende oferecer o melhor de cada um de nós, para que o outro possa ter o melhor dele também.

São vários os interesses que impulsionam as reflexões sobre o processo de humanização. Eles podem ser terapêuticos, religiosos, financeiros, humanitários e éticos.

Ao desenvolver os fundamentos éticos da política de humanização, vamos encontrar quatro princípios primordiais: a autonomia, a beneficência, a não maleficência e a justiça.

A **autonomia** ressalta o valor da liberdade no cotidiano, e é uma das primeiras perdas que enfrentamos quando adoecemos. Perde-se o direito de se movimentar, perde-se o direito de decidir, perde-se o direito de escolher. Esse é um grande desafio na humanização hospitalar: respeitar a liberdade que ainda existe. Quando a pessoa está em condições de tomar decisões sobre sua própria vida, por exemplo, faz parte da condição humana ser ajudada a enfrentar as dúvidas, as angústias, os medos em busca da verdade.

A **beneficência** evidencia o desafio que é discernir o que, de fato, caracteriza o bem do paciente, e como resolver conflitos de interesse entre o bem do paciente e o bem da coletividade.

É preciso avaliar o "estar bem" não só no nível físico, mas também nos níveis mental, social e espiritual. Nessa perspectiva, é importante tratar a pessoa que adoece, e a beneficência condensa os fatores que levam ao bem-estar daqueles que sofrem.

O princípio da **não maleficência** reforça a complexidade de uma questão bioética muito específica: não se deve promover nenhum mal a ninguém.

Qualquer movimento, atitude, procedimento, proposta que repercutir no mal-estar do paciente devem ser evitados.

Esse princípio não é nada simples.

Por exemplo, podemos fazer mal a alguém negligenciando aspectos expressivos de outras áreas de manifestação, que não a física. Ao negligenciar o sofrimento espiritual, por exemplo, podemos fazer um grande mal àquele que sofre.

Quanto à **justiça**, esse princípio parece ser quase inviável, já que, muitas vezes, pacientes enfrentam demora excessiva para diagnosticar uma doença grave; há insuficiência no contingente de profissionais para dar sequência ao fluxo de atendimento, não havendo possibilidade de garantir a mínima qualidade na assistência recebida. Respeitar a dignidade da pessoa é fundamental, e o direito de igualdade é valioso.[23]

A relevância do exercício de algumas virtudes no vínculo terapêutico associado ao cuidado espiritual foi ressaltada no livro *Espiritualidade e oncologia: conceitos e prática*.[24] Virtudes tais como a **compaixão**, que significa estar com o outro acompanhando seu sofrimento, promovendo alívio àquele que sofre; a **sabedoria**, que nasce da experiência com humildade e disponibilidade ao aprendizado; a **disponibilidade**, que aponta para a capacidade de estar presente, de estar com o outro, acolhendo na escuta; a **empatia**, que é a possibilidade de se projetar para o lugar do outro, compreendendo melhor aquilo que é experimentado por ele; o **altruísmo**, que "trata de se despojar em prol do outro... A pessoa altruísta coloca com mais clareza as necessidades daquele que sofre à frente das próprias angústias, vencendo o desânimo e o cansaço para acolher as demandas espirituais alheias";[24] a **prudência**, que representa o discernimento em prol do verdadeiro bem e as escolhas dos justos meios para conseguir alcançar esse objetivo.

São essas as únicas virtudes relacionadas à espiritualidade na expressão da assistência de excelência tão procurada pelas instituições hospitalares?

Como podemos desenvolvê-las? É possível ensiná-las?

Arando o terreno sagrado

A formação humana como aspecto ético do desenvolvimento humano

Um indivíduo que tem capacidade e competência ética procura conhecer a si mesmo, investe em seu equilíbrio emocional e aprende a cuidar de si. Para tanto, é preciso energia física e psíquica, investimento financeiro e tempo disponível, condições nem sempre fáceis para quem enfrenta um estilo de trabalho que em si apresenta diversos eventos estressantes e exposição ao *burnout*: longas jornadas, visto o número insuficiente de pessoal; salários insuficientes, gerando a necessidade de atuar em diversos turnos; a falta de reconhecimento profissional; a alta exposição do profissional a riscos químicos e físicos; o desgaste emocional em virtude da proximidade com a doença, o sofrimento e a finitude; a sobrecarga de tarefas impostas a esses profissionais tão exigidos.

A formação humana é um fundamento ético da experiência humana, e tem como núcleo de atenção o autoconhecimento, abrangendo características de personalidade, reconhecimento de emoções e sentimentos, além das formas de funcionamento (recursos de enfrentamento e tomada de decisões, por exemplo) e comunicação/expressão. É o processo responsável por reforçar valores e princípios éticos, o que é imprescindível nos relacionamentos de cuidados. Por meio desse processo podemos nos preparar para um trabalho que tem como característica principal o processo empático, aproximando-nos do sofrimento alheio pela compreensão do significado do sofrer, apoiados em nossos valores e princípios essenciais.[25]

Para Edgar Morin, a compreensão humana é uma competência que precisa ser ensinada, já que todos nós, em graus diferentes, encontramos questões diversas durante a nossa existência. Essa é uma verdade inquestionável, já que os maiores problemas que encontramos, nas diversas dimensões de expressão do humano, geralmente são causados por distúrbios que qualificamos como pertencentes à área da comunicação, tanto na emissão quanto na recepção da mensagem. Uma das tarefas na recepção da mensagem envolve a compreensão humana.

Na visão desse autor há outra questão a ser ensinada, o que gera uma grande diferença na qualidade dos relacionamentos humanos. Para ele, é preciso ensinar que o destino humano nos reserva incertezas, não mais as naturais, envolvidas em demandas tais como a saúde, o casamento ou o trabalho, mas uma incerteza associada à angústia com relação ao futuro. Portanto, aprender a enfrentar a incerteza significa não ser paralisado pela angústia, e entender que a participação conjunta e a responsabilidade compartilhada vividas em comunidade constroem a vivência com amor entre os pares.[26]

Na área da saúde esse alerta é fundamento para bases construtivas de um trabalho *colaborativo* em equipe, pautado pelos *cuidados integrativos* de excelência, abrangentes da *unidade de cuidados*, constituída pelo paciente, seus familiares e cuidadores e sua equipe de cuidados, o que seria a *assistência idealizada* para aquele que sofre o *adoecimento*.

O cuidado espiritual exige o cultivo de princípios éticos, que, nesse caso, fazem pensar em psicoeducação. Ensinamos, incentivamos o uso como estratégia, desenvolvemos e aprimoramos.

Pereira (2018) ressaltou que:[24]

O cuidado espiritual não é opção, é pressuposto ético. O ser humano constrói sua identidade com base nas relações que estabelece consigo, com a sociedade, com a natureza e com o transcendente, e a noção de estado de saúde e de bem-estar geral depende da qualidade dos relacionamentos estabelecidos com essas diversas dimensões.

A bênção dos aprendizados

Para esta autora, ao entrar em contato apenas com alguns aspectos básicos do paradigma benigno-humanitário que nos acompanha, e os quatro princípios primordiais do processo de humanização, é impossível não notar quantas oportunidades temos de tocar em virtudes importantes. Depois de pesquisar e dar aulas sobre espiritualidade em cursos que abordam o sofrimento da doença crônica e a morte, por mais de 20 anos, algumas reflexões, dúvidas diversas e muitos desejos de compartilhamento permitem concluir que é sempre preciso saber mais sobre essa complexidade que é o ser humano. Vou me atrever a discutir aqui algumas questões:

1. Ser saudável não é viver sem sintomas. Saúde é a força para viver com as vicissitudes que a vida apresenta (Boff, 1999).[27]

É verdade que somos muito mais do que um único acontecimento que nos assola. Acompanho várias pessoas que vivem com câncer de mama metastático há anos, e ao mesmo tempo são influenciadoras digitais em um espaço onde se demonstra como viver melhor e com qualidade, mesmo enfrentando uma doença crônica. Pessoas que insistem em levantar quando caem, sobrevivem às crises e procuram identificar estratégias e recursos para sobreviver e viver melhor.

Resiliência é o segredo da força de viver.[28]

Enfrentaremos doenças que estarão presentes por muito tempo, impondo a administração de eventuais procedimentos que repercutirão em situações de dor e sofrimento, porém inseridas numa experiência de vida que continuará proporcionando também situações plenas de prazer. Adoecemos enquanto vivemos e continuamos vivendo enquanto administramos a nossa doença cotidianamente.[25]

2. É mais do que importante considerar a necessidade de sermos e nos manifestarmos íntegros. Inteiros, plenos de humanidade, somos inclusive seres espirituais. Talvez assim fique mais fácil aceitar a singularidade do outro, considerando que diferenças não são motivo para distanciamento, e que podem representar expansão, na medida em que o acolhimento do outro pode significar acréscimo daquilo que foi em algum momento desconhecido.

3. Pensar no cuidado como uma atitude natural de convivência é fundamento para o exercício da humanização. O cultivo da **gentileza** e da **não violência** como instrumentos de comunicação nas relações interpessoais estrutura um ambiente propício para a expressão do homem virtuoso.

4. Para falarmos sobre autonomia, precisamos lembrar de outra palavra associada a ela: **liberdade.** Essa é uma grande virtude. Aprender a ser livre e permitir que o outro seja é enfrentar a vida com alteridade. É preciso lidar com as angústias, os medos, as tristezas, a alegria, o prazer, os sentimentos que as escolhas dos outros (e as nossas) nos causam. Duas outras virtudes surgem nesse processo: a **coragem** e a **generosidade.** Experimentar as vivências pertinentes ao processo de individuação, transformar-se em um ser com história diferenciada e única, é uma atitude corajosa e, ao mesmo tempo, generosa. Acompanhar esse processo com compromisso e responsabilidade é igualmente virtuoso.

5. Ao pensarmos em beneficência, precisamos começar definindo o que é fazer o bem para alguém. Quem responde a essa questão? A minha compreensão sobre o bem é a mesma que a sua? Quando eu for cuidar de você, devo seguir a minha concepção de bem ou a sua? Quantas questões relacionadas à bioética aparecem enquanto se faz um único questionamento na área da saúde! Talvez aqui possamos pensar em duas virtudes: **bondade** e **altruísmo.** Abrir mão do controle de uma situação e privilegiar o desejo do outro é bondoso.

6. Para considerar o significado de não maleficência precisamos conhecer o que faz mal para, desse modo, poder abstrair e prevenir. Ser bom é também admitir que podemos fazer mal ao outro, de maneira consciente ou não; que aprendemos, enquanto amadurecemos, a controlar impulsos, a transformar energias e a canalizar forças que poderiam ser revertidas em maldades. Aceitar esse fato é imprescindível. **Humildade** é uma virtude vital para o autoconhecimento.

7. Lutar pelo justo exige compreender o máximo. Sempre agradeço o trabalho que faço em psicologia, que foi um grande presente que a vida me deu; com ele aprendi que, quanto mais tempo levo para julgar, mais consigo compreender aquilo que observo. É óbvio que em certo momento será necessário me render a um julgamento, porém, enquanto ele não acontece, eu compreendo cada vez mais. Esse movimento acalma a alma, abre espaço para a paciência e a tolerância.

A **compreensão** está relacionada com o conhecimento objetivo e recíproco, que possibilita conhecer a pessoa em sua singularidade, mas também está relacionada à **empatia** e à **compaixão,** que permitem compreender o outro em sua unidade existencial através de olhos-espelhos.[13]

8. Enfim, de modo geral, a espiritualidade está vinculada a várias virtudes, a ponto de ser chamada, por alguns autores, de *espiritualidade virtuosa*. O fato de ser um construto definido de maneira a ser relacionado à conexão, à transcendência e ao sentido, ao mesmo tempo, em sua natureza, une, transcende, ultrapassa limites e dá sentido.

O amor é como Deus: ambos só se oferecem a seus serviçais mais corajosos. (Carl Gustav Jung[29])

Quando tento traduzir esse evento, penso inicialmente em uma situação de procura/oferta de serviços, em um sistema de prestação de cuidados especializados e de excelência que será efetivado por meio da relação entre uma equipe multiprofissional e o paciente e seus familiares, uma relação na qual uma das partes está ameaçada por uma doença, que altera sua vida e seus sonhos, e uma relação da qual vai emergir um vínculo empático, pulsante o suficiente para que aquele que está doente possa se expressar e ser acolhido. Haverá uma entrega silenciosa e dela a intimidade que gera fraternidade surgirá, de maneira consciente ou não.

Um importante pesquisador em luto, Colin Murray Parkes escreveu em seu livro *Amor e perda* preciosas observações, baseadas nos muitos anos de experiência clínica – **sabedoria**:

> Os terapeutas desenvolveram sua própria linguagem para os vínculos que nossos clientes fazem conosco e nós fazemos com eles. Termos como "transferência" e "contratransferência", "aliança terapêutica" e "relacionamento terapêutico" reconhecem que esse relacionamento não é um vínculo romântico ou de educação; e ainda, se formos honestos, devemos admitir que ele contém elementos desses dois relacionamentos. No fim, é uma espécie de amor.[30]

É possível que surjam diversas oportunidades para que se manifestem nossos melhores e piores recursos, nesse terreno que se mostra tão profano e sagrado simultaneamente.

Nossas escolhas nos dirão à qual história vamos pertencer.

Eu já fiz a minha escolha.

Você já fez a sua?

Referências

1. Martin L M. A ética e a humanização hospitalar In: Pessini L, Bertachini L, organizers. Humanização e cuidados paliativos, 5th ed. São Paulo, Loyola; 2011.
2. Liberato R P. A expressão da espiritualidade no encontro humano. In: Carbonari K, Seabra C R, organizers. Psico-oncologia: assistência humanizada e qualidade de vida. Bragança Paulista, Comenius: 2013.
3. Morin E. Introdução ao pensamento complexo. Lisboa E, translator. 5th ed. Porto Alegre, Sulina: 2015.
4. Koenig H G. Medicina, religião e saúde: o encontro da ciência e da espiritualidade. Porto Alegre, L&PM: 2012.
5. Morin E. É preciso ensinar a compreensão humana. [Entrevista] Fronteiras do Pensamento, 5 de março de 2015. Disponível na Internet: https://www.fronteiras.com/entrevistas/edgar-morin-compreensao-humana (2 jan. 2019).
6. Kuhn T S. A estrutura das revoluções científicas. São Paulo, Perspectiva: 1975.
7. Pessini L. Humanização da dor e do sofrimento humanos na área da saúde. In: Pessini L, Bertachini L, organizers. Humanização e cuidados paliativos, 5th ed. São Paulo, Loyola: 2011.
8. World Health Organization. WHO. Basic Documents – 47th edition. Constitution of the World Health Organization. Geneva, 2009. Disponível na Internet: http://apps.who.int/gb/bd/PDF/bd47/EN/constitution-en.pdf (2 jan. 2019).
9. Alves R. Coisas da alegria: pastoreio. In: A grande arte de viver feliz. São Paulo, Planeta do Brasil: 2014.
10. Liberato R. O luto do profissional de saúde: a visão do psicólogo. In: Casellato G, organizer. O resgate da empatia: suporte psicológico ao luto não reconhecido. São Paulo, Summus: 155-82, 2015.
11. Aquino T A A. Espiritualidade e saúde ou mente sã em um corpo são? In: Aquino T A A, Caldas M T, Pontes A M, organizers. Espiritualidade e saúde: teoria e pesquisa. Curitiba, CRV: 35-46, 2016.
12. Saad M, Masiero D, Battistella L. Espiritualidade baseada em evidências. Actafisiatrica. 2001 Dec 9; 8(3):107-12. Disponível na Internet: https://www.revistas.usp.br/actafisiatrica/article/view/102355 (5 maio 2019).
13. Mattos M B S. Espiritualidade em psicologia: a psicossíntese de Roberto Assaiogli. São Paulo, Pillares: 2017.
14. Seligman M E P. Positive psychology, positive prevention and positive therapy. In: Snyders CR, Lopez SJ, editors. Handbook of positive psychology. Oxford, Oxford University Press: 3-12, 2002.
15. Paludo S S, Koller S H. Psicologia positiva: uma nova abordagem para antigas questões. Revista Paidéia. 2007; 17 (36):9-20. Disponível na Internet: http://www.scielo.br/pdf/paideia/v17n36/v17n36a02.pdf.
16. Peterson C, Seligman M E P. Character strengths before and after September 11. Psychological Science. 2003; 14 (4):381-84.
17. Seligman M E P, Csikszentmihalyi M. Positive psychology: an introduction. American Psychologist. 2000;55:5-14.
18. Park N, Peterson C, Seligman M E P. Strengths of character and well-being. Journal of Social and Clinical Psychology, 23 (5):603-19.
19. Seligman M E P. Felicidade autêntica. Rio de Janeiro, Objetiva: 2004.
20. Paludo S S, Koller S H. Gratidão em contextos de risco: uma relação possível?. Revista Psicodebate Psicología, Cultura y Sociedad. 2006;7:55-66.

21. Cavanagh G F, Bandsuch M R. Virtue as a benchmark for spirituality in business. Journal of Business Ethics. 2002; 38: 109. Disponível na Internet: https://doi.org/10.1023/A:1015721029457.
22. Comte-Sponville A. Pequeno tratado de grandes virtudes. Brandão E, translator. 12th ed. São Paulo, Martins Fontes: 7-8, 2007.
23. Beauchamp T L, Childress J F. Principles of biomedical ethics, 2nd ed. New York/ Oxford, Oxford University Press: 1983.
24. Pereira F M T. A espiritualidade do profissional de saúde e seu papel no vínculo empático. In: Pereira F M T P et al., editors. Espiritualidade e oncologia: conceitos e prática. Rio de Janeiro, 2018. p.91-8.
25. Liberato R P. O cuidado como essência humana. In: Veit M T, organizers. Transdisciplinaridade em oncologia: caminhos para um atendimento integrado. Abrale – Associação Brasileira de Linfoma e Leucemia. São Paulo, HR Gráfica e Editora: 272-87, 2009.
26. Morin E. Os sete saberes necessários à educação do futuro. Tradução de Catarina Eleonora F. da Silva, CEF, Sawaya J, translators. Carvalho EA, technical revision. 2nd ed. São Paulo/Brasília, Cortez /Unesco: 93-102, 2000.
27. Boff L. Saber cuidar: ética do humano. Compaixão pela Terra. Petrópolis, 2004.
28. 28. Berndt C. Resiliência: o segredo da força psíquica. Petrópolis, 2018.
29. Jung C G. Sobre o amor. Schiess M, selection and edition. 2nd ed. Aparecida, Ideias & Letras: 2005.
30. Parkes C M. Amor e perda: as raízes do luto e suas complicações. Franco MHP, translator. São Paulo, Summus: 314, 2009.

39

Panorama Histórico e Papel Atual da Enfermagem no Cuidado

Luana Prado Figueredo
Magali Hiromi Takashi
Maria de Fátima Prado Fernandes

A enfermagem pode ser concebida como uma profissão científica, técnica, prática assistencial e gerencial, genuinamente humanística e voltada ao cuidado integral da pessoa enferma de forma holística.

Assim, ao enfermeiro é requerido atuar de maneira que o ato do cuidado seja seguro, ético, competente e sistematizado, todavia não isento de atenção, amor, compaixão e empatia, zelando pelo bem-estar do paciente e seu entorno.[1]

O cuidado holístico faz parte do exercício profissional, e é justamente nesse contexto que a espiritualidade/religiosidade do paciente se apresenta como uma das facetas a serem abordadas pelos cuidados em enfermagem.

Nosso propósito é auxiliar na compreensão da espiritualidade como uma dimensão humana presente em todos os ciclos e fases da vida e que deve ser alvo de atenção e cuidado por parte do enfermeiro.

Enfermagem, espiritualidade e religiosidade

A espiritualidade e a religiosidade compõem um elemento importante no cuidado de enfermagem. Por esse motivo, o modo de identificar e ofertar tal cuidado vem sendo alvo de pesquisas, debates e tentativas de sistematização de possíveis intervenções.

Tal faceta tem suas raízes históricas em meio às ações empreendidas por sacerdotes e curandeiros que visavam, entre outras coisas, a cuidar de pessoas doentes, pois o adoecimento era frequentemente compreendido como castigo das divindades ou ação de espíritos malignos.

No século XVI, com o surgimento da medicina científica, assentada no modelo newtoniano-cartesiano, acreditava-se que o corpo e a alma eram independentes, e o corpo humano passou a ser visto como uma máquina. A perspectiva racionalista era o único modelo considerado válido para a compreensão da vida e da sociedade, desvalorizando-se a subjetividade e a experiência religiosa,[2,3] como se não fossem dotadas de qualquer sentido.

Nesse período, as ciências foram constituídas para analisar o mundo material em uma visão exclusivamente racionalista e positiva, admitindo como verdade apenas o que provinha da comprovação experimental ou estatística. A dimensão espiritual não era negada, mas separada da realidade dita concreta, prevalecendo uma visão de homem dualista: corpo e alma.[2,3]

Presente em todas as culturas humanas, a E/R é composta por uma série de crenças e padrões culturais intimamente relacionados à busca de uma conexão e união com Deus, com os outros, com a natureza e consigo mesmo, além da busca de um sentido pleno para existência.[4,5]

A espiritualidade/religiosidade também está associada à busca de esperança, paz interior, alívio para as dores e sofrimentos, sendo nesse ponto que se observa uma interseção com a enfermagem moderna.

Koenig[4] considera a espiritualidade/religiosidade um marco no campo do cuidado em saúde, especialmente a partir do momento em que as crenças e práticas religiosas/espirituais têm demonstrado grande capacidade de auxiliar no enfrentamento das mais diversas situações de desequilíbrio na saúde das pessoas, de preparo para morte e influenciam até mesmo nas relações interpessoais dos profissionais.

De acordo com Sá e Pereira,[6] a espiritualidade é um tema presente na literatura de enfermagem desde Florence Nightingale, considerada a fundadora da enfermagem moderna, que publicou as chamadas *Notas sobre enfermagem*. Florence evidenciou "o que é e o que não é" enfermagem, traçando o perfil, em sua visão, do que seria um bom profissional dessa área.[7]

Os escritos nightingaleanos acerca dos cuidados espirituais concretizavam os ensinamentos mais belos deixados por Cristo, por meio da postura de aproximação compassiva,[8,9] tolerância e solidariedade pelo ser humano, privada de preconceitos, ofertando respeito e provendo cuidado digno aos que sofriam.[6,7,10] Florence, certamente, deixou em seu legado que a enfermagem deve enxergar o homem holisticamente, como um ser biopsicossocial e espiritual, que transcende o aspecto físico, pois a espiritualidade é intrínseca à natureza humana e um potente recurso de cura.[11]

Para elucidar o quanto a enfermagem tem investigado o respectivo fenômeno, apresentamos um panorama das informações bibliométricas acerca das pesquisas científicas disponíveis na base de dados da *Biblioteca Virtual em Saúde – BVS* e do portal *PubMed*, utilizando os descritores *enfermeiro* e *espiritualidade*, e *enfermeiro* e *cuidado espiritual* e adotando o *and* como única estratégia booleana, para ambas as combinações, nos idiomas português e inglês.*

No Portal Regional da *Biblioteca Virtual em Saúde – BVS* encontramos 868 artigos publicados relacionados aos descritores "enfermeiro e espiritualidade" e 124 publicações contendo os termos "enfermeiro e cuidado espiritual". Na Biblioteca Nacional de Medicina dos Estados Unidos – *PubMed*, observam-se 1.583 e 1.810 publicações, respectivamente.

Dessa busca evidenciou-se a prevalência das produções científicas na América do Norte, Europa e Ásia, que historicamente se mantém no *ranking* das publicações desde o início, 1974, até o momento atual, março de 2019.

---

* Disponível em: https://bvsalud.org/. Consulta em 15 mar./03/2019. Disponível em: https://www.ncbi.nlm.nih.gov/pubmed/. Consulta em: 15 mar. /03/2019.

Os profissionais de enfermagem, em suas diversas especialidades, têm estudado como assunto principal o "papel do enfermeiro no cuidado espiritual" como percepção ética profissional e a competência aplicada ao âmbito assistencial, gerencial e educacional.[12,13]

O ponto em destaque desse panorama é a constante busca por melhor compreender e prover intervenções no campo da assistência espiritual e humanística ao paciente e sua família.[12,14,15]

Betty Newman, em sua teoria denominada *modelo de sistemas holísticos*, defende a espiritualidade como uma variável para o desenvolvimento existencial do paciente a ser considerada no cuidado de enfermagem, tal como os aspectos biológicos, subjetivos e socioculturais. Essa autora considera que a espiritualidade perpassa por todas as demais e, quando desenvolvida conscientemente, é capaz de auxiliar na sustentação do máximo bem-estar possível diante da exposição a estressores internos e externos.[10,11]

Temos ainda Watson, que criou a *teoria do cuidado transpessoal*, um modelo que deriva da perspectiva humanística, considerando integralmente os valores e necessidades do paciente para a promoção do cuidado e colocando a espiritualidade no cerne desse modelo. Watson amplia as discussões em enfermagem acerca da avaliação de necessidades espirituais e possíveis intervenções para o bem-estar dos pacientes.[11]

O Grupo de Qualidade de Vida da OMS, incluiu, em 1991, o domínio Espiritualidade, Religiosidade e Crenças Pessoais em seu instrumento genérico de avaliação de qualidade de vida apresentada pelo WHOQOL. O instrumento está disponível em mais de 40 idiomas, incluindo o português, sendo um dos instrumentos mais utilizados internacionalmente para avaliar a qualidade de vida.[16]

Os desafios

Ao prestar o cuidado espiritual, o enfermeiro se depara com algumas dificuldades devido à falta de treinamento específico e à ausência de formação acadêmica adequada. É imprescindível que temas voltados à espiritualidade e ao autoconhecimento sejam incluídos nos currículos de graduação, pós-graduação e nos programas de educação permanente de enfermagem.[12,14,17]

O autoconhecimento, o amadurecimento da própria fé, a religiosidade e a espiritualidade, assim como o cuidado do enfermeiro para consigo mesmo, também parecem influenciar a disposição desse profissional para cuidar do próximo,[18] especialmente quando se trata de oferecer atenção aos aspectos espirituais, cujos componentes são existenciais e subjetivos. Por serem considerados abstratos, sua aplicabilidade assistencial exige sensibilidade.[19,20]

Contudo, apesar de o cuidado espiritual ser reconhecido como importante, há indícios de que alguns enfermeiros negligenciam a avaliação espiritual pela dificuldade em integrar esse cuidado ao âmbito da sua prática[8,9] e pelo fato de questionarem sua responsabilidade e papel no cuidado espiritual.

Não é incomum que os profissionais de enfermagem cuidem de pacientes que apresentam demandas espirituais e religiosas, mas muitas vezes entendem que tais demandas devem ser cuidadas por outro profissional, sobretudo quando envolve presença explícita de 5 crenças e dogmas religiosos. Essa postura é reveladora do despreparo para lidar com as relações entre enfermagem e espiritualidade, contribuindo para a não abordagem desse assunto, além de indicar que também pode haver dificuldade para enfrentar esse tema em sua vida pessoal e não só na vida profissional.[1]

Os profissionais de enfermagem, assim como outros profissionais de saúde, consideram importante a espiritualidade e se preocupam com as necessidades espirituais do paciente,[4] porém se sentem desconfortáveis e receosos em ofertar esse tipo de cuidado por se reconhecerem desqualificados para tal atividade e, em alguns casos, até malvistos por colegas de profissão.[21]

Outro fator agravante é o fato de que, diante de um grande acúmulo de atribuições administrativas, o enfermeiro estará muitas vezes impedido de se aproximar e estabelecer relações interpessoais com o paciente e seus familiares, o que tende a limitar a promoção do cuidado holístico.

Superações e conquistas

A inclusão da espiritualidade na sistematização da assistência de enfermagem (SAE)* e sua implementação no processo de enfermagem (PE),** vêm sendo consideradas um sinal da superação de paradigmas. Superação por se exigir a ultrapassagem de resistências pessoais, profissionais e institucionais para sua efetivação em um cenário reducionista de atendimento à saúde.[8,22,23]

Os cuidados de enfermagem concretizam-se na relação viva entre a pessoa do profissional e o doente, não sendo suficiente para tanto deter conhecimentos sobre anatomia e domínio técnico das diversas intervenções, ou ter completa noção de patologia. É fulcral mostrar ousadia para integrá-las em um propósito de cuidar, subjetiva e objetivamente, na complexidade clínica, além de formalmente integrados à SAE e ao PE.[24]

A implementação do PE beneficia a equipe de enfermagem e o paciente assistido, pois direciona a assistência às necessidades específicas, observadas em diferentes momentos da evolução terapêutica. O PE ainda viabilizará a avaliação dos cuidados, balizada pelos registros das respostas do paciente. Todavia, para se valer como instrumento que orienta a assistência de enfermagem, seu planejamento se serve de todas as etapas interligadas: avaliação, diagnóstico, planejamento, implementação e evolução.[25]

A atuação da equipe de enfermagem consiste em fornecer o cuidado espiritual quando necessário e de comum acordo com o paciente e seus familiares, convidando o capelão ou o líder religioso por eles indicado para ofertar a atenção espiritual demandada. Tal líder deve também ser orientado sobre as condições clínicas do paciente a fim de que sua atuação seja direcionada com base nos dados da realidade desse indivíduo e em sua perspectiva prognóstica.

Referências

1. Souza IA, Bastos NLMV, Vilela ABA, Sena ELS, Boery RNSO, Rocha RM. Espiritualidade e bioética nas questões sociais envolvendo a enfermagem. 2019;11(4e276):1-6. Disponível na Internet: https://acervomais.com.br/index.php/saude/article/view/276.

2. Souza RB. O que é espiritualidade? O desafio bíblico da espiritualidade cristã. In: Bomilcar N. O melhor da espiritualidade brasileira. São Paulo: Mundo Cristão; 2005.

3. Santos FS. A arte de

4. cuidar: saúde, espiritualidade e educação. Bragança Paulista: Comenius; 2010.

5. Koenig HG. Medicina, religião e saúde: o encontro da ciência e da espiritualidade. Porto Alegre: LPM; 2012.

---

* SAE: provê elementos para a organização e o gerenciamento do cuidado, o que possibilita a implementação do PE.

** PE: instrumento metodológico que requer a incorporação de perspectivas teóricas de enfermagem para tornar os resultados da assistência viáveis e operacionalizáveis.

6. Puchalski CM, Vitillo R, Hull SK, Reller N. Improving the spiritual dimension of whole person care: reaching national and international consensus. J Palliative Medicine. 201;17(6):642-56. Disponível na Internet: https://www.ncbi.nlm.nih.gov/pubmed/24842136.

7. Sa AC, Pereira LL. Espiritualidade na enfermagem brasileira: retrospectiva histórica. O Mundo Saúde. 2007;31(2):225-37. Disponível na Internet: http://www.saocamilo-sp.br/pdf/mundo_saude/53/10_Espiritual_enfermagem.pdf.

8. Watson J. Florence Nightingale and the enduring legacy of transpersonal human caring-healing. J Holistic Nursing. 2010;28(1):107-8. Disponível na Internet: https://www.ncbi.nlm.nih.gov/pubmed/20467037.

9. Souza VCT, Pessini L, Hossne W S. Bioética, religião, espiritualidade e a arte do cuidar na relação médico-paciente. Bioethicos. 2012;6(2):181-90. Disponível na Internet: file:///G:/Teses%20apoio%20para%20reda%C3%A7%C3%A3o/2012.%20Souza%20Bioetic a.pdf.

10. O'Brien MR, Kinloch K, Groves KE, Jack BA. Meeting patients' spiritual needs during end-of-life care: a qualitative study of nurses' and healthcare professionals' perceptions of spiritual care training. Clin Nurs. 2019;28:182-89. Disponível na Internet: https://www.ncbi.nlm.nih.gov/pubmed/30091251.

11. Figueiredo NMA. Espiritualidade no espaço do cuidado: questões objetivas no plano da subjetividade. Enferm Univ. 2016; 13(1):1-2. Disponível na Internet: http://www.scielo.org.mx/pdf/eu/v13n1/1665-7063-eu-13-01-00001.pdf.

12. George GJ. Teorias de enfermagem: os fundamentos à prática profissional, 4th. 4. ed. Porto Alegre: Artmed; 2000.

13. Petersen CL, Callahan MF, McCarthy DO, Hughes RG, White-Traut R, Bansal NK. An online educational program improves pediatric oncology nurses' knowledge, attitudes, and spiritual care competence. J Pediatr Oncol Nurs. 2017;34(2):130-39. Disponível na Internet: https://www.ncbi.nlm.nih.gov/pubmed/27207992.

14. Rocha RCNP, Pereira ER, Silva RMCRA. A dimensão espiritual e sentido da vida na prática do cuidado de enfermagem: enfoque epidemiológico. 2018;22(e-1151):1-5. Disponível na Internet: http://www.reme.org.br/artigo/detalhes/1294.

15. 14.Arrieira ICO, Thofehrn MB, Porto AR, Moura PMM, Martins CL, Jacondino MB. Spirituality in palliative care: experiences of an interdisciplinary team. Rev Esc Enferm USP. 2018;52:e03312. Disponível na Internet: http://www.scielo.br/scielo.php?script=sci_arttext&pid=S0080-62342018000100401&lng=en&nrm=iso.

16. Meira MDD, Kurcgant P. Competências de egressos graduados em enfermagem: avaliação de gestores empregadores. Rev. Cienc. Gerenc. 2015;19(30):60-4. Disponível na Internet: http://revista.pgsskroton.com.br/index.php/rcger/article/view/3666.

17. Skevington SM, Sartorius N, Amir M. WHOQOL Group: Developing methods for assessing quality of life in different cultural settings. Social Psychiatry Epidemiology. 2004;39:1-8. Disponível na Internet: https://www.ncbi.nlm.nih.gov/pubmed/15022040.

18. Nascimento LC, Oliveira FCS, Moreno MF, Silva FM. Cuidado espiritual: componente essencial da prática da enfermeira pediátrica na oncologia. Acta Paul. Enferm. 2010;23(3):437-40. Disponível na Internet: http://www.scielo.br/scielo.php?scriptsci_arttext&pid=S0103.

19. Murray RP, Dunn KS. Assessing nurses' knowledge of spiritual care practices before and after an educational workshop. J Contin Educ Nurs. 2017;48(3):115-22. Disponível na Internet: https://www.ncbi.nlm.nih.gov/pubmed/28253418.

20. Wu LF, Koo M, Tseng HC, Liao YC, Chen YM. Concordance between nurses' perception of their ability to provide spiritual care and the identified spiritual needs of hospitalized patients: a cross-sectional observational study. Nurs and Health Sciences. 2015;17:426-43. Disponível na Internet: https://onlinelibrary.wiley.com/doi/full/10.1111/nhs.12210.

21. 21. White DM, Hand M. Spiritual nursing care education an integrated strategy for teaching students. J Christ Nurs. 2017;34(3):170-75. Disponível na Internet: https://www.ncbi.nlm.nih.gov/pubmed/28604527.

22. Nascimento LC, Oliveira FCS, Santos TFM, Pan R, Santos MF, Alvarenga WA. et al. Atenção às necessidades espirituais na prática clínica de enfermeiros. Aquichan. 2016;16(2):179-92, 2016. Disponível na Internet: http://www.scielo.org.co/scielo.php?script=sci_abstract&pid=S1657-59972016000200006.

23. Araújo AMM, Junior AS, Guimarães ACC, Saraiva KV, Alves e Souza AM, Batista RA. Conhecimento sobre a assistência espiritual. Rev Logos & Existência. 2016;5(2):191-203. Disponível na Internet em: file:///C:/Users/User/Downloads/29054-72665-1-PB%20(1).

24. Ronaldson S, Hayes L, Aggar C, Green J, Carey M. Spirituality and spiritual caring: nurses' perspectives and practice in palliative and acute care environments. Clin Nurs. 2012;21(15-16):2126-35. Disponível na Internet: https://www.ncbi.nlm.nih.gov/pubmed/22788554.

25. Veloza-Gómez M, Muñoz de Rodríguez L, Guevara-Armenta C, Mesa-Rodríguez S. The importance of spiritual care in nursing practice. J Holist Nurs. 2017;35(2):118-31. Disponível na Internet: https://journals.sagepub.com/doi/abs/10.1177/0898010115626777?journalCode=jhna.

26. Cardoso RB, Caldas CP, Souza PA. Uso da teoria do conforto de Kolcaba na implementação do processo de enfermagem: revisão integrativa. Rev Enferm Atenção Saúde. 2018;7(3):xx-xx. Disponível na Internet: http://seer.uftm.edu.br/revistaeletronica/index.php/enfer/article/view/2758.

phat # A Nutrição e as Relações entre Dieta, Religião e Espiritualidade

Bruna Del Guerra de Carvalho Moraes
Mariana Ferrari Fernandes dos Santos

Introdução

O desenvolvimento do conhecimento sobre nutrição tem sido gradual e decorre de observações e do questionamento humano. A oferta de alimentos mostra-se como o fator mais importante na evolução da sociedade humana e se diferencia entre as culturas e povos. Por anos, as pessoas consumiam o que podiam obter, e somente por volta do século XX iniciou-se a compreensão dos valores nutritivos da alimentação. Sem dúvida, foi por tentativa e erro que as pessoas civilizadas ganharam alguma compreensão de como os alimentos diferiam e aprenderam, por experiência, quais eram necessários para a saúde.

O conhecimento sobre nutrição, então, baseou-se nos seguintes conceitos básicos:[1]

- Comemos para viver, para crescer, para nos mantermos bem e saudáveis e para obtermos energia para o trabalho e as atividades diárias. Assim, nutrição é o modo como o corpo usa o alimento consumido.
- Os alimentos são feitos de diferentes nutrientes necessários para o crescimento e a saúde. Os nutrientes incluem proteínas, carboidratos, gorduras, minerais e vitaminas. Todos os nutrientes necessários para o corpo são advindos dos alimentos. Nenhum alimento sozinho possui todos os nutrientes necessários para o corpo. A maioria dos nutrientes faz seu melhor no organismo quando se une a outros nutrientes.
- Todas as pessoas, ao longo da vida, têm necessidade dos mesmos nutrientes, mas em quantidades variadas, o que é influenciado pela idade, gênero, tamanho, nível de atividade e outros.
- A maneira como os alimentos são manipulados influencia a quantidade de nutrientes, bem como a segurança, a qualidade, o aspecto, o sabor e a aceitabilidade desse alimento.

Assim, o conhecimento da ciência da nutrição se expande a cada dia, pelo fato de sermos seres humanos providos de habilidades questionadoras, criativas, compassivas e espirituais. Contudo, não há como focar apenas os nutrientes sem compreender que seu consumo está relacionado à disponibilidade do alimento, a hábitos, costumes, culturas, crenças e religiões.

Ao ser profissional da área de nutrição, muito mais do que calcular nutrientes, é fundamental a sensibilidade para compreender o comportamento humano e trabalhar para adequar as necessidades diárias desses nutrientes e todos os fatores que estão envolvidos no consumo, incluindo seu preparo.

Na doença, a alimentação e a dieta são complementares ao tratamento, assim como as práticas de meditação, exercício e relaxamento,[2] além de outras técnicas, como *mindfulness*, *mindful eating* e ioga.

Assim como a espiritualidade não está necessariamente ligada à prática religiosa, as restrições alimentares referentes à religião não necessariamente estão ligadas à espiritualidade do paciente, mas podem ser um gatilho para a abordagem desse assunto.

O nutricionista deve ser cuidadoso na construção e manutenção de hábitos alimentares saudáveis para garantia de qualidade de vida, seja sua atuação em populações saudáveis ou portadoras de doenças específicas. Por conseguinte, dentro do cuidado integrado em uma equipe multiprofissional, o nutricionista deve considerar a espiritualidade parte de seu cuidado, podendo, como todo profissional de saúde, assumir o papel de identificar a demanda e encaminhar o paciente para cuidados específicos se necessário.

A espiritualidade, trabalhada e aflorada, auxilia no momento de doença pela manutenção da esperança. Isso pode se dar pela crença em uma vida de aprendizados e não duradoura, ou por se acreditar em algo maior, que permite suportar o sofrimento e dar sentido a ele. Esse auxílio faz o indivíduo compreender melhor e esforçar-se a cada dia por um objetivo, refletindo na aceitação e na escolha alimentar.

Há estudos a respeito da espiritualidade relacionada à alimentação, entretanto diversas religiões que se estabeleceram há séculos fundamentam as orientações alimentares nos ritos e na história dos povos que deram origem a elas.

Neste capítulo serão abordadas questões de espiritualidade relacionadas à nutrição e à alimentação, hábitos e orientações das principais religiões mundiais.

Espiritualidade, alimentação e nutrição

A espiritualidade tem sido cada vez mais estudada como fator colaborador para diversos aspectos. Muitos estudos relacionam espiritualidade e qualidade de vida, e em alguns deles existe também o estudo de hábitos de vida saudável que podem incluir a nutrição, a composição corporal e a alimentação. Apesar do interesse aumentado atualmente, os estudos ainda são heterogêneos e necessitam de novos trabalhos e protocolos de pesquisa para disponibilizarem evidências sólidas e aplicáveis.

Os indivíduos caracterizam a saúde de maneira complexa, envolvendo aspectos históricos, pessoais, sociais, espirituais e culturais. Do mesmo modo, a alimentação saudável tem sido caracterizada não só pelo consumo de determinados alimentos, mas também por todos esses fatores.[3]

A atuação do nutricionista engloba aspectos físicos, culturais, psíquicos e espirituais, uma vez que a alimentação e os comportamentos alimentares são um conjunto de atividades complexas, envolvendo não somente as necessidades físicas, mas também a história, a cultura e as crenças de cada indivíduo. Para o nutricionista, conhecer os aspectos de espiritualidade e saúde é fundamental para a prática diária da profissão e a participação em uma equipe multiprofissional, identificando ou rastreando demandas para que os profissionais adequados possam atender.

Em uma revisão sistemática da literatura relacionando religião, espiritualidade e saúde, foram encontrados 21 estudos ligados à nutrição e à alimentação, sendo que 61% deles mostraram uma relação positiva entre espiritualidade, religiosidade e dieta saudável. Alguns estudos também mostram que pessoas com espiritualidade maior conseguem enfrentar de forma mais positiva os problemas de saúde.[4]

Evidências mostram que religião e espiritualidade estão relacionadas ao hábito alimentar mais rico em vegetais, portanto mais saudável; já o *coping* negativo se mostrou relacionado ao consumo de álcool.[5]

O acompanhamento de um grupo de americanos frequentadores de uma igreja e de outro grupo não praticante de religião mostrou que o grupo praticante, mesmo apresentando um risco maior de doenças cardiovasculares e maiores taxas de obesidade, teve melhores resultados com o tratamento, tanto nos hábitos de vida (prática de exercícios físicos, não ter o hábito de fumar) como no controle da hipertensão arterial e do diabetes.[6]

Estudos de intervenção unindo a educação nutricional e a espiritual mostraram que, após 12 semanas de intervenção, os indivíduos acompanhados que apresentavam sobrepeso perderam peso e melhoraram seus conhecimentos sobre dieta e nutrição. Os participantes desses estudos incluíram entre os pontos facilitadores de sua melhora a fé/suporte religioso.[7]

Em mulheres moradoras de rua, observou-se uma relação significativamente positiva entre a religião, a espiritualidade e o autocuidado com a nutrição, o crescimento espiritual e as relações interpessoais.[8]

Em jovens americanos obesos, aqueles com maior espiritualidade tiveram maior facilidade para perda de peso, sugerindo que trabalhar a espiritualidade pode auxiliar nos cuidados com a saúde pública.[9]

Estudo de casos de crianças com fibrose cística, em acompanhamento de cinco anos, mostrou que o *coping* positivo foi capaz de reduzir a velocidade de queda de função pulmonar e de depleção do estado nutricional, além de levar a um número menor de internações. A hipótese do autor é que o *coping* positivo auxilia na redução da ansiedade e melhora a aderência ao tratamento, aumentando as respostas às condutas.[10]

O acompanhamento de um grupo de diabéticos avaliou o impacto das crenças e espiritualidade no autocuidado do diabetes. Os indivíduos com escores mais altos de espiritualidade apresentaram maior confiança no suporte social de sua rede religiosa, melhores cuidados com os pés e frequência de medições de glicemia, porém eram fisicamente menos ativos. Apesar de não existirem muitos estudos, ressalta-se a importância da inclusão da espiritualidade nos cuidados de saúde dos indivíduos com diabetes.[11]

O cuidado com a espiritualidade também se mostrou positivo no controle do peso e na qualidade de vida de mulheres após o tratamento de câncer de mama.[12]

Evidências de cuidado espiritual na prevenção da obesidade, incluindo o recebimento de mensagens religiosas, mostraram menos episódios de alimentação exagerada e menores taxas de obesidade em mulheres coreanas na Califórnia.[13]

Metanálise mostrou o benefício da religiosidade/espiritualidade no bem-estar e no cuidado com a saúde de indivíduos com câncer, reforçando o papel desse cuidado desde o início do tratamento, porém poucos estudos de intervenção mostram a relação entre a espiritualidade e a saúde nessa população específica, demandando novos trabalhos para aprofundar e elucidar a questão.[14]

Existem evidências de melhores níveis séricos de colesterol, hábitos de vida, dieta e peso em pacientes de doenças cardiovasculares mais espiritualizados.[15]

Apesar das evidências em diversos grupos populacionais, os mecanismos e detalhamentos sobre a influência da espiritualidade em fatores relacionados à nutrição, alimentação, controle de peso e fatores de risco para doenças crônicas, bem como autocuidado com a saúde envolvendo nutrição, não são bem estabelecidos, enfatizando a importância de novos estudos e da criação de grupos para investigação e melhora do conhecimento nesse assunto.

Estratégias de espiritualidade e seus benefícios à nutrição

Entre as práticas de desenvolvimento de espiritualidade e sua relação com o autocuidado e nutrição, encontramos nos estudos o uso de técnicas de meditação (*mindfulness* e *mindful eating*) e a prática da ioga.

O *mindfulness* é uma técnica de meditação utilizada para diversos focos, entre eles o bem-estar e a qualidade de vida.[16]

Metanálise realizada em 2012 envolvendo técnicas de *mindfulness* e redução de estresse em mulheres após o tratamento do câncer de mama mostrou que a prática pode reduzir o estresse, a ansiedade e a depressão nesse grupo, mas não demonstrou aumento da espiritualidade. Os estudos envolvendo esse assunto ainda são heterogêneos e insuficientes para gerar conclusões, portanto novos trabalhos ainda são necessários.[17]

A ioga combina técnicas de respiração com posturas físicas específicas e é utilizada amplamente para redução do estresse, em programas de *mindfulness*, além de programas para redução do peso.[16]

Um estudo realizado nos Estados Unidos mostrou que a prática de ioga antes do jantar reduziu os pensamentos negativos (tristeza, ansiedade, medo, culpa) nos pacientes acompanhados em uma clínica de tratamento de transtornos alimentares.[18]

Por sua vez, um estudo realizado com adolescentes na Índia avaliando práticas de vida saudável considerou hábitos de vida (atividade física, alimentação, espiritualidade) como promotores da saúde e destacou a importância de trabalhá-los tanto durante o período escolar como pelos profissionais de saúde.[19]

Indivíduos praticantes de ioga parecem ter motivos também relacionados à espiritualidade para sua prática e mostram benefícios dela em seus hábitos alimentares e imagem corporal.[20]

Mindful eating é uma técnica derivada do *mindfulness* que envolve meditação e comportamento alimentar, ingestão alimentar e consciência corporal. Estudos já mostraram resultados positivos do *mindful eating* em tratamentos de depressão e transtornos alimentares.[21]

Estudo realizado com indivíduos acima do peso e com transtorno alimentar mostrou que o grupo de recebeu a intervenção de *mindful eating* teve aumento nas escalas de espiritualidade quando comparado ao grupo que não recebeu. Sugere-se que a técnica de *mindful eating* pode auxiliar na busca e/ou aumento da espiritualidade e que as duas levam a melhor controle das compulsões e a melhor consciência sobre o ato de se alimentar.[21]

Existem evidências do benefício do *mindful eating* no tratamento da obesidade, mas ainda são necessários mais estudos para esclarecer os mecanismos e a aplicabilidade desse meio na nutrição, bem como sua relação com a espiritualidade.[22]

As técnicas descritas mostram resultados positivos na saúde, e não só no aspecto nutricional. Não há evidências concretas que possam auxiliar no desenvolvimento da espiritualidade, mas podem ser aplicadas em programas educacionais ou de saúde de diversos públicos, auxiliando no cuidado de saúde e na criação de hábitos saudáveis.

Os cuidados nutricionais no fim de vida devem seguir aspectos éticos e se basear em evidências científicas para que práticas seguras sejam feitas, garantindo o bem-estar do paciente. A garantia desse atendimento adequado deve ser feita por meio do cuidado centrado no paciente, ouvindo suas necessidades, bem como a relação com os familiares. A comunicação deve ser bem estabelecida, praticando-se as diretivas antecipadas de vontade sempre que possível.[23]

Em uma revisão sistemática de cuidados no fim de vida, não houve relação entre as religiões e os padrões de alimentação artificial nessa fase. Tal aspecto, apesar de exercer alguma influência sobre as convicções individuais, parece estar mais relacionado ao país de residência e às boas práticas realizadas em cada local do que às convicções religiosas.[24]

Religiosidade, alimentação e nutrição

As diversas religiões do mundo exercem profunda influência sobre as práticas e os costumes alimentares dos indivíduos. Muitos dos hábitos alimentares são como símbolos da religião, e a prática de se abster ou de oferecer alimentos indica devoção, respeito e amor ao ser supremo ou ao poder sobrenatural.[1] Costumes e rituais compartilhados entre os indivíduos são capazes de gerar um sentimento de pertencimento e identidade simbólica a seus integrantes.[25,26] Além disso, o ato de dar ou se privar de alimentos tem sido praticado para assegurar a boa vontade e a proteção divina em relação ao indivíduo.[1]

As práticas religiosas da maioria das religiões estão profundamente imbuídas de significados simbólicos. Muitas religiões pregam cuidados com o corpo, que é o templo do sagrado. Assim, existem relações positivas entre espiritualidade e hábitos saudáveis como dieta, exercício físico e controle de peso.[4,6]

Essa associação foi mostrada em um estudo envolvendo 2.370 adultos norte-americanos que verificou, por meio de contato telefônico, que o *coping* religioso negativo influenciou o consumo de álcool e que as crenças religiosas foram associadas ao maior consumo de vegetais.[5] Por outro lado, o consumo de frutas não estava associado ao *coping* religioso positivo, e isso suplanta a relação entre comportamentos de saúde positivos ou adaptativos e o *coping* religioso como descrito por Pargament.[27] O artigo traz a questão de as convicções religiosas pessoais interagirem com um tipo de comportamento que as pessoas associam à consciência de saúde (por exemplo, "comam vegetais"). O consumo de frutas pode não cruzar o mesmo limiar de orientação e exposição de "ser saudável" que os vegetais, por isso esse comportamento pode não estar tão fortemente vinculado a crenças profundamente arraigadas e não produzir maior consumo pelo *coping* religioso.[5]

A cultura (isto é, todos os fenômenos humanos não genéticos ou não metabólicos) é frequentemente caracterizada por etnicidade (parte de nossa identidade, afiliação, grupo), valores tradicionais e práticas religiosas e espirituais específicas. A cultura influencia as atitudes em relação ao tratamento médico, determina o significado especial de medicamentos e dieta (preferências alimentares, seleção e preparação de alimentos), práticas de cuidado infantil, relações de poder dentro das comunidades, relacionamentos familiares e muitas outras práticas cotidianas.[28]

Cada povo possui sua cultura, seu modo de vida, seu modo de se alimentar e seus sistemas de doutrinas, crenças e práticas rituais próprias que foram estabelecidos segundo determinada concepção de divindade e de sua relação com o homem. Assim, as religiões mais seguidas atualmente tiveram suas origens históricas bem delimitadas e aumentaram seus seguidores ao longo dos anos, transpassando os continentes.

Em quase todas as religiões, afirmações de um tipo ou outro sobre dieta podem ser encontradas nos livros e escritos sagrados. Essas obras literárias são consideradas a palavra ou a vontade do ser supremo. Apesar disso não explicar o motivo, a prática dietética específica passou a fazer parte desses escritos; as regulamentações dietéticas escritas foram preservadas e perpetuadas pelos séculos. As origens reais dessas práticas dietéticas estão perdidas na antiguidade; hoje só se pode sugerir possíveis razões para o desenvolvimento delas.[1]

Muitas restrições ou orientações alimentares são comuns entre as religiões possivelmente por influência de umas sobre as outras. Há quem considere que algumas dessas práticas tenham surgido por questões de higiene e segurança alimentar dos povos.[28,29] No Brasil, onde há uma miscelânea religiosa, nenhum estudo se propôs estudar hábitos alimentares e a influência das religiões que podem ter sido modificadas desde suas origens.

Quando se observam as restrições alimentares, é bastante comum a carne de porco ser citada. Sugere-se que o preconceito original contra o porco tenha sido desenvolvido entre os povos pastorais que viveram nas regiões áridas da Ásia. O porco não era um animal comido por esses grupos, apenas por aqueles que se fixavam no local. O desprezo pela comida do grupo rival pode ter feito o povo pastoril ridicularizar o consumo desse animal; assim, o preconceito foi estabelecido e pode ter sido incorporado aos escritos sagrados.[1]

No livro bíblico de Levíticos, capítulo 11, há uma lista dos animais puros e impuros. O Novo Comentário Bíblico São Jerônimo descreve que tal classificação é mais popular do que científica e não identifica as razões dessas distinções. Os animais considerados impuros eram aqueles consagrados na adoração pagã, como exemplos mais uma vez o porco, usado no sacrifício ao deus Tammuz da Babilônia, e a cobra, usada em ritos de fertilidade gentios.[29]

Sob outra perspectiva, estudiosos da religião islâmica sugerem que a carne suína é considerada pelos muçulmanos portadora de patógenos e bactérias nocivas, e, portanto, não deve ser consumida.[26] A semelhança entre as práticas dietéticas do islamismo e do judaísmo sugere que Maomé pode ter sido influenciado pelas práticas existentes dos judeus.[1]

Povos havaianos nativos seguem a religião politeísta, que é centrada em forças naturais, e o homem depende da natureza para a subsistência. Nessa população, nota-se que as escolhas alimentares estão associadas aos relacionamentos familiares e à conexão espiritual com antepassados.[3]

Inúmeras discussões entre os grupos religiosos têm seu foco nas leis alimentares, por isso há interpretações variadas das escrituras e variações de conduta dentro do mesmo grupo religioso. À medida que houve um aumento do consumo de alimentos industrializados, com a globalização trazendo diversidade de alimentos provenientes de diferentes regiões do planeta, além da rotina diária mais corrida, focada muitas vezes em produtividade laboral, intensificou-se o debate em torno das orientações de consumo alimentar entre as religiões.

A partir do século XX, as discussões a respeito do consumo de organismos geneticamente modificados passaram por críticas entre comunidades leigas e religiosas, sendo inaceitável de acordo com algumas crenças. Considere-se que para muitos indivíduos, particularmente aqueles com treinamento em biologia, o valor de organismos ou alimentos geneticamente modificados é visto como importante para o aumento da produção agrícola, a resistência a doenças e pragas ou a melhoria na qualidade nutricional. Os argumentos para tais modificações frequentemente invocam princípios éticos que favorecem abordagens utilitaristas (por exemplo, "o maior bem para o maior número"). Para outros, entretanto, a clonagem e as manipulações de genes são consideradas moralmente erradas. As objeções religiosas derivam da visão de que modificações genéticas feitas pelo homem equivalem, arrogantemente, a assumir papéis divinos, que violam certas leis ou codificações alimentares religiosas (por exemplo, aversão ao uso de animais ou plantas para o controle de qualidade nutricional).[30]

Algumas polêmicas que envolvam alimentação e religião ainda surgirão, pois estamos em processo contínuo de mudanças com a tecnologia, novos conhecimentos e em busca de facilidades para o dia a dia. A agilidade diária para que todas as rotinas caibam em 24 horas interfere na seleção, compra, manipulação e consumo de alimentos, o que pode retirar da experiência de alimentar-se determinados ritos que evocam a espiritualidade.

Lamentavelmente, temos poucas contribuições científicas sobre alimentação, nutrição e religião, havendo também uma preocupação limitada de hospitais, restaurantes e escolas em adotar alguns cuidados que possam servir para atender a pessoas de diferentes religiões, principalmente no Brasil.

A seguir serão apresentados os vínculos entre algumas religiões e a alimentação.

Cristianismo

Os grupos cristãos são diversos, bem como seus rituais, e cada um aponta cuidados nas escolhas alimentares, não fazendo grandes restrições a alimentos. Algo comum entre os grupos cristãos é a observância do jejum, parcial (um alimento ou uma refeição) ou total (sem alimentos por um ou mais dias).

Catolicismo

Os católicos evitam o consumo de carne vermelha no dia da Paixão de Cristo, ou Sexta-Feira Santa, por relembrar a morte de Jesus na cruz.

O Código de Direito Canônico, Capítulo II da Parte III (dos lugares e tempo sagrados), refere-se aos dias de penitência definidos por todas as sextas-feiras do ano e pelo tempo de quaresma.[31] O Cânon 1.251 desse capítulo estabelece:

> Observe-se a abstinência de carne ou de outro alimento, segundo as prescrições da Conferência dos Bispos, em todas as sextas-feiras do ano; a não ser que coincidam com algum dia enumerado entre as solenidades; observem-se a abstinência e o jejum na Quarta-Feira de Cinzas e nas sextas-feiras da Paixão e Morte de Nosso Senhor Jesus Cristo.

A versão traduzida para o português e revisada pela Conferência Nacional dos Bispos do Brasil traz uma nota sobre as idades de tais penitências. Assim, a abstinência deve ser iniciada aos 14 anos e deve ser mantida até o fim da vida; o jejum deve começar aos 18 anos completos e se estender até os 59 anos completos. Nessa revisão, o Padre Jesús Hortal ainda discorre sobre a determinação, sobre em que consiste o jejum. Por enquanto, mantém-se a seguinte orientação: "Trata-se de não tomar mais que uma refeição completa, permitindo-se, porém, algum alimento outras duas vezes ao dia".[31]

No Cânon 1.253 do Capítulo II da Parte III do Livro IV do Código de Direito Canônico há a possibilidade de a Conferência dos Bispos alterar a observância do jejum e da abstinência e substituí-los por obras de caridade, que são consideradas outras formas de penitência. Segundo essa ordenação, por determinação do Episcopado brasileiro, "nas sextas-feiras do ano (inclusive as da Quaresma, exceto a Sexta-Feira Santa) fica a abstinência comutada em 'outras formas de penitência, principalmente em obras de caridade e exercícios de piedade'".[31]

Corroborando essas informações, o que se nota nos restaurantes brasileiros, principalmente da região Sudeste do país, é a influência do catolicismo. Às quartas e sextas-feiras, em serviços de *self-service*, ou que servem pratos prontos ("feitos"), há uma persistência de preparações à base de peixe.

A celebração litúrgica que exprime a vida da Igreja Católica, a Eucaristia, definida como "plenitude da vida espiritual", é celebrada com o sentido de comunhão com o Cristo ressuscitado na espera de sua volta e de comunhão entre os irmãos. A comunhão com Cristo se dá por sua presença, substancialmente no pão e no vinho, mudando a natureza destes na sua pessoa de Verbo encarnado que sofreu e foi glorificado. É a chamada "transubstanciação".[32]

Para os católicos, o pão e o vinho consagrados são plenos da realidade de Cristo e revelam o sentido específico de sua presença como pão da vida e cálice da salvação, no memorial de sua paixão. A Eucaristia possui dimensões de agradecimento, de comunhão com Cristo, de manifestação de sua presença no mundo, de união com os outros fiéis na caridade e também a sacrificial, que deve permear os sentimentos e as atitudes dos fiéis.[32] Desse modo, os cristãos diariamente celebram a Eucaristia. Não obstante, são convidados a não participar da mesa eucarística aqueles que possuam algum pecado grave não confessado.

Protestantismo (batistas, pentecostais, neopentecostais, luteranos, presbiterianos e adventistas)

Apesar de a Bíblia mencionar os alimentos por meio de inúmeras figuras de linguagem, os denominados evangélicos não possuem restrições formais da alimentação. Antes, o cuidado com o corpo e com o que se deve comer deve ser para "a glória de Deus" (1Cor 10:31), evitando a embriaguez e a glutonaria (Ec 10:17), observando como Deus alimenta e sustenta sua Igreja (Ef 5:28-30), com a convicção de que o corpo é o templo do Espírito Santo de Deus (1Cor 6:19-20) e de que nem só dos alimentos físicos vive o homem (Mt 4:4 e Jo 6:35).

Ademais, os cristãos mantêm sua frequência aos jejuns, que têm orientação semelhante entre cada denominação. A prática do jejum é vista como uma expectativa divina (Mt 6:16 e At 13:1-2) e que traz maior percepção espiritual (At 13:2) e maior consciência e expressão da fé e autoridade (Mt 17:19-21). O jejum é associado ao contexto da oração, sendo parte da devoção/adoração a Deus, ao buscar a comunhão com Ele (Jl 1:14).

A orientação vinda da Bíblia para os cristãos é que o jejum pode dar-se pela restrição total de alimentos, mantendo apenas água (Lc 4:2), ou parcial (Dn 1:12) ou ainda total, ausência de consumo de alimentos e água por até três dias (Et 4:16). O hábito advém da observância dessa prática inclusive por Jesus (Lc 16:29), que jejuou por 40 dias.

Os Adventistas do Sétimo Dia seguem as orientações bíblicas de Levíticos 11 e as escritas pela profetisa Ellen White. De acordo com a profetisa, "o apetite foi o terreno da primeira grande tentação", ocasionado pela falta de domínio próprio, referindo-se ao jardim do Éden e ao fruto proibido.[33] Assim, Ellen White orienta a educar o apetite, a jejuar com frequência e a ter regularidade no comer, o que se relaciona à santificação.[34]

Mediante as escrituras, os adventistas recomendam o vegetarianismo e desestimulam o consumo de bebidas alcoólicas, bem como o uso de tabaco e outras drogas.

A Santa Ceia do Senhor, um ritual de aliança em que os evangélicos testemunham a comunhão entre os cristãos e o Senhor Jesus Cristo, recordam o sacrifício da cruz e anunciam a morte de Jesus até sua volta, sendo simbolizada pelo pão e pelo suco de uva ou vinho.[35]

A Ceia do Senhor é para os evangélicos um momento especial de comunhão, reflexão, devoção, fé, adoração e reverência, pois é um momento santificado por Deus e de implicações no reino espiritual. Aqueles que se comprometeram com Cristo estão em aliança firmada por Jesus na cruz. Assim, após o exame a si mesmos e o acerto com Deus, são convidados a participar da celebração. A periodicidade é variada, entretanto é comumente celebrada uma vez ao mês nas igrejas e células evangélicas.[35]

Igreja Ortodoxa do Oriente

A Igreja Ortodoxa estabelece orientações específicas sobre o jejum, não possuindo restrições alimentares por compreender que todos os alimentos são puros. Essas orientações advêm dos escritos de São Marcos 7:15-23 e dos Atos dos Apóstolos 10:9-15 da Bíblia.[36]

> E ele disse-lhes: "Assim também vós estais sem entendimento? Não compreendeis que tudo o que de fora entra no homem não pode torná-lo impuro, porque não entra no seu coração, mas no ventre, e é lançado fora". Assim, ele declarava puros todos os alimentos.
>
> E dizia: "O que sai do homem, isso o torna impuro. Porque do interior do coração dos homens saem os maus pensamentos, os adultérios, as fornicações, os homicídios, os furtos, a avareza, as maldades, o engano, a dissolução, a inveja, a blasfêmia, a soberba, a loucura.
>
> Todos estes males procedem de dentro do homem e o tornam impuro" (Mc 7:18-23).
>
> No dia seguinte, por volta do meio-dia, enquanto eles viajavam e se aproximavam da cidade, Pedro subiu ao terraço para orar.
>
> Tendo fome, queria comer; enquanto a refeição estava sendo preparada, caiu em êxtase.
>
> Viu o céu aberto e algo semelhante a um grande lençol que descia à terra, preso pelas quatro pontas, contendo toda espécie de quadrúpedes, bem como de répteis da terra e aves do céu.
>
> Então uma voz lhe disse: "Levante-se, Pedro; mate e coma".
>
> Mas Pedro respondeu: "De modo nenhum, Senhor! Jamais comi algo impuro ou profano!"
>
> A voz lhe falou pela segunda vez: "Não chame impuro ao que Deus purificou" (At 10:9-15).

Todavia, o jejum é sagrado e implica a abstinência de certos alimentos impactando a parte física e espiritual por meio da prática de orações constantes e sinceras, somada à abstinência de pensamentos, desejos e atos ruins e maldosos. Assim se estabelece:[1,36,37]

Jejum semanal

Às quartas e sextas-feiras, com a exclusão dos seguintes alimentos da dieta:

- Carnes, incluindo aves, e produtos derivados como toucinho e caldo de carne.
- Peixes com espinha – mariscos e frutos do mar são permitidos.
- Ovos e laticínios.
- Azeite de oliva.
- Vinho e bebidas alcoólicas. Na tradição eslava, permite-se o consumo de cerveja.

Jejum eucarístico

Tem o intuito da preparação para a recepção da Santa Comunhão. Essa preparação tem início com o ofício de Vésperas – realizado no sábado anterior, por volta das seis horas da tarde. Após o ofício, os fiéis devem preparar-se por meio de orações, como as orações preparatórias para a Comunhão e a leitura de salmos. A partir da meia-noite, a orientação é de se abster de consumir quaisquer alimentos sólidos ou líquidos até a recepção da Santa Comunhão. Se a Comunhão for à noite, como ocorre com a Liturgia dos Pré-Santificados na Quaresma, por exemplo, os seguidores devem iniciar o jejum eucarístico completo a partir do meio-dia.

Jejum da Quaresma

Por ser o período preparatório para a celebração da "Ressurreição de Nosso Senhor", é considerado o jejum mais estrito do ano, cessando após a Liturgia de Páscoa no domingo.

Na semana anterior à Quaresma (também chamada de "semana dos laticínios" ou "da tirofagia"), carnes e derivados estão proibidos, mas permite-se o consumo de ovos e laticínios, mesmo na quarta e na sexta-feira.

Na primeira semana da Quaresma não se consome nenhum alimento nos primeiros cinco dias da Quaresma, exceto por uma refeição diária na quarta e na sexta-feira após a Liturgia dos Pré-Santificados, mantendo-se as restrições usuais. Hoje em dia essa disciplina é mantida apenas por comunidades monásticas.

Nos dias da semana durante a Quaresma, durante as seis semanas desta, mantém-se o jejum estrito, ou seja, não se consomem carnes e derivados, peixes com espinha, ovos, laticínios, vinho e azeite de oliva.

Aos sábados e domingos, o consumo de vinho e azeite é permitido.

Semana Santa: nesse dia permite-se o consumo de vinho e azeite. Nas comunidades monásticas, a refeição da noite da quinta-feira é a última até o dia da Páscoa. Na Sexta-Feira Santa pratica-se o jejum mais estrito do ano, e mesmo aqueles que tiveram alguma dispensa durante o período são encorajados a jejuar nesse dia.

Tem duração variável a cada ano, e vai da segunda-feira após o Domingo de Todos os Santos até o dia 28 de junho, véspera da Festa de São Pedro e São Paulo.

- Segunda, quarta e sexta-feira: jejum estrito.
- Terças e quintas-feiras: permite-se o consumo de vinho e azeite.
- Sábado e domingo: permite-se o consumo de vinho, azeite e peixes.

Jejum da Dormição da Mãe de Deus

Vai de 1º a 14 de agosto.

- Segunda a sexta-feira: jejum estrito.
- Sábado e domingo: permite-se o consumo de vinho e azeite.

Advento

Período de preparação para a "Festa da Natividade de Nosso Senhor". Vai de 15 de novembro até 24 de dezembro (Véspera de Natal). Divide-se em dois períodos:

- Primeiro período (15 de novembro a 19 de dezembro):
- segunda, quarta e sexta-feira: jejum estrito;
- terça, quinta, sábado e domingo: permite-se o consumo de vinho, azeite e peixe;
- Segundo período (20 a 24 de dezembro):
- segunda a sexta-feira: jejum estrito;
- sábado e domingo: permite-se o consumo de vinho e azeite.

Outros períodos de jejum

- Véspera da Teofania (5 de janeiro).

- Festa da Exaltação da Santa Cruz (14 de julho).
- Memória da decapitação de São João Batista (29 de agosto).

Nesses dias permite-se o consumo de vinho e azeite.

Dispensa dos jejuns

Crianças pequenas, enfermos, convalescentes, idosos, gestantes e lactantes, bem como pessoas que tenham algum problema de saúde, como diabetes ou úlcera, por exemplo, estão dispensados do jejum estabelecido pela Igreja.

Nos seguintes períodos não se pratica jejum em nenhum dia (incluindo quartas e sextas):

- De 25 de dezembro até 4 de janeiro.
- Na semana do Domingo do Fariseu e do Publicano (segunda semana do Trióidion).
- Na semana da Páscoa.
- Na Semana da Santíssima Trindade (do Domingo de Pentecostes até o Sábado de Todos os Santos).

O alimento também está presente em celebrações e possui significado. O pão e o vinho após a consagração, assim como na Igreja Católica Romana, são verdadeiramente o Corpo e o Sangue de Cristo. Eles não são símbolos, mas realidade. Enquanto a Ortodoxia sempre insistiu na realidade da mudança, nunca tentou explicar o modo desta última: a Oração Eucarística na Liturgia simplesmente usa o termo neutro *metaball*, "virar", "mudar," ou "alterar". Para os ortodoxos, a palavra *transubstanciação* não deve ser tomada para definir a maneira como o pão e o vinho são mudados para Corpo e Sangue do Senhor:

> [...] pois isso ninguém pode entender senão Deus; mas somente isso é o significado: que o pão, verdadeiramente, realmente e substancialmente torna-se o verdadeiro Corpo do Senhor, e o vinho, o verdadeiro Sangue do Senhor.[38]

Para os ortodoxos, a Eucaristia não é uma simples comemoração nem uma representação imaginária do Sacrifício de Cristo, mas é o próprio e verdadeiro sacrifício. Por outro lado, não é um novo sacrifício, nem a repetição do sacrifício no Calvário, porque o Cordeiro foi sacrificado "somente uma vez". Na Igreja Ortodoxa, os leigos, assim como o clero, recebem a comunhão nas duas espécies. A comunhão é dada para os leigos em uma colher, contendo um pequeno pedaço do "Santo Pão" junto com uma porção do "Santo Vinho". A Ortodoxia insiste num jejum estrito antes da comunhão, e nada pode ser bebido ou comido após o acordar na manhã.[38]

O pão consagrado é o próprio Jesus Cristo, o Pão da Vida, do qual, se alguém comer, nunca terá fome. A palavra grega para o pão a ser utilizado na divina liturgia é *prosphora*, que significa uma oferenda a Deus. O pão é usado como oferenda porque representa a vida. A simbologia do trazer o pão para Deus é ofertar a própria vida a Ele, e o colocar sobre o altar significa a aceitação de Deus. Uma vez consumido, torna-se parte daqueles que o ingerem, isto é, parte da carne e dos ossos. Assim, a Liturgia para os ortodoxos não apenas tem o intuito de receber a Cristo, mas também de se entregar a Cristo.[39]

Diferentemente do pão usado nas celebrações da Igreja Católica Romana, este é fermentado, refletindo que tais cristãos são o "fermento do mundo". O preparo da *prosphora* é antigo e requer orações e uma bênção do sacerdote. Nela são estampados a abreviação IC e XC, indicando Jesus Cristo, e as letras NIKA, que significam conquista, ou seja, o único Corpo de Cristo.[1] Entretanto, para os ortodoxos, a consagração do pão e do vinho é realizada no Prefácio da Missa, e não no Cânon, com as palavras pronunciadas por "Nosso Senhor" na última Ceia, conforme a liturgia católica.[40]

Depois da bênção final com a qual a Liturgia termina, os seguidores beijam a Cruz que o Padre segura na mão e recebem um pequeno pedaço da *prosphora*, chamado de *Antidoron*. Esse pão é abençoado, mas não consagrado, apesar de ser do mesmo pão usado na consagração. Na maioria das paróquias ortodoxas, não ortodoxos presentes na Liturgia são permitidos e encorajados a receber a *Antidoron*, como uma expressão da amizade e amor cristãos.[38]

Nas igrejas católicas gregas da Áustria e da Hungria, o *Antidoron* é dado apenas em raras ocasiões durante o ano, principalmente no sábado da semana da Páscoa. Já entre os católicos gregos da Itália e da Sicília, geralmente é dado apenas na Quinta-Feira Santa, na Festa da Assunção, na de São Nicolau de Myra e em certas missas da Quaresma na semana, embora segundo alguns costumes locais se dê em outros dias.[41]

Originalmente, o *Antidoron* foi empregado como um substituto para os fiéis que não estavam preparados para ir à Comunhão ou eram incapazes de chegar ao Santo Sacrifício. Se não pudessem participar do corpo de "Nosso Senhor", eles teriam o consolo de participar do pão que havia sido abençoado e do qual as porções para a consagração haviam sido tomadas.[41]

Judaísmo

Basicamente, as práticas alimentares do judaísmo advêm do livro de Levítico, ou *Vayicrá* na Torá, e de Deuteronômio, ou *Devarim*, com a adição dos detalhes estabelecidos pela lei oral (*Torá Sheb'al Pê*) até que foram escritas compondo a *Mishná* e o *Talmude* (código de leis judaicas escritas) e codificadas pelo *Shulkhan Arukh* e pelas autoridades rabínicas posteriores.

No judaísmo, as leis alimentares são chamadas de *kashrut*. Os termos *casher* (em hebraico) e *kosher* (em *yidish*, dialeto judaico) significam "próprio para". Alimentos não preparados de acordo com as leis da *Kashrut*, considerados não *kosher*, são denominados *tarêf* e considerados inadequados.[25]

Didaticamente, os alimentos são classificados em três categorias: carnes, laticínios e parve (alimentos neutros). São considerados alimentos parve os ovos, alguns peixes, frutas, vegetais, grãos, sucos naturais, macarrão, café, chás e mel, desde que não tenham sido cozidos e misturados com alimentos cárneos e laticínios.[25] Alimentos parve industrializados perdem sua condição de parve se processados em equipamentos usados para laticínios ou cárneos, ou ainda quando neles são utilizados aditivos. Assim, o rótulo desses produtos deve fornecer informações sobre a fabricação e o certificado de verificação por um rabino ortodoxo como o BDK.[42,43] O BDK é um órgão brasileiro responsável pela avaliação e fiscalização dos alimentos em território nacional, que segue o padrão mundial das certificadoras *kosher*.[43]

Entretanto, há inúmeras agências nacionais e internacionais para a certificação e não existe uma padronização do símbolo para ser acrescentado aos produtos industrializados. Uma das justificativas seria o fato de algumas pessoas confiarem em certificações feitas por rabinos ou organizações mais lenientes em relação à literatura rabínica.

Outra questão apontada por alguns judeus é a perícia da organização em supervisionar um sistema que requer experiência, bem como a possibilidade de essa supervisão não ser constante na fabricação do alimento. Por último, vale a pena observar que todas as organizações de certificação *kosher* são concorrentes entre si e que, portanto, sua própria *hashgacha* (supervisão) é por si considerada a mais confiável.[44]

Os símbolos *kosher* mais usados internacionalmente são o "U" ou o "OU" (*Orthodox Union*). Entretanto, há variações que permitem descobrir a categoria ou alimento, especificada pela letra na parte direita do símbolo:[45]

- OU: não contém carne ou leite, um produto parve.
- OU-D: produto lácteo.
- OU-M (OU-*Glatt*): contém carne.
- OU-F: contém ingredientes de peixe.

No Brasil, a maioria dos produtos *kasher* adota a classificação da OU porque são provenientes principalmente dos Estados Unidos e de Israel, mas também são vistos estes símbolos:[46]

- K – *Kosher* Parve.
- KD – *Kosher Dairy* (lácteo).
- KM – *Kosher Meat* (carne).
- KP – *Kosher* para Páscoa Judaica – *Passover* ou *Pessach*.

A Figura 40.1 mostra alguns dos símbolos mundialmente mais encontrados nos produtos *kosher*.[47]

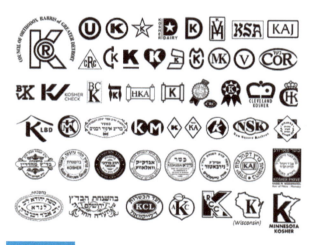

Figura 40.1 Símbolos mundialmente mais encontrados nos produtos kosher de acordo com o conselho de rabinos ortodoxos de Detroit.

Fonte: Disponível em https://www.google.com/AUoAXoECAEQBA&biw=1542&bih=818#imgrc=1jnkraTzrjw5WM.

Alimentos como farinhas, cereais, leguminosas (feijões) e nozes/castanhas (oleaginosas) não têm a necessidade de certificação *kosher*, bem como frutas, verduras e legumes. Entretanto, após cozidos ou industrializados, só podem ser comprados se houver supervisão rabínica. Todos os tipos de açúcar existentes no mercado (refinado, cristal, demerara, mascavo, de confeiteiro e outros) são *kosher*. Quanto a adoçantes artificiais, requerem verificação confiável ou selo de *kashrut*.[48,49]

Apesar de os alimentos citados (frutas, vegetais, leguminosas e oleaginosas) serem considerados parve, eles devem ser minuciosamente inspecionados antes de serem consumidos, a fim de eliminar quaisquer pequenos insetos, larvas e seus ovos.[25] Couve-flor e brócolis são dois legumes que costumam esconder os vermes, pois contêm infindáveis folhinhas minúsculas e de difícil acesso. Por isso, em muitas casas judias não se costuma comê-los ou se comem somente os talos após bem verificados.[48]

Em países tropicais como o Brasil, o clima quente e úmido favorece a proliferação de vermes e insetos. Isso faz com que seja obrigatório peneirar as farinhas antes de sua utilização com instrumentos específicos para reter insetos e larvas muito pequenas. Existem peneiras cuja malha é especialmente fina para esse fim, mas as redes ainda são insuficientes para reter os ovos de insetos. Em pouco tempo e por incubação, esses ovos se transformarão em novos vermes. O *site ONG Torá* explica que, por esse motivo, a farinha deve ser utilizada imediatamente após a peneiração. Apenas se for bem estocada, sob refrigeração ou no *freezer*, não precisará ser peneirada novamente por um período de dois a três meses.[48]

As orientações para farinhas cujos grãos não passam pela peneira, como a de fubá, de centeio, semolina, farelo e germe de trigo, é que sejam examinadas da mesma forma que os grãos e leguminosas. Feijão, ervilha, lentilha e grão-de-bico devem ser colocados de molho em água por várias horas antes de cozinhar, facilitando assim a verificação. Depois devem ser examinados cuidadosamente, dos dois lados, certificando-se que não contêm orifícios que comprovam a presença de vermes. É costume abrir o grão-de-bico na metade, após ter sido colocado de molho, pois os vermes não deixam orifícios visíveis nessa leguminosa. O milho de pipoca deve ser bem observado, um por um, se não contém orifícios ou pontos pretos, indicando a presença de vermes. A espiga de milho deve ser colocada de molho no vinagre antes de cozida; se contiver vermes, estes sairão depois do molho. Os grãos de arroz devem ser verificados para que não tenham extremidades pretas, indicando terem sido comidos por vermes.[48]

O Talmud ensina que "*hayotse min hatahor – tahor; vehayotse min hatame – tame*" – "o que sai do (animal) permitido – é permitido; o que sai do (animal) proibido – é proibido".[43]

Todos os alimentos que contêm leite, ou que são dele derivados, são considerados *Chalavi* ou *Milchig*. Isso inclui leite, manteiga, iogurte, *kefir*, coalhada e todos os queijos – duros, macios e cremosos. Mesmo uma pequena quantidade de laticínio em um alimento faz com que ele seja considerado *Chalavi*. Para que o produto lácteo seja *kosher*, é necessário que o animal que o provê, todos os ingredientes adicionados e os equipamentos da produção também o sejam. A lei judaica solicita que, na produção de leite e seus derivados, um *mashguiach* (supervisor judeu) esteja presente desde o começo da ordenha até o fim do processamento. O leite que é submetido a essa supervisão é conhecido como *Chalav Yisrael*. A tradição judaica acentua a importância de usar exclusivamente produtos de *Chalav Yisrael*, e enfatiza que o uso de produtos que não tenham essa origem pode ter um efeito espiritual desfavorável.[50]

Após comer alimentos com leite ou seus derivados, deve-se aguardar por um tempo, enxaguar a boca e comer ou beber algo neutro antes de ingerir carne. Tradições diferentes determinaram a quantidade exata de tempo que deve passar entre as refeições de carne e laticínios. Para os judeus ortodoxos, o tempo de espera mais comum é de seis horas. De acordo com a tradição sefardita, seis horas não é apenas tradição, mas *halachá*, exigido pela lei judaica. Alguns dizem que uma hora é tempo suficiente, e essa tem sido a tradição aceita dos judeus holandeses. Os judeus alemães seguem a tradição de esperar três horas. Há ainda aqueles que desenvolveram suas próprias tradições dentro de suas comunidades. Alguns esperam quatro horas depois de comerem frango, cinco horas depois da carne vermelha. Alguns começam a contar o tempo de espera após as bênçãos, outros começam a contar assim que engolem a última mordida de carne. Uma espera também é exigida entre os queijos curados e carne pelo seu sabor mais acentuado e por deixar um resíduo gorduroso na boca.[51]

Somente peixes com escamas e barbatanas podem ser consumidos. Camarões, caranguejos, mexilhões e lagostas não são permitidos. Sardinha, atum e outros peixes enlatados devem ter supervisão rabínica por causa dos óleos e outros aditivos e por não poderem ser, após enlatados, reconhecidos pela sua espécie (se pertencem aos peixes com escamas ou não). Diferentemente de outras carnes, não há proibição de ingerir o sangue de peixes, nem é exigido um abate especial. Peixe e carnes podem estar na mesma refeição, mas em pratos separados, e não devem ser cozidos ou comidos juntos. Os pratos e os talheres para servir ambas as preparações devem ser distintos. A mistura de peixe e leite é permitida em algumas situações, por algumas comunidades judaicas, mas a cocção de ambos os alimentos juntos é considerada ofensiva.[48]

A categoria carne engloba as carnes vermelhas, aves e seus subprodutos, como ossos. Qualquer preparação com esses alimentos é considerada "carne" ou *fleishig* (iídiche). As carnes vermelhas permitidas são de animais ruminantes e de cascos fendidos e sacrificados de acordo com as determinações da religião, portanto animais como coelho e porco não devem ser consumidos.

O abate é delimitado somente ao judeu crente, conhecedor de suas leis e proficiente em sua prática. O *Shechita*, ritual de abate, implica um corte rápido e suave de uma faca afiada, cuja lâmina está livre de qualquer dente ou imperfeição. Um animal ou ave que é abatido indevidamente (que morre por si mesmo) é considerado cadáver (*nevelah*) portanto impróprio para a alimentação.[52]

Proíbe-se, na alimentação *kosher*, o consumo de sangue, bem como partes que contenham vasos sanguíneos. Toda carne salgada deve antes ser lavada e deixada de molho em água para retirar os resíduos de sangue, e a vasilha utilizada para esse processo não pode ser utilizada para nenhum outro alimento. Segundo a religião, o trecho da escritura sagrada "não cozinharás o bezerro no leite de sua mãe" baseia a proibição de consumir carne com leite e derivados. Os utensílios que manipulam leite e derivados são previamente demarcados para que não sejam utilizados no preparo e manipulação de carnes.[53]

De acordo com a lei judaica, os ovos com casca são parve, devem ser provenientes de aves *kosher* e não conter nenhum sinal de sangue. Para certificar-se da ausência de sangue em ovos crus, estes devem ser abertos e examinados um a um em um prato ou copo transparente. Uma única gota de sangue faz com que esse ovo não seja *kosher*. Assim, se for encontrado qualquer sinal de sangue, o ovo inteiro deverá ser descartado e o copo ou prato, lavado com água fria.[48]

Todas as vasilhas utilizadas em um lar judaico devem passar por um ritual de imersão em água com palavras de purificação. Esse processo não pode ser feito em um sábado, por se tratar de um dia festivo.

Além das restrições gerais, existem práticas em dias especiais:

- O sábado (*Shabat*) é um dia de descanso, quando não se cozinha. Os pratos são preparados na véspera.
- No dia do perdão (*Yom Kipur*) pratica-se o jejum de alimentos e bebidas.
- Na Páscoa judaica (*Pessach*), em que se comemora a saída dos judeus do Egito, não são consumidos pães com fermento.[53,54]

De acordo com a Torá, Deus pede a abstenção de comer certos alimentos não porque eles sejam insalubres ou intrinsecamente problemáticos, mas como um pedido do amado: pode não ser entendido, mas, em essência, são solicitados a segui-lo puramente como uma expressão do amor de seus adeptos. Diariamente, a observância da *kashrut* chama seus seguidores de volta a um relacionamento pessoal com Deus.

Para os judeus, as leis da *kashrut* oferecem certa disciplina espiritual enraizada nas escolhas e detalhes da vida diária. Uma disciplina espiritual em torno da alimentação carrega a mensagem clara de que a espiritualidade não se restringe ao que se faz na sinagoga e nos feriados: ela se estende a todas as áreas da vida, todos os dias.[55]

Islamismo

No islamismo usa-se o termo *halal* para determinar o que é "permitido" seja para vestir, falar ou ingerir. A visão do islamismo é que a religião é uma conduta que influi em todos os campos da vida, independentemente de estarem ligados ao Estado, à sociedade ou à família. Para os islâmicos, o objetivo da mensagem celestial, revelada ao Profeta Mohammad Abdellah por meio do anjo Gabriel, é ligar Deus ao ser humano. Com base nesse fato, ela deverá preencher todos os campos de sua vida.[56]

Para os teólogos, as fontes primárias das leis dietéticas islâmicas são o Alcorão, a *Sunna* (tradições) e o *Hadith* (ditos e anotações) do Profeta Mohammad. Nos textos e discursos religiosos, a comida *halal* é considerada pura, limpa e segura.[26] São considerados impróprios os alimentos que estão na lista de não permitidos (*haram*) e que foram manipulados em locais que permitam contato com alimentos *haram*. Também são impróprios os alimentos armazenados e manipulados com utensílios, equipamentos e máquinas que não foram limpos de acordo com a lei islâmica. As orientações são rígidas e têm graves implicações. É mencionado em um *Hadith* (anotações feitas sobre a vida do Profeta Muhammad) que a oração de uma pessoa é rejeitada por Allah se ela tiver consumido um alimento *haram*.[57]

São considerados *haram*: carnes de porco, cachorro, macaco, gato e animais carnívoros, anfíbios, corujas, águias ou qualquer outro animal sacrificado sem seguir as leis islâmicas, bem como os produtos provenientes desses animais. Outros produtos *haram* são os animais mortos naturalmente, estrangulados ou mortos por outro animal, além de insetos, gordura de animal não *halal*, carne que não tenha especificação de fabricação *halal*, bebidas alcoólicas e sangue.[57,58]

Enquanto muitos alimentos são claramente *halal* ou *haram*, há alguns que não são claramente distinguíveis. Tais itens são frequentemente chamados de *mashbooh*, o que significa duvidoso ou questionável. Alimentos contendo ingredientes como gelatina, enzimas, emulsificantes e saborizantes são *mashbooh*, porque muitas vezes a origem desses ingredientes é desconhecida.[57]

É importante reconhecer que os muçulmanos não são um grupo homogêneo. Há muçulmanos distribuídos em todos os continentes e em mais de 70 países em todo o mundo, sendo a disponibilidade de alimentos, bem como as formas de produção, diferentes. Assim, alguns estudos trazem a possibilidade de a tecnologia da informação auxiliar o religioso na escolha do alimento. Plataformas com informações sobre produtos *halal* são pensadas para um futuro breve.[57,59]

Um estudo publicado recentemente (2019) analisou a prática e a compreensão da comida *halal* entre muçulmanos residentes do Reino Unido. O estudo mostrou a falta de generalização do comportamento e das práticas muçulmanas em relação à comida, sendo essas relações construídas por meio do conhecimento da teologia, por facetas emocionais e culturais associadas à alimentação e por políticas públicas que interferem na disponibilidade de alimentos *halal*.[26]

A indisponibilidade de alimentos *halal* influencia o consumo de alimentos não *halal* e a aquisição de alimentos que foram obtidos sem a preocupação com o bem-estar do animal, sem as regras específicas para o abate, exigidas, por exemplo, para obtenção de carnes orgânicas. Um relato exposto no estudo diz: "[...], porque se o animal é criado dessa maneira [orgânico], você espera que o animal seja levado a um lugar onde o abate será misericordioso" (tradução).[26]

A percepção de alimento "puro" do *halal* é um fator importante para os muçulmanos, e a preocupação com o abate de animais é de suma importância. Para a maioria dos muçulmanos, três requisitos são considerados fundamentais para o abate de animais destinados ao consumo:

1. Que o animal seja abatido por alguém de fé abraâmica.
2. Que essa pessoa invoque o nome de Deus no momento do abate.
3. Que o método correto seja utilizado: um corte na garganta que drene o sangue do animal e resulte em uma morte rápida e sem sofrimento. A ética do tratamento de animais é consistente com a crença islâmica de que os animais não devem sofrer desnecessariamente antes ou durante o abate.[26]

Como os rótulos de alimentos raramente esclarecem essa informação, os consumidores muçulmanos precisam confiar nas agências de credenciamento *halal*. Os certificadores de produtos *halal* buscam tranquilizar seus consumidores quanto a obedecer às leis dietéticas islâmicas, embora essas empresas tenham padrões diferentes de produção entre si.

Uma observação interessante que o estudo trouxe foi a de que os entrevistados nascidos no Reino Unido, de segunda ou terceira geração de famílias muçulmanas, apresentaram maior consciência das diferenças entre vários esquemas de acreditação *halal* do que aqueles que não nasceram na Grã-Bretanha. As novas gerações se mostram mais conscientes da política de abate de animais e geralmente desconfiam dos rótulos "*halal*", relutando em aceitar o *status* desse alimento pela certificação a ele dada.[26]

O Brasil é a terceira nação que mais comercializa produtos com certificação *halal*. Há mais de 450 indústrias habilitadas a produzir carnes de acordo com as leis islâmicas. Além dos povos islâmicos, tradicionais compradores, os adeptos de outras religiões buscam, com frequência, adquirir alimentos e itens que primem pela qualidade e segurança *halal*.[60]

A despeito de questionamentos surgirem com relação aos meios mecânicos de abate (como de aves) e à certificação *halal*, a indústria avícola brasileira está entre as maiores exportadoras mundiais de aves *halal*. Um importante estudo de Araújo, publicado em revista internacional, descreve as práticas de montagem da produção de carnes e aves *halal* e esclarece como esses padrões foram adotados, esclarecendo para compradores e consumidores finais os cuidados existentes no país.[61]

Em relação à prática do jejum, durante o mês do Ramadã, um dos cinco pilares do islamismo, do nascer ao pôr do sol os muçulmanos devem se abster de sexo, cigarro, bebidas e alimentos.

Hinduísmo

Embora as leis alimentares variem entre as famílias, muitos hindus são vegetarianos. Outros que não são totalmente vegetarianos limitam o consumo de carnes a aves e peixes. Dentro da tradição hindu, os alimentos possuem diversas finalidades: bebidas como as alcoólicas são tidas como provocadoras de raiva, o alho pode criar excitação sexual e a maioria dos vegetais é aceita como responsável por produzir uma vida saudável. Entre famílias tradicionais, homens comem suas refeições antes das crianças e mulheres, mas entre os hindus do oeste, bem como na Índia moderna, a maioria das famílias come e bebe junta.[62]

Budismo

Não há leis proibindo ou permitindo alimentos, como acontece no judaísmo ou no islamismo. Mas existe, sim, uma conduta alimentar, que varia entre as vertentes budistas, de acordo com princípios práticos e filosóficos da religião. Alguns grupos comem carne, peixe e ovos. Outros budistas são veganos, e não consomem produtos de origem animal. Isso é consequência de um princípio presente tanto no budismo quanto no hinduísmo, chamado *Ahimsa*.

O *Ahimsa* defende a "não violência", segundo a qual não se causa nenhum tipo de dano a nenhum outro ser vivo. Matar animais também não é bem-visto no budismo por causa da crença na reencarnação de seres humanos em forma de animais e vice-versa.[62]

Siquismo

O siquismo (*Sikhs*) é uma religião monoteísta resultante do sincretismo entre elementos do hinduísmo, do islamismo e do sufismo. Seus seguidores são orientados a comer de maneira saudável e moderada, jejuar e se abster de bebidas alcoólicas. Eles também são proibidos de comer alimentos preparados de acordo com a lei religiosa judaica ou muçulmana.[62]

Espiritismo

No espiritismo não há regra ou restrição alimentar. O Livro dos Espíritos sugere que os hábitos alimentares dos indivíduos sejam respeitados, mas orienta que a alimentação seja realizada sem excessos, de modo a evitar o desperdício, respeitando as exigências do próprio organismo e sem causar mal à saúde.[63]

É frequente também na prática espírita a recomendação de alguns hábitos para os dias de assistência espiritual e para as cirurgias espirituais. Tais recomendações baseiam-se na abstenção de tabaco e álcool e no consumo de alimentos leves para melhor aproveitamento das sessões.

Alguns centros diversificam as recomendações alimentares para assistências e procedimentos específicos.

Religiões afro-brasileiras

As religiões afro-brasileiras são aquelas originárias da mistura de diferentes tradições africanas, trazidas ao Brasil por escravos, entre os séculos XVI e XVIII.[64] Devido a perseguições e à proibição de praticar seus rituais, os escravos procuraram assimilar elementos do catolicismo e das crenças indígenas locais como forma de manter suas crenças, ainda que de modo adaptada. São religiões afro-brasileiras: candomblé e umbanda (e suas diferentes vertentes, como a linha cruzada, o batuque e o tambor de mina.[65]

Esses grupos religiosos observam várias práticas e rituais associados à alimentação e ao sacrifício de animais, conforme a descrição a seguir.

- **Sacrifícios:** prática comum, com entrega de animais a entidades espirituais, exceto na umbanda. O sangue dos animais é responsável por aumentar os poderes da entidade e por alimentá-la.[65]
- **Rituais com alimentação:** os indivíduos participantes dessas religiões incorporam as entidades e manifestam suas vontades. É frequente associar uma entidade a dias da semana ou alimentos específicos. Durante o ritual, a entidade, por meio da pessoa que a incorpora, pode se alimentar.[65]
- **Festas com alimentação:** rituais com danças e batuques em que as entidades se exteriorizam também são acompanhados de alimentos específicos. O alimento é consumido pelas entidades por meio de quem as incorpora.[65]

Cada indivíduo é acompanhado na vida por um orixá (deus), que é adivinhado pelos médiuns em um ritual específico. Algumas religiões proíbem determinados alimentos de acordo com a entidade que o acompanha:

- **Iansã:** caranguejo e abóbora;
- **Oxum:** peixes sem escama, tubarão;
- **Omolu:** siri;
- **Xangô:** carneiro e caranguejo;
- **Nação Gegê Maino:** carne de porco.[66]

Há também a comida preferida de cada orixá.

No candomblé, o alimento participa dos rituais na forma de oferenda às entidades espirituais, e, nessa condição, é chamado de "comida de santo".

A presença do alimento no candomblé é fundamental. Partindo do princípio de que os santos precisam dos alimentos, a prática da oferenda pode ser chamada de plantar energia e deve ser reposta com frequência para manter a energia desse ser.[64]

É comum o uso de azeite de dendê, quiabo, inhame, galinha-d'angola e pimentas.[64] Já o milho, a mandioca e pimentas são adaptações disponíveis no Brasil para os rituais. Não se pratica jejum ou proibição de alimentos no candomblé.[64]

Na cozinha onde a "comida de santo" é preparada existem diversas regras, como não falar alto, cantar somente músicas relacionadas àquele orixá e ser frequentada somente por pessoas iniciadas na religião. Também existem pratos da culinária típica que vieram do candomblé. O acarajé (bolinho de feijão-fradinho frito no azeite de dendê e servido com camarões secos), por exemplo, é o prato de Iansã, a feijoada é o prato preferido de Ogum e o manjar sem calda é a oferenda dedicada a Iemanjá.[64]

Xamanismo

"Alguns procedimentos de cura variam amplamente, mas costumam inserir dietas, ervas, relaxamentos, exercícios físicos, orações, purificações e diversos outros rituais." A água está associada ao rito de passagem por ser considerada purificadora.[67]

A ayahuasca, produzida a partir do cozimento de folhas do arbusto *Psychotria viridis*, conhecido como chacrona, e da casca do cipó *Banisteriopsis caapi*, também chamado de mariri, era usada por povos indígenas da Amazônia em rituais de cura espiritual. A partir de 1930, a ayahuasca foi incorporada a cerimônias de seitas religiosas criadas por seringueiros como o Santo Daime. Nos anos 1980, passou a ser consumida em outras partes do mundo. No Brasil, seu uso é considerado legal desde 1987, para fins ritualísticos, e alguns estudos nacionais buscam a compreensão de sua ação antidepressiva.[68]

Orientações gerais

É importante ter cautela na orientação nutricional, considerando os hábitos religiosos dos indivíduos, para que suas convicções sejam respeitadas. Porém, não é adequado ser generalista, prevendo os hábitos e restrições com base na religião relatada. O conhecimento geral das práticas de alimentação nas religiões é importante para que o profissional de nutrição possa fornecer orientações gerais adaptadas e adequadas aos hábitos e costumes religiosos do paciente, individualizando o cuidado e valorizando a relação.

Pode parecer mais difícil realizar o atendimento nutricional de fiéis de religiões diferentes daquela que o profissional pratica, mas com respeito, comunicação efetiva, clareza e empatia é possível traçar uma estratégia de cuidado apropriada.[28]

É aconselhável, ao planejar um cardápio ou cuidado nutricional, considerar de maneira mais detalhada a representatividade dos hábitos alimentares relacionados à religião, restrições e costumes, facilitando assim o vínculo e a criação de um trabalho focado no indivíduo.[28]

O conhecimento das principais práticas religiosas associadas à alimentação traz uma base para que o profissional de saúde também considere esses aspectos ao realizar a orientação dietética própria para cada caso, colaborando assim com o cuidado em saúde física e espiritual do paciente.

Considerações finais

Cuidados com a espiritualidade mostraram-se positivos em grupos específicos de pessoas em cujo tratamento o nutricionista exerce um papel importante, entre eles doenças cardiovasculares, câncer, obesidade e transtornos alimentares.

O nutricionista pode ser um dos profissionais a identificar aspectos da espiritualidade, sendo importante essa atuação para o cuidado integral e o encaminhamento para profissionais especializados quando necessário.

Ainda existem poucas evidências sobre os mecanismos de ação da espiritualidade e sua relação com a alimentação, nutrição e hábitos de vida saudáveis. Por esse motivo, a construção de grupos multiprofissionais em diversas áreas do cuidado da saúde é necessária para o fortalecimento dos dados e criação de evidências robustas, além do esclarecimento do mecanismo de envolvimento da espiritualidade na assistência à saúde.

Referências

1. Lowenberg ME, Todhunter EN, Wilson ED, Savage JR, Lubawski JL. Food and people, 3rd ed. New York, John Wiley And Sons: 1979.
2. Powell-Wiley TM, Banks-Richard K, Williams-King E, Tong L, Ayers CR, De Lemos JA et al. Churches as targets for cardiovascular disease prevention: comparison of genes, nutrition, exercise, wellness and spiritual growth (GoodNEWS) and Dallas County populations. J Public Heal (United Kingdom). 2013;35(1): 99-106.
3. Hwy K, Titcomb C, Enos R, Morimoto-Ching S. Connecting culturally and spiritually to healthy eating: a community assessment with native Hawaiians. Asian Pac Isl Nurs J. 2016;1(3):116--26.
4. Koenig H. Religion, spirituality, and health: the research and clinical implications. ISRN Psychiatry. 2012; Dec 16; 2012: 278730.
5. Holt CL, Clark EM, Debnam KJ, Roth DL. Religion and health in African Americans: the role of religious coping. Am J Health Behav. 2014;38(2):190-9.
6. Powell-Wiley TM, Banks-Richard K, Williams-King E, Tong L, Ayers CR, De Lemos JA et al. Churches as targets for cardiovascular disease prevention: comparison of genes, nutrition, exercise, wellness and spiritual growth (GoodNEWS) and Dallas County populations. J Public Heal (United Kingdom). 2013;35(1):99-106.
7. Gutierrez J, Devia C, Weiss L, Chantarat T, Ruddock C, Linnell J et al. Health, community, and spirituality: evaluation of a multicultural faith-based diabetes prevention program. Diabetes Educ. 2014;40(2):214-22.
8. Hurlbut JM, Robbins LK, Hoke MM. Correlations between spirituality and health-promoting behaviors among sheltered homeless women. J Community Health Nurs. 2011;28(2):81-91.
9. Bruce MA, Beech BM, Griffith DM, Thorpe RJ Jr. Spirituality, religiosity, and weight management among African American adolescent males: the Jackson Heart KIDS Pilot Study. Behav Med. 2016; 42(3): 183-9.
10. Reynolds N, Mrug S, Britton L, Guion K, Wolfe K, Gutierrez H. Spiritual coping predicts 5-year health outcomes in adolescents with cystic fibrosis. Int Soc Differ. 2014;13(5):593-600.
11. Watkins YJ, Quinn LT, Ruggiero L, Quinn MT, Choi YK. Spiritual and religious belief and practices, and social support's to diabetes self-care activities in African Americans. Diabetes Educ. 2013;39(2):231-9.
12. Djuric Z, Mirasolo J, Kimbrough L, Brown DR, Heilbrun LK, Canar L et al. A pilot trial of spirituality counseling for weight loss maintenance in African American breast cancer survivors. J Natl Med Assoc. 2009;101(6):552-64.
13. Ayers JW, Irvin VL, Park H-R, Hovell MF, Hofstetter RC, Song Y et al. Can religion help prevent obesity? Religious messages and the prevalence of being overweight or obese among Korean women in California. J Sci Study Relig. 2010;49(3):536-49.
14. Jim HS, Pustejovsky JE, Park CL et al. Religion, spirituality, and physical health in cancer patients: a meta-analysis. Cancer. 2015;121(21):3760-8.
15. Lucchese FA, Koenig HG. Religion, spirituality and cardiovascular disease: research, clinical implications, and opportunities in Brazil. Rev Bras Cir Cardiovasc. 2013;28(1):103-28.

16. McClafferty HH. Integrative approach to obesity. Pediatr Clin. 2007;54(10):969-81.
17. Cramer H, Lauche R, Paul A, Dobos G. Mindfulness-based stress reduction for breast cancer: a systematic review and meta-analysis. Curr Oncol. 2012;19(5): e343-52.
18. Ehman EC, Johnson GB, Villanueva-Meyer JE, Cha S, Leynes AP, Eric P et al. Yoga in the treatment of eating disorders within a residential program: a randomized controlled trial. Eat Disord. 2017;46(5):1247-62.
19. RAJ S et al. Assessment of health promoting behavior and lifestyle of adolescents of a North Indian city. Int J Prev Med. 2013;10(4):1189-93.
20. Dittmann KA, Freedman MR. Body awareness, eating attitudes, and spiritual beliefs of women practicing Yoga. Eat Disord. 2009;17(4):273-92.
21. Kristeller JL, Jordan KD. Mindful eating: connecting with the wise self, the spiritual self. Front Psychol. 2018 Aug;9:1-11.
22. Daly P, Pace T, Berg J, Menon U, Szalacha LA. A mindful eating intervention: a theory-guided randomized anti-obesity feasibility study with adolescent Latino females. Complement Ther Med. 2016;28:22-8.
23. Schwartz DB. Integrating patient-centered care and clinical ethics into nutrition practice. Nutr Clin Pract. 2013;28(5):543-55.
24. Chakraborty R, El-Jawahri AR, Litzow MR, Syrjala KL, Parnes AD, Hashmi SK. A systematic review of religious beliefs about major end-of-life issues in the five major world religions. Palliat Support Care. 2017;15(5):609-22.
25. Wainer M. Dieta Kasher: uma abordagem nutricional [dissertação]. Rio Grande do Sul, Universidade Federal do Rio Grande do Sul: 2017.
26. Isakjee A, Carroll B. Blood, body and belonging: the geographies of halal food consumption in the UK. Social & Cultural Geography, 2019. doi: 10.1080/14649365.2019.1601247.
27. Pargament KI, Smith BW, Koenig HG, Perez L. Patterns of positive and negative religious coping with major life stressors. J Sci Study Relig. 1998;37(4):710-24.
28. Vorster H H. Religion and culture. In: Bier D, Mann J, Alpers DH, Vorster HHE, Gibney MJ. Nutrition for the primary care provider. World Rev Nutr Diet. Basel (Switzerland). Karger. 2015; 111:82-6. doi:10.1159/000362303.
29. Brown RE, Fitzmyer JA, Murphy RE. Novo comentário bíblico de São Jeronimo. Fernandes CE, translator. Zabatiero JPT, revisor. São Paulo, Editora A cademia Cristã /Paulus: 175, 2007.
30. Rucker RB, Rucker MR. Nutrition: ethical issues and challenges. Nutr Res. 2016;36(11):1183-92.
31. Código do direito canônico [Codex Iuris Canonici]. Promulgado por João Paulo II, Papa. Pe. Jesús Hortal, notas, comentários e índice analítico. 20th ed. São Paulo, Loyola: 553, 2011.
32. Ancilli E, Pontifício Instituto de Espiritualidade Teresianum, organizers. Dicionário de espiritualidade. Moreira OS, Leite SC, translators. São Paulo, Loyola /Paulinas, 937-54, 2012. v.2.
33. White E. Conselhos sobre o regime alimentar. Estado Ellen G. White, Inc. 2013 [e-book]. Disponível na Internet: http://centrowhite.org.br/files/ebooks/egw/Conselhos%20sobre%20o%20Regime%20Alimentar.pdf (30 jun. 2019).
34. Adventistas.org. O propósito do jejum. Disponível na Internet: https://ap.adventistas.org/mulher/2016/02/03/o-proposito-do-jejum/ (1 jul. 2019).
35. Subira L. A ceia do senhor. Disponível na Internet: https://www.orvalho.com/ministerio/estudos-biblicos/a-ceia-do-senhor-por-luciano-subira / (1 jul. 2019).
36. Ecclesia. O jejum na igreja ortodoxa [homepage]. Disponível na Internet: https://www.ecclesia.com.br/biblioteca/fe_crista_ortodoxa/o_jejum_na_igreja_ortodoxa.html (14 abr. 2019).
37. Oca. Fasting and fasting free seasons of the church [homepage]. Disponível na Internet: http://oca.org/liturgics/outlines/fasting-fast-free-seasons-of-the-church (14 abr. 2019).
38. Igreja ortodoxa Antioquia. Eucaristia igreja de São Nicolau [homepage]. Disponível na Internet: http://igrejaortodoxaantioquia.org.br/site/?page_id=318 (14 abr. 2019).
39. Saint Mark ortodox Christrian church. Prosphora [homepage]. Disponível na Internet: http://www.stmarkorthodox.org/prosphora.html (10 abr. 2019).
40. Montfort. Defesa da fé [homepage]. Disponível na Internet: http://www.montfort.org.br/bra/cartas/apologetica/20040729215311/ (5 abr. 2019).
41. Shipman A. Antidoron. In: Enciclopédia Católica. New York, Robert Appleton Company: 1907. Disponível na Internet: http://www.newadvent.org/cathen/01562b.htm (1 maio 2019).
42. Chabad. A dieta judaica na teoria e na prática [homepage]. Disponível na Internet: http://www.chabad.org.br/mitsvot/cashrut/principal_cashrut/index1.html (1 maio 2019).
43. BDK. Certificação Kosher [homepage]. Disponível na Internet: www.bdk.com.br (29 abr. 2019).
44. 44. My Jewish Learning. Ask the expert kosher symbols [homepage]. Disponível na Internet: https://www.myjewishlearning.com/article/ask-the-expert-kosher-symbols/ (1 maio 2019).
45. Os segredos do mundo. Descubra o que significa este símbolo nas embalagens [homepage]. Disponível na Internet: https://segredosdomundo.r7.com/descubra-o-que-significa-este-simbolo-nas-embalagens/ (1 maio 2019).

46. Certificado kosher [homepage]. Símbolos kosher. Disponível na Internet: https://certificadokosher.com.br/simbolos-kosher/ (29 abr. 2019).
47. Council of orthodox rabbis of Greater Detroit [homepage]. Recommended kosher oversight agencies. Disponível na Internet: http://cordetroit.com/k-cor/symbols/ (28 abr. 2019).
48. ONG Torá [homepage]. Kashrut. Disponível na Internet: https://ongtora.com/kashrut/ (28 abr. 2019).
49. BKA [homepage]. Frutos secos. Disponível na Internet: http://www.bka.com.br/artigo/frutos-secos (1 maio 2019).
50. Chabad.org. Leite (laticínios) Disponível na Internet: https://pt.chabad.org/library/article_cdo/aid/657825/jewish/Leite-laticnios.htm (1 maio 2019).
51. Ster L. Kosher details: waiting between meals. My Jewish Learning. Disponível na Internet: https://www.myjewishlearning.com/article/waiting-between-meals (1 maio 2019).
52. Appel RG. Kosher slaughter: an introduction. My Jewish Learning. Disponível na Internet: https://www.myjewishlearning.com/article/kosher-slaughtering-an-introduction/ (1 maio 2019).
53. Kosher certification [homepage]. What does kosher mean? Disponível na Internet: http://www.kosher-certification.org.uk/whatdoe.html (22 abr. 2019).
54. Oliveira KKG, Padilha M R F, Shinohara NKS, Correia MaJ. As leis dietéticas da culinária judaica. p.48-–61.
55. Sohn RR. The purpose of Kashrut. My Jewish Learning. Disponível na Internet: https://www.myjewishlearning.com/article/the-purpose-of-kashrut/ (1 maio 2019).
56. Alimentos halal Brasil. Os alimentos no Islam [homepage]. Disponível na Internet: http://alimentoshalal.com.br/os-alimentos-no-islam/ (27 abr. 2019).
57. Islamic Council of Victoria. What is halal? A guide for non muslims [homepage]. Disponível na Internet: https://www.icv.org.au/about/about-islam-overview/what-is-halal-a-guide-for-non-muslims/ (29 abr. 2019).
58. Halal Certification Authority. Disponível na Internet: https://halalauthority.org/ (29 maio 2019).
59. Tambunan N, Batubara FA, Widya R, Munisa, Marlina, Siregar B. Utilization of information and communication technology in recognizing halal food products in Digital Era. International Journal of Civil Engineering and Technology (IJCIET). 2018;10(1): 202-8.
60. Alimentos Halal Brasil. Disponível na Internet: http://alimentoshalal.com.br/mercado-halal/ (29 maio 2019).
61. Araújo SH. Assembling halal meat and poultry production in Brazil: agents, practices, power and sites. Geoforum. 2019; 100:220-8.
62. Hexham I. Understanding world religions: an interdisciplinary approach. Michigan, Zondervan: 2011.
63. Kardec A. Livro dos Espíritos, 4th ed. Federação Espírita Brasileira, 2016.
64. Souza P R. Food in Africa-Brazilian candomblé. Religion and Food, Scripta Instituti Donneriani Aboensis, 26:264-80. Disponível na Internet: http://journal.fi/scripta/article/view/67457 (6 jul. 2019).
65. Hubert S. O manjar dos deuses: as oferendas nas religiões afro-brasileiras. Revistas USP. Disponível na Internet: http://www.revistas.usp.br/primeirosestudos/article/download/45935/49535/ (1 jul. 2019).
66. Gaspar L. Cultos afro-brasileiros: alimentação ritual. Fundação Joaquim Nabuco, Recife. Disponível na Internet: http://basilio.fundaj.gov.br/pesquisaescolar/ (6 jul. 2019).
67. Barbeiro L M F. Xamanismo. In: Fontão P C N, Bourget MM [Irmã], Quirino JP, organizers. Saúde e espiritualidade: espiritualidade na formação profissional em saúde. São Paulo, Martinari: 179-93, 2017.
68. Zorzetto R. O outro lado da ayahuasca. Revista Pesquisa Fapesp. Edição 275. Disponível na Internet: https://revistapesquisa.fapesp.br/2019/01/10/o-outro-lado-da-ayahuasca/ (7 jul. 2019).

Psicoterapia e Espiritualidade

Gilberto Safra

A fim de que se possa abordar a questão da espiritualidade no campo da psicoterapia é necessário que voltemos nosso olhar para a compreensão da condição humana, já que é ela que norteia nossa prática como clínicos.

O ser humano nasce e permanece sempre em um estado de incompletude, no qual há continuamente em seu percurso existencial uma experiência fundamental de carência. Esse abismo de carência presente na interioridade da pessoa a leva à busca de algo ou de alguém que lhe traga a serenidade que anseia.

A carência do ser humano se apresenta como disponibilidade relacional. O bebê humano tem necessidade do leite, mas de um modo que ele não seja dado só para saciar a necessidade biológica, mas sim como forma de comunicação terna. O alimento materno é ofertado como linguagem inter-humana, buscando-se suprir a necessidade biológica do bebê e, ao mesmo tempo, ofertar a ele um sentido inter-humano. O bebê tem necessidade do leite, da proteção, do calor, mas, sobretudo, tem necessidade fundamental do outro humano.

A investigação em psicopatologia assinala que a criança que só foi alimentada com leite, tendo em vista suas necessidades biológicas, é, frequentemente, constituída por um estado de aflição, o que leva a uma distorção de seu aparato psíquico e mental.

A forma como o leite é ofertado, por meio do ritmo e do modo de apresentação, afeta a maneira como a singularidade do bebê será constituída. No momento em que a mãe oferta o alimento, oferece comunicação intercorpórea, por meio de organizações estéticas e simbólicas que são características da cultura na qual ele nasceu.

Toda criança tem a necessidade de ser reconhecida e acolhida por um outro humano, que lhe possibilita também a entrada na comunidade da qual fará parte. O bebê humano nasce em comunidade, *entre nós*. Por meio do cuidado ele se singulariza, torna-se um "eu" pessoal. Esse eu pessoal tem um nome outorgado pela família que o significa culturalmente e guarda no cerne de seu ser um anseio de "nós". Ele busca vir a ser "nós".

A carência fundamental do ser humano organiza as vicissitudes de sua vida afetiva e de sua sexualidade, sempre em direção ao vir a ser "nós", na busca de vir a ser um casal, uma família, um membro de uma comunidade e, por fim, alcançar a possibilidade de morrer com o testemunho de um outro.

Nesse percurso a pessoa alcança a possibilidade de sofrer, que, em verdade, é uma conquista. Toda dor sem companhia, sem interlocução, testemunho ou solidariedade do outro tende a ser uma experiência agônica. A agonia é dor que tende ao infinito e que aniquila a experiência de si. É deixar de sentir dor para se tornar dor.

A presença do outro modula a experiência agônica, que poderia sem essa companhia levar a pessoa ao desespero, a desorganizações psicóticas. A experiência agônica, modulada com a presença do outro, torna-se sofrer, ou seja, dor vivida no tempo, como passagem, com o testemunho do rosto do outro.

O "eu" humano não vive sem o outro. Toda pessoa humana só existe e se constitui diante e com o outro. Esse é um dos mais importantes fundamentos da condição humana.

A pessoa humana é um ser de fronteiras, não está nem aqui e nem lá. Vive entre mundos, é um ser biológico como os animais, mas abre-se para a cultura, vivendo na interface entre natureza e cultura. Sua corporeidade lhe oferta um lugar no mundo, por meio da experiência de um dentro de si e um fora de si. Seu rosto abre-se para fora, para o encontro com o outro, para o reconhecimento do mundo externo. No entanto, seu corpo também lhe devolve para o dentro, em direção à sua interioridade. O ser humano pode abrir as portas de sua interioridade para o mundo e para o outro.

Como ser de fronteira, o homem experiencia sua finitude, mas ao mesmo tempo se coloca em direção ao absoluto por meio de seu anseio profundo. A carência experimentada pelo ser humano é tão intensa que seu anseio almeja algo que possa satisfazê-la. Aquilo por que ela anseia se constitui uma concepção do absoluto. O ser humano vive na finitude do tempo, mas é capaz de conceber algo absoluto. Perspectiva antropológica paradoxal.

O ser humano cria imagens que parecem encarnar o absoluto. Pode-se afirmar que, por meio de sua carência, ele sonha o absoluto e o que aspira a ser: o nascimento de sua utopia pessoal. Essas concepções sobre o absoluto constituem o modo como a pessoa organiza, ao longo de seu desenvolvimento, suas concepções sobre a divindade. Em trabalho anterior[1] assinalei que as imagens do divino no psiquismo humano sofrem evolução à medida que a personalidade do indivíduo alcança um funcionamento mais integrado. A experiência do sagrado, por não ocorrer no registro das representações e por ser pura vivência, não sofre evolução. O que ocorre é que, em determinado momento do processo maturacional, a experiência do sagrado integra-se às imagens divinas presentes no psiquismo do indivíduo, dessa forma o sentimento religioso é também vivência do sagrado.

Outros autores também discutiram esse tipo de fenômeno e suas repercussões na situação clínica. Jones[2] assinalou a importância de investigar essas imagens no psiquismo humano, já que elas atravessam e afetam a relação paciente-psicoterapeuta, organizando campos transferenciais.

Pode-se afirmar que, inicialmente, na pessoa, essas imagens estão a serviço da negação da finitude e da precariedade da condição humana. As diferentes vicissitudes da história do indivíduo são assimiladas a essas imagens, de modo que cada uma delas apresenta toda a história vivida pela pessoa. É por essa razão que essas imagens aglutinam na situação transferencial as relações vividas pelo paciente, projetadas no psicoterapeuta e também na divindade. É importante assinalar que as imagens do divino são elementos constitutivos do psiquismo humano, e elas acontecem quer a pessoa seja ateia, agnóstica ou religiosa.

Com o processo de maturação, a pessoa poderá posicionar essas imagens para além do si mesmo, como portadores de um sentido existencial ou espiritual.

A fim de compreender mais amplamente essa faceta do ser humano como ser que busca sentidos, como ser que os constitui e que é afetado pelo sentido e pelo não sentido, é importante que voltemos nossa atenção para a questão de como isso aparece ao ser humano. Sentido relaciona-se ao sentir, sendo a sensibilidade inerente ao ser humano. O sentido deve ser compreendido em registros diferenciados para melhor apreensão do fenômeno, mas não se pode perder de vista que todos ocorrem simultaneamente.

Uma primeira dimensão da experiência do sentido ocorre como o *significado* que é emprestado às coisas, às ações, às palavras. O rosto, as coisas e a ação acontecem para o ser humano como tendo significados, isto é, sempre respondemos para além do fenômeno, pois reagimos ao significado que aquela ação, que aquele rosto e que aquele gesto tem para nós. O significado decorre das experiências afetivas que a pessoa teve diante dos entes e fenômenos do mundo, que interagem com a linguagem de sua cultura.

O sentido também acontece como experiência de *justificação*. Um fato ou uma ação são vividos como inerentes ao contexto em que acontecem. A pessoa tem a experiência na medida em que sua ação, seu gesto, justifica-se pelo contexto. Quando na linguagem humana aparece a expressão *fazer isto não tem sentido!*, o que está pressuposto é que o fenômeno ao qual fazemos referência não se justifica dentro daquele contexto. Considero esse aspecto interessante porque, muitas vezes, percebemos que, pela singularidade de alguém, determinada ação ou posição encontra para essa pessoa um sentido, pois para ela aquela ação é justa naquele momento de sua existência. Entretanto, o sentimento de que o evento seria justo naquele momento pode ser absolutamente dissonante com relação ao que acontece na comunidade ou no campo social. Muitos comportamentos que podem ser considerados inadequados por determinada visão sociológica ou psicológica a situação clínica mostra que são adequados ao modo de ser do paciente. Sua ação justifica-se pelo sentido de seu si mesmo. Perspectiva importante e frequente, que demanda posicionamento ético na situação clínica.

Uma pessoa realiza uma ação que é considerada inadequada, ou até mesmo enlouquecida; no entanto, o encontro significativo com um outro possibilita que aquela ação encontre o seu sentido. Muitas vezes o reconhecimento do sentido originário de determinada ação retira o indivíduo de uma experiência de isolamento e o coloca em comunidade de destino com os outros seres humanos.

Um terceiro modo é aquele no qual o sentido aparece relacionado à questão da orientação. A palavra "sentido" refere-se, também, à direção. Sentido como orientação é aspecto fundamental da experiência no registro existencial, a qual abordei em trabalho anterior.[3] Naquele texto, procurei apresentar que uma das condições fundamentais do ser humano é sempre sonhar um *telos*, que dê um sentido para sua ação. O ser humano, por ser instável, um ser de liberdade existencial, sempre sonha seu porvir e procura um sentido fundamental para o futuro que possa significar sua experiência do agora. Dessa forma, nosso gesto, nossa ação no momento presente é significada por pelo menos dois referentes: os significados que decorrem da experiência do vivido e os significados que habitam essa experiência no tempo atual como pressentimento de seu futuro. Portanto, o gesto atual é significado tanto pelo passado como pelo futuro presentificado como sonho do porvir.

É muito difícil para o ser humano não poder vislumbrar um sentido futuro para sua ação no agora. Uma pessoa que se encontra nesse tipo de situação vive a temporalidade como experiência claustrofóbica, de aprisionamento no tempo. Todo ser humano busca formular um projeto existencial, que acontece como um sentido que o orienta. A pergunta que sintetiza essa dimensão é: *Qual é o sentido da minha vida?*

A experiência de sentido gera *vínculo*. O que se nos apresenta como significado, como orientação, como gesto nos vincula com a pessoa, com a concepção ou com a coisa em questão. Essa vinculação ocorre em tal grau de intimidade e profundidade que o fenômeno com o qual nos vinculamos torna-se parte de nossa existência e de nosso mundo. O que se desvela como tendo sentido para nós nos habita.

O sentido aparece como vínculo, e como "anseio de", perspectiva importante para a compreensão da profundidade do desejo. O desejo busca prazer, mas busca também um sentido pressentido e guarda o anseio pelo absoluto.

Os acontecimentos da vida de uma pessoa manifestam-se como facetas que possibilitam a ela experimentar diferentes registros do sentido. Se temos a possibilidade de identificar a cartografia de seus sentidos, compreenderemos seu estilo de ser. Perspectiva importante para a compreensão do que denomino idioma pessoal. A semântica existencial de uma pessoa está assentada sobre os elementos que para ela são os sentidos fundamentais de seu modo de ser e de sua existência.

Um importante aspecto do fenômeno decorrente da experiência de sentido é a experiência de *sustentação*. Winnicott[4] dizia que uma criança só pode alcançar a experiência de si mesmo por meio da oportunidade de experimentar a continuidade de si amparada pelos braços da mãe, ou em algo que represente os braços desta. No entanto, na condição de seres humanos, ao longo da vida sempre buscamos ser acolhidos pelos braços do sentido, a fim de que possamos sentir que nossa vida e nosso percurso existencial sustentam-se no tempo. Somos sustentados pela tessitura dos sentidos que nos constituem e que nos são caros.

Essa é uma questão muito importante na clínica. Frequentemente, um paciente encontra-se desorientado na experiência que está vivendo. Uma das dimensões fundamentais do encontro clínico, nesse momento, é estar com o paciente de modo a focalizar o sentido que se apresenta em seu gesto e em sua fala, e que ele não consegue perceber. Quando o terapeuta reconhece o sentido subjacente ao gesto, imediatamente o paciente se reorienta, conseguindo localizar-se na situação na qual se encontra.

A experiência do sentido pode ocorrer em diferentes registros de experiências. Ela pode ocorrer no registro *semântico*, pelo significado das palavras, isto é, temos a semântica do idioma pessoal de alguém. A experiência do sentido ocorre no registro *existencial*, principalmente pela faceta da orientação e da justificação. E, finalmente, ocorre no registro *metafísico*. Nesse registro, a experiência acontece em direção ao sentido absoluto, ao sentido último, seja pela vivência do não sentido ou do sem sentido (o Nada). O sentido último é aquele que a pessoa posiciona como elemento fundamental diante da possibilidade de sua morte. Sentido último é o sentido que lhe possibilita abraçar a morte, ou seja, morrer não como aniquilação, mas como experiência de si. Esse sentido último pode ter uma face religiosa, pode ter uma face ética, isto é, morrer pela Verdade, morrer por um Bem, ou pode ainda ter uma face estética, morrer pela Beleza. O sentido último é irmão gêmeo da consciência da finitude do ser humano.

O sentido último, entretanto, pode surgir como *não sentido*. Há inúmeras pessoas que se acolhem no não-sentido. Perspectiva na qual o nada aparece como uma bênção. Uma analisanda dizia: *"Eu não quero vida após a morte; esta é suficiente. Eu quero a morte, quero desaparecer no nada"*. O não sentido é faceta importantíssima como elemento existencial para muitas pessoas. Temos ainda a experiência do sem-sentido, que costuma aparecer para o ser humano como face medonha, o que não costuma acontecer na experiência do não-sentido. Este pode vir a ser experimentado como silêncio, como repouso, entretanto o sem-sentido é, frequentemente, vivido como medonho, como inumano, como bárbaro

Simone Weil[5] já discutia isso na década de 1940, quando abordava a questão do desenraizamento, que este poderia ocorrer de maneira tal que gestaria um sem-sentido, o que poderia acarretar situações de violência. Poderíamos afirmar que a pessoa jogada em uma condição de desenraizamento sente-se destituída de si, sem nenhum tipo de sustentação e atravessada por uma situação enigmática vivida como traumática. Nessa situação, a pessoa poderia vir a realizar ações violentas como modo de escapar da situação traumática. Nesse caso, a violência é anseio de sentido.

Não conseguimos acessar e acompanhar alguém em direção a uma possível espiritualidade sem trafegar por essas questões. A espiritualidade acontece quando uma pessoa reconhece as faces do sentido de seu modo de ser e consegue ao longo de sua existência, por meio de seu gesto, direcionar-se, deliberadamente, ao sentido que lhe é caro. No campo da psicoterapia, é trabalho do terapeuta auxiliar o paciente no reconhecimento dos sentidos que compõem o seu modo de ser, a fim de que lhe seja possível apropriar-se de sua existência pelo sentido que lhe é caro.

O mundo contemporâneo caracteriza-se por louca e desenfreada produção de simulacros atrelados ao mercado de consumo, geradores de sentidos sedutores e falseados que visam à colonização da interioridade das pessoas. Situação adoecida, que gera estados de alienamento e que rouba do ser humano a possibilidade de acessar sentidos provindos de sua interioridade e de seus encontros significativos. Esse fenômeno é bastante violento e de difícil reconhecimento pelas pessoas afetadas por essa condição. Trata-se de uma violência silenciosa, produtora de fenômenos de barbárie que testemunhamos cotidianamente no campo sociocultural. Essa é uma das razões por que há muitas pessoas na atualidade que anseiam pelo nada como forma de poder escapar de um mundo onde tudo está dominado e significado. O nada é para elas clareira de silêncio, que lhes oferta trégua da balbúrdia de estímulos presentes no cotidiano.

Compreendendo a complexidade que a questão do sentido tem para o ser humano, podemos perceber que nossa criatividade originária acontece como *dotação de sentido*. Um gesto que constitui um mundo, uma pedra, um rosto é fenômeno importante para abordarmos o que Winnicott[6] descreveu como o gesto humano, que pode vir a criar o objeto já existente, constituindo o fenômeno da ilusão.

Quando uma criança toma um objeto e faz dele um ser animado (objeto transicional), ela o retira do tecido dos sentidos do mundo, guardados pela cultura, e o reposiciona em seu espaço existencial por meio de um novo sentido outorgado pela criança. Essa criação promove, de certo modo, uma *ruptura com o estabelecido*. Doar sentido, paradoxalmente, é romper a estabilidade simbólica do mundo humano. É na dotação de sentido que surge, por exemplo, a questão do *decidir-se*. A decisão só acontece quando a ação de uma pessoa gera uma ruptura, pois com seu gesto ela promove um sentido transcendente ao momento presente, abrindo, desse modo, um projeto para seu futuro.

A dotação de sentido é importante para a questão da vocação, pois, ao apropriar-se de sua vocação (compreendida como disponibilidade originária, sustentando projetos existenciais), a pessoa projeta-se em direção ao devir, e, assim, *destina-se*. A cada momento, constituímos sentidos para nossa próxima ação, construindo dessa forma uma história pessoal. Edith Stein[7] aborda esse tema ao esclarecer que, com cada decisão empreendida, a pessoa configura o seu modo de ser. Ela afirma:

> [...] um homem habita um eu consciente de si mesmo e capaz de contemplar o mundo, um eu que é livre e que em virtude de sua liberdade pode configurar tanto seu corpo como sua alma, que vive desde sua alma e, que devido à estrutura essencial dela, vai submetendo-a a uma informação espiritual, antes de e junto com a autoconfiança voluntária, por meio dos atos pontuais de sua vida e ao seu próprio ser permanente, corporal e anímico (nossa tradução).

Há também um outro vértice dessa questão, importante de ser abordado: o sentido não só é criado, mas é também doado. A oferta provinda dos outros nos aparece como doação de sentido. Por meio do conceito de força de Edith Stein[7] podemos compreender que a presença de um outro, a presença de um objeto significativo, a beleza de uma paisagem pode ofertar uma disponibilidade existencial que não se tinha até aquele momento. Esse fenômeno ocorre porque o afeto do outro, a memória significativa, a beleza da paisagem nos alimenta com valores (tais como o amor e a beleza). Podemos dizer que nesse tipo de ocorrência acessamos o campo do espírito. Stein[7] afirma:

> [...] também pode acontecer que algo flua de outra pessoa e penetre em mim de modo inteiramente espontâneo, sem que ele ou eu queiramos. Quando outra pessoa irradia força e frescor, algo disso passa para mim, e eu experimento uma influência "vivificante", um incremento de meu ser espiritual, que me faz capaz de uma maior atividade espiritual.

No mundo contemporâneo, por meio dos fenômenos de colonização de sentidos provindos do mundo, como descrito anteriormente, não temos só a doação de sentidos, mas experimentamos a imposição de sentidos que muitas vezes aparece diante da pessoa como sedução. A imposição de sentidos não permite a interação dos sentidos constituídos pelo gesto próprio e os sentidos doados pelos outros ou pela cultura. O sentido imposto é algo que retira da pessoa a capacidade de constituir sentidos, rouba-lhe o gesto, rouba-lhe aquilo que lhe é mais fundamental, como elemento inerente ao *ethos* humano. No mundo contemporâneo, a imposição não aparece de forma explícita, aparece pela capa da sedução: *"Veja o que eu tenho para você..."* – são variações do tema da maçã da madrasta/bruxa do conto Branca de Neve. Esse tipo de fenômeno acontece tanto no campo interpessoal como no sociocultural

Por exemplo, há famílias que impedem uma criança de constituir sentidos. O destino da criança já está escrito pelos pais ou familiares, o que a coloca em um estado de impedimento. Ela não mais terá condições de poder decidir seu destino, estará aprisionada no que já foi planejado para ela.

Nesse registro estamos ainda no campo do encontro do ser humano com uma alteridade ôntica. As pessoas e as coisas do mundo vêm ao encontro da pessoa e lhe ofertam sentidos. A questão que se coloca é de como fica a situação quando se está diante do Real, ou seja, fenômenos que estão para fora do registro simbólico pertencente à pessoa e ao seu mundo. O encontro com a Verdade, com a Beleza, com o Bem, promove uma crise de sentido para a pessoa, pois nessa situação ela viverá um desmonte dos sentidos que nela já estão constituídos.

Essa crise de sentido acontece por meio de uma experiência na qual a pessoa não consegue se situar no campo dos sentidos que constituem seu modo de ser. A experiência é vivida como um excesso de transcendência. Nesse caso, a rede de sentidos familiar à pessoa e que lhe dá sustentação se rompe. Esse fenômeno leva a pessoa a experimentar uma espécie de impasse psicológico e existencial. Esse evento aparece como manifestações paradoxais: como terror decorrente da experiência de estar diante de um poder imenso, que pode ser vivido por ela, como diabólico ou sublime. Essa experiência acontece em um eixo paradoxal, pois acontece ao mesmo tempo como terror e fascínio. A situação é complexa, pois diante dela a ilusão do poder humano se desfaz e surge de modo imperativo a experiência de se ser criatura de nada, de finitude.

Há diferença fundamental entre uma pessoa que está assentada na sustentação ofertada pelos sentidos habituais constituídos em sua biografia e outra que se sustenta na transcendência do Real. A passagem de um registro para outro caracteriza a transformação ocorrida por meio de uma prática espiritual. Nessa última situação, a pessoa se assenta em sua condição de criatura, o que implica a superação de movimentos onipotentes de sua personalidade. Dito de outro modo: antes a pessoa estava organizada psiquicamente de modo mais narcísico ou onipotente e, por meio do encontro com o Real, o psiquismo se abre e ela se enraíza no que se desvela em seu percurso como visitações de eventos ontológicos.

A compreensão desses fenômenos possibilita um trabalho clínico que pode ser realizado a partir do registro ontológico, que acontece para além do registro psíquico. A prática clínica realizada desse modo implica abordar a biografia da pessoa como sendo atravessada por eventos de desvelamento do Real.

O ser humano move-se por meio de um anseio de si, o que o leva a contínuo fluxo de transformação ao longo de sua existência, por meio do encontro com os outros e pela visitação do Real transcendente. O anseio de si necessita acontecer por meio da intermediação do outro. Valores significativos são acessados pela presença de alguém que os encarna e com quem é possível estabelecer relações transformadoras da experiência de si. A pessoa, evidentemente, nunca realiza a totalidade de seu ser. Como afirma Guimarães Rosa:[8]

> Cerro. O senhor vê. Contei tudo. Agora estou aqui, quase barranqueiro. Para a velhice vou, com ordem e trabalho. Sei de mim? Cumpro. O Rio de São Francisco – que de tão grande se comparece – parece é um pau grosso, em pé, enorme... Amável o senhor me ouviu, minha ideia confirmou: que o Diabo não existe. Pois não? O senhor é um homem soberano, circunspecto. Amigos somos. Nonada. O diabo não há! É o que eu digo, se for... Existe é homem humano. Travessia.

No processo de travessia existencial, a pessoa busca encontros que lhe possibilitem modular seu sofrimento e também lhe auxiliem na transformação de seu ser. As imagens sobre o divino tendem, pouco a pouco, a se transformar em valores, princípios existenciais e sentidos espirituais, que lhe possibilitam, gradualmente, situar-se em sua existência por meio da constituição de uma espiritualidade.

O estudo da genealogia dos procedimentos psicoterápicos utilizados na atualidade demonstra que eles têm suas raízes em práticas existentes desde a Antiguidade e que foram denominadas por Foucault[9] *práticas de si* e por Hadot (1993) *exercícios espirituais*. Hadot[10] afirma:

> M. Foucault descreve com precisão, em *O Cuidado de si*, o que ele chama de "práticas de si" sustentadas pelos filósofos estoicos na Antiguidade: o cuidado de si mesmo, o qual, por sinal, só pode ser realizado sob a direção de um guia espiritual, a atenção ao corpo e à alma que implica este cuidado de si mesmo, os exercícios de abstinência, o exame de consciência, a filtragem das representações e finalmente a conversão em direção a si, a posse de si. M. Foucault concebe estas práticas como "artes da existência" e "técnicas de si". E é bem verdade que, na Antiguidade, falava-se a respeito da "arte de viver". Mas, parece-me que a descrição que M. Foucault dá àquilo que eu nomeara "exercícios espirituais", e que ele prefere chamar de "técnicas de si", está demasiadamente centrada no "si", ou, ao menos, sobre certa concepção de si.

Mais adiante, Hadot[10] completa seu pensamento:

> Para o momento, digamos, portanto, que parece difícil, de um ponto de vista histórico, admitir que a prática filosófica dos estoicos e dos platônicos tenha sido somente uma relação a si, uma cultura de si, um prazer obtido em si mesmo. O conteúdo psíquico desses

exercícios me parece totalmente outro. O sentimento de pertença a um Todo me parece ser o elemento essencial: pertença ao Todo da comunidade humana, pertença ao Todo cósmico. Ora, uma tal perspectiva cósmica transforma de uma maneira radical o sentimento que se pode ter de si mesmo.

Considero a discussão de Hadot importante do ponto de vista da clínica, pois o cuidado de si, como apresentado por Foucault, parece relacionar-se mais ao momento no qual as imagens do divino presentes do psiquismo de uma pessoa colocam-se como uma expectativa de completude de si, perspectiva mais relacionada à realização narcísica de si, enquanto a perspectiva de Hadot vincula-se ao momento em que ocorre uma superação das expectativas narcísicas de si, em direção a valores e princípios existenciais e espirituais, quando então se pode testemunhar o aparecimento do estabelecimento de uma espiritualidade na vida do paciente.

Em texto publicado anteriormente,[3] afirmei:

> Um momento importante refere-se àquele em que a pessoa se apropria dos princípios que regem o seu sonho utópico, acessando, dessa maneira, o sentido último de sua existência. Como expus anteriormente, o significado e o sentido do que a pessoa expressa no seu modo de ser excede a intencionalidade de seu gesto. Quem testemunha a vida desta pessoa está num lugar privilegiado que lhe possibilita colher esse sentido excedente e remetê-lo novamente a ela.
>
> Nesse ponto, a pessoa se apropria dos princípios que compõem sua utopia, seu sonho sobre o absoluto. Estamos no momento em que a pessoa se dá conta do modo como o sentido de sua vida se constitui e a maneira como a sua espiritualidade se descortina. A espiritualidade é o movimento pelo qual a pessoa se encaminha em direção à maneira como realiza a sua concepção pessoal sobre o absoluto ou sobre o divino. Quando ela se apercebe desse processo e se apropria dele, tem acesso à sua espiritualidade: *a maneira peculiar como ela se abre para o mais além, para a transcendência final de sua existência.*
>
> Nessa perspectiva, o processo de trabalho clínico não termina quando o analisando ressignifica seu passado e se apropria do seu lugar. É preciso que o percurso de elaboração caminhe o suficiente para que o paciente possa, também, se apropriar do sentido que dormita em sua utopia pessoal e que lhe outorga uma espiritualidade possível, ou seja, um caminhar para o mais além. É importante esclarecer que o analista ou terapeuta não cria o sentido, apenas acompanha o sentido que o paciente lhe propõe sem se dar conta que o está continuamente criando. Edith Stein[11] aborda esse tópico de um modo bastante interessante, quando afirma que o registro do espírito no ser humano acontece por meio de sua possibilidade de estar em si e, ao mesmo tempo, sair de si em direção ao todo. Ela afirma: *Assim a vida do eu aparece como uma vida anímica e, ao mesmo tempo, pela saída dela mesma e a ascensão à luz, a vida se revela como vida espiritual.*

O exercício de espiritualidade tem como característica fundamental o fato de que a pessoa toma seu percurso existencial, buscando a ultrapassagem e abertura do si mesmo em direção a princípios universais, os quais são tomados como referência e sentido fundamentais para sua vida. Assim sendo, observa-se que, por meio desse caminho, ela constitui uma espiritualidade pessoal.

Diferentes práticas de espiritualidade são encontradas na história da humanidade, em filosofias antigas e em diferentes religiões, que mantiveram ao longo do tempo um saber sobre as diferentes possibilidades de espiritualidade humana e seus possíveis caminhos.

O mal-estar contemporâneo estaria fundado na ditadura do Mesmo, no qual não seria possível a multiplicidade de alteridades, diante do que a questão da espiritualidade é, frequentemente, reduzida a mero fenômeno estético. A espiritualidade na atualidade é frequentemente fenômeno de preenchimento de si, atrelado à busca da completude de si. Perspectiva bem distinta da experiência em que o ser humano retoma o lugar de humildade e de criatura, perspectiva presente nas modalidades de práticas existentes na cultura desde a Antiguidade.

A hegemonia do Mesmo implica a ausência de alteridade, na qual não há abertura para o singular ou para a diversidade, situação que implica a perda do princípio ético fundamental da condição humana, levando ao desaparecimento do Outro. Lévinas[12] considera que:

> Esta história do ocidente pode ser interpretada como uma tentativa de síntese universal, uma redução de toda a experiência, de tudo o que tem sentido, a uma totalidade onde a consciência abraça o mundo, nada deixa fora dela e torna-se assim pensamento absoluto. A consciência de si é ao mesmo tempo consciência do todo. Contra essa totalização houve na história da filosofia poucos protestos.

O ser humano, no mundo contemporâneo, apresenta dificuldade de abertura de sua interioridade para a alteridade, dificultando o estabelecimento de um horizonte de espiritualidade e promovendo o aparecimento de modalidades atuais de adoecimento da pessoa. Essas modalidades psicopatológicas estão no mesmo eixo de adoecimentos como foram apresentados por autores da Antiguidade, quando buscavam assinalar o adoecimento da alma por meio da perda da humildade e do tamponamento da abertura originária do ser humano por elementos reducionistas do *ethos* humano.

Entre eles, no campo do Cristianismo, Evagrius Ponticus,[13] monge que viveu no Egito no século IV, apresentou uma descrição dos adoecimentos da alma, muito próximos daqueles que observamos na atualidade por meio do método psicanalítico. Em suas descrições, Evagrius descreve modos de ser pelos quais o ser humano produziria um fechamento de sua alma, por meio de reducionismo da transcendência inerente ao seu ser, utilizando-se de facetas parciais da condição humana. Perspectiva semelhante existe no islamismo, no hinduísmo, no judaísmo, no budismo, entre outras perspectivas.

Sergey Horujy[14] tem investigado diferentes paradigmas de práticas de espiritualidade, buscando descrever fenomenologicamente uma cartografia do caminho espiritual existente nas diferentes tradições. Para ele, o conjunto de paradigmas da constituição antropológica é representado de maneira unificada com base no conceito universal de desbloqueio antropológico, no qual se supõe que um ser humano constitui a si mesmo, abrindo-se para o Outro, o qual não pertenceria ao horizonte de sua consciência e de sua experiência. Horujy descreve os principais eixos de possível formação de si do seguinte modo:

1. O homem ôntico, cuja constituição se dá no desbloqueio para o inconsciente.
2. O homem virtual, cuja constituição se dá em práticas de sair de si em direção à realidade virtual.
3. O homem sem fronteiras, cuja constituição se dá na atualização do sistema cognitivo e na relação tecnológica com a realidade empírica concebida como o universo infinito. Essa perspectiva é alcançada por meio de práticas decorrentes da crença de que o destino do homem seria passível de cognição infinita e por meio da apropriação tecnológica do universo infinito. Nela, o ser humano nega ativamente a estratégia da autorrealização do homem na relação com o transcendente. O homem sem fronteiras seria o portador dos ideais cartesianos e iluministas do conhecimento racional.
4. O homem ontológico, que busca se abrir para o Outro Ontológico. Essa modalidade é aquela encontrada nas práticas tradicionais de espiritualidade.

A tentativa de espiritualidade contemporânea acontece com maior frequência por meio da abertura para a realidade virtual (homem virtual) e por meio do exercício da racionalidade (homem sem fronteiras), perspectivas que tendem à hipertrofia narcísica e ao engrandecimento do sujeito racional, que, supostamente, tudo domina. Em trabalho anterior[15] abordei alguns desses fenômenos por meio da denominação de personalidades pós-modernas. Apresentei:

a) **Personalidade Avatar:**

Esse modo de organização subjetiva pode ser confundido com as personalidades chamadas "como se" ou "falso eu"; no entanto, diferencia-se dos dois últimos pelo fato de que nas personalidades pós-modernas há o desejo do completo desaparecimento da personalidade original, e no seu lugar aparece o que, na linguagem da Internet, chamamos de "avatar". Essas pessoas se identificam com a tecnologia, constituindo-se no limite da realidade virtual. Esse fato ocorre nas situações em que as crianças não conseguem repudiar o que lhes é apresentado, sendo seduzidas pela tecnologia e pelo suposto poder que ela parece trazer. Personalidades virtuais surgem nessa situação. A identificação não é com o humano, mas com a tecnologia e sua estética!

b) Espiritualidade para o autoengrandecimento:

Atualmente, na situação psicanalítica, observamos o aparecimento de uma distorção das antigas práticas espirituais. Enquanto nas práticas tradicionais nós encontramos uma busca por interação com o Outro divino – que levaria a personalidade a perder a onipotência e o estabelecimento de um senso de humildade – nas práticas atuais há uma busca por uma entronização da personalidade no lugar de um ser divino, por meio de práticas que levariam a um suposto manejo mágico da realidade. Nessa mesma linha de desenvolvimento, há uma entronização da razão lógica na posição de um ser divino, origem do estabelecimento da arrogância, tão amplamente descrita por Bion[16] como um elemento-chave da personalidade psicótica.

c) Espectrais

A mãe tecnologia frequentemente surge no mundo pós-moderno. A criança é apresentada ao mundo pela mãe de tal maneira que não lhe permite detectar a presença humana no ambiente. Nesse horizonte, a criança não vê a presença humana. Os gestos e o cuidado recebido não se referem ao corpo humano, mas a medidas estéticas decorrentes da hegemonia da tecnologia. Essas crianças se desenvolvem fora do mundo humano em repúdio a configurações estéticas resultantes da tecnologia. Eles sentem nostalgia por um mundo que não conheceram, a não ser pelo aspecto negativo e pelo conhecimento que emerge de seus corpos. Eles têm profundo conhecimento sobre o *ethos* humano. Eles são descritos como fantasmas, espectros, já que eles não se sentem participantes do mundo humano. Por essa razão, em um estudo anterior denominei essas pessoas de "espectrais".[17]

d) Personalidades sociais

Esse modo de organização subjetiva ocorre em famílias que são achatadas na dimensão social do mundo. São famílias que vivem para alcançar *status* e prestígio social. As pessoas são recebidas como sinais sociais. As mães dessas pessoas muitas vezes as veem não como alguém, mas como um objeto que lhes dá prestígio no campo social. Essa situação pode gerar dois tipos de personalidades. O primeiro tipo é como que seduzido por esse lugar social e se torna uma pessoa cuja personalidade é apenas uma casca social. Tem-se a impressão de que essas pessoas não têm interioridade.

Por outro lado, há pessoas nascidas nesse tipo de família que se organizam repudiando a sociedade. Elas sentem que as relações humanas são vazias, sem sentido, e consideram que o mundo é hipócrita. Elas tendem a viver fora do campo social e o desenvolvimento de comportamentos antissociais pode até vir a ocorrer, como uma forma de protesto contra o lugar que lhes foi dado.

e) Idolização dos instintos

Hoje há pessoas que buscam transformações antropológicas pela idolatria dos instintos e dos animais que as representam. Elas procuram montar seus corpos por meio de cirurgias que lhes dão formas animais ou míticas (tatuagens, implantes de orelhas de animais, chifres etc.). Esses fenômenos são frequentemente acompanhados de críticas ou desapontamentos com os outros seres humanos, e também aparecem como repúdio a um mundo dominado por hiper-realidades tecnológicas, caso em que a experiência humana original é muitas vezes desconsiderada, ou mesmo soterrada (p. 205, nossa tradução).

No trabalho clínico da atualidade torna-se necessário reconhecer essas diferentes modalidades de constituição, pois no trato com a problemática contemporânea é importante considerar o modo como o ser humano se abre para o existente e para o Real, o que implica dizer que o trabalho clínico com o ser humano, na atualidade, demanda tomar o registro da espiritualidade como fundamento do processo psicoterápico. O sofrimento humano é, na atualidade, bastante decorrente das perspectivas racionalistas e iluministas que norteiam e estão no horizonte de nosso momento cultural. Galimberti,[18] a esse respeito, afirma:

> A experiência nazista, não pela sua crueldade, mas justamente pela **irracionalidade que nasce da perfeita racionalidade de uma organização,** para a qual "exterminar" tinha o mero significado de "executar um trabalho", pode ser assumida como o evento que marca o **ato de nascimento da idade da técnica.** Não foi, então, como hoje pode parecer, um evento errante ou atípico para a nossa época e para o nosso modo de sentir; antes foi um **evento paradigmático,** capaz ainda hoje de assinalar que, se não formos capazes de nos

colocar à altura do agir técnico generalizado, com dimensão global e sem lacunas, cada um de nós cairá nas malhas dessa irresponsabilidade individual que permitirá ao totalitarismo da técnica continuar avançando irreversivelmente, agora até sem a necessidade do apoio de superadas ideologias.

Quando abordamos o ser humano a partir do registro da espiritualidade, trabalhamos em uma perspectiva na qual o modo como a pessoa está situada em sua existência e o modo como se abre para o Real desvelam a maneira como ela se coloca perante as questões ontológicas do ser humano. Nas situações clínicas contemporâneas percebemos que nossos pacientes abordam questões relacionadas à espiritualidade em decorrência das peculiaridades das situações do mundo na atualidade, o que coloca ao psicoterapeuta a necessidade de compreender essas questões e a maneira como elas se apresentam ao ser humano.

O psicoterapeuta precisa estar na situação clínica de modo a possibilitar que as situações do passado do paciente possam ser ressignificadas e, também, para que o projeto de existência possa ser esboçado, reconhecendo o gesto do paciente que busca constituir sua espiritualidade pessoal.

A experiência de constituir um horizonte de espiritualidade oferta uma possibilidade de sustentação e de resiliência que supera as dotações corpóreas e psíquicas de uma pessoa. A observação clínica mostra que, uma vez que a espiritualidade de uma pessoa esteja estabelecida, sua capacidade de ultrapassar situações turbulentas e adoecimentos físicos se amplia significativamente. Stein[7] explica:

> Contudo, em qualquer caso, essa peculiaridade dos estados de ânimo produz uma considerável ampliação das fontes de força: podemos nos fortalecer não somente graças à força de outros homens, mas também por tudo o que, dentro deles, pode ser objeto de tomadas de posição positivas, isto é, todos os seus valores pessoais, sua bondade, sua amabilidade etc. No entanto, o círculo se amplia ainda mais: podem me produzir alegria não só os valores pessoais, mas também a beleza dos seres da natureza e das obras de arte, a harmonia das cores e dos sons. Todo o reino de valores positivos é uma fonte de imensa força anímica.

A vida espiritual de uma pessoa lhe outorga o acesso a valores fundamentais da existência, que nas diferentes tradições da Antiguidade eram apresentados como os nomes de Deus. Por meio dessa perspectiva ocorre não só uma ampliação da interioridade da pessoa, um enriquecimento de seu ser, mas também uma sustentação existencial que lhe outorga a possibilidade de, eventualmente, encontrar a experiência de serenidade – realização fundamental do existir humano. Perspectiva também apresentada por Heidegger:[19]

> A serenidade para com as coisas e a abertura ao mistério se pertencem uma à outra. Elas tornam, para nós, possível residir no mundo de um modo distinto. Prometem-nos um novo solo e fundamento sobre os quais nos mantermos e subsistirmos, estando no mundo técnico, mas resguardados de sua ameaça. A serenidade em relação às coisas e a abertura ao mistério nos mostram a perspectiva para um novo enraizamento. Algum dia, este poderia inclusive chegar a ser apropriado para reviver, em uma figura mudada, o antigo enraizamento que tão rapidamente se desvanece.

Posicionar-se clinicamente nesse tipo de compreensão do lugar da espiritualidade para a pessoa requer que o paciente possa reconhecer os diferentes registros presentes no modo de ser humano: o psicológico, o existencial, o ontológico, o espiritual. Cada um desses vértices requer que o psicoterapeuta se posicione de maneira a possibilitar seu aparecimento e evolução. O registro espiritual requer que o profissional possa reconhecer e compreender as vicissitudes da espiritualidade humana, dimensão que buscamos esboçar e tematizar ao longo deste capítulo.

Referências

1. Safra G. A vivência do sagrado e a constituição do self. Temas de Psicologia Ribeirão Preto. 1998 Aug; 6 (2):147-51.
2. Jones W J. Contemporary psychoanalysis: religion. Transference and transcendence. New Haven, Yale University Press: 1991.
3. Safra G. Hermenêutica na situação clínica: o desvelar da singularidade pelo idioma pessoal. São Paulo, Sobornost: 2006.
4. Winnicott D W. Primitive emotional development (1945). In: Through paediatrics to psychoanalysis. London, Karnc Books: 1992 (Collected Paper).

5. Weil S (1943a). O enraizamento. In: A condição operária e outros estudos sobre a opressão. Antologia organizada por Ecléa Bosi. 2. ed. rev. Rio de Janeiro, Paz e Terra: 411-2, 1996.
6. Winnicott D W (1971). O brincar e a realidade. Rio de Janeiro, Imago: 1975.
7. Stein E (1933). Estructura de la persona humana. Obras completas – IV: Escritos antropológicos y pedagógicos. Madrid, Monte Carmelo: 663-689, 2003.
8. Guimarães Rosa J (1956). Grande Sertão: veredas. Rio de Janeiro, Nova Fronteira: 623-4, 2001.
9. Foucault M (1976). A história da sexualidade 3: o cuidado de si. Albuquerque MTC, translator. São Paulo, Graal: 2011.
10. Hadot P. Réflexions sur la notion de "culture de soi". In: Exercices spirituels et philosophie antique (Paris, Albin Michel: 323-32, 1993). Reflexões sobre a noção de "cultura de si". Revista Filosófica de Coimbra. 2017; p. 183-204, 51.
11. Stein E (1950). Ser finito e ser eterno: ensayo de una ascensión al sentido del ser. México, Fondo de Cultura Económica: 444, 1994.
12. Lévinas E. Éthique et infinit. Paris, Arthéme Fayard e Radio-France: 69, 1982.
13. Ponticos E (346-399). The praktikos & chapters on prayer. Bamberger JE, translator. Kalamazoo, Michigan, Cistercian Publications: 1981.
14. Horujy S. Antropological dimensions of the postsecular paradigma. The Talk at the Workshop [Faenza]. 2011 May 12-14. May 12-14, 2011. Disponível na Internet: http://synergia-isa.ru/wp-content/uploads/2011/05/hor_faenza_2011.pdf.
15. Safra G. Contemporary modes of subjectivation: the issue of anthropological horizons. International Antropological Journal Diogens Lantern. 2015; 1:203-10.
16. Bion W. Second thoughts. Selected papers on psychoanalysis. London, Karnac Books: 1984.
17. Safra G. Uma nova modalidade psicopatológica na pós-modernidade: os espectrais. Psychê – Journal of Psychoanalysis. 2000; year IV, n. 6, p. 45-51 (ISSN 1415-1138).
18. Galimberti U (2000). Psyche e techne: o homem na idade da técnica. São Paulo, Paulus: 18, 2006.
19. Heidegger M. Serenidade. Lisboa, Piaget: 25, 2018.

O Capelão como Membro da Equipe de Saúde

Robson Mendes Pedroso

Acredito que, antes de discorrermos sobre a figura do capelão como membro da equipe de saúde propriamente dito, seja importante identificarmos a relevância dessa atuação ou o impacto que ela pode ter em um serviço de saúde, principalmente na área hospitalar, e se tal relevância é suficiente para despertar o interesse de investir em um serviço de capelania integrado à equipe multiprofissional do hospital.

Relevância da incorporação de um serviço de capelania em hospitais

O serviço de capelania hospitalar sempre foi muito importante no meio religioso. Visitar pessoas enfermas e hospitalizadas para lhes oferecer algum alívio espiritual nesse momento de fragilidade é parte do conceito de "fazer o bem ao próximo", adotado por praticamente todas as tradições religiosas. Porém, nas últimas décadas, a relevância do serviço religioso/espiritual oferecido ao paciente hospitalizado passou também a ser notada fora do meio religioso. Segundo Gentil, Guia e Sanna,

> Vários artigos científicos evidenciam que as pessoas que possuem fé e uma religião têm aceitação maior do tratamento de saúde, da hospitalização e aumento da imunidade, além de menores índices de depressão e ansiedade, enfrentando a enfermidade com mais esperança e força, tendo melhor qualidade de vida e um propósito para viver.[1]

A constatação científica dos ganhos em qualidade de vida de nossos pacientes já poderia conferir relevância suficiente à implementação de um serviço de capelania em toda a rede hospitalar. Porém, ainda existe outro ponto importante para validar a presença desse serviço junto aos demais serviços de saúde: a satisfação do paciente.

Estudo prospectivo[2] investigou a relação entre as visitas dos capelães e a satisfação de 8.978 pacientes que receberam alta de um serviço hospitalar de nível terciário. Para tanto, foram utilizados questionários de Avaliação do Consumidor Hospitalar de Sistemas e Serviços de Saúde (HCAHPS) e Press Ganey. Ao receber o atendimento do capelão durante seu período de internação, os pacientes mostraram-se mais propensos a recomendar o hospital após a alta.

Controlando a idade, sexo, raça, etnia, idioma, educação, fé, estado geral de saúde e condições médicas dos pacientes, as visitas dos capelães aumentaram a disposição dos pacientes em recomendar o hospital, conforme medido pelo levantamento HCAHPS (coeficiente de regressão = 0,07, $p < 0,05$) e o levantamento Press Ganey (0.11, $p < 0,01$).

Na pesquisa da Press Ganey, os pacientes visitados pelos capelães também eram mais propensos a confirmar que a equipe atendia às suas necessidades espirituais (0,27, $p < 0,001$) e emocionais (0,10, $p < 0,05$).

Em termos de satisfação geral do paciente, aqueles que foram visitados por um capelão ficaram mais satisfeitos, tanto na pesquisa Press Ganey (0,11, p < 0,01) quanto na pesquisa do HCAHPS (0,17, p < 0,05), podendo-se concluir que a integração dos capelães na equipe de saúde aumenta a satisfação dos pacientes com o serviço de internação hospitalar.

Algumas das principais organizações normatizadoras em saúde incluíram o cuidado espiritual no atendimento aos pacientes hospitalizados em suas recomendações:

- **Organização Mundial de Saúde (OMS):** desde 1998, incluiu a dimensão espiritual no conceito multidimensional de saúde.[3,4]
- Nos Estados Unidos, a **Associação Médica Americana**, em uma "declaração sobre cuidados de final de vida (2005)", "sinaliza que os médicos prestem atenção nos objetivos e valores pessoais da pessoa na fase final de vida. E que os pacientes devem confiar que seus valores pessoais terão uma prioridade razoável, [...] incluindo *o cuidado das suas necessidades espirituais*".[5]
- A **Associação Médica Mundial**, na Declaração sobre os Direitos do Paciente, revista na 171ª Seção do Conselho, Santiago, de outubro de 2008, dispôs que "o paciente tem Direito à assistência religiosa".[5]
- **Joint Commission International (JCI):** o *Manual de Padrões de Acreditação,* por notar que os valores espirituais dos pacientes afetam a maneira como respondem ao tratamento, incluiu uma norma de acreditação requerendo das instituições de saúde que "Tratem das necessidades espirituais dos doentes" (2005).[6]

Outro dado importante para corroborar a relevância do atendimento religioso/espiritual hospitalar especializado é a quantidade de pacientes religiosos e/ou espiritualizados atendidos nos hospitais. Nesse ponto vamos nos ater apenas a dados brasileiros.

Segundo o Instituto de Pesquisa Datafolha (2007),[7] 97% dos brasileiros afirmam acreditar totalmente na existência de Deus, 2% dizem ter dúvidas e 1% não acredita. Mesmo entre os que disseram não ter uma religião, 81% alegaram acreditar que Deus existe, ou seja, a grande maioria da população e, consequentemente, dos pacientes que chegam aos hospitais é formada por pessoas religiosas e ou espiritualizadas, tornando-se potencialmente relevante o atendimento nessa área.

Capelania

A origem do termo *capelania* implica algumas versões históricas. Este capítulo apresentará uma síntese do que é mais comumente encontrado na literatura.

No século IV d.C., São Martinho de Tours, nascido na Panônia (Hungria) em 316 e falecido em Candes, França, em 397, teria sido inicialmente um soldado romano que por volta de 337, próximo a Amiens, repartiu seu manto (capa) em duas partes para vestir um mendigo depois de encontrá-lo na estrada, nu e com frio. Em seguida teria sonhado com Cristo chamando-o para a vida religiosa, vestido com a parte da capa com que o soldado havia coberto o mendigo. Em meados de 372 tornou-se bispo da cidade de Tours.

> Historicamente o termo "capelania" foi criado na França, em 1700 porque, em tempos de guerra, o rei costumava mandar para os acampamentos militares uma relíquia dentro de um oratório, que recebia o nome de "Capela". Essa capela ficava sob a responsabilidade do sacerdote, conselheiro dos militares. Em tempos de paz, a capela voltava para o reino, ainda sob a responsabilidade do sacerdote, que continuava como líder espiritual do rei, e assim ficou conhecido por capelão.[1]

Em 1857, o papa Pio IX reconheceu o serviço de *capelania*, que já se estendia aos parlamentos, colégios, cemitérios e prisões.[8-10]

No campo semântico encontramos: capa, capela, capelão e capelania. Ou seja, capelania é o serviço de assistência religiosa/espiritual de responsabilidade do capelão.

Já no século XIX, nos Estados Unidos e na Inglaterra, começou a surgir um modelo mais definido de capelania, com tendência à institucionalização da atividade. Iniciaram-se discussões sobre psicologia pastoral, a necessidade de cooperação entre o clero (líderes religiosos) e a classe médica, vínculos sobre as saúdes mental e física.

Na virada para o século XX, psicólogos, teólogos, clérigos, médicos e psicoterapeutas passam a discutir sobre a experiência religiosa e a busca da saúde para "o homem inteiro". O Capelão Anton Boisen (1876-1966), formado pela Universidade de Harvard, assumiu a capelania no Hospital Estadual de Worcester, para doentes mentais, tendo sido o primeiro a introduzir estudantes de teologia num hospital psiquiátrico para treinamento pastoral clínico, o que fazia parte dos trabalhos normais do hospital. Boisen é considerado pela literatura moderna um dos fundadores do treinamento pastoral clínico.[9,11]

No mesmo período dos trabalhos de Boise, nos Estados Unidos, surgiam no Reino Unido os trabalhos do Capelão Leslie Weatherhead (1893-1976), estudioso da natureza psicossomática de algumas doenças e da ajuda de capelães religiosos na recuperação de pessoas com tais doenças. Leslie criou seminários de debates envolvendo psicologia, medicina e psicanálise. Seu trabalho contribuiu para firmar as atividades de capelania hospitalar daquele tempo.[9,11]

Em 1858, a Igreja Católica iniciou a capelania no Brasil na área militar, com o nome de Repartição Eclesiástica, iniciativa abolida em 1899. Em 1944, o serviço foi restabelecido durante a Segunda Grande Guerra Mundial com o nome de Assistência Religiosa das Forças Armadas. Nesse contexto foi criada a Capelania Evangélica, para proporcionar a presença de capelães evangélicos na Força Expedicionária Brasileira (FEB).[9]

Hoje, o serviço de Capelania continua atuante no meio militar e ampliou sua abrangência para estabelecimentos prisionais e hospitais. No Brasil, esse serviço é amparado pelas seguintes leis:

- Lei n. 6.923, de 29 de junho de 1981:

    Art. 2º O Serviço de Assistência Religiosa tem por finalidade prestar assistência Religiosa e espiritual aos militares, aos civis das organizações militares e às suas famílias, bem como atender a encargos relacionados com as atividades de educação moral realizadas nas Forças Armadas.[12]

- Lei n. 10.066, de 21 de julho de 1998. "Art. 2º É garantida a livre prática de culto para todas as crenças religiosas".[13]

- Lei n. 9.982, de 14 de julho de 2000:

    Art. 1º Aos religiosos de todas as confissões assegura-se o acesso aos hospitais da rede pública ou privada, bem como aos estabelecimentos prisionais civis ou militares, para dar atendimento religioso aos internados, desde que em comum acordo com estes, ou com seus familiares no caso de doentes que já não mais estejam no gozo de suas faculdades mentais.[14]

Capelania hospitalar

Nos serviços modernos de saúde existem dois tipos de capelania hospitalar:

1. Capelania denominacional: é o serviço de capelania hospitalar mais antigo e comum, um serviço realizado por líderes religiosos para o atendimento de pacientes de suas próprias religiões. Normalmente o capelão desse serviço é um padre que conta com o apoio dos agentes da Pastoral da Saúde, um pastor evangélico ou integrantes de sua igreja designados para tal atendimento, e também voluntários espíritas.

A capelania denominacional também acaba atendendo pacientes de outras religiões conforme a demanda do hospital, porém, em razão do próprio contexto religioso em que seus representantes estão envolvidos, o atendimento mais adequado é realizado aos fiéis de suas respectivas religiões. Esse serviço de atendimento religioso, muito frequentemente, é oferecido de forma voluntária.

2. Capelania profissional: é um tipo de serviço mais recente e difícil de ser encontrado em hospitais no Brasil. O capelão é um profissional contratado (remunerado) pela instituição de saúde para atender às necessidades dos pacientes de todas as origens religiosas/espirituais, incluindo aqueles que se consideram espiritualizados mas não possuem nenhuma religião.

Nos Estados Unidos, o capelão profissional pode ser certificado por organizações como a Association of Professional Chaplains – USA (Associação de Capelães Profissionais dos Estados Unidos da América), que em 2012 possuía cerca de 4.100 membros.[15]

No Brasil, não há uma organização certificadora ou graduação específica para a formação desse profissional, mas pode ser aceito pelo hospital que o capelão a ser contratado tenha curso superior em

Teologia, especialização em Filosofia da Religião e/ou Ciências da Religião, cursos complementares de Capelania Hospitalar, Aplicações Clínicas da Espiritualidade em Saúde, entre outras certificações afins.

Além disso, é desejável que possua no mínimo cinco anos de experiência no atendimento religioso e em assistência espiritual, além do conhecimento conceitual de diversas religiões.

A atuação do capelão hospitalar profissional como membro da equipe de saúde

Mas por que um hospital deveria investir na criação de um serviço de capelania integrado à equipe de saúde, sendo que já existem religiosos voluntários que realizam visitas esporádicas aos pacientes?

Um dos motivos é a impossibilidade, por parte do hospital, de controlar a qualidade de um serviço prestado de forma esporádica e voluntária. Além disso, ter um capelão como membro da equipe auxilia que todos os profissionais envolvidos no cuidado com o paciente "falem a mesma língua", evitando, por exemplo, que discursos religiosos extremistas ou contrários à proposta terapêutica estabelecida possam gerar prejuízo ao tratamento ou mesmo estresse entre o paciente e o corpo clínico do hospital. Isso pode ocorrer devido ao atendimento de alguns religiosos voluntários (não integrados à equipe) que, por melhor que sejam suas intenções, não atuam na área da saúde e desconhecem todo o contexto que envolveu o paciente desde o diagnóstico inicial ao prognóstico atual.

Já o capelão como membro da equipe de saúde participa do desenvolvimento do caso do paciente desde o início, estando presente nas discussões sobre a elaboração do plano de cuidados juntamente com os demais membros da equipe e, ainda, podendo contribuir para a proposta terapêutica com as questões religiosas/espirituais que envolvam a vida do paciente e possam influenciar na adesão a seu tratamento.

Sendo assim, o capelão, como membro da equipe multidisciplinar do hospital, é responsável por tratar de todas as questões relacionadas à espiritualidade, como um agente facilitador entre a equipe de saúde e os pacientes e seus familiares.

Cabe ao capelão profissional:

- Identificar e acompanhar o desenvolvimento do paciente em relação a sua espiritualidade, o que pode ser feito com o auxílio de alguns instrumentos de avaliação, por exemplo, o "Instrumental de Avaliação Inicial e Evolução do Serviço de Capelania", para registro em prontuário. Esse instrumental tem como objetivo avaliar o perfil religioso/espiritual do paciente, ou seja, identificar se este costuma utilizar os recursos encontrados em sua crença religiosa/espiritual como estratégia de enfrentamento diante de circunstâncias adversas da vida, e de que forma o faz, se positivamente (provendo resiliência e bem-estar) ou negativamente (provendo estresse e sofrimento). Para tanto, pode-se utilizar questionários validados e adaptados para uso no Brasil. Por exemplo, a *Escala de Coping Religioso Espiritual* (CRE),[16] que avalia o uso da religião, espiritualidade ou fé para lidar com o estresse e as consequências negativas dos problemas da vida, por meio de um conjunto de estratégias religiosas e/ou espirituais.

A aplicação dessa escala auxilia a identificar se o paciente utiliza sua crença religiosa espiritual de forma positiva (*coping religioso positivo* – CREP) ou negativa (*coping* religioso negativo – CREN).[16]

O CREP é definido como estratégias que proporcionem efeito benéfico/positivo ao praticante, como procurar amor/proteção de Deus ou maior conexão com forças transcendentais, buscar ajuda/conforto na literatura religiosa, buscar perdoar e ser perdoado, orar pelo bem-estar de outros, resolver problemas em colaboração com Deus, redefinir o estressor como benéfico etc.

Por sua vez, o CREN é definido como estratégias que geram consequências prejudiciais/negativas ao indivíduo, como questionar a existência, amor ou atos de Deus, delegar a Deus a resolução dos problemas, sentir insatisfação/descontentamento, raiva em relação a Deus ou frequentadores/membros de instituição religiosa redefinir o estressor como punição divina ou forças do mal etc.

Apesar de a Escala de *Coping* Religioso Espiritual (CRE) ser bastante abrangente e eficaz para avaliação da religiosidade/espiritualidade, sua aplicação normalmente é mais utilizada para fins de pesquisa.

Diversas outras escalas também servem de base para a elaboração de instrumentais de avaliação religiosa/espiritual, tanto para o capelão como para médicos, psicólogos e outros profissionais da saúde, por exemplo, HOPE,[17,18] SPIRIT[18] e FICA.[17,18]

- Além da elaboração de instrumentais de avaliação religiosa/espiritual, o capelão poderá criar "POPs" (Procedimento Operacional Padrão) de crenças e valores religiosos/espirituais, que ficará disponível em sistema, auxiliando assim os profissionais do hospital que prestam atendimento a pacientes cujas crenças religiosas apresentem alguma restrição que deva ser respeitada, como horários de orações, alimentação, cuidados específicos com o corpo em caso de óbito, entre outros.
- Receber e cadastrar religiosos de qualquer credo, que venham oferecer atendimento aos membros de suas comunidades que estejam hospitalizados, orientando-os sobre a rotina hospitalar e os limites necessários para a realização de ritos, garantindo a segurança e o cuidado espiritual ao paciente.
- Auxiliar o paciente e seus familiares na melhor aceitação de prognósticos negativos.
- Traduzir o discurso religioso do paciente ou de seus familiares aos demais membros da equipe de saúde, identificando na fraseologia religiosa a existência de potenciais geradores de estresse e sofrimento ou facilitadores de enfrentamento provenientes do contexto religioso em que estão inseridos.
- Abordagem com argumentação religiosa/espiritual com base na crença do paciente para auxiliar no fortalecimento do *coping* religioso positivo (resiliente) ou minimizar o *coping* religioso negativo (gerador de estresse).
- Identificar no paciente "dor espiritual ou sofrimento espiritual" e auxiliar no tratamento.
- Proporcionar alívio, consolo e conforto espiritual ao paciente e seus familiares, ajudando-os a encontrar significado em meio ao sofrimento conforme a fé religiosa/espiritual que apresentarem.
- Prestar suporte religioso/espiritual também aos profissionais de saúde quando solicitado.
- Realizar cerimônias religiosas, orações, leituras relacionadas às crenças religiosas dos pacientes, desde que o paciente ou seus familiares reconheçam na figura do capelão a autoridade espiritual necessária para a realização de tais ações. No caso de católicos ou muçulmanos, por exemplo, é necessário contatar um sacerdote ou um *sheik* para a realização dos ritos religiosos.
- Evidenciar em prontuário o desenvolvimento do trabalho realizado pela capelania com cada paciente.
- Acompanhar, acolher e esclarecer dúvidas dos familiares em caso de óbito do paciente, função que também é comumente realizada por assistentes sociais.
- Trabalhar, em conjunto com o paciente, o seu "bem-estar espiritual", por meio da reconciliação com familiares e até mesmo com Deus (ou com sua crença pessoal).
- Respeitar a prioridade de acesso da equipe médica ao paciente.
- Oferecer cursos de orientação na identificação de possíveis demandas religiosas/espirituais em pacientes hospitalizados para a equipe multiprofissional do hospital.
- Participar das reuniões multiprofissionais de discussão de casos clínicos, contribuindo com médicos, enfermeiros, psicólogos, assistentes sociais e demais profissionais na elaboração de planos de cuidados ao paciente que possam abranger todas as suas possíveis demandas: biológicas, psíquicas, sociais e espirituais.

O capelão hospitalar profissional precisa ter clareza de que, ao entrar no quarto do paciente, deve deixar suas crenças pessoais, pré-conceitos ou "verdades religiosas" do lado de fora. Para tanto, deve estar bem resolvido com sua própria religiosidade/espiritualidade, pois em alguns casos poderá se deparar com crenças e "verdades religiosas" diametralmente opostas às suas.

O capelão deve treinar a cada dia o desenvolvimento de uma escuta ativa, empática e livre de julgamentos, para que o paciente possa sentir que está realmente sendo ouvido em relação a suas crenças e valores, auxiliando no enfrentamento nos momentos de fragilidade, desde a notícia de um prognóstico desfavorável ou até a própria necessidade de uma internação hospitalar.

> "Conheça todas as teorias, domine todas as técnicas, mas ao tocar uma alma humana, seja apenas outra alma humana."
>
> Carl Jung

Referências

1. Gentil R, Guia B, Sanna M. Organização de serviços de capelania hospitalar: um estudo bibliométrico. Esc Anna Nery. 2011;15(1):162-70.
2. Marin DB, Sharma V, Sosunov E, Egorova N, Goldstein R, Handzo GF. Relação entre visitas de capelão e satisfação do paciente. J Capelão dos Cuidados de Saúde. 2015; 21 (1): 14-24. https://doi.org/10.1080/08854726.2014.981417 PubMed].
3. Gentil RC, Guia BP, Sanna MC, Gentil RC, Guia BP, Sanna MC. Organização de serviços de capelania hospitalar: estudo bibliométrico. Esc Anna Nery (impr.). 2011 Jan/Mar; 15 (1):162-70. Disponível na Internet: http://ref.scielo.org/q6j5bc.
4. World Health Organization – WHO. Division of Mental Health and Prevention of Substance Abuse. WHOQOL and Spirituality, Religiousness and Personal Beliefs-SRPB: Report on WHO consultation. Geneve; 1998. Disponível na Internet:. http://apps.who.int/iris/handle/10665/70897.
5. Bertachichini L, Pessini L, A importância da dimensão espiritual na prática dos cuidados paliativos. Revista – Centro Universitário São Camilo. 2010;4(3):315-323.
6. ANCP. Manual de Cuidados Paliativos. Diagraphic, editor. Rio de Janeiro, Academia Nacional de Cuidados Paliativos: 320, 2009.
7. Datafolha. 97% dizem acreditar totalmente na existência de Deus; 75% acreditam no diabo. Opinião Pública de São Paulo. 2007. Disponível na Internet: htpp://Datafolha.folha.uol.com.br/opniaopublica/2007/05/1223861-97-dizem-acreditar-totalmente-na-existencia-de-deus-75-acreditam-no-diabo.shtml (1 abr 2017).
8. Lemaître N, Quinson, M-T, Sot V. Dicionário cultural do cristianismo. Ribeiro GS, Gonçalves MS, Silva, translators. YM de CT da, edito r. São Paulo, Loyola: 1999.
9. União de Capelães e Pastores Interdenominacionais – Unicapi. Fundamentos da Capelania. 2016. Disponível na Internet: http://www.unicapi.org/fundamentos/ (10 nov. 2016).
10. Britannica TE of E. Chaplain. Encyclopaedia Britannica.1998 [citated 2016 Nov 10]. P. Disponível na Internet: https//global.britannica.com/topic/chaplain (10 nov 2016).
11. Ford T, Tartaglia A. The development, status, and future of healthcare. South Med J. 2006; 1-7.
12. Brasil. Lei 6.923, de 29 de junho de 1981. Dispõe sobre o Serviço de Assistência Religiosa nas Forças Armadas.
13. Assembleia Legislativa do Estado de São Paulo – Alesp. São Paulo. Lei 10.066, de 21 de julho de 1998. Dispõe sobre a prestação de assistência religiosa.
14. Brasil. Lei 9.982, de 14 de julho de 2000. Dispõe sobre a prestação de assistência religiosa.
15. Sinclair S, Chochinov HM. The role of chaplains within oncology interdisciplinary teams. Curr Opin Support Palliat Care. 2012;259-68.
16. Panzini RG, Bandeira DR. Spiritual/religious coping. Rev Psiq Clín. 2007; 34(Supl.1):123-35.
17. Lucchetti G, Granero AL, Bassi RM, Latorraca R, Aparecida S. Espiritualidade na prática clínica: o que o clínico deve saber? Rev Bras Clin Med. 2010;8(2):154-8.
18. Plotnikoff GA. Integrating spiritual assessment and care. In: Rakel D, editor. Integrative medicine, 3rd ed. Philadelphia, Saunders: 980-4, 2012.

43

Intervenções em Terapia Ocupacional e Espiritualidade

Marysia Mara Rodrigues do Prado de Carlo

> Se eu quiser falar com Deus
> Tenho que ficar a sós
> Tenho que apagar a luz
> Tenho que calar a voz
> Tenho que encontrar a paz
> Tenho que folgar os nós
> Dos sapatos, da gravata
> Dos desejos, dos receios
> Tenho que esquecer a data
> Tenho que perder a conta
> Tenho que ter mãos vazias
> Ter a alma e o corpo nus [...]
>
> *Gilberto Gil*

Introdução

O adoecimento e o tratamento de doenças ameaçadoras da vida podem causar diversos tipos de sofrimentos, levar a muitas alterações físico-funcionais, cognitivas, emocionais e comportamentais. Os papéis sociais e ocupacionais podem ser significativamente alterados, com perda de motivação, de satisfação e de qualidade de vida. Contudo, o sofrimento espiritual pode ser tão perturbador quanto o sofrimento físico e, por vezes, menos suportável.

Para que o terapeuta ocupacional possa ser um agente promotor de conforto e bem-estar físico, emocional, social e espiritual e de qualidade de vida, é necessário compreender a pessoa adoecida em sua complexidade e integralidade, o que necessariamente deve incluir sua espiritualidade.

Espiritualidade em saúde

A espiritualidade é uma dimensão da existência humana, congruente com o conceito ampliado de saúde da Organização Mundial da Saúde (OMS). Em maio de 1984, a Assembleia Mundial da Saúde considerou que a dimensão espiritual deve ser parte integrante das estratégias da saúde dos Estados Membros da OMS.

Em janeiro de 1998, o Conselho Executivo da OMS aprovou e recomendou à Assembleia Mundial da Saúde a inclusão do bem-estar espiritual na definição de saúde, assim como o bem-estar físico, mental e social.[1]

Contudo, ainda não existe um consenso sobre a definição de espiritualidade, e muitas vezes isso se confunde com o conceito de religião ou de religiosidade.[2]

> Religião passou a ser entendida como prática institucionalizada de um sistema de crenças, rituais e símbolos compartilhados por uma comunidade. Espiritualidade, por sua vez, pode ser entendida como uma busca pessoal por significado e sentido maior no existir e sua relação com o sagrado e o transcendente, podendo estar vinculada ou não a uma religião formalizada ou designação religiosa.[3]

A religião envolve um sistema de culto e doutrina compartilhado por um grupo, com características comportamentais, sociais e valores específicos e pode ser compreendida como uma expressão da espiritualidade[4,5,6,7] e também como um sentimento pessoal relacionado com o transcendente, que estimula o interesse por si, pelos outros e que pode envolver ou não o desenvolvimento de práticas religiosas.[8,9]

A espiritualidade também é vista como uma resistência interna que permite à pessoa enfrentar os desafios e adversidades que podem surgir, por exemplo, em condições de adoecimento e tratamento, para suportar sentimentos estressantes e debilitantes como culpa, raiva e ansiedade. Embora seja frequentemente entendida como algo individual, tem também uma dimensão social transformadora dentro das comunidades. O processo de criação de significado é moldado por vários fatores, como as particularidades de seus meios sociais e culturais.[10]

Assim, a espiritualidade tem sido cada vez mais reconhecida como influenciadora da saúde geral, com a capacidade de melhorar a saúde e a reabilitação das pessoas. A crença em aspectos espirituais, a prece e a participação religiosa podem mobilizar energias e iniciativas positivas para melhorar a saúde física e mental, para responder a situações estressantes da vida e melhorar a qualidade de vida de um indivíduo.[11]

De acordo com a OMS, nas últimas décadas tem ocorrido uma crescente conscientização da academia e da população geral sobre a relevância da religião e da espiritualidade (R/E) nas questões de saúde, sendo que a OMS já inclui R/E como uma dimensão da qualidade de vida.[12]

A seção de Religião, Espiritualidade e Psiquiatria da Associação Mundial de Psiquiatria (WPA) recomenda que os profissionais tenham atenção cuidadosa às crenças e práticas religiosas dos pacientes, bem como de sua espiritualidade como parte da rotina dos serviços de saúde e que, eventualmente, tais crenças poderão ocupar um lugar relevante na história psiquiátrica do paciente.

A investigação da religião e da espiritualidade do paciente deve ser feita de forma centrada na pessoa, respeitando suas crenças e práticas, assim como as de seus familiares e cuidadores, tomando especial cuidado para não usar de proselitismo.

Os profissionais de psiquiatria devem estar informados a respeito do potencial benéfico e/ou prejudicial que determinadas práticas e visões de mundo religiosas, espirituais e seculares podem ter e, quando necessário, devem compartilhar tal conhecimento, de modo imparcial, com a comunidade.[13]

Pacientes com crenças religiosas reconfortantes costumam sentir-se menos "despreparados" e "desesperançosos" no enfrentamento do adoecimento em relação àqueles que não as possuem. A crença em aspectos espirituais pode mobilizar iniciativas positivas para melhorar a qualidade de vida de uma pessoa adoecida.[8]

A sensação de falta de sentido e significado na vida é, talvez, a maior crise que uma pessoa pode experimentar quando enfrenta uma doença. Um plano de cuidado terapêutico que não inclua a avaliação espiritual será necessariamente incompleto, podendo deixar de reconhecer e atuar em situações de sofrimento espiritual e ainda atribuindo tal sofrimento a má resposta do paciente ao tratamento oferecido.

> Sofrimento espiritual e crises espirituais ocorrem quando os indivíduos são incapazes de encontrar fontes de significado, esperança, amor, paz, conforto, força e conexão na vida ou quando ocorre um conflito entre suas crenças e o que está acontecendo em sua vida. Essa aflição pode ter um efeito prejudicial na saúde física e mental. A doença e a morte iminente podem muitas vezes desencadear sofrimento espiritual em pacientes e familiares.[14]

Um dos referenciais mais relevantes em relação à associação entre espiritualidade, saúde e o sentido da vida vem da obra de Viktor Frankl. Sua concepção antropológica baseia-se numa abordagem holística que considera o homem um ser biopsicossocial e espiritual, enfatizando a temática dos valores e a busca de um "por que" e "para que" viver.[15,16]

Os temas relacionados à religiosidade/espiritualidade e o cuidado espiritual estão ganhando cada vez mais atenção também nas equipes de cuidados paliativos, para a melhoria da assistência ao paciente e de seus familiares e cuidadores. Contudo, a grande maioria dos modelos teórico-metodológicos e de atuação das profissões da saúde refere-se apenas ao corpo ou à mente e por vezes também aos contextos socioculturais, mas ignora totalmente as referências à dimensão espiritual.[4]

Espiritualidade e cuidados paliativos

Um dos maiores desafios que temos é o de dar sentido à vida e cultivar a espiritualidade diante da possibilidade da morte, compreendendo que somos muito mais do que um corpo, ainda que a experiência humana seja indubitavelmente mediada por ele.[7]

Com a evolução de uma doença grave, além de dor e sintomas físicos de difícil controle, podem ocorrer problemas psicossociais e espirituais, como: dificuldades no relacionamento com os familiares, de adaptação à doença e à internação, de adesão ao tratamento, de aceitação da possibilidade da morte; medo de sentir dor, medo da morte, da rejeição, da incapacidade, da dependência; perda dos familiares, dos papéis sociais, do autocontrole, da segurança, da independência, da autoestima, medo do futuro, dúvidas existenciais, questionamentos espirituais, perda do sentido da vida e da fé, luto, inclusive o luto antecipatório, e a "morte social", dentre outros.[4,17]

O bem-estar espiritual é extremamente relevante na qualidade de vida de todos nós. Contudo, os pacientes em cuidados paliativos costumam ser afetados negativamente pelo declínio clínico-funcional decorrente da progressão da doença e proximidade da morte, associados a aflições existenciais e sofrimentos espirituais que oscilam no decorrer do tratamento.[18]

Os cuidados paliativos (CPs) caracterizam-se por uma abordagem multidimensional eficaz aos sofrimentos nas esferas física, emocional, social e espiritual, o que se traduz numa melhora da qualidade de vida. De acordo com a OMS:

> O cuidado paliativo é uma abordagem que melhora a qualidade de vida dos pacientes (adultos e crianças) e de suas famílias que enfrentam problemas associados a doenças limitadoras da vida. Previne e alivia o sofrimento através da identificação precoce, avaliação correta e tratamento da dor e outros problemas, sejam eles físicos, psicossociais ou espirituais. Os cuidados paliativos são uma parte crucial dos serviços de saúde integrados, centrados nas pessoas, em todos os níveis de atenção.[19]

Os cuidados paliativos são uma abordagem terapêutica ativa e abrangente, voltada a pessoas com doenças crônico-degenerativas potencialmente fatais (*life-limiting illnesses*), tanto com condições oncológicas como não oncológicas, e a seus familiares.

Os cuidados paliativos não devem ser reduzidos aos cuidados de fim de vida, nem devem ser oferecidos apenas quando o tratamento de prolongamento da vida falhou, mas devem ser oferecidos o mais precocemente possível de forma associada com os tratamentos modificadores da doença, até que se tornem cuidados paliativos exclusivos quando os pacientes estiverem próximos do final da vida.

Os cuidados paliativos buscam prover conforto e bem-estar, assegurar a melhor qualidade de vida possível aos doentes e a suas famílias, as quais devem ser incorporadas ativamente aos cuidados e atendidas inclusive durante a fase de luto, e a minimização e/ou eliminação dos processos de exclusão social. Podem prevenir sofrimentos e agravos motivados pelos desconfortos físicos, psicossociais e espirituais, decorrentes do adoecimento, dos sintomas de difícil controle e pelas múltiplas perdas vividas.[20]

Nesse sentido, é oportuno também compreender o conceito de "dor total", proposto por Saunders, em 1964, como um conceito multidimensional que afeta todos os domínios da vida das pessoas em cuidados paliativos. A dor total exige que o plano de cuidados inclua tratamentos prestados nos âmbitos físico, emocional, social e espiritual.[21,22]

Existe a necessidade de integração da espiritualidade do paciente no plano de tratamento paliativo, baseado num modelo de prática biopsicossocial e espiritual, com avaliação contínua e regular das questões espirituais, com acompanhamento adequado por meio de programas de treinamento e atuação essencialmente interprofissionais. O cuidado espiritual é um componente fundamental dos cuidados paliativos de qualidade, havendo evidências científicas suficientes na literatura especializada de modo a apoiar a inclusão desse cuidado como parte de uma abordagem multiprofissional, da qual participam os terapeutas ocupacionais.[23]

Espiritualidade e terapia ocupacional

Dados sobre a história da terapia ocupacional apontam que em 1920, nos primórdios da profissão, G. Barton, um dos fundadores da Sociedade para a Promoção da Terapia Ocupacional na

América do Norte, descreveu a profissão como o processo de tornar uma pessoa mais forte física, mental e espiritualmente.

Em 1922, A. Meyer descreveu a unidade entre o espírito e a ocupação. Posteriormente, por influência do método científico, diminuíram as abordagens das experiências subjetivas dos clientes, e a espiritualidade/religiosidade passou a ser vista como uma questão privada e religiosa.[11]

É crescente o interesse na terapia ocupacional sobre o tema da espiritualidade, com a valorização das relações entre corpo-mente-espírito e o reconhecimento de que a terapia ocupacional pode realizar uma abordagem terapêutico-ocupacional espiritualmente integrada para a promoção de saúde e reabilitação de seus pacientes que não é menos científica do que outras abordagens terapêuticas.[24]

Contudo, as definições de espiritualidade na prática da terapia ocupacional são diversas e até contraditórias, podendo variar desde temas seculares relacionados ao significado, à força vital e ao propósito de vida à transcendência não relacionada a qualquer crença em um ser superior, até concepções teologicamente fundamentadas e relacionadas à crença em alguma entidade superior, o que pode incluir a incorporação de atividades espirituais na terapia para promover saúde e bem-estar.[25]

Estudantes e profissionais de terapia ocupacional, em geral, consideram os componentes de desempenho físico, afetivo, cognitivo e psicossocial em suas avaliações e tratamentos e acreditam que a espiritualidade auxilia seus pacientes a lidar com as dificuldades cotidianas. Porém, existe uma lacuna entre o que é declarado na teoria e o que é realmente avaliado e praticado pelos terapeutas ocupacionais. O componente espiritual ainda não está incorporado a sua prática profissional, e muitos modelos teórico-metodológicos de terapia ocupacional ignoram as relações entre corpo-mente-espírito.

Segundo estudos publicados por Engquist *et al.*[26] e Morris *et al.*,[27] algumas das barreiras mais frequentemente relatadas pelos terapeutas ocupacionais foram: a falta de formação acadêmica e de treinamento na tomada de uma história espiritual; a preocupação de que a abordagem do tema da espiritualidade fosse compreendida como uma projeção em seus pacientes de suas próprias crenças; a falta de tempo e de experiência.

Embora alguns entrevistados tenham mencionado também a crença de que as necessidades espirituais dos pacientes não estão dentro do escopo da prática do terapeuta ocupacional, a literatura da área da Ciência da Ocupação tem relacionado a espiritualidade à vida ocupacional, bem-estar, cotidiano e saúde.[28]

Serão apresentadas a seguir duas das principais proposições da terapia ocupacional que abordam as relações entre a espiritualidade e a vida ocupacional, o que implica o fato de que os clínicos abordam a espiritualidade como um componente da prática centrada no cliente.[29]

Desde 1997, a Associação Canadense de Terapia Ocupacional (Canadian Association of Occupational Therapists – CAOT) reconheceu a espiritualidade como um componente integral do desempenho ocupacional na prática centrada no cliente,[30,31] e o Modelo Canadense de Desempenho Ocupacional (MCDO) coloca a espiritualidade como elemento central do modelo e a reconhece como a essência do ser, conforme apresentado na Figura 43.1:

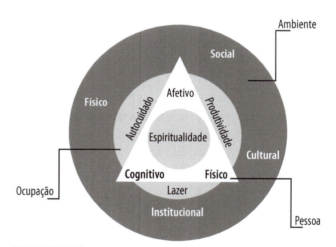

Figura 43.1 Modelo canadense de desempenho ocupacional.

Fonte: Adaptada de Enabling Occupation: an occupational therapy perspective (CAOT, 1997).[30]

Esse modelo descreve uma interação dinâmica entre os indivíduos, suas ocupações, funções e os ambientes dentro dos quais as realiza. Aspectos afetivos, cognitivos, físicos e espirituais estão interconectados com as áreas ocupacionais (autocuidado, produtivas e de lazer), com os ambientes ou contextos do cliente.

Quadro 43.1 [32] Aspectos do domínio da terapia ocupacional. Todos os aspectos do domínio transitam para apoiar o envolvimento, a participação e a saúde do paciente. Esta exposição não implica uma hierarquia.

Ocupações	Contextos	Padrões de desempenho	Habilidades de desempenho	Fatores de cliente
Atividades da vida diária (AVDs) Atividades instrumentais de vida diária (AIVDs) Gestão da saúde Descanso e sono Educação Trabalho Brincar Lazer Participação social	Fatores ambientais Fatores pessoais	Hábitos Rotinas Papéis Rituais	Habilidades motoras Habilidades processuais Interação social	Valores, crenças e espiritualidade Funções do corpo Estrutura do corpo

Obs.: Todos os aspectos do domínio transitam para apoiar o envolvimento, a participação e a saúde do paciente. Essa exposição não implica uma hierarquia.

*Também conhecidas como atividades básicas da vida diária (ABVDs) ou atividades pessoais da vida diária (APVDs).

Fonte: American Occupational Therapy Association (AOTA), 2020[32] (tradução nossa).

A espiritualidade é uma importante dimensão da vida diária, que valoriza as capacidades, renova suas esperanças, traz paz interior e permite lidar melhor com seus problemas. Reconhecer as pessoas como seres espirituais significa reconhecer seu valor intrínseco e respeitar suas crenças, valores e objetivos.[11,30,31]

Em 2002, a Associação Americana de Terapia Ocupacional (American Occupational Therapy Association – AOTA) também reconheceu a importância da espiritualidade como um dos *fatores do cliente** no documento *Estrutura da prática de terapia ocupacional: domínio & processos* (AOTA, 2020).[32]

Esse documento orienta a prática da terapia ocupacional e afirma que os profissionais de terapia ocupacional devem ajudar seus pacientes a encontrar sua resistência, resiliência e capacidades, num caminho que lhes seja significativo, conferindo sentido à sua vida. Para tanto, devem considerar a multidimensionalidade de suas necessidades e demandas, tanto as características físico-funcionais quanto as necessidades clínicas e expectativas relacionadas ao processo de adoecimento e de recuperação da saúde, como também às necessidades psicossociais e espirituais do paciente e de seus familiares e/ou cuidadores, principalmente quando estão em evidência os limites da vida e das possibilidades terapêuticas, diante da iminência da morte.

De acordo com a AOTA,[32] os fatores do cliente influenciam seu desempenho em ocupações. Valores, crenças e espiritualidade influenciam a motivação da pessoa para se envolver em ocupações e dar sentido à sua vida, sendo que a espiritualidade refere-se à forma como os indivíduos se conectam "consigo mesmo, com outros, com a natureza e com o que é significativo ou sagrado".[23]

Assim, as duas proposições (CAOT, 1997, e AOTA, 2020) reconhecem os valores e crenças religiosas/espirituais como componentes de desempenho ocupacional e consideram a espiritualidade uma dimensão da vida ocupacional, que deve ser contemplada na prática do terapeuta ocupacional. Para que sejam verdadeiramente holísticos, os programas terapêutico-ocupacionais devem reconhecer a espiritualidade como uma importante dimensão da vida humana e também como questão fundamental referente ao fim da vida.

Terapia ocupacional em cuidados paliativos

O terapeuta ocupacional é um dos profissionais que compõem a equipe multiprofissional de cuidados paliativos e tem um papel relevante também nos cuidados de final de vida. Sua intervenção deve estar sempre baseada numa abordagem holística e centrada no cliente, integrativa e dinâmica. Para poder ajudar seus pacientes a enfrentar o processo de morte, deve reconhecer suas crenças, valores e espiritualidade, seu direito de autodeterminação, além de entender seus sentimentos e preocupações. As metas e projetos terapêuticos devem ser estabelecidos considerando a situação clínica, psicossocial e espiritual da pessoa adoecida e de seus familiares, seus desejos, estilo de vida, papéis ocupacionais e fontes de satisfação pessoal.[33]

A terapia ocupacional pode ajudar a pessoa em cuidados paliativos a descobrir ou a redescobrir os sentidos e significados da vida – o que é a essência da espiritualidade – de forma a se sentirem ativos dentro das limitações de sua condição. Todos os indivíduos podem ser ajudados a se engajar em ocupações ou atividades significativas, mesmo vivenciando a última fase da vida.

De acordo com o Statewide Occupational Therapy Advisory Group, da Austrália,[34]

> O desejo de participar em ocupações valorizadas e essenciais não diminui no fim da vida, na verdade é intensificado. [...] Os terapeutas ocupacionais que trabalham com pessoas que recebem cuidados paliativos reconhecem a dupla realidade de viver e morrer e trabalhar dentro desse contexto. Portanto, o foco ocupacional também pode incluir a facilitação da participação em ocupações relacionadas especificamente à morte. [...]
>
> Terapeutas ocupacionais trabalhando e pesquisando em cuidados paliativos apoiam o viver em face de morrer. Eles reconhecem a inevitabilidade da morte, a perda de função e o esforço contínuo de ser o mais ativo possível pelo maior tempo possível.

A atuação da terapia ocupacional em cuidados paliativos, quando se vivencia a doença e a possibilidade da morte, envolve tanto a construção de projetos de vida como de despedidas. Os terapeutas ocupacionais têm conhecimentos e as competências para ajudar as pessoas a participar de suas ocupações escolhidas, dentro dos limites de sua doença, manejando sintomas e sofrimentos, dentre eles o sofrimento espiritual, ao mesmo tempo que avaliam as barreiras ao autocuidado, lazer e papéis ocupacionais.[35]

As pessoas que estão em cuidados paliativos devem ter os mesmos direitos ocupacionais, de participação social e ocupacional que os demais, de modo a permitir o engajamento em ocupações significativas que contribuam para seu próprio bem-estar e o de suas comunidades. Porém, tem havido uma exploração limitada do valor da ocupação, principalmente durante os últimos meses de vida, configurando um desengajamento contínuo e a corrosão dos papéis ocupacionais da pessoa adoecida e de seus cuidadores.

Interrupções na rotina diária, impossibilidade de realização de ocupações valorizadas e o isolamento social significam perdas que causam mudanças no senso de identidade das pessoas, com sentimentos de inadequação e dependência.

O engajamento em ocupações de sua própria escolha contribui para a saúde e o bem-estar e, quando isso não pode ser alcançado, o indivíduo pode ser considerado como tendo privação ocupacional.

A privação ocupacional foi definida por Whiteford (2000, *apud* Keesing e Rosenwax, 2011)[35] como um estado de exclusão do envolvimento em ocupações necessárias e/ou significativas devido a fatores que estão fora do controle imediato da pessoa adoecida, o que pode levar a problemas físicos, dificuldades de sono, ansiedade e depressão, esgotamento e sentimentos de incapacidade, dependência e sofrimento espiritual.

Portanto, para que as pessoas em cuidados paliativos possam reorganizar sua rotina, fazer escolhas quanto a sua vida e a seu tratamento, é importante que sejam feitos os ajustes necessários para que elas continuem participando de ocupações valorizadas, preservando sua dignidade, autonomia, independência e espiritualidade. As abordagens e recursos terapêuticos permitem uma mudança de foco de atenção das dores e sofrimentos para ocupações significativas, contribuindo para a experiência com um corpo mais ativo e produtivo apesar do adoecimento e das limitações dele decorrentes.

Como os terapeutas ocupacionais podem avaliar e abordar a espiritualidade de seus pacientes em sua prática clínica?

A terapia ocupacional pode aliviar o sofrimento espiritual oferecendo suporte para clientes e suas famílias e cuidadores. Oferecer conselhos e intervir quando eles estão prontos para recebê-los pode ajudar a estabelecer uma boa relação terapêutica.

Quando um paciente está em crise espiritual, é importante realizar uma avaliação para descobrir quais intervenções espirituais podem ser realizadas de maneira a auxiliá-lo a superar tal crise, contando inclusive com a possibilidade de encaminhamento a um líder religioso sempre que necessário.[36]

Taylor *et al.*[11] discutiram as atitudes referidas por terapeutas ocupacionais em relação à espiritualidade na prática e apresentaram alguns dos métodos usados para atender às necessidades espirituais dos clientes, apresentados na tabela a seguir:

Quadro 43.2 Classificação dos métodos usados para atender às necessidades espirituais dos clientes.

Método		N*	%	N%	NR%
1	Ore por um cliente.	131	74	84	55
2	Use linguagem ou conceitos espirituais com um cliente.	99	57	55	59
3	Discuta com os clientes maneiras como suas crenças religiosas são úteis.	92	53	52	55
4	Recomende a participação em um grupo ou atividade espiritual.	81	46	50	38
5	Incentive os clientes a considerar o significado espiritual e propósito de sua situação de vida atual.	70	40	41	38
6	Use o "toque de cura" com os clientes.	55	31	30	32
7	Ajude os clientes a refletirem sobre suas crenças sobre o que acontece depois da morte.	54	31	30	33
8	Reze com um cliente.	41	23	25	20
9	Incentive os clientes a escrever em um diário espiritual.	37	21	19	25
10	Recomende leituras espirituais a seus clientes.	35	20	19	23
11	Medite com um cliente.	28	16	9	30
12	Recomende leituras religiosas aos seus clientes.	19	11	13	7
13	Participe no(s) ritual(is) espiritual(ais) dos clientes durante a terapia.	17	10	10	8
14	Participe no ritual religioso dos clientes durante a terapia.	12	7	7	7
15	Ajude os clientes a desenvolverem rituais espirituais durante a terapia.	10	6	5	7

Nota: O número de participantes que responderam a cada método variou de 116 a 177, com participantes religiosos (R) variando de 107 a 116, e participantes não religiosos (NR) variando de 59 a 61.
N* representa o número de participantes que marcaram "sim" para usar um determinado método.
Fonte: Reproduzido de Taylor *et al.* (2000).[11]

É interessante observar nos resultados deste estudo[11] que mesmo os entrevistados que se identificaram como "não religiosos" declararam utilizar métodos para atender às necessidades espirituais dos clientes, como orar por eles, usar linguagem ou conceitos espirituais e discutir crenças religiosas.

Outras abordagens e recomendações na prática profissional incluíam:

- propor participação em atividades religiosas e orações coletivas;
- estabelecer vínculos e uso de terminologias de cunho religioso;
- escutar ativa e incondicionalmente e discutir sobre questões espirituais;
- familiarizar-se com diferentes temas, símbolos e culturas visando à melhoria do desempenho ocupacional do cliente em ocupações significativas para ele.[11,25]

O processo terapêutico ocupacional desenvolve-se, em geral, por meio da realização de ocupações significativas e com sentido, que permitem o reconhecimento de dificuldades e sofrimento nas diferentes esferas do indivíduo, ao mesmo tempo que propiciam a manutenção de habilidades remanescentes. Não são raras as ocasiões em que um paciente apresenta alterações físico-funcionais, emocionais ou dificuldades existenciais, devido às condições gerais em que se encontra, que impõem ao terapeuta ocupacional o desafio e a oportunidade de reconfigurar, ampliar e ressignificar suas atuações, em contextos que geralmente são bastante medicalizados e hierarquizados.

Clientes com diagnósticos de doenças agressivas e/ou avançadas, ainda que tenham a perspectiva de viver uma vida mais prolongada, porém em condições limitadas e com incapacidades, enfrentarão estresse significativo com consequências importantes em sua qualidade de vida.

Os terapeutas ocupacionais podem oferecer estratégias e recursos terapêuticos que favoreçam o manejo adequado de sintomas, como a ansiedade em situações estressantes, por meio de técnicas de relaxamento e ocupações expressivas ou artísticas.

A participação em ocupações enriquece a vida de pessoas adoecidas, que assim podem encontrar novas formas de lidar com as experiências difíceis. Permite a criação de conexões com a vida cotidiana, oferecendo suporte para sua reorganização e enfrentamento do adoecimento, de sentimentos de tristeza e luto.

Podem ser estimulados diferentes tipos de ocupações como elementos norteadores do processo terapêutico, tais como:

- atividades de vida diária e vida prática;
- atividades recreativas, criativas ou artesanais, como pintura, jardinagem e modelagem;

- técnicas e abordagens corporais;
- práticas integrativas e complementares, como Reiki, ioga, meditação, ocupações produtivas e sociocomunitárias, dentre outras.[37,38]

Dinâmicas de grupo também podem ser utilizadas no processo terapêutico-ocupacional como espaço de acolhimento, escuta, respeito e apoio mútuo, onde a pessoa adoecida e seus familiares podem se sentir protegidos, tendo liberdade para autoexpressão (seja verbal ou não verbal).

A dinâmica grupal pode trazer benefícios para a preservação da espiritualidade daquele grupo, ao mesmo tempo que favorece as interações sociais, eliminando ou reduzindo processos de exclusão social.[20]

Por fim, os terapeutas ocupacionais auxiliam as pessoas nos cuidados de final de vida a se preparar para a morte por meio da estratégia de "fechamento", ajudando os pacientes a voltarem para casa e a se despedirem dos seus familiares, incentivando-os a realizar atividades de que gostem e auxiliando-os, por exemplo, na confecção de presentes para as pessoas que amam.

Considerações finais

A espiritualidade e/ou religiosidade são componentes importantes da experiência humana e precisam ser consideradas nas avaliações e tratamentos oferecidos pelas diferentes áreas da saúde.

A apreciação da influência dessa faceta da vida humana na construção contínua da identidade e do desempenho ocupacional fortalece a prática centrada no cliente e na ocupação, porém são necessárias mais pesquisas que explorem a relação potencial entre espiritualidade e o significado das ocupações, partindo do princípio de que a espiritualidade pode contribuir para o senso de significado e propósito na vida ocupacional do cliente.[27]

Além disso, ainda se carece desenvolver no Brasil diretrizes curriculares que preparem os profissionais de saúde para práticas espiritualmente integradas, tanto no nível de graduação como de pós-graduação de terapeutas ocupacionais.

Há que destacar a falta de instrumentos de avaliação relacionados à mensuração da espiritualidade dos pacientes a partir de uma perspectiva de terapia ocupacional e baseados na ocupação. Há também limitações na avaliação de resultados de intervenções de terapia ocupacional considerando a dimensão espiritual/religiosa.

Como praticante de uma abordagem integral em saúde, o terapeuta ocupacional, em parceria com a equipe multiprofissional, proporciona suporte e acolhimento às pessoas adoecidas e seus familiares, de forma humanizada, com empatia e dignidade e por meio da melhoria dos processos de comunicação, principalmente no momento mais difícil da vida: o processo de morte.

Referências

1. World Health Organization – WHO. WHOQOL and Spirituality, Religiousness and Personal Beliefs (SRPB). 1998. Disponível na Internet: https://apps.who.int/iris/handle/10665/70897.
2. Reginato V. O conceito de espiritualidade e sua interface com a medicina. In: Pereira FMT, Toloi DA, Andrade PAS, Branco Tribunal Pleno, organizers. Espiritualidade e oncologia: conceitos e prática. Rio de Janeiro, Atheneu: 182, 2018.
3. Dal-Farra RA, Geremia C. Educação em saúde e espiritualidade: proposições metodológicas. Rev Bras Educ Med. 2010;34(14):587-97. Disponível em: http://dx.doi.org/10.1590/S0100-55022010000400015 (15 nov 2016).
4. Cooper J. Occupational therapy approach in symptom control. In: Cooper J. Occupational therapy in oncology and palliative care. Edited and co-written by Jill Cooper. 2nd ed. England, John Wiley & Sons Ltd: 27-39, 2007.
5. Verhagen PJ, Van Praag HM, Lopez-Ibor JJ, Cox J, Moussaoui D, editors. Religion and psychiatry: beyond boundaries. Chichester, John Wiley & Sons: 2010.
6. Koenig H, King D, Carson VB. Handbook of religion and health, 2nd ed. New York, Oxford University Press: 2012.
7. Melloni J. La espiritualidad como universal humano. In: Benito E, Barbero J, Dones M. Espiritualidad en clínica: una propuesta de evaluación y acompañamiento espiritual en cuidados paliativos. Monografías SECPAL. Sociedad Española de Cuidados Paliativos Espanha, Ed. Sí o sí Punto Gráfico: 39-43, 2014 Nov. 6.
8. Koenig HG, Mccullough, ME, Larson DB. Handbook of religion and health. Oxford: University Press USA: 2001.
9. Moreira-Almeida A, Lotufo Neto F, Koenig HG. Religiousness and mental health. Rev Bras Psiquiatr. 2006; 28(3):242-50.
10. Thompson B E, Macneil C. A phenomenological study exploring the meaning of a seminar on spirituality for occupational therapy students. Am J Occup Ther. 2006; 60(5):531-9.
11. Taylor E, Mitchell JE, Kenan S, Tacker R. Attitudes of occupational therapists toward spirituality in practice. Am J Occup Ther. 2000; 54(4): 421-6.
12. Organização Mundial da Saúde – OMS. WHOQOL SRPB Group. A cross-cultural study of spirituality,

religion, and personal beliefs as components of quality of life. Soc SciMed. 2006; 62:1486-97.

13. Moreira-Almeida A, Sharma A, Van Rensburg BJ, Verhagen PJ, Cook CC. WPA position statement on spirituality and religion in psychiatry. World Psychiatry. 2016 Feb;15(1):87-8.

14. Anandarajah G, Hight E. Spirituality and medical practice: using the HOPE questions as a practical tool for spiritual assessment. Am Fam Physician. 2001 Jan;63(1):84.

15. Frankl V E. Em busca de sentido: um psicólogo no campo de concentração, 26th ed. Petrópolis, Vozes: 2016.

16. Bryson K. Spirituality, meaning, and transcendence. Palliat Support Care. 2004;2(3): 321-8.

17. De Carlo MMRP, Kebbe LM, Palm RDCM. Fundamentação e processos da terapia ocupacional em contextos hospitalares e cuidados paliativos. In: De Carlo MMRP, Kudo AM, organizers. Terapia ocupacional em contextos hospitalares e cuidados paliativos. São Paulo, Payá: 2-32, 2018.

18. Martoni AA, Varani S, Peghetti B, Roganti D, Volpicella E, Pannutti R et al. Spiritual well-being of Italian advanced cancer patients in the home palliative care setting. Eur J Cancer Care. 2017; 26(4):1-9.

19. World Health Organization – WHO. Definition of palliative care. 2018. Disponível na Internet: https://www.who.int/cancer/palliative/definition/en/ (acesso 21 mar 2018).

20. De Carlo MMRP, Queiroz MEG, Santos, W. Terapia Ocupacional em Dor e Cuidados Paliativos – Princípios, modelos de intervenção e perspectivas. In: De Carlo MMRP, Queiroz MEG. (Org.). Dor e Cuidados Paliativos-Terapia Ocupacional e Interdisciplinaridade. São Paulo: Roca; 2008. p.126-145.

21. Saunders C. The evolution of the hospice. The Management of Pain; 167, 1990.

22. Pimenta CAM, Mota DDCF, Cruz DALM. Dor e cuidados paliativos: enfermagem, medicina e psicologia. Barueri, Manole: 2006.

23. Puchalski C, Ferrell B, Virani R, Otis-Green S, Baird P, Bull J et al. Improving the quality of spiritual care as a dimension of palliative care: the report of the Consensus Conference. J Palliat Med. 2009 Oct;12(10):885-904. doi: 10.1089/jpm.2009.0142.

24. Hayth LA. Integrating spirituality and occupational therapy treatment: a practical guide. Great Britain, Amazon: 2015.

25. Egan M, Swedersky J. Spirituality as experienced by occupational therapists in practice. Am J Occup Ther. 2003; 57:525-33.

26. Engquist DE, Short-Degraff M, Gliner J, Oltjenbruns K. Occupational therapists' beliefs and practice with regard to spirituality and therapy. Am J Occup Ther. 1996; 51(3): 173-80.

27. Morris DN, Stecher J, Briggs-Peppler KM, Chittenden CM, Rubira J, Wismer LK. Spirituality in occupational therapy: do we practice what we teach? J Relig Health. 2012; 53(1):27-36. doi:10.1007/s10943-012-9584-y.

28. Araújo LS, Oliveira, LBS, Jaramillo SR. Espiritualidade e a prática da terapia ocupacional: interfaces no campo da ocupação humana. TOG (a Coruña). 2014 nov; 11(20): 19. Disponível na Internet: http://www.revistatog.com/num20/pdfs/revision3b.pdf (acesso 28 mar 2018).

29. Vadnais E. Spirituality & healing! How addressing spirit for ourselves and our clients can improve health outcomes. Advance Magazine. 2014 Feb. Disponível na Internet: http://holisticot.org/wp-content/uploads/2014/09/Spirituality-Healing.pdf (1 mar 2019).

30. Canadian Association of Occupational Therapists – CAOT. Enabling occupation: a n occupational therapy perspective. Ottawa, On, CAOT Publications ACE: 1997.

31. Sumsion T. Prática baseada no cliente na terapia ocupacional: guia para implementação. São Paulo, Roca: 2003.

32. American Occupational Therapy Association – AOTA. Occupational therapy practice framework: domain and process fourth edition. The American Journal of Occupational Therapy. 2020; 74 (Suppl.2). Disponível na Internet: https://doi.org/10.5014/ajot.2020.74S2001.

33. Queiroz MEG. Atenção em cuidados paliativos. Cad Ter Ocup [São Carlos]. 2012;20(2):203-5.

34. Statewide Occupational Therapy Advisory Group. Advanced scope of practice framework: occupational therapy in palliative care framework paper. 2015 Feb. p.14. Disponível na Internet: https://www.sahealth.sa.gov.au/wps/wcm/connect/f14f638047cacbdc939f97fc651ee2b2/Advanced+Scope+of+Practice+Occupational+Therapy+in+Palliative+Care.pdf?MOD=AJPERES&CACHEID=ROOTWORKSPACE-f14f638047cacbdc939f97fc651ee2b2-lEr9r7U (acesso 28 mar 2018).

35. Keesing S, Rosenwax L. Is occupation missing from occupational therapy in palliative care? Aust Occup Ther J. 2011 Oct; 58(5): 329-36.

36. Hemphill B. Spiritual assessments in occupational therapy. The Open Journal of Occupational Therapy. 2015;3(3): Article 9.

37. La Cour K, Josephsson S, Luborsky M. Creating connections to life during life-threatening illness: creative activity experienced by elderly people and occupational therapists. Scand J Occup Ther. 2005; 12(3):98-109. Disponível na Internet: https://www.ncbi.nlm.nih.gov/pmc/articles/PMC4217508/pdf/nihms637064.pdf (acesso 28 mar 2018).

38. La Cour K, Josephsson S, Tishelman C, Nygård L. Experiences of engagement in creative activity at a palliative care facility. Palliat Support Care. 2007;5(3): 241-50.

39. Egan M, DeLaat MD. Considering spirituality in occupational therapy practice. Can J Occup Ther. 1994; 61(2):95-101.

O Autocuidado Espiritual

Mariana Ferrão

> "Eu agradeci pela enfermeira não ter machucado o meu braço no último exame de sangue que colhi."

Ganhei esse depoimento de presente de uma moça de 35 anos que fazia parte de um grupo de uma empresa para a qual dei um curso de duas semanas sobre propósito, felicidade e saúde, ao lado de um grande amigo, João Pacífico.

Na aula anterior, havíamos sugerido que cada aluno iniciasse um caderno de gratidão. A moça estava compartilhando com o grupo um dos três itens que tinha escrito na última noite.

Para quem não conhece, o exercício do caderno de gratidão consiste em escrever – à mão –, todas as noites, pelo menos três coisas que aconteceram naquele dia, pelas quais você é grato.

Quando a gente escreve, o que estamos fazendo é recontar a história do nosso dia para nós mesmos, revivendo bons momentos que, muitas vezes, passaram despercebidos. Ao recontar, temos a oportunidade de apreciá-los. Veja que a palavra *apreciar* vem de "dar preço", ou seja, colocar valor. Portanto, quando recontamos fatos do nosso dia a dia para nós mesmos, passamos a valorizar mais nossa própria vida. A vida cotidiana ganha cor, recheio e sabor diferentes.

A ciência já sabe que a prática da gratidão (1) muda circuitos neuronais, diminuindo a sensação de solidão em adultos (2), favorecendo o bom comportamento em grupo (3) e a saúde mental (4). Mas o que esse exemplo da moça me mostrou é que uma pessoa que aprende a valorizar a própria vida passa a cuidar melhor de si. Explico: ao ouvi-la contar a história, interroguei-a sobre ela ter pedido para que a enfermeira tomasse cuidado. Ela se surpreendeu com minha pergunta e pareceu ainda mais surpresa com a resposta que me deu: "Sim, eu pedi. E foi a primeira vez em 35 anos que fiz isso!".

Por que alguém que sabe que tem veias sensíveis não pede que a enfermeira tome cuidado ao coletar sangue?

Por que alguém, de repente, passa a pedir para a enfermeira tomar cuidado?

A espiritualidade tem, a meu ver, esse papel de expandir os contornos da vida.

A gratidão é apenas um exemplo dentre o que pode nos tirar da prisão do ego, centrado em seus próprios problemas e realizações, e nos leva a reconhecer que estamos intrinsecamente conectados.

Você pode até tentar fazer diferente, mas, normalmente, escrever o caderno da gratidão é um exercício diário de reconhecer a importância de algo maior que você na sua vida. Mesmo que esse algo seja simplesmente o bom-dia de alguém ou a tonalidade rosa do céu ao entardecer.

Em minha experiência como jornalista especializada em saúde, recebi centenas de depoimentos diários que chegavam ao programa *Bem Estar* pelas minhas redes sociais, por *e-mail* e também pela Central de Atendimento ao Telespectador da TV Globo. O que sempre me chamou a atenção é que as pessoas, normalmente, passam a se cuidar quando levam um susto: descobrem um câncer, têm um enfarte, sofrem um acidente.

O fato é: não estamos acostumados a pensar na morte. E, quando ela salta à nossa frente, nos faz refletir sobre a vida que estamos levando. Por acaso você já se perguntou sobre qual será o dia da sua morte? Já gastou algum tempo pensando como vai morrer e como será seu enterro? Se soubesse que tem apenas mais três dias de vida, mudaria algo no seu jeito de viver?

A imensa maioria das pessoas responde negativamente às duas primeiras perguntas e positivamente à terceira. Mas por que evitamos tanto pensar na morte se ela é a única certeza que temos na vida?

É óbvio que pode ser muito desagradável imaginar o mundo sem que você esteja nele; pensar em tudo que ficará quando você se for e, especialmente, nas pessoas que você ama sem poder acompanhá-las de perto. Mas, além disso, o fato é: a imensa maioria de nós não está acostumada a fazer planejamentos de longo prazo.

Um artigo muito interessante, publicado na *Harvard Business Review*, cujo título é "O verdadeiro legado dos CEOs",[1] mostra que, embora a literatura seja unânime em confirmar que a melhor opção para a saúde das empresas é procurar talentos dentro da companhia e treiná-los para assumir a posição de presidente, o que acaba acontecendo é que, com raríssimas exceções, não existe um plano efetivo de sucessão para o CEO. O autor, K.W. Freeman, completa dizendo que o verdadeiro legado de um CEO é o que ele deixa quando sai da empresa.

Será que, em se tratando de saúde, deixamos de nos cuidar tão bem quanto poderíamos porque nosso corpo não fará parte do legado que deixaremos?

Gosto de pensar nessa pergunta de outro modo: se não nos cuidarmos da melhor maneira possível, isso pode atrapalhar nossa jornada e todo o potencial que temos para aqui deixar o melhor de nós?

Quem já cuidou de alguém doente, ou simplesmente idoso, pode afirmar categoricamente que sim. Testemunhar alguém que vai, aos poucos, perdendo capacidades físicas é testemunhar o dia a dia da morte, por isso o estresse do cuidador pode ser tão desgastante quanto o de um veterano de guerra.[2]

Mas a pergunta é: se sabemos que chegar lá na frente com saúde precária pode adoecer aqueles que amamos e que terão que cuidar de nós, se sabemos que maltratar nosso corpo pode prejudicar o legado que deixaremos, por que, então, não nos cuidamos como podemos?

O problema não é de informação. Nunca houve tanta informação disponível sobre saúde. É difícil encontrar alguém hoje que não saiba que fumar mata. Mesmo assim, continuamos cruzando com fumantes pelas esquinas.

Está certo que nem todas as informações são tão difundidas quanto a de que o cigarro mata. Nem todo mundo sabe, por exemplo, que ter diabetes aumenta as chances de morrer do coração. Ou que obesidade é fator de risco para câncer. Mas a maioria das pessoas que tem diabetes já ouviu dizer que é preciso manter a doença sob controle para evitar complicações. Mesmo assim, muitas vezes não consegue mudar hábitos e comportamentos e deixar, por exemplo, de comer um pãozinho de manhã ou de tomar algumas cervejinhas no fim de semana.

Não acho que seja o caso de explicar aqui quão difícil é mudar um hábito. Há literatura extensa sobre esse assunto. Minha conclusão é que devemos agradecer imensamente pela capacidade do nosso cérebro de automatizar alguns comportamentos, caso contrário teríamos que aprender todos os dias, por exemplo, a escovar os dentes. Não sobraria muito tempo para descobertas mais importantes e empolgantes.

Hábitos economizam energia. E economizar energia, numa época de escassez de comida, foi fundamental para a evolução da nossa espécie, mas não é mais. Atualmente, economizar energia pode matar a nossa espécie. Isso é relativamente fácil de entender. Os sedentários, por exemplo, têm mais chances de sofrer um enfarte ou um derrame.

Mas por quê, mesmo sabendo disso, não conseguimos deixar a preguiça de lado e dar uma volta no quarteirão?

Voltemos um pouco à questão do planejamento a longo prazo: a caminhada e a dieta não dão resultado rápido. Buscamos recompensas imediatas. Isso também é característica da nossa evolução. Se algo nos dá prazer, queremos repetir. Se algo não ativa a química cerebral que nos inunda de boas sensações, deixamos para lá.

Lembro-me com muita saudade do Dr. Alfredo Halpern, endocrinologista que foi consultor do programa *Bem Estar*. Ele sempre dizia com muita propriedade: "As pessoas não querem emagrecer, querem ser emagrecidas". O sucesso das ofertas de pílulas mágicas de emagrecimento está aí para comprová-lo. Se o resultado vier sem esforço, a maioria das pessoas topa iniciar a mudança de vida, até porque realmente é muito difícil mudar, não apenas porque o nosso cérebro se apegou aos hábitos ao longo de milhares de anos, mas porque também temos, muitas vezes, fatores genéticos e ambientais lutando contra a maré da nossa saúde.

Se nascemos em uma família de obesos, pouco temos a fazer sobre isso. Mas eu, que perdi minha avó materna e minha mãe de AVC (acidente vascular cerebral), prefiro pensar na "genética como uma informação e não como uma condenação", como escreve David Servan-Schreiber em seu livro *Anticâncer*.[3] Ao saber do risco, posso fazer algo para alterá-lo, ainda que precise de maior empenho para tanto.

Para falar sobre ambiente, também posso usar o exemplo da minha família: meu irmão comia muito mal quando era criança. Gostava apenas de bife, batata frita e outras frituras. O que faz uma mãe quando o filho come apenas determinado tipo de comida? Normalmente ela faz o que o filho gosta para conseguir que ele coma. E lá em casa era assim: todos os dias tínhamos frituras no almoço e no jantar. Meu irmão sempre foi o chamado "magro de ruim", mas eu, que nunca tive problemas para comer, acabei engordando, e na adolescência ganhei o apelido de "sapo-boi".

Estudos comprovam que o hábito alimentar desenvolvido na família influencia diretamente as crianças e os adolescentes.[4,5] Assim como também indica que fazer uma reeducação alimentar na família ajuda todo mundo a emagrecer.

Posto isso, ainda resta a dúvida: por que pessoas com a mesma carga genética, vivendo em ambientes semelhantes, têm comportamentos de saúde tão distintos?

Talvez a espiritualidade seja uma das chaves para essa resposta. Como jornalista, preciso considerar aqui que muita gente ainda tem preconceito com essa palavra porque a associa com religião. Então, primeiro é preciso deixar claro que não tenho uma definição exata, mas, para mim, espiritualidade é uma espécie de ciência do valor, uma experiência interna que traz sentido à vida.

Gosto ainda da definição que uma vez me foi dada pelo Mario Sergio Cortella, filósofo que foi meu professor: "espiritualidade é uma necessidade de olhar que as coisas não são um fim em si mesmas, que existem razões mais importantes que o imediato". Por si só, essa explicação do Cortella ajuda a abrir mão das recompensas imediatas que muitas vezes minam a nossa saúde, possibilitando vislumbrar a construção de algo mais valioso. O caminho, na espiritualidade, passa a ser a jornada de uma vida com propósito, o passo a passo construído no contato com aquilo que faz sentido: de dentro para o todo!

Não à toa, os estudos hoje já mostram que ter um propósito na vida pode não apenas reduzir o risco de doenças, mas adiar a morte.[6]

Encontrar um sentido mais importante que o imediato é se sentir pertencente a algo maior, é ver-se em perspectiva. Mudar a própria dinâmica de recompensa do cérebro e treiná-lo ao deleite de se enxergar pequeno diante daquilo que muitas vezes a racionalidade não explica.

Uma maneira mais simples de explicar as frases mencionadas é pensar na maternidade. Por que uma mãe não desiste de escovar os dentes do filho? Por que, mesmo sabendo que terá que enfrentar birra, nega-lhe o chocolate na segunda-feira? Por que não desistimos de cuidar, mesmo no limite da exaustão? Racionalmente não conseguimos explicar.

Nas noites maldormidas da amamentação, a recompensa não vem como uma droga que inunda o cérebro naquele exato momento, mas está dentro dos nossos corações como a baliza moral do caminho certo a seguir.

Gosto muito das pesquisas da doutora em psicologia social pela Universidade da Califórnia Michelle L. Shiota[7] sobre a emoção do deslumbre, uma combinação de surpresa e medo que sentimos quando estamos diante de algo sublime, poderoso e misterioso como a aurora boreal ou o deserto de sal, na Bolívia. Shiota diz: "estes fenômenos desafiam a nossa compreensão da realidade. Ao contemplar algo tão deslumbrante, o tempo parece expandir porque estamos imersos no presente, apartados das nossas preocupações mundanas". A Ph.D. comparou a liberação de neurotransmissores de bem-estar quando estamos diante de tal visão e quando recebemos uma promoção no trabalho. E concluiu que um deslumbramento, que também pode ser provocado por uma bela obra de arte, como uma peça teatral ou um *show* de música, traz uma sensação mais duradoura de bem-estar do que a promoção. A razão é simples: "ainda que possamos nos sentir insignificantes diante de algo tão grandioso, nos percebemos conectados com o mundo ao nosso redor, somos tocados por algo maior que nós mesmos".

Nesse sentido, as práticas de gratidão, compaixão, meditação e empatia são ferramentas importantes para um mergulho interno que pode trazer à superfície o deslumbre de se descobrir pequeno diante de si mesmo. Como me disse uma vez uma amiga: "acolher o que acontece dentro de você é a própria espiritualidade".

O que quero dizer com tudo isso é que, por mais paradoxal que pareça, talvez não tenhamos força de vontade para promover o autocuidado enquanto estivermos centrados em nós mesmos. Cuidar de nós vale a pena quando sentimos que estamos a serviço de algo maior.

Referências

1. Freeman KW. The CEO's real legacy. 2004.
2. Mosley Pe, Moodle R, Dissanayaka N. Caregiver burden in Parkinson disease: a critical review of recent literature. 2017.
3. Servan-Schreiber D. Anticâncer.
4. Ong JX, Ullah S, Magarey A, Miller J, Leslie E. Relationship between the home environment and fruit and vegetable consumption in children aged 6-12 years: a systematic review.
5. Brienza AM, Mishima SM, Frederico P, Clápis MJ. Group for the re education of eating habits: a holistic experience in health from the family perspective.
6. Hill PL, Turiano NA. Purpose in life as a predictor of mortality across adulthood.
7. Shiota M. How awe sharpens our brains. 2016.
8. Kini P, Wong J, McInnis S, Gabana N, Brown JW. The effects of gratitude expression on neural activity. 2015
9. https://doi.org/10.1016/j.neuroimage.2015.12.040.
10. Bartlett MY, Arpin SN. Gratitude and Loneliness: enhancing health and well-being in older adults. 2019.
11. Grant A, Francesca G. A little thanks goes a long way: explaining why gratitude expressions motivate prosocial behavior.
12. Wong YJ, Owen J, Gabana NT, Brown JW, McInnis S, Toth P, Gilman L. Does gratitude writing improve the mental health of psychotherapy clients? Evidence from a randomized controlled trial. 2016.

45

A Espiritualidade do Profissional de Saúde

Luis Alberto Saporetti
Alini Maria Orathes Ponte Silva

Introdução

A espiritualidade, pautada no princípio da integralidade do atendimento, vem ganhando progressiva relevância no contexto dos cuidados em saúde. No resgate dessa dimensão do cuidado, o profissional de saúde se coloca diante de questões acerca de sua própria espiritualidade.

O desconhecimento sobre sua própria dimensão espiritual torna-se frequentemente um entrave na abordagem dos pacientes e famílias,1 sendo a espiritualidade uma característica do ser humano referente ao modo como busca e expressa significado e sentido, assim como sua conexão com o momento, o si mesmo, os outros, a natureza, o que é sagrado.2 O entendimento dessa diversidade e complexidade em si mesmo pode permitir uma abordagem mais adequada ao tema.

Trabalhar as questões espirituais com profissionais de saúde torna-se extremamente significativo para pacientes, famílias e para os próprios profissionais, pois é impossível auxiliar alguém em questões espirituais sem antes conhecer sua própria espiritualidade.[3]

Devido às diferenças culturais e de tradições religiosas, cada profissional da assistência possui crenças diferentes que moldam não só sua própria maneira de cuidar do paciente como também seus conceitos de espiritualidade e religiosidade.[4]

Num estudo realizado em pacientes com doenças avançadas e profissionais de saúde, observaram-se várias discrepâncias na percepção da espiritualidade, angústia espiritual e cuidado espiritual. Enquanto os profissionais tinham dificuldade para definir espiritualidade, os pacientes geralmente falavam com muito mais facilidade, dando exemplos relevantes.[5]

Essa diferença na definição de espiritualidade poderia ser uma das dificuldades para oferecer, de forma eficaz, os cuidados espirituais. Em outro estudo é descrita a falta de homogeneidade obtida por estudantes de medicina em face de conceitos e relações entre espiritualidade e medicina. Essa falta de homogeneidade é um passo importante no intuito de ampliar a discussão do assunto no âmbito da graduação médica para que o estudante possa ter contato com esses valores e criar uma visão própria sobre o tema, visando a uma abordagem mais integrada do paciente.[4]

Certamente, uma das maiores dificuldades da inserção da espiritualidade na saúde é a abordagem por parte do profissional. Segundo D'Souza, a formação ocidental em saúde tem como foco os aspectos físicos e o cuidado dos pacientes, não inserindo as necessidades espirituais como parte importante dos currículos das escolas médicas. Segundo o autor, reconhecer as necessidades espirituais seria uma parte essencial do cuidado centrado no paciente. Outrossim, refere-se à noção equivocada que muitos profissionais têm de considerar ciência e religiosidade/espiritualidade irremediavelmente inconciliáveis.[6]

Os próprios profissionais citam outras barreiras que dificultam a abordagem da religiosidade/

espiritualidade nos atendimentos, como a falta de treinamento e de habilidade em identificar as demandas dos usuários, além do receio de influenciar as crenças dos pacientes e o desconhecimento a respeito das próprias questões espirituais.[7]

A espiritualidade dos profissionais da saúde também é foco de estudos. Um deles avaliou 74 oncopediatras norte-americanos quanto a suas crenças religiosas e espirituais. Do total, 29,7% não participaram de cultos religiosos no último ano, enquanto 24,3% realizavam tais atividades de duas a três vezes por mês. Contudo, mais da metade (52,7%) presumiu que suas crenças podiam influenciar a interação com colegas e pacientes.[8]

O trabalho com profissionais por meio da abordagem simbólica demonstra a riqueza de percepções destes e sua busca de sentido/conexão por meio dos relacionamentos, da natureza, do si mesmo e da religião.[9]

Abordar a espiritualidade do profissional também leva ao desafio das diferentes expressões dela. Entre as diferentes expressões da espiritualidade, a manifestação do Sagrado por meio de suas hierofanias tem seu aspecto mais profundo e unificador. O Sagrado, ou "numinoso", é a manifestação na mente humana da beleza e do mistério descrita por Rudolf Otto como o "mysterium tremendum".[10] Para Jung, a numinosidade está presente nos símbolos arquetípicos e constitui chaves para as camadas profundas da existência humana.[11]

As manifestações do Sagrado, por sua vez, parecem atreladas à presença do sofrimento. "Como se a Grande Árvore da vida fincasse suas raízes no Absurdo para brilhar suas folhas na Luz do Sentido."[9] As questões espirituais nascem com frequência nos momentos em que os padrões costumeiros da vida desmontam diante de nossos olhos. Desse modo, o caminho da individuação parece atrelado ao conflito entre o Sentido e o Absurdo, sendo o Sagrado a expressão mais paradoxal da síntese da plenitude da vida.[11]

Burnout, fadiga de compaixão e espiritualidade

Burnout é uma forma de sofrimento mental manifestada em indivíduos que experimentam diminuição do desempenho no trabalho resultante de atitudes e comportamentos negativos. Trata-se de um preditor de insatisfação com a escolha da carreira, e está associado a pior saúde. O *burnout* acarreta cuidados não adequados aos pacientes e erros médicos.[12]

A fadiga de compaixão tem sido descrita como o "custo do cuidado" e leva profissionais da saúde a abandonar o trabalho. Alguns pesquisadores consideram a fadiga da compaixão semelhante ao transtorno de estresse pós-traumático (TEPT), exceto por se aplicar àqueles emocionalmente afetados pelo trauma vivido por outros (p. ex., paciente ou membro da família) em vez de um trauma próprio. A fadiga de compaixão também é conhecida como traumatização vicariante. Em contraste com o *burnout*, o profissional com fadiga de compaixão pode se importar e estar envolvido, ainda que de maneira precarizada. A fadiga da compaixão pode levar ao *burnout*.[12]

Médicos e profissionais da saúde, em geral, especialmente nas áreas de oncologia, medicina paliativa, medicina do trauma, intensivismo e psicoterapia, estão sujeitos a uma ampla gama de situações estressoras e, frequentemente, a estresse crônico. Dados mostram que são cada vez mais frequentes os diagnósticos de *burnout* e fadiga de compaixão no meio médico. A revisão de literatura realizada por Kearney *et al.* reúne evidências de que práticas ou abordagem com raízes espiritualistas podem prevenir as síndromes de *burnout* e fadiga de compaixão, melhorando a qualidade de vida e o *coping* do profissional de saúde.[12]

No intuito de analisar estratégias de enfrentamento (*coping*) utilizadas por enfermeiros, apontam-se diferentes maneiras de lidar com o sofrimento, sendo notória a influência da espiritualidade como recurso mitigador do estresse laboral.[13]

Quadro 45.1 Medidas que podem ajudar a prevenir o *burnout*.

Meditação consciente (*mindfulness*)
Escrita reflexiva
Supervisão adequada
Carga de trabalho sustentável
Promoção de sentimentos de escolha e controle
Reconhecimento e recompensa apropriados
Comunidade de trabalho solidária
Promoção da justiça no local de trabalho
Treinamento em habilidades de comunicação
Desenvolvimento de habilidades de autoconsciência
Prática de atividades de autocuidado
Atividades educativas continuadas
Participação em pesquisas
Intervenção centrada no significado

Fonte: Kearney MK, Weininger RB, Vachon MLS et al.

Cuidar da própria dimensão espiritual é experimentar a confiança em algo que vai além do aspecto biológico e que costuma trazer sensações menos aflitivas nesse cotidiano permeado pela angústia. A busca espiritual é uma estratégia recorrente para minimizar os abalos psicoemocionais causados no cotidiano do cuidar/assistir.

Evidenciou-se que o trabalho em equipe interdisciplinar que resulta na oferta de um cuidado integral e a busca espiritual são formas e estratégias de minimizar os sofrimentos causados no cotidiano assistencial a pessoas com câncer.[14]

Os mitos e a espiritualidade

Para Jung, o Inconsciente é verdadeira fonte das potencialidades do humano.[15] O Inconsciente possui uma linguagem própria na qual identificamos padrões que se repetem através dos tempos em sonhos, atitudes, pessoas e nações: os chamados Arquétipos. Arquétipos não são ideias ou conceitos, tampouco signos. Arquétipos são agrupamentos definidos de caracteres arcaicos que, em forma e significado, encerram motivos mitológicos, os quais surgem em forma pura nos contos de fadas, nos mitos, nas lendas e no folclore.[15]

As imagens ou símbolos arquetípicos a eles relacionados são carregados de energia e ligam forças inconscientes e conscientes, tendo efeitos misteriosos.[16] Jung sustenta uma compreensão da psique como espaço de experiência do numinoso, defendendo novos modos de ver fenômenos e experiências religiosas que até aquele momento não haviam ocorrido na psicologia da religião.[11] O conceito de transcendência possui diversos significados em Jung. A descrição do que ele caracteriza como a "função transcendente" psicológica trata da "união de conteúdos conscientes e inconscientes".[18]

O Curador Ferido

Nas profissões que tratam da saúde humana, o arquétipo que merece nossa atenção é o Curador Ferido. Muitos são os mitos que trazem a dualidade desse arquétipo: Quíron na Grécia, Kali na Índia, Labartu na Babilônia e Obaluaiê na África. Uma característica observável nesses mitos é que todos possuem a doença e a cura; são feridos e por isso sabem como curar. A polaridade do arquétipo se constela assim no profissional de saúde como o Curador e no paciente como o Doente/Ferido.

Como profissionais de saúde, a busca pelo sentido do cuidar passa frequentemente por nossas próprias feridas. O processo de resgate da totalidade ocorre quando o Curador percebe o doente em si mesmo; e o paciente, o curador em si. Desse modo, a possibilidade da cura habita dentro da própria doença, o que nem sempre é tolerável ao Ego.

O arquétipo do Curador Ferido representa nossas feridas psicológicas mais profundas, ou seja, feridas que acabam por nos auxiliar em determinados momentos da profissão de psicoterapeutas, pois, certamente por já ter experienciado a dor, empatizamos mais facilmente com a dor alheia. Por isso as ideias de ter sido ferido, ter sofrido ou adoecido são pré-requisitos para os que vão exercer o papel de "curador", pois "só o curador ferido cura".[18]

Quíron

O mito de Quíron nasce na Grécia, com o encontro entre Cronos e a ninfa Filira. Cronos, o Deus do Tempo, encantou-se pela beleza de Filira e passou a persegui-la. Para escapar de seu assédio, a ninfa transformou-se em uma égua e fugiu, mas foi em vão... Pelo fato de Cronos ter-se unido a Filira sob a forma de um cavalo, nasceu o centauro: metade homem e metade animal. Horrorizada ao ver o monstro que gerara, Filira suplicou aos deuses que a transformassem em uma árvore, desejo que foi prontamente atendido.

Rejeitado pela mãe e sem ter conhecido o pai, Quíron foi adotado por Apolo, o deus da música, da poesia, da medicina e das profecias, que lhe transmitiu muitos e ricos ensinamentos.

O Centauro Quíron vivia numa gruta e era um gênio benfazejo, amigo dos homens. Sábio, ensinava música, a arte da guerra e da caça, a moral e, sobretudo, a medicina. Foi o grande educador de heróis, como Jasão, Peleu, Aquiles e Esculápio (Asclépio), entre outros.

Quando do massacre dos centauros por Hércules, Quíron, que estava ao lado do herói, foi acidentalmente atingido por uma flecha, com o veneno da Hidra de Lerna, que o teria matado se não fosse imortal. A ferida que nasceu não cicatrizava e trazia dores lancinantes ao centauro, que usou de todo seu conhecimento para aliviá-la sem sucesso.

Recolhido à sua gruta, Quíron desejou morrer, mas nem isso conseguiu, pois era imortal. Finalmente, após muito tempo, conseguiu livrar-se de sua agonia, graças a uma troca de destino com Prometeu. Esse Titã fora acorrentado a um rochedo por Zeus, como castigo por ter roubado o fogo dos deuses para dá-lo aos homens.

Como Quíron, também Prometeu estava condenado a uma tortura eterna, pois todos os dias uma águia lhe bicava o fígado, que se recompunha durante a noite. De acordo com as ordens de Zeus, Prometeu só poderia ser libertado se um imortal renunciasse a sua imortalidade. Convencido por Hércules, que intercedeu a favor de seu antigo mestre, Zeus concordou com a troca. Assim, Quíron tomou o lugar de Prometeu, que lhe cedeu o direito à morte. E foi assim que Quíron pôde encontrar repouso. Conta-se que Quíron subiu ao céu sob a forma da constelação de sagitário.[19,16]

O Mito traz então em sua narrativa elementos do arquétipo. Quíron traz em sua natureza muitas das feridas presentes no profissional de saúde. Sua primeira ferida é "O abandono". Abandonado pela mãe e sem conhecer o pai, Quíron desenvolve-se sob a guarda de Apolo. Tal ferida é tão contundente que se expressa na impossibilidade de abandonar um paciente. Segundo o Código de Ética Médica: "É vedado ao médico abandonar paciente sob seus cuidados".[20]

O segundo aspecto marcante é a ausência materna. Quíron, "aquele que faz com as mãos", é por natureza um técnico, um ser habilidoso nas artes da cura ensinadas por Apolo. Tão habilidoso que seu discípulo Asclépio se torna o pai da medicina. O Curar, não o cuidar, é seu fazer. Nasce daí uma medicina que arquetipicamente exclui a natureza subjetiva, o cuidar e a alma.

Sua segunda ferida, causada pela flecha envenenada, é incurável, apesar de todo o seu conhecimento e seus esforços não é capaz de se curar. Sua habilidade então se torna maior ainda para curar e aliviar o outro. Sua imortalidade é ferida por sua mortalidade.

Por fim, a libertação acontece apenas quando a finitude é aceita e a mortalidade ameniza sua dor.

Abandono, dor, morte... aspectos com os quais os profissionais se deparam o tempo todo, buscando a cura para as feridas tão humanas dos curadores feridos...

Asclépio

Filho de Apolo, o deus sol, e da ninfa Corônis, foi criado pelo centauro Quíron nas artes da cura e da medicina. Porém, Corônis quis casar-se com Ísquis. Enfurecido diante da traição, Apolo toma-lhe a vida, antes, porém, Apolo resgatou seu filho que ainda não tinha nascido, e o fez por meio de uma operação cesariana. "Aquele que mandou a morte deu vida", Apolo entrega a criança ao centauro Quíron para educá-lo.

Asclépio desenvolveu-se tanto na arte da cura que começou a operar milagres! Até que um dia começou a trazer pessoas mortas de volta à vida. Zeus, ao perceber o que ocorria, considerou esse ato uma interferência na ordem divina das coisas e puniu o presunçoso curador, fulminando-o com um raio. Os deuses reconheceram o poder de Asclépio e, diante de sua apoteótica morte, receberam-no no Olimpo, tornando-o "o deus da Cura".

Na terra, Asclépio teve três filhas: Higeia, Panaceia e Iaso. Diz-se que Higeia tem o poder de manter a saúde e impedir doenças. Panaceia, a "que tudo cura", tem o poder de a todos os males curar. E Iaso, já esquecida há muito tempo, carrega o poder da alma.[21]

Asclépio, o Pai da medicina, também abandonado, é criado por um centauro e aprende a arte com tamanha destreza que ousa reviver os mortos, sendo fulminado por isso. Parece-me que esse mito fala muito de nossos tempos, em que a medicina revive os mortos e o profissional de saúde é fulminado: *burnout*. Será que nosso orgulho tornou-se desmedido? A Ascensão de Asclépio ao Olimpo traz um ajuste necessário ao esquema das coisas uma vez que só aos deuses era permitido mudar o curso da natureza. Como mortal ele sucumbe, como deus se torna eterno.

Por fim, onde está Iaso? Aquela que poderia nos contemplar com os valores da alma?

Obaluaê

Conta-se que Nanã Buruku, a mais velha entre os Orixás, senhora dos mortos e do pântano, teve um filho (Obaluaê) que nasceu coberto de pústulas e feridas. Não podendo ver o filho desse jeito, abandonou-o na praia para que perecesse. Foi quando Iemanjá, passeando pela orla da praia, encontrou e recolheu a criança, que já estava sendo atacada pelos caranguejos. Devido às suas feridas, nenhum dos outros Orixás se aproximava muito de Obaluaê, que vivia então afastado de todos no cemitério.

Certo dia, houve uma festa no palácio de Xangô e todos os Orixás foram convidados. Obaluaê foi, porém ficou de fora. Ogum perguntou a Nanã por que Obaluaê não entrava para festejar juntamente com os outros. Nanã respondeu que ele não entrava devido a seu aspecto. Então Ogum, movido por compaixão, saiu e confeccionou uma roupa de palhas da costa (Azê), e, com ela, Obaluaê entrou no palácio. Todos sabiam quem estava sob as palhas, e mesmo assim não se aproximavam dele. Iansã, a senhora dos ventos, de natureza impulsiva e apaixonada, convidou Obaluaê para dançar. Porém, sendo Iansã, a deusa dos ventos, logo sua dança acabou por levantar as palhas que cobriam as feridas de Obaluaê. Quando isso ocorreu, todos os Orixás exclamaram! Sob aquela cobertura de palhas havia um homem saudável e muito bonito... As feridas haviam desaparecido!

Obaluaê tornou-se um guerreiro poderoso, tão poderoso que seu rosto brilhava como o sol. Devido a esse brilho, Obaluaê continuou a utilizar sua roupa de palha para não ofuscar os outros. Quando adulto, Iemanjá levou Obaluaê de volta para sua mãe Nanã, que o recebeu e por ele foi perdoada. Tornou-se o senhor da terra, regendo toda a doença, toda cura e zelando das almas.[22]

Como Quíron e Asclépio, Obaluaê é abandonado por sua mãe, Nanã, em função de suas feridas. No mito africano, no entanto, o resgate é realizado por um orixá feminino: Iemanjá. O feminino está presente e não trabalha com o curar, mas com o cuidar, e é o cuidar que leva à cura posterior.

A vergonha de suas próprias feridas faz com que se isole, se esconda. Para se mostrar, precisa se cobrir de palha, proteger-se. A palha protege-o de se mostrar como é ferido no primeiro momento, mas também o protege curado do olhar do outro.

Permanece assim no mistério, no limiar entre a cura e a doença, a vida e a morte. Aqui, a função de curar se alia à transcendência, ao mistério e ao sagrado. Há reconciliação com o abandono original. O cuidar e o curar se tornam *Healing*, a integração do ser. Iaso está presente.

Quando uma pessoa fica doente, o arquétipo de terapeuta-paciente (curador-ferido) se constela. O enfermo procura um terapeuta exterior, mas ao mesmo tempo se constela o terapeuta intrapsíquico. Costumamos nos referir a este, no paciente, como "fator de cura". É o médico dentro do próprio paciente – e sua ação terapêutica é tão importante quanto a do profissional que entra em cena externamente. As feridas não se fecham, nem as doenças se vão sem a ação curativa do terapeuta interior. O médico pode fechar o corte – mas algo no corpo e na psique do paciente deve cooperar para que a enfermidade seja vencida.[23]

Os dois polos do arquétipo se manifestam ao mesmo tempo, assim a ferida do curador pode projetar-se sobre o paciente e, caso esse não se reconheça como ferido, poderá tornar-se o dono da verdade e da cura. É necessário que o profissional de saúde conheça suas feridas, sua espiritualidade, sua religiosidade para interagir com o paciente de forma a facilitar os processos de *Healing* presentes nele.

Considerações finais

A espiritualidade do profissional de saúde ainda é um aspecto pouco conhecido e extremamente necessário para o adequado atendimento à saúde dos pacientes e famílias. Mais do que seu aspecto assistencial, a espiritualidade do profissional interfere em seu próprio bem-estar, protegendo-o de prejuízos à saúde. Muitas das medidas adequadas para isso encontram-se na dimensão espiritual, seja como técnicas tradicionais ou abordagens de sentido.

A medicina atual carece de subjetividade e sentido. Desse modo, a percepção dos aspectos profundos da psique como na abordagem arquetípica traz à tona muitas das feridas básicas que levam a nós, humanos, cuidarmos uns dos outros. Tomar consciência da dualidade do arquétipo do Curador Ferido pode possibilitar um novo sentido ao cuidar, trazendo para nós mesmos nossas dores, impedindo assim a projeção de tais aspectos sobre o paciente e o abuso de poder.

Referências

1. Hill PC, Pargament, Hood Jr. RW et al. Conceptualizing religion and spirituality: points of commonality, points of departure. Journal for the Theory of Social Behaviour. 2000; 31 (1):51-77.

2. Puchalski C, Ferrell B. Improving the quality of spiritual care as a dimension of palliative care. Journal of Palliative Medicine. 2009; 12 (10):885-904.
3. Puchalski C, Romer A L. Taking a spiritual history allows clinicians to understand patients more fully. Journal of Palliative Medicine. 2000; 3 (1):129-37.
4. Lucchetti et al. Saúde, espiritualidade e religiosidade na visão dos estudantes de Medicina. Rev Bras Clin Med. 2013; 11:6-11.
5. 5 Selby D, Seccaraccia D, Huth J et al. Patient versus health care provider perspectives on spirituality and spiritual care: the potential to miss the moment. Ann Palliat Med. 2017; 6(2):143-52.
6. D'Souza R. The importance of spirituality in medicine and its application to clinical practice. Med J Aust. 2007 186 (10 Suppl.):S57-59.
7. Gobatto CA, Araújo TCCF. Religiosidade e espiritualidade em oncologia: concepção dos profissionais da saúde. Psicologia USP. 2013;13(24):11-34.
8. Ecklund EH, Cadge W, Gage EA et al. The religious and spiritual beliefs and practices of academic pediatric oncologists in the United States. Journal of Pediatric Hematology/Oncology. 2007; 29(11):736-42.
9. Saporetti LA. Estudo sobre os símbolos e produções simbólicas da oficina de espiritualidade em cuidados paliativos. Jung & Corpo. 2018; ano XVII, n. 18.
10. Otto R. O sagrado: aspectos irracionais na noção do divino e sua relação com o racional. São Leopoldo, Sinodal, EST: 44, 2007.
11. Jung C G. Espiritualidade e transcendência: seleção e edição de Brigitte Dorst. São Paulo, Vozes: 174-6, 342-3, 2015.
12. Kearney MK, Weininger RB, Vachon MLS et al. Self-care of physicians caring for patients at the end of life: "being connected... a key to my survival". Jama. 2009; 301(11):1155-64.
13. Santos NAR, Gomes SV, Rodrigues CMA et al. Estratégias de enfrentamento utilizadas pelos enfermeiros em cuidados paliativos oncológicos: revisão integrativa. Cogitare Enferm. 2016; 21 (3):1-8.
14. Salimena AMO, Teixeira SR, Amorim TV et al. Estratégias de enfrentamento usadas por enfermeiros ao cuidar de pacientes oncológicos. Rev Enferm UFSM. 2013; 3(1): 8-16.
15. Jung C G. Fundamentos da psicologia analítica: as conferências de Tavistock. Petrópolis, Vozes: 85, 1972.
16. Brandão JS. Mitologia grega. 11th ed. Petrópolis, Vozes: 2001, v.3.
17. Jung C G. Espiritualidade e transcendência. Seleção e edição de Brigitte Dorst (Locais do Kindle 182-184). Petrópolis, Vozes: 2015.
18. Downing C. Espelhos do self: imagens arquetípicas que moldam a vida. São Paulo: Cultrix, 1999. p.233
19. Brandão J S. Mitologia grega, 11th ed. Petrópolis, Vozes: 2000. v.2
20. Conselho Federal de Medicina. Código de Ética Médica 2009. Cap.5, art. 36.
21. Brandão JS. Dicionário mítico-etimológico da mitologia grega. Petrópolis, Vozes: 1991.
22. Zacharias JJM. Ori Axé: a dimensão arquetípica dos orixás. São Paulo, Vetor: 1998.
23. Guggenbhül-Craig A. Abuso do poder na psicoterapia. Rio de Janeiro, Achieamé: 98, 1978.

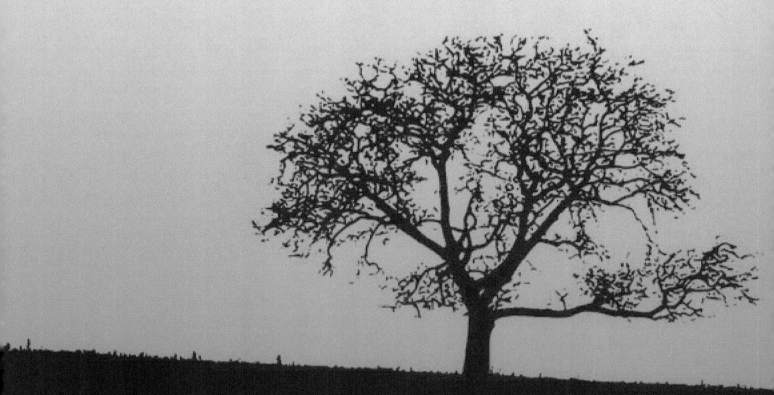

PARTE V
Pesquisa e Ensino

Evidências Científicas das Intervenções em Espiritualidade

Juliane P. B. Gonçalves
Homero P. Vallada Filho

As evidências encontradas na literatura científica acerca do papel da dimensão espiritual e religiosa na saúde das populações em geral são vastas e bastante significativas. Os estudos mostram que pessoas que se consideram mais religiosas ou que estão mais envolvidas com sua espiritualidade apresentam melhores desfechos de saúde geral em comparação com quem refere não estar em contato com essa dimensão em sua vida.[1]

Melhor qualidade de vida; mais propósito interior; menores níveis de depressão, ansiedade, estresse; menos consumo de álcool e drogas ilícitas e menos ideação suicida são alguns exemplos.[1,2] Esses resultados mostram o impacto que a espiritualidade/religiosidade (E/R) pode exercer sobre a saúde mental do ser humano.

As publicações que investigam o papel da E/R na saúde crescem exponencialmente a cada ano. Lucchetti *et al.* fizeram um levantamento de 15 anos de estudos científicos sobre E/R na saúde.[3] Eles mostraram que as publicações contendo as palavras "E/R e saúde" apresentaram um crescimento expressivo entre 1998 e 2013.

Entretanto, esse levantamento não diferencia a porcentagem de estudos observacionais e de ensaios clínicos. A compreensão do tipo de desenhos metodológicos realizados em E/R na saúde é relevante para interpretar adequadamente os resultados que têm sido encontrados na literatura.

Abordando brevemente o assunto para clarear essa importância, a principal característica de um estudo observacional é investigar associações entre um desfecho e outro, enquanto a de um ensaio clínico é inferir uma relação causa-efeito, por meio do processo de randomização aleatória que equaliza os grupos avaliados.[4,5]

Um estudo observacional de seguimento pode mostrar aspectos relacionados ao comportamento da dimensão E/R e de seu impacto na saúde, mas não pode ser interpretado como fator causal.

Em contrapartida, os ensaios clínicos são estudos realizados de forma a equalizar grupos que recebem intervenções diferentes com o intuito de avaliar o desfecho final. Dessa forma, é possível interpretar se aquela intervenção foi a causadora do resultado em si.

As evidências mais comuns sobre E/R e saúde encontradas na literatura referem-se a resultados de estudos observacionais, motivo pelo qual alguns autores criaram propostas de intervenções educativas e/ou terapêuticas baseadas em temas espirituais e religiosos. Essas propostas têm como objetivo estimular a crença e remodelar o pensamento dos participantes, partindo do ponto de vista espiritual e/ou religioso, com a intenção de promover saúde, sendo conhecidas como intervenções espirituais e religiosas (IER).

As IER são, portanto, ensaios clínicos. Os desenhos para essas pesquisas em E/R seguem diretrizes de estudos não farmacológicos, uma vez que os participantes estão ativos e conscientes durante as sessões de intervenção. A participação ativa elimina a possibilidade de cegamento do participante, algo que é considerado um viés de seleção em ensaios clínicos farmacológicos. Como a proposta em si não é passível de cegamento, assim como qualquer outra proposta de intervenção terapêutica em que o participante discute e argumenta com alguém sobre o tema selecionado, o ensaio clínico não deixa de ser válido e de ter qualidade metodológica por causa disso.[6] O importante, nesse caso, é atentar para outros possíveis vieses que podem ser eliminados e controlados no percurso do desenho da pesquisa.

Retomando o assunto inicial, a partir da localização de algumas IER na literatura, nosso grupo de pesquisas realizou uma revisão sistemática em 2015.[7,8] Após a triagem de mais de 4 mil artigos, foram incluídos estudos que seguiram as diretrizes metodológicas internacionais no quesito preparação de um ensaio clínico. Foram selecionados 39 estudos com boa qualidade metodológica e robustez científica. Essa revisão resultou em dois artigos que apresentaram dados sobre desfechos em saúde mental[8] e sobre desfechos em saúde física.[7] Como resultado dessa revisão, algumas considerações relevantes a respeito do tema serão desenvolvidas a seguir.

As IER encontradas na literatura são propostas diversas em termos de conteúdo, formatos e modelos. A complexidade inicia pela própria dificuldade em conceituar espiritualidade, visto que alguns autores trazem definições diferentes sobre E/R e as pesquisas que utilizam o tema como forma de intervenção para promover saúde precisam, inicialmente, apropriar-se de uma definição para iniciar o desenvolvimento de sua pesquisa.

Com isso, o conteúdo abordado nas intervenções é um tanto distinto de uma pesquisa para outra. É possível dividi-lo em dois grandes grupos: os estudos que projetam temas baseados em crenças e tradições religiosas específicas e conhecidas; e os estudos que criam propostas com foco em valores morais (respeito, amor, empatia etc.) e espirituais (fé, crença, propósito e significado de vida etc.) de forma abrangente e não específica.

Há uma pesquisa que apresentou histórias da tradição judaica e propôs exercícios reflexivos e preces para judeus que sofriam de transtorno de ansiedade generalizada.[9] Já outra pesquisa desenvolveu diferentes temas baseados em valores espirituais para serem debatidos em grupo com participantes portadores de doenças crônicas.[10]

Diante dos exemplos, é possível perceber a abrangência da IER em termos de propostas e populações estudadas. A miscelânea nas pesquisas associada à baixa publicação de ensaios clínicos sobre o assunto demonstra o esforço necessário para o agrupamento e a organização dos resultados encontrados. Concomitantemente, essa miscelânea pode ser a chave para explorar diversas formas de abordagem para diferentes doenças e populações.

No tocante à saúde mental, os desfechos mais acessados foram sintomas depressivos, sintomas de ansiedade e qualidade de vida. Ressalta-se que não necessariamente os autores que investigaram o impacto da IER em sintomas depressivos ou ansiedade o fizeram em pacientes com diagnóstico de depressão maior ou de transtorno de ansiedade generalizada. Esses desfechos foram investigados em pacientes com doenças e condições de saúde distintas, como portadores de câncer e doenças crônicas, dependentes químicos, pacientes em pós-operatórios cardíacos, entre outros. Por conseguinte, a sumarização de dados estatísticos foi limitada.

Notou-se a eficácia das IER para sintomas de ansiedade, independentemente da doença de base, quando comparadas com terapêuticas complementares em saúde, como propostas educacionais, meditação ou técnicas de terapias convencionais ($p < 0,001$). Apesar desse resultado, as IER para sintomas depressivos não se mostraram superiores às mesmas técnicas complementares ($p = 0,41$). Outras revisões sistemáticas com metanálise encontradas na literatura apresentaram resultados similares para ansiedade e diferentes para depressão, apresentando significância estatística.[11-13]

Os outros desfechos não foram passíveis de sumarização estatística pela diversidade das escalas e propostas terapêuticas utilizadas, o que poderia gerar vieses importantes. Sobre a qualidade de vida, quatro de cinco estudos apresentaram resultados superiores nas IER quando comparados às outras técnicas.[14-16]

Propostas para as IER promoverem comportamentos saudáveis também foram sugeridas. A doação de órgãos foi mais conscientizada naqueles que receberam IER em relação aos que receberam abordagens educativas/elucidativas.[17] Já a aderência para exames de triagem de câncer foi maior em abordagens IER,[18,19] porém com resultados menos expressivos que a doação de órgãos.

Alguns autores investigaram os resultados das IER na saúde mental e nos cuidados espirituais de profissionais de saúde em geral. Os resultados mostraram menores índices de estresse (*burnout*) e mais cuidados espirituais aos pacientes de que eles cuidavam.[20,21]

Outros desfechos menos comuns, como dor, perda de peso e atividade física, também foram analisados por meio das IER. Com relação à dor, três de cinco estudos mostraram menor intensidade e frequência da dor como efeito da IER sobre outras técnicas.[22-24] Cinco outros avaliaram a perda de peso e somente três mostraram resultados insignificantes de redução de peso corporal.[25-27]

Com relação à atividade física, somente um estudo de um total de três mostrou melhora nos índices para IER.[28]

É importante acentuar que os estudos compararam a IER com outras técnicas complementares em saúde já estabelecidas na literatura, o que nem sempre a faz apresentar resultados superiores. Os estudos que mostraram resultados similares aos de outras abordagens ao final das intervenções, mas, ainda assim, melhores que os desfechos iniciais, são bastante relevantes. Isso mostra que a técnica de IER pode ser mais uma opção nos tratamentos complementares, especialmente para aqueles que se sentem mais atraídos por esse tipo de terapêutica complementar.

Valendo-se disso, é também considerável mencionar as técnicas utilizadas para abordar os conteúdos religiosos ou espirituais nas IER.

Localizamos propostas que modelam os tópicos e conteúdos por meio de técnicas de discussão em grupo, que podem ser educacionais ou terapêuticas, como a cognitivo-comportamental (TCC). O foco pode ser religioso[29] ou espiritual.[14,16,30]

Outra forma são as meditações por meio da mentalização e/ou entoação de mantras religiosos ou espirituais.[20,23,31] Há também os recursos audiovisuais[9,10] e as visualizações guiadas,[21,32] propostas nas quais o material é preparado previamente para ser oferecido aos participantes, podendo ser usufruído em casa ou no ambiente ambulatorial.

E, por fim, encontramos as abordagens em igrejas de crenças tradicionais, as quais utilizam ministros religiosos como facilitadores das experiências.[18,19,25,27]

Os facilitadores ou aplicadores das intervenções são aqueles que mediam as discussões em grupo, ou que ensinam e tiram as dúvidas sobre as meditações a serem realizadas de forma privada, ou ainda aqueles que organizam os materiais dos recursos audiovisuais. O ponto que mais chamou a atenção a respeito disso nos estudos encontrados foi o fato de que ou eles são profissionais da área da saúde com alguma experiência e conhecimento sobre E/R, ou são líderes religiosos que foram preparados pelos autores sobre questões técnicas da doença ou problema de saúde discutido no estudo em questão.

A influência que essa interação pode vir a ter nos resultados não foi mensurada em nenhum estudo. Deve-se investigar mais a fundo, em futuras pesquisas, para obter melhor compreensão do impacto do papel do diálogo entre essas duas vertentes para propostas terapêuticas em saúde.

De modo semelhante, Propst *et al.* realizaram um estudo em que avaliaram terapeutas religiosos abordando pacientes religiosos e não religiosos, bem como terapeutas não religiosos abordando também pacientes religiosos e não religiosos.[33] Eles perceberam que aqueles grupos em que os terapeutas e os pacientes apresentavam crenças distintas foram os que alcançaram melhor rendimento.

Em pesquisa um pouco mais recente, Kelly *et al.* notaram que os pacientes com baixos níveis de E/R previamente ao estudo tiveram um aumento desses níveis, enquanto isso não foi significativo naqueles que já tinham níveis de E/R mais elevados.[34] Os autores comentam sobre um possível "despertar espiritual", porém também encontramos ensaios clínicos que buscaram compreender a relevância disso para desfechos de saúde.

As futuras pesquisas de ensaios clínicos em E/R devem atentar tanto aos conceitos de E/R escolhidos pelos autores quanto aos instrumentos de mensuração de E/R durante a execução do projeto de pesquisa. Podem-se incorporar análises interessantes escolhendo diferentes instrumentos e construtos nas IER.

Os modelos de abordagem devem ser sempre bem claros, a fim de facilitar o uso por outras equipes e, assim, poder desenvolver a capacidade científica de comparação entre estudos.

Por fim, futuras IER devem utilizar as diretrizes internacionais para ensaios clínicos, reduzindo vieses e criando pesquisas de qualidade metodológica para que se tenha embasamento sobre como utilizar esse potencial impacto benéfico da E/R nos tratamentos complementares em saúde.

Referências

1. Koenig H, King D, Carson V. Handbook of religion and health. 2012.
2. Moreira-Almeida A, Koenig HG, Lucchetti G. Clinical implications of spirituality to mental health: review of evidence and practical guidelines. Rev Bras Psiquiatr. 2014;36(2):176-82. Disponível na Internet: https://www.ncbi.nlm.nih.gov/pubmed/24839090.
3. Lucchetti G, Lucchetti AL. Spirituality, religion, and health: over the last 15 years of field research (1999-2013). Int J Psychiatry Med. 2014;48(3):199-215. Disponível na Internet: https://www.ncbi.nlm.nih.gov/pubmed/25492714.
4. Moher D, Hopewell S, Schulz KF, Montori V, Gøtzsche PC, Devereaux PJ et al. CONSORT 2010 Explanation and Elaboration: updated guidelines for reporting parallel group randomised trials. J Clin Epidemiol. 2010;63(8):e1-37. Disponível na Internet: https://www.ncbi.nlm.nih.gov/pubmed/20346624.
5. Vandenbroucke JP, von Elm E, Altman DG, Gotzsche PC, Mulrow CD, Pocock SJ et al. Strengthening the reporting of observational studies in epidemiology (Strobe): explanation and elaboration. Int J Surg. 2014;12(12):1500-24. Disponível na Internet: https://www.ncbi.nlm.nih.gov/pubmed/25046751.
6. Boutron I, Moher D, Altman DG, Schulz KF, Ravaud P, Group C. Extending the Consort statement to randomized trials of nonpharmacologic treatment: explanation and elaboration. Ann Intern Med. 2008;148(4):295-309. Disponível na Internet: https://www.ncbi.nlm.nih.gov/pubmed/18283207.
7. Goncalves JPD, Lucchetti G, Menezes PR, Vallada H. Complementary religious and spiritual interventions in physical health and quality of life: a systematic review of randomized controlled clinical trials. PLoS One. 2017;12(10):21. Disponível na Internet: https://journals.plos.org/plosone/article?id=10.1371/journal.pone.0186539.
8. Goncalves JPB, Lucchetti G, Menezes PR, Vallada H. Religious and spiritual interventions in mental health care: a systematic review and meta-analysis of randomized controlled clinical trials. Psychol Med. 2015;45(14):2937-49. Disponível na Internet: https://www.ncbi.nlm.nih.gov/pubmed/26200715.
9. Rosmarin DH, Pargament KI, Pirutinsky S, Mahoney A. A randomized controlled evaluation of a spiritually integrated treatment for subclinical anxiety in the Jewish community, delivered via the Internet. J Anxiety Disord. 2010;24(7):799-808.
10. McCauley J, Haaz S, Tarpley MJ, Koenig HG, Bartlett SJ. A randomized controlled trial to assess effectiveness of a spiritually-based intervention to help chronically ill adults. Int J Psychiatry Med. 2011;41(1):91-105. Disponível na Internet: https://www.ncbi.nlm.nih.gov/pubmed/21495524.
11. Oh PJ, Kim YH. [Meta-analysis of spiritual intervention studies on biological, psychological, and spiritual outcomes]. J Korean Acad Nurs. 2012;42(6):833-42. Disponível na Internet: https://www.ncbi.nlm.nih.gov/pubmed/23364038.
12. McCullough ME. Research on religion-accommodative counseling: review and meta-analysis. J Couns Psychol. 1999;46(1):92-8.
13. Smith TB, Bartz J, Richards PS. Outcomes of religious and spiritual adaptations to psychotherapy: a meta-analytic review. Psychother Res. 2007;17(6):643-55.
14. Breitbart W, Poppito S, Rosenfeld B, Vickers AJ, Li Y, Abbey J et al. Pilot randomized controlled trial of individual meaning-centered psychotherapy for patients with advanced cancer. J Clin Oncol. 2012;30(12):1304-9. Disponível na Internet: https://www.ncbi.nlm.nih.gov/pubmed/22370330.
15. Jafari N, Zamani A, Farajzadegan Z, Bahrami F, Emami H, Loghmani A. The effect of spiritual therapy for improving the quality of life of women with breast cancer: a randomized controlled trial. Psychol Heal Med. 2013;18(1):56-69. Disponível na Internet: https://www.ncbi.nlm.nih.gov/pubmed/22533516.
16. Piderman KM, Johnson ME, Frost MH, Atherton PJ, Satele D V, Clark MM et al. Spiritual quality of life in advanced cancer patients receiving radiation therapy. Psychooncology. 2014;23(2):216-21. Disponível na Internet: https://www.ncbi.nlm.nih.gov/pubmed/24019196.
17. Arriola K, Robinson DH, Thompson NJ, Perryman JP. Project ACTS: an intervention to increase organ and tissue donation intentions among African Americans. Heal Educ Behav. 2010;37(2):264-74. Disponível na Internet: https://www.ncbi.nlm.nih.gov/pubmed/19858313.
18. Holt CL, Scarinci IC, Debnam K, McDavid C, Litaker M, McNeal SF et al. Spiritually based intervention to increase colorectal cancer awareness among african americans: intermediate outcomes from a randomized trial. J Heal Commun. 2012;17(9):1028-49. Disponível na Internet: https://www.ncbi.nlm.nih.gov/pubmed/22724562.
19. Holt CL, Lee C, Wright K. A spiritually based approach to breast cancer awareness: cognitive response analysis of communication effectiveness. Heal Commun. 2008;23(1):13-22. Disponível na Internet: https://www.ncbi.nlm.nih.gov/pubmed/18443989.
20. Oman D, Hedberg J, Thoresen CE. Passage meditation reduces perceived stress in health professionals: a randomized, controlled trial. J Consult Clin Psychol.

20. 2006;74(4):714-9. Disponível na Internet: https://www.ncbi.nlm.nih.gov/pubmed/16881779.

21. Guilherme C, Ribeiro GR, Caldeira S, Zamarioli CM, Oliveira-Kumakura AR de S, Almeida AM et al. Effect of the "Spiritual support" intervention on spirituality and the clinical parameters of women who have undergone mastectomy: a pilot study . V. 7. Religions; 2016. p. 1-11.

22. Feuille M, Pargament K. Pain, mindfulness, and spirituality: a randomized controlled trial comparing effects of mindfulness and relaxation on pain-related outcomes in migraineurs. J Heal Psychol. 2015;20(8):1090-106. Disponível na Internet: https://www.ncbi.nlm.nih.gov/pubmed/24203489.

23. Wachholtz AB, Pargament KI. Migraines and meditation: does spirituality matter? J Behav Med. 2008;31(4):351-66. Disponível na Internet: https://www.ncbi.nlm.nih.gov/pubmed/18551362.

24. Wachholtz AB, Pargament KI. Is spirituality a critical ingredient of meditation? Comparing the effects of spiritual meditation, secular meditation, and relaxation on spiritual, psychological, cardiac, and pain outcomes. J Behav Med. 2005;28(4):369-84. Disponível na Internet: https://www.ncbi.nlm.nih.gov/pubmed/16049627.

25. Krukowski RA, Lueders NK, Prewitt TE, Williams DK, West DS. Obesity treatment tailored for a Catholic faith community: a feasibility study. J Heal Psychol. 2010;15(3):382-90. Disponível na Internet: https://www.ncbi.nlm.nih.gov/pubmed/20348359.

26. Fitzgibbon ML, Stolley MR, Ganschow P, Schiffer L, Wells A, Simon N et al. Results of a faith-based weight loss intervention for black women. J Natl Med Assoc. 2005;97(10):1393-402. Disponível na Internet: https://www.ncbi.nlm.nih.gov/pubmed/16355489.

27. Djuric Z, Mirasolo J, Kimbrough L, Brown DR, Heilbrun LK, Canar L et al. A pilot trial of spirituality counseling for weight loss maintenance in African American breast cancer survivors. J Natl Med Assoc. 2009;101(6):552-64. Disponível na Internet: https://www.ncbi.nlm.nih.gov/pubmed/19585923.

28. Anderson KJ, Pullen CH. Physical activity with spiritual strategies intervention: a cluster randomized trial with older African American women. Res Gerontol Nurs. 2013;6(1):11-21. Disponível na Internet: https://www.ncbi.nlm.nih.gov/pubmed/23244565.

29. Binaei N, Moeini M, Sadeghi M, Najafi M, Mohagheghian Z. Effects of hope promoting interventions based on religious beliefs on quality of life of patients with congestive heart failure and their families. Iran J Nurs Midwifery Res. 2016;21(1):77-83. Disponível na Internet: https://www.ncbi.nlm.nih.gov/pubmed/26985226.

30. Wu LF, Koo M. Randomized controlled trial of a six-week spiritual reminiscence intervention on hope, life satisfaction, and spiritual well-being in elderly with mild and moderate dementia. Int J Geriatr Psychiatry. 2016;31(2):120-7. Disponível na Internet: https://www.ncbi.nlm.nih.gov/pubmed/25965388.

31. Bormann JE, Thorp S, Wetherell JL, Golshan S. A spiritually based group intervention for combat veterans with posttraumatic stress disorder: Feasibility study. J Holist Nurs. 2008.

32. Elias AC, Ricci MD, Rodriguez LH, Pinto SD, Giglio JS, Baracat EC. The biopsychosocial spiritual model applied to the treatment of women with breast cancer, through RIME intervention (relaxation, mental images, spirituality). Complement Ther Clin Pr. 2015;21(1):1-6. Disponível na Internet: https://www.ncbi.nlm.nih.gov/pubmed/25682524.

33. Propst LR, Ostrom R, Watkins P, Dean T, Mashburn D. Comparative efficacy of religious and nonreligious cognitive-behavioral therapy for the treatment of clinical depression in religious individuals. J Consult Clin Psychol. 1992;60(1):94-103. Disponível na Internet: https://www.ncbi.nlm.nih.gov/pubmed/1556292.

34. Kelly JF, Stout RL, Magill M, Tonigan JS, Pagano ME. Spirituality in recovery: a lagged mediational analysis of alcoholics anonymous' principal theoretical mechanism of behavior change. Alcohol Clin Exp Res. 2011;35(3):454-63. Disponível na Internet: https://www.ncbi.nlm.nih.gov/pubmed/21158876.

47

Estratégias e Desenhos de Estudos em Espiritualidade e Religiosidade

Giancarlo Lucchetti
Alessandra Lamas Granero Lucchetti

Introdução

O campo de "saúde e espiritualidade" vem crescendo nos últimos anos, impulsionado pelo número de pesquisas na área.[1]

Uma busca realizada em maio de 2019 nas principais bases de artigos médicos utilizando a expressão (religio* OR spiritual*) revela que existem 48.611 artigos no *Pubmed*, 24.441 artigos no *Web of Science* e 66.014 artigos no *SCOPUS*.

Para se ter ideia da quantidade de artigos, estima-se que foram publicados cerca de sete artigos por dia sobre a temática (2.606 artigos de maio de 2018 a maio de 2019).

Esses achados demonstram a importância da temática na ciência atual.

Fazendo um breve compilado das principais evidências, tema esse que é amplamente discutido em outros capítulos deste livro, as pesquisas apontam para uma associação entre espiritualidade e religiosidade (E/R) com saúde mental e física.

Essa associação pode ser positiva (quando a E/R é utilizada de forma funcional visando a promover saúde) ou negativa (quando a E/R é utilizada de forma funcional em que existe um conflito com Deus, p. ex.).[2]

A maior parte das evidências que temos atualmente mostra que pessoas que possuem maiores níveis de crenças religiosas e espirituais apresentam menor sintomatologia depressiva, ansiosa, uso e abuso de drogas lícitas/ilícitas e menores taxas de suicídios, assim como maiores níveis de bem-estar e qualidade de vida.[3,4] Da mesma forma, os estudos relacionados à saúde física mostram menores níveis de internações, desfechos cardiovasculares e mortalidade.[5]

Apesar desses achados promissores, críticas são feitas com relação aos estudos de espiritualidade, muitas vezes relacionados à baixa qualidade metodológica e dificuldades de aferição.[6,7]

Da mesma forma, ainda existe certa concentração de artigos de menor evidência científica na área (como estudos transversais, relatos de casos, descritivos, revisões narrativas e estudos caso-controles) em detrimento de estudos de coorte, revisões sistemáticas ou ensaios clínicos controlados e randomizados).

Dentro deste contexto, neste capítulo, que terá um formato mais didático e em forma de questões e respostas em tópicos, serão abordadas de forma sucinta as estratégias, metodologias e desenhos de estudos em espiritualidade e religiosidade na área de saúde, buscando fornecer algumas dicas para os leitores interessados na área (Quadro 47.1).

Este capítulo pode auxiliar pesquisadores novatos na área, mas também servir de base de consulta para pesquisadores mais experientes.

Quadro 47.1	Principais perguntas a respeito das pesquisas em saúde e espiritualidade.
1. Mas, afinal, por que estudar espiritualidade e sua relação com a saúde?
2. Como iniciar uma pesquisa?
3. Como fazer uma busca adequada?
4. Quais palavras-chave devo usar?
5. Quais são as linhas de pesquisa possíveis?
6. Qual conceito devo escolher para espiritualidade e religiosidade?

7.	Espiritualidade e religiosidade são conceitos iguais?
8.	Quais são as dificuldades na escolha dos instrumentos?
9.	Qual instrumento devo usar?
10.	Quais desfechos devo avaliar?
11.	Qual tipo de estudo vou realizar?
12.	Existem críticas para esses estudos de religiosidade e espiritualidade em saúde?
13.	Como devo treinar e aplicar os questionários?
14.	Como escrever o artigo?
15.	Como escolher a revista ideal?
16.	Existe algo mais que devo saber?
17.	Perspectivas futuras no campo de pesquisa em "saúde e espiritualidade".

Passo a passo de uma pesquisa científica na área

1. Mas, afinal, por que estudar espiritualidade e sua relação com a saúde?[8,9] Atividades e crenças religiosas/espirituais estão relacionadas a melhor saúde e qualidade de vida.

- Muitos pacientes gostariam que os médicos abordassem suas crenças espirituais e religiosas.

- Muitos pacientes são religiosos, e crenças religiosas os ajudam a lidar com muitos aspectos da vida.

- Crenças religiosas influenciam decisões médicas, especialmente quando os pacientes estão seriamente doentes.

2. Como iniciar uma pesquisa?

- O primeiro passo é fazer uma extensa revisão bibliográfica.

- Deve-se avaliar os estudos que já foram publicados na área visando a reduzir a chance de estudar algo que já foi amplamente estudado anteriormente e que teria pouca originalidade ou seria pouco importante para o campo.

- Talvez um dos pontos mais importantes seja formular boas perguntas. Deve-se ter em mente:
    - a pergunta é relevante?
    - o que seu estudo acrescenta à literatura científica?
    - qual a novidade de seu estudo?
    - a pergunta é realista?
    - o estudo é factível?
    - o assunto é muito geral ou muito restrito?

DICA 1: Fazer uma boa pergunta

3. Como fazer uma busca adequada?

- Entenda a área que você está adentrando:
    - quantos estudos já foram publicados na área?
    - quantos artigos existem sobre o assunto específico que você está estudando?
    - quais bancos devem ser pesquisados?

- Existe uma quantidade expressiva de bancos de artigos científicos que possuem características distintas e podem levar a resultados diferentes de acordo com as necessidades e objetivos de cada estudo.

- O ponto inicial mais importante é o de escolher vários bancos de artigos no intuito de aumentar a chance de, caso não se encontre um artigo em um banco, esse poder ser obtido em outro.

- Alguns dos principais bancos utilizados e suas características encontram-se listados no Quadro 47.2. Não existe melhor ou pior banco, sendo que cada um possui uma peculiaridade específica. Mais informações sobre os bancos podem ser obtidas na literatura referenciada (Gasparyan et al. 2013).

Quadro 47.2 Principais bancos de artigos e suas características.

Banco	Empresa	Áreas de pesquisa	Características
Web of Science	Thomson Reuters	Geral	Cobre mais de 12 mil revistas e 150 mil anais de congressos. É um dos bancos com maior prestígio e com publicações de alto impacto.
SciVerse Scopus	Elsevier	Geral	Abrangente e bem organizado. Inclui mais de 19.500 revistas indexadas de várias áreas.
Google Scholar	Google	Geral	É um mecanismo de busca muito amplo que inclui livros, sites e revistas científicas, pouco específico.
Pubmed/Medline	National Institutes of Health	Saúde	Mais de 22 milhões de artigos indexados em revistas científicas e livros em menor quantidade.
Embase	Elsevier	Biomédico	Contém 25 milhões de registros e 7.600 revistas indexadas. Utilizado para referências europeias.
Cochrane Library	Cochrane	Saúde	Específico para revisões sistemáticas e ensaios clínicos.

Fonte: Desenvolvido pela autoria.

4. Quais palavras-chave devo usar?
- Existem várias formas de iniciar a identificação de palavras-chave (também conhecidas como *keywords*):[10]
- é necessário utilizar algumas palavras-chave para testar o número de artigos obtidos em cada banco;
- em seguida, pode-se verificar quais são as principais palavras-chave utilizadas pelos artigos que são referência na área e procurar as referências desses artigos no intuito de encontrar outras palavras-chave;
- finalmente, pode-se perguntar a alguns especialistas quais palavras são importantes para definir a pergunta da revisão.
- No campo específico de "saúde e espiritualidade", uma estratégia adequada seria utilizar palavras como:
    - "spirituality";
    - "spiritual";
    - "religion";
    - "religious";
    - "religiosity";
    - "religiousness".
- Deve-se ter cuidado com a palavra "spirit", pois ela inclui os chamados "spirits" que são bebidas alcóolicas, e isso pode levar a um maior número de estudos, dificultando a seleção futura de estudos que estejam no tema.
- O uso da expressão (spiritual* OR religio*) também costuma ser bastante eficaz quando em conjunto com outras palavras-chave.

5. Quais são as linhas de pesquisa possíveis?
- O campo de "saúde e espiritualidade" possui uma ampla gama de linhas de pesquisa possíveis que englobam diversas especialidades e diversas temáticas.
- Algumas sugestões de linhas de pesquisa são encontradas a seguir:
    - epidemiologia da relação entre saúde, religiosidade e espiritualidade;
    - implicações da espiritualidade e religiosidade na educação em saúde;
    - implicações da espiritualidade e religiosidade no cuidado com o paciente (prática clínica);
    - utilização da espiritualidade e religiosidade no tratamento de pacientes;
    - mecanismos responsáveis pela relação saúde, espiritualidade e religiosidade;
    - terapias complementares;
    - estudos culturais, antropológicos e transculturais;
    - estudo do impacto das crenças na vida do indivíduo;
    - estudo de religiões específicas e terapias religiosas específicas;
    - Prece intercessória, meditação religiosa/espiritual, distant healing,...

6. Qual conceito devo escolher para espiritualidade e religiosidade?
- Esse é outro tema importante, pois a escolha do conceito de espiritualidade vai impactar na escolha do instrumento e da abordagem sobre o assunto. Os principais conceitos disponibilizados na área de saúde são:
    - Religião é o sistema organizado de crenças, práticas, rituais e símbolos designados para facilitar o acesso ao sagrado, ao transcendente (Deus, força maior, verdade suprema...).[8]
    - Espiritualidade é uma busca pessoal para entender questões relacionadas ao fim da vida, a seu sentido, sobre as relações com o sagrado ou transcendente, que podem ou não levar ao desenvolvimento de práticas religiosas ou formações de comunidades religiosas.[8]
    - Espiritualidade é um aspecto da humanidade que lida com a maneira como os indivíduos procuram e expressam significado e propósito, assim como com a maneira de expressar conexão com o momento, com eles próprios, com os outros, com a natureza e com o sagrado.[11]

Nota-se claramente que um dos conceitos utilizados na área de saúde é um pouco mais restrito (conceito de Koenig), enquanto o outro é um pouco mais amplo (conceito de Puchalski). A escolha dependerá do foco do estudo em questão.

7. Espiritualidade e religiosidade são conceitos iguais?

Existe uma série de dimensões que podem ser avaliadas, mostrando que essa temática tem muitas particularidades e deve ser bem compreendida antes da elaboração da pesquisa.

- Algumas dimensões possíveis de avaliar:
  - bem-estar espiritual;
  - bem-estar religioso;
  - frequência religiosa;
  - leitura religiosa;
  - religiosidade extrínseca e intrínseca;
  - *coping* religioso/espiritual positivo e negativo;
  - experiências espirituais diárias;
  - afiliação religiosa;
  - espiritualidade;
  - importância da religião na vida;
  - prece e oração;
  - autorrelato de espiritualidade ou religiosidade;
  - meditação religiosa;
  - experiências espirituais.

8. Quais são as dificuldades na escolha dos instrumentos?

- Espiritualidade e religiosidade são construtos multidimensionais e complexos de difícil aferição.
- A aferição é feita com base em questionários, apresentando vieses devido a entrevistas.[12]
- Não existe um "gold-standard".
- Questionários mais complexos podem ser difíceis para pessoas de baixa escolaridade ou baixo letramento.
- Questionários multidimensionais podem ser longos e dificultar a compreensão e integração do participante.

9. Qual instrumento devo usar?

- Para essa resposta, referenciam os leitores ao capítulo deste livro *Instrumentos de mensuração em espiritualidade e religiosidade no contexto brasileiro* e a um artigo previamente publicado que mostra os principais instrumentos validados e adaptados para o contexto brasileiro.[13]

- Basicamente a escolha do instrumento deve depender

a) do desenho do estudo:
  - populacional (utilizar escalas mais curtas);
  - estudos de validação (escalas mais complexas);
  - ensaio clínico (definir qual é o desfecho que se pretende avaliar);

b) da dimensão que se deseja;

c) da população que se está investigando:
  - baixa renda (utilizar escalas mais fáceis);
  - pediatria (poucas escalas avaliadas);
  - paliativo (considerar escalas que envolvam questões de final da vida).

10. Quais desfechos devo avaliar?

- A questão dos desfechos depende do campo de sua atuação e de sua pergunta de pesquisa. Como mencionado anteriormente, o campo de "saúde e espiritualidade" pode envolver diversas temáticas e áreas da saúde.

- Os principais desfechos aferidos são:
  - bem-estar;
  - qualidade de vida;
  - mortalidade;
  - custo-efetividade;
  - saúde mental;
  - saúde física;
  - morbidade;
  - mecanismos de ação da espiritualidade e religiosidade;
  - suporte social.

DICA 2: Escolher um bom método

- Vale a pena "ganhar tempo" escolhendo instrumentos e desfechos que se desejam avaliar.
- Usar instrumentos que "meçam o que deve medir" e que avaliem o que "deve ser avaliado".
- Evitar instrumentos muito simples.

- Usar instrumentos que permitam comparação com outros estudos Internacionais.

11. Qual tipo de estudo vou realizar?

- A escolha do tipo de estudo dependerá de vários fatores, desde os custos e tempo disponível até a quantidade de pessoas envolvidas na pesquisa, o universo populacional e amostral e o grau de evidência que desejo.
- O modelo consagrado da pirâmide de evidência (Figura 47.1) mostra os estudos que estão no topo da hierarquia de evidências.[14]

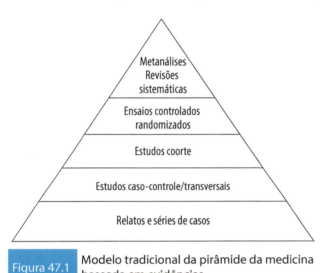

Figura 47.1 Modelo tradicional da pirâmide da medicina baseada em evidências.

Fonte: Desenvolvida pela autoria.

- Não cabe neste capítulo discorrer sobre as características de cada estudo em particular. Sugere-se que os leitores busquem mais informações em artigos referenciados.[15,16,17] De forma resumida, têm-se:
- Estudos de caso ou série de casos: são relatados casos de pacientes específicos, ou pela raridade dos achados ou pela novidade de alguma conduta, ou ainda pela importância do tema na prática clínica para servir de alerta a outros profissionais.
- Estudos transversais: a exposição e a condição de saúde do participante são determinadas simultaneamente.[15]
- Estudos caso-controle: primeiramente, identificam-se indivíduos com a doença (casos) e, para efeito de comparação, indivíduos sem a doença (controles). Depois, determina-se qual foi a chance de exposição entre casos e controles.[15]
- Estudos de coorte: primeiramente, identifica-se a população de estudo e os participantes são classificados em expostos e não expostos a determinado fator de interesse.[15]
- Ensaios clínicos: estudo intervencionista e prospectivo. Os participantes devem ter a mesma oportunidade de receber, ou não, a intervenção proposta, e esses grupos devem ser os mais parecidos possíveis, de forma que a única diferença entre eles seja a intervenção em si, podendo-se, assim, avaliar o impacto na ocorrência do desfecho em um grupo sobre o outro.[17]
- Revisão sistemática e metanálise: os trabalhos originais publicados na literatura são revisados e selecionados de maneira sistemática, e os resultados deles podem ser sumarizados sob um único parâmetro de magnitude de efeito.[17]

12. Existem críticas para esses estudos de religiosidade e espiritualidade em saúde?

- É importante estar atento às principais críticas relacionadas aos estudos de religiosidade e espiritualidade no intuito de evitar a replicação desses problemas e erros metodológicos.
- Ainda no começo dos estudos, com maior evidência científica na área, foram publicados dois artigos importantes do ponto de vista metodológico que fizeram críticas aos estudos da temática "saúde e espiritualidade".
- Os artigos foram publicados em revistas de renome como *Lancet*[18] e *The New England Journal of Medicine*,[19] e as principais críticas são colocadas a seguir:
- Presença de diversos tipos de medidas (frequência religiosa, bem-estar religioso, prece, *coping*...) – dificuldade para entender a dimensão a ser analisada.
- Ausência de controle para variáveis que confundem (p. ex., evangélicos bebem menos – não foi a religião mas o código de conduta).
- Falta de controle para múltiplas comparações.
- Resultados controversos para mesmos desfechos (positivos, negativos e neutros);

- Dificuldade de uma definição padrão para os conceitos.

DICA 3: Deve-se conhecer as críticas para não cometer os erros apontados por elas ou pelo menos tentar evitá-los

13. Como devo treinar e aplicar os questionários?
- Outra etapa primordial é a aplicação de questionários. Nessa fase, deve-se ter em mente alguns pontos importantes:
  - fazer um piloto;
  - o questionário está de acordo com o letramento e o nível educacional dos participantes?
  - o tempo de aplicação é muito cansativo?
  - recrutar os participantes é factível?
  - tenho o recurso humano apropriado para isso?
  - treinar os aplicadores.

DICA 4: Treine com muito cuidado os aplicadores e siga todas as boas práticas para a coleta, tabulação e análise de dados

14. Como escrever o artigo?
- Sugere-se que sejam seguidas as seguintes diretrizes para a escrita de artigos:
  - PRISMA: revisões sistemáticas;[20]
  - STROBE: observacionais;[21]
  - CONSORT: ensaios clínicos;[22]
  - COREQ: qualitativo;[23]
  - Outras diretrizes podem existir de acordo com o tipo do artigo.

DICA 5: Siga todos os passos apropriados da escrita do seu artigo, utilizando-se de diretrizes estabelecidas. Envie o artigo para uma pessoa que costuma publicar na área da espiritualidade

15. Como escolher a revista ideal?
- Veja se a revista é apropriada para a temática e se já publicou alguma coisa da área. Alguns *softwares* podem auxiliar também na escolha da revista.
- Leia as instruções para os autores e formate o artigo de acordo com as exigências da revista.
- Respeite o limite de palavras.
- Respeite a formatação das referências.
- ·Faça uma boa carta ao editor, mostrando o que seu artigo pode acrescentar à revista e à comunidade científica.

DICA 6: Escolha uma revista apropriada

16. Existe algo mais que devo saber?
- Divulgar o estudo independentemente do resultado. Evite o "efeito gaveta" ("guardar" o estudo que não deu resultado).
- A grande maioria dos estudos investiga somente efeitos positivos. Porém, existem efeitos negativos e devem ser investigados.
- "Não deu significante" ($p > 0,05$): o p está cada vez mais contestado, use também outras formas como tamanhos de efeito. Mesmo sem significância ou com um tamanho de efeito inexistente, é um resultado importante para ser divulgado.

17. Perspectivas futuras no campo de pesquisa em "saúde e espiritualidade":
- Apesar de todos os avanços realizados no campo e relatados em outros capítulos deste livro, o campo ainda possui alguns importantes desafios e necessita de:
  - conceitualização de espiritualidade e religiosidade. Atualmente sem um consenso e com várias posições diferentes entre os principais autores;
  - medidas e instrumentos mais fidedignos: existem ainda vários instrumentos e medidas diferentes;
  - estudos que façam o acompanhamento de pessoas ao longo de vários anos;
  - amostras grandes e de preferência populacionais;
  - estudos ainda muito centrados em países de língua inglesa: Estados Unidos, Inglaterra, Canadá, Austrália. São necessários mais estudos em países com religiões orientais (p. ex., China), países árabes, países africanos, outros países europeus e outros países latino-americanos;
  - estudos com mecanismos pelos quais a religiosidade e a espiritualidade influenciam na saúde.

- estudos envolvendo educação sobre como abordar a história espiritual e quais repercussões isso gera na prática clínica.
- estudos envolvendo como deve ser ensinada essa temática nas universidades e cursos de saúde.

Considerações finais

Este capítulo propôs-se a fazer um breve apanhado de como deve ser conduzida uma pesquisa em "saúde e espiritualidade", utilizando as boas práticas de pesquisa atuais.

Trata-se de um resumo bem simples para iniciantes no campo, que deve ser complementado por livros e artigos específicos sobre metodologia de pesquisa.

Como forma de iniciar no campo de pesquisa, recomendam-se as seguintes referências:

1. *Delineando a pesquisa clínica* (4. ed.), por Stephen B. Hulley, Steven R. Cummings e Warren S. Browner.
2. *How to design and report experiments* (1. ed.), por Andy Field e Graham Hole.

Como forma de iniciação no campo de saúde e espiritualidade, recomendam-se as seguintes referências:

1. *Spirituality, religiousness and health:* from research to clinical practice (1. ed.), por Giancarlo Lucchetti, Mario Fernando Prieto Peres e Rodolfo Furlan Damiano.
2. *Espiritualidade no cuidado com o paciente* (3. ed.), por Harold G. Koenig.
3. *Handbook of Religion and Health 2012* (2. ed.), por Harold G. Koenig, Dana E. King e Verna Benner Carson.

Referências

1. Lucchetti G, Lucchetti AL. Spirituality, religion, and health: over the last 15 years of field research (1999-2013). International Journal of Psychiatry in Medicine. 2014;48:199-215. Epub 2014/12/11.
2. Weber SR, Pargament KI. The role of religion and spirituality in mental health. Current Opinion in Psychiatry. 2014 Sep;27:358-363. Epub 2014/7/22.
3. Bonelli RM, Koenig HG. Mental disorders, religion and spirituality 1990 to 2010: a systematic evidence-based review. J Relig Health. 2013 Jun;52:657-73. Epub 2013/2/20.
4. Moreira-Almeida A, Koenig HG, Lucchetti G. Clinical implications of spirituality to mental health: review of evidence and practical guidelines. Revista Brasileira de Psiquiatria. 1999; Apr/Jun;36:176-82. Epub 2014/5/20.
5. Powell LH, Shahabi L, Thoresen CE. Religion and spirituality: l inkages to physical health. The American Psychologist. 2003 Jan;58:36-52. Epub 2003/4/5.
6. Sloan RP, Bagiella E, Powell T. Religion, spirituality, and medicine. Lancet. 1999 Feb 20;353:664-7. Epub 1999/2/25.
7. Sloan RP, Bagiella E, VandeCreek L, Hover M, Casalone C, Jinpu Hirsch T et al. Should physicians prescribe religious activities? The New England Journal of Medicine. 2000 Jun 22;342:1913-6. Epub 2000/6/22.
8. 8. Koenig HG, McCullough ME, Larson DB. 2001. Handbook of religion and health.
9. Lucchetti G, Granero AL, Bassi RM, Latorraca R, Nacif SAdP. Espiritualidade na prática clínica: o que o clínico deve saber. Rev Bras Clin Med. 2010;8:154-8.
10. Cronin P, Ryan F, Coughlan M. Undertaking a literature review: a step-by-step approach. British Journal of Nursing. 2008;17:38-43.
11. Puchalski C, Ferrell B, Virani R, Otis-Green S, Baird P, Bull J, et al. Improving the quality of spiritual care as a dimension of palliative care: the report of the Consensus Conference. Journal of Palliative Medicine. 2009;12:885-904.
12. Peres MFP, de Oliveira AB, Leao FC, Vallada H, Moreira-Almeida A, Lucchetti G. Religious landscape in Brazil: comparing different representative nationwide approaches to obtain sensitive information in healthcare research. SSM – Population Health. 2010 Dec;6:85-90. Epub 2018/9/25.
13. Lucchetti G, Lucchetti ALG, Vallada H. Measuring spirituality and religiosity in clinical research: a systematic review of instruments available in the Portuguese language. Medical Journal. 2013;131:112-22.
14. Murad MH, Asi N, Alsawas M, Alahdab F. New evidence pyramid. Evidence-Based Medicine. Ebmed. 2016-110401.
15. Lima-Costa MF, Barreto SM. Tipos de estudos epidemiológicos: conceitos básicos e aplicações na área do envelhecimento. Epidemiologia e Serviços de Saúde. 2003;12:189-201.
16. Mann CJ. Observational research methods. Research design II: cohort, cross sectional, and case-control studies. Emergency Medicine Journal. 2003;20:54-60.

17. Nedel WL, Silveira FD. Os diferentes delineamentos de pesquisa e suas particularidades na terapia intensiva. Revista Brasileira Terapia Intensiva. 2016;28:256-60.
18. Sloan RP, Bagiella E, Powell T. Religion, spirituality, and medicine. Lancet. 1999;353:664-7.
19. Sloan RP, Bagiella E, VandeCreek L, Hover M, Casalone C, Hirsch TJ, et al. Should physicians prescribe religious activities? New England Journal of Medicine. 2000;342:1913-6.
20. Galvão TF, Pansani TdSA, Harrad D. Principais itens para relatar revisões sistemáticas e meta-análises: a recomendação PRISMA. Epidemiologia e Serviços de Saúde. 2015;24:335-42.
21. Malta M, Cardoso LO, Bastos FI, Magnanini MMF, Silva CMFPd. Iniciativa STROBE: subsídios para a comunicação de estudos observacionais. Revista de Saúde Pública. 2010;44:559-65.
22. Martins J, Sousa LM, Oliveira AS. Recomendações do enunciado CONSORT para o relato de estudos clínicos controlados e randomizados. Medicina (Ribeirao Preto Online). 2009;42:9-21.
23. Tong A, Sainsbury P, Craig J. Consolidated criteria for reporting qualitative research (COREQ): a 32-item checklist for interviews and focus groups. International Journal for Quality in Health Care. 2007;19:349-57.
24. Gasparyan AY, Ayvazyan L, Kitas GD. 2013. Multidisciplinary Bibliographic Databases. Journal of Korean Medical Science. Sep;28:1270-1275.

48

Pesquisas em Saúde Mental e Espiritualidade

Pedrita Reis Vargas Paulino
Alexander Moreira-Almeida

Introdução

Talvez o leitor tenha chegado a este livro e, mais ainda, a este capítulo por uma simples questão: é possível pesquisar a relação entre religiosidade/espiritualidade (R/E) e saúde? E, estreitando mais a indagação, é possível pesquisar sobre R/E e saúde mental? Existem pesquisas sobre essa relação? O que tais pesquisas, se existem, têm encontrado?

O objetivo deste capítulo é apresentar as principais e mais sólidas evidências científicas sobre a relação entre R/E e saúde mental. Ao final, recomendaremos alguns cuidados para aqueles que desejam investigar o tema.

Panorama

São numerosos os estudos que demonstram o papel relevante da religiosidade/espiritualidade (R/E) para a saúde mental.[1-5] Em uma busca simples na base *Pubmed* durante a escrita deste capítulo, mais de 33 mil resultados são apresentados para os descritores (spiritual* OR religio*) AND (mental health OR psycholog* OR psychiat*). Diversos, também, são os desenhos, objetivos, métodos empregados e, consequentemente, os desfechos desses estudos.

O professor Tyler Vanderweele, da Universidade de Harvard, tem sugerido que as pesquisas sobre religião e saúde tenham começado com o trabalho *Suicídio: um estudo em sociologia*, de Émile Durkheim, em 1897, que observou taxas de suicídio mais altas nas áreas protestantes dentro da Europa do que nas áreas católicas, e argumentou que isso se devia à maior coesão social e controle dentro da religião católica.[6]

Outra influência na pesquisa entre religião e saúde, e talvez a mais conhecida e a mais reforçadora do distanciamento entre religião e saúde mental, é a escrita por Freud. O criador da psicanálise, no artigo "O futuro de uma ilusão", utilizou um discurso negativo sobre a religião, que seria uma neurose obsessiva e universal dos homens, surgida do complexo de Édipo.[7] Para Freud, a experiência religiosa é uma experiência psicológica, com toda a riqueza simbólica das representações e dos afetos que nela atuam, porém ele não a considera uma estrutura constitutiva do ser humano. Ele relaciona a origem do sentimento religioso com a culpa subjacente à problemática do Complexo de Édipo.

Para ele, o afastamento da religião seria parte inevitável do processo de crescimento e desenvolvimento humano. Segundo sua avaliação, a concepção religiosa estaria em flagrante declínio e destinada a ser substituída pela visão de mundo científica (entendida por ele como como uma concepção materialista do universo e da natureza humana).[7]

As crenças e práticas religiosas acompanham as pessoas por milhares de anos. Apesar de várias teorias de secularização terem previsto que a ciência e a modernidade levariam ao declínio e virtual desaparecimento das práticas religiosas, tais prognósticos não se realizaram.[8] As crenças e práticas religiosas, embora venham se alterando ao longo dos anos, não estão em declínio: 84% da humanidade refere uma filiação religiosa e menos de 5% declaram-se ateus.[8-10]

No Brasil, um inquérito representativo da população brasileira evidenciou que: 95% têm uma religião, 83% consideram religião muito importante e 37% frequentam serviços religiosos pelo menos uma vez por semana.[11]

Esses dados se assemelham ao encontrado na população norte-americana, onde essa dimensão religiosa/espiritual é considerada por um terço da população como a mais importante de suas vidas e para outro terço como muito importante.[12] A maioria dos adultos da população geral dos Estados Unidos da América (EUA) professa crença em Deus (95%), tem afiliação religiosa (94%) e considera a religião muito importante em suas vidas (85%).[13]

Por regiões, observa-se que na Ásia o número de não afiliados é 21,2%, na Europa é 18,2%, na América do Norte 17,1%, na América Latina e no Caribe 7,7% e apenas 3,2% na África Subsaariana e 0,6% no Oriente Médio e Norte da África.

Os países de menor pertencimento religioso na Ásia são Coreia do Norte (71,3%), Japão (57%), Hong Kong (56,1%) e China (52,2%). Na Europa são República Checa (76,4%), Estônia (59,6%), Holanda (42,1%). Na América do Sul tem-se Uruguai com 40,7% e na Oceania tem-se Nova Zelândia 36,6% de não afiliados.[9]

> Por que os humanos gastariam seu tempo e energia em tais atividades? Por que tais crenças e práticas persistiriam e até floresceriam em alguns dos países mais desenvolvidos do mundo e entre pessoas bem-educadas e informadas? Qual é a função da religião que mantém as pessoas acreditando e praticando?[14]

Pesquisas nessa área têm aumentado rapidamente em volume, especialmente nos últimos 30 anos. Os estudos empíricos sobre religião e saúde começaram a crescer durante o período de 1950-1980, e aumentaram mais substancialmente a partir dos anos 1980.[6]

Em revisões sistemáticas da literatura acadêmica, Koenig, McCullough e Larson (2001) e Koenig, King e Carson (2012) analisaram mais de 3 mil estudos empíricos originais que investigaram a relação entre R/E e saúde, sendo a maior parte relacionada à saúde mental. Em linhas gerais, maiores níveis de R/E tendem a estar associados a menos depressão, menor uso/abuso de substâncias nocivas, taxas mais baixas de suicídio e melhor qualidade de vida. Por outro lado, a utilização de estratégias de *coping* religioso negativo, embora menos frequentes que as positivas, associa-se a piores desfechos em saúde.[15] Um resumo e atualização desses achados pode ser observado no artigo publicado em 2015 por Koenig.[16]

Diversos estudos também vêm sendo desenvolvidos no Brasil, embora ainda em menor proporção que nos Estados Unidos, mas ocupando o 5º lugar do *ranking* mundial de publicações acadêmicas em R/E e saúde.[17]

Em recente revisão de estudos brasileiros em espiritualidade, religião e saúde, Damiano *et al.* (2016) encontraram 320 artigos em que a R/E, em sua interface com a saúde, era o foco principal, e outros 366 artigos com presença de R/E, contudo não sendo o foco principal. Da análise geral de todos os estudos (686), entre os principais tópicos estão álcool e outras drogas (9,3%), qualidade de vida (7,4%), sexualidade (3,8%), HIV (3,5%) e transtornos mentais (3,1%). Nos artigos com foco principal na R/E, os tópicos foram álcool e outras drogas (7,8%), Ayahuasca (5,9%), escalas em R/E (5,6%), educação em saúde (4,4%) e sexualidade (4,1%). Assim, corroborando a produção internacional, a temática de álcool e outras drogas mostrou-se um dos tópicos mais estudados em R/E. A forma de abordagem prevalente é quantitativa observacional (47,7%), seguida de estudos qualitativos (32,6%).

Embora menos frequente, a R/E também pode ter impactos negativos sobre a saúde e o bem-estar. Isso se relaciona a possíveis manifestações negativas da R/E, como níveis patológicos de culpa, negação/repressão da raiva ou sexualidade, *coping* religioso espiritual negativo, dependência, conformismo e sugestionabilidade, preconceitos, intolerância etc.[18,19]

Embora a relação entre R/E e saúde venha sendo bem estabelecida com base em milhares de estudos, os mecanismos dessa associação continuam sendo uma das questões mais desafiadoras para a pesquisa e teoria.[17] Os mecanismos potenciais mais comumente levantados para explicar (pelo menos parcialmente) os efeitos da R/E na saúde são:

- incentivar comportamentos saudáveis (hábitos alimentares, evitar uso de substâncias nocivas e comportamento sexual promíscuo, práticas de oração e meditação etc.);

- suporte (apoio social da comunidade religiosa, valorização do convívio familiar etc.);
- sistema de crenças (dando sentido à vida e ao sofrimento);
- mecanismos de enfrentamento;
- características de personalidade;
- vias neuroendócrinas e neuroimunológicas (cortisol, proteína C-reativa, fibrinogênio e citocinas).

Em investigação recente com 5.200 adultos dos Estados Unidos, foram avaliados mediadores potenciais entre frequência religiosa e redução do risco de mortalidade. Após controle para fatores de confusão (fatores demográficos, de saúde, comportamentais e sociais), entre os fatores psicológicos positivos observou-se mediação pelo aumento da satisfação com a vida e, possivelmente, afeto positivo. Dentre as dimensões do sofrimento psíquico, observou-se mediação por meio de reduções na desesperança, raiva (para traço e estado) e possivelmente solidão.[20]

Outro estudo avaliou a participação em serviços religiosos, durante os anos de 1992 a 2012, em 74.534 mulheres. Controlado para os principais fatores de estilo de vida e fatores de risco, comparecer a um serviço religioso mais de uma vez por semana foi associado a uma mortalidade 33% menor em comparação com mulheres que nunca compareceram a serviços religiosos.

Comparando as mulheres que frequentaram serviços religiosos mais de uma vez por semana com aquelas que nunca compareceram, a taxa de risco para mortalidade cardiovascular foi de 0,73 (95% CI, 0,62-0,85; P < 0,001), e para mortalidade por câncer foi de 0,79 (95% IC, 0,70-0,89; P < 0,001).[21]

Ao examinar os caminhos potenciais da participação em serviços religiosos para a mortalidade em todas as causas, descobriu-se que os sintomas depressivos, tabagismo, apoio social e otimismo eram mediadores potencialmente importantes, contudo nenhum mediador único explicou mais de 25% do efeito (o apoio social explicava 23% do efeito [P = 0,003], sintomas depressivos explicaram 11% [p < 0,001], o tabagismo explicou 22% [p < 0,001] e o otimismo explicou 9% [p < 0,001]).[21]

Evidências sobre possíveis mediadores ainda são inconsistentes e explicam apenas parcialmente a relação entre R/E e saúde. Por exemplo, um estudo realizado com 89.708 enfermeiras nos Estados Unidos, entre 1996 e 2010, sugere associação inversa entre frequência aos serviços religiosos e suicídio. Ao buscar possíveis mediadores, sintomas depressivos, consumo de álcool ou suporte social não explicaram grande parte da associação encontrada.[22] Não existe um mecanismo único capaz de explicar completamente como o R/E afeta a saúde.[15,23,24] Esse é um dos tópicos de pesquisa mais desafiadores e promissores sobre R/E e saúde.

Pesquisas em saúde mental

A maioria (70% a 75%) das pesquisas sobre R/E e saúde tem foco em saúde mental. A seguir serão apresentados alguns dados de levantamentos feitos por diversos autores, bem como estudos que relacionam a R/E com aspectos positivos em saúde (bem-estar, esperança e otimismo, significado e propósito, autoestima) e com aspectos negativos em saúde (depressão, suicídio, ansiedade, álcool e outras drogas). Não se pretende esgotar a literatura, nem apresentar revisão sistemática do assunto, mas apenas situar o leitor no campo dos estudos em R/E e saúde mental. Este capítulo baseia-se, em parte, nos dados das revisões sistemáticas realizadas por Koenig et al.[4,3,15,16]

O número de estudos que examina a relação entre R/E e aspectos negativos é, de longe, muito maior que o número de estudos entre os aspectos positivos em saúde. Esses números podem estar relacionados ao entendimento de saúde, que durante anos esteve diretamente relacionada à ausência de doenças. Com o foco nos aspectos negativos, as pesquisas buscavam a cura pela exclusão ou minimização de tais influências. A compreensão de saúde, ampliada há mais de 70 anos, vem construindo aos poucos um outro foco. Enquanto "estado de completo bem-estar físico, mental e social, e não, simplesmente, a ausência de doenças ou enfermidades", traz esse olhar em busca dos fatores positivos, dos promotores de saúde, trazendo outras demandas, que vêm se inserindo nos campos de investigação.[25]

Bem-estar

Até o ano de 2015, pelo menos 326 estudos quantitativos examinaram as relações entre R/E e bem-estar, com 256 (79%) encontrando maior felicidade, satisfação com a vida ou senso geral de que a vida é boa naqueles que tinham mais R/E.

Com exceção de oito estudos, os demais relataram resultados estatisticamente significativos. Dos 120 estudos julgados como metodologicamente mais rigorosos, 98 (82%) encontraram maior bem-estar entre aqueles que tinham mais R/E e menos de 1% relatou menor bem-estar em maior R/E.[14-16]

Como a maioria desses estudos é transversal, ainda trazem poucas evidências para a causalidade, contudo essa associação parece manter-se sob desenhos longitudinais também.[6] Para ilustrar, estudos trazem que a frequência a serviços religiosos, oração e perdão de Deus têm sido associados à satisfação com a vida ou bem-estar subjetivo;[26,27] que a satisfação com a vida está positivamente relacionada a medidas de forte vínculo religioso, no sentido de estar disposto a comprometer-se frequentemente a participar de serviços religiosos;[28] e que pessoas com frequência regular a serviços religiosos e que constroem redes sociais em suas congregações estão mais satisfeitas com suas vidas.[29]

Examinando prospectivamente mais de 5 mil jovens ao longo de 14 anos nos Estados Unidos, a frequência regular a serviços religiosos na adolescência foi preditor de maior satisfação com a vida e afeto positivo na vida adulta. Os resultados desse estudo também trouxeram que, quando comparado à não frequência religiosa, os que frequentavam semanalmente apresentaram maior voluntariado, maior senso de missão, mais perdão e menores probabilidades de uso de drogas e iniciação sexual precoce. Houve pouca diferença entre aqueles que relataram uma frequência menor do que semanalmente e o não comparecimento a serviços religiosos.[30]

Em um estudo transversal com 1.316 idosos nos Estados Unidos (51% brancos e 49% afro-americanos), além da frequência a serviços religiosos, o perdão de Deus e o ato de perdoar os outros também estiveram relacionados com bem-estar psicológico.

Idosos que perdoam os outros tendem a ter maior sensação de bem-estar psicológico do que aqueles que estão menos dispostos a perdoar. O perdão de Deus também esteve associado a maior sentimento de bem-estar, contudo a magnitude dos relacionamentos não é tão forte quanto a observada quando há perdão.

Os autores destacam que os dois tipos de medidas de perdão podem ter efeitos diferentes sobre o bem-estar simplesmente porque avaliam fenômenos diferentes, e, quando esses dois tipos são comparados e contrastados, os dados sugerem que os benefícios associados a perdoar os outros parecem superar os benefícios decorrentes de serem perdoados por Deus.[31]

Esperança e otimismo

A esperança pode ser entendida como a percepção generalizada de que um objetivo será alcançado, aquilo que mantém o movimento da vida diante de uma situação difícil ou um grande sofrimento. O otimismo seria uma tendência a olhar para o lado favorável dos eventos ou condições, esperando um resultado também favorável.[16]

Investigações sobre esperança e otimismo foram catalogadas por Koenig et al.,[15] e pelo menos 40 estudos examinaram as relações entre R/E e esperança, com 29 deles (73%) encontrando maior esperança entre aqueles com maiores níveis de R/E. Da mesma forma, pelo menos 32 estudos examinaram as relações entre R/E e otimismo e, desses, 26 (81%) relataram uma relação positiva significativa.

Um estudo realizado nos Estados Unidos e publicado em 1993 investigou o otimismo e o pessimismo em 623 adeptos de nove grupos religiosos. Esses grupos foram distribuídos em três categorias: 1) fervorosos: por interpretarem seus textos religiosos literalmente, além de impor uma grande quantidade de regulamentações cotidianas a seus seguidores (o judaísmo ortodoxo, o calvinismo e o islamismo); 2) moderados: menor envolvimento e responsabilidades religiosas (judaísmo conservador, catolicismo, luteranismo e metodismo); 3) liberais: encorajam a individualidade, a tolerância e o ceticismo (unitarismo e judaísmo reformado). Os grupos fervorosos mostravam maior envolvimento religioso e também eram significativamente mais otimistas que os das religiões moderadas, que por sua vez eram mais otimistas que os liberais.[32]

Após comentários recebidos, os autores fizeram novas análises e encontraram que a categoria dos fervorosos esteve associada a níveis mais elevados de otimismo em decorrência de três fatores: estar associado a mais esperança e menos culpa pessoal por eventos negativos.[33]

Significado e propósito

Ter significado e propósito na vida é um aspecto positivo da saúde mental que não apenas está fortemente correlacionado com o bem-estar, mas também está associado à resiliência diante de circunstâncias difíceis.

Dos 45 estudos revisados por Koenig et al.[15] que examinaram as relações com o R/E, 42 (93%) relataram associação positiva entre significado ou propósito e R/E. Dos dez melhores estudos em termos de rigor metodológico, todos os dez (100%) relataram relações positivas significativas.

A grande maioria deles sugeriu que várias formas de participação religiosa e de atendimento estão associadas a maior sentido de significado ou propósito na vida.[32-34]

Ao examinar a relação entre o envolvimento religioso e o sofrimento psicológico, explorando os mediadores do apoio social e do propósito na vida em 1.812 estudantes universitários chineses, observou-se que o sofrimento psíquico aumenta o envolvimento religioso, e esse envolvimento aumenta o propósito na vida e o apoio social, levando, por fim, a menor sofrimento psicológico.[35]

Autoestima

A autoestima se reflete na forma como as pessoas aceitam a si mesmas e projetam suas expectativas. Corresponde à valoração intrínseca que o indivíduo faz de si mesmo em diferentes situações e eventos da vida a partir de determinado conjunto de valores eleitos por ele como positivos ou negativos.[36] A baixa autoestima é frequentemente associada a um distúrbio emocional como a depressão, mas a alta autoestima está fortemente correlacionada com emoções positivas e boa saúde mental.[14]

Dos 69 estudos quantitativos examinando a relação entre R/E e autoestima, Koenig et al.[15] encontraram em 42 deles (61%) níveis significativamente mais elevados de autoestima nos que pontuavam mais em R/E; apenas dois estudos (3%) relataram que as pessoas com R/E mais elevados tinham baixa autoestima. Dos 25 estudos metodologicamente mais rigorosos, 17 (68%) relataram maior autoestima quanto maior a R/E.

O envolvimento religioso relacionou-se com autoestima, principalmente em grupos de estudantes e minorias étnicas,[37-39] e ao menos um estudo encontrou relação positiva entre orar pelos outros e maior autoestima.[40]

Depressão

Um dos transtornos mais comuns encontrados por profissionais da saúde mental, a depressão é caracterizada por alterações cognitivas, neurovegetativas e no afeto, sendo causa de uma ampla gama de prejuízos, que variam desde os relativamente leves até os mais incapacitantes.[42]

Koenig et al.[16] identificaram 444 estudos que examinaram as relações entre R/E e depressão, dos quais 272 (61%) relataram relações inversas. Relações positivas foram encontradas em apenas 28 estudos (6%). À medida que a qualidade do desenho de um estudo aumenta, a relação inversa mostra-se mais significativa; dos 178 estudos com classificação de qualidade 7 ou superior, 119 (67%) relataram relações inversas entre R/E e depressão (Figura 48.1).[15,16,43]

A associação entre religiosidade e sintomas depressivos foi examinada em uma metanálise de 147 estudos, com um total de 98.975 indivíduos. A correlação entre religiosidade e sintomas depressivos indicou que maior religiosidade está levemente associada a menos sintomas. A associação foi mais forte naqueles estudos envolvendo pessoas que vivenciavam situações de vida estressantes recentes.

Religiosidade extrínseca e o enfrentamento religioso negativo (p. ex., culpar Deus pelas dificuldades) foram associados a níveis mais altos de sintomas depressivos.[44]

Um estudo longitudinal, com dez anos de seguimento, de 114 crianças dos Estados Unidos descobriu que aqueles que, durante o período de investigação, relataram que a R/E era altamente importante tinham cerca de um quarto de risco de sofrer depressão nos dez anos seguintes quando comparados com aqueles que não consideravam R/E importante.

No subgrupo de alto risco (tendo um pai ou mãe deprimido), aqueles que relataram alta importância da R/E tinham dez vezes menos chance de ter depressão nos próximos dez anos em comparação com aqueles que não relataram importância à R/E.[45]

Outro estudo longitudinal com 4.791 adolescentes norte-americanos identificou que o envolvimento em atividades religiosas esteve relacionado com a proteção contra o início de episódios depressivos.[46] Orar uma vez por semana e frequentar grupos religiosos pelo menos uma vez ao mês correlacionou-se com menos episódios depressivos em comparação àqueles que nunca oraram e que nunca compareceram.

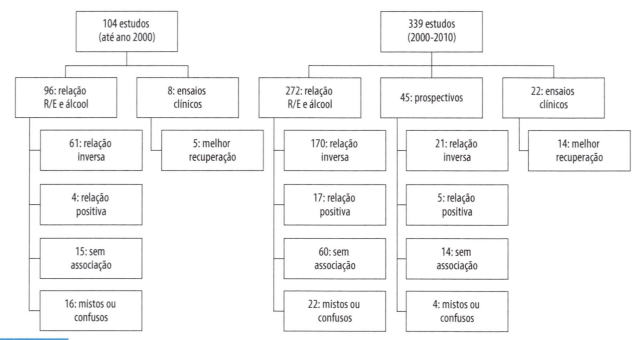

Figura 48.1 Atividade religiosa e pressão arterial diastólica em idosos.
Fonte: Bergin AE, Jensen JP.

Outros estudos longitudinais com bom controle de variáveis de confusão também indicaram associação entre frequência religiosa e menores taxas de depressão.[47,48] Por exemplo, em um estudo com 48.984 enfermeiras norte-americanas, acompanhadas entre os anos de 1996 e 2008, encontrou-se que, em comparação com as que nunca compareceram aos serviços religiosos (0,87, IC 95%: 0,79, 0,97), mulheres com maior frequência tiveram menor risco de desenvolver depressão (0,71, IC95%: 0,62; 0,82).[49]

Suicídio

O suicídio é definido como um ato deliberado, executado pelo próprio indivíduo, cuja intenção seja a morte, de forma consciente e intencional, mesmo que ambivalente, usando um meio que ele acredita ser letal.[50] O comportamento suicida é composto pelo pensamento ou ideação, planejamento e a tentativa de suicídio. Apenas uma pequena proporção do comportamento suicida chega a nosso conhecimento.[51]

Estima-se que, em 2015, 788 mil mortes no mundo foram por suicídio e que houve um número muito maior de tentativas. Ele está entre as 20 principais causas de morte no ano de 2015, representando perto de 1,5% de todas as mortes em todo o mundo.[52] O suicídio é a segunda causa de morte entre estudantes universitários e a terceira maior causa da morte de jovens de cinco a catorze anos.[53]

O suicídio é um fenômeno presente ao longo da história da humanidade, em todas as culturas. Multifatorial e resultado de uma complexa interação de fatores psicológicos como depressão, raiva e impulsividade; fatores sociais como distúrbios familiares, falta de apoio social e solidão; fatores comportamentais como uso e dependência de álcool e outras drogas; causas biológicas, incluindo doenças crônicas e incapacitantes; causas genéticas; violência doméstica e abuso sexual, físico ou emocional. Assim sendo, ele é considerado o desfecho de uma série de fatores ao longo da história do indivíduo.[15,52]

Conhecer os fatores de risco e de proteção é fundamental e pode ajudar o profissional a determinar clinicamente os riscos e propor estratégias para reduzi-los.

Estudos sobre fatores de proteção são em menor número quando comparados com os de risco, e, geralmente, os dados ainda não são muito consistentes. Incluem os fatores de proteção: autoestima elevada; bom suporte familiar; laços sociais bem estabelecidos com família e amigos; religiosidade e razão para viver; ausência de doença mental; estar empregado; ter crianças em casa; senso de responsabilidade com a família; gravidez desejada e planejada; capacidade de adaptação positiva; capacidade de resolução de problemas e relação terapêutica positiva, além de acesso a serviços e cuidados de saúde mental.[50]

Crenças e práticas religiosas podem influenciar o risco de suicídio. Uma revisão sistemática de 141 estudos examinou a relação entre R/E e ideação suicida, tentativas de suicídio e suicídio completo. Desses estudos, 106 (75%) encontraram menos ideação e comportamento suicida entre aqueles que eram mais religiosos e apenas quatro encontraram associação direta (maior religiosidade e maior suicídio). Entre os 49 melhores estudos, 39 (80%) relataram relações inversas.[16]

Além desses, foram localizados 42 estudos que compararam taxa de suicídio e denominação religiosa, em que se observou que os católicos apresentaram uma pequena vantagem quanto a menor risco de suicídio em relação aos protestantes.[15]

A frequência religiosa está relacionada a menor risco de suicídio.[54-57] O comparecimento religioso também esteve inversamente relacionado à aceitação do suicídio e foi o preditor mais forte de visões contrárias ao suicídio em comparação com todas as outras variáveis (incluindo raça, gênero, idade, estado civil, *status* dos pais, educação e conservadorismo).[58,59]

Uma metanálise de nove estudos de 2000 a 2015 analisou 2.369 suicídios e 5.252 controles (vivos ou mortos por causas naturais). Encontrou um efeito protetor global de R/E sobre suicídios completos (OR = 0,38; IC95% 0,21-0,71), com um efeito mais forte nas culturas ocidentais.[60]

Um estudo de acompanhamento de 16 anos de uma amostra nacionalmente representativa dos Estados Unidos (n = 20.014) descobriu que aqueles que frequentavam regularmente os serviços religiosos morreram três vezes menos por suicídio em comparação com aqueles que não compareceram.[61]

Em uma amostra canadense nacionalmente representativa de 36.984 indivíduos, a frequência religiosa foi associada a menos tentativas de suicídio, mesmo após o ajuste para apoio social (OR = 0,38; IC95% 0,17-0,89).[62]

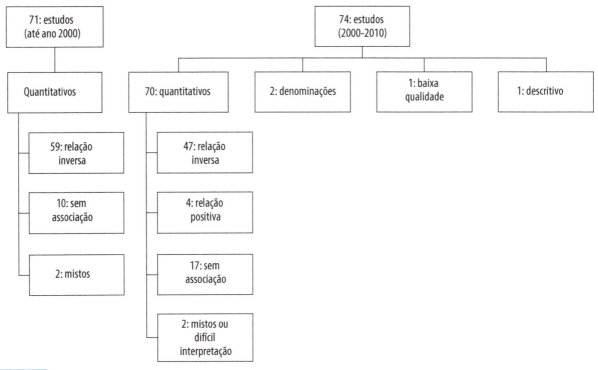

Figura 48.2 Revisão Koenig sobre R/E e suicídio
Fonte: Koenig et al.

Em um estudo caso-controle brasileiro (110 indivíduos que tentaram suicídio e 114 controles sem histórico de tentativas de suicídio), a religiosidade foi relacionada a uma redução de 50% no risco de tentativas de suicídio, após controlar outros fatores de risco relevantes.[63]

No melhor estudo já realizado sobre o tema, 89.708 mulheres americanas foram seguidas por 14 anos. Após ajuste para variáveis demográficas, fatores de estilo de vida, histórico médico e sintomas depressivos, a frequência semanal a serviços religiosos foi associada a taxas de suicídio sete vezes menores comparadas àquelas que nunca compareceram[22].

Uso/abuso de álcool e/ou outras substâncias

A dependência de álcool e/ou drogas é decorrente de uma gama de fatores incluídos na dimensão familiar, social e individual, bem como das rápidas e consistentes mudanças no modo de organização das sociedades.[64] É o que a OMS tem chamado de epidemia social, ressaltando os três fatores fundamentais: o agente (droga), o hospedeiro (usuário) e o ambiente favorável (família, grupos de convívio) (Lopes, 2005). A etiologia da dependência química é multidimensional, porém os fatores sociais são os elementos mais importantes.[65]

Segundo dados da United Nations Office on Drugs and Crime (UNODC), cerca de 275 milhões de pessoas em todo o mundo (5,6% população mundial) entre 15 e 64 anos usou drogas pelo menos uma vez durante o ano de 2016. E aproximadamente 31 milhões de pessoas que usam drogas sofrem transtornos por isso e podem necessitar de tratamento. Os opiáceos continuam a causar os maiores danos.[66]

O abuso de álcool está relacionado a mais de 200 doenças, incluindo cirrose hepática e câncer.[67] Na população entre 15 e 49 anos, o uso de álcool foi o principal fator de risco global de mortes em 2016.[68]

A relação entre R/E e uso/abuso de álcool e outras substâncias tem sido estudada e relatada em várias pesquisas em diferentes países. Há evidências fortes e consistentes de que o uso e o abuso de álcool são menos frequentes entre aqueles que têm níveis mais altos de envolvimento religioso. Uma revisão de 278 estudos quantitativos, examinando a relação entre R/E e álcool, constatou que 240 (ou 86%) relataram menos uso/abuso de álcool entre os mais religiosos, a mesma proporção em estudos prospectivos (86% de 49 estudos).[15]

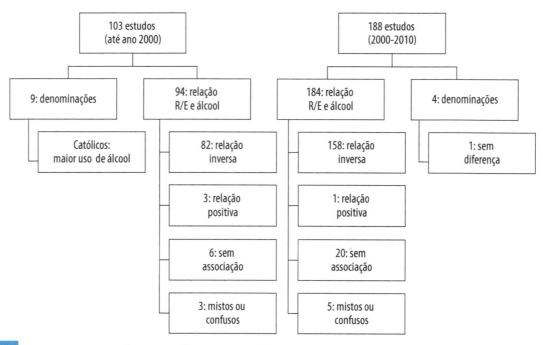

Figura 48.3 Revisão Koenig *et al.* (2012) sobre R/E e uso/abuso de álcool.
Fonte: Koenig et al.

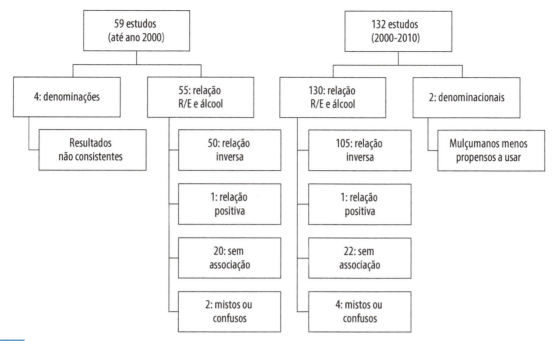

Figura 48.4 Revisão Koenig sobre R/E e uso/abuso de outras drogas.
Fonte: Koenig et al.

Com relação ao uso/abuso de drogas ilícitas, os resultados são semelhantes: 185 estudos, em que 155 (84%) relataram uma relação inversa entre R/E e uso/abuso de drogas.

De 35 estudos de coorte prospectivos, 33 (94%) encontraram R/E basal prevendo menos uso/abuso futuro de drogas. Mais de 70% desses estudos foram feitos com jovens (adolescentes, estudantes universitários e adultos jovens).[15]

De 145 estudos de alta qualidade que examinaram a relação entre R/E e uso/abuso e dependência de álcool, 90% relataram haver relação inversa entre eles. Dos 112 estudos de melhor qualidade, examinando as relações entre uso ou abuso de drogas e envolvimento R/E, 96 (86%) também relataram uma relação inversa entre estes elementos.[16]

Em uma pesquisa nacional norte-americana, a proporção de pessoas que consomem álcool entre os que frequentavam a igreja menos de duas vezes por mês ou que não frequentavam era o dobro daquela que frequentava uma igreja duas a quatro vezes por mês. A probabilidade de uso de álcool no último ano para aqueles que disseram que a religião não era importante em suas vidas era 50% maior do que entre aqueles que relataram que a religião era importante em suas vidas. É importante ressaltar que essa associação não parece ter sido mediada por apoio social e estado de saúde mental.[69]

Dados de 11.169 mulheres nas três ondas da Pesquisa Nacional sobre Álcool nos Estados Unidos (2000, 2005 e 2010) foram utilizados para análises de religiosidade sobre o uso de álcool ao longo da vida e o consumo prejudicial de álcool e drogas nos últimos 12 meses. A alta religiosidade foi associada à abstinência alcoólica durante toda a vida e foi encontrada como protetora contra o consumo nocivo de álcool e o uso de drogas.[70]

Um dos maiores levantamentos na América Central examinou a relação entre religião e abuso de substâncias em uma amostra aleatória de 17.215 estudantes do ensino médio entre as idades de 12 e 20 anos no Panamá, Costa Rica e Guatemala. Crenças de adolescentes em Deus foram relacionadas a menor probabilidade de embriaguez (OR = 0,96, p < 0,001).[71]

Outros estudos com adolescentes e jovens dos Estados Unidos encontraram relação inversa entre frequência e importância da religião/religiosidade associada a baixo consumo de álcool,[72-74] baixo uso de maconha[75,76] e baixo uso de *ecstasy*.[77]

Estudos brasileiros também têm demonstrado a associação entre R/E e menor consumo de drogas e mostram a R/E como facilitadora na recuperação do dependente de álcool e/ou drogas, além de promover a abstinência.[78-81]

Em uma amostra nacional brasileira de 5.040 pessoas, aquelas cuja principal atividade de lazer era frequentar festas, bares e clubes tinham 73,3% mais chances de usar drogas do que aquelas envolvidas em atividades culturais, esportivas ou religiosas [82]

Em outra amostra brasileira, nacionalmente representativa de 12.595 estudantes universitários, cerca de 40% frequentavam regularmente os serviços religiosos. Comparados com aqueles que tiveram frequência regular, os estudantes que não frequentavam regularmente os serviços religiosos eram mais propensos a usar álcool (OR = 2,52; IC95% 2,08-3,06), tabaco (OR = 2,83; IC95% 2,09-3),[83] maconha (OR = 2,09; IC95% 1,39-3,14) e outras drogas (OR = 1,42; IC95% 1,12-1,79).[83]

Ainda é importante buscar melhor compreensão do papel do envolvimento da R/E na prevenção do surgimento de transtornos de abuso de substâncias na juventude e na idade adulta. Como a R/E previne transtornos de uso/abuso? Como a R/E interage com fatores biológicos ou genéticos para aumentar ou diminuir o risco do uso/abuso? Como a intervenção R/E atuaria para a manutenção da remissão do uso/abuso? Essas são algumas das questões que ainda precisam ser elucidadas.

Ansiedade

A ansiedade é um estado emocional natural, uma resposta global, ou condição associada à antecipação de um evento potencialmente ameaçador que envolve componentes cognitivos e emocionais. Ela está relacionada à avaliação de um evento e à decisão entre "lutar" e "fugir". É uma preparação para tarefas que possam ser difíceis ou de confrontos necessários. Apesar de natural, é um sentimento desagradável (tensão, apreensão, medo etc.) e que também pode envolver sintomas de natureza física: taquicardia, sudorese, náuseas, falta de ar, entre outros.[42]

Contudo, quando a experiência do sentimento de ansiedade torna-se excessiva e intensa, fazendo com que os níveis de ansiedade sejam elevados e o indivíduo experimente sofrimento e dificuldade para funcionar no dia a dia, estamos tratando de transtorno de ansiedade (TA).[42] Para um número considerável de pessoas (3,6% população mundial e 9,3% da população brasileira) ela se torna excessiva ou prolongada, persistindo para além do considerado normal [52]

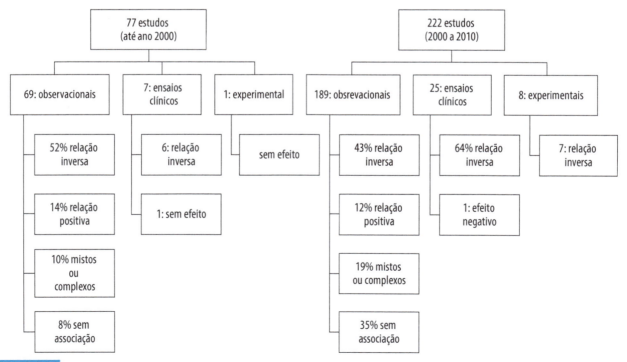

Figura 48.5 Revisão Koenig *et al.* (2012) sobre R/E e ansiedade.
Fonte: Koenig et al.

Tem-se, hoje, ao menos 299 estudos que examinam a relação entre R/E e ansiedade, e em quase metade deles, 147 (49%), há relatos de correlação inversa entre os fatores avaliados. A correlação positiva (maior ansiedade relacionada a níveis mais altos de R/E) é reportada em 11% (33) dos estudos. Dos 67 estudos de melhor desenho metodológico, 31 reportaram relação inversa, 6 trouxeram relação positiva, 6 achados mistos e em 15 estudos não foram encontradas associações.

Dentre os estudos longitudinais, 9 (47%) relataram que a R/E previu menores níveis de ansiedade ao longo do tempo; 1 estudo (5%) encontrou um aumento na ansiedade e 7 não relataram associação entre ansiedade e R/E.[15,16]

Os resultados das pesquisas sobre a relação entre R/E e ansiedade exigem cautela em suas interpretações. Existem estudos em que R/E está associada com o aumento da gravidade dos sintomas de ansiedade, bem como estudos que trazem algumas terapias adaptadas para R/E que tendem a reduzir a ansiedade.[15]

Estudos encontraram relação inversa entre ansiedade e frequência/participação em serviço religioso,[31] leitura, oração e engajamento em cerimônias tradicionais[84] em adolescentes imigrantes com maior comprometimento religioso.[85] Contudo, valores espirituais também estiveram associados a maior probabilidade de fobia social.[86]

Estudantes do Kuwait (Emirado Árabe) obtiveram altos escores em religiosidade intrínseca relacionado a baixos níveis de ansiedade e melhores níveis de saúde geral.[88] Porém, também há estudos com achados de relação positiva entre ansiedade e R/E.[91,92]

Uma das possíveis explicações para a inconsistência das relações entre ansiedade e R/E é que a própria ansiedade pode ser um estímulo para a oração e outras atividades religiosas mobilizadas para lidar com circunstâncias ansiogênicas. Pessoas vivenciando ansiedade ou temor podem usar a fé como mecanismo de enfrentamento e podem mergulhar em atividades religiosas para encontrar conforto e apoio emocional e espiritual.

Entre os estudos experimentais e ensaios clínicos, pode-se observar o efeito positivo da intervenção da R/E na redução da ansiedade, bem como entre os estudos prospectivos que reportaram a R/E como preditor de menor ansiedade futura e sofrimento emocional.[93]

Outras temáticas investigadas

Além dos temas aqui apresentados, estudos sobre *coping* (modos de enfrentamento de problemas) e estresse, transtornos psicóticos, delinquência, instabilidade conjugal e transtornos de personalidade também foram revisados por Koenig *et al.*[15]

Estudos que tratam do *coping* e processos de adaptação a determinadas situações evidenciam que a religião é uma forma comum de as pessoas lidarem com adversidade e estresse, ou seja, está associada a situações de enfrentamento.

Há mais de 450 estudos com pessoas que passaram por situações de estresse, como doenças terminais, e buscaram na religião uma forma de adaptação.

Em relação à delinquência, comportamentos antissociais ou crimes, a população mais estudada foi a infantojuvenil. Em 81 estudos revisados por Koenig *et al.*, observou-se uma relação inversa entre o envolvimento religioso e o comportamento antissocial ou criminoso. Considerando uma das formas de avaliar o contrário da delinquência, qual seja, a *performance* escolar, estudos mostraram que em 100% dos 102 estudos encontrados a R/E foi associada a um melhor desempenho acadêmico.[15]

Estudos também mostraram relação positiva entre R/E e estabilidade matrimonial.[6,48,94]

Em estudo prospectivo de coorte com enfermeiras americanas (período de 14 anos), a frequência religiosa reduzia pela metade o risco de divórcio entre as mulheres casadas.[95] Os estudos avaliaram a satisfação, o comprometimento, a coesão, a fidelidade sexual, a taxa de divórcio/separação, ausência de abuso, capacidade de resolver problemas e perdoar. Dos 79 estudos revisados por Koenig *et al.*, 69 (87%) deles encontraram uma relação positiva entre as variáveis, o que significa que o envolvimento religioso ajuda a estabilizar o matrimônio. Entre os melhores estudos, essa proporção foi de 88% e considerando-se todos os artigos avaliados o resultado foi de 86%.[15]

E quando a R/E exerce influência negativa?

Sendo uma dimensão da experiência humana, R/E possui potencial tanto para os benefícios em saúde mental quanto para conflitos. Se uma pessoa tem fortes crenças religiosas, mas de alguma forma sua vivência está em desacordo com esses valores religiosos, isso pode criar conflitos internos que podem gerar estresse e desarmonia, ou levar à exclusão social de seu grupo religioso e até da família [96]

O efeito adverso na saúde também pode ocorrer quando crenças e práticas religiosas são usadas para justificar comportamentos negativos para a saúde ou substituir cuidados médicos tradicionais. Exemplos de comportamentos negativos seriam: culpa, vergonha, raiva, medo e agressão. O controle social, também presente nas religiões, pode ser visto como limitante, restritivo, trazendo isolamento para aqueles em desacordo com seu padrão [97]

Existem alguns estudos empíricos indicando o impacto que certas formas negativas de religiosidade exercem sobre o estado de saúde. Tais conflitos internos e/ou sociais podem levar à culpa, desesperança, isolamento social, estresse, tensão interna e depressão.[15,98-100]

Em um estudo com 596 pacientes internados em hospital geral, depois de controlar as variáveis demográficas, variáveis de saúde física e saúde mental, os maiores escores de conflito religioso foram preditivos de maior risco de mortalidade: "Perguntei se Deus havia me abandonado", "questionei o amor de Deus por mim" e "Decidi que o diabo fez isso acontecer".[98]

Um estudo com 100 alcoolistas membros de um grupo de AA, na Polônia, mostrou uma correlação positiva de conforto religioso (perceber a fé como fonte de força e Deus como todo-poderoso e solidário) com qualidade de vida (satisfação, competência, empoderamento e pertencimento social).

Duas categorias de conflito religioso diminuíram significativamente a avaliação da qualidade de vida no grupo de Alcoólicos Anônimos: emoções negativas em relação a Deus e medo/culpa.[100]

Considerações finais

Nas últimas décadas, emergiram evidências muito consistentes demonstrando existir associação entre R/E e saúde mental. Há fortes evidências de que a frequência religiosa está relacionada a diversos desfechos em saúde mental, e essa é apenas uma das formas de R/E. Em geral, observa-se relação inversa entre alto nível de envolvimento R/E e depressão, ideação/comportamento suicida e uso e abuso de álcool ou outras substâncias psicoativas. Há também uma associação positiva entre R/E e bem-estar, otimismo, propósito, autoestima.

Como já descrito na introdução e no decorrer dos estudos apresentados, há grande complexidade no relacionamento R/E e saúde humana, já que muitos fatores estão envolvidos: fatores genéticos, de desenvolvimento, ambientais, além dos fatores confundidores conhecidos (idade, gênero, raça, educação, *status* socioeconômico) e outros elementos ainda desconhecidos.

A religião, enquanto comportamento de enfrentamento (*coping*), também deve ser levada em consideração. Muitas vezes a má saúde física ou mental faz com que as pessoas se voltem para a religião e/ou se envolvam em práticas religiosas, mais do que quando estão bem.

Por fim, pesquisas mal elaboradas ou mal executadas são mais propensas a produzir achados fracos ou inexistentes. A Figura 48.6 apresenta alguns cuidados necessários.

Para finalizar, serão discutidos os pontos fortes e fracos das evidências existentes, bem como as preocupações e desafios.

Entre os pontos fortes destacados por Koenig[14] estão o grande número de estudos, os diversos delineamentos de pesquisa, os longos períodos de observação, as grandes amostras randomizadas, os diversos grupos populacionais estudados, a ampla variedade de localizações geográficas, os diversos grupos de pesquisadores relatando achados semelhantes e o surgimento de achados, mesmo quando os pesquisadores não estavam procurando por eles.

Claro que se observam também fragilidades, que devem ser reconhecidas para que sejam abordadas em pesquisas futuras: os estudos em sua maioria são transversais, emprego de pequenas amostras de conveniência, uso de métodos e medidas insatisfatórios, análises sem controle para potenciais fatores de confusão, modelagem incorreta, interpretação excessiva dos resultados [14]

Alguns desafios que se apresentam à pesquisa nessa área ajudam, por vezes, a explicar algumas das fraquezas nas pesquisas citadas. São elas a falta de financiamento e a falta de pesquisadores treinados. As fontes usuais de financiamento para pesquisa muitas vezes relutam em apoiar pesquisas sobre R/E e saúde, mas essa resistência tem diminuído. Além disso, outro desafio é a falta de treinamento específico em pesquisa no campo da R/E e saúde e dificuldades relacionadas à mensuração e à falta de familiaridade com as dinâmicas que afetam o desenho do estudo.[14]

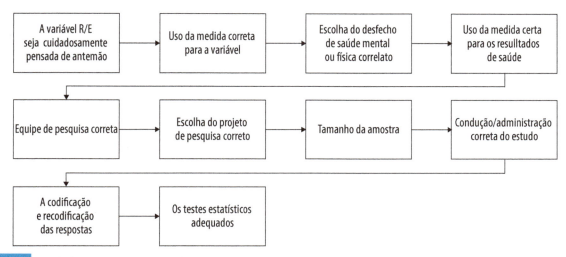

Figura 48.6 Cuidados necessários em pesquisa sobre R/E e saúde.
Fonte: Desenvolvida pela autoria.

Esses desafios aqui expostos não visam a desencorajar o leitor, mas sim alertá-lo quanto aos cuidados necessários ao desenvolver pesquisas que investiguem a relação entre R/E e saúde.

No capítulo 47, deste livro, o leitor encontra algumas estratégias e desenhos de estudos em R/E, bem como, no capítulo 49, os instrumentos de mensuração em espiritualidade e religiosidade que auxiliarão em futuras propostas.

Referências

1. Damiano RF, Costa LA, Viana MTSA, Moreira-Almeida A, Lucchetti ALG, Lucchetti G. Brazilian scientific articles on "spirituality, religion and health". Arch Clin Psychiatry [São Paulo]. 2016;43(1):11-6.
2. Freitas MH de. Religiosidade e saúde: experiências dos pacientes e percepções dos profissionais. Rev Pist Prax. 2014 Sep 13;6(1):89-105.
3. Koenig HG. Religion and medicine I: historical background and reasons for separation. Int J Psychiatry Med. 2000;30(4):385-98.
4. Koenig HG. Spirituality in patient care: why, how, when, and what, 2nd ed. r ev. & expanded. Philadelphia, Templeton Foundation Press: 2007.
5. Peres JFP, Simão MJP, Nasello AG. Spirituality, religiousness and psychotherapy. Arch Clin Psychiatry [São Paulo]. 2007;34:136-45.
6. VanderWeele TJ. Religion and health: a synthesis. In: Spirituality and religion within the culture of medicine: from evidence to practice. New York, Oxford University Press: 357-401, 2017.
7. Freud S. O futuro de uma ilusão, O mal-estar na civilização e outros trabalhos (1927-1931). 1ª. Imago; 1996. (Edição standard brasileira das obras psicológicas completas de Sigmund Freud; v. XXI).
8. Stark R. The triumph of faith: why the world is more religious than ever. 1 [edition]. Wilmington, Delaware, ISI Books: 2015.
9. The global religious landscape. Washington, DC, Pew Research Center: 82, 2012. Disponível na Internet: http://assets.pewresearch.org/wp-content/uploads/sites/11/2014/01/global-religion-full.pdf (13 maio 2018).
10. Stark R. Secularization, R.I.P. Sociol Relig. 1999;60(3):249-73.
11. Moreira-Almeida A, Pinsky I, Zaleski M, Laranjeira R. Envolvimento religioso e fatores sociodemográficos: resultados de um levantamento nacional no Brasil. Rev Psiquiatr Clín [S ão Paulo]. 2010;12-5.
12. Bergin AE, Jensen JP. Religiosity of psychotherapists: a national survey. Psychotherapy. 1990;27(1):3-7.
13. Delaney HD, Miller WR, Bisonó AM. Religiosity and spirituality among psychologists: a survey of clinician members of the American Psychological Association. Prof Psychol Res Pract. 2007;38(5):538-46.
14. Koenig HG. Spirituality & health research: methods, measurement, statistics, and resources. West Conshohocken, PA, Templeton Press: 2011.
15. Koenig HG, King DE, Carson VB. Handbook of religion and health. 2nd ed. New York, Oxford University Press: 2012.
16. Koenig HG. Religion, spirituality, and health: a review and update. Adv Mind Body Med. 2015;29(3):19-26.
17. Moreira-Almeida A, Lucchetti G. Panorama das pesquisas em ciência, saúde e espiritualidade. Ciênc e Cult. 2016 Mar;68(1):54-7.
18. Sloan RP, Bagiella E, Powell T. Religion, spirituality, and medicine. Lancet. 1999;353(9153):664-7.

19. Weber SR, Pargament KI. The role of religion and spirituality in mental health. Curr Opin Psychiatry. 2014 Sep 1;27(5):358-63.
20. Kim ES, VanderWeele TJ. Mediators of the association between religious service attendance and mortality. Am J Epidemiol. 2019 Jan 1;188(1):96-101.
21. Li S, Stampfer MJ, Williams DR, VanderWeele TJ. Association of religious service attendance with mortality among women. Jama Intern Med. 2016 Jun 1;176(6):777.
22. VanderWeele TJ, Li S, Tsai AC, Kawachi I. Association between religious service attendance and lower suicide rates among US women. Jama Psychiatry. 2016;73(8):845-51.
23. George LK, Ellison CG, Larson DB. Explaining the relationships between religious involvement and health. Psychol Inq. 2002;13(3):190-200.
24. Levin J. Spiritual determinants of health and healing: an epidemiologic perspective on salutogenic mechanisms. Altern Ther Health Med. 2003 Dec;9(6):48-57.
25. WHOQOL SRPB Group. A cross-cultural study of spirituality, religion, and personal beliefs as components of quality of life. Soc Sci Med 1982. 2006 Mar;62(6):1486-97.
26. Helliwell JF, Putnam RD. The social context of well-being. Huppert FA, Baylis N, Keverne B, organizers. Philos Trans R Soc Lond B Biol Sci. 2004 Sep 29;359(1449):1435-46.
27. Koenig LB, Vaillant GE. A prospective study of church attendance and health over the lifespan. Health Psychol. 2009;28(1):117-24.
28. Greene KV, Yoon BJ. Religiosity, economics and life satisfaction. Rev Soc Econ. 2004 Jun;62(2):245-61.
29. Lim C, Putnam RD. Religion, social networks, and life satisfaction. Am Sociol Rev. 2010 Dec;75(6):914-33.
30. Chen Y, VanderWeele TJ. Associations of religious upbringing with subsequent health and well-being from adolescence to young adulthood: an outcome-wide analysis. Am J Epidemiol. 2018 Nov 1;187(11):2355-64.
31. Krause N, Ellison CG. Forgiveness by God, forgiveness of others, and psychological well-being in late life. J Sci Study Relig. 2003 Mar 1;42(1):77-94.
32. Sethi S, Seligman MEP. Optimism and fundamentalism. Psychol Sci. 1993 Jul;4(4):256-9.
33. Sethi S, Seligman MEP. The hope of fundamentalists. Psychol Sci. 1994 Jan;5(1):58-58.
34. Krause N, Hayward RD. Religion, meaning in life, and change in physical functioning during late adulthood. J Adult Dev. 2012 Sep;19(3):158-69.
35. Wang Z, Koenig HG, Ma H, Shohaib SA. Religion, purpose in life, social support, and psychological distress in Chinese university students. J Relig Health. 2016 Jun;55(3):1055-64.
36. Bednar RL, Peterson SR. Self-esteem: paradoxes and innovations in clinical theory and practice, 2nd ed. Washington, DC, American Psychological Association: 1995.
37. Ball J, Armistead L, Austin B. The relationship between religiosity and adjustment among African-American, female, urban adolescents. J Adolesc. 2003 Aug;26(4):431-46.
38. Hayman JW, Kurpius SR, Befort C, Nicpon MF, Hull-Blanks E, Sollenberger S et al. Spirituality Among college freshmen: relationships to self-esteem, body image, and stress. Couns Values. 2007 Oct;52(1):55-70.
39. Krause N. Religious meaning and subjective well-being in late life. J Gerontol B Psychol Sci Soc Sci. 2003 May 1;58(3):S160-70.
40. O'Laoire S. An experimental study of the effects of distant, intercessory prayer on self-esteem, anxiety, and depression. Altern Ther Health Med. 1997 Nov;3(6):38-53.
41. oshanloo M, Daemi F. Self-esteem mediates the relationship between spirituality and subjective well-being in Iran: spirituality and well-being. Int J Psychol. 2015 Mar 2015;50(2):115-20.
42. American Psychiatric Association, organizer. Diagnostic and statistical manual of mental disorders: DSM-5, 5th ed. Washington, D C, American Psychiatric Association: 2013.
43. Koenig HG, McCullough ME, Larson DB. Handbook of religion and health. New York, Oxford University Press: 2001.
44. Smith TB, McCullough ME, Poll J. Religiousness and depression: evidence for a main effect and the moderating influence of stressful life events. Psychol Bull. 2003 Jul;129(4):614-36.
45. Miller L, Wickramaratne P, Gameroff MJ, Sage M, Tenke CE, Weissman MM. Religiosity and major depression in adults at high risk: a ten-year prospective study. Am J Psychiatry. 2012 Jan;169(1):89-94.
46. Van Voorhees BW, Paunesku D, Kuwabara SA, Basu A, Gollan J, Hankin BL et al. Protective and vulnerability factors predicting new-onset depressive episode in a representative of U.S. adolescents. J Adolesc Health Off Publ Soc Adolesc Med. 2008 Jun;42(6):605-16.
47. Norton MC, Singh A, Skoog I, Corcoran C, Tschanz JT, Zandi PP et al. Church attendance and new episodes of major depression in a community study of older adults: the Cache County study. J Gerontol B Psychol Sci Soc Sci. 2008 May;63(3):P129-137.
48. Strawbridge WJ, Shema SJ, Cohen RD, Kaplan GA. Religious attendance increases survival by improving and maintaining good health behaviors, mental health, and social relationships. Ann Behav Med. 2001 Feb;23(1):68-74.

49. Li S, Okereke OI, Chang S-C, Kawachi I, VanderWeele TJ. Religious service attendance and lower depression among women: a prospective cohort study. Ann Behav Med Publ Soc Behav Med. 2016;50(6):876-84.

50. Associação Brasileira de Psiquiatria. Suicídio: informando para prevenir. Brasília, CFM/ABP: 2014.

51. Botega NJ, D'Oliveira CF, Cais CF, Stefanello S. Prevenção do suicídio: manual dirigido profissionais da saúde da atenção básica recursos da comunidade. São Paulo, Unicamp: 22, 2009.

52. Depression and other common mental disorders: global health estimates. Geneva: World Health Organization. 2017. p. 24. Disponível na Internet: https://apps.who.int/iris/bitstream/handle/10665/254610/WHO-MSD-MER-2017.2-eng.pdf;jsessionid=6155E95171A-4C0A58FDB0A54B0F50FCE?sequence=1.

53. Stevens LM, Lynm C, Glass RM. Adolescent suicide. Journal of the American Medical Association. 2001;286(24):3194.

54. Bearman PS, Moody J. Suicide and friendships among American adolescents. Am J Public Health. 2004 Jan;94(1):89-95.

55. Blackmore ER, Munce S, Weller I, Zagorski B, Stansfeld SA, Stewart DE et al. Psychosocial and clinical correlates of suicidal acts: results from a national population survey. Br J Psychiatry J Ment Sci. 2008 Apr;192(4):279-84.

56. Nisbet PA, Duberstein PR, Conwell Y, Seidlitz L. The effect of participation in religious activities on suicide versus natural death in adults 50 and older. J Nerv Ment Dis. 2000 Aug;188(8):543-6.

57. Hilton SC, Fellingham GW, Lyon JL. Suicide rates and religious commitment in young adult males in Utah. Am J Epidemiol. 2002 Mar 1;155(5):413-9.

58. Stack S. Blues fans and suicide acceptability. Death Stud. 2000 Apr 1;24(3):223-31.

59. Stack S. Opera subculture and suicide for honor. Death Stud. 2002 Jun;26(5):431-7.

60. Wu A, Wang J-Y, Jia C-X. Religion and completed suicide: a meta-analysis. Mazza M, organizer. PloS One. 2015 Jun 25;10(6):e0131715.

61. Kleiman EM, Liu RT. Prospective prediction of suicide in a nationally representative sample: religious service attendance as a protective factor. Br J Psychiatry J Ment Sci. 2014;204:262-6.

62. Rasic DT, Belik S-L, Elias B, Katz LY, Enns M, Sareen J et al. Spirituality, religion and suicidal behavior in a nationally representative sample. J Affect Disord. 2009 Apr;114(1-3):32-40.

63. 63. Caribé AC, Nunez R, Montal D, Ribeiro L, Sarmento S, Quarantini LC et al. Religiosity as a protective factor in suicidal behavior: a case-control study. J Nerv Ment Dis. 2012 Oct;200(10):863-7.

64. Pratta EMM, Santos MA dos. Reflexões sobre as relações entre drogadição, adolescência e família: um estudo bibliográfico. Estud Psicol Natal. 2006 Dec;11(3):315-22.

65. Washton AM. Prática psicoterápica eficaz dos problemas com álcool e drogas. Porto Alegre, Artmed: 2009.

66. World Drug Report 2018. United Nations Publication, 2018.

67. Degenhardt L, Hall W. Extent of illicit drug use and dependence, and their contribution to the global burden of disease. Lancet Lond Engl. 2012 Jan 7;379(9810):55-70.

68. Burton R, Sheron N. No level of alcohol consumption improves health. The Lancet. 2018 Sep;392(10152):987-8.

69. Edlund MJ, Harris KM, Koenig HG, Han X, Sullivan G, Mattox R et al. Religiosity and decreased risk of substance use disorders: is the effect mediated by social support or mental health status? Soc Psychiatry Psychiatr Epidemiol. 2010 Aug;45(8):827-36.

70. Drabble L, Trocki KF, Klinger JL. Religiosity as a protective factor for hazardous drinking and drug use among sexual minority and heterosexual women: findings from the National Alcohol Survey. Drug Alcohol Depend. 2016 Apr 1;161:127-34.

71. Kliewer W, Murrelle L. Risk and protective factors for adolescent substance use: findings from a study in selected Central American countries. J Adolesc Health Off Publ Soc Adolesc Med. 2007 May;40(5):448-55.

72. Jackson KM, Sher KJ, Schulenberg JE. Conjoint developmental trajectories of young adult substance use. Alcohol Clin Exp Res. 2008 May;32(5):723-37.

73. Caputo RK. Parent religiosity, family processes, and adolescent outcomes. Families in Society. 2004;85(4):495-510.

74. Regnerus MD, Elder GH. Religion and vulnerability among low-risk adolescents. Soc Sci Res. 2003 Dec 1;32(4):633-58.

75. Beyers JM, Toumbourou JW, Catalano RF, Arthur MW, Hawkins JD. A cross-national comparison of risk and protective factors for adolescent substance use: the United States and Australia. J Adolesc Health Off Publ Soc Adolesc Med. 2004 Jul;35(1):3-16.

76. Nonnemaker JM, McNeely CA, Blum RW, National Longitudinal Study of Adolescent Health. Public and private domains of religiosity and adolescent health risk behaviors: evidence from the National Longitudinal Study of Adolescent Health. Soc Sci Med 1982. 2003 Dec;57(11):2049-54.

77. Strote J, Lee JE, Wechsler H. Increasing MDMA use among college students: results of a national survey. J Adolesc Health Off Publ Soc Adolesc Med. 2002 Jan;30(1):64-72.

78. Noto AR, Baptista MC, Faria ST, Nappo SA, Galduróz JCF, Carlini EA. Drogas e saúde na imprensa brasileira: uma análise de artigos publica-

dos em jornais e revistas. Cad Saúde Pública. 2003 Feb;19(1):69-79.
79. Panzini RG, Rocha NS da, Bandeira DR, Fleck MP de A. Qualidade de vida e espiritualidade. Arch Clin Psychiatry [São Paulo]. 2007;34:105-15.
80. Sanchez ZC der M. Razões que levam determinados jovens, mesmo expostos a fatores de risco, a não usarem drogas psicotrópicas [dissertação]. São Paulo, Universidade Federal de São Paulo: 2004. Disponível na Internet: http://www.proad.unifesp.br/pdf/dissertacoes_teses/tese_zila.pdf.
81. Sanchez Z van der M, Nappo SA. Intervenção religiosa na recuperação de dependentes de drogas. Rev Saúde Pública. 2008 Apr;42(2):265-72.
82. Bastos FI, Bertoni N, Hacker MA. Drug and alcohol use: main findings of a national survey, Brazil 2005. Rev Saúde Pública. 2008 Jun;42:109-17.
83. Gomes FC, de Andrade AG, Izbicki R, Almeida AM, de Oliveira LG. Religion as a protective factor against drug use among Brazilian university students: a national survey. Rev Bras Psiquiatr. 2013;35(1):29-37.
84. Cardozo BL, Bilukha OO, Crawford CAG, Shaikh I, Wolfe MI, Gerber ML et al. Mental health, social functioning, and disability in postwar Afghanistan. Jama. 2004 Aug 4;292(5):575-84.
85. Sujoldzić A, Peternel L, Kulenović T, Terzić R. Social determinants of health: a comparative study of Bosnian adolescents in different cultural contexts. Coll Antropol. 2006 Dec;30(4):703-11.
86. Baetz M, Bowen R, Jones G, Koru-Sengul T. How spiritual values and worship attendance relate to psychiatric disorders in the Canadian population. Can J Psychiatry. 2006;51(10):654-61.
87. Vasegh S, Mohammadi M-R. Religiosity, anxiety, and depression among a sample of Iranian medical students. Int J Psychiatry Med. 2007;37(2):213-27.
88. Baroun KA. Relations among religiosity, health, happiness, and anxiety for Kuwaiti adolescents. Psychol Rep. 2006 Dec;99(3):717-22.
89. Abdel-Khalek AM. Age and sex differences for anxiety in relation to family size, birth order and religiosity among Kuwaiti adolescents. Psychol Rep. 2002;90(3,Pt1):1031-6.
90. Abdel-Khalek AM. Religiosity, health, and well-being among Kuwaiti Personnel. Psychol Rep. 2008 Feb;102(1):181-4.
91. Hollifield M, Hewage C, Gunawardena CN, Kodituwakku P, Bopagoda K, Weerarathnege K. Symptoms and coping in Sri Lanka 20-21 months after the 2004 tsunami. Br J Psychiatry J Ment Sci. 2008 Jan;192(1):39-44.
92. Korenromp MJ, Page-Christiaens GCML, van den Bout J, Mulder EJH, Visser GHA. Adjustment to termination of pregnancy for fetal anomaly: a longitudinal study in women at 4, 8, and 16 months. Am J Obstet Gynecol. 2009 Aug;201(2):160.e1-7.
93. Gonçalves JPB, Lucchetti G, Menezes PR, Vallada H. Religious and spiritual interventions in mental health care: a systematic review and meta-analysis of randomized controlled clinical trials. Psychol Med. 2015 Oct;45(14):2937-49.
94. Amato PR, Rogers SJ. A Longitudinal study of marital problems and subsequent divorce. J Marriage Fam. 1997 Aug;59(3):612.
95. Li S, Kubzansky LD, VanderWeele TJ. Religious service attendance, divorce, and remarriage among U.S. nurses in mid and late life. Jong J, organizador. PloS One. 2018 Dec 3;13(12):e0207778.
96. Exline JJ. Religious and spiritual struggles. In: Pargament KI, Jones JW, organizers. APA handbook of psychology, religion, and spirituality (v.1): Context, theory, and research. Washington, American Psychological Association: 459-75, 2013. Disponível na Internet: http://content.apa.org/books/14045-025 (7 abr 2019).
97. Koenig HG. Religion and medicine IV: religion, physical health, and clinical implications. Int J Psychiatry Med. 2001 Sep;31(3):321-36.
98. Pargament KI, Koenig HG, Tarakeshwar N, Hahn J. Religious struggle as a predictor of mortality among medically ill elderly patients: a 2-year longitudinal study. Arch Intern Med. 2001 Aug 13;161(15):1881.
99. Wilt JA, Grubbs JB, Exline JJ, Pargament KI. Personality, religious and spiritual struggles, and well-being. Psychol Relig Spiritual. 2016;8(4):341-51.
100. Zarzycka B, Ziółkowska D, Śliwak J. Religious support and religious struggle as predictors of quality of life in alkoholics anonymous: moderation by duration of abstinence. Rocz Psychol. 2017;20(1):121-42.

Instrumentos de Mensuração em Espiritualidade e Religiosidade no Contexto Brasileiro

Rodolfo Furlan Damiano

Introdução

Nos últimos anos, tem-se observado um crescimento vertiginoso nas pesquisas em espiritualidade, religiosidade e saúde (E/R).[1] Uma rápida busca na base de dados *Pubmed* (data de 16 de maio de 2019) nos evidencia esse crescimento. Quando comparamos os resultados encontrados na busca pelos termos *"spirituality [title] OR religiosity[title]"* e *"physical exercise [title]"* sem restrições de tempo, obtemos 3.563 títulos para E/R contra 3.800 títulos para exercício físico. Entretanto, quando restringimos para somente artigos publicados nos últimos dez anos, observamos uma inversão, com 1.611 artigos encontrados para exercício físico e 1.939 para E/R. Um mesmo padrão de crescimento foi observado em estudos brasileiros em uma análise bibliométrica publicada recentemente por nosso grupo.[2]

A mesma análise bibliométrica citada anteriormente[2] encontrou um grande predomínio de estudos observacionais quantitativos (transversais, coorte e casos-controle), abrangendo um total de 47,7% de todos os estudos publicados na língua portuguesa relacionados à E/R. Tais estudos em sua grande maioria utilizam algum tipo de instrumento de avaliação (escala) em E/R em sua metodologia. Escalas de avaliação em saúde são instrumentos designados para medir quantitativamente algum tipo de condição clínica, comportamento, crença ou atitude seja para fins clínicos ou de pesquisa.[3] No campo da E/R, inúmeras escalas já foram propostas e amplamente revisadas e criticadas na literatura científica nacional e internacional.[4-7] Entretanto, trata-se de um grande desafio, partindo do princípio de que, além da subjetividade e transculturalidade dos conceitos E/R, não há sequer um consenso entre os *experts* de uma definição clara que possa ser utilizada entre os diversos grupos étnicos e culturalmente diversos.[8-10] Portanto, ao se avaliar as escalas, deve-se ter em mente qual o conceito de espiritualidade e religiosidade do grupo de pesquisa que a desenvolveu, e como isso pode impactar na análise e interpretação dos resultados.

Nesse sentido, este capítulo se propõe a revisar narrativamente as principais escalas de avaliação em espiritualidade/religiosidade disponíveis na língua portuguesa e utilizadas no contexto brasileiro[6] e voltadas para a área da saúde, buscando fornecer ao leitor algumas noções importantes ao se escolher um instrumento de mensuração, seja para uso clínico, seja para o uso em pesquisa. Objetivamos, contudo, que o leitor mais ligado à pesquisa possa desenvolver uma visão crítica na leitura dos textos, podendo identificar qual o racional por trás das conclusões encontradas nos principais artigos em E/R, e procure, assim, não vulgarizar a temática em questão, colocando em xeque a complexidade e os avanços atuais do contexto entre ciência, espiritualidade e religiosidade. Não objetivamos fazer uma análise das características psicométricas de cada instrumento. Portanto, para melhor avaliação dessas características, consideramos consultar os artigos originais ou o artigo de Lucchetti *et al.*,[6] que fornece uma visão clara e abrangente de todas essas dimensões.

Instrumentos de mensuração em religiosidade

Talvez a mais completa revisão da temática provenha de Hill e Hood,[11] analisada e escrutinada por Hall et al.[7] Segundo os autores, existem mais de cem escalas designadas para mensurar a religiosidade de indivíduos, a maioria delas voltada para o contexto não clínico, com apenas algumas mais atuais sendo desenvolvidas para o contexto clínico.[7,12] Segundo Hall et al.,[7] apesar dos diversos instrumentos desenvolvidos ao longo do tempo e das diversas dimensões encontradas na definição de religiosidade, muitas delas mantêm-se estáveis a despeito do tempo, das culturas e dos diversos entendimentos sobre o tema. Para facilitar nosso entendimento, serão citados alguns domínios comuns em várias análises da religiosidade e que são encontradas nos mais diversos instrumentos designados para mensurar aspectos relacionados à vida religiosa (para análise completa, consultar Hall et al.[7]). Os mais comumente encontrados são: crença e valores; religiosidade organizacional (participação religiosa); práticas religiosas privadas (religiosidade não organizacional); comprometimento; motivação (intrínseca/extrínseca); enfrentamento (*coping*) religioso.

A seguir serão apresentados alguns instrumentos mais importantes e que merecem destaque no contexto brasileiro:[6]

- **Escala de Atitude Religiosa/Espiritualidade (Aquino's):** desenvolvida originalmente em português por Aquino et al.,[13,14] a Aquino's, apesar de ter espiritualidade em seu nome, foi desenvolvida com um viés voltado claramente à espiritualidade religiosa. Possui 15 questões estruturadas de uma forma *likert* com cinco opções, tendo sido organizada especificamente para o contexto brasileiro. A escala não separa as várias dimensões da espiritualidade e por algumas vezes confunde conceitos. Podemos depreender algumas dimensões analisando as questões, tais como: a) religiosidade organizacional: "frequento celebrações da minha religião/religiosidade", b) religiosidade não organizacional: "Leio as escrituras sagradas", c) religiosidade intrínseca: "Procuro conhecer as doutrinas da minha religião/religiosidade", d) espiritualidade religiosa: "Sinto-me unido a um ser maior".

- **Escala de Religiosidade de Duke (Durel):** desenvolvida por Koenig et al.[15] e traduzida por Lucchetti et al.,[16] a Durel é uma das escalas mais utilizadas no mundo todo para mensurar níveis de religiosidade. Ela é simples, curta (cinco questões) e foi desenvolvida como uma das primeiras escalas multidimensionais para avaliar a religiosidade, englobando itens como: religiosidade organizacional (1 item, "Com que frequência você vai a igreja, templo ou outro encontro religioso?"), religiosidade não organizacional (1 item, "Com que frequência você dedica seu tempo a atividades religiosas individuais, como preces, rezas, meditações, leitura da bíblia ou de outros textos religiosos?") e religiosidade intrínseca (3 itens, "As minhas crenças religiosas estão por trás de toda a minha maneira de viver"). Contudo, segundo seu autor, não é possível fazer um escore global de suas três subescalas.[7]

- **Escala de Vicent Moschella de Religiosidade (EVM):** a escala de Vicent Moschella[17] foi traduzida por Gonçalves[18] em sua tese de doutorado. É uma escala longa (34 questões), complexa, e muitas vezes confusa. Conta com questões abertas e fechadas e não é possível gerar qualquer escore para posterior análise e comparação dos dados. Apresenta algumas questões como "você acredita em duendes, fadas e magos?", ou "você já procurou auxílio de alguma vidente ou cartomante?". Apresenta questões de bastante utilidade clínica que podem ser utilizadas separadamente, por exemplo, "De que maneira sua doença modificou sua fé em Deus", ou "De que maneira você acredita que um médico deveria agir nesse aspecto (religioso/espiritual)?".

- **Inspirit-R:** desenvolvida por Kass et al.[19] e traduzida por Veronez et al.,[20] a Inspirit-R é de uma escala um pouco diferente das até aqui discutidas. Apesar de também abordar questões acerca da religiosidade organizacional e não organizacional, ela foca na espiritualidade religiosa, ou seja, na relação dos indivíduos com o sagrado e transcendente e no que os levou a desenvolver essa relação. Trata-se de uma escala curta (sete questões), cuja última questão cita 12 experiências ("experiência de quase morte", "experiência avassaladora de amor", "experiência de anjos ou espíritos guias") nas quais os entrevistados devem dizer se já tiveram tais experiências e em qual grau elas os convenceram que Deus existe.

- **Inventário de Religiosidade Intrínseca (IRI):** a IRI é um instrumento desenvolvido por um grupo de pesquisadores brasileiros (Taunay et al.[21]) designada a avaliar aspectos da motivação religiosa intrínseca. Em outras palavras, o objetivo da escala é separar indivíduos altamente religiosos que não aderem necessariamente a sua fé, porém teriam alta religiosidade organizacional e não organizacional. Entretanto, por se tratar de um questionário de autopreenchimento, fica o risco das respostas socialmente desejadas. É curta (dez itens) e de fácil aplicação. Alguns exemplos de questões são: "Sua crença religiosa provém sentido e propósito de vida?", "Você acredita na força de sua oração?", "Deus/Entidade Superior é fonte de benefícios em sua vida e dos outros?".

- **Escala de Religiosidade Intrínseca/Extrínseca (ERIE-adaptada):** a ERIE é mais uma escala voltada para diferenciar a motivação religiosa extrínseca/intrínseca. Desenvolvida por Hoge[22] e traduzida por Drucker,[23] a ERIE possui 12 questões do tipo *likert* (concordo totalmente/discordo totalmente). É de fácil aplicação, com questões simples e que podem ser entendidas por pessoas de diferentes culturas e credos, por exemplo: "A fé religiosa é a influência mais importante em minha vida", "Embora eu acredite em religião, sinto que há muitas outras coisas importantes na vida", e "Eu procuro sempre incluir a religião em tudo o que eu faço".

- **Escala de Frequência de Práticas Religiosas Privadas e Sociais (FPRS):** instrumento baseado em escalas como as de Allport e Ainlay et al.[24,25] e adaptada no Brasil por Drucker,[23] juntamente com a Escala de Religiosidade Intrínseca/Extrínseca, a FPRS cumpre o que se propõe: ser de fácil mensuração de aspectos da religiosidade organizacional e não organizacional. Além disso, possui duas questões acerca do desenvolvimento religioso nos últimos dez anos e os motivos que levaram a tanto, tais como: "Algum acontecimento em sua vida", "Ao seu desenvolvimento como pessoa", e "A ter mudado de religião".

- **Escala de *Coping* Religioso-Espiritual (CRE):** desenvolvida por Pargament et al. em 1998, sendo apresentada inicialmente no encontro anual da Associação Americana de Psicologia, a CRE foi publicada apenas em 2000.[26] Posteriormente traduzida por Panzini et al.[27] em 2005, a CRE é uma escala que cumpre o que propõe: ser uma medida funcional da religiosidade. O que claramente dificulta sua aplicabilidade clínica ou em pesquisa é seu tamanho (87 itens) e complexidade. A escala é dividida em oito fatores de *coping* religioso positivo (p. ex., "posição positiva frente a Deus") e quatro fatores de *coping* religioso negativo (p. ex., "reavaliação negativa de Deus").

- **Escala de *Coping* Religioso-Espiritual abreviada (CRE-Breve):** a CRE-Breve é a filha mais nova da Escala de *Coping* Religioso-Espiritual, explicada anteriormente. Também desenvolvida pela equipe de Pargament et al.[28] e traduzida pela equipe de Panzini et al.,[29] a CRE-Breve continua sendo bastante longa, apesar do nome. Ela possui 49 questões divididas em duas dimensões (positivo x negativo) e onze fatores. É bem completa e apresenta boas características psicométricas, mas mantém sua limitação com relação ao uso clínico ou em pesquisa.

- **Questionário de Religiosidade de Strayhorn (Strayhorn):** a escala Strayhorn[30] foi desenvolvida pelo pesquisador que leva seu nome e posteriormente validada para o Brasil por Gonçalves[18] juntamente com a Escala de Vicent Moschella,[17] previamente descrita. Trata-se de uma escala curta (nove questões) que aborda conteúdos marcadamente religiosos judaico-cristãos, não sendo possível aplicá-la em outros contextos. O autor

497

tenta separar a religiosidade extrínseca da intrínseca com algumas questões voltadas para a participação religiosa, porém deixando a escala difícil de ser analisada e comparada com qualquer variável de saúde. Algumas questões são: "Quanto de seus ganhos financeiros (salário, mesada, bolsa) você doa por ano a sua igreja, ou a uma organização religiosa?" ou "Com que frequência você serve a (ou participa) em sua igreja (ou outra organização religiosa) em trabalhos religiosos como, por exemplo, escola dominical, grupo de jovens, grupo de crianças, catecismo, ou outra atividade deste tipo?".

Instrumentos de mensuração em espiritualidade

Nos últimos anos, mais e mais pessoas se definem "espirituais mas não religiosas".[31] Tal movimento também é seguido no âmbito científico,[5] com uma crescente produção e predileção atual por instrumentos que definam o *core* (espiritualidade) do movimento religioso, e não apenas suas características periféricas. Alguns mais audaciosos propõem uma integração, em vez de uma clivagem, entre ambos os conceitos.[32] Entretanto, diversas escalas têm sido propostas para dissociar, e não os integrar. Portanto, assim como fizemos para as escalas voltadas à religiosidade, apresentaremos abaixo os instrumentos mais importantes voltados à mensuração da espiritualidade e disponíveis na língua portuguesa:[6]

- **FACIT-Sp 12 (FACIT-Sp):** a subescala FACIT-Sp faz parte de um instrumento de avaliação da qualidade de vida para pacientes oncológicos, a FACIT-Geral.[33] Ela é relativamente curta (12 questões) e cumpre o que se propõe: ser um inventário amplo designado para avaliar a espiritualidade em sentido mais amplo, especialmente em pacientes oncológicos, como mostram as questões: "Eu sinto conforto em minha fé ou crenças espirituais", "Eu sinto força em minha fé ou crenças espirituais". Entretanto, a escala peca em aferir coisas tão abrangentes que dificilmente conseguiríamos dizer que se trata de espiritualidade, tais como: "Minha vida tem sido produtiva" ou mesmo "Eu tenho razões para viver". A FACIT-Geral e sua subescala Sp foram traduzidas por Guedes[34] em sua tese de doutorado.

- **Escala de Bem-estar Espiritual (EBE):** desenvolvida por Paloutzian *et al.*[35] e traduzida por Marques *et al.*,[36] a EBE possui 20 questões divididas em duas subescalas, uma de Bem-estar Religioso e outra de Bem-estar Existencial. É uma escala interessante por se propor a incluir a religiosidade como forma de encontro da espiritualidade (espiritualidade religiosa, ou, para alguns, religiosidade intrínseca), além de propor outro domínio de bem-estar existencial, o qual poderia ser chamado de espiritualidade não religiosa. Talvez a escala peque em evitar itens que abranjam religiosidade organizacional e não organizacional, porém pode ser facilmente complementada por outras escalas, como a Durel. Alguns exemplos são, para a espiritualidade religiosa "tenho uma relação pessoal significativa com Deus", e para a espiritualidade não religiosa "acredito que existe algum verdadeiro propósito para minha vida".

- *Spirituality Self-Rating Scale* **(SSRS):** a SSRS é uma das escalas mais utilizadas em âmbito de pesquisa para avaliar a espiritualidade, provavelmente devido a seu tamanho (seis questões) e à capacidade de ser amplamente utilizada por diferentes crenças e identificações religiosas. Foi desenvolvida inicialmente por Galanter *et al.*[37] e traduzida posteriormente por Gonçalves *et al.*[38] Uma crítica possível é que, embora seja marcada com espiritualidade em seu nome, ela tem questões voltadas à espiritualidade religiosa, por exemplo, "esforço-me muito para viver minha vida de acordo com minhas crenças religiosas", assim como para a espiritualidade geral: "minha vida é toda baseada em minha espiritualidade". Essa mistura de conceitos traz vieses importantes quanto à interpretação de seus resultados, pois indivíduos altamente espiritualizados, mas pouco religiosos, podem pontuar menos no escore global por não terem a religião como fonte de motivação religiosa.

- **WHOQOL-100 domínio SRPB (100-SRBP):** desenvolvida pela equipe da Organização Mundial da Saúde (OMS)[39] e traduzida pela coordenação do grupo WHOQOL no Brasil, o domínio SRPB (*Spirituality, Religiosity, and Personal Beliefs*) da WHOQOL 100 é curto (quatro questões) e fácil de ser aplicado. Entretanto, já foi alvo de diversas críticas por ter um foco tão amplo que dificilmente poderíamos dizer que se trata de uma escala de espiritualidade. Alguns exemplos são "suas crenças pessoais dão sentido à sua vida?" ou "em que medida suas crenças pessoais lhe ajudam a entender as dificuldades da vida?". Aparentemente, ao serem analisadas, as crenças pessoais poderiam ser desde crenças delirantes a conteúdos altamente significativos e que promovem crescimento pessoal intenso.

- **WHOQOL-SRPB (SRPB):** a WHOQOL-SRPB,[40] diferentemente de sua irmã mais velha, a WHOQOL-100 foi desenvolvida exclusivamente para avaliar o quanto a religião, a espiritualidade e as crenças pessoais influenciam a qualidade de vida dos sujeitos. A escala foi traduzida por Panzini et al.[29] e contém 32 questões divididas em oito facetas (domínios): conexão a ser ou força espiritual, sentido na vida, admiração, totalidade e integração, força espiritual, paz interior, esperança e otimismo e fé. Em termos de escalas que avaliam a espiritualidade, esta é, sem dúvida, aquela que tem mais fidedignidade com sua promessa: é abrangente e aborda a espiritualidade do início ao fim. Entretanto, peca em algumas questões vagas e difíceis de serem interpretadas, tais como: "até que ponto você se sente espiritualmente tocado pela beleza?" ou "até que ponto você consegue ter admiração pelas coisas ao seu redor?". Uma vantagem é que cada dimensão pode ser pontuada separadamente, fornecendo escores importantes e úteis na avaliação de contextos clínicos ou de pesquisa.

- **Escala de Experiências Espirituais Diárias (DSES):** fonte de uma tese de doutorado para sua validação na língua portuguesa,[41] a DSES foi desenvolvida por Underwood et al.[42] no ano de 2002, sendo um instrumento relativamente recente para uso nos contextos clínicos ou de pesquisa. A escala se propõe a ser um instrumento de aferição da espiritualidade, porém, como outros instrumentos, mistura itens que abordam espiritualidade religiosa (p. ex., "eu peço a ajuda de Deus durante as atividades diárias") e espiritualidade não religiosa (p. ex., "eu sinto uma conexão com tudo o que é vida"). Além disso, possui questões que se confundem com a própria definição de espiritualidade, por exemplo, "eu aceito os outros mesmo quando eles fazem coisas que eu acho erradas". Portanto, deve-se ter cautela ao interpretar tais resultados.

Instrumentos de mensuração da E/R na prática clínica

A maioria das escalas apresentadas até aqui pode ser utilizada no contexto clínico. Entretanto, algumas delas foram desenvolvidas especificamente para esse fim. Lucchetti et al.,[43] em uma revisão sistemática, encontraram 25 instrumentos, dos quais os que tiveram melhores pontuações em suas análises foram *FICA, SPIRITual History, FAITH, HOPE,* e *Royal College of Psychiatrists*. Mais recentemente, sua equipe, em parceria com a Universidade Federal do Mato Grosso do Sul (UFMS), desenvolveu um novo instrumento chamado Fepicata,[12,44] o qual também será revisado neste capítulo. A seguir serão detalhadas as escalas mencionadas (os instrumentos, como são de uso clínico e não possuem tradução sistemática, foram traduzidos pelo autor deste capítulo).

- *SPIRITual History:* desenvolvida por Maugans,[45] o instrumento foi estruturado para ser uma avaliação ampla da espiritualidade na prática clínica. Possui 22 questões (o que pode limitar seu uso), divididas em um mnemônico fácil: SPIRIT, que significam: **S** (Sistema de Crenças Espirituais); **P** (Espiritualidade Pessoal); **I** (Integração com a Comunidade Espiritual); **R** (Rituais e Restrições); **I** (Implicações para o tratamento médico); **T** (Terminalidade).

- *Faith:* publicada inicialmente em uma revista de educação médica,[46] a escala *Faith* foi desenvolvida para ser uma escala que abranja questões que possibilitem que indivíduos espirituais, mas não religiosos, possam ser avaliados. Com 16 questões, a escala é relativamente fácil e cumpre o que propõe. Cada letra de seu mnemônico significa: **F** (Fé e Crenças Espirituais); **A** (Aplicação); **I** (Influência/Importância); **T** (Terminalidade e Diálogo); **H** (Ajuda – Help).

- *Hope*:[47] simples e fácil de memorizar, o instrumento *Hope* foi desenvolvido para ser aplicado em consultas de rotina por médicos de família ou outros, que desejarem se guiar por um *set* de questões que podem ser moldadas e modificadas de acordo com cada encontro clínico. Seu mnemônico de quatro letras significa: **H** (Fontes de Esperança/*Hope*, sentido, conforto, força, paz, amor e conexão); **O** (Religião Organizada); **P** (Práticas espirituais privadas); **E** (Efeitos no cuidado médico e questões do fim da vida).

- **Royal College of Psychiatrists *Assessment* (RCP)**: único instrumento até aqui desenvolvido para uso por profissionais de saúde mental, o RCP está disponível no site do *Royal College of Psychiatrists* (https://www.rcpsych.ac.uk/mental-health/treatments-and-wellbeing/spirituality-and-mental-health). O instrumento é dividido em cinco passos e não possui um mnemônico. Os passos são: Sentido e Propósito; O passado (perdas ou traumas); O presente (espiritualidade); O futuro (medos, sonhos, planos); O próximo passo (como podemos ajudar?).

- **Fica**: talvez o instrumento mais conhecido e utilizado de todos os avaliados até aqui, o Fica foi desenvolvido por Puchalski e sua equipe,[48] e recentemente validado por Borneman et al.[49] Planejado para ser utilizado nos mais diversos *settings* terapêuticos, o Fica é simples, fácil de ser compreendido e adaptável para indivíduos de diversas crenças. O instrumento contém 11 questões abrangendo as seguintes dimensões: **F** (Fé ou crenças); **I** (Importância e Influência); **C** (Comunidade); **A** (Abordagem).

- **Fepicata**: o mais novo de todos os instrumentos, a escala Fepicata é simples e fácil de ser utilizada por profissionais de diversas áreas da saúde nos mais variados contextos. Desenvolvida pela equipe da UFMS,[12,44] a escala foi utilizada com sucesso em um ensaio randomizado controlado com estudantes da área da saúde.[44] Tem como vantagem a amplitude das questões (total de oito itens), possibilitando sua aplicação em pacientes com diferentes crenças religiosas e espirituais. O instrumento abrange: **F** (Fé), **E** (Existência), **P** (Práticas), **I** (Importância e Influência), **C** (Comunidade), **A** (Assistência), **T** (Terminalidade), **A** (Ação no tratamento).

Discussão

Este capítulo se propôs a fazer uma análise crítica e sucinta de todos os instrumentos desenvolvidos ou traduzidos para a língua portuguesa, especialmente no Brasil. Assim como em outras revisões,[5] encontramos um predomínio de instrumentos voltados à religiosidade, com poucas escalas voltadas para a avaliação da espiritualidade, as quais, como já era esperado, carecem de definições claras[8] e de racional estruturado que permitam fidedignidade com o que é proposto e o que é encontrado ao aferir tais dimensões.[50]

No que tange à temática da religiosidade, o campo já está muito mais bem estruturado. Das dez escalas avaliadas aqui, a maioria é clara e permite a interpretação de conceitos bem definidos, como religiosidade organizacional, religiosidade não organizacional, religiosidade intrínseca, *coping* religioso, alguns avaliando o que chamamos de espiritualidade religiosa. Definimos aqui espiritualidade religiosa como uma forma de busca do transcendente ou sagrado com base nas crenças religiosas do indivíduo (p. ex., usar premissas religiosas para se tornar uma pessoa melhor). Ainda é difícil diferenciar tal conceito de religiosidade intrínseca, e talvez sejam necessários mais estudos para discriminá-lo desse e de outros conceitos (como espiritualidade não religiosa). Uma crítica aos instrumentos voltados à avaliação da religiosidade é o fato de a maioria deles ser voltada para a cultura ocidental, tendo uma interpretação limitada e até prejudicada quando se volta para indivíduos de culturas e tradições religiosas não europeias, como o islamismo, o budismo e o hinduísmo.

A área mais nebulosa, apesar de promissora, é enfrentada quando se abordam escalas que permitem avaliar a espiritualidade. Escalas confusas, que misturam conceitos e atrapalham uma interpretação clara pelos leitores e pesquisadores mais engajados, geram subsídios para críticas constante do campo de pesquisa em espiritualidade e religiosidade na literatura científica internacional.[51,52] Indubitavelmente, apesar das diversas causas, isso também se deve à multiplicidade de conceitos, crenças e opiniões relacionadas à palavra *espiritualidade*.[9,10,53-55] Uma sugestão para aqueles que desejam e se interessam pela temática é a de sempre averiguar o racional teórico por trás das análises dos estudos em E/R. Por exemplo, títulos que abordam a relação entre "religiosidade e saúde" ou mesmo "espiritualidade e saúde" podem não estar avaliando a mesma dimensão, seja da espiritualidade ou da religiosidade. O entendimento disso nos leva a planejarmos nossas ações clínicas de modo absolutamente diferente de acordo com cada perspectiva analisada.

No que tange à avaliação clínica os problemas são outros. Pois seja na abordagem da espiritualidade, seja na abordagem da religiosidade, a definição deve sempre caber ao paciente, devendo o terapeuta (médico ou não) conduzi-lo para seu entendimento e na elaboração de seus conflitos mais íntimos. Cuidado se deve tomar, contudo, para não fazer proselitismo ao tentar impor suas crenças e atitudes ao outro, ou mesmo para não utilizar palavras que não se encaixam no campo vivencial do paciente. Uma análise cuidadosa de todos esses temas foi feita por Harold Koenig na terceira edição de seu livro *Espiritualidade no cuidado com o paciente*, publicado recentemente em língua portuguesa e disponível no Brasil.[56]

Conclui-se, portanto, que há uma abundância de escalas voltadas à avaliação da espiritualidade e religiosidade, principalmente voltadas ao campo da saúde. Entretanto, essa abundância está associada a uma grande heterogeneidade entre os instrumentos e dentro dos próprios constructos, o que leva a uma inconsistência nos achados e a uma dificuldade na agregação e compilação dos dados. Não obstante todas essas dificuldades, os conceitos de espiritualidade e religiosidade existem na vida e no imaginário da maioria dos indivíduos por todo o globo. Tentar entendê-los e mensurá-los é obrigação para quem faz esse tipo de ciência, e a dificuldade em encontrar um consenso não invalida a existência desses conceitos e muito menos o impacto que tais dimensões exercem na saúde física, mental e espiritual. As críticas aqui expostas visam a aguçar os apaixonados pela arte da ciência a produzir um campo robusto e profícuo, e que faça jus às observações do nosso cotidiano.

Referências

1. Lucchetti G, Lucchetti AL. Spirituality, religion, and health: over the last 15 years of field research (1999-2013). International Journal of Psychiatry in Medicine. 2014;48(3):199-215.
2. Damiano RF, Costa LA, Viana MTSA, Moreira-Almeida A, Lucchetti ALG, Lucchetti G. Brazilian scientific articles on spirituality, religion and health. Archives of Clinical Psychiatry. 2016;43(1):11-6.
3. Panagiotakos D. Health measurement scales: methodological issues. The Open Cardiovascular Medicine Journal. 2009;3:160-5.
4. Garssen B, Visser A, de Jager Meezenbroek E. Instruments measuring spirituality in clinical research. Journal of General Internal Medicine. 2012;27(4):401; author reply 2.
5. Monod S, Brennan M, Rochat E, Martin E, Rochat S, Bula CJ. Instruments measuring spirituality in clinical research: a systematic review. Journal of General Internal Medicine. 2011;26(11):1345-57.
6. Lucchetti G, Lucchetti ALG, Vallada H. Measuring spirituality and religiosity in clinical research: a systematic review of instruments available in the Portuguese language. Sao Paulo Medical Journal. 2013;131(2):112-22.
7. Hall DE, Meador KG, Koenig HG. Measuring religiousness in health research: review and critique. Journal of Religion and Health. 2008;47(2):134-63.
8. Gall TL, Malette J, Guirguis-Younger M. Spirituality and religiousness: a diversity of definitions. Journal of Spirituality in Mental Health. 2011;13(3):158-81.
9. Hill PC, Pargament KI. Advances in the conceptualization and measurement of religion and spirituality: implications for physical and mental health research. The American Psychologist. 2003;58(1):64-74.
10. Hill PC, Pargament KI, Hood RW, McCullough J, Michael E, Swyers JP, Larson DB et al. Conceptualizing religion and spirituality: points of commonality, points of departure. 2000;30(1):51-77.
11. Hill PC, Hood Jr. RW. Measures of religiosity. Birmingham, Religious Education Press: 1999.
12. Goncalves LM, Osorio IHS, Oliveira LL, Simonetti LR, Dos Reis E, Lucchetti G. Learning from listening: helping healthcare students to understand spiritual assessment in clinical practice. Journal of Religion and Health. 2016;55(3):986-99.
13. Aquino TAAd. Atitude religiosa e crenças dos alunos de psicologia. Revista da Unipê. 2005;9(1):56-63.
14. Aquino TAAd, Correia APM, Marques ALC, Souza CGd, Assis Freitas HCd, Araújo IFd et al. Atitude religiosa e sentido da vida: um estudo correlacional. Psicologia: Ciência e Profissão. 2009;29:228-43.

15. Koenig H, Parkerson GR, Jr., Meador KG. Religion index for psychiatric research. The American Journal of Psychiatry. 1997;154(6):885-6.
16. Lucchetti G, Granero Lucchetti AL, Peres MF, Leao FC, Moreira-Almeida A, Koenig HG. Validation of the Duke Religion Index: Durel (Portuguese version). Journal of Religion and Health. 2012;51(2):579-86.
17. Moschella VD, Pressman KR, Pressman P, Weissman DE. The problem of theodicy and religious response to cancer. Journal of Religion and Health. 1997;36(1):17-20.
18. Gonçalves M. A religiosidade como fator de proteção contra transtornos depressivos em pacientes acometidas com patologia oncológica da mama. Campinas, Universidade Estadual de Campinas: 2000.
19. Kass JD, Friedman R, Leserman J, Zuttermeister PC, Benson H. Health Outcomes and a New Index of Spiritual Experience. Journal for the Scientific Study of Religion. 1991;30(2):203-11.
20. Veronez IS, Bicalho MAH, Claudino LS, Walz R, Lin K. Cross-cultural translation of the Inspirit-R for Brazil and its applicability among epilepsy patients. Arquivos de Neuro-Psiquiatria. 2011;69:310-5.
21. Taunay TC, Cristino ED, Machado MO, Rola FH, Lima JWO, Macêdo DS et al. Development and validation of the Intrinsic Religiousness Inventory (IRI). Brazilian Journal of Psychiatry. 2012;34:76-81.
22. Hoge R. A Validated Intrinsic Religious Motivation Scale. Journal for the Scientific Study of Religion. 1972;11(4):369-76.
23. Drucker C. Religiosidade, crenças e atitudes em idosos deprimidos em um serviço de saúde mental de São Paulo, Brasil. Campinas, Universidade Estadual de Campinas: 2005.
24. Allport GW, Ross JM. Personal religious orientation and prejudice. Journal of Personality and Social Psychology. 1967;5(4):432-43.
25. Ainlay SC, Smith DR. Aging and religious participation. Journal of Gerontology. 1984;39(3):357-63.
26. Pargament KI, Koenig HG, Perez LM. The many methods of religious coping: development and initial validation of the RCOPE. Journal of Clinical Psychology. 2000;56(4):519-43.
27. Panzini RG, Bandeira DR. Escala de coping religioso-espiritual (Escala CRE): elaboração e validação de construto. Psicologia em Estudo. 2005;10:507-16.
28. Pargament KI, Smith BW, Koenig HG, Perez L. Patterns of positive and negative religious coping with major life stressors. Journal for the Scientific Study of Religion. 1998;37(4):710-24.
29. Panzini RG, Maganha C, Rocha NSd, Bandeira DR, Fleck MP. Validação brasileira do Instrumento de Qualidade de Vida/espiritualidade, religião e crenças pessoais. Revista de Saúde Pública. 2011;45:153-65.
30. Strayhorn JM, Weidman CS, Larson D. A measure of religiousness, and its relation to parent and child mental health variables. Journal of Community Psychology. 1990;18(1):34-43.
31. Sherkat DE. Changing faith: the dynamics and consequences of Americans' shifting religious identities. New York, New York University Press: 2014.
32. Zinnbauer BJ, Pargament KI, Scott AB. The emerging meanings of religiousness and spirituality: problems and prospects. Journal of Personality. 1999;67(6):889-919.
33. Peterman AH, Fitchett G, Brady MJ, Hernandez L, Cella D. Measuring spiritual well-being in people with cancer: the functional assessment of chronic illness therapy: Spiritual Well-being Scale (FACIT-Sp). Annals of Behavioral Medicine: a publication of the Society of Behavioral Medicine. 2002;24(1):49-58.
34. Guedes CHFF. Suporte telefônico como uma intervenção para promover o incentivo à prática de caminhada em pacientes diabéticos tipo 2: influência do perfil de personalidade nesta resposta. São Paulo, Universidade de São Paulo, 2009.
35. Paloutzian RF, Ellison CW. Loneliness, spiritual well-being and the quality of life. L A P, Perlman D, editors. New York, Wiley: 1982.
36. Marques LF, Sarriera JC, Dell'aglio DD. Adaptação e validação da Escala de Bem-Estar Espiritual (EBE). Aval Psicol. 2009;8(2):179-86.
37. Galanter M, Dermatis H, Bunt G, Williams C, Trujillo M, Steinke P. Assessment of spirituality and its relevance to addiction treatment. Journal of Substance Abuse Treatment. 2007;33(3):257-64.
38. Gonçalves AMdS, Pillon SC. Adaptação transcultural e avaliação da consistência interna da versão em português da Spirituality Self Rating Scale (SSRS). Archives of Clinical Psychiatry (São Paulo). 2009;36:10-5.
39. Power M, Harper A, Bullinger M. The World Health Organization WHOQOL-100: tests of the universality of Quality of Life in 15 different cultural groups worldwide. Health Psychology: official journal of the Division of Health Psychology, American Psychological Association. 1999;18(5):495-505.
40. Organization WH. WHOQOL and Spirituality, Religiousness and Personal Beliefs (SRPB). Geneva: World Health Organization, 1998.
41. Oliveira AMLd. Análise psicométrica da Daily Spiritual experience scale pelo método Rasch. São Paulo, Universidade de São Paulo: 2011.
42. Underwood LG, Teresi JA. The daily spiritual experience scale: development, theoretical description, reliability, exploratory factor analysis, and preliminary construct validity using health-related data. Annals of Behavioral Medicine: a publication of the Society of Behavioral Medicine. 2002;24(1):22-33.

43. Lucchetti G, Bassi RM, Lucchetti AL. Taking spiritual history in clinical practice: a systematic review of instruments. Explore (New York). 2013;9(3):159-70.
44. Osório IHS, Gonçalves LM, Pozzobon PM, Gaspar Júnior JJ, Miranda FM, Lucchetti ALG et al. Effect of an educational intervention in "spirituality and health" on knowledge, attitudes, and skills of students in health-related areas: a controlled randomized trial. Medical Teacher. 2017;39(10):1057-64.
45. Maugans TA. The SPIRITual history. Archives of Family Medicine. 1996;5(1):11-6.
46. Neely D, Minford E. Faith: spiritual history-taking made easy. The Clinical Teacher. 2009;6(3):181-5.
47. Anandarajah G, Hight E. Spirituality and medical practice: using the Hope questions as a practical tool for spiritual assessment. American Family Physician. 2001;63(1):81-9.
48. Puchalski C, Romer AL. Taking a spiritual history allows clinicians to understand patients more fully. Journal of Palliative Medicine. 2000;3(1):129-37.
49. Borneman T, Ferrell B, Puchalski CM. Evaluation of the Fica Tool for Spiritual Assessment. Journal of Pain and Symptom Management. 2010;40(2):163-73.
50. Miller WR, Thoresen CE. Spirituality, religion, and health: a n emerging research field. The American Psychologist. 2003;58(1):24-35.
51. Sloan RP, Bagiella E, Powell T. Religion, spirituality, and medicine. The Lancet. 1999;353(9153):664-7.
52. Sloan RP, Bagiella E, VandeCreek L, Hover M, Casalone C, Hirsch TJ et al. Should physicians prescribe religious activities? New England Journal of Medicine. 2000;342(25):1913-6.
53. Walton MN. Assessing the construction of spirituality: conceptualizing spirituality in health care settings. The Journal of Pastoral Care & Counseling: JPCC. 2012;66(3-4):7.
54. Tanyi RA. Towards clarification of the meaning of spirituality. Journal of Advanced Nursing. 2002;39(5):500-9.
55. la Cour P, Gotke P. Understanding of the word "spirituality " by theologians compared to lay people: an empirical study from a secular region. Journal of Health Care Chaplaincy. 2012;18(3-4):97-109.
56. Koenig HG. Espiritualidade no cuidado com o paciente: por que, como, quando e o quê, 3rd ed. São Paulo, F é: 2018.

025# Grupos de Estudo e Pesquisa em Espiritualidade

Larissa Vilares Sevilhano

> Learning is the beginning of wealth. Searching and learning is where the miracle process all begins. The great breakthrough in your life comes when you realize it that you can learn anything you need to learn to accomplish any goal that you set for yourself. This means there are no limits on what you can be, have or do.
>
> *Albert Einstein*

Neste capítulo será visto como o estudo da espiritualidade pode ser inserido na prática do profissional de saúde por meio de discussões em grupo, trocas de experiências e de pesquisas sobre esse tema, o que se faz cada dia mais presente e necessário para uma abordagem holística do cuidar.[1,2]

O que se observa hoje nos serviços de saúde é que a investigação e a avaliação da espiritualidade e/ou religiosidade dos pacientes ainda não é uma rotina. Na maioria dos casos, o restabelecimento da saúde física de um paciente seria o resultado de mecanismos quase exclusivamente biológicos, dando-se ainda pouca ou nenhuma importância ao seu bem-estar espiritual e à maneira como este poderia interferir no processo de adoecimento e cura.

Ao fazer uma pesquisa de literatura, nota-se que grupos de profissionais têm-se organizado para acolher tais necessidades de seus pacientes principalmente em casos em que uma doença ameaçadora à vida foi diagnosticada. Muito se fala sobre sofrimento biopsicossocial na terminalidade da vida. Tão relevantes quanto esses três vértices de importância já sedimentada nas práticas de saúde, vêm se somar estudos que mostram os benefícios da religiosidade e espiritualidade para a saúde física e mental do paciente.[1-5]

Os cursos de graduação na área da saúde no Brasil abordam muito escassamente, quando não ignoram totalmente, o tema da espiritualidade/religiosidade (R/E). Outras vezes, o tema é recebido com certa resistência.

Em entrevista com o coordenador do ProSER,[10] o Programa de Saúde, Espiritualidade e Religiosidade do Instituto de Psiquiatria (IPq) da Faculdade de Medicina da USP, Doutor Frederico Leão, médico psiquiatra, ele nos contou sobre a história do programa, que nasceu no IPq em meados do ano 2000, como um grupo multiprofissional composto por médicos, fonoaudiólogos, psicólogos, enfermeiros e terapeutas ocupacionais.

O objetivo desse grupo era tomar contato com a literatura científica que investiga os impactos da espiritualidade e religiosidade na saúde mental das pessoas, um tema que trazia muita resistência a princípio, o que dificultou a adesão e continuidade do trabalho, já que se tratava de um projeto voluntário. Alguns profissionais e estudantes de mestrado e doutorado eram os principais envolvidos no desenvolvimento dessas investigações (informação verbal).

Aos poucos, conta o psiquiatra, estudos trazidos dos Estados Unidos e da Europa enriquecem as discussões em grupo, ao passo que a literatura se tornou muito farta e o assunto mais disseminado, o que despertou maior interesse, e algumas barreiras foram sendo rompidas.

Após anos de estudos, muitas escalas e questionários de avaliação de religiosidade e espiritualidade já haviam sido criadas e analisadas, e o grupo entendia que cada uma delas deixava algo a desejar em algum aspecto. De forma a suprir tais deficiências, foi desenvolvida uma ferramenta própria de anamnese espiritual e religiosa do paciente que permitiu coletar sua história, suas crenças e preferências para compor informações do prontuário médico. O projeto foi desenvolvido em dissertação de mestrado por uma de nossas autoras, Camilla Casaletti Braghetta.

O acolhimento dos pacientes envolvidos no estudo se dava por meio de atividades compatíveis com suas necessidades de atendimento profissional, como fonoaudiologia, terapia ocupacional com arteterapia, musicoterapia. Entre as atividades oferecidas incluíam-se o *mindfulness* para pacientes com transtornos alimentares.

Em 2008, o grupo tornou-se o que hoje é o ProSER, planejado para difundir o conhecimento por meio de cursos de capacitação, pós-graduação, mestrado e iniciação científica.

Outro projeto que se expande é composto pelas LIASEs,[11] Ligas Acadêmicas de Saúde e Espiritualidade, totalizando 45 no país, sendo 12 delas de São Paulo, as Aalegrees[12] (Associação Acadêmica de Ligas e Grupos de Estudo em Espiritualidade e Saúde), que surgiu em 2015, no Congresso Brasileiro de Médico-Espírita do Brasil (Mednesp), e foi oficializada em 29 de abril de 2018 no II Encontro Nacional de Ligas Acadêmicas de Saúde e Espiritualidade (Enlase), em Belo Horizonte. Seu principal objetivo é facilitar a comunicação entre os acadêmicos, fomentando, apoiando e construindo o movimento de ensino, pesquisa e extensão em saúde e espiritualidade no Brasil.

A Coordenadora da regional paulista e também Fundadora/Presidente da Liase-USF, Thaissa Martins Miranda nos conta em entrevista que a ideia de criar a Liga veio da carência de capacitação durante sua graduação, de forma que ela recrutou os amigos para criar a Liga da Universidade São Francisco – *Campus* Bragança Paulista. A acadêmica do curso de Medicina comenta sobre o desenvolvimento do Estatuto que rege a Liga e sobre a formação do grupo de estudantes médicos e biomédicos que há dois anos utilizam as ferramentas Fica e Hope[2,4] para abordar pacientes em tratamento oncológico.

"A LIASE segue como princípio que o termo 'espiritualidade', segundo Koenig, McCllough e Larson,[1] denota a busca pessoal para entender questões sobre a vida, seu sentido e as relações com o sagrado e o transcendente. Busca essa que pode ou não levar ao desenvolvimento de práticas religiosas ou formações de comunidades religiosas. Sob esse ponto de vista, a espiritualidade configura-se em uma busca individual e personalizada, sendo que as respostas que cada indivíduo encontra representam a maneira como essa pessoa se relaciona com sua dimensão espiritual. Portanto, é mais ampla e independe da religião para se manifestar. Tal abordagem laica é pautada no profundo respeito por todos os credos e representa condição indispensável para uma discussão verdadeiramente acadêmica.

A Liga Acadêmica de Saúde e Espiritualidade tem quatro áreas de investigação: espiritualidade, humanização da medicina, base científica e autoconhecimento:

1. **Espiritualidade**: composta pelas diversas tradições religiosas. Tem a finalidade de ensinar como o profissional de saúde deve se comportar diante de cada uma de suas crenças e como elas afetam a saúde, além de fornecer subsídios ao profissional para avaliar o *coping* religioso-espiritual (negativo e positivo) desenvolvido pelo paciente. Além disso, são investigadas práticas como: Reiki, ioga, meditação (*mindfulness*), musicoterapia, acupuntura, homeopatia, fitoterapia (medicina integrativa), passe espírita, buscando identificar como tais práticas atuam e como podem melhorar a saúde do paciente.

2. **Humanização da medicina**: tem por base a melhoria da relação médico-paciente. Mostra como o profissional da saúde deve agir com os familiares do paciente durante a consulta e como lidar com a morte. Abrange os conceitos de cuidados paliativos para melhora da qualidade de vida do paciente. Também se insere neste tópico a coleta da história espiritual dos pacientes.

3. **Base científica:** realizam-se estudos de acordo com artigos científicos publicados na área de espiritualidade/religiosidade e saúde: suicídio, dependência química, oração, dor, aborto, epigenética, tanatologia, psiconeuroendocrinoimunologia, o paradigma mente e cérebro. Outros temas investigados são: experiência de quase morte (EQM), estados alterados da consciência, ectoplasma.

4. **Autoconhecimento:** são oferecidas a todos os alunos práticas que visam à ampliação do autoconhecimento, auxiliando a reconhecer as próprias potencialidades e a lidar com os próprios conflitos, sentimentos e emoções, favorecendo uma atitude empática e compassiva no cuidado dos pacientes a partir de um ambiente acadêmico mais salutar (informação verbal).*

Os três pilares que compõem essa Liga são: ensino, pesquisa e extensão, que se dão por aulas teórico-expositivas e capacitação, favorecendo discussões e análises críticas, dinâmicas em grupo e *Journal Club*, com estudo de casos, documentários e filmes.

Integra-se a esse conjunto um estágio com plano de atividades práticas com o paciente, ações sociais e o desenvolvimento de publicações para congressos, tanto nacionais como internacionais, na área de Espiritualidade e Saúde.

Já o Nupes, Núcleo de Pesquisa em Espiritualidade e Saúde,[13] faz parte do Programa de Pós-Graduação em Saúde da Universidade Federal de Juiz de Fora e tem três objetivos principais:

1. desenvolver pesquisa sobre a relação ciência-espiritualidade-saúde;
2. formação de pesquisadores qualificados;
3. prover informações de qualidade e confiabilidade.

As linhas de pesquisa são:

- **História e filosofia da pesquisa em espiritualidade:** busca compreender cientificamente os fenômenos religiosos ou espirituais.
- **Epidemiologia da religiosidade e saúde:** investiga em diferentes grupos populacionais a religiosidade e seus impactos na saúde.
- **Experiências religiosas:** realiza investigação interdisciplinar de diferentes fenômenos religiosos e espirituais.

O Nupes conta com pesquisadores nacionais e parceiros internacionais como a University of Virginia (EUA) e a Fundação Bial (Portugal) para promover publicações em periódicos, cursos de mestrado, iniciação científica e explanações em congressos, provendo informações atualizadas sobre os temas relacionados. É composto por professores, pesquisadores, alunos e ex-alunos de graduação e pós-graduação da Medicina, Psicologia, Estatística e História, ou seja, profissionais com diferentes formações.

Há também o canal virtual TV Nupes, que surgiu da necessidade de prover conteúdo audiovisual acessível e de qualidade a todos os interessados, entre alunos e o público em geral.

O professor Alexander Moreira-Almeida recentemente realizou uma palestra na Faculdade de Medicina de Harvard sobre a incorporação da religiosidade/espiritualidade no tratamento psiquiátrico dos pacientes conforme houver demanda: "A busca pessoal por questões fundamentais sobre a vida" é a definição mais aceita de espiritualidade segundo o especialista, que também é diretor do Nupes.

No Rio Grande do Sul temos o Niete – Núcleo Interdisciplinar de Estudos Transdisciplinares sobre Espiritualidade da Pró-Reitoria de Extensão da UFRGS,[14] criado no ano 2000 durante o II Salão de Extensão da mesma universidade.[14]

Sua origem se deu a partir de uma suposta experiência de "cura espiritual" vivida pelo Dr. Paulo Schütz, que segundo suas palavras foi "uma profunda crise em suas concepções existenciais". O então coordenador do Curso de Pós-Graduação em Educação da UFRGS entrou em contato com Dr. Sidney Greenfield, do Departamento de Antropologia da Universidade de Wisconsin, nos Estados Unidos, que se dedicava à pesquisa antropológica sobre curas espirituais, e a quem conhecera previamente ao se candidatar à pós-graduação sob sua orientação, o que não se efetivou dado seu diagnóstico oncológico à época. Daí a criação do Grupo de Estudos na Faculdade de Educação sobre a transcendência da natureza humana e suas repercussões para a educação.

---

* Miranda, T. M. LIASE-USF [mensagem pessoal]. Mensagem recebida por larissa_vilares@hotmail.com em 13 de março de 2019.

Ao longo de sua história, o grupo preocupa-se com o compartilhamento de suas reflexões e promove seminários e palestras à comunidade. Já passou por várias mudanças de nomenclatura até chegar ao que é hoje, unificando diversas áreas do conhecimento e estabelecendo conexões com outras instituições.

A proposta de promover ensino, pesquisa e extensão marcou a trajetória do núcleo, acompanhada dos paradigmas advindos do avanço da Ciência. Dentre outras, a partir do ano 2000 as principais temáticas que vêm sendo desenvolvidas são:

- evolução e desenvolvimento do ser humano;
- a questão da morte e a dimensão extrafísica do ser humano;
- discussões científicas sobre a espiritualidade e sua aplicabilidade sob uma visão holística da sobrevivência do espírito ou consciência, e multidimensional, ou seja, no plano físico e extrafísico. (referenciar)

O InterPsi,[15] Laboratório de Psicologia Anomalística e Processos Psicossociais, nasceu em meados de 1989 e desde 2010 está alocado no Departamento de Psicologia Social e do Trabalho do Instituto de Psicologia da Universidade de São Paulo (USP), estudando experiências anômalas, o que não significa uma anomalia ou uma patologia, mas sim um fenômeno incomum.

O grupo certificado hoje pela USP e inscrito no Diretório de Grupos de Pesquisa do CNPq começou de forma independente e passou por diversas universidades, sendo seu objetivo congregar pesquisadores e instruir a população sobre tais experiências vivenciadas.

O objetivo do InterPsi é: "Realizar estudos e pesquisas interdisciplinares no ponto de intersecção entre a Psicologia Social e a Psicologia Anomalística, ou seja, a avaliação psicossocial de experiências humanas alegadamente anômalas".[15]

As experiências anômalas ou paranormais são aquelas para as quais as pessoas não costumam encontrar explicações científicas, por exemplo: experiências fora do corpo ou de quase morte, contato com alienígenas, telepáticas ou mediúnicas, místicas e precognitivas.

A Dra. Fátima Regina Machado conta que o interesse por essa área veio da curiosidade, ao ouvir, ainda na infância, as histórias insólitas contadas por seus familiares; mais tarde isso se tornou um interesse profissional.

Ela explica que a prevalência de algum tipo de vivência anômala nos Estados Unidos e Europa varia entre 50% e 60% da população, enquanto no Brasil a marca é de 82,7%. Além disso, a significação dessas experiências pode influenciar na tomada de decisões e resolução de problemas na vida de um indivíduo. Com base nesses dados, a psicologia considera indispensável o desenvolvimento de estudos na área.

Segundo o Prof. Dr. Wellington Zangari, o foco da pesquisa no laboratório é a análise biopsicossocial das atitudes, crenças e valores, mas principalmente a relação indivíduo-grupo, muitas vezes de cunho religioso, a cultura e rituais que possam se fazer presentes.

O professor relata que os pesquisadores do Laboratório seguem linhas de pesquisa com temas prioritários, por exemplo, a mediunidade, um fenômeno cultural e ao mesmo tempo individual com aspectos cognitivos e afetivos envolvidos.

Outro enfoque é o diagnóstico diferencial entre a saúde mental e psicopatologias nas experiências anômalas, avaliando como tais manifestações repercutem no comportamento, personalidade ou na identidade do indivíduo e seus relacionamentos interpessoais e grupais.

A chamada incubadora de pesquisadores do InterPsi é um curso de extensão composto por interessados em experiências anômalas, interesse este que pode ser acadêmico ou pessoal, em que os participantes dos diversos grupos são motivados a desenvolver suas próprias pesquisas. São cinco grupos:

1. Geanom – Grupo de Estudos e Introdução à Psicologia Anomalística;
2. Gealter – Grupo de Estudos sobre Alterações e Anomalias da Identidade;
3. Gehip – Grupo de Estudos de Hipnose e Estados Alterados de Consciência;
4. Geppsirel – Grupo de Estudos e Pesquisas em Psicologia da Religião;
5. IlusoriaMente – Grupo de Estudos Psicológicos da Percepção e da Arte Mágica.

Além dos grupos de estudo e pesquisa, é realizada semanalmente uma conferência virtual que pode ser acompanhada via plataforma de compartilhamentos de vídeos (YouTube), com debates entre membros e convidados, inclusive internacionais.

Mais uma grande organização, o Nuse: Núcleo Universitário de Saúde e Espiritualidade[16] da Universidade Federal de São Paulo (Unifesp), Hospital São Paulo (HSP) e Escola Paulista de Medicina (EPM). Localizado no *Campus* São Paulo, é composto por profissionais de saúde, da educação e da área administrativa da faculdade e por acadêmicos.

Formado em 2006, inicialmente realizava reuniões semanais para discutir assuntos que abordavam a humanização na relação médico-paciente. Após a "Jornada Médico Espírita", surgiu a ideia de estudar a interface entre doença, saúde e espiritualidade, de forma a compreender o estado de saúde, bem-estar e até o adoecimento do indivíduo.

Os membros fundadores do Nuse foram: Alejandro Vera (médico), Camila Casaletti (terapeuta ocupacional), Leandro Romani (médico), Lilian Ramaldes (médica), Maria Aparecida Eiko Noguti (biomédica), Rodrigo Bassi (médico), Salete Aparecida Nacif (médica), entre outros.

Ao longo da história do grupo, organizou-se a Capelania Espírita voluntária. O projeto de voluntariado acompanha pacientes internados ou não, funcionários e cuidadores, e realiza visitas individuais, incentivando e validando as crenças do assistido, por meio de orações, preces, passes e leituras religiosas.

Há também o Grupo de Assistência Bem-Estar Evocado, composto por professores e alunos da universidade e convidados portadores de esclerose lateral amiotrófica (ELA) e seus cuidadores, sendo todos estimulados a participar de palestras instrutivas semanais com "Técnicas Terapêuticas de Assistência Espiritualista Complementar" que visam o bem-estar e consequentemente a qualidade de vida dos pacientes.

O Nuse apoia atividades de ensino do Curso de Especialização em Teorias e Técnicas para Cuidados Integrativos, realizado pelo Setor de Investigação de Doenças Neuromusculares da disciplina de Neurologia Clínica do Departamento de Neurologia e Neurocirurgia da Unifesp, e realiza pesquisas básicas e clínicas no Departamentos de Biofísica e de Neurologia e Neurocirurgia da Unifesp, respectivamente.

Como perspectivas futuras, sempre ancorados no tripé: ensino, assistência e pesquisa, o núcleo visa elaborar projetos e desenvolver investigações científicas na área de espiritualidade e saúde.

E ao fim desse nosso percurso apresentamos o grupo de estudos sobre a Espiritualidade em Saúde da Beneficência Portuguesa de São Paulo. O grupo foi fundado em 2017 pelo médico oncologista Dr. Felipe Moraes Toledo Pereira e é coordenado por ele.

São estruturadas reuniões mensais em que são apresentados e discutidos relatos de caso, sugestões de literatura por meio de livros e periódicos científicos.

Vale ressaltar que, para a abordagem da espiritualidade do paciente, o profissional de saúde antes precisa abordar a sua própria.[1,2]

Utilizando o recurso de videoconferência, as reuniões contam com a participação de profissionais da assistência do Icesp – Instituto do Câncer do Estado de São Paulo e o Hospital Santa Lúcia, de Brasília, que são nossos parceiros de estudos.

O grupo é composto por médicos, enfermeiros, psicólogos, nutricionistas, farmacêuticos, capelão, além de eventuais convidados de outras instituições de ensino e pesquisa.

Até o momento em que este trabalho foi escrito, foram realizados três simpósios, com os seguintes temas:

1. **2017:** a importância da espiritualidade no cuidado em saúde.
2. **2018:** como inserir a espiritualidade no cuidado em saúde?
3. **2019:** a espiritualidade como ferramenta de cuidado integral

Os simpósios e cursos são abertos ao público em geral com o objetivo de difundir o tema não somente a profissionais de saúde, mas também a pacientes e cuidadores.

Referências

1. Koenig H G, McCullough M E, Larson D B. Handbook of religion and health. New York: Oxford University Press: 2001.
2. Puchalski C M, Romer A L. Taking a spiritual history allows clinicians to understand patients more fully. Journal of Palliative Medicine. 2000;3:129-37.
3. Koenig H G. Religion, Spirituality, and health: the research and clinical implications. ISRN Psychiatry. 2012; p.1-33. Disponível na Internet: http://dx.doi.org/10.5402/2012/278730.

4. Anandarajah G, Hight E. Spirituality and medical practice: using the Hope questions as a practical tool for spiritual assessment. Am Fam Physician. 2001;63(1):81-89
5. Selby D, Seccaraccia D, Huth J et al. Patient versus health care provider perspectives on spirituality and spiritual care: the potential to miss the moment. Annals of Palliative Medicine; 2017 Apr;6 (2): Annals of Palliative Medicine
6. Jones L, Kelly P, Llewellyn H et al. Experiences of healthcare professionals in the community dealing with the spiritual needs of children and young people with life-threatening and life-limiting conditions and their families: report of a workshop. BMJ Supportive & Palliative Care. 2015;5:232-9.
7. Pereira J, Guebert N, Sinclair S, Raffin S. Collective soul: the spirituality of an interdisciplinary palliative care team. Palliative Support Care. 2006 Mar; 4(1): 13-24.
8. Grassi L, Gil F, Martins C, Travado L, Ventura C, Bairradas J. Do spirituality and faith make a difference? Report from the Southern European Psycho-Oncology Study Group. Palliative and Supportive Care. 2010;8(4):405-13.
9. Greenberg W M, Revheim N, Citrome L. Spirituality, schizophrenia, and state hospitals: program description and characteristics of self-selected attendees of a spirituality therapeutic group. Psychiatric Quarterly. 2010;81(4):285-92.
10. Programa em Saúde Espiritualidade e Religiosidade (ProSER-LIM23) do IPq. Disponível na Internet: https://www5.usp.br/104658/intervencoes-espirituais-e-religiosas-na-saude-sao-beneficas/(3 mar 2018).
11. Ligas Acadêmicas de Saúde e Espiritualidade – Liases. Disponível na Internet: https://www.lume.ufrgs.br/bitstream/handle/10183/175031/001064187.pdf?sequence=1 (3 mar 2019).
12. Associação Acadêmica de Ligas e Grupos de Estudo em Espiritualidade e Saúde – Aalegrees. Disponível na Internet: https://liase.ufop.br/aalegrees (10 mar 2019)
13. Núcleo de Pesquisa em Espiritualidade e Saúde – Nupes. Disponível na Internet: http://www.ufjf.br/nupes (10 mar 2018).
14. Núcleo Interdisciplinar de Estudos Transdisciplinares sobre Espiritualidade da Pró-Reitoria de Extensão da UFRGS – Niete. Disponível na Internet: https://www.ufrgs.br/niete/site/?page_id=19 (10 mar 2019).
15. Laboratório de Psicologia Anomalística e Processos Psicossociais – InterPsi. Disponível na Internet: https://www.usp.br/interpsi/ (3 mar 2019).
16. Núcleo Universitário de Saúde e Espiritualidade da Universidade Federal de São Paulo – Nuse. Disponível na Internet: http://www2.unifesp.br/centros/nuse/historico (3 mar 2019).
17. Koenig HG. Spirituality in patient care: why, how, when, and what, 2nd ed. USA, Faithworks: 2007.
18. Declaração de Posição sobre Espiritualidade e Religião em Psiquiatria da Associação Mundial de Psiquiatria (WPA). Disponível na Internet: https://www.corenmg.gov.br/mais-noticias1/-/asset_publisher/r0yCjGChgdLf/content/associacao-mundial-de-psiquiatria-admite-relevancia-da-espiritualidade-nos-problemas-de-saude (10 mar 2019).
19. Koenig H G, Lucchetti G, Moreira-Almeida A. Clinical implications of spirituality to mental health: review of evidence and practical guidelines. Revista Brasileira de Psiquiatria (São Paulo. 1999. Impresso). 2014; 36:176-82.
20. Miller L, Wickramaratne P, Gameroff M J, Sage M, Tenke C E, Weissman M M. Religiosity and major depression in adults at high risk: a ten-year prospective study. American Journal of Psychiatry. 2012;169(1):89-94.

51

Ensino da Religiosidade e da Espiritualidade na Medicina – Panorama na Graduação e na Residência Médica em Psiquiatria

Fabrício Henrique Alves de Oliveira e Oliveira
Giancarlo Lucchetti

Introdução

O campo da relação entre espiritualidade e religiosidade (E/R) e sua influência na medicina e na saúde tem crescido de forma expressiva nas últimas décadas.[1] As pesquisas têm demonstrado que as crenças estão relacionadas tanto à saúde física quanto à saúde mental,[2] demonstrando que pessoas mais religiosas ou espiritualizadas geralmente apresentam menores sintomatologias depressivas e ansiosas, melhor qualidade de vida, menor uso e abuso de drogas,[3] menos internação hospitalar, melhor saúde física e maior sobrevida.[4]

Essas evidências promissoras levaram diversas organizações médicas e de outras profissões na saúde a recomendar e incluir a abordagem da E/R na prática clínica. Dessa forma, instituições como a American College of Physicians, World Health Organization, World Psychiatry Association, North American Nursing Diagnosis Association, dentre outras, já incluíram em suas diretrizes essa abordagem.[3,5]

Nesse contexto, as instituições de ensino passaram a ter um interesse maior pela temática e viram a necessidade de fazer a inclusão desses tópicos para seus estudantes em formação, seja na graduação ou na pós-graduação.[6]

O objetivo deste capítulo é trazer um panorama do que vem sendo vinculado para a formação do profissional de saúde, com foco maior na área médica, em que atuam os autores do capítulo. Para tanto, o capítulo será dividido em duas partes: a primeira abordará o ensino da E/R na graduação em medicina e em outras áreas da saúde, e a segunda trará um contexto geral do ensino da E/R na residência médica, focando principalmente a psiquiatria.

Ensino da E/R na graduação em medicina e outras áreas da saúde

Apesar de relativamente novo, o ensino da E/R na graduação em medicina vem crescendo de forma importante nas últimas décadas, motivado, principalmente, pelas crescentes evidências científicas.[6]

Traçando um panorama geral de como esse crescimento vem ocorrendo, diversos estudos têm sido publicados descrevendo a quantidade de disciplinas de E/R dentro dos currículos da graduação. Nos Estados Unidos, na década de 1990, existiam apenas três escolas médicas que abordavam o tema em seus currículos, número esse que se ampliou para 75% e 90% das escolas em 2010-2011.[7,6]

Com relação às escolas osteopáticas, cerca de 55% já possuem alguma inserção de E/R no currículo formal.[8] Esses resultados são evidenciados também em outros lugares do mundo. No Reino Unido, cerca de 60% das escolas trazem esse conteúdo,[9] enquanto no Brasil são cerca de 40%.[10]

Em outros cursos de saúde, temos que cerca de 49% dos cursos de fisioterapia norte-americanos discutem o assunto,[11] porém apenas 16% dos cursos de psicologia brasileiros oferecem espaço em sua grade curricular para discutir E/R,[12] e apenas 38% dos cursos de enfermagem brasileiros e portugueses incluíam o tema.[13]

Apesar dos avanços notáveis que a medicina vem alcançando nessa área, os estudos ainda mostram que essa incorporação é feita muitas vezes de forma superficial. Por exemplo, um estudo brasileiro[10] aponta que, apesar de 40% das escolas trazerem o conteúdo no currículo, foi notado que apenas 10% dos cursos possuíam uma disciplina consolidada, seja eletiva ou obrigatória. Esses dados são parecidos com o cenário norte-americano, em que apenas 7% tinham disciplinas obrigatórias para os alunos.[7]

Esse cenário mostra que, apesar de ter havido um crescimento importante, o tipo de abordagem ainda é superficial e breve e, em grande parte das vezes, realizado de forma eletiva, ou seja, para alunos selecionados.

No intuito de criar um ambiente favorável para a ampliação do campo de ensino de E/R no ambiente acadêmico, é necessário compreender as opiniões de diretores, professores e estudantes sobre o tema. Diversos estudos já foram conduzidos nessa área e serão apresentados a seguir.

Com relação à opinião dos diretores de escolas médicas, no Brasil a maioria (54%) concorda que o assunto é importante e deve ser ensinado na graduação.[10] Resultado esse diferente do contexto norte-americano, em que apenas 40% concordaram que inserir esse conteúdo no currículo seria importante.[7]

Quanto aos professores, um estudo brasileiro que avaliou uma escola médica encontrou que 72% acreditavam que a fé ou espiritualidade podem influenciar, de forma positiva, o tratamento dos pacientes, e 50% dos professores acreditavam que é importante que a escola médica aborde E/R, porém somente 27,8% já haviam mencionado alguma vez o assunto em suas aulas.[14]

Já com relação à enfermagem, 87% acreditavam que a E/R influenciava a saúde dos pacientes e 87% acreditavam que deveria fazer parte do currículo.[15] Em ambos os estudos, a quase totalidade dos professores (mais de 90%) pontuaram que as universidades brasileiras não fornecem todas as informações necessárias sobre o ensino da E/R para os estudantes.

Com relação à opinião dos alunos, diversos estudos têm sido publicados, e alguns serão destacados em particular. O estudo multicêntrico brasileiro SBRAME[16] abordou as opiniões de 3.630 estudantes em 12 escolas médicas. A grande maioria (75,3%) dos entrevistados acredita que a abordagem da E/R na graduação é importante e que o assunto deveria ser incorporado ao currículo (62,6%). Entretanto, quase metade dos estudantes (48,7%) sentia-se despreparada para a abordagem de E/R com o paciente e cerca de 80% nunca participaram de uma atividade voltada ao ensino de E/R. Esses resultados foram corroborados por outros estudos brasileiros envolvendo estudantes de medicina e de enfermagem.[17-20]

A incorporação do assunto ainda enfrenta dificuldades relacionadas à carência de estudos de melhor qualidade para avaliar a efetividade dessas estratégias de ensino e também as barreiras para abordagem do assunto pelos próprios médicos e alunos. Nos estudos listados anteriormente, existem barreiras importantes que fazem com que o profissional formado ou em formação tenha dificuldade na abordagem de seu paciente. As principais barreiras aventadas são falta de tempo, falta de conhecimento, medo de impor as próprias crenças, falta de treinamento, medo de ofender os pacientes, desconforto com o assunto, desaprovação dos colegas e a noção de que essa abordagem não faria parte do trabalho do médico. Essas barreiras estão de acordo com uma revisão sistemática recente que abordou o assunto.[21]

Com relação às evidências científicas da incorporação da E/R ao currículo, a maioria dos estudos é quase experimental, muitas vezes sem um grupo controle, sem uma randomização, com amostras de conveniência, baseando-se em aspectos cognitivos e não em habilidades ou implicações da prática.[22] Com base nesses achados, praticamente todos os estudos encontraram resultados favoráveis à implementação de módulos ou cursos de E/R no currículo da graduação.[23-31]

Entretanto, estudos com metodologia mais rigorosa são bem-vindos na área, trazendo mais evidências para a implementação desses cursos e para o convencimento da comunidade acadêmica.

Recentemente foi publicado um ensaio randomizado e controlado da inserção de um curso de E/R para estudantes da área de saúde, em uma universidade brasileira, em comparação com um grupo controle não exposto ao tema.[32] O grupo que participou do treinamento teórico-prático em E/R sentiu-se significativamente mais preparado e mais confortável para a abordagem da E/R na prática diária, teve maior pontuação nos testes cognitivos e melhor atitude com relação ao assunto em relação ao grupo controle. Além disso, no teste com pacientes simulados, o grupo intervenção teve média significativamente maior que o grupo controle, demonstrando que esse tipo de intervenção pode estar associado ao desenvolvimento de competências de diferentes graus taxonômicos. Mais estudos randomizados e controlados são necessários para o desenvolvimento do campo.

Esta seção do capítulo é concluída com alguns dos principais objetivos de aprendizagem definidos nessa temática. A Associação de Escolas Médicas Americanas (AAMC) definiu no ano de 1999[33] os seguintes objetivos de aprendizagens para os estudantes de medicina:

- habilidade de realizar uma anamnese espiritual;
- entender que a dimensão espiritual do indivíduo é um caminho para o cuidado compassivo;
- habilidade de aplicar as crenças espirituais no contexto clínico apropriado;
- conhecimento das pesquisas em saúde e espiritualidade;
- respeito e conhecimento aos clérigos e outros líderes espirituais e o reconhecimento de como se referir a eles quando necessário;
- entendimento de sua própria espiritualidade e de como ela pode ser nutrida como parte de seu crescimento espiritual, promoção de seu bem-estar e como base do seu chamado (*calling*) como médico.

A partir de tais diretrizes da AAMC,[6] organizaram-se seis grupos de competências principais que os graduandos devem desenvolver durante o ensino médico. A seguir são descritos, de forma sucinta, as competências e alguns exemplos principais de como podem ser trabalhadas junto aos estudantes de medicina:

- **1ª competência – Sistemas de Saúde:** nessa competência o aluno deverá conhecer o sistema de saúde de sua cidade, estado e país, procurando identificar os recursos disponíveis na rede relacionadas ao cuidado religioso/espiritual e como tais recursos impactam a saúde da comunidade em seus mais diversos níveis. A partir desse momento, os estudantes mais afinados com a área poderão advogar para o estabelecimento de mais recursos religiosos/espirituais em suas localidades.

- **2ª competência – Conhecimento:** nesse item o aluno deverá conhecer a história do longo embate entre a ciência e religião e como a ciência atual está tentando mudar esse paradigma. A partir disso, conhecer um pouco as diversas tradições religiosas e como cada uma enxerga o modo de adoecer. Por fim, conhecer os principais autores e estudos atuais que investigam a interface entre saúde, religiosidade e espiritualidade.

- **3ª competência – Cuidado com o paciente:** para o ensino da espiritualidade não basta conhecer se não for colocado em prática. Por isso, essa competência estimula e desenvolve nos alunos a capacidade de conhecer os principais problemas enfrentados por cada paciente, a realizar uma história espiritual e a abordar os principais conflitos que emergem da abordagem da E/R na prática clínica, sabendo respeitar o espaço e o momento de cada indivíduo.

- **4ª competência – Presença compassiva:** ser compassivo é próprio de um profissional que deseja tratar seus pacientes na totalidade. Isso envolve estar presente no momento presente, entendendo como cada comportamento pode impactar em sua relação consigo e com o próximo, em nosso caso, o paciente. Por fim, ter a habilidade de discutir o porquê estar a serviço do outro é um privilégio, podendo tratá-lo assim como desejaríamos ser tratados em nossa vida pessoal e profissional.

- **5ª competência – Desenvolvimento pessoal e profissional:** indo ao encontro da competência anterior, nesta se trabalha o chamado *calling* (ou chamado), o qual deve ser entendido como a motivação inicial que nos levou a percorrer os caminhos necessários para nos tornar profissionais de saúde. Além disso, deve-se elaborar o modo como a formação profissional impactou o modo de nos enxergar como médicos e indivíduos, compreendendo as fraquezas, dificuldades e potencialidades identificadas durante o período em questão. Por fim, dar um passo adiante, procurando reconhecer a espiritualidade de cada estudante e como ela poderá dar força para superar os obstáculos da profissão.

- **6ª competência – Comunicação:** a comunicação verbal já é desenvolvida durante toda a formação médica, portanto aqui é necessário dar um enfoque especial à escuta, à percepção não verbal, ao silêncio e à capacidade do profissional de se conectar com esse silêncio interior, podendo levar essa vivência para sua prática clínica diária.

Conclui-se que os estudos da inserção da E/R na graduação são bastante numerosos e que o campo tem avançado bastante, porém ainda são necessários mais estudos e maior implementação de disciplinas e cursos de qualidade nas escolas médicas.

O ensino da E/R na residência médica em psiquiatria

Uma vez que a seção anterior trouxe um panorama da E/R na graduação, optou-se por incluir como esse tipo de incorporação está sendo feito na pós-graduação, mais especificamente na residência médica, com foco na psiquiatria, área de *expertise* de um dos autores.

Tendo em vista a prevalência da E/R na população mundial, seu reconhecido impacto sobre a saúde mental dos pacientes e o desejo deles de terem sua E/R abordada, seria de esperar que os profissionais que atuam na área de saúde mental tivessem interesse na área e abordassem as crenças de seus pacientes. Entretanto, nota-se ainda uma baixa abordagem do assunto pelos psiquiatras e psicólogos.[34]

Um estudo recente entre psiquiatras brasileiros, por exemplo, mostra que apenas metade, frequentemente, pergunta sobre as crenças religiosas e espirituais dos pacientes, sendo que a falta de treinamento médico nessa área está entre as três principais barreiras para os profissionais abordarem a E/R dos pacientes no dia a dia da clínica.[35]

De fato, estudos têm apontado que ainda é incomum o treinamento em E/R nos programas de residência médica em psiquiatria (RMP). Nos Estados Unidos, uma pesquisa com diretores de programas de residência de psiquiatria, com uma taxa de resposta de 80%, constatou que apenas alguns programas possuíam conteúdo sobre E/R em seu currículo,[36] resultado similar ao de outro estudo canadense.[37] Dos 14 programas que responderam à pesquisa, 4 não tinham nenhum ensino formal nessa área e 9 tinham alguma eletiva na área ou supervisão. Apenas 4 programas tinham aulas obrigatórias dedicadas a essa interface. Tal cenário vem mudando, embora não se saiba ainda o perfil geral da incorporação da E/R em todos os programas de residência em psiquiatria.[38]

Outra possível justificativa para essa baixa abordagem pelos profissionais de saúde mental é a histórica atribuição, por parte da medicina ocidental e da psicologia, de um efeito negativo da religiosidade para o funcionamento psicológico do sujeito. Tal atribuição teria influenciado a visão de vários profissionais da saúde mental.[39-42] Essa visão parece decorrer mais da influência das opiniões pessoais de especialistas renomados do que de evidências científicas sólidas que corroborassem tais opiniões.[43-47]

Por tudo isso, associações internacionais da área da saúde reconheceram a existência dessa lacuna e, visando a seu preenchimento, têm incentivado a inclusão de disciplinas curriculares na formação dos psiquiatras que abordem os contextos religiosos e espirituais dos pacientes.[5,39,48-52]

Mais recentemente, em 2016, a *World Psychiatry Association* publicou um posicionamento oficial a respeito da importância do tema da E/R na formação dos jovens psiquiatras.[5]

No campo prático, porém, essa realidade não é a mesma. Embora existam algumas iniciativas de intervenção curricular na área, as constatações reveladas pelas publicações avaliadas até aqui demonstraram que há ainda uma defasagem entre a proposição teórica e a realização prática.[32,36,42,53-59]

Nesse aspecto, países como Estados Unidos e Canadá apresentam consideráveis avanços em relação a outros países do mundo, com iniciativas de ensino da E/R na RMP mais bem documentadas, mas há carência de informações sobre o que tem sido feito nessa área no Brasil e em outros países do mundo.[38]

Com isso, do ponto de vista da formação na RMP, vem sendo fomentada a criação de currículos nas últimas quatro décadas, de forma ainda relativamente escassa, considerando o contexto mundial com o interesse de investigar a prevalência, propor e divulgar iniciativas de capacitação dos profissionais psiquiatras na área de E/R na residência, bem como o impacto delas, visando uma abordagem mais apropriada dessa dimensão na prática clínica por parte desses profissionais.[36,37,42,60-62]

Diferentes publicações incentivaram, até o momento, o treinamento nessa área, quer de forma teórica,[53,56,58] quer após a constatação do cenário deficitário em pesquisa sobre seus respectivos contextos[36-38,42,55] ou mesmo como delineamento de próximos passos após as próprias intervenções.[30,61,63] Porém, ainda não há consenso sobre a melhor forma de ensino nesse campo, e as iniciativas se mostram bastante diversificadas.[59] Existe uma lacuna formada pelas dúvidas sobre os melhores conteúdos a serem ministrados, quais as técnicas pedagógicas e formas de avaliação mais adequadas, bem como quais competências a serem desenvolvidas nesse campo.[53,59,63]

Em razão dessa lacuna na literatura, serão brevemente descritas neste capítulo quais evidências existem sobre a temática, os possíveis objetivos de aprendizagem e os principais temas a serem vinculados e testados nos diferentes programas de residência em psiquiatria.[59,64]

Para tanto, serão brevemente descritos os achados de uma revisão prévia conduzida por um dos autores e submetida à publicação que avaliou a incorporação da E/R na RMP.[59,64] Após ter sido feita a busca em bancos de artigos médicos, foram encontrados 11 artigos com descrições de currículos originais de ensino da E/R na RMP. A maioria deles da América do Norte, apenas um da Europa, e 70% deles com alguma forma de financiamento. As publicações ocorreram entre os anos de 1982 e 2017, acompanhando o crescimento do campo, e a revista em que ocorreu a maior parte das publicações foi a *Academic Psychiatry*.

A amostra declarada de residentes alcançou um total de 195 indivíduos. As intervenções curriculares foram marcadas por grande heterogeneidade entre elas, bem como entre os desenhos dos estudos, com apenas um estudo randomizado. Os demais variaram entre relatos de caso e estudos experimentais ou quase experimentais. O ano mais coberto pelos currículos foi o terceiro ano da residência, havendo a presença de pelo menos um psiquiatra na coordenação dos cursos em que esse item foi citado.

Os objetivos do currículo foram explicitados, na maioria dos casos, mas apenas um trabalho incluiu claramente um mapa de competências E/R a serem desenvolvidas (conhecimentos, habilidades e atitudes) pelos residentes. Esse mapa de competências será mostrado a seguir e pode servir de modelo inicial para os educadores interessados na área de saúde mental (Quadro 51.1).

Quadro 51.1 Quadro de competências E/R para residentes de psiquiatria.

Conhecimentos
Os residentes devem demonstrar compreensão de:
1. Demografia de crenças espirituais/religiosas em várias populações de pacientes.
2. Pesquisa sobre a relação entre espiritualidade/crenças religiosas e saúde física e mental.
3. Questões espirituais/religiosas em terapia psicodinâmica (p. ex., significado das imagens de Deus).
Habilidades
Os residentes devem demonstrar capacidade de:
1. Tomar uma história espiritual/religiosa.
2. Incorporar informações coletadas na compreensão biopsicossocial/espiritual do paciente, refletidas no plano de diagnóstico e tratamento.
3. Identificar como suas próprias crenças espirituais/religiosas podem afetar sua formulação de caso, diagnóstico e planos de manejo.
4. Reconhecimento e trabalho por meio de reações de transferência e contratransferência.
5. Decidir quando é apropriado consultar capelães, diretores espirituais ou curandeiros de base cultural.
Atitudes
Os residentes devem demonstrar:
1. Consciência de suas experiências espirituais e culturais e o impacto dessas experiências em sua identidade e visão de mundo, bem como possíveis preconceitos que possam influenciar o tratamento dos pacientes.
2. Respeito e aceitação da diversidade espiritual e cultural.

Fonte: Adaptado de Grabovac et al., 2008.

Os tópicos abordados pelos currículos mais comumente vinculados foram: Psiquiatria Transcultural, Ferramentas de abordagem/História Espiritual, Capelania/Líderes espirituais, Aspectos éticos, Definições em E/R, Formulação biopsicossocioespiritual do caso, Pesquisa, Psicoterapia e Aspectos Históricos.

A recomendação expressa de bibliografia foi tão diversificada quanto as próprias intervenções, num total de 34 livros e 20 artigos, com a sobreposição de apenas um artigo entre eles.

De acordo com o *WPA Position Statement*,[5] espera-se que os psiquiatras saibam como obter um histórico de E/R, permitindo espaço para a inclusão desse aspecto no cuidado clínico de maneira ética e centrada no paciente. Eles também devem entender a interface cultural entre líderes religiosos e psiquiatras, membros e comunidades, estabelecendo diálogos e encaminhamentos recíprocos com os já mencionados para o benefício de cada paciente.

Em um *continuum* da prevenção ao tratamento, esses profissionais devem estar preparados para formular um diagnóstico diferencial, incluindo experiências culturais, religiosas, espirituais e psicopatológicas, enquanto são capazes de formular um plano de tratamento de um ponto de vista biopsicossocioespiritual. Isso inclui avaliar aspectos positivos e desafiadores – no âmbito religioso, espiritual ou secular – como fatores de risco ou de proteção na vida de cada um de seus pacientes. Eles também devem ser capazes de identificar intervenções que poderiam ser feitas usando as práticas de E/R para o benefício do paciente.[6]

Já com relação aos principais métodos de ensino da E/R utilizados nas intervenções curriculares, os mais frequentes foram as aulas teóricas, seguidas de apresentação de casos, grupos de discussão (entre residentes, preceptores, diretores e convidados), supervisão clínica, seminários e experiências vivenciais.

Cabe lembrar que, apesar de mais frequentes, muitos métodos ofertados basearam-se em atividades centradas no professor, e isso deve ser repensado na elaboração de novas diretrizes e propostas curriculares.

A maioria dos artigos apresentou um currículo disperso ao longo dos anos[61,66-71] ou então em iniciativas mais concentradas[62,65,72,73] – aceitando residentes de diferentes anos.

Alguns podem defender a importância de os residentes já terem alguma experiência clínica para utilizar melhor o conteúdo e as discussões que surgem. Por outro lado, é possível argumentar a favor de um treinamento precoce dos residentes para diminuir parte da resistência em relação a E/R e favorecer a relação médico-paciente.

A exposição longitudinal do aluno ao tema vem sendo amplamente defendida na área de educação médica e deve ser preferida. Entretanto, o espaço na grade curricular pode levar alguns programas a vincularem propostas mais breves.

Com relação ao corpo docente que participou dessas atividades, a maioria dos coordenadores e professores é formada por psiquiatras, e em um dos casos havia também um presbítero[67] e outro que era teólogo.[73] Foi organizado um comitê para desenvolver e supervisionar a implementação do currículo.[67] Alguns estudos relataram que o curso foi oferecido por uma equipe multidisciplinar, incluindo seminaristas, psicólogos e psiquiatras.[61,65,72] Nesse sentido, a participação interdisciplinar deve ser encorajada nessas propostas.

Com relação à avaliação do residente, ela pode ser realizada de várias formas, baseando-se em diferentes taxonomias e, de preferência, englobando todas as competências possíveis: conhecimento, atitudes, satisfação e habilidades. Na revisão, apenas três estudos avaliaram a habilidade na vida real por meio do contato com pacientes.[62,69,70]

No contexto da residência médica, que é uma atividade educacional eminentemente prática, é desejável que se avalie o residente da forma mais global possível, incluindo a verificação da aquisição de habilidades, seja no mundo real ou em ambiente protegido.

Por sua vez, quanto aos resultados das intervenções, a maioria das descrições foi qualitativa e com descrição de impacto positivo e favorável por parte deles. Do ponto de vista objetivo, houve achados estatisticamente significativos descritos em apenas três trabalhos, com autopercepção de ganho de competências em E/R,[63,73] conhecimento na área de E/R[72] e mudança na prática clínica[73] voltada para a abordagem da E/R dos pacientes.

A mudança na prática clínica foi avaliada a partir de cinco itens que mediram a quantidade de história espiritual realizada pelos participantes nas últimas seis semanas e ainda avaliaram o grau em que os residentes superam as barreiras percebidas para abordar questões espirituais e religiosas em sua prática.

Sobre o currículo, a avaliação foi predominantemente positiva e realizada de forma qualitativa. Entretanto, esses estudos tiveram limitações que merecem ser destacadas, por exemplo: amostras pequenas, questionários não validados, falta de grupo controle e de avaliação em longo prazo, apenas um estudo randomizado e, mesmo assim, com várias limitações no método de randomização.

As iniciativas relatadas foram geralmente bem-aceitas e avaliadas positivamente pelos residentes. Quase metade dos artigos não mencionou problemas e barreiras encontrados na implementação do currículo.[61,62,70-72] Quando relatados, os problemas mais relevantes foram: resistência inicial por residentes[65,68,73] e preceptores;[67,69] tensão entre os residentes[66,68] e conflitos com a própria fé; tensão entre residentes e preceptores (medo dos residentes de desaprovação pelos preceptores)[66,67] e tensão entre os próprios preceptores, por exemplo, em relação à extensão da literatura indicada.[66,67] Esses conflitos e resistências devem ser considerados no desenvolvimento dessas estratégias.

Finalmente, de forma geral, pareceu adequada uma proposição curricular mínima que pudesse ser implementada e comparada entre diferentes programas de residência em psiquiatria. Diante desse cenário, está sendo desenvolvida uma proposta curricular visando a uniformização desse currículo, tendo em vista os temas mais importantes e prevalentes, assim como a utilização de métodos de ensino que proporcionem ganho, não só de conhecimentos, mas de atitudes e habilidades dos residentes.[64]

Considerações finais

Este capítulo teve o objetivo de traçar um panorama do ensino da E/R no contexto da graduação em saúde e na pós-graduação (RMP).

Nota-se claramente que, apesar do grande aumento do número de publicações no campo de educação médica e em saúde, a grande maioria dos estudos ainda é descritiva ou quase experimental. Da mesma forma, existe uma inserção ainda tímida nos programas de graduação e, principalmente, de pós-graduação devido a uma série de barreiras, sejam institucionais, gerenciais ou pessoais. Essas barreiras podem ser quebradas por meio de uma vinculação séria e baseada em evidências da temática E/R na academia, com base em métodos educacionais apropriados, com implicações clínicas e sendo testados a partir de rigor metodológico.

São necessárias mais diretrizes e discussões sobre o assunto, visando ao estabelecimento de competências mínimas de aprendizagem, assim como a utilização de estratégias pedagógicas e avaliações coerentes com essas competências a fim de que seja possível a disseminação do assunto no ensino médico e em saúde.

Referências

1. Lucchetti G, Lucchetti AL. Spirituality, religion, and health: over the last 15 years of field research (1999-2013). International Journal of Psychiatry in Medicine. 2014;48:199-215. Epub 2014/12/11.
2. Koenig HG. Religion, spirituality, and health: the research and clinical implications. ISRN Psychiatry. 2012:278730. Epub 2012/1/1.
3. Moreira-Almeida A, Koenig HG, Lucchetti G. Clinical implications of spirituality to mental health: review of evidence and practical guidelines. Braz J Psychiatry. 2014 Apr/Jun;36:176-82. Epub 2014/5/20.
4. Chida Y, Steptoe A, Powell LH. Religiosity/spirituality and mortality: a systematic quantitative review. Psychotherapy and Psychosomatics. 2009;78:81-90. Epub 2009/1/15.
5. Moreira-Almeida A, Sharma A, van Rensburg BJ, Verhagen PJ, Cook CC. WPA Position Statement on Spirituality and Religion in Psychiatry. World Psychiatry: official journal of the World Psychiatric Association (WPA). 2016 Feb;15:87-8. Epub 2016/2/3.
6. Puchalski CM, Blatt B, Kogan M, Butler A. Spirituality and health: the development of a field. Academic Medicine: journal of the Association of American Medical Colleges. 2014 Jan;89:10-6. Epub 2013/11/28.
7. Koenig HG, Hooten EG, Lindsay-Calkins E, Meador KG. Spirituality in medical school curricula: findings from a national survey. International Journal of Psychiatry in Medicine. 2010;40:391-8. Epub 2010/1/1.
8. 8. McClain EK, McClain RL, Desai GJ, Pyle SA. Spirituality and medicine: prevalence of spirituality-in-medicine instruction at osteopathic medical schools. The Journal of the American Osteopathic Association. 2008 Apr;108:197-202. Epub 2008/4/30.
9. Neely D, Minford EJ. Current status of teaching on spirituality in UK medical schools. Medical Education. 2008 Feb;42:176-82. Epub 2008/1/31.
10. Lucchetti G, Lucchetti AL, Espinha DC, de Oliveira LR, Leite JR, Koenig HG. Spirituality and health in the curricula of medical schools in Brazil. BMC Med Educ. 2012 Aug 18;12:78. Epub 2012/8/21.
11. Pitts J. Spirituality in the physical therapy curriculum: effects on the older adult. Topics in Geriatric Rehabilitation. 2008;24:281-94.
12. Costa W, Nogueira C, Freire T. The lack of teaching/study of religiosity/spirituality in psychology degree courses in Brazil: the need for reflection. Journal of Religion and Health. 2010 Sep;49:322-32. Epub 2009/6/3.
13. Caldeira S, Simões Figueiredo A, da Conceição A, Ermel C, Mendes J et al. Spirituality in the undergraduate curricula of nursing schools in Portugal and São Paulo-Brazil. Religions. 2016;7:134.
14. Mariotti LG, Lucchetti G, Dantas MF, Banin VB, Fumelli F, Padula NA. Spirituality and medicine: views and opinions of teachers in a Brazilian medical school. Medical Teacher. 2011;33:339-40. Epub 2011/5/19.

15. Tomasso Cde S, Beltrame IL, Lucchetti G. Knowledge and attitudes of nursing professors and students concerning the interface between spirituality, religiosity and health. Revista Latino-Americana de Enfermagem. 2011 Sep-Oct;19:1205-13. Epub 2011/10/28.
16. Lucchetti G, de Oliveira LR, Koenig HG, Leite JR, Lucchetti AL. Medical students, spirituality and religiosity: results from the multicenter study SBRAME. BMC Med Educ. 2013 Dec 7;13:162. Epub 2013/12/10.
17. Banin LB, Suzart NB, Banin VB, Guimarães FG, Mariotti LL, Lucchetti G. Spirituality: do teachers and students hold the same opinion? The Clinical Teacher. 2013;10:3-8.
18. Borges DC, Anjos GLd, Oliveira LRd, Leite JR, Lucchetti G. Saúde, espiritualidade e religiosidade na visão dos estudantes de medicina. Rev Bras Clin Med São Paulo. 2013;11:6-11.
19. Cordero RD, Romero BB, de Matos FA, Costa E, Espinha DCM, Tomasso CS et al. Opinions and attitudes on the relationship between spirituality, religiosity and health: a comparison between nursing students from Brazil and Portugal. Journal of Clinical Nursing. 2018 Jul;27:2804-13.
20. Espinha DCM, de Camargo SM, Silva SPZ, Pavelqueires S, Lucchetti G. Opinião dos estudantes de enfermagem sobre saúde, espiritualidade e religiosidade. Revista Gaúcha de Enfermagem. 2013;34:98-106.
21. Best M, Butow P, Olver I. Doctors discussing religion and spirituality: a systematic literature review. Palliative Medicine. 2016 Apr;30:327-37. Epub 2015/8/14.
22. Lucchetti G, Lucchetti AL, Puchalski CM. Spirituality in medical education: global reality? J Relig Health. 2012 Mar;51:3-19. Epub 2011/12/2.
23. Anandarajah G, Mitchell M. A spirituality and medicine elective for senior medical students: 4 years' experience, evaluation, and expansion to the family medicine residency. Family Medicine. 2007 May;39:313-5. Epub 2007/5/4.
24. Ellman MS, Schulman-Green D, Blatt L, Asher S, Viveiros D, Clark J, Bia M. Using online learning and interactive simulation to teach spiritual and cultural aspects of palliative care to interprofessional students. Journal of Palliative Medicine. 2012 Nov;15:1240-7. Epub 2012/8/25.
25. Frazier M, Schnell K, Baillie S, Stuber ML. Chaplain rounds: a chance for medical students to reflect on spirituality in patient-centered care. Academic Psychiatry: the journal of the American Association of Directors of Psychiatric Residency Training and the Association for Academic Psychiatry. 2015 Jun;39:320-3. Epub 2015/2/24.
26. Goncalves LM, Osorio IH, Oliveira LL, Simonetti LR, dos Reis E, Lucchetti G. Learning from Listening: helping healthcare students to understand spiritual assessment in clinical practice. Journal of Religion and Health. 2016 Jun;55:986-99. Epub 2015/10/31.
27. King DE, Blue A, Mallin R, Thiedke C. Implementation and assessment of a spiritual history taking curriculum in the first year of medical school. Teaching and Learning in Medicine. 2004 Winter;16:64-8. Epub 2004/2/28.
28. Perechocky A, DeLisser H, Ciampa R, Browning J, Shea JA, Corcoran AM. Piloting a medical student observational experience with hospital-based trauma chaplains. Journal of Surgical Education. 2014 Jan/Feb;71:91-5. Epub 2014/1/15.
29. Schonfeld TL, Schmid KK, Boucher-Payne D. Incorporating spirituality into health sciences education. Journal of Religion and Health. 2016 Feb;55:85-96. Epub 2014/11/19.
30. Smothers ZPW, Tu JY, Grochowski C, Koenig HG. Efficacy of an educational intervention on students' attitudes regarding spirituality in healthcare: a cohort study in the USA. BMJ Open. 2019 Apr 4;9:e026358. Epub 2019/4/6.
31. Talley JA, Magie R. The integration of the "spirituality in medicine" curriculum into the osteopathic communication curriculum at Kansas City University of Medicine and Biosciences. Academic Medicine: journal of the Association of American Medical Colleges. 2014 Jan;89:43-7. Epub 2013/11/28.
32. Osorio IHS, Goncalves LM, Pozzobon PM, Gaspar Junior JJ, Miranda FM, Lucchetti ALG, Lucchetti G. Effect of an educational intervention in "spirituality and health" on knowledge, attitudes, and skills of students in health-related areas: a controlled randomized trial. Medical Teacher. 2017 Oct;39:1057-64. Epub 2017/6/24.
33. Colleges AoAM. Report III: Contemporary Issues in Medicine: Communucation in Medicine. AoAM Colleges. 1999.
34. Reis P, Paulino V, Moreira-Almeida A. A religiosidade/espiritualidade de psiquiatras e psicólogos: uma revisão [Religiosity/spirituality of psychiatrists and psychologists: a review], submitted. 2020.
35. Menegatti-Chequini MC, Goncalves JP, Leao FC, Peres MF, Vallada H. A preliminary survey on the religious profile of Brazilian psychiatrists and their approach to patients' religiosity in clinical practice. B J Psych Open. 2016;2:346-52.
36. Sansone RA, Khatain K, Rodenhauser P. The role of religion in psychiatric education: a national survey. Acad Psych. 1990;14:34-8.
37. Grabovac AD, Ganesan S. Spirituality and religion in Canadian psychiatric residency training. Can J Psych. 2003; 48:171-5.
38. Bowman ES. Teaching religious and spiritual issues: religion and spirituality in psychiatry. Cambridge University Press: 332-53, 2009.
39. Committee on religion and psychiatry guidelines regarding possible conflict between psychiatrists. Religious Commitments and Psychiatric Practice. Am J Psych. 1990; 147:542.
40. Post SG. DSM-III-R and religion. American Journal of Psychiatry. 1990; 147:6.

41. Saguil A, Fitzpatrick AL, Clark G. Are residents willing to discuss spirituality with patients? J Relig Health. 2011; 50 (2): 279-88.
42. Rensburg AB, Myburgh CP, Szabo CP, Poggenpoel M. The role of spirituality in specialist psychiatry: a review of the medical literature. Afr J Psych. 2103; 16 (4):247-55.
43. Anderson GC. Conflicts between psychiatry and religion. J Am Med Assoc. 1954; 155(4):335-9.
44. Freud S. Civilization and its discontents. New York, WW Norton: 1961. Original publicado em 1930.
45. Pruyser PW. Religion and psychiatry: a polygon of relationships. Jama. 1966;195 (3):197-202.
46. Baetz M. Religion and psychiatry: from conflict to consensus. World Psych; 2013; 12(1): 38-9.
47. Calizaya-Gallegos C, Mayta-Tristan P, Pereyra-Elias R, Montenegro-Idrogo J, Avila-Figueiroa J, Benitez-Ortega I et al. Religious affiliation and the intention to choose psychiatry as a speciality among physicians in training from 11 Latin American countries. Transcult Psych. 2018; 8:1-18.
48. American Association of Medical Colleges. Contemporary issues in medicine: Communication in medicine. [Washington, DC]. American Association of Medical Colleges, 1999.
49. American Psychiatric Association. Diagnostic and Statistical Manual of Mental Disorders. 4 th ed. [Washington, DC] American Psychiatric Press, 2000.
50. American Psychiatric Association. Diagnostic and Statistical Manual of Mental Disorders. 5 th ed. [Washington, DC] American Psychiatric Press, 2012.
51. Cook CCH. Recommendations for psychiatrists on spirituality and religion. [London] Royal College of Psychiatrists, 2011.
52. Cultural Competence Compendium. American Medical Association. Chicago: The Association, 2003. Disponível na Internet: http://www.ama-assn.org/ama/upload/mm/40/05.pdf (12 maio 2016).
53. Larson DB, LU FG, Swyers JP. A model curriculum for psychiatry residency training programs: religion and spirituality in clinical practice. Rockville, MD: National Institute for Healthcare Research, 1997.
54. Waldfogel S, Wolpe PR, Shmuely Y. Religious training and religiosity in psychiatry residency programs. Acad Psych. 1998; 22:29-35.
55. Puchalski CM, Larson DB, LU FG. Spirituality courses in psychiatric residency programs. Psych J. 2000; 30:543-8.
56. Lawrence RM, Duggal A. Spirituality in psychiatry education and training. J Roy Soc Med. 2001; 94:303-5.
57. Grabovac AD, Ganesan S. Spirituality and religion in Canadian psychiatric residency training. Can J Psych. 2003; 48:171-5.
58. Blass DM. A pragmatic approach to teaching psychiatry residents the assessment and treatment of religious patients. Acad Psych. 2007; 31:25-31.
59. Hathaway DB, Oliveira e Oliveira FHA, Mirhom M, Moreira-Almeida A, Fung WLA, Pettet JR. Teaching spirituality/religiosity-related competencies to psychiatry residents: a systematic and scoping review, submitted. 2020.
60. Puchalski CM, Romer AL. Taking a spiritual history allows clinicians to understand patients more fully. J Pall Med. 2000; 3:129-37.
61. Kozak L, Boynton L, Bentley J, Bezy E. Introducing spirituality, religion and culture curricula in the psychiatry residency programme. J Med Ethics Med Hum. 2010;36:48-51.
62. Huguelet P, Mohr S, Betrisey C, Borras L, Gillieron C, Marie AM et al. A Randomized trial of spiritual assessment of outpatients with schizophrenia: patients' and clinicians' experience. Psych Serv. 2011; 62 (1):79-86.
63. Balboni MJ, Sullivan A, Amobi A, Phelps AC, Gorman DP, Zollfrank A et al. Why is spiritual care infrequent at the end of life? Spiritual care perceptions among patients, nurses, and physicians and the role of training. J Clin Oncol. 2013; 31:461-7.
64. Oliveira e Oliveira FHA, Peteet JR, Moreira-Almeida A. Religiosity and spirituality in psychiatric residency: why, what and how to teach? Submitted, 2020.
65. Grabovac A, Clark N, Mckenna M. Pilot study and evaluation of postgraduate course on "The interface between spirituality, religion and psychiatry". Acad Psych. 2008;32(4): 332-7.
66. Targ E. A curriculum on spirituality, faith, ad religion for psychiatry residents. Psych Ann. 1999; 29: 485-88.
67. Westendorp F. The interface of psychiatry and religion: a program for career training in psychiatry. J Psych Theol. 1982; 10 (1): 22-7.
68. McCarthy M K, Peteet J R. Teaching residents about religion and spirituality. Harv Rev Psych. 2003; 11 (4):225-8.
69. Campbell N, Stuck C, Frinks L. Spirituality training in residency: changing the culture of a program. Acad Psych. 2012; 36(1):56-9.
70. Galanter M, Dermatis H, Talbot N, Mcmahon C, Alexander MJ. Introducing spirituality into psychiatric care. J Rel Health. 2011; 50 (1):81-91.
71. Mcgovern TF, Mcmahon T, Nelson J, Bundoc-Baronia R, Giles C, Schmidt V. A descriptive study of a spirituality curriculum for general psychiatry residents. Acad Psych. 2017; 41(4):471-6.
72. Stuck C, Campbell N, Bragg J, Moran R. Psychiatry in the deep south: a pilot study of integrated training for psychiatry residents and seminary students. Acad Psych. 2012; 36 (1): 51-5.
73. Awaad R, Ali S, Salvador M, Bandstra B. A process-oriented approach to teaching religion and spirituality in psychiatry residency training. Acad Psyc. 2015; 39 (6): 654-6 0. 2015.

Índice remissivo

A

Abandono (por Deus ou outros), 349
Abordagem
    do sofrimento espiritual, 349
    integrativa transpessoal (AIT), 252
Aborto, 123, 323
    no espiritismo, 157
Aceitação, 249
Ações
    de apoio espiritual, 287
    de capelania, 287
Adoecimento, 36
Advento, 414
Alimentação, 408, 410
    budismo, 420
    catolicismo, 412
    cristianismo, 412
    espiritismo, 420
    festas com, 421
    hinduísmo, 420
    Igreja Ortodoxa do Oriente, 413
    islamismo, 418
    judaísmo, 416
    orientações gerais, 421
    protestantismo, 412
    religiões afro-brasileiras, 420
    rituais com, 421
Alma, 26
Ambiente assistencial realmente "terapêutico", 290
América do Sul, 185
Anamnese
    espiritual, 225, 226, 232, 242
        ferramentas de, 242
    terapêutica, 243
Andrade, Carlos Drummond de, 381
Ansiedade, 116, 488
Antroposofia, 31
Apego desorganizado, 218
Apoio espiritual nos sistemas de saúde, 283
Aprendizados, 398
    para a vida, 309
Arte(s), 377
    de amar no agir clínico, 289
Asclépio, 460
Associação
    Médica Americana, 438
    Médica Mundial, 438
    Médico-Espírita do Brasil, 156
Astecas, 185
Atenção, 248
    plena, 149, 262
Atitude, 248
Atividades de saúde nos centros espíritas, 155
Autoconhecimento, 507
Autocuidado espiritual, 453
Autodireção, 48
Autoengrandecimento, 433
Autoestima, 483
Autonomia, 397
Autoridade, 25, 192
Avaliação espiritual, 225, 232, 233, 307
Axé, 166
Ayurveda, 32

B

Bancos de artigos, 472
Barreiras
    à abordagem da espiritualidade, 275, 279
        pontos críticos e outras, 281
    sob a ótica de Koenig, 276
    sociais para a abordagem da espiritualidade, 275
Base científica, 507
Bem-estar, 116, 117, 481
    espiritual, 225
Beneficência, 397
Benefícios da meditação, 261
Bhakti Yoga, 206
Bíblia, sobre a morte, 125
Bioética, 121
    em espiritualidade e religiosidade, 311
    influência
        das religiões nas decisões bioéticas, 321
        do protestantismo na, 120
    problemas bioéticos na sociedade atual, 323
    questões de, 122
    um espaço para a espiritualidade, 320
    uma esperança de reconciliação, 317
Biologia evolucionista, 14
Bramanismo, 200
Brecht, Bertolt, 380
Bruxaria, 168
Budismo, 143
    alimentação, 420
    história, 143
    medicina preventiva e, 150
    questão filosófica da saúde, 146
Burnout, 458
Busca pela espiritualidade/religiosidade, 23

C

Calendário muçulmano, 130
Caminho(s)
    das religiões, 24, 247
    óctuplo, 146, 149
Canto-dança-oração, 190
Capelania, 438
    denominacional, 439
    hospitalar, 439
    profissional, 439
Capelão
    como membro da equipe de saúde, 437
    hospitalar profissional, 440
Cardiologia, 365
Carência do ser humano, 425
Carrel, Dr. Alexis, 388
Catolicidade, 93
Catolicismo, 93
    alimentação, 412
    no tempo de Constantino, 100
    primitivo, 97
Causa/efeito (*karma*), 149
Causalidade primeira, 15
Células-tronco, 123
Ciclo de vida judaico, 137
Ciência, 14, 20, 263
    e religião, 64

ocidental, 262
tecnológica, 316
Cinco processos de cuidar, 43
Clero, 107
Coalizão Inter-fé em Saúde e Espiritualidade, 287
Colaboração, 48
Comitê Médico International de Lourdes (CMIL), 387
Compaixão, 362, 397
Competência cultural, 286
Comportamento, 61
Compreensão, 399
Compromisso, 249
Comunicação, 514
Comunidades muçulmanas e divisões, 130
Conceito de universalidade do cristianismo, 93
Concentração, 262
correta, 149
Confidencialidade no cuidado em equipe, 306
Conflitos psicológicos entre ciência e religião na Academia, 67
Conhecer, 43
Conhecimento, 179, 513
Consolidação da Igreja Católica, 102
Constantino, 100
Coping, 45
eficácia das estratégias de, 46
estilos de, 46
estratégias de, 46
negativo, 89
religioso, 88
religioso/espiritual, 47, 248
estilos de, 48
estratégias de, 48
Coração e espiritualidade, 365
Coragem, 399
Corpo de Santa Bernadete de Lourdes, 386
Cosmogonias, 182
Credibilidade, 25
Crenças
pessoais, 14
religiosas, 130
Crianças e adolescentes, espiritualidade de, 331
Crise(s)
de sentido a, 429
espirituais, 444
Cristianismo, alimentação, 412
Cuidado(s)
com o paciente, 513
compassivo, 362
em equipe confidencialidade e ética no, 306
em espiritualidade
princípios éticos do, 305
virtudes necessárias ao, 393
espiritual(is)
como princípio ético, 394
em saúde, 287

estratégias para fornecimento de, 352
justificativa ética para o, 305
integral, 292
de fim de vida, 345
em espiritualidade não religiosa, 269
paliativos, 87, 88, 345
a quem se destinam os, 348
definição e princípios dos, 347
dimensões centrais de espiritualidade em, 353
espiritualidade e, 347, 350, 445
intervenções (cuidados espirituais) em, 352
pesquisa da espiritualidade em, 353
terapia ocupacional em, 447
Culpa, 350
existencial, 232
Cultura, 182
arya, 200
dimensão
lógico-epistêmica, 182
mistérica, 182
mito-simbólica, 182
Cura(s), 69
do corpo e da alma, 120
do corpo físico, 24
em Lourdes, 387
Curador ferido, 459

D

Darshanas da filosofia hinduísta, 204
Darwinismo, 14
Decisões em fase final de vida no judaísmo, 138
Depressão, 483
Derivações dos princípios, 67
Desenvolvimento
humano, 397
pessoal e profissional, 513
Desesperança, 339, 350
Desespero, 339, 350
Desidentificação, 253
Destinos religiosos, 247
Deus, 20
profunda confiança em, 117
relacionamento com, 118
Diagnósticos
de sofrimento espiritual, 349
em espiritualidade, 231
espirituais, 233, 236
Dialectical behavior therapy (DBT), 250
Diálogo nas equipes, 291
Dieta, 407
Dimensão(ões)
centrais de espiritualidade em cuidados paliativos, 353
da espiritualidade, 19
transcendental, 19
Direito de morrer judaísmo e, 139
Dispensa dos jejuns, 415
Distanásia, 323

Diversidade cultural, 182
Doação
após a morte no judaísmo, 141
de órgãos no judaísmo, 141
em morte encefálica no judaísmo, 142
entre pessoas vivas no judaísmo, 141
cardiovascular, espiritualidade e, 368
Dor, 38
abordagem e manejo, 374
componentes, 371
e espiritualidade, 371
espiritual, 234, 373
fatores de risco, 374
influência
biológica na, 372
da resiliência na, 373
total, 347

E

Ebó, 167
Eficácia ritual, 69
Elaboração, 253
do luto, 84
Encaminhamentos pós-anamnese, 247
Encantamento iorubá, 169
Enfermagem, 403
Enfrentamento, 69, 248
das doenças, 87
Ensino, 463
da E/R na
graduação em medicina, 511
residência médica em psiquiatria, 514
Enterrar os seus mortos, 18
Entes queridos, 307
Envelhecimento, espiritualidade no, 337
Epidemiologia, 366
da religiosidade e saúde, 507
Equipe
de saúde, capelão como membro, 437
multiprofissional, 391
Erindilogun, 171
Escala(s)
de Atitude Religiosa/Espiritualidade (Aquino's), 496
de Bem-estar Espiritual (EBE), 234, 498
de Coping Religioso-Espiritual (CRE), 497
abreviada (CRE-Breve), 497
de enfrentamento religioso (RCOPE), 235
de espiritualidade, 234
de Experiências Espirituais Diárias (DSES), 499
de Frequência de Práticas Religiosas Privadas e Sociais (FPRS), 497
de Religiosidade
de Duke (Durel), 496
Intrínseca/Extrínseca (ERIE-adaptada), 497

de Vicent Moschella de Religiosidade (EVM), 496
FACIT-Sp-12, 234
Escola Baiana de Antropologia, 162
Escuta, 289
Esforço correto, 148
Espaço simbólico nas culturas indígenas, 189
Especialistas, 192
Espectrais, 433
Esperança, 116, 482
Espiritismo, 153
   aborto, 157
   alimentação, 420
   eutanásia, 158
   homossexualidade no, 157
   no Brasil, 155
   óbito, 157
   origem do, 154
   principais fundamentos ligados à saúde, 154
   questões bioéticas, 157
   reprodução assistida, 157
Espírito, 26
Espiritualidade, 5, 14, 85, 506
   abordagem inicial da, 241
   alimentação e nutrição, 408
   barreiras
      à abordagem da, 275
      para a abordagem da, 279
      sociais para a abordagem da, 275
   benefícios à nutrição e, 409
   bioética em, 311
   burnout, fadiga de compaixão e, 458
   busca pela, 23
   ciência, meditação e, 263
   conceitos, 270
   coração e, 365
   cuidados paliativos e, 347, 350, 445
   de crianças e adolescentes, 331
   diagnósticos em, 231
   do idoso, 342
   do profissional de saúde, 457
   doença cardiovascular e, 368
   dor e, 371
   em contato com a natureza, 334
   estudo científico das experiências anômalas e, 77
   etimologia da palavra, 6
   evidências científicas das intervenções em, 465
   exame físico em, 244
   grupos de estudo e pesquisa em, 505
   influência negativa, 489
   instrumentos de mensuração em, 495
   medicina e, 3
   mitos e, 459
   morte, luto e, 83
   na sistematização da assistência de enfermagem, 405
   não religiosa, 269
   New Age, 212
   estudos psicológicos da, 217
   perfil demográfico da, 216
   no enfrentamento das doenças, 87
   no envelhecimento, 337
   o que é, 6
   oriental, 262
   para o autoengrandecimento, 433
   pesquisas em saúde mental e, 479
   prática(s)
      em saúde e, 4
      religiosas das pessoas cuidadas e as, 286
   primeiros socorros em, 244
   princípios
      da abordagem em, 241
      éticos do cuidado em, 305
   protestante e saúde, 115
   psicoterapia e, 271, 425
   religião e diferenças e semelhanças entre, 11
   religiosidade
      e diferenças entre, 13
      e enfermagem, 403
   saúde e, 3, 443
   terapia ocupacional e, 443
   um caminho para a humanização, 327
   velhice e, 340
   virtudes
      humanas e, 395
      necessárias ao cuidado em, 393
   virtuosa, 399
Estado consciente, 262
Estar com, 43
Estilos de *coping*, 46
   religioso/espiritual, 48
Estratégias
   de *coping*, 46
      eficácia das, 46
      religioso/espiritual, 48
   e desenhos de estudos em espiritualidade e religiosidade, 471
   para fornecimento de cuidados espirituais, 352
Etapas do desenvolvimento, 279
Ética, 321
   no cuidado em equipe, 306
Eutanásia, 324
   no espiritismo, 158
Evidências científicas das intervenções em espiritualidade, 465
Evolução, 15
Exame físico em espiritualidade, 244
Existência, 16
Existencial, 232
Expansão do povo *arya* e do hinduísmo no subcontinente indiano, 199
Experiências
   anômalas, 73
      breve história das pesquisas sobre, 74
      estudo científico e implicações para a espiritualidade, 77
      prevalência na população, 75
      relações entre, saúde mental e psicopatologia, 76
   do despertar do Buddha, 143
   do paciente, 290
   do sentido, 428
   religiosas, 507

F

FACIT-Sp 12 (FACIT-Sp), 498
Fadiga de compaixão, 458
Faith, 499
Familiares, 307
Fazer por, 43
Fé, 25
   islâmica, 131
   e saúde, 132
   reformada, cinco pilares da, 111
Feitiço, 193
Felicidade, 22, 23
Fenômenos anômalos, 65
Fepicata, 500
Ferramentas
   de anamnese espiritual inicial, 242
   para o diagnóstico do sofrimento espiritual, 233
Festas com alimentação, 421
Fica, 500
Ficção, 379
Formação humana, 397
Fraternidade, 290
Fundamentalismo, 297
Fundamentos da religião e da tradição, 179

G

Generosidade, 399
Gentileza, 399
Geriatria, 345
Grupos de estudo e pesquisa em espiritualidade, 505
Guaranis, 191

H

Herança africana nas práticas mágico-medicinais de religiões brasileiras afrodiaspóricas, 174
Hinduísmo, 197, 199, 203
   alimentação, 420
   histórico, 198
Hipótese da "evolução emergente e criativa", 15
História
   do budismo, 143
   e filosofia da pesquisa em espiritualidade, 507
   espiritual, 225
      instrumentos para a obtenção da, 368
Homo religiosus, 62
Homossexualidade no espiritismo, 157
Hope, 500

Hospitais holísticos, 382
Hugo, Victor, 379
Humanismo, 366
Humanização
   da medicina, 506
   em saúde, 288
   espiritualidade, um caminho para a, 327
   na assistência, 328
Humanos, o que nos faz, 14
Humildade, 399

I

Ideias religiosas, 69
Identidade religiosa de brasileiros filiados a novas religiões japonesas, 67
Identificação, 252
Idolização dos instintos, 433
Igreja
   Católica, 106
      apostólica, 107
      características da, 106
      consolidação da, 102
      experiência com milagres, 386
      missionária, 106
      santa, 106
      una, 106
   Ortodoxa do Oriente, alimentação, 413
Imagem
   da Virgem de Guadalupe no México, 386
   social do cuidador, 342
Imortalidade, 21
Impacto negativo da abordagem
   da dimensão espiritual/religiosa, 298
   em religiosidade/espiritualidade e fundamentalismo, 295
Incas, 185
Índios norte-americanos, 184
Influência, 379
Iniciação, 191
Início da vida, 122
Inseminação artificial, 124
Inspirit-R, 496
instante humanizador, 22
Instrumentos
   de mensuração em espiritualidade e religiosidade, 495, 498
      na prática clínica, 499
   para a obtenção da história espiritual, 368
Integração, 253
   do ego, 339
Inteligibilidade, 333
Intenção, 248
Intervenções espirituais e religiosas (IER), 465
   em cuidados paliativos, 352
Intolerância religiosa e seus efeitos sobre a saúde, 161
Inventário de Religiosidade Intrínseca (IRI), 497
Iorubá(s), 165
   de saúde, doença e cura, 166
   jogos divinatórios dos, 171
   recursos mágico-medicinais para preservação e recuperação da saúde, 167
Islã
   após Maomé, 129
   origens do, 129
Islamismo, 129
   alimentação, 418
   ritos e práticas religiosas relacionados à saúde, 132
   sofrimento, 132
   vida após a morte, 132
Isolamento, 350
Itan do Odu Ogbe-Ogunda, 172

J

Jejum
   da Dormição da Mãe de Deus, 414
   da Quaresma, 414
   eucarístico, 414
   semanal, 414
Jesus, 94
Jogo(s)
   de búzios, 171
   divinatórios dos iorubás, 171
Joint Commission International (JCI), 438
Judaísmo, 135
   alimentação, 416
   características da religião e práticas judaicas, 136
   conservador, 135
   decisões em fase final de vida, 138
      posição do rabino Avram Israel Reisner, 138
      posição do rabino Elliot Dorff, 138
   direito de morrer e, 139
   doação
      após a morte, 141
      de órgãos no, 141
      em morte encefálica, 142
      entre pessoas vivas, 141
   morte e, 137
   ortodoxo, 135
   preceitos, 136
   reformista, 135
Juízo da verdade psicológica do comportamento religioso, 58
Justiça, 397
Justificação, 426
Justificativa ética para o cuidado espiritual, 305

K

Kardec, Allan, 153

L

Laicidade, 63
Laicismo, 323
Le Bureau des Constatations Médicales, 387
Lei de Biossegurança, 122
Leigos, 107
Liberdade, 117, 399
Limites da vida, 16
Literatura, 377
Luta religiosa/espiritual, 350
Luto, 83, 84
   elaboração do, 84
   judaico, 140
   teoria dual do, 85

M

Magia, 167
Mago-médicos, 169
Maias, 185
Manter a crença, 43
Manuseio, 333
Maomé, 129
Medicina
   antroposófica, 31
   ayurvédica, 32
   ensino da E/R na graduação em, 511
   espiritualidade e, 3
   humanização da, 506
   integrativa, 31, 358
   ocidental, 29
   preventiva, budismo e, 150
   tradicional, 214
      chinesa, 30
Meditação, 257, 263
   benefícios da, 261
   da antiguidade à atualidade, 259
Mesoamérica, 184
Milagre(s), 308, 385
   Corpo de Santa Bernadete de Lourdes, 386
   Curas em Lourdes, 387
   do Sangue de San Gennaro, 386
   do Sol em Fátima, 386
   experiência da igreja católica com, 386
   Imagem da Virgem de Guadalupe no México, 386
   na prática clínica, 385
Milenarismo indígena, 187
Mindful eating, 409, 410
Mindfulness, 248, 249, 257, 262, 409
Missões, 186
Misticismo, 191
Mitos, 21
   e a espiritualidade, 459
   nas culturas indígenas, 189
Modelo de atendimento em psicoterapia breve transpessoal no ProSER, 253
Modos e caminhos das práticas meditativas, 261
Morte, 17, 83, 125
   Bíblia sobre a, 125
   domada, 83

Índice remissivo

e o fim de vida do paciente idoso, 345
escancarada, 84
interdita, 83
judaísmo e, 137
reumanização da, 83
visão protestante sobre a, 125

N

Não
  maleficência, 397
  sentido, 428
  violência, 399
Natureza, espiritualidade em contato com a, 334
Necessidades rituais específicas religiosas, 350
New Age, 211
  aspectos históricos e dimensões sociológicas, 212
  estudos psicológicos, 217
  perfil demográfico, 216
Níveis de realidade, 182
Nome, 191
Nova era, 211
Nutrição, 407, 408, 410
  estratégias de espiritualidade e seus benefícios à, 409
Nyaya, 206

O

Obaluaê, 460
Óbito no espiritismo, 157
Ofó, 169
Òògùn, 167
Organização Mundial de Saúde (OMS), 438
Ori, 166
Orientação religiosa, 247
Origens do Islã, 129
Otimismo, 116, 482

P

Paciente(s)
  como único, 289
  experiência do, 290
  relacionamento com o, 289
  rezando com os, 307
Pensamento
  mágico, 218
  psicológico brasileiro sobre raça-etnia, 162
Perda, 350
Perdão, 289
Personalidade(s), 313, 339
  avatar, 432
  sociais, 433
Personalismo ontologicamente fundado, 313
Perspectiva transcultural, 182
Pesquisa(s), 463
  científica, 472
  com células-tronco, 122
  da espiritualidade em cuidados paliativos, 353
  em psicologia da religião, 67
  em saúde mental, 481
  e espiritualidade, 479
Pilares do Islam, 131
Poder
  oculto dos nomes, 169
  sagrado contraditório dos espíritos, 181
Política, 63
Possibilitar, 43
Povo(s)
  ameríndios e o impacto colonizador, 184
  arya, 199
  centro-americanos, 185
  da floresta tropical, 186
  indígenas do Brasil, 186
Prado, Adélia, 382
Prática(s)
  em saúde, espiritualidade e, 4
  hinduístas, 207
  religiosas, 130
Preconceitos, 280
Preocupação(ões)
  existencial, 349
  sobre relacionamento com divindade, 350
Presença compassiva, 513
Primeiros socorros em espiritualidade, 244
Princípio(s)
  da abordagem em espiritualidade, 241
  da fé islâmica, 131
  da não maleficência, 397
  dos cuidados paliativos, 347
  éticos do cuidado em espiritualidade, 305, 394
  bioéticos na sociedade atual, 323
Profunda confiança em Deus, 117
Profissional(is) de saúde
  espiritualidade do, 457
  sofrimento dos, 37
Prognósticos, 380
Prolongamento dos princípios, 59
Propósito, 482
Protestantismo, 109
  alimentação, 412
  influência na bioética, 120
Psicologia, 51
  clínica, social e do desenvolvimento, 59
  cognitiva da religião52, 69
  da religião, 57, 59, 61
    no Brasil, 66
    pesquisas em, 67
    temas pesquisados e temas pouco ou não pesquisados, 59
  do desenvolvimento, 60
  social, 60
  transpessoal, 51, 250
Psicopatologia, 76
Psicoterapia, 271, 425
Psiquiatria, 514
Psiquismo, 338
Pulsações, 380

Q

Quatro nobres verdades e saúde e espiritualidade, 144
Questionário
  de Religiosidade de Strayhorn (Strayhorn), 497
  FICA, 242
  HOPE, 243
  SPIRIT, 243
Questões
  bioéticas de pacientes espíritas, 157
  existenciais, 21
Quintana, Mário, 381
Quíron, 459

R

Raça, 161
Racismo, 161
  cultural, 161
Radicalismo do diálogo, 291
Raiva (de Deus ou de outros), 349
Realidade, 379
Realização de rituais, 175
Reconciliação, 350
Reconhecimento, 252
Recursos mágico-medicinais dos iorubás para preservação e recuperação da saúde, 167
Reforma Protestante
  causas da, 109
  impacto na educação e na ciência, 114
Reinserção da espiritualidade/religiosidade na saúde, 12
Relação entre saúde e religião/espiritualidade, 47
Relacionamento
  com Deus, 118
  com o paciente, 289
Religião(ões), 14, 26
  afro-brasileiras, alimentação, 420
  brasileiras afrodiaspóricas, 161, 164
    herança africana nas práticas mágico-medicinais de, 174
  ciência e, 64
  conceitos, 270
  definição
    a partir da relação com o sobrenatural, 61
    substantiva e definição funcional, 62
  e espiritualidade
    diferenças e semelhanças entre, 11
    distinção, separação e pontos de contato entre, 60
    nutrição e dieta, 407
  e fenômenos anômalos, 65

e práticas judaicas características da, 136
e tradição, 179
enfrentamento e cura, 69
influências nas decisões bioéticas, 321
política e laicidade, 63
primal ou tribal, 181
saúde e bem-estar, 117
tradicional iorubá, 165
Religiosidade, 5, 14, 296
alimentação e nutrição, 410
bioética em, 311
busca pela, 23
influência negativa, 489
instrumentos de mensuração em, 495
Religioso(s), 62, 107
Renovação, 117
Renúncia, 49
Representação social da religião em acadêmicos, 68
Reprodução assistida no espiritismo, 157
Resiliência, 7, 45, 49, 51, 398
acadêmica, 50
emocional, 50
influência na dor, 373
psicológica, 50
Reumanização da morte, 83
Rezando com os pacientes, 307
Ritos e práticas religiosas relacionados à saúde, 107
no islamismo, 132
Rituais
após morte no judaísmo, 140
com alimentação, 421
Royal College of Psychiatrists Assessment (RCP), 500

S

Sabedoria, 400
Saber tradicional, 180
Sacrifícios, 421
Sagrado, 6, 62
Salvação, saúde e, 23, 107
Samkhya, 206
Saúde, 17, 117
caminho óctuplo, causa/efeito (*karma*) e, 149
espiritualidade e, 3, 443
protestante e, 115
velhice e, 341
fé islâmica e, 132
humanização em, 288
intolerância religiosa e seus efeitos, 161
mental, 76, 481
reinserção da espiritualidade/religiosidade na, 12

ritos e práticas religiosas relacionados à, 107
salvação e, 23, 107
Saúde-doença, 33
diferentes visões sobre, 29
Senescência, 338
Senilidade, 338
Sentido de vida, 22, 427
Serviço de capelania em hospitais, 437
Sessão
final, 254
inicial, 254
intermediária, 254
Significado, 333, 482
Sintomas da dor espiritual, 374
Siquismo, 420
SIS (*spiritual injury scale*), 234
Sistema(s)
de crença conflituosa ou desafiada, 350
de saúde, 513
apoio espiritual nos, 283
Sistematização da assistência de enfermagem, 405
Sobrenatural, 61
Sofrimento, 35, 36, 37, 38
dos profissionais de saúde, 37
espiritual, 233, 444
abordagem do, 349
características do, 235
diagnósticos de, 349
ferramentas para o diagnóstico do, 233
no âmbito
do paciente, 41
religioso, 39
temporal, 40
no islamismo, 132
visão protestante do, 119
SPIRITual History, 499
Spirituality Self-Rating Scale (SSRS), 498
Suicídio, 484
Sustentação, 427

T

Talmud, 135
Tempo, 190
Teoria
criacionista, 19
do *yin-yang*, 30
dual do luto, 85
Terapia(s)
alternativas, 214
baseadas em *mindfulness*, 248
de aceitação e compromisso, 249
integrativas, 358
ocupacional, 443, 445
em cuidados paliativos, 447
espiritualidade e, 445

Terreiro, 190
Testemunha de Jeová, 326
Textos do hinduísmo, 207
Torá, 135
Trabalho em equipe na perspectiva da fraternidade, 290
Tradições religiosas indígenas, 179
elementos comuns nas, 189
especificidades da, 184
Transcendência, 16, 18
Transformação, 253
Transmutação, 253
Transplantes, 324
Tristeza, 350

U

Unidade da Igreja, 106
Universalidade da "boa nova", 94
Uso/abuso de álcool e/ou outras substâncias, 486
Uttara Mimamsa, 207

V

Vaisheshika, 206
Valor(es)
bem claros, 117
do perdão, 289
Vedanta, 207
Velhice, 338, 340
espiritualidade e, 340
família e cuidador, 342
saúde, espiritualidade e, 341
Vergonha, 350
Vida, 17
após a morte no islamismo, 132
eterna, 125
Vínculo, 427
afetivo, 361
Virtudes
humanas e espiritualidade, 395
necessárias ao cuidado em espiritualidade, 393
Visão(ões)
protestante
do sofrimento, 119
sobre a morte, 125
sobre saúde-doença, 29
Vocação, 192

W

WHOQOL-100 domínio SRPB (100-SRBP), 499
WHOQOL-SRPB (SRPB), 499

X

Xamanismo, 213, 421

Y

Yoga, 206